实用护理操作技术

主编　吕燕松　李　雯　李日照
　　　李孝芬　周静慧　白晓玲

天津出版传媒集团
天津科学技术出版社

图书在版编目(CIP)数据

实用护理操作技术 / 吕燕松等主编. -- 天津：天津科学技术出版社，2024. 6. -- ISBN 978-7-5742-2206-9

Ⅰ. R47

中国国家版本馆 CIP 数据核字第 20242WP298 号

实用护理操作技术
SHIYONG HULI CAOZUO JISHU
责任编辑：张建锋

出　　版：天津出版传媒集团
　　　　　天津科学技术出版社

地　　址：天津市西康路 35 号

邮　　编：300051

电　　话：(022)23332400

网　　址：www. tjkjcbs. com. cn

发　　行：新华书店经销

印　　刷：廊坊市海涛印刷有限公司

开本 787×1092　1/16　印张 32　字数 600 000
2024 年 6 月第 1 版　2025 年 1 月第 1 次印刷
定价：180.00 元

前　言

随着医学、生命科学和现代高科技的发展，人们的知识在不断更新，工作在临床第一线的广大护理人员迫切需要丰富和更新自己的知识，以便在临床上与医师密切合作，出色完成常见疾病的护理工作。为此，我们在繁忙的工作之余，结合自身经验，参考近期文献，编写成《实用护理操作技术》一书。

全书共分六篇，内容包括护理管理、基础护理、儿科常见疾病的护理、内科常见疾病的护理、老年护理以及康复护理。每章节按照护理评估、治疗要点、护理问题和护理措施等步骤叙述。鉴于护理学近年来的进展，为了更好地提高临床医护人员的护理水平，特编写此书，为广大临床医护人员提供参考。

由于本书编写时间仓促，又限于编者水平，书中难免有不当之处，敬祈广大读者指正。

《实用护理操作技术》编委会

目　录

第一篇 护理管理

第一章 护理管理总论

护理管理是以提高护理质量和工作效率为目标，通过研究找出护理工作的特点，探讨护理工作的规律性，应用科学的管理方法，为患者提供良好护理服务的活动过程。护理管理的基本任务是合理利用护理人力资源，有效控制护理系统，优化护理成本效益，抓好护理组织管理、护理业务技术管理、护理人员的技术和道德教育与培训等方面的管理，以实现护理伦理提出的护理人员的基本职责：增进健康，预防疾病，维护健康，减轻痛苦。

第一节 护理质量管理

建设基本现代化医院的重点是质量管理，医疗质量是医院的生命，是医院的灵魂。护理质量是医院管理质量的重要组成部分，是衡量医疗服务水平的重要指标，是护理管理工作的核心。而护理品质则是护理质量的全部保证，要全面提高护理质量，就必须保证护理品质的持续改良。现代化医院的护理品质要求即医院质量标志为零缺陷、零投诉、数字化，只有进行科学、有效、严谨、完善的管理，护理品质得以持续改良、保证，才能不断提高护理质量。

一、护理品质保证

（一）质量

质量是一种产品或一项服务的优劣程度。ISO（international for standardization organization）的定义：质量是反映实体满足明确或隐含需要的能力的特性总和。此定义包括：产品质量和服务质量；明确规定的标准和用户潜在的需要；产品或服务的内在特性和外在特性。质量的客观规定性是指质量受客观因素的制约；质量是可以分析、区别、比较、鉴别的；质量有其自身形成的规律；质量应有规定的标准，质量标准要符合客观实际；质量应有一定的范围。

（二）医疗质量

医疗质量大致可归纳为 3 种定义：①绝对论者的定义是以医疗专家的价值考虑对健康的利益或伤害的可能性，完全不考虑成本。②个别化角度多以患者期望的利益或伤害为焦点。③社会化角度则以社会大众的价值定义为照护的成本，持续性的利益或伤害，及健康照护的分配。因此，质量的定义不再是单纯以技术性为向导，对于医护人员更大的挑战是如何平衡人类的价值观、技术、资源、生活质量及现实经济，以提供可能达到的最好服务。

（三）护理质量

目前，全球尚无统一的被普遍采纳的护理质量定义。在我国，护理质量理解为护理工作为患者提供护理技术和护理服务的效果和程度。从广义的角度看是指护理管理所涉及的各方面的工作质量的总和，而狭义的护理质量则是指临床护理质量，主要包括基础护理、专科护理、康复护理、心理护理及预防和治疗患者现有的及潜在的健康问题所达到的护理效果。护理质量直接关系到患者的生命和健康，而随着医学模式的转变和健康新概念的形成，护理已经不再局限于对住院患者在特定时间的护理，而是向人类生命的全过程扩展，健康成为医疗护理服务效果的最重要的标准。因此，有关专家提出，护理质量范围应包括 4 个方面：①使护理对象在咨询—保健—预防—诊疗—护理—康复各方面达到最佳状态（效果佳—时间短—损害小）。②准确、及时、全面地执行护理程序，并形成完整的护理文书，提供主动、全面规范的服务，保证预期目标的实现。③使服务对象有较高的满意度。④做到与各方面（部门）协同作业，在为服务对象提供特异性医学服务的各方面发挥协调作用，体现护理服务质量的广泛性。

（四）质量管理

质量管理指确定质量方针、目标和职责，并在质量体系中通过诸如质量策划、质量控制、质量保证和质量改进，使其实施全部管理职能的所有活动。具有两层含义：质量管理是各级管理者的职责，并且必须由最高领导者领导；质量的实施涉及组织中的所有成员，因此应全员参与。

（五）护理质量控制

护理质量控制即护理质量管理，是要求医院护理系统中各级护理人员层层负责，用现代科学管理方法，建立完整的质量管理体系，满足以护理质量为中心的护理要求和服务对象的需要，保证质量的服务过程和工作过程。对护理质量实行管理控制的目的，旨在使护理人员的业务行为活动、职业道德规范各方面都符合质量的客观要求和患者的合理需要。通过质量控制，阻断和改变某些不良状态，使其始终能处于对工作、对患者有利的、良好的、符合质量标准要求的状态，用最佳参数、最短时间、最好的技术、最低的成本，达到最优化的合理效果，使患者得到康复。

二、质量管理发展简史

（一）质量检验阶段

质量检验阶段属于事后检验阶段。其特点：无法在生产过程中起到预防和控制的作用，即只能挑出不合格产品，但无法预防和控制不合格产品的产生，必然给企业造成损失。

（二）统计质量控制阶段

1. 背景

战争要求军需品既要保证质量，又要按时交货，促使美国政府和国防部组织数理统计专家对质量管理方法进行改革，将数理统计方法运用于质量管理，使质量管理从质量检验阶段进入统计质量阶段。

2. 特点

运用数理统计法原理，将质量管理的重点由"事后把关"变为对生产过程进行检查和控制的"事先预防"；将全数检查改为随机抽查，根据抽样质量数据的统计分析"控制图"，再用控制图对生产过程的工序进行质量控制，从而杜绝了生产过程中的大批不合格产品的产生。

3. 弊端

过分强调统计质量控制方法，而忽视组织、计划的管理工作。

（三）全面质量管理阶段

该管理理论和方法在全球运用，获得极大的成功，被誉为20世纪管理科学最杰出的成就之一。它具有的特征是：全面的质量管理；全程的质量管理；全员参与管理；管理方法多样化。

（四）质量管理国际规范化阶段

（1）强调管理者的质量职责，特别是企业最高管理者的质量职责。

（2）提出了质量体系要素，并将其分为基本要素和选择要素。

（3）强调质量体系审核、评审和评价，是质量体系实施和有效运行的重要保证。

（4）强调建立质量体系文件，认为质量体系文件是开展质量管理和质量保证的基础，是质量体系审核和质量认证的重要依据。

系列标准不是一个具体的质量标准和管理工具，而是一个理论体系。

三、护理质量保证的模式

（一）杜纳贝迪恩模式

杜纳贝迪恩认为护理质量可以从结构（要素）、过程（环节）及结果（终末）3方面进行评价。

1. 结构评价

结构包括组织的目标、政策、设备及护理人员。结构评价是评价提供患者或社区健康需要可应用资源的程度。

2. 过程评价

评估临床提供健康照护者与患者之间的活动。可以直接观察或从记录中获得信息，作为评价者判断质量的依据。

3. 结果评价

指患者现存或潜在的健康状态的改进，也包含患者的满意度调查，对健康照护的知识及任何与健康照护有关的行为改变。

（二）美国健康机构评鉴联合委员会模式

美国健康机构评鉴联合委员会要求各机构须有质量控制组织及计划，持续、客观地评估患者重要的照顾面，依既定的标准评价，并针对问题采取解决方法。其质量保证的基本要素包括界定重要的或潜在的问题；客观地评估造成问题的原因及范围；采取决策或行动以排除问题；监测活动以确保达到期望的结果；记录实施改进的有效性。

（三）霍欣及柯克模式

霍欣及柯克强调在医疗护理系统中，最主要考虑的 3 个方面是：患者（patient）、人（people）及利润（profit），简称 3P。工作人员的行为表现及工作成效，决定患者临床护理及满意的结果，进而影响组织的利润，也就是说，影响质量的主要因素为下列 3 方面：①患者护理的结果：着重在临床护理及满意度有正向的结果。②护理人员的工作表现：依正确的过程完成工作，采取正确的行动，以达预期成效。③利润的潜力：在既定的成本政策下由护理人员提供护理的结果，故其质量管理模式，应包括患者护理系统、工作人员管理系统及财务管理系统。由此质量管理模式已体现医疗界关注的焦点，不仅确保医疗护理质量，也考虑节约医疗成本。

（四）美国护理学会模式

该模式系由蓝恩所创，评价模式是开放的，呈圆形，代表的是一个循环的过程。

四、护理质量保证的演变

质量保证是由英文"quality assurance"翻译的名词，事实上质量很难保证，只能加以控制"quality control"及进行质量改进"quality improvement"。

以往的质量保证观念多倾向于质量保证是一种惩罚，质量保证是在呈报负向的问题，把病历检查当成是主要的资料来源。并且存在许多错误的观念，诸如预算不足，不允许实施质量保证；没有足够时间；会被发现弱点及错误；质量保证太抽象及主观，根本不能真正评价质量；只有管理者才能看出问题；除非其他部门先做好，我才可能做好；太多的文书工作要写；质量保证主要在找寻问题等等。目前认为质量保证是促进护理服务质量，满足服务对象需求的关键途径，是一个全员参与、持续、动态的过程，提供资料来源扩展至座谈会、问卷调查、交班报告、意外事件报告、院内感染控制报告、质量管理委员会的分析、直接观察等多方面、多维度。随着质量保证观念及做法上的改变，护理专业人员的角色功能也跟着在改变，不仅注重护理工作的表现，更要重视护理的结果及生产力，以最合理的成本，有效益的工作，使病人得到最佳质量的护理。

五、我国的护理质量控制

（一）基本过程

1. 确定标准

医院护理质量标准可包括护理技术操作质量标准、护理管理质量标准，护理文件书写质量标准及临床护理质量标准。

2. 衡量成效

是控制过程的信息收集，也可称为测量。有了标准，衡量和检查的人员应明确衡量实际成效的手段和方法，通过衡量成效，获取信息，反映出计划执行的进度。对成效显著的进行激励，对已经发生和预期将要发生的偏差，及时采取纠正措施。

3. 纠正偏差

是控制的关键。其重要性就在于体现了控制职能结合，共同处理。

（二）护理质量评价的内容

护理质量管理的对象主要包括护理工作的质量和护理人员的质量两个方面。评价根据控制、纠正措施，作业环节有不同的分类方法，内容包括：对护理工作的基础质量（属前馈控制，也可称背景或要素质量）、过程质量（属现场控制，也称环节质量）、结果质量（属反馈控制，也称终末质量）进行控制以及对护理人员的素质质量（属前馈控制）、行为质量（属现场或环节控制）、结果质量（属反馈控制）进行控制。

1. 护理人员质量评价

即对执行护理工作的人员进行定期的正式的评价，考察其完成护理工作的情况。护士工作的任务和方式是多样化的，因此在评价中应从不同方面去进行。如护士的积极性和创造性，完成任务所具备的基础知识和协调能力等。近年来，对护理服务的评价多注重护理人员的基本条件和素质、护理服务的效果、护理活动过程的质量等方面，或将几项结合起来进行综合评价。

（1）素质评价：评价系统应重视人员的基本条件、基本素质、能力的评价。如人的积极性、坚定性、首创精神、道德修养、心理素质、工作态度等。这种评价一般应多次反复进行，而不应一次评价后即作结论，同时应结合其他评价内容进行考虑。

（2）行为评价：对护理人员护理服务中的行为进行评价，即注意护理人员现实工作做得如何，例如护理操作程序的执行是否符合标准，在医嘱执行过程中有无错误等。评价标准注重护理人员的服务行为，观察护士在各个环节上的行为质量。这种评价的优点是可以给护理人员以具体的标准、指标，有利于工作质量的提高。缺点是评价过程太费时间，评价内容局限在具体人物范围内，比较狭窄，而且只能评价在岗护理人员的工作情况。

（3）结果评价：是对护理人员护理服务结果的评价，可以使护理人员明确该项工作的具体要求。但在实际中由于很多护理服务质量不容易确定具体标准、数量及测量的标准，尤其是患者的临床护理结果取决于多种因素，有些结果也不是短期能反映出来的，所以结果评价较为困难。因此，该评价方法较少单独使用，可以采用综合性评价的方法，以全面评价护理质量。

（4）综合性评价：即用几方面的标准综合起来进行评价，凡与护理人员工作结果有关的活动都可结合在内，如对期望达到目标、行为举止、素质、所期望的工作结果、工作的具体指标要求等，进行全面评价。

2. 护理工作质量的评价

（1）基础质量，即建立在护理服务组织结构和计划上的评价内容，着重在执行护理工作的背景方面，包括环境、人员配备、资源、仪器设备、病室结构等，这些可以影响护理工作质量的条件，如护理部管理质量标准就属于这一类。

①环境：如患者单元是否安静、整洁、舒适、安全。

②人力安排：根据病情需要，护士长在人员配备上是否做出了合理的安排，包括人员构成是否合适，人员质量是否符合标准等。

③器械：设备是否处于正常的工作状态，要根据客观的标准数据来计量。如氧气瓶内压力、备用消毒物品使用期限、药品及物质基数等。

④病房结构、表格记录、规章制度的制定情况、病房布局是否合理，患者床位的安排合适与否以及护理文件的书写制度是否明确等。

（2）过程质量，评价护理活动过程是否达到质量要求。

①执行医嘱的准确率：如差错次数，临床医嘱的执行是否及时等。

②病情观察及治疗结果的观测：如体温、脉搏、呼吸的测量时间，病情记录，危重患者观察项目、观察时间及各种疾病特殊观察要求等。

③对患者的管理：如生活护理、饮食及晨晚间护理、医院内感染管理及消毒隔离。

④对参与护理的其他医技部门人员的交往与管理：如患者 X 线透视预约，各种标本管理，对卫生员及

配膳员的管理等。

⑤护理报告及各种文件书写质量。

⑥应用和贯彻护理程序的步骤和技巧：包括评价贯彻落实护理程序每个步骤的质量并对护理病历作出评价。

⑦心理护理和健康教育的情况：如术前、术后、出院患者的教育，服药知识、卫生习惯、饮食营养的指导等。

此外，也可按三级护理标准来评价护理工作的质量。

（3）结果质量，即评价护理服务的最终结果。如患者伤口的护理情况，是否保持干燥；反映护理服务效果的压疮发生率，输血输液事故发生率，静脉穿刺一次成功率，护理差错事故发生情况，一级护理合格率，患者对护理服务的满意度，陪住率等。这是从患者角度评价所得到的护理效果与质量。护理结果的标准选择和制订影响的因素比较多，有些结果不一定说明是护理的效果，它还与其他医疗辅助诊断、治疗效果及住院时间等综合因素有关。

护理服务结构、过程、结果三方面综合性评价，基本上反映了护理工作的全面质量要求，三者之间的关系是：进行护理要素质量评价，可掌握质量控制的全局；具体护理过程环节质量评价，有利于落实措施和保证护理工作的正常进行；终末护理结果质量评价，可反馈控制护理质量。目前，卫健委制订的对各级各类医院护理的评审标准，即属于综合性评价标准体系。

第二节　护理信息管理

随着科学技术的迅猛发展，医院信息系统（hospital Inflation system，HIS）已是大中型医院医、教、研管理中不可缺少的现代化工具。HIS从面向管理到面向医疗服务的演变过程已经开始，随着高性能计算机系统和高速网络的出现，这种进展更加加速。HIS构成了医学和计算机科学之间的新兴学科，是医学信息学的重要组成部分。护理信息是医院信息的重要内容。包括科学技术信息、护理业务以及各项为诊疗服务的业务信息、护理管理信息，这三类护理信息是相互交错，互为依存，相互制约的。由它们相结合形成的护理信息系统的完善与否，是护理科学技术水平和科学管理水平高低的决定因素之一。重视护理信息的利用和开发，对促进护理学科的发展及提高护理管理水平有着极其重要的意义。因此，在护理管理中必须实现护理信息的科学管理。

一、护理信息的概念和特点

（一）护理信息的概念

信息一般是指消息、情报、新闻、数据、知识等，经过加工处理对管理活动有影响的数据。通常通过声音、图像、文字、数据等方式来表达。但作为信息的确切定义至今尚无统一。国内专家在比较了中外各家各派的信息定义后，倾向于取中国学者钟义信的解释。钟义信在《信息科学原理》一书中认为，信息是事物运动的状态与方式，是物质的一种属性。一般说来信息有五大特征：一是无限开发性；二是时间时效性；三是资源共享性；四是加工传递性；五是亦真亦假性。信息同物质、能源一样重要，是人类生存和社会发展的三大基本资源之一。

护理信息是指具有新知识、新内容、新方法的有关护理的信息。它除了具有一般信息的特点外还有明显的专业特点。

（二）护理信息的特点

1. 生物医学属性

医院的护理信息都是从患者的肌体上获得的，是以生物医学信息为基础的。信息量大而复杂，护理信息种类繁多，有数据信息、图像信息、声音信息、有形和无形信息等。有护理系统内部的信息，如护理工作信息、患者信息、护理技术信息等；有护理系统外部的信息，如医生要求护士共同治疗患者，医院各医技部门科室要求护理配合参与等。这些信息互相交错，互相影响。

2. 相关性

护理信息大多是一些具有若干相关的信息变量的信息群，如临床特别护理天数、一级护理患者质量合格率、抢救器材完好率、压疮发生率等，都由一组相互作用的信息提供，护理输出模式就是在以上信息变量相互作用下才能确定的，护理病历也是一种较大的护理信息群。

3. 准确性

护理信息都要求有正确的数值或准确的定性。护理信息必须及时发现，准确判断，做出迅速的反应。一部分信息可以用客观数据表达，如患者出入院人数、护理人员的出勤率、患者血压、脉搏的变化等；而一部分则来自主观的反映，如患者神志意识的变化，心理状态信息。它们直读性差，需要护理人员准确地观察，敏锐地判断，综合地分析。否则在患者病情危重、病情突变危及生命时信息判断处理失误会造成不可挽回的损失。

4. 重复性

医院护理工作的特点是惯性运行、常规作业，故重复性的业务信息较多。

5. 大量性

医院的护理、管理和科技信息的数量很大。特别是以病例为单位的护理信息，每个病例都有大量的信息。

6. 分散性

科技信息和护理信息大多分散在各科室的各层工作人员的手中，不易集中化。由于基础信息（护理信息）具有分散性特点，管理信息也随之有一定的分散性。

（三）、护理信息的处理方式

1. 文书

指各种治疗记录单、医嘱单、体温单等。对格式、填写要求和传递方法都应有明确的规定。可作为收费、法律、管理的依据及科研资料。

2. 口头

直截了当，可以迅速处理，但容易发生错误。

3. 电子计算机

应用微机处理信息准确迅速。应用医学信息管理势在必行，是现代化管理的重要标志。

二、护理信息的来源

（一）护理资料

护理资料是护理信息的重要组成部分，它反映护理活动的历史面貌，是研究分析总结护理工作的基础，也是护理人员奖惩和晋升的依据。

1. 行政管理档案

全院护理人员花名册；全院护理人员登记表；各级护理人员职务及学历资料；各级护理人员职责；护理规章制度；全院护理技术建设五年规划；全院护理工作及护理部工作年度计划、季度安排、月重点和年终工作总结；护理人员职业素质教育计划；护理部行政查房记录、院办公会记录、院周会记录；夜班护士长查房记录；护士长会议记录；护理安全制度及管理措施；上级组织及卫健委门文件、院内外及护理学会下达的文件、通知；有关教学计划教学大纲与教学会议记录；护士调出调入和院内护理人员调动登记；接待院外参观登记本；护士长月报告；护理活动记录；护理大事记录。

2. 业务管理档案

各种疾病护理常规和技术操作规程；护理业务管理制度；各类护理委员会章程、活动记录；护理质量管理计划；护理质量考评制度；护理质量考评结果；各部门及护理单元消毒隔离监测结果记录；护理部主任业务查房记录；护理部业务学习计划及学习记录；全院护理事故差错纠纷记录；护理人员继续教育、培训、讲座、进修等情况；护理人员业务考核情况；护理科研记录；护理会诊记录。

3. 护理人员技术档案

护理人员技术档案包括简历；业务职称或级别晋升情况；奖惩情况；考核情况；外出学习进修情况；论文、著作、译文或综述情况；科研、技术革新；参加学术团体情况。

（二）护理文书

护理文书包括记录和报告。记录是护理过程中的资料及某一个阶段时间所发生事情的重要部分，用特殊设计的表格或特定的格式真实记录下来。报告是归纳有关记录，摘录要点或护士亲自观察后用文字书写的一种交流方式。报告除了描述事实外还加上护士的意见。护理文书包括体温单、医嘱单、一般患者护理记录、危重患者护理记录手术护理记录、病室交班报告和整体护理的实施记录。护理文书是护理工作的真实记录，它为医疗护理工作沟通提供条件；为患者的诊断和治疗提供依据；为教学及科研提供信息；为护理质量监控提供资料；同时它也为有关护理纠纷提供法律依据。

（三）、护理期刊

护理期刊是临床护理、护理管理、护理教育新理论、新技术、新方法的载体，是宣传、普及科技知识、护理新模式、护理教学改革的重要手段，是报道科研成果的重要途径。它具有大、新、快的特点。在信息高度发展的今天，护理期刊已成为护理情报的信息源，学术交流的重要工具，培养与发现护理人才的基地。

三、护理信息的作用

（一）护理信息的认知作用

护理信息是护理人员认识护理工作规律，提高技术水平和工作能力的宝贵资源。护理经验在护理服务活动中是十分重要的，它实质上是护理人员通过对大量护理信息的累积、整理去粗取精、去伪存真而获得的认知，是认识上的一次飞跃。护理活动中许多规律不会自然产生，必须通过对护理信息进行搜集和分析才能认识。如整体护理模式就是护理工作者在临床实践中对大量护理信息分析总结上升到理性后的认识。

（二）护理信息的决策作用

正确的决策取决于正确的判断，而正确的判断又取决于全面、及时、准确的信息。护理管理者要制订短期或长期工作计划，要正确地决策，必须有足够的信息作为依据，如上级指示、方针政策、医院的计划、医院各部门对护理工作的反映、社会的需求等。

（三）、护理信息的控制作用

护理工作围绕满足患者需要的目标进行活动。为保证目标的实现必须对护理活动进行控制。护理信息就是对护理工作进行控制的工具。这里的控制有两种含义：一是为了完成规定的任务和达到预定的目标护理系统，必须稳定于惯性运行状态。当发生偏离时及时采取措施，使护理工作恢复到惯性运行状态；二是因某种原因，如大量患者入院，使护理工作处于忙乱状态。护理管理者采取措施使护理工作从忙乱状态逐步过渡到惯性运行状态。在这两种情况信息发挥着重要的作用，并通过信息的反馈作用不断地检查、改进、调节以达到预定的目标。

（四）、护理信息的心理作用

信息的心理作用根据其产生的结果分为积极的心理作用和消极的心理作用。积极的心理作用即常说的"士气"高涨，如护理部定期召开护士会议把护理工作的进步、科研的进展、未来的打算等向与会者阐明以鼓舞大家的工作热情；把近期和远期的目标交护士长讨论以统一认识，增强护士长的责任感就是利用信息的积极心理作用。消极的心理作用则使"士气"低落。有些护理信息的消极作用不是由其本身引起的，而是由于信息处理不当造成。如医嘱这一护理信息本身是没有消极作用的，但医生开医嘱，护士转医嘱或执行医嘱过程中发生错误，就会产生消极的作用。

四、护理信息管理

（一）管理流程

1. 信息的搜集

按预先订好的指标，搜集原始数据和记录，保证信息的全面性、真实性和可靠性。

2. 信息的加工

对采集的信息进行校对、分类、计算、比较、选择和分析，为护理管理者提供有用的信息。

3. 信息的储存

将处理过的信息分门别类，由专人按一定方式（如文字资料或计算机软件）储存起来以备用。

4. 信息的检索

为了便于查找，储存的信息要建立科学的检索方法，如文献资料检索、各种护理资料分类查询等。利用计算机办公自动化系统进行检索则更加便捷。

5. 信息的传送

将资料分析结果按表格形式报告或计算机输入等形式传送到有关管理部门，以便于医院各部门之间信息交流和为领导者决策提供依据。

6. 信息的反馈

护理信息是现代医院护理管理的主要资源，护理管理者通过信息的反馈来进行护理活动的管理和控制。

（二）计算机网络系统在护理信息管理中的应用

计算机是目前处理信息最有效的工具，具有运算速度快、储存容量大、逻辑判断力强、方便灵活等特点。信息时代，多媒体网络信息技术对社会各领域全面渗透，自 20 世纪 80 年代以来计算机网络系统就用于医院管理。护理人员应充分利用计算机这一先进的管理工具来实现对护理信息的综合管理，使护理管理工作逐步向规范化、标准化、科学化的方向发展。

1. 护理信息系统应用

在国外，如日本、美国、欧盟等国家，在护理管理中运用计算机已是相当普遍，信息系统软件全面应用于护理管理、护理研究、临床护理等各方面。美国具有代表性的 HELP 系统是一个智能化大型医院信息系统，能因人而异制订不同护理计划、修改护理方案，提供快速医疗护理信息查询。

计算机进入护理管理领域得到了广大护理人员的重视。网络信息化在护理领域的广泛开展及应用是学科发展的必然趋势，护理学科关于信息技术应用及管理的研究也随之大量开展，为护士的实践操作提供了借鉴。例如：护理管理与医院信息化建设的研究；护理质量管理软件的开发与应用；护理管理改革与计算机网络化管理的研究；人力资源动态调配系统的应用；远程健康网络系统；食疗与保健健康教育软件的研究与开发；护理病例系统软件的研究与开发；供应室信息化管理与成效的研究等。计算机系统在护理工作中的开发与应用，使护理人员从繁重的文字工作中解放出来，节约出大量时间用于护理患者。同时也使护理人员能够准确方便地获取大量护理信息，促进了临床护理科研工作的开展。它的开发与推广是护理工作现代化、信息化建设中最重要、最有意义的工作。

2. 护理信息系统管理的优势

（1）管理模式现代化：计算机在护理工作中的应用，标志着护理管理手段的现代化。医院是一个庞大的系统，是由政工、医疗、护理、后勤等子系统组成的统一体，护理内部也存在上下、左右多层次的联系，计算机可加强各部门的信息传递，可保证纵向或横向的联系，减轻护士劳动强度，提高工作效率和护理质量。

（2）管理手段科学化：护理管理是以排班调班、护理业务管理为核心，护理管理者多忙于处理日常事务性或应急事件，使工作处于被动状态。应用计算机的科学管理是以计划和控制为核心，通过获取传输、储存、处理、认识和利用等程序并采用数学方法和定量分析技术，可减少管理决策中的主观性和随意性，从而提高护理管理的科学性。

（3）管理数据准确化：护理信息涉及面广且琐碎复杂，应用计算机网络系统可使医院护理管理中的各种数据完整统一，原始记录及时、准确地储存。各种数据只要一次输入便可以多次使用，而且在管理系统内可资源共享。系统可对数据进行查询排序修改和删除等操作，保证了数据管理的准确性。

（4）管理资源节约化：计算机的应用实现了从门诊挂号、办理入院手续、处理医嘱、病历归档等工作的全程自动化，使护士和管理者从烦琐的手工劳动中解放出来，极大地提高了工作效率，减轻了护士的工作强度，做到了节时、省力、高效。

（5）质量监控规范化：护理部各种登记和统计报表由计算机生成并打印；护理部可直接查询各科室工作动态变化；护理人员也可通过护理部网站了解全院质量监控的结果。总之，计算机的应用不仅加快了信息的传递，而且使护理工作规范有序。

3. 我国护理信息管理中存在的问题

（1）信息管理内容复杂，标准化程度低。护理管理是医院管理的一个重要组成部分。护理人员约占医院总人数的三分之一，从门诊到病房、急诊室到手术室；从诊疗、检查、处理到饮食、起居、环境，每个环节都有大量的护理管理工作，因而其信息管理涉及范围广，内容复杂。大量的护理管理方面的文献显示，护理管理信息的分类不规范，标准不统一，且各医院的管理没有建立在统一的、规范的管理模式下。尽管国家和各省卫生主管部门为了加大护理学术内容标准化力度，先后颁布了多项护理学术标准规范，如："医院分级管理标准—护理工作检查评分办法""护理技术操作评分标准"等，但还不能完全满足护理信息管理工作的需要，对于建立医院护理信息管理指标体系，其内容也还有待细化、深化和进一步完善。有研究认为，护理信息的标准化应主要包括三个方面的内容：一是护理学术内容的标准化；二是学科信息管理指标体系的建立；三是护理专业信息的分类与编码。

（2）护理人员的观念尚待更新，素质和技能有待提高。面对高科技发展的挑战，护理人员的观念和知识结构等受到了严重的冲击。目前，相当一部分护理人员尚未认识到护理信息在提高护理管理水平和工作效率中的重要作用，也不懂计算机操作，即使会操作，也只能进行简单的文字编辑和使用本专业单一的信息管理软件，几乎没有精于软件设计和进行系统分析的护理专业人员。护理人员若对信息系统毫无了解，系统做得再好，也不能有效地开发和利用信息，只能成为大量数据的奴隶。因而培养既具有丰富的临床经验和管理水平，又具有信息科学知识和护理信息处理技术的高层次的护理专业人才是当务之急。

（3）医院护理信息管理系统缺乏统一的规划和足够的投入。我国至今还没有专门的机构来研究医院护理信息管理标准，护理软件的开发缺乏统一的规划。由于没有统一的标准，推广也很困难，再好的软件也只能满足本单位的需求，重复开发得多。在我国，必须建立护理信息系统的专门研究机构来制订医院护理信息管理规范和相关标准，避免各自为政，低水平重复开发，浪费资源的现象发生。

第三节　护理成本管理

为了合理配置护理资源，提供优质护理服务，达到最大限度增进人民健康的目的，护理管理者必须从卫生经济学角度出发，进行经济学思考，重视护理经济的研讨。在护理管理学中引入护理经济的新内容，强化内部管理的市场经济经营理念；依据护理需求变化，重新认知护理服务价值，普及护理经济学知识，探讨护理经济的一般规律与特殊规律；用最新的、最适宜的护理技术，改造护理业务流程和经营组织形式，改善和提升护理队伍社会形象，提高护理队伍的整体素质，及时调整与改进护理服务项目，合理开发配置护理人力资源，增强护理队伍自信心和综合竞争力。

一、有关概念

（一）护理经济

护理经济学是以价值增值和价值补偿为目的，对护理资源进行合理配置的研究，是护理服务过程中资源配置及其行为的护理学范畴的边缘学科。它应用卫生经济学的理论和方法，分析评价护理服务过程中的需求供给或成本效益，评价护理服务的经济价值，以加强护理服务过程中的经济联系和经济规律的认识，最终达到合理配置护理资源及提高护理服务经济效益。

（二）护理成本

护理成本是指在护理服务过程中活劳动和物化劳动消耗的货币价值。即医院为提供护理服务所发生的各项费用的总和，即在服务过程中所消耗的直接成本（材料费、人工费和设备费）和间接成本（管理费、教育训练经费、其他护理费用）的总和。护理成本核算是医院成本管理的重要组成部分，护理成本核算体系包括护理服务分类系统、核算系统和各种评价系统，此体系既可加强护理组织、技术、质量、信息、物资管理，又为提高护理服务的社会效益和经济效益提供保证。建立适合我国国情的医院护理成本核算体系，使护理成本核算科学化、规范化和标准化，从而为护理进入市场提供保证。

护理成本效益是指在护理服务过程中投入与产出的比较，即社会获得的使用价值与这些价值时所消耗劳动的比较。护理成本效益分析是比较单个或多个护理方案与其他干预方案所消耗的全部资源的成本价值和由此产生的结果值的一种方法。也就是用货币表示护理干预的有用结果。

（三）、护理服务分类

护理服务分类就是从执行人员、执行时间、执行原则对护理服务项目进行界定。分类的目的是评估执行每项护理任务所需要的时间，确定执行每项护理任务护理人员所需要的最基本的教育水平，以增强护理服务在市场中的竞争力。

二、护理成本管理

（一）护理成本核算方法

护理成本核算的方法主要有以下几种

1. 项目法（fee-for-service）

项目法是以护理项目为对象，归集费用与分配费用来核算成本的方法。还有学者将整体护理内容分成10 项护理成本，分别进行定义和评估。项目法与护理收费有直接联系。制订计算护理项目成本，可以为制订和调整护理收费标准提供可靠的依据，也可以为国家调整对医院的补贴提供可靠依据。但是项目法不能反映每一疾病的护理成本，不能反映不同严重程度疾病的护理成本。

2. 床日成本核算（per-day-service method）

护理费用的核算包含在平均的床日成本中，护理成本与住院时间直接相关。床日所包含的服务内容虽有一定的差别，但一般常规性服务项目都包含在内，诸如化验检查、一般治疗、患者生活费等都不另收费。床日成本法并未考虑护理等级及患者的特殊需求，通常包括了非护理性工作。

3. 相对严重度测算法（relative intensity measures）

将患者的严重程度与利用护理资源的情况相联系，如 TISS（患者治疗措施计分法），用于 ICU 患者的成本核算。

4. 患者分类法（patient classification systems）

以患者分类系统为基础，测算护理需求或工作量的成本核算方法，根据患者的病情程度判定护理需要，计算护理点数及护理时数，确定护理成本和收费标准。患者分类法通常包括两种，一是原型分类，如我国医院采用的分级护理即为原型分类法；二是因素型分类法。

5. 病种分类法（diagnosis-related group，DRG）

病种分类法是以病种为成本计算对象，归集与分配费用，计算出每一病种所需护理照顾成本的方法，按病种服务收费是将全部的病种按诊断、手术项目、住院时间、并发症和患者的年龄、性别分成若干个病种组，对同一病种组的任何患者，无论实际住院费用是多少，均按统一的标准对医院补偿。

6. 综合法

综合法即计算机辅助法，结合患者分类系统及 DRG 分类，应用计算机技术建立相应护理需求的标准，实施护理，来决定某组患者的护理成本。

（二）护理成本管理的有效方法

1. 编制护理预算（budgeting）

将有限的资源适当地分配给预期的或计划中的各项活动。

2. 提高护理人力生产力（nursing manpower productivity）

开展护理服务的合理测算，节约成本，提高患者得到的护理照顾的质量。

3. 护理成本分析

进行护理成本—效益分析，求出护理投入成本与期望产出之间的关系，帮助管理者判定医院花费所产生的利益，是否大于基金的投资成本。

4. 护理成本动态监测

开发应用护理管理信息系统，将患者的评估分类、护理人员的调配排班与成本核算结合起来，进行实时动态成本监测。

（三）护理成本–效益分析

护理成本—效益分析的基本内容是求出某种护理方法的投入成本与期望产出之间的关系，可以帮助管理者判定组织的花费所产生的利益，是否大于基金的投资成本。分析的步骤一般包括以下几个环节：明确要研究和解决的问题是什么；要比较的护理方案的确立，收集相关数据；选择适当的经济学分析方法；确定与分析成本，确定结果的货币价值；决策分析。成本效益分析作为一种研究方法，可以不受管理体制的束缚，护理管理部门及护理研究人员，可以根据研究需要，选择不同的评价方法，准确反映护理成本投入和产出及护理人力生产力情况，为科学决策提供有力依据。

1. 护理成本效益的分类

（1）护理直接效益：指某项护理计划方案所节省的卫生资源和健康的改善。护理方案实施后，减少了医疗费用，减少人力资源消耗。强调护理方案的优化使患者费用支出下降。

（2）护理间接效益：指实行某项护理计划方案之后所减少的其他方面经济损失。降低陪护率，增加出勤率，减少对生产的影响。强调护理方案的优化使患者收入损失减少。

（3）护理无形效益：减轻或避免了患者躯体和精神上的痛苦，以及康复后带来的舒适和愉快。强调护理方案的优化使患者精神上的痛苦减少。

2. 护理效益指标

（1）有用成果指标：一是护理数量指标：每年护理患者数、抢救患者数、护理服务收入、年护理患者总量等。二是护理种类指标：是衡量满足人民群众需要程度和技术水平的成果指标。如护理服务种类及数量，新开展的护理服务项目等。

（2）劳动消耗指标：投入指标是指项目或方案所需的成本。如：变动成本、固定成本等。成本指标包括：护理项目成本、专科护理成本、门诊护理成本和护理管理成本等，都是以货币表示护理经济活动。

（3）护理成本效益指标：是有用成果指标和劳动消耗指标相比较的指标，也是经济指标。护理业经济效益的指标有：护理成本利润率、全员劳动生产率等。

3. 常用的临床成本效益分析方法

最小成本法（cost minimization analysis，CMA）、成本—效果分析法（cost effectiveness analysis，CEA）、成本—效益分析法（cost benefit analysis，CBA）和成本—效用分析法（cost utility analysis，CUA）。护理成本效益分析从疾病治疗成本、病例成本分析开始发展至筛查成本效益分析、护理科研成果效益分析，如通过病例筛查成本效益分析对单个病例种筛查（如先天性甲状腺功能减退）进行直接成本和间接成本核算，确定合理的收费标准，降低了疾病确诊和诊治费用。

（四）护理成本研究的意义

1. 体现护理工作劳动价值，为制订护理收费标准提供依据

一方面，作为特殊商品形式的护理服务，在其提供过程中不仅消耗有形的卫生材料，还要有一定体力

劳动和脑力劳动及无形劳动耗费。按价值规律这些劳动是有价值的，属于成本的内容，目前医院实行的是不全成本核算，没有完全体现出无形劳动耗费和脑力劳动价值；另一方面，医疗服务和护理服务由于服务方式不同，相对独立，并非从属关系，应把护理成本从医疗成本中分离出来，进行单独核算。只有真实地描述护理过程中劳动耗费发生的实际情况，在医院的经营过程中按护理服务对象或特定的承担者来归集服务费用，使护理服务的成本反映护理服务的价值，为制订护理收费标准提供依据，使护理成本得到合理补偿，使护理价值为全社会所承认。

2. 运用成本控制和成本效益分析，提高护理管理水平

护理成本是医院重要的成本构成内容，详细定义护理成本的组成部分，有助于护理管理者确认不适当的工作模式，加以改进，护理成本的降低意味着对卫生人力、物力、财力资源的节约。成本效益分析是评价护理管理成效的重要方法，护理成本管理已经成为评价护理绩效，提高护理管理水平的重要标志。

（五）护理成本管理的运用

在国外，以美国为代表的发达国家中，医院早已实行护理成本核算，并与同期护理收入相比较，核算护理业务的损益。护理经济学方面的研究力度不断加大，范围不断拓宽，方法不断完善。护理成本研究的最初阶段是在 20 世纪 50 年代，主要研究的是护理成本概念及护理成本的构成。70 年代主要是进行护理成本核算的方法研究，以不同的患者分类系统进行护理工作量的测量和护理成本的核算。如直接护理成本、护理时数的标化、护理人力成本确定和护理耗材计算。传统的护理成本计算，并未考虑护理等级或患者个体需求，且常包含有非护理工作。80 年代，许多医院主张"服务收费"这一概念，主张用直接护理照顾成本来确认真实的护理成本。随着美国诊断相关组分类系统（DRGS）的研究，护理成本核算亦进行了大量的相关调查和研究，探讨了护理成本分类、行为类型、分配方法，护理服务的成本价格和价值，以及护理成本与收益、财务计划的关系，形成了一套护理成本核算模式，护理成本核算的范围还扩大到社区、护理院和家庭护理等方面的费用分析，护理服务已重在实施成本管理战略。90 年代，随着高级护理实践的快速发展，护理管理面临的挑战是在提供高质量护理的基础上，对护理成本进行测算和管理。医院信息系统的开发使管理者能够确认为单患者提供护理照顾的实际成本护理经济学研究的范围也更为全面，内容更为深入，手段更为多样。一是注重成本效益研究和不同工作量测算系统下成本的比较研究，如 Gardner 通过 4 年的研究，证明责任制护理较小组护理节约成本 6.5%；二是用于医院发展的经济学评价，指导决策，如对患者健康教育的成本测算，老年重症护理单元建立的分析；三是在不同护理方式下比较各类患者康复的成本比较，如癌症晚期患者家庭护理成本分析，外伤截瘫康复期保健管理的成本效果分析等。英国的研究还表明，护理人员与其他专业技术人员共同为患者提供直接护理，能够降低成本并促进康复。

进入 21 世纪，护理成本研究与临床护理进展结合更为紧密，用于评价新的护理管理模式，如评价医院内糖尿病专家的护理服务，评价临床路径对康复进程的影响。护理管理者对成本管理采取越来越积极的态度，并提出学校教育阶段及岗前培训应增加成本控制内容。美国新的付费体系实施，卫生机构将护理从固定开支中分离，将患者分成 4 类，从常规到不间断护理，利用这 4 种分类来监测护理生产力的开展研究，正日益成为护理管理的重要课题。

我国医院的成本核算起步较晚，护理成本的研究还刚刚开始，80 年代后期我国医院开始探讨医疗服务项目成本的核算方法，并先后就门诊服务、住院床位和部分化验检查、特殊检查项目进行了成本核算及按病种收费的研究。90 年代末，开始医疗服务成本控制、医疗服务成本指数体系及床日成本法研究，成本核算范围逐渐由医院延至社区，并开始指导卫生经济运营。而同期并未开展护理成本核算的相关研究。我国护理人员对护理成本研究的意义和直接人工成本核算进行了有意义的探讨，但发展仍较缓慢。目前理论研究主要是探讨护理成本提出的依据和护理成本研究的必要性，阐述医院护理成本核算的意义和方法。

（周静慧）

第二章 门诊护理管理

第一节 门诊概述

一、门诊

(一) 门诊的设置和布局

医院门诊设有和医院各科室相对应的科室。门诊的候诊、就诊环境以方便病人为目的，以突出公共卫生为原则，做到美化、绿化、安静、整洁、布局合理，备有醒目的标志和路牌，要使病人感到亲切、宽松，对医院有信任感，这样易于得到病人合作。

诊察室内应备诊察床，床前有遮隔设备，室内设洗手池。桌面整洁，各种检查用具及化验单、检查申请单、处方等放置有序。门诊设有综合治疗室，治疗室内备有必要的急救设备，如氧气、急救药品等。

(二) 门诊的护理工作

1. 预检分诊

预检护士需由有实践经验的护士担任。应热情主动接待来院就诊的病人，扼要询问病史，观察病情后做出初步判断，给予合理的分诊指导和传染病管理。做到先预检分诊，后挂号诊疗。

2. 安排候诊与就诊

病人挂号后，分别到各科候诊室依次就诊。护士应做好就诊病人的护理工作。

(1) 开诊前准备好各种检查器械和用物，检查诊疗环境和候诊环境。

(2) 分理初诊和复诊病案，收集整理化验单、检查报告等。

(3) 根据病情测量体温、脉搏、呼吸等，并记录于门诊病案上。

(4) 按先后次序叫号就诊。必要时护士应协助医生进行诊查工作。门诊结束后回收门诊病案。

(5) 随时观察候诊病人病情，遇到高热、剧痛、呼吸困难、出血、休克等病人，应立即安排提前就诊或送急诊室处理；对病情较严重或年老体弱者，可适当调整就诊顺序。

3. 健康教育

利用候诊时间开展健康教育，可采用口头、图片、黑板报、电视录像或赠送有关方面的宣传小册子等形式。对病人提出的询问应耐心、热情地予以解答。

4. 治疗

需在门诊部进行的治疗，如注射、换药、导尿、灌肠、穿刺等，必须严格执行操作规程，确保治疗安全、有效。

5. 消毒隔离

门诊人群流量大，病人集中，易发生交叉感染，因此要认真做好消毒隔离工作，传染病或疑似传染病病人，应分诊到隔离门诊就诊，并做好疫情报告。门诊空间、地面、墙壁、桌椅、诊察床、推车、担架等，定期进行清洁、消毒处理。

6. 保健门诊

经过培训的护士可直接参与各类保健门诊的咨询或诊疗工作。

二、门诊组织建制和管理模式

门诊的组织结构是门诊系统的构成形式。为组织门诊医疗活动，一、二、三级医院均应设置门诊部。二、三级医院设门诊部主任，门诊部主任受医疗副院长或门诊副院长领导。一级医院既可设立门诊部主任，也可由医务科派出的门诊办公室专门管理门诊事宜。

门诊部担负门诊的组织、计划、督促检查等工作。根据门诊范围内的科室和部门在领导隶属关系上的不同，门诊部对不同隶属关系的科室和部门实行不同的管理模式：①直接隶属部门实行直接行政管理；②临床科室（专科）实行间接质控管理；③辅助检查科室实行协调监督管理。

（一）直接隶属部门与管理方式

1. 门诊部行政直接隶属部门

门诊部行政直接隶属部门有门诊办公室、挂号和收费处、问询处、服务台、住院处和门诊护理组等。体检中心可由门诊部直接隶属，也可根据医院的管理需要成为医院独立的业务部门，而不直接隶属门诊部。

2. 直接隶属部门的管理方式

门诊部对直接隶属部门行使直接的行政领导，并对各部门及其工作人员的工作职责、服务质量实行定期和不定期的检查和评价。

（二）间接质控部门与管理方式

对门诊临床科室实行门诊部与所属科室双重领导。门诊部主要负责门诊全面业务活动的计划、组织管理，督促检查各科室的门诊工作。各临床科室派出到门诊工作的医护人员由门诊部进行统一管理，业务领导和考核由各科室主任负责。

1. 质控科室和人员

各科室或专科开设的门诊，包括专科门诊、专病门诊、专家门诊和其他特色门诊；人员包括各临床科室派出门诊的医师、护士和专家教授。

2. 质控内容

检查各科室（专科）派出门诊医师资格及专业技术职务的结构比例、门诊与临床诊断符合率、门诊病案质量合格率和处方合格率等，并对在门诊工作的医务人员的服务态度、医疗质量、医德医风和劳动纪律等进行监控管理。

3. 质控方式

（1）对门诊各项工作建立登记制度，并定期统计和分析。

（2）对规章制度执行情况进行检查督促，通过检查、观察、统计、分析，对影响门诊质量的缺陷做出及时反应，并给予修正。

（3）动态观察门诊基础医疗服务质量指标，进行患者满意率调查，建立服务质控标准。

4. 协调管理的部门与方法

门诊患者就诊过程中要进行各项检查（如心电图、超声波、X 线影像、检验等）和调方取药，这是门诊工作流程中不可缺少的环节，其科室和部门担负着直接为门诊病人服务的职能。对这些科室和部门工作，门诊部实行经常性地协调管理，以避免出现门诊服务的缺陷。

三、门诊部的设置

（一）门诊的分类

1. 按医院科室设置相对应的门诊

各级医院除应根据医院科室设置相对应的门诊外，还应根据疾病发生规律的需要设置门诊。设置的科室可有内科、外科、妇产科、儿科、中医科、耳鼻喉科、眼科、皮肤科、口腔科、康复医疗/理疗科、预防保健科和传染科等科室。传染科门诊应单独设置。

2. 专科专病门诊

各级医院应根据自己的能力设立专科、专病门诊，如神经内科、心血管内科、消化内科、呼吸内科、泌尿内科、血液内科、内分泌科、神经外科、普通外科、心胸外科、骨外科、泌尿外科、烧伤科、整形外科、妇科、产科、计划生育门诊、新生儿门诊以及肿瘤门诊等。

3. 按就诊人情况划分门诊

主要根据就诊人的健康情况、疾病需要处理的缓急程度，分为一般门诊、保健门诊和简易门诊。其中一般门诊尚可根据挂号方式分为预约门诊和非预约门诊。

4. 为不同需求开设门诊

为主动适应市场经济体制，满足社会日益增长的不同层次的医疗需求，以及在医疗实际中实现医学模式的变化，可开设专家门诊、全科医学专科门诊、会诊中心、亚健康门诊、生殖健康科、心理咨询门诊、营养科门诊、法医门诊（由司法部门设立）以及夜间门诊、假日门诊等。

5. 临时门诊

突发公共卫生事件门诊，如应对传染性非典型肺炎的发热门诊。

（二）各级医院门诊设置

1. 一级综合医院

至少设有内科、外科、妇（产）科、预防保健科；根据条件可选设儿科、中医科、眼科、耳鼻喉科、口腔科等。

2. 二级综合医院

至少设有内科、外科、妇产科、儿科、眼科、耳鼻喉科、口腔科、皮肤科、传染科、预防保健科，其中眼科、耳鼻喉科、口腔科可合并建科，皮肤科可并入内科或外科；附近已有传染病医院的，根据当地《医疗机构设置规划》可不设传染科；有条件的可以开设一些专科门诊。

3. 三级综合医院

至少设有内科、外科、妇产科、儿科、中医科、耳鼻喉科、口腔科、眼科、皮肤科、康复理疗科、预防保健科；根据医院自身条件和特长开设二级专科门诊。要求开设的二级专科门诊应包括心血管内科、消化内科、呼吸内科、内分泌科、肾脏内科、血液科、神经内科、脑外科、胸外科、骨外科、泌尿外科、整形外科、肿瘤科和计划生育门诊、新生儿门诊等。

各级医院根据卫生行政主管部门的规划要求设立发热门诊。

（三）门诊共用科室设置

各级医院门诊应设有门诊手术室、门诊注射室和治疗室、门诊采血室、分诊处和药房、放射科（室）、化验室等医技科室。二、三级医院根据条件和需要设心电图室、超声心动图室、肺功能检查室、胃肠纤维内窥镜室、B超室、核医学检查室、肌电图室、脑电图室、脑血流图室、支气管镜室、胃电图及自主神经功能检查等功能检查室。

（四）门诊行政科室

门诊行政科室包括门诊部办公室、服务台、挂号收费处和公费医疗或医疗保险办公室。

四、门诊岗位设置

（一）管理岗位

（1）二、三级医院设门诊部主任1名，副主任1名，二级医院可不设副主任。为提高医院科学管理水平，满足门诊管理工作的需要，门诊部主任应由从事卫生管理的专门人才担任；由医疗工作者担任门诊部主任的，应对他们进行系统的卫生管理学专业培训。

（2）根据医院规模的大小，设门诊办公室工作人员1~2人。

（3）设值班主任（或一站式服务站长）1名。

（二）服务岗位

各级医院门诊均应设服务台，提供门诊综合服务（一站式服务）。三级医院综合服务除设值班主任（一站式服务站长）外，还应设置方便门诊和提供预约、导医、预检分诊、审批、药物咨询、检查报告单集中发放以及住院护送等综合服务的岗位，人员配备根据各医院门诊服务量的多少具体确定，一人可兼任多项服务工作。一、二级医院根据需要提供服务项目，岗位设置和人员配备根据门诊服务量确定。

（三）医疗岗位

（1）临床各科要明确一名副主任分管门诊工作。

（2）各科要指定一人任"门诊组长"，在门诊部和科主任领导下具体负责本科室门诊的诊疗业务和行政工作。三级医院临床科室门诊组长应由副主任医师以上职称的医师担任。

（3）门诊医师数量根据各医院的日门诊量和门诊医师平均每小时诊疗（病人）数配备，其中门诊医师每小时诊疗病人数按平均5人计算（医学院校附属医院平均4人）。

（4）门诊医师初、中、高级专业技术职务结构比例，一、二级医院掌握在（2~3）∶1∶1，三级医院掌握在2∶3∶3。

（5）二、三级医院不得由进修医师单独门诊；教学医院的研究生不得单独门诊。

（四）护理岗位

（1）三级医院门诊设总护士长1人，二级医院门诊设护士长1人；一级医院根据情况可设门诊护士长或门诊护理组长1人。

（2）为方便配合多科室工作，三级医院在门诊注射室、治疗室、手术室和内科科室、外科科室等处应设护士长或护理组长。

（3）门诊护理人员的配备：门诊护理人员与门诊医师之比为1∶2，另外每6名护理人员增加替班1名。门诊不同科别的护理任务不尽相同，凡具有较复杂的护理、治疗技术、开展健康教育、咨询和护理管理任务较重的科别，要设以下各级护师

①护师：以与全门诊护士的比例计算，每3~4名护师设1人。

②主管护师：以与全门诊护师的比例计算，每3~4名护师设1人。

③副主任护师：每2~3名主管护师设1人。

（五）门诊医技人员的配备

医技科室在门诊的工作单元要设置门诊组长，三级医院医技科室的门诊组长应为中级职称以上人员，人员配备以工作量做参考。

（六）挂号收费

门诊挂号收费处设置岗位组长1名，普通挂号收费岗位即前台人员按实际开放窗口设置（建议：窗口∶人员＝1∶1.45），后台人员1名。如实行分层挂号医院则各楼层（或候诊区）增设挂号收费人员1名。

（七）药房岗位

门诊药房设岗位组长1名，调剂人员设置每百张处方不少于1人，根据实际情况可配备勤杂人员。

（八）其他岗位

1. 护工

门诊每一楼层设置护工1~2名，可根据工作量灵活调整。

2. 卫生员

卫生员设置按实际工作量而定。

3. 电梯人员

每台门诊电梯配备操作人员1名，单班运行。

五、规划和布局

（一）规划

（1）按照立足当前、考虑发展、适度超前的原则，门诊的规划和布局应纳入医院总体规划，符合安全、卫生、节能、环保和使用功能等方面的基本要求，符合《综合医院建筑标准》和《综合医院建筑设计规范》的要求；尚应符合国家现行的其他有关标准、规范和定额、指标的规定。

（2）门诊部（楼）的选址应在靠近医院交通入口处，就诊方便、环境安静、地形比较规整；与急诊部、医技部近旁，并应有直通医院内部的联系通路；应远离污染源、易燃和易爆物品的生产和储存区、高

压线路及其设施，避免强电磁场干扰；不应邻近少年儿童活动密集场所。

（3）门诊主出入口分布清晰、明显，均应为无障碍出入口。如设坡道时，人行坡道坡度按无障碍坡道设计。

（4）门诊建筑面积按医院门诊日均人次规划。一、二级综合医院日平均每门诊人次占门诊建筑面积大于 $3m^2$；三级综合医院日平均每门诊人次占门诊建筑面积不少于 $4m^2$。

（二）布局

（1）应合理确定功能分区和根据功能特点确定其所处楼层以及空间位置，处理好门诊部内各部门的相互关系，科学地组织人流和物流，应使病人尽快到达就诊位置，避免往返迂回，避免或减少交叉感染；室内采光、色彩设计符合卫生学要求，力求达到使用方便、实用美观、安静舒适的效果。首层有敞开的大厅空间，方便病人的集散。

（2）门诊部必须配备的公共用房有门厅、挂号处、问询处、病历室、预检分诊处、记账处、收费处、药房、采血室、检验室、输液室、注射室、门诊办公室、健康教育室、厕所（包括各科专设）、为病人服务的公共设施等。

（3）三级医院以科室（内科、外科、妇产科、儿科、中医科、耳鼻喉科、口腔科、眼科、皮肤科、康复理疗科等）为单元设立独立的诊区并规划与门诊量相适应的候诊区。一、二级医院可按照楼层为单元设立合科候诊，并设候诊区，如以诊室走廊作候诊的，单侧候诊走道净宽不应小于 2.40m，两侧候诊者净宽不应小于 2.70m。科室用房应有诊查室、治疗室、护士站、值班更衣室、污洗室、杂物贮藏室等。各科酌情设置的用房有换药室、处置室、清创室等。门诊诊室间数以日平均门诊（以该科编制床位数的 3 倍确定）除以 50~60 人次确定。诊室净高不应低于 2.60m；一般诊查室的开间净尺寸不应小于 3.00m，进深净尺寸不应小于 3.90m，面积不小于 $12m^2$；单人诊查室的开间净尺寸不应小于 2.60m，进深净尺寸不应小于 3.00m，面积不小于 $8m^2$。

（4）门诊 X 光检查室、功能检查室可单独设置或公用或利用医技科室的用房。

（三）门诊手术室布局

（1）应设在外科门诊诊区邻近处，不宜设于首层及顶层楼。

（2）布局应合理，符合功能流程和洁污分开的要求，污染区、清洁区、无菌区区域间标志明确。

（3）天花板、墙壁、地面无裂隙，表面光滑，有良好的排水系统，便于清洗和消毒。

（4）手术用房应有手术室、准备室、更衣室、术后休息室和污物室，有条件的应设库房和男女浴厕。

（5）手术室平面尺寸不宜小于 3.60m×4.80m，每一手术间限设置一张手术台，每间手术室不得少于 2 个洗手水嘴，并应采用非手动开关。有条件的可设无菌手术间、一般手术间、隔离手术间，隔离手术间应靠近手术室入口处。

（6）各科门诊手术室可单独或集中设置，也可与手术部合并设置。整形外科、医疗美容手术室净使用面积不少于 $15m^2$，在两台手术床的基础上，每增加一台手术床应增加手术室使用面积 $7m^2$；每张美容床净使用面积不少于 $6m^2$。

（四）特殊布局

（1）妇、产科和计划生育科应自成一区，有条件时，宜设单独出入口；妇科应增设隔离诊室、妇科检查室、手术室、休息室及专用厕所，不宜采用多个诊室合用一个妇科检查室的组合方式；产科和计划生育科应增设人流手术室、休息室及专用厕所；产科和计划生育科宜设置咨询室；各室应有阻隔外界视线的措施。

（2）儿科门诊应与普通门诊分开，自成一区；宜设在首层出入方便之处，单独设出入口；宜单独设置预检处、挂号处、候诊处、专科药房、注射室、检验室、输液室和仅供病儿使用的隔离诊查室；应分设儿科专用厕所和隔离厕所；隔离区应有单独对外出口；候诊处面积每位病儿不宜小于 $1.50m^2$；电源插座和开关装置的高度，离地面不得低于 1.50m。

（3）耳鼻喉科应增设内镜检查室（包括食管镜等）、治疗室；可单独设置或共用的用房及设施有手术室、测听室、前庭功能室、内镜检查室（包括气管镜、食管镜等）。

（4）眼科应增设初检室（视力、眼压、屈光）、诊查室、治疗室、检查室、暗室；初检室和诊查室宜具备明暗转换装置；宜设置专用手术室。

（5）口腔科应增设 X 光室、暗室、镶复室、消毒洗涤、矫形室，宜增设资料室；每治疗椅净使用面积不少于 6m²，每椅中心距不应小于 1.80m，椅中心距墙不应小于 1.20m；镶复室宜考虑有良好的通风。

（6）传染科、肝炎科、肠道科门诊均应自成一区，单独设置出入口；必须配备的用房有预检分诊处、挂号处、收费处、药房、观察室、检验室、诊查室、治疗室、医护人员更衣换鞋处、专用厕所；设计应符合有关传染病医院建筑设计规范的要求。

（7）"发热（隔离筛查）门诊"应自成一区，靠近急诊部，并单独设置出入口。发热门诊内要区分清洁区、半污染区和污染区。必须配备的用房有预诊分诊处、挂号处、收费处、取药处、小化验室、诊查室、治疗室、隔离留观室、移动 X 光机室、医护人员更衣换鞋处、缓冲间、专用厕所。隔离留观室必须独立设区。

（8）挂号、划价、收费窗口合一，可集中设置或分散（分层）设置；注射室应分设男、女；二级以上医院的西药/中成药药房与中（草）药房宜分开设置，发药窗口设前台和后台，发药窗间的距离应大于 1.20m。

（9）门诊放射科应设置透视室、摄片室、暗室、观片室、登记存片室等。各类功能检查室仪器宜分别设于单间内，无干扰的检查设施可置于一室。检查床之间的净距不应小于 1.20m，并宜有隔断设施，其中肺功能检查室应设洗涤池、脑电图检查室宜采用屏蔽措施（机内有屏蔽装置除外）、内窥（内腔）镜室有洗手池和洗涤池，并应分别设置，上、下消化道内窥镜分室设置；教学电视内窥镜室应另设电视室。

六、道路和环境

（1）门诊内外交通顺畅，导向标识突出明显。

（2）合理设置机动车停车场与非机动车停放场地，车位足够，通道畅通；各种停车标识明显，车辆停放管理良好。新建（迁建）综合医院门诊，应根据门诊量及当地有关规定设置小型汽车和自行车停车场。

（3）道路、场地平整、防滑和干净；室内地面宜选用整体的塑胶地板。

（4）各临床诊室与放射科、检验科等辅助医疗部门应有方便的联系通道。

（5）建立无障碍通道和残疾人专用通道，通道畅通。

（6）两层及两层以上的医疗用房宜设电梯，三层及三层以上的医疗用房应设电梯，且不得少于两台，其中一台为无障碍电梯；电梯井道不得与主要用房贴邻；可采用垂直电梯和（或）自动扶梯运输；有条件的分设载人和载重（可兼作消防、污物）电梯；供病人使用的电梯和污物梯应采用"病床梯"。

（7）楼梯的位置应同时符合防火疏散和功能分区的要求。主楼梯宽度不得小于 1.65m，疏散楼梯宽度不得小于 1.30m，踏步宽度不得小于 0.28m，高度不应大于 0.16m；主楼梯和疏散楼梯的平台深度不宜小于 2m。门宽度应与疏散楼梯宽度相匹配，门的开启不应影响疏散。疏散楼梯不论层数多少，均应为封闭式楼梯间，且至少有一座为天然采光和自然通风的楼梯。

（8）高层建筑内的门诊大厅应设有火灾自动报警系统和自动灭火系统，且采用不燃烧或难燃烧材料装修时，地上部分防火分区的允许最大建筑面积为 4000m²。

（9）应充分利用地形、防护间距和其他空地布置绿化，临街环境亮化美化、和谐协调，可绿化面积绿化覆盖率达 100%。

（10）主、辅色调宁静温馨，有助于减轻病人就诊时的不安情绪。

（11）环境整洁；排水系统完善，无堵塞、溢流。

（12）应充分利用自然通风和天然采光，人工照明光线要求明亮、柔和，医疗业务用房内照明宜采用吸顶灯具。

（13）一般医疗用房的地面、墙裙、墙面、顶棚，应便于清扫、冲洗，不污染环境，其阴阳角宜做成圆角，踢脚板、墙裙应与墙面平；手术室、换药室、治疗室等洁净度要求高的用房，其室内装修应满足易清洁、耐腐蚀的要求；放射科、脑电图室等用房的地面应防潮、绝缘；门诊药房应采取防潮、防鼠等措施。有推床（车）通过的门和墙面，应采取防碰撞措施。

七、设施和标识

（1）供水、供热、通风、调温设施良好，满足门诊需求；噪声达标，保护装置齐全，运转正常。

（2）空调系统、过滤系统符合卫生标准。

（3）有信息交换通信系统、应急照明系统，安装保安、消防等监控系统，各系统运转正常。

（4）新建扩建综合医院门诊大楼应根据医院的规模、特点和需求，单独建立或与医院共享有物流传输系统和自动空气调节系统以及智能化系统，如IC卡系统、火灾自动报警及消防联动控制系统、紧急广播及公共广播系统、建筑设备监控系统、闭路电视监控系统、防盗报警系统、卫星电视及有线电视系统、电话程控交换机、计算机网络设备、触摸屏信息查询系统、公共显示系统、医师工作站、医用对讲系统、电子叫号系统、楼宇管理系统等。

（5）合理设置公用电话，指示标志醒目、功能完好、使用方便而有效。

（6）内部专用电话配有紧急和常用号码查阅表，使用方便而有效。

（7）门诊厕所应按楼层及日门诊量计算设置，合理布局；男女病人比例一般为1∶1，男厕每100人设大便器1个，小便器2个；女厕每100人设大便器3个。应按要求为特殊科室分别设置厕所；如采用室外厕所，宜用连廊与门诊相接。

（8）厕所按一类或二类标准，方便病人留样、搀扶、呼叫；厕所门朝外开，门应能里外开启；病人使用的厕所隔间的平面尺寸，不应小于1.10m×1.40m；病人使用的坐式大便器的坐圈宜采用"马蹄式"，蹲式大便器宜采用"下卧式"，或有消毒功能的大便器；大便器旁应装置"助力拉手"；男、女公共厕所应各设一个方便残疾人的上厕通道和无障碍隔间厕位，其设施与设计要求应符合有关的无障碍设计规范；厕所隔间内应设悬物吊钩；厕所应设前室，并应设非手动开关的洗手设施及洗漱池。

（9）诊室、诊断室、产房、手术室、检验科、医护办公室、治疗室、配方室、无菌室等其他有无菌要求或需要防止交叉感染的用房的洗涤池，均应采用非手动开关。

（10）对医疗废物严格按《医院感染管理规范》和《医疗废物管理条例》的要求，设置分类贮存、转运和处置的设施；废弃物容器布局合理，使用色彩标识袋，做到清洁、不渗漏，随时清理。

（11）门诊标识系统应具有定位、指引、服务、管理等功能，可综合采用标牌、专用符号、专用色彩、多媒体技术等方式体现。标识导向应分级设置，并符合《综合医院建筑设计规范》。一级导向牌包括：医院总体平面图、医院户外形象标识、门诊（楼）标识、门诊出入口标识、门诊道路指引标识、门诊服务设施标识等；二级导向牌包括：门诊平面图、门诊楼层索引、门诊内通道标识、门诊功能区出入口索引等；三级导向牌包括：门诊各功能单元标识；四级导向牌包括：各房间门牌、各窗口牌、公共服务设施门牌等。

（12）门诊大厅应设有"医院总流程图"和"门诊流程图"。

（13）各种标识、公示醒目，规范置放；应对各类标识牌、展板、专栏等作综合性处理，达到比例恰当、色彩协调、美观醒目、文字准确；有醒目的禁烟标志。

（14）对通往急诊等重点部门可设有特别的识别标志或地面引导线等。

（15）二级以上医院门诊的标识应有中英文对照。

第二节　门诊挂号工作的组织管理

医疗机构的门诊每天接待大量的患者，服务面广，患者流动性强，其医疗质量、管理质量和服务水平直接关系广大人民群众的健康和医疗机构的声誉。门诊挂号与病案信息管理虽然不是主体医疗工作，但是要接待每一位来院就诊的患者，是直接面对患者的服务窗口，是医疗机构工作重要的组成部分。门诊的挂号与病案信息管理工作质量直接关系到患者能否顺利就医，能否得到及时有效的治疗。门诊挂号与病案信息管理人员快速、准确地完成各项操作，完整地收集患者的身份证明资料和有关的医疗信息，保证医疗工作顺利进行。

一、挂号处的归属

我国医疗机构门诊挂号部门的组织管理归属不统一，有的归属病案科（室）管理，有的归属门诊部管理，有的归属财务部门管理，还有的归属后勤部门管理。

挂号处是医疗机构面对患者的第一个服务窗口，患者到医疗机构门诊就医首先要做的是挂号。挂号处工作人员在为患者挂号时或在挂号前需要收集有关信息，这些信息是建立患者身份证明（ID）索引的基础，也是病案信息的源头。建立门诊病案依赖于信息索引的支持。因此，信息资料收集也是挂号处的重要任务之一，准确的基础资料是病案信息管理工作不可缺少的，它是整个医院信息系统流程的第一步。门诊部（科）是医疗机构的一个职能管理部门，负责行使门诊日常医疗工作管理、协调，其工作性质与医务处（科）（负责行使住院日常医疗工作管理）职责相同，一般不涉及临床、医疗技术科室的专业技术与业务情况的发展。目前，在我国还有一些医疗机构的住院与门诊医疗工作统一由医务部管理，而不设立门诊部这一独立的职能部门。虽然挂号工作涉及收费，但这不是业务的主体，只需要严格财务监督就可以达到财务管理的目标。挂号员应具有对患者就医分诊的能力，以及对本医疗机构各临床专业和各科专家专长的了解程度，也就是说，挂号人员应具有一定的医学基础知识，这是财会人员所不及的。

　　在我国少数边远地区的一些医疗机构挂号工作也有归属后勤部门管理的情况，这主要是由于医疗机构建制颇小，病案信息管理不健全所致。

　　从卫生信息管理流程的设计出发，挂号处归属于病案科合理性更强一些，门诊部、财务处和后勤部门都不涉及信息业务，不关心信息流程，如果让有自身业务的部门去做并不擅长的工作，一定会产生问题。身份信息的准确性既影响医疗流程，还关系到医疗安全和今后的科研随诊，以及医保费用结算，甚至法律纠纷的处置。

　　从病案信息管理的业务流程出发，病案管理可以分解出门诊挂号和门诊病案管理，但在组织机构的设置上，最好不要设立门诊病案室或独立的挂号处，这样不利于病案信息技术的发展，也不利于医院统一化、系统化管理。

二、挂号处的基本任务

　　挂号处的基本任务是收集患者的基本信息、建立患者在医疗机构的 ID 索引、准确地为来就医的患者分诊挂号及向病案科提供患者挂号就诊信息。

　　（一）收集患者的基本信息

　　收集患者的基本信息是为患者在医疗机构建立 ID 索引目的。利用计算机 HIS 系统收集患者的基本信息，为首次就诊患者建立实名制医疗信息索引（或为再次就诊患者查询），并派发医疗就诊卡。这一工作已取代了以往人工建立患者姓名索引派发挂号证的操作，最大优点信息收集完整，每人一卡。

　　（二）挂号分诊

　　为持医疗就诊卡的患者或委托人在挂号处直接挂号，或电话、电脑预约挂号，并根据患者情况或需求安排就诊日期，安排适宜的就诊科别，安排相关专家。

　　（三）向病案科提供患者挂号就诊信息

　　利用 HIS 系统向病案科传输患者当日就诊或预约就诊医疗信息，使其准确查找病案并迅速送达相关门诊就诊科室。

三、挂号处与其他科室的关系

　　（一）挂号处与门诊部

　　门诊部是医疗机构的一个行政部门，职责是对门诊范围隶属科室有协调和管理的责任，但不具有专业指导功能。比如，各科专家出诊日期的更改、挂号量的限制或增加都必须经门诊部的协调和管理方可实施，挂号处是不能独立完成的；而病案信息的收集、建立、管理、利用等相关专业技术则需病案科的具体指导与支持。门诊部只对其有协调和管理的职责。

　　（二）挂号处与财务处

　　财务处是医疗机构的财务管理部门。由于挂号处涉及挂号费收入，因此，必须按照财务规定每日结算并上交挂号收费现金，可保管少量的周转金。挂号工作接受财务部门的严格监督，财务处对挂号处的其他业务方面没有指导和管理的职责。

　　（三）挂号处与病案科

　　挂号处与病案科的业务联系紧密，如建立或查询患者医疗就诊卡、建立或查询患者门诊病案号，为患者门诊就医提供使用病案，查询门诊各种检验、检查报告单等等，都是病案信息管理工作的一部分。在我国，大部分二、三级医疗机构挂号处都归属病案科领导。

四、挂号工作的性质

（一）挂号工作的窗口服务性质

挂号工作有很强的窗口服务性，是医疗机构接待患者的第一个窗口，是医疗机构形象的代表，来医疗机构挂号或预约挂号者一般是患者本人或亲属，他们大多显露出焦急情绪，饱含着期待的目光，对医疗机构的情况不熟悉是他们最常见的表现。挂号工作人员态度应和蔼，口齿清楚，应尽可能满足他们的需求，要努力做到以下几点：

（1）耐心倾听患者的陈述。

（2）对患者询问要简单明了。

（3）挂号分诊要准确。

（4）信息录入准确，查询迅速。

（5）收费时要唱收唱付。

（6）解决患者有关问题时要热情。

（二）挂号工作的艰巨性

挂号处的工作繁杂，又比较辛苦。既有本身的业务技术，如准确地收集、输入或查询患者就诊信息，提高分诊能力、挂号速度；还要做大量的协调工作，如协调解决医师随时调班、停诊、增减挂号数量等各种问题。除此之外挂号员还要做到以下几点：

（1）每天必须早来，保证准时开窗口挂号，他们是医疗机构每日最早到岗的工作人员。

（2）挂号工作要承担患者或家属诸多的不理解和埋怨，例如挂不上号、挂错号（非挂号操作所致），虽然是供需矛盾，但可能会埋怨挂号员动作慢，态度不好，甚至对医师不满意时也可牵连挂号员，应当理解患者的不满，理解挂号工作的特点，应具有忍辱负重的心态，尽心尽力地为患者服务。

（3）还要谨防计算机系统突出故障，要有预防和随时手工挂号操作应急措施。

五、挂号工作管理

（一）挂号前准备

（1）上岗前必须做好一切准备工作。备好零钱、收据、印章、印油等用品，并打开电脑，预约挂号上岗前应核实预约系统是否通畅。

（2）准时开放挂号窗口，对患者有问必答，耐心解释，使用文明用语，认真分诊，推荐应诊医师，使患者挂上适合对口诊疗的就诊号。

（3）挂号时快捷准确，减少患者排队等候时间。收费时必须当面点清，提高辨别假币的能力。

（4）无论何种原因挂错号，首先向患者表示歉意，及时予以更换，必要时与临床科室联系，安排尽快就诊，化解矛盾。

（5）遇到临时停诊或医师更改出诊时间，应及时登记、调整、安排，并及时在电子显示屏上说明，预约挂号回答应准确无误，并协调安排就诊时间，弥补因医师停诊或更改出诊时间给患者带来的不便。

（6）积极提供电话、电脑预约挂号服务，保证通信和计算机系统工作畅通，遇有故障要及时排除、调整。

（7）每天下班前必须做好当天的门诊挂号、预约挂号、传送病案的工作量统计，并做好次日门诊挂号的各项准备工作。

（二）挂号工作人员应具备的条件

挂号工作人员应当具备医学基础知识、病案信息学知识、计算机和财会的基本知识。近年来，由于挂号处作为窗口，代表着医疗机构的服务及综合管理水平，因此对挂号工作的要求也逐渐增高，要求挂号人员应有优良的服务质量，熟练、快捷的挂号速度，准确无误的分诊技能。挂号人员应具备四个基本条件：

1. 文化知识

挂号人员应具有中专以上文化程度，有一定的文化素养和礼仪修养，应具备优良的服务意识。

2. 专业知识

应具备病案信息学专业基础知识，了解本单位医疗科室情况，了解病案信息管理流程，熟悉挂号业务知识，熟悉挂号与财务管理关系。

3. 计算机基础知识

掌握计算机基础知识，熟悉一般操作，了解基本使用规则，懂得电脑挂号一般程序的应用。

4. 医学基础知识

应具有一定的医学基础知识，了解本单位临床各专业的技术特点和各位专家医疗特长，掌握分诊挂号技能。

5. 卫生部规定门诊挂号属于技术工人

经考试考核合格确定和晋升，取得专业技术工人资格可以持证上岗。

三、挂号处的设置

（一）按患者就诊部门设置

妇产科患者挂号处、儿科患者挂号处、干部门诊挂号处、军人挂号处、外宾门诊挂号处、特需门诊挂号处等等。

（二）按空间位置设置

1. 集中设置挂号

大多数医疗机构门诊挂号处集中设置在门诊大厅。主要优点符合人们传统就医习惯，患者进入门诊大厅就可以挂号，给患者挂多个科的号带来方便，可以在一处完成。缺点挂号集中在一处，人多时拥挤。

2. 分散挂号有两种形式

一种是在就诊科室直接挂号，一种是每层楼都挂号窗口。优点能够分流患者，减缓集中设置挂号的拥挤，而且分诊准确。缺点：不方便挂多科号。

3. 集中与分散相结合设置挂号

一些较大的医疗机构在门诊大厅设置专家挂号窗口，各楼层设置专病和普通门诊挂号窗口。优点：除能够分流患者，减缓集中设置挂号的拥挤，以及分散设置挂号的不方便；专家号能得到统一集中管理。缺点：挂专家号必须到指定地点。

第三节　门诊病案信息管理

门诊病案是患者在医疗机构门诊就医、治疗情况的记录文档，并在患者首次门诊就医时开始建立形成。内容包括患者基本信息（病案首页）、医疗情况信息、医学整查、检验情况信息及其他信息。门诊病案信息管理是医疗机构门诊科学管理的重要组成部分，是门诊工作的基础、门诊病案信息管理是依据国家有关法律法规，利用现代化的管理手段，对门诊病案的形成、收集、整理、鉴定、保存、利用、质量检查、统计等实施的一系列方法和手段。

一、门诊病案的建立

（一）门诊病案的建立

1. 首先收集患者的基本信息

患者的基本信息包括身份证、医疗证（一本通）、就诊卡、联系电话等。由患者或委托代理人填写门诊患者信息登记表，填写要真实、可靠、详细。姓名填写现用名，年龄是指周岁实足年龄并与出生日期相吻，填写本人近期身份证件号码，详细填写户口所在地址（永久住址）及现住地址，医院就诊卡号和联系电话等。

2. 查询确定门诊病案号码

根据患者填写的信息登记表内容，利用电子计算机或纸质门诊患者姓名索引卡片查询患者是否建立过门诊病案。如建立过病案，则给予患者原始病案号码，并根据原始病案号码找出病案进行核实，确定后提供使用如果经查询没有建立过病案，则为患者分派门诊病案号码并建立门诊病案。

3. 建立门诊病案及患者姓名索引

门诊病案建立方法医疗机构门诊病案管理人员根据患者或委托人提供的患者信息，经查询核实确定没有建立过门诊病案后，给予该患者新病案号码，要求其填写门诊病案首页的患者基本信息，填写门诊病案追踪卡片（或条形码）并装入病案袋。

建立门诊病案时，病案首页上要认真填写患者的基本信息，字迹清楚，不要简写或缩略填写，要详细完整填写，并将患者的基本信息和有关的医疗信息输入计算机，或建立纸质患者姓名索引卡片以备查询。

（二）建立门诊病案的原则

1. 按需求建立门诊病案

门诊病案的建立，应根据医疗机构临床、教学、科研、管理和医疗付费的需求确定，也可根据医疗机构自身的条件（存储条件、管理条件）确定。

2. 病案不可重复建立

每个患者只能建立一份门诊病案，只能拥有一个门诊病案号码，为了有利于患者的连续医疗，医疗信息的完整以及病案的规范管理，病案不可重复建立，发现有重复建立应查询核实，把重复建立的病案合并成一份。合并方法取出后建立的门诊病案内资料，把病案号码更改成最初建立的病案号码，并将资料归入最初建立的病案中。后建立的门诊病案号码可留给其他患者使用，姓名索引卡片也同时更改。

3. 病案建立采取实名制

建立门诊病案应采取实名制。身份证是实名制建立门诊病案的重要依据，另外户籍簿、医疗保险证等也可以作为依据，但是应注意使用现用名而不能使用曾用名。根据工作及管理原则，医疗机构接待患者并为其进行诊疗就应有患者的诊疗记录，如同工业生产单位，产品的生产要有生产记录。显示医院对患者的诊断治疗负责，作为备考的依据。很多医疗机构根据临床、教学、管理、医疗付费和法律的需求对门诊患者有选择地建立和保存门诊病案。

二、门诊病案的形成

（一）门诊病案的形成方式

门诊病案在患者首次到医疗机构门诊就医建立病案时即开始形成。从患者基本信息记录开始，到每次就医结束时所记录的有关患者的一切医疗信息，包括主诉、现病史、既往史（过去病史）、家族史、体格检查、检查化验报告结果记录、初步诊断、治疗意见及诊断证明等，以及各种检查、检验报告单的收集。

患者基本信息的录入或填写，由门诊病案管理人员完成，医疗信息记录则由医师、医疗技术人员和护理人员完成，各种检查、检验报告单的回收、整理、粘贴由门诊病案管理人员完成。当患者每次就诊需要增加新的记录病案用纸时，要在每一张新病案用纸的上端记录患者的姓名、门诊病案号、就诊卡号及页码序号，并将所有收集的病案信息资料经过检查、整理、装订，即形成一份门诊病案。

（二）门诊病案的形成标准

（1）患者的基本信息资料要详细、完整。

（2）医疗信息记录应准确、及时、字迹清晰。

（3）医师签字清楚。

（4）各种检查、检验报告单齐全。

（5）收集与患者相关的一切医疗信息资料。

（6）严格按规定的门诊病案排列顺序将所有资料进行整理装订，准确无误地归档保管。作为医疗机构的病案信息管理人员，必须始终重视患者信息资料的完整性和准确性，使之可以随时用于患者现在和将来的医疗，用于科研、教学和管理，以及用于处理所有与医疗有关的一切问题。

三、门诊病案的收集、整理和保管

（一）门诊病案的收集

门诊医疗的特点是患者随来随诊治，随时提供病案。由于大多数医疗机构门诊患者数量大，一般患者就诊时间相对较短，因此，需要病案管理人员每日随时提供病案的同时，要不断地收集就诊用完的门诊病案，并加以整理、装订、归档，目的在于可以改善集中收集和归档所造成的工作压力，使病案随时处于归档备用。每日门诊工作结束后，病案管理人员再到门诊各科巡视收集全部使用完的门诊病案，并核对追踪系统检查有无遗漏未收集的门诊病案。如有，次日一定要收回或追踪其去向。对急诊使用过的病案也应做到随时收集。

（二）门诊病案示踪系统

随着病案数量的不断增加以及病案利用率的不断提高，病案管理难度越来越大，因此如何改善现有手工操作的落后面貌，提高病案在流通中的精确定位，提高工作效率，更好地服务于医疗、教学、科研和医院管理，成为摆在我们面前的课题。门诊病案示踪系统在医院 HIS 系统支持下，利用信息技术的发展，实现了病案示踪系统软件及条形码技术的开发与应用，提高了工作效率，解决了对病案未回的监控与管理，避免病案的丢失。

（三）门诊病案的整理

门诊病案整理工作是将各方面的医疗信息资料收集起来，按照一定的组织系统及要求加以编排、整理、装订，在整理过程中进行病案资料质和量的分析，检查病案内的各个组成部分，以确保资料的完整性、准确性，使病案的组织统一化，内容系统化，便于使用时能较快地找到所需要的资料。

门诊工作使用病案的特点是需要量大、供应集中、时间紧、周转快。使用后的门诊病案由于内容增加，资料排序不整齐。为保护和保持病案的整齐。对于使用后收回的门诊病案必须逐一认真检查，将新增加的病案记录纸、检查检验报告单据及一切有关的医疗资料进行整理、粘贴、排序、装订。检查、整理的目的是杜绝出错，检查的重点是病案记录纸、检查检验报告单中的患者的病案与送出的病案数量是否一致。

（四）门诊病案的保管

门诊病案是医疗机构病案的重要组成部分，它客观、完整地记录了患者病情变化和诊疗的全过程以及与疾病有关的所有问题，是医务人员对患者进行诊断和治疗的记录，是临床进行科学诊断治疗的依据。门诊病案不仅是患者在医疗机构门诊就医情况的记录文档，而且也是重要的法律文件。因此要求医务人员要认真书写、精心保管。每一位医务工作者都有责任保护好门诊病案。

门诊病案的保管与住院病案保管的要求一致，主要有两个方面，一方面是指保管病案实体，就是要使整体病案完好无损，最大限度地使其安全存在下来；另一方面要妥善保管病案医疗信息资料，防止被泄露或窃取。因此，病案管理人员在保管好病案实体的同时，还要严格遵守各项病案信息保管制度，采取强有力措施，确保病案医疗信息资料的安全。

四、门诊病案的利用

（一）门诊患者就医使用

患者到医疗机构门诊挂号后，由病案管理人员将病案送达各科分诊台或急诊科，并与分诊工作人员办理病案交接签字手续。各科分诊工作人员根据患者就诊的具体诊室分送病案，用后再将其收集，由病案管理人员统一收回。若患者一次同时挂两个或两个以上科室的号，患者到其他科就诊时，必须向前一个就诊科室分诊台出示已挂相应科室的凭证，再由病案管理人员送到相应科室，严禁交由患者或委托人自行携带。病案管理人员要对每日选出、收回的门诊病案总数进行核对，发现缺少病案，要及时查找追踪。

（二）医疗付费使用

门诊病案是医疗付费管理的重要依据。公费医疗、医疗保险（社会医疗保险、商业医疗保险）以及其他医疗付费的实施都离不开病案。目前，国内部分医疗机构虽然不再建立普通门诊病案，但是对一些特殊病种仍然要使用门诊病案，这是由于医疗付费管理的需要。

（三）科研使用

各级医务人员进行医学科学研究使用。门诊患者就诊情况与住院治疗情况的对比分析，住院患者治疗后或术后门诊复诊情况的统计调查，特殊病及慢性疾病的药物使用情况调查，新药物、新医疗器械的使用情况分析，一些疾病急诊治疗及处置后的情况研究等等。

（四）教学使用

对实习生、进修生门诊医疗工作时教学使用。对某些疾病门诊系统性治疗的案例教学，对急性疾病的最新治疗情况的教学分析，以及新药物、新医疗器械使用的病案教学分析。

（五）管理使用

医疗机构管理部门对各级医师书写门诊病案的质量检查，对各级医师所开处方与病案记录情况的检查，解决、调解门诊医患间的纠纷，同样需要门诊病案作为评判的依据。

（周静慧）

第三章 手术室护理管理

第一节 围手术期的护理

一、手术前病人的护理

（一）护理措施

1. 心理准备

护士热情、主动迎接病人入院，根据其性别、年龄、职业、文化程度、性格、宗教信仰等个体特点，用通俗易懂的语言，解释疾病及手术治疗的必要性和重要性。介绍术前准备、术中配合和术后注意点，必要时可邀请病区中手术成功的同种病例介绍其接受治疗、护理的全过程及主动配合的经验和体会，使病人不因盲目焦虑或恐惧而拒绝手术治疗。经常与病人交流和沟通，让病人及家属充分感受到被尊重和爱护，对医护人员产生信任感，建立良好的护患关系是缓解和消除病人及家属焦虑或恐惧的最佳方法。充分评估病人对疾病的认识程度、对手术和社会支持系统的期望值，及时发现引起情绪或心理变化的诱因，对症实施心理疏导。

2. 生理准备

目的是使病人在最佳状态下接受手术，安全度过手术治疗的全过程。

（1）一般准备

①呼吸道准备：根据病人不同的手术部位，进行深呼吸和有效排痰法的锻炼，如胸部手术者训练腹式呼吸；腹部手术者，训练胸式呼吸。深呼吸有效排痰法：病人先轻咳数次，使痰液松动，再深吸气后用力咳嗽。有吸烟嗜好者，术前 2 周戒烟，以免呼吸道黏膜因受尼古丁刺激分泌物过多而阻塞气道。已有肺部感染者，术前 3~5d 起应用抗生素；痰液黏稠者，可用抗生素加糜蛋白酶雾化吸入，每日 2~3 次，并配合拍背或体位引流排痰；哮喘发作者，于术前一日地塞米松 0.5mg 雾化吸入，每日 2~3 次，有利于减轻支气管黏膜水肿，促进痰液排出。

②胃肠道准备：肠道手术病人，入院后开始少渣饮食。择期手术病人于术前 12h 禁食，4h 起禁水，以防因麻醉或手术过程中呕吐而致窒息或吸入性肺炎。除急诊手术病人严禁灌肠外，择期手术病人于术前一日晚用 0.1%~0.2% 肥皂水灌肠或使用开塞露，排空肠腔内粪便，以防麻醉后肛门括约肌松弛大便排出污染手术区及术后腹胀。因结、直肠良性疾病拟行手术者，行清洁灌肠，并于术前 3 天起口服肠道不吸收抗生素，以减少术后感染机会。

③排尿练习：术后病人因创伤和麻醉的影响，加之不习惯在床上大小便，易发生尿潴留，尤其老年男性病人。术前应进行练习。

④手术区皮肤准备：是预防切口感染的重要环节。重点是充分清洁手术野皮肤和剃除毛发，若切口不涉及头、面部、腋毛、阴毛，且切口周围毛发比较短少时，可不必剃除毛发。清洁皮肤仅能清除皮肤表面的暂驻菌而难以清除皮肤深层的常驻菌，后者可随汗腺、皮脂腺的分泌，成为皮肤表面新的暂驻菌，其数量与距皮肤准备的时间成正比。因此，皮肤准备时间应越接近手术开始时间越好，若皮肤准备时间已超过24h，应重新准备。此外，手术前一日，病人还应洗头、理发、剪指（趾）甲、沐浴及更换洁衣裤。

⑤休息：充足的休息对病人的康复起着不容忽视的作用。术前正确评估病人睡眠形态、时间及质量，鼓励其表达失眠的原因。促进睡眠的有效措施包括：a. 消除引起不良睡眠的诱因。b. 创造良好的休息环境，做好陪床管理，保持病室安静、避免强光刺激，定时通风，保持空气新鲜，温、湿度适宜。c. 提供放松技术，如缓慢深呼吸、全身肌肉放松、听音乐等自我调节方法。d. 在病情允许下，尽量减少病人白天睡眠的时间和次数，适当增加白天的活动量。e. 必要时遵医嘱使用镇静安眠药，如地西泮、水合氯醛等，但呼吸衰竭者应慎用。

⑥其他准备：拟行大手术前，做好血型鉴定和交叉配血试验；手术前夜，为保证病人充分睡眠可给予镇静剂；手术晨护士全面检查术前准备情况，测量体温、脉搏、呼吸、血压，若发现病人有体温、血压升高或女性病人月经来潮时，及时通知医师，必要时延期手术，30~60min 遵医嘱注射术前用药；胃肠道及上腹部手术者，术前置胃管；病人入手术室前取下义齿、发夹、眼镜、手、表、首饰等；排尽尿液，估计手术时间长或拟行盆腔手术者，应留置导尿，使膀胱处于空虚状态，以免术中误伤；准备手术需要的物品，如病历、X 片、CT 片、MRI 片、药品、引流瓶等，并随病人一同带入手术室。

（2）特殊准备：对手术耐受性不良者，除做好一般准备外，还应根据具体情况做好特殊准备。

①营养不良：营养不良者抵抗力低下，易并发严重感染且对休克、失血的耐受性较差；低蛋白血症可引起组织水肿，影响术后切口愈合；故术前应尽量预防或改善营养不良，并作阶段性评估。若人血白蛋白在 30~35g/L，首先应通过饮食补充。根据病情及饮食习惯，与病人、家属共同商讨制订富含蛋白、能量和维生素的饮食计划。经常变换食谱，提供色、香、味俱全及温度适宜的饮食，以刺激食欲；进餐时，置病人于半卧位或坐位，以利吞咽，并嘱餐后 2h 内避免平卧；创造整洁、舒适的就餐环境，减少不良的环境刺激。若人血白蛋白低于 30g/L，则需静脉输注血浆、人体白蛋白及营养支持。

②高血压：血压过高（>21.3/13.3kPa）者，诱导麻醉或手术应激有并发脑血管意外和充血性心力衰竭的危险，应给予适宜的降压药物，使血压稳定在一定水平，但并不要求将血压降至完全正常后才手术。

③心脏病：对心律失常者，遵医嘱给予抗心律失常药，治疗期间观察药物的疗效和副作用；对贫血者，因携氧能力差，影响心肌供氧，手术前应少量多次输血纠正；对长期低盐饮食和服用利尿剂者，加强水、电解质监测，发现异常及时纠正；急性心肌梗死者 6 个月内不行择期手术，6 个月以上且无心绞痛发作者，在严密监测下可施行手术；心力衰竭者最好在心力衰竭控制 3~4 周后再进行手术。

④呼吸功能障碍：常见为肺气肿和哮喘，术前需常规进行血气分析和肺功能检查，以评估病人对手术的耐受性；训练深呼吸和有效咳嗽，增加肺通气量；为避免呼吸抑制和咳痰困难，麻醉前给药量要适宜；盐酸哌替啶（杜冷丁）具有支气管解痉作用，对呼吸的抑制作用比吗啡弱，故较常用；阿托品可增加痰液的黏稠度，应用时当注意。严重肺功能不全或极差者，须先积极控制感染，再手术治疗。

⑤肝脏疾病：常见为肝炎和肝硬化。轻度肝功能损害不影响手术耐受性；但肝功能损害较严重或濒临失代偿者，必须经长时间、严格准备，必要时静脉输注葡萄糖以增加肝糖原储备；输注人体白蛋白液，以改善全身营养状况；少量多次输注新鲜血液，或直接输注凝血酶原复合物，以改善凝血功能；有胸、腹水者，在限制钠盐基础上，使用利尿剂。

⑥肾脏疾病：凡有肾病者，应做肾功能检查，合理控制饮食中蛋白质和盐的摄入量及观察出入水量，最大限度地改善肾功能。

⑦肾上腺皮质功能不全：除慢性肾上腺皮质功能不全者外，正在接受激素治疗或 6~12 个月内曾接受激素治疗超过 1~2 周者，肾上腺皮质功能都可能不同程度地受到抑制，应于术前 2d 开始使用氢化可的松。药物剂量应准确；给药时间选择在内源性激素分泌的高峰点，即清晨 8 点为宜，可减少外源性激素对垂体抑制的副作用。

⑧糖尿病：糖尿病病人对手术耐受性差，手术前应控制血糖于 5.6~11.2mmoL/L、尿糖+~++。原接受口服降糖药治疗者，术前改用胰岛素皮下注射，剂量应准确；且经常换注射部位，促使吸收；皮下注射半小时后提醒病人及时进食，并观察有无低血糖反应。

3. 皮肤护理

营养不良（消瘦或过度肥胖）、长期卧床、大小便失禁者，尤其老年病人，有皮肤完整性受损及产生压疮的危险。在病情允许的情况下，鼓励和协助病人离床活动，以促进血液循环；对生活不能自理者，协助其每 2h 翻身一次并按摩骨隆突处，如枕部、肩胛骨、尾骶部、足跟部等；对血流动力学不稳定者，翻身时动作要慢、幅度要小、避免剧烈的体位改变，并注意监测血压，以免发生体位性低血压；为行动不便者提供便器时，动作轻柔，病人坐便盆时间不宜太久，以避免局部皮肤损伤；对大小便失禁者，每次便后用水清洗肛周皮肤，并涂以凡士林，以减少粪便对皮肤的直接刺激，局部皮肤保持干爽和清洁，床单位及衣裤清洁、干燥、无折叠，以防压疮发生。

4. 疼痛护理

外科病人都伴有不同程度的腹痛。护士必须加强生命和腹部体征的观察，了解病情演变进程；详细评估疼痛的病因、诱因、性质、部位、持续时间及有无牵涉痛等，掌握病情动态变化的信息。为减轻病人对疼痛的敏感性，可协助其取半卧位，以放松腹部肌肉；指导病人适时应用放松技巧，如搓擦、按摩或热水擦洗背部、缓慢有节奏的呼吸或深呼吸，握紧拳头或打哈欠等；疼痛急性发作时适当采用分散注意力的简单方法如数数、念字、听音乐或在疼痛加重时增大音量等。急腹症者，必要时禁食、胃肠减压或遵医嘱肌肉注射止痛剂，如布桂嗪、哌替啶或解痉剂如山莨菪碱（654-2）等；但诊断未明确前禁用止痛剂，以免掩盖病情。

（二）手术区皮肤准备

1. 一般皮肤准备范围

（1）乳房手术：上至锁骨上部，下至脐水平，两侧至腋后线，包括同侧上臂 1/3 和腋窝部。

（2）胸部手术：前后胸壁皮肤准备范围均应超过中线 5cm 以上。

（3）腹部手术：上起乳头连线，两侧至腋中线下至耻骨联合及会阴部，并剃除阴毛。下腹部及腹股沟区手术应包括大腿上 1/3 的皮肤。

（4）会阴及肛周手术：剃除阴毛。

（5）四肢手术：以切口为中心、上下 20cm 以上，一般多准备患侧整个肢体。

2. 特殊手术部位的皮肤准备

（1）颅脑手术：术前 3d 剪短头发，并每日洗头一次（急症例外）。手术前 2h 剃净头发，剃后用肥皂水洗头，并戴干净帽子。

（2）颜面手术：尽量保留眉毛，不予剃除。

（3）口腔手术：入院后保持口腔清洁卫生，入手术室前用复方硼酸溶液漱口。

（4）骨、关节、肌腱手术：手术前 3 天开始皮肤准备。第一，第二天先用肥皂水洗净患侧，并用 70％ 酒精消毒后再用无菌巾包裹。第三天进行剃毛、刷洗，70％ 酒精消毒后，用无菌巾包扎手术野，待手术晨重新消毒。

（5）阴囊、阴茎部手术：入院后每日温水浸泡，用肥皂水洗净，于术前一日备皮，范围同会阴部手术。

3. 皮肤准备的方法

（1）用物：托盘内放置剃毛刀架及刀片、弯盘、治疗碗内盛皂球数只、持物钳、橡胶单及治疗巾、毛巾、棉签、乙醚、手电筒，脸盆内盛热水。骨科手术还应准备软毛刷、70％ 酒精、无菌巾、绷带。

（2）操作步骤：①做好解释工作，将病人接到治疗室（如在病室内备皮应用屏风遮挡），注意保暖及照明。②铺橡胶单及治疗巾，暴露备皮部位。③用持物钳夹取皂球涂擦备皮区域，一手绷紧皮肤，一手持剃毛刀，分区剃净毛发。④剃毕用手电筒照射，仔细检查是否剃净毛发。⑤用毛巾浸热水洗去局部毛发和皂液。⑥腹部手术者需用棉签蘸取乙醚清除脐部污垢和油脂。⑦四肢手术者，入院后应每日用温水浸泡手足 20min，并用肥皂水刷洗，剪去指（趾）甲和已浸软的胼胝。

（3）注意事项：①剃毛刀片应锋利。②剃毛前将皂球蘸取少量热水后再涂搽于病人皮肤。③剃毛时，应绷紧皮肤，不能逆行剃除毛发，以免损伤毛囊。④剃毛后须检查皮肤有无割痕或裂缝及发红等异常状况，一旦发现应详细记录并通知医师。⑤操作过程中应具有受伤观，动作轻柔、熟练，注意病人保暖。

（三）、健康教育

1. 提高手术耐受性是保证手术顺利进行和术后早日康复的关键。

（1）休息：合理安排病人的作息时间，劳逸结合，适当休息，保证充足睡眠。既可促进食欲、改善机体营养状况，又能增强免疫功能。

（2）营养：术后组织的愈合需要有足够的营养物质，无论术前、后都应进食富含蛋白质、能量、维生素和膳食纤维的食物，必要时经静脉输注入体白蛋白、血制品或提供营养支持，以改善全身营养状况或纠正营养不良。

（3）预防感染：术前注意保暖，预防上呼吸道感染，病人不随便离院外出；近期有呼吸道感染的家属尽量避免或减少探视次数，防止交叉感染。

2. 并发症的预防

病人在手术前应训练有效咳嗽和床上自行解尿；有吸烟嗜好者，停止吸烟2周。

二、手术后病人的护理

病人自手术完毕回病室直至出院阶段的护理，称为术后护理。

（一）护理措施

1. 一般护理

护士应根据病人术中、术后的具体情况及出现不适的原因做好病人及家属的解释工作，并给予对症护理；避免各种不良刺激，缓解不良心理反应，做好针对性的心理疏导；创造安静、舒适的病区环境，保证病人有足够的休息和睡眠，以利早日康复。

2. 生命体征的观察

根据手术大小，定时监测体温、脉搏、呼吸、血压。病情不稳定或特殊手术者，应送入重症监护病房，随时监测心、肺等生理指标，及时发现呼吸道梗阻、伤口、胸腹腔以及胃肠道出血和休克等的早期表现，并对症处理。

（1）血压：中、小手术后每小时测血压一次，直至平稳；大手术后或有内出血倾向者必要时可每15~30min测血压一次，病情稳定后改为每1~2h一次，并做好记录。

（2）体温：体温变化是人体对各种物理、化学、生物刺激的防御反应。体温升高，常提示某种刺激的存在。术后24h内，每4h测体温一次，随后每8h1次，直至体温正常后改为2次/天。

（3）脉搏：随体温而变化。失血、失液导致循环容量不足时，脉搏可增快、细弱、血压下降、脉压差变小；但脉搏增快、呼吸急促，也可为心力衰竭的表现。

（4）呼吸：随体温升高而加快，有时可因胸、腹带包扎过紧而受影响。若术后病人出现呼吸困难或急促时，应先检查胸、腹带的松紧度，适当调整，但仍应警惕肺部感染和急性呼吸窘迫综合征的发生。

3. 体位

根据疾病性质、全身状况和麻醉方式，选择利于病人康复、活动及舒适的体位。全身麻醉尚未清醒者，取平卧位，头转向一侧，避免口腔分泌物或呕吐物误吸入气道；椎管内麻醉者，应平卧6~8h，以防因脑脊液外渗致头痛；全身麻醉清醒后及局部麻醉者，可视手术和病人需求安置体位。颅脑手术后，无休克或昏迷，可取15°~30°头高脚低斜坡卧位；颈、胸部手术后，多采用高半坐卧位，便于呼吸和有效引流；腹部手术后，多采用低半坐卧位或斜坡卧位，既能降低腹壁张力，减轻切口疼痛，又利于呼吸；腹腔内有感染者，若病情许可，应尽早改为半坐位或头高脚低位，以利有效引流；脊柱或臀部手术后，可采用俯卧或仰卧位。

4. 切口护理

观察切口有无出血、渗血、渗液、敷料脱落及局部红、肿、热、痛等征象。若切口有渗血、渗液或敷料被大小便污染，应及时更换，以防切口感染；若腹壁切口裂开，应先用无菌纱布或无菌巾覆盖；四肢切口大出血，先用止血带止血，再通知医师紧急处理。

切口的愈合分为三级，分别用"甲、乙、丙"表示。①甲级愈合：切口愈合优良，无不良反应。②乙级愈合：切口处有炎症反应，如红肿、硬结、血肿、积液等，但未化脓。③丙级愈合：切口化脓需切开引流处理。

缝线拆除时间依据病人年龄、切口部位、局部血液供应情况而决定。头、面、颈部手术后3~5d拆线；胸部、上腹部、背部、臀部为7~9d；下腹部、会阴部为5~7d；四肢为10~12d（近关节处可适当延长），减张缝线为14d，必要时可间隔拆线。青少年病人因新陈代谢旺盛，愈合快，可缩短拆线时间；年老体弱、营养不良、糖尿病者则宜酌情延迟拆线时间。

5. 引流管护理

种类甚多，多置于体腔（如胸、腹腔等）和空腔脏器（如胃、肠、膀胱等）。定期观察引流是否有效，引流管是否通畅，有无阻塞、扭曲、折叠和脱落，并记录引流物的量、色、质。乳胶引流片一般于术后 1~2d 拔除；单腔或双腔橡皮引流管多用于渗液较多、脓液稠厚者，大多要 2~3d 才能拔除。胃肠减压管一般在胃肠道功能恢复、肛门排气后，即可拔除。

6. 常见不适的护理

（1）疼痛：麻醉作用消失后，病人可出现疼痛。凡增加切口张力的动作，如咳嗽、翻身等都会加剧疼痛。术后 24h 内疼痛最为剧烈，2~3d 后逐渐缓解。若疼痛呈持续性或减轻后又加剧，需警惕切口感染的可能。

疼痛除造成病人痛苦外，还可影响各器官的生理功能，国际常用的疼痛评估法有视觉模拟评分法、口述评分法、McGil 疼痛问答法三种。护士通过对疼痛的性质、时间和程度，病人的面部表情、活动、睡眠及饮食等的观察、做出正确的评估并对症护理。首先，妥善固定各类引流管，防止其移动所致切口牵拉痛；其次，指导病人在翻身、深呼吸或咳嗽时，用手按压伤口部位，减少因切口张力增加或震动引起的疼痛；指导病人利用非药物措施，如听音乐、数数字等分散注意力的方法减轻疼痛；医护人员在进行使疼痛加重的操作，如较大创面的换药前，适量应用止痛剂，以增强病人对疼痛的耐受性。小手术后口服止痛片对皮肤和肌肉性疼痛有较好的效果。大手术后 1~2d 内，常需哌替啶肌肉或皮下注射（婴儿禁用），必要时可 4~6h 重复使用或术后使用镇痛泵。

注射止痛剂前，应评估：①疼痛的部位、性质、强度。疼痛由近期手术切口所致者，可立即给予止痛剂；若为胸痛者，注意是否系心肌细胞缺氧所致，应加强心功能的评估；石膏或夹板固定者主诉肢体疼痛，应观察是否因石膏或夹板固定过紧影响血液循环、导致组织缺血、坏死，防止盲目使用止痛剂而掩盖病情真相。②测量血压，血压偏低者止痛剂应减量。③膀胱是否充盈，病人是否已能自行解尿。④有否腹胀，手术后病人因麻醉剂残余作用和活动受限常会出现腹胀，并致切口张力增加，产生疼痛。

（2）发热：是人体对手术、创伤做出的炎症性反应。手术后病人的体温可略升高，幅度在 0.5~1.0℃，一般不超过 38.5℃，临床称之为外科手术热。少数病人术后早期体温可高达 40℃，仍可视为术后反应，常常是由于代谢或内分泌异常、低血压、肺不张和输血反应所致。但若术后 3~6d 仍持续发热，则提示存在感染或其他不良反应，手术切口和肺部感染是常见原因；术后留置导尿容易并发尿路感染；若持续高热，应警惕是否存在严重的并发症如腹腔残余脓肿等。

医护人员应根据病情和术后不同阶段可能引起发热的原因加以分析，同时加强观察和监测，如胸部 X 线摄片、伤口分泌物的涂片和培养、血培养、尿液检查等，以明确诊断并对症处理。高热者，物理降温，如冰袋降温、酒精擦浴等；必要时可应用解热镇痛药物；此外，保证病人有足够的液体摄入；及时更换潮湿的床单位或衣裤。

（3）恶心、呕吐：常见为麻醉镇痛后的反应，一般于麻醉作用消失后自然消失；其次为颅内压升高、糖尿病酮症酸中毒、尿毒症、低钾、低钠等所致。若腹部手术后病人出现频繁呕吐，应警惕急性胃扩张或肠梗阻。

护士应观察病人出现恶心、呕吐的时间及呕吐物的量、色、质并做好记录，以利诊断和鉴别诊断；稳定病人情绪，协助其取合适体位，头偏向一侧，防止发生吸入性肺炎或窒息；遵医嘱，使用镇静、镇吐药物，如阿托品、奋乃静或氯丙嗪等。

（4）腹胀：常见原因是胃肠道功能受抑制，肠腔内积气过多。随手术应激反应的逐渐消退，胃肠蠕动功能恢复、肛门排气后，症状可自行缓解。若术后数日仍未排气，且伴严重腹胀，肠鸣音消失，可能为腹腔内炎症或其他原因所致肠麻痹；若腹胀伴阵发性绞痛，肠鸣音亢进，甚至有气过水音或金属音，警惕机械性肠梗阻。

严重腹胀可使膈肌抬高，影响呼吸功能；使下腔静脉受压影响血液回流；影响胃肠吻合口和腹壁切口的愈合。故需及时处理：持续性胃肠减压、肛管排气及高渗溶液低压性灌肠等；鼓励病人早期下床活动；乳糖不耐受者，不宜进食含乳糖的奶制品；非胃肠道手术者，使用促进肠蠕动的药物，直至肛门排气；已确诊为机械性肠梗阻者，在严密观察下经非手术治疗未缓解者，完善术前准备后再次手术治疗。

（5）呃逆：常见原因可能为神经中枢或膈肌直接受刺激所致，大多为暂时性，亦可为顽固性。手术后早期发生者，可经压迫眶上缘、抽吸胃内积气和积液、给予镇静或解痉药物等措施得以缓解。如果上腹部手术后出现顽固性呃逆，应警惕吻合口或十二指肠残端瘘导致的膈下感染。

（6）尿潴留：术后常见，主要系全身麻醉或蛛网膜下腔麻醉后排尿反射受抑制、切口疼痛引起膀胱和后尿道括约肌反射性痉挛及病人不适应床上解尿体位等所致。若病人术后 6~8h 尚未排尿，耻骨上区叩诊有浊音区，基本可确诊为尿潴留。

对尿潴留者应及时采取有效措施缓解症状。因紧张、焦虑会加重括约肌痉挛，加重排尿困难，故先应稳定病人的情绪；在取得病人合作，增加其自行排尿信心的前提下，若无禁忌，可协助其坐于床沿或站立排尿；其次帮助病人建立排尿反射，如听流水声、下腹部热敷、自我按摩（双手摊放在脐下，或一手心放在另一手背上，朝着耻骨联合的方向用力向下、向里挤压，重复 6~7 次，直至无尿液排出，几分钟后再重复，确保尿液完全排尽）；用镇静止痛药解除切口疼痛或用卡巴胆碱刺激膀胱逼尿肌收缩，都能促进病人自行排尿；上述措施均无效时，在严格无菌技术下导尿，第一次导尿量超过 500mL 者，应留置导尿管 1~2d，有利于膀胱逼尿肌收缩功能的恢复。有器质性病变，如骶前神经损伤、前列腺肥大者等也需留置导尿。

（二）健康教育

1. 手术后

（1）饮食：营养素及水分的摄入直接关系到病人的代谢功能和术后康复。术后恢复饮食的时间视手术部位而定：①非消化道手术：根据手术大小、麻醉方式以及麻醉后的反应决定开始进食的时间。局部麻醉术后，病人很少出现全身性反应，术后即可依病人需求进食；经蛛网膜下腔和硬膜外腔麻醉术后 6h，病人清醒，无明显恶心、呕吐等不适时可开始进食，并根据病情、转归及时调整饮食种类。②消化道手术：术后 48~72h 禁食，待肠蠕动恢复、肛门排气、胃管拔除后，开始进流质饮食，逐渐过渡到半流质和普食。还应鼓励病人多进食易消化、高蛋白、高能量、富含维生素和膳食纤维的食物。

（2）静脉补液：目的在于补充病人禁食期间所需的液体和电解质，若禁食时间较长，需提供肠外营养支持，以促进合成代谢。

（3）活动：术后非制动病人应早期下床活动，以促进康复。早期活动可增加肺通气量，有利于肺扩张和分泌物的排出，预防肺部并发症；促进血液循环，防止下肢静脉血栓形成；促进肠蠕动，增进食欲，防止腹胀和肠粘连；有利于膀胱功能的恢复，预防尿潴留。根据病情轻重和病人的耐受程度循序渐进：术后第 1~2d，开始床上运动，如深呼吸、足趾和踝关节伸屈、下肢肌肉交替松弛和收缩、间隙翻身等；术后第 3~4d 可试行离床活动，先沿床而坐、再床旁站立、室内慢步行走，最后至户外活动。但休克、心力衰竭、出血、严重感染、极度衰弱及有制动要求者的活动，应根据其耐受程度而定。

（4）口腔卫生：术后病人因活动受限、生活自理能力下降、禁食期间唾液分泌减少、易致口腔炎症，故应注意口腔卫生，坚持每天 2 次用漱口水漱口，如口腔黏膜出现糜烂或小白点，及时进行真菌培养或涂片检查。

2. 出院健康教育

（1）饮食：合理进食含有足够能量、蛋白质和丰富维生素的均衡饮食。胃切除术后病人应少量多餐。

（2）休息和活动：注意劳逸结合，适量活动。可进行散步等轻体力活动，以逐渐恢复体力；术后 6 周内不宜举起重物。

（3）服药和治疗：术后继续药物治疗常是手术治疗的延续过程，病人应遵医嘱按时、按量服用。为避免和延迟肿瘤复发、延长生存期，肿瘤患者，应坚持定期接受化疗和放疗。

（4）切口护理：①闭合性切口：拆线后用无菌纱布覆盖 1~2d。②开放性切口：遵医嘱定期到医院复查，更换敷料。

（5）就诊和随访：病人出院后若出现：体温>38℃、伤口引流物有异味、切口红肿或有异常腹痛、腹胀、肛门停止排便排气等症状或体征，应及时就诊。

一般病人于手术后 1~3 个月到门诊随访 1 次，通过系统体检，了解机体的康复程度及切口愈合情况。肿瘤病人应于术后 2~4 周到门诊随访，以制订继续治疗方案。

三、手术后并发症的预防及护理

手术后并发症分为两大类：一类为某些手术后特有的并发症，如胃手术后的倾倒综合征；另一类则是多数手术后可能出现的并发症，如出血、感染等。了解其发生的原因和临床表现，掌握相应的预防及护理措施是术后护理的重要组成部分。

（一）护理措施

1. 术后出血

发生于手术切口、空腔脏器及体腔内。当伤口敷料被血液渗湿时应及时打开、检查，若发现血液持续性涌出或在拆除部分缝线后看到出血点，可明确诊断。体腔内出血因位置比较隐蔽、不易及时发现而后果严重。如腹部手术后腹腔内出血，若非大血管出血，尤其未放置引流时，局部症状多不明显，只有通过密切观察，必要时行腹腔穿刺方可早期发现。胸腔手术后，胸引流管内每小时血性引流液超过 100mL 且持续数小时，提示有内出血。若术后早期病人出现低血容量性休克的各种表现或有大量呕血、黑便，或引流管中不断有大量血性液体流出，中心静脉压低于 0.49kPa（5cmH$_2$O）、尿量少于 25mL/h，特别在输给足够液体和血液后，休克征象或实验室指标未得到改善，甚至加重或曾一度好转后又恶化，都提示有术后出血。

（1）预防：①手术时严格止血，关腹前确认手术野无活动性出血点。②术中渗血较多者，必要时术后可应用止血药物。③凝血机制异常者，可于围手术期输注新鲜全血、凝血因子或凝血酶原复合物等。

（2）处理：一旦确诊为术后出血，迅速建立静脉通道，及时通知医师，完善术前准备，再次手术止血。

2. 切口感染

指清洁切口和可能污染切口并发感染，发病率为 3％～4％左右。常发生于术后 3~4d。病人主诉切口疼痛加重或减轻后又加重，伴体温升高、脉搏加速、血白细胞计数和中性粒细胞比例增高。切口有红、肿、热、痛或波动感等典型体征。

（1）预防：①术前完善皮肤和肠道准备。②注意手术操作技术的精细，严格止血，避免切口渗血、血肿。③加强手术前、后处理，改善病人营养状况，增强抗感染能力。④保持切口敷料的清洁、干燥、无污染。⑤正确、合理应用抗生素。⑥医护人员在接触病人前、后，严格执行洗手制度，更换敷料时严格遵守无菌技术，防止医源性交叉感染。

（2）处理：切口已出现早期感染症状时，采取有效措施加以控制，如勤换敷料、局部理疗、有效应用抗生素等；已形成脓肿者，及时切开引流，争取二期愈合。必要时可拆除部分缝线或置引流管引流脓液，并观察引流液的性状和量。

3. 切口裂开

多见于腹部及邻近关节处。腹部切口裂开常发生于术后 1 周左右、在突然增加腹压，如起床、用力大、小便、咳嗽、呕吐时，病人自觉切口剧痛和松开感。切口裂开分为完全性和部分性两种。前者为切口全层裂开，可有肠管和网膜脱出；后者为深层破裂而皮肤缝线完整，在线脚处可有淡血性液体溢出并渗透敷料。

（1）对易发生此并发症，如年老体弱、营养不良、低蛋白血症者的预防措施：①手术前加强营养支持。②手术时用减张缝线，术后延缓拆线时间。③在良好麻醉、腹壁松弛条件下缝合切口，避免强行缝合造成腹膜等组织撕裂。④切口处适当用腹带或胸带包扎。⑤避免用力咳嗽，咳嗽时提供伤口适当的支托并取平卧位，减轻因横膈突然大幅度下降所致的腹内压骤升。⑥及时处理引起腹内压增加的因素如腹胀、排便困难。⑦预防切口感染等。

（2）处理：对切口完全裂开者，加强安慰和心理护理，使其保持镇静；禁食、胃肠减压；立即用无菌生理盐水纱布覆盖切口，并用腹带包扎；通知医师，护送病人入手术室重新缝合处理。若有内脏脱出，切勿在床旁还纳内脏，以免造成腹腔内感染。

4. 肺不张

常发生在胸、腹部大手术后，多见于老年人、长期吸烟和患有急、慢性呼吸道感染者。表现为术后早期发热、呼吸和心率加快，继发感染时，体温升高明显，血白细胞和中性粒细胞计数增加。患侧的胸部叩诊呈浊音或实音，听诊有局限性湿啰音，呼吸音减弱、消失或为管样呼吸音，常位于后肺底部。血气分析示氧分压下降和二氧化碳分压升高。胸部 X 线检查见典型肺不张征象。

（1）预防：保持顺畅的呼吸运动：①术前锻炼深呼吸。②有吸烟嗜好者，术前 2 周停止吸烟，以减少气道内分泌物。③术前积极治疗原有的支气管炎或慢性肺部感染。④全麻手术拔管前吸净支气管内分泌物；术后取头侧位平卧，防止呕吐物和口腔分泌物的误吸。⑤鼓励病人深呼吸咳嗽、体位排痰或给予药物化痰，以利支气管内分泌物排出。⑥胸、腹带包扎松紧适宜，避免限制呼吸的固定或绑扎。⑦注意口腔卫生。⑧注意保暖，防止呼吸道感染。

（2）处理：①协助病人翻身、拍背及体位排痰，以解除支气管阻塞，使不张的肺重新膨胀。②鼓励病人自行咳嗽排痰，对咳嗽无力或不敢用力咳嗽者，可在胸骨切迹上方用手指按压刺激气管，促使咳嗽；对因切口疼痛而不愿咳嗽者，可用双手按住季肋部或切口两侧，以限制腹部（或胸部）活动幅度，再于深吸气后用力咳嗽，并做间断深呼吸；若痰液黏稠不易咳出，可使用蒸汽、超声雾化吸入或使用糜蛋白酶、沐舒痰等化痰药物，使痰液稀薄，利于咳出；痰量持续增多，可用橡皮管或支气管镜吸痰，必要时行气管切开。③保证摄入足够的水分。④全身或局部抗生素治疗。

5. 尿路感染

常继发于尿潴留。尿路感染可分为上尿路和下尿路感染。前者主要为肾盂肾炎，后者为膀胱炎。急性肾盂肾炎以女性病人多见，主要表现为畏寒、发热、肾区疼痛，白细胞计数增高，中段尿镜检有大量白细胞和细菌，细菌培养可明确菌种，大多为革兰染色阴性的肠源性细菌。急性膀胱炎主要表现为尿频、尿急、尿痛、排尿困难，一般无全身症状；尿常规检查有较多红细胞和脓细胞。

（1）预防：术后指导病人尽量自主排尿，预防和及时处理尿潴留是预防尿路感染的主要措施。

（2）处理：保持排尿通畅：①鼓励病人多饮水，保持尿量在 1500mL/d 以上。②根据细菌药敏试验结果，合理选用抗生素。③残余尿在 500mL 以上者，应留置导尿管，并严格遵守无菌技术，防止继发二重感染。

6. 深静脉血栓形成

常发生于术后长期卧床、活动减少的老年人或肥胖者，以下肢深静脉血栓形成多见。病人主诉小腿轻度疼痛和压痛或腹股沟区疼痛和压痛，体检示患肢凹陷性水肿，腓肠肌挤压试验或足背屈曲试验阳性。

（1）预防：①鼓励病人术后早期离床活动；卧床期间进行肢体主动和被动运动，如每小时 10 次腿部自主伸、屈活动，或被动按摩腿部肌肉、屈腿和伸腿等，每天 4 次，每次 10min，以促进静脉血回流，防止血栓形成。②高危病人，下肢用弹性绷带或穿弹性袜以促进血液回流。③避免久坐，坐时避免跷脚，卧床时膝下垫小枕，以免妨碍血液循环。④血液高凝状态者，可口服小剂量阿司匹林、复方丹参片或用小剂量肝素；也可用低分子右旋糖酐静脉滴注，以抑制血小板凝集。

（2）处理：①抬高患肢、制动。②忌经患肢静脉输液。③严禁局部按摩，以防血栓脱落。④发病 3d 以内者，先尿激酶 8 万 U/次，溶于低分子右旋糖酐 500mL 中溶栓治疗，继之抗凝治疗；发病 3d 以上者，先肝素静脉滴注，停用肝素后第二天起口服华法林，持续 3~6 个月。抗凝、溶栓治疗期间均需加强出、凝血时间和凝血酶原时间的监测。

（二）护理评价

（1）病人生命体征是否平稳，血压是否维持在正常范围，尿量是否大于 25mL/h。

（2）病人切口愈合是否良好，或已感染的切口是否正在愈合。

（3）病人有否发生切口裂开，或裂开的切口是否正逐渐愈合。

（4）病人是否有尿频、尿急、尿痛的主诉，尿常规检查结果是否正常。

（5）病人有否出现气急、呼吸困难的主诉，肺部听诊呼吸音是否清晰。

（6）病人有无小腿胀痛的主诉，双下肢腿围是否一致，有否深静脉血栓形成。

第二节　手术中的无菌原则

一、无菌桌的准备

无菌桌（器械桌）要求结构简单、坚固、轻便、可推动，易于清洁；桌面四周有围栏，栏高 4~5cm。一般分为大、小两种，其长、宽、高规格为：大号器械桌 110cm×60cm×90cm，小号器械桌 80cm×40cm×90cm，应根据手术的性质、范围进行选择。

（1）术日晨，由巡回护士准备清洁、干燥、平整、合适的器械桌。

（2）将手术包、敷料包放于桌上，用手打开包布（双层），注意只能接触包布的外面，由里向外展开，手臂不可跨越无菌区。

（3）用无菌持物钳打开第二层包布。

（4）器械护士刷手后，可用手打开第三层包布。铺在台面上的无菌巾共 6 层，无菌单应下垂至少 30cm。

（5）器械护士穿好无菌手术衣和戴好无菌手套后，将器械按使用先后分类、顺序排放整齐。

（6）若为备用无菌桌（连台手术），应该用双层无菌巾盖好，有效期为 4h。

二、手术中的无菌操作原则

手术中的无菌操作是预防切口感染，保证病人安全的关键，也是影响手术成功的重要因素，所有参加手术的人员必须充分认识其重要性，严格执行无菌操作原则，并且贯穿手术的全过程。

（一）明确无菌概念、建立无菌区域

分清有菌、无菌的概念，手术人员一经"洗手"，手臂即不准接触未经消毒之物品。穿无菌手术衣及戴好无菌手套后，背部、腰部以下和肩部以上者应视为有菌区，不能再用手触摸。手术人员的双手及肘部内收，靠近身体，既不可高举过肩，也不可下垂过腰或交叉放于腋下。手术台边缘以下的布单不可接触，凡下坠超过手术台边缘以下的器械、敷料、皮管、缝线等一概不可再拾回使用。无菌桌仅桌缘平面以上无菌，参加手术人员不得扶持无菌桌的边缘。器械护士、巡回护士都不能接触无菌桌桌缘平面以下的桌布。

（二）保持无菌物品的无菌状态

无菌区内所有物品都必须是灭菌的，若无菌包破损、潮湿、可疑污染时均应视为有菌。手术中若手套破损或接触到有菌物品，应立即更换无菌手套，前臂或肘部若受污染应立即更换手术衣或加套无菌袖套。无菌区的布单若被水或血湿透，应加盖干的无菌巾或更换新的无菌单。巡回护士取用无菌物品时须用无菌持物钳夹取，并与无菌区域保持一定距离。任何无菌包及容器的边缘均视为有菌，取用无菌物品时不可触及。

（三）保护皮肤切口

皮肤虽经消毒，只能达到相对无菌，残存在毛囊中的细菌对开放的切口有一定威胁，因此，切开皮肤前，一般先用无菌聚乙烯薄膜覆盖，再经薄膜切开皮肤，以保护切口不被污染。切开皮肤和皮下脂肪层后，边缘应以大纱布垫或手术巾遮盖并固定，仅显露手术切口。凡与皮肤接触的刀片和器械不应再用，延长切口或缝合前再用 70％乙醇消毒皮肤一次。手术中途因故暂停时，切口应用无菌巾覆盖。

（四）正确传递物品和调换位置

手术时不可在手术人员背后或头顶方向传递器械及手术用品，手术者或助手需要器械时应由器械护士从器械升降台侧正面方向递给。手术过程中，手术人员须面向无菌区，并在规定区域内活动，同侧手术人员如需调换位置时，应先退后一步，转过身背对背地转至另一位置，以防触及对方背部不洁区。

（五）污染手术的隔离技术

进行胃肠道、呼吸道、宫颈等污染手术时，切开空腔脏器前，先用纱布垫保护周围组织，并随时吸除外流的内容物，被污染的器械和其他物品应放在专放污染器械的盘内，避免与其他器械接触，污染的缝针及持针器应在等渗盐水中刷洗。全部污染步骤完成后，手术人员应用无菌水冲洗或更换无菌手套，尽量减少污染的可能。

（六）减少空气污染、保持洁净效果

手术时门窗应关闭，尽量减少人员走动。手术过程中保持安静，不高声说话嬉笑，避免不必要的谈话。尽量避免咳嗽、打喷嚏，不得已时须将头转离无菌区。请他人擦汗时，头应转向一侧。口罩若潮湿，应更换。若有参观手术者，每个手术间参观人数不宜超过 2 人，参观手术人员不可过于靠近手术人员或站得过高，也不可在室内频繁走动。

第三节　手术室的制度

一、手术室的一般规则

（1）凡进入手术室人员，必须按规定更换手术室所备衣、裤、口罩、帽、鞋。用后应放回原位。外出时，应更换外出衣和鞋。

（2）手术室内应保持肃静，禁止吸烟和高声谈笑。门要轻开轻关，手术进行时，勿走正门，尽量减少不必要的活动。

（3）严格执行无菌管理，除参加手术及有关人员外，其他人员一概不准入内。凡违反无菌管理之处，一经指出，须立即纠正。施行感染手术的医务人员，术毕不得到其他手术间参观走动。

（4）手术室工作人员应熟悉手术室内各种物件的固定放置位置和使用方法，用后放回原处。有关急救药品、器材，必须随时备用，定期检查及时补充及维修。一切器械、物品，未经负责人许可，不得擅自外借。

（5）手术完毕，对用过的器械、物品及时清洁或消毒处理，整理备用。严重感染或特殊感染手术用过的器械、物品，均须做特殊处理，手术间亦应按要求消毒处理。

（6）值班人员应坚守岗位，随时准备接受急症手术，不得擅离。

（7）凡需施行手术，应由各科主管医师填写手术通知单。择期手术应在前一天按规定时间送手术室，急症手术或紧急手术可先行电话通知手术室，并尽快补送手术通知单。需特殊器械或有特殊要求的，应在手术通知单上注明。因故暂停或更改手术，应预先通知联系。

（8）无菌手术间与有菌手术间应相对固定。无条件固定者，应先施无菌手术，后施污染和感染手术。优先安排急症手术。严禁在一个手术间同时施行无菌及污染手术。

（9）重大手术或新开展手术，有关手术人员应参加术前讨论，做好充分准备，必要时，手术者可至手术室检查准备的器械和物品。

（10）按时接手术病人进入手术间。危重、急症的病人应由经管医师陪送，协助手术室人员处理。参加手术人员应按时洗手，准时手术。

（11）根据手术情况合理收费，贵重药品、特殊材料及仪器的使用应征得患者本人同意并签字。

（12）保留灭菌效果监测的记录包括无菌物品、高压灭菌物品、腹腔器械的消毒灭菌监测等均备案保存。手术用品和人体植入物的灭菌标志分别贴在病历和护理记录本上，防止引发纠纷。

二、手术室参观制度

（1）凡本院医师、进修医师、实习医师或外来参观者，必须凭手术参观牌或医务科的介绍信，方可进手术室参观。科主任及手术指导医师除外。

（2）参观者需遵守手术室的各项规章制度。

（3）参观者须更换手术室备有的衣、口罩、帽子及鞋方可进入，外出时更换外出鞋，穿外出衣。

（4）参观者只得参观指定的手术，不得任意出入其他手术间。

（5）参观时应遵守无菌原则，距离手术无菌区域 33.3cm 以上。

（6）保持室内清洁、安静，不准吸烟。

（7）参观后离开手术间前应将参观用物归原。

（8）凡系直系亲属手术，一律不准参观。

（9）晚夜班谢绝参观。参观人员必须严格控制，每台进修生 2 人，实习生 1 人。主管护师、护士长、巡回护士有权管理。

（10）除本院及进修人员能上台手术外，其余（包括国内专家能上台手术者）人员一律需要医务科批文，方可进入手术室。

三、手术过程中应遵守的制度

（1）凡需要手术治疗的病人，应做好术前各项准备，明确诊断，严格手术指征，并征得病人家属或单位签字同意。

（2）较大、复杂手术均需进行术前讨论，需请示报告的按有关规定执行，并由科主任或主任医师担任手术者或负责指导手术。

（3）参加手术人员应按时进入手术室。按规定步骤洗手，对病人应认真负责，严格执行无菌操作。手术室应有固定巡回护士负责供应工作，护士术前后应详细清点器械、敷料等。

（4）查对手术部位，合理安置体位为确保部位准确无误，询问患者病变部位并查对病历、手术单和 X 光片等相关资料，手术前与麻醉师核对手术部位，摆放体位后与术者再次核对方可手术。摆放手术体位时需保证患者的安全舒适，避免血管、神经、肌肉的损伤，特别对俯卧位、截石位、侧卧位等易造成意外损伤的手术体位更应注意。

（5）术前 1d，术者应填写好手术通知单送往手术室（常规手术前 1d 早上 10 时前送到，急症手术提早 30min 或电话通知），通知单上要求写好科室、床位、姓名、性别、年龄、住院号、诊断、手术名称、麻醉方式及特殊要求，并由病室主治医师签字，开好术前医嘱，检查术前护理情况，做好查对制度。

（6）防止电灼伤使用高频电刀前要检查仪器性能是否良好，负极板置于患者丰满处与皮肤紧密接触，一般先大腿、小腿或臀部，术中防止负极脱位、移位，避免灼伤患者。有心脏起搏器者，一般不用高频电刀，以免发生意外，避免与手术床上的金属部分接触，肢体用床单包裹，以防烧伤。

（7）手术过程中，术者和助手应密切配合，如遇病人情况突发变化或意外，全体医务人员应积极抢救，并立即报请上级医师协助指导处理。

（8）缝合时，术者应仔细检查有关器官有无出血和有无异物存留，并严格执行查对制度，杜绝差错事故。

（9）手术后开好医嘱，完成手术记录，对需要研究的病例，应组织讨论，总结经验，吸取教训。

四、接送病人的制度

（1）到病室接患者时，根据手术通知单，应认真查对病历，核对患者的姓名、性别、床号、住院号和手术部位，提前 30min 或 1h 将患者送入规定的手术间内，并由该手术间巡回护士、麻醉师及手术医师仔细核对患者姓名、住院号及手术部位等，确认无误后方可麻醉、手术。

（2）检查术前准备是否完善，如：术前用药、禁食、出凝血时间、HbsAg、记账单、灌肠、插胃管、导尿管、照片、更换衣服、家属签字等，并注意不带贵重物品入室。无导尿管病人应嘱病人排尿。

（3）检查手术所需用物是否准备好，如：病历、配血单、记账单、输液筒、开关夹、胸腹带、特殊用药；X 光片等，并带入手术室。

（4）接台手术，提前 30min 电话通知有关病室做准备。医师在病室等候，待病人接入手术室后，医师随即进入手术室。

（5）手术结束后，将病人随同病房带来的一切用物送回病房，并与病室接班护士当面交清。由术者、麻醉医师、手术室护士、工人一起护送病人，以防回病房途中发生意外，包括局麻病人。

（6）接送病人时注意病人安全。尤其是特殊病人，如：左房黏液瘤、神志不清、脑危象、严重外伤、休克等随时有病情变化的病人应有一名医师陪同护送至手术室，以保证病人安全。

（7）若病室术前准备不完善，手术室可拒绝接病人，待完善术前准备后由病房护送至手术室。

（8）每天早上 7：15 开始接病人，请各病房在上午 7 时以前做好术前准备。

五、术中输血制度

（1）凡术中需输血者，主管医师应于术前备好血标本，填好输血申请单，注明手术输血日期和备血量送血库。如需血量大或有特殊要求如成分输血等，主管医师均应提前与血库直接联系妥当。

（2）术中需输血时，应由手术配合人员携带病历及时联系取血。取血人员每次只许取 1 名病人所需的血液，以免发生差错。

（3）输血前应仔细查对病人姓名、住院号、血型及输血申请单等3遍，取血人在血库查对1遍，麻醉医师与巡回护士查对1遍，输血或加血者查对1遍。

（4）按手术进行情况调整好输血速度，密切观察输血反应，有特殊反应者，应保留余血备检。凡输两个以上供血者的血液时，应在两者之间输以少量生理盐水，两者不可直接混合。

（5）输血毕，保留血袋，以备查对。

（6）输血起始、完毕时间及输血量，由麻醉医师记录于麻醉记录单上。

六、术中医嘱执行制度

（1）术中，由主管医师及麻醉医师所做的口头医嘱，由巡回护士执行并应复诵1遍，会同另一人核对药名、浓度、剂量，然后使用。

（2）用药后，应保留空瓶，以备核对，待手术结束后方可离去。

（3）执行医嘱完毕后，应在病历医嘱栏内做好记录，同时告知麻醉医师记录于麻醉记录单上。

（4）在术中抢救患者时分秒必争，护士应熟悉掌握药物的作用、剂量、用法、不良反应与配伍禁忌等便于配合抢救。

七、术中会诊工作制度

（1）术中因病情复杂、剧变或发生紧急意外需会诊者，应按急诊会诊处理。

（2）由巡回护士及麻醉医师设法尽快传呼有关会诊人员，情况紧急者，应同时报告有关领导。

（3）术中会诊由在场有关领导或职位高的医师负责组织，指定有关人员做好记录或术后补记。

八、术中辅诊检查制度

（1）凡术中需进行有关辅诊检查如摄片、造影、穿刺活检、冰冻切片、超声与内窥镜检查等，均应手术前1d由主管医师与有关单位联系，做好充分准备，指派专人配合。

（2）术中进行辅诊检查时，巡回护士应协助做好联系和准备工作，并注意无菌管理。辅诊人员进入手术间前，应按规定更衣换鞋，严格遵守无菌操作。

（3）检查操作完毕后，及早做出报告，以缩短手术等待时间。

（4）器械护士须注意台上无菌管理，应将取下的病理标本用湿盐水纱布包裹，夹以皮肤巾钳（或其他钳），作为标志，妥善放置。若标本需做冰冻切片者，巡回护士应尽快将标本及病理送检单派人送至病理检查室。所有术中冰冻切片病理检查报告结果均须以正式文字报告为准，不得以电话或口头报告，以防误差。严格执行保护性医疗制度。

（5）防止病理标本丢失或混放

标本是提供患者疾病诊断、治疗的重要依据。妥善保存和处理标本尤为重要。病理标本应贴上标签，注意患者姓名、床号、病理标本名称，连同病理单按指定位置存放，由专人送检。术中冰冻切片标本取下后立即贴上标签、注明患者姓名、床号、标本名称、取标本部位，由专人立即连同病理检查单送病理科检查，如取标本较多时，应按顺序排列，做好标记并与医生共同核对，不可混入。

九、术中防止器械敷料遗留的制度

（1）凡随病人带入手术间的创口敷料、绷带等，以及麻醉、消毒所用纱布、纱球等，均应在手术开始前全部送出手术间。

（2）手术开始前，由器械护士会同巡回护士认真清点器械、纱布、纱垫、缝针、残卷等数量，至少2遍，并由巡回护士准确登记备查。手术中，所增减的器械及敷料，巡回护士应及时补充记录好。

（3）台上手术人员应始终保持手术器械及敷料放置有序，有条不紊。手术医师不得乱取器械。暂不用的器械物件应及时交还器械护士，不得乱丢或堆积在手术区周围。

（4）凡胸、腹腔及深部手术所用纱布垫，必须留有长带，带尾夹止血钳放在创口外，以防遗留体内。凡创口内置放的纱布、引流物种类及数目，均应详细记录在麻醉记录单上。

（5）凡手术台上掉落的敷料、器械、缝针、线卷等均应捡起，未经巡回护士许可，不得带出室外。

（6）缝合胸、腹腔及深部创口前，除手术医师应认真清查外，巡回护士及器械护士必须清点器械、敷料、缝针、线卷等数目，准确无误后方可缝合。缝合完毕，再清点 1 遍（即手术开始时，关闭体腔前及关闭体腔后共清点 3 遍）。

十、手术室安全制度

（1）定期学习消防安全知识，爱护消防设施，不准移动或搬动做他用，消防器材专人负责，定期更换，定期检查。

（2）熟悉手术室的各种电器设备，遵守操作规程，手术结束后，应拔去所有电源插头。电器设备由专人负责，定期检查，发现问题，及时处理。

（3）剧毒药品应有专柜贮藏，配上锁，并派专人保管，使用进行登记。

（4）易燃物品，应安置在通风阴暗处，要求远离火源，专人管理。

（5）值班人员应巡视手术室每个房间，负责氧气、吸引器、水、电、门窗的安全检查及大门的安全，坚守工作岗位。

（6）非值班人员勿任意进入手术室。

（7）手术室内严禁吸烟。

（8）接送病人注意安全，防止碰伤、摔伤。

（9）如发现意外情况，应立即汇报有关部门，并向院部汇报。

十一、手术室清洁卫生制度

（1）每天早上做平面卫生（各手术间、无菌室、有菌器械房、包扎房、消毒间、更衣室等）。

（2）每星期六熏手术间及无菌室，其余时间每晚用电子灭菌灯照射1h。

（3）每周刷洗手术间地板 1 次。

（4）手术间每周大扫除 1 次（包括家具、门窗、无影灯、手术床、抽屉专科柜）。

第四节　手术室管理制度与要求

手术室需要一定的管理制度。在同一日内，一个手术室需要做数个手术的，应先作无菌手术，后作感染手术。每次手术完毕后和每日工作结束时，都应彻底洗刷地面，清除污染、敷料和杂物等。每周应彻底大扫除 1 次。手术室内应定期进行空气消毒。通常采用乳酸消毒法。在一般清洁工作后，打开窗户通风一小时，按 $100cm^3$ 空间，用 80％乳酸 12mL 倒入锅内（或再加等量的水），置于三脚架上，架下点一酒精灯，待蒸发完后将火熄灭，紧闭门窗 30 分钟后再打开通风。在绿脓杆菌感染手术后，则先用乳酸进行空气消毒，1~2 小时后进行扫除，用 1∶1000 新洁尔灭溶液揩洗室内物品后，开窗通风 1 小时。在破伤风、气性坏疽手术后，可用 40％甲醛溶液消毒手术室。按每 m^3 空间用甲醛溶液 2mL 和高锰酸钾 1g 计算，将甲理醛溶液倒入高锰酸钾内，即能产生蒸气，12 小时后打开窗户通风。在 HBsAg 阳性，尤其是 HbeAg 阳性的病人手术后，地面和手术台等可撒布 0.1％次氯酸钠水溶液，30 分钟后清扫和清拭。也有采用紫外线消毒手术室空气的方法。通常以每 $1m^2$ 地面面积使用紫外线电功率 1~2w 计算，照射 2 小时，照射距离不超过 2m。

凡进入手术室的人员，必须换上手术室的清洁鞋帽、衣裤和口罩。参加手术人员的数目不宜超过 2 人。患有急性感染和上呼吸道感染者，不得进入手术室。

（1）进入手术室必须更换鞋衣裤、帽，手术室的鞋、外出鞋应分区存放。

（2）天花板、墙壁、地面无裂隙，表面光滑，有良好的排水系统，便于清洗和消毒。

（3）经血传播疾病病原学诊断阳性者，应在手术通知单注明；特殊感染病人手术通知单上应注明感染情况，严格隔离管理。术后应进行严密消毒处理。手术器械及物品双消毒后处理；病理标本按隔离要求处理。手术间严格终末消毒。

（4）医务人员必须严格遵守消毒灭菌制度和无菌技术操作规程。有上呼吸道感染、手部外伤、皮肤病的医护人员不宜参加手术。

（5）环境清洁。每天第一台手术前，湿擦去所有平面上的灰尘。手术过程中，清除溢出物，收好感染性废物；手术后，现场清洗仪器、器具和墙壁，清洁物桶、手术台，只在需要的时候有清洁拖把清洁手术台周围；一天手术结束后，清洗所有器具、光源和照明设备，清洗所有地板，清洁物桶；现场清洗托盘架、把手、刷手水槽、过道、通风面板和天花板上的仪器。定期清洁高压灭菌器、休息室、存储区、冰箱、暖箱、墙壁和天花板。

（6）换气。手术室每小时换气20次，保持20％新鲜空气，双过滤系统，正压。空气传播和飞沫感染地保持负压。保持门窗关闭。温度20~23℃。湿度30％~60％。

（7）凡进入人体组织的各种手术器械、导管、内置器械等必须一用一灭菌，注明灭菌有效期，过期重新处理。能压力蒸汽灭菌的应避免使用化学灭菌剂浸泡灭菌。

（8）麻醉用器具应定期清洁、消毒，医．学教育网搜集整理接触病人的用品应一用一消毒；严格遵守一次性医疗用品的管理规定。

（9）洗手刷应一用一灭菌。

（10）手术室内设消毒供应间的管理参见消毒供应室消毒隔离管理制度。

（11）开手术包前后均要检查化学指示胶带和压力蒸汽灭菌指示卡。如高压灭菌的手术包潮湿不得使用，应重新包装、消毒。

（12）严格限制手术室内人员数量，严格控制参观人数，参观者不可任意进入其他手术间或无菌储藏间。

（13）凡手术中切除的坏死组织、污染物、体液等医疗废物须置黄色并有明显标识的塑料袋内，封闭运送，立即从污物通道送出手术间。

（14）接送病人的平车定期消毒；车轮应每次清洁，车上物品保持清洁。接送隔离病人的平车应专车专用，用后严格消毒。手术室的车床与病房的不能混用，车床最好设有交接处。

（周静慧）

第二篇　基础护理

第一章　静脉输液与输血技术

静脉输液和输血是临床常用的抢救和治疗的重要措施之一。通过静脉输液和输血可以快速补充人体丢失的体液和电解质，增加血容量，纠正酸碱平衡，恢复内环境稳定状态，还可以通过静脉输入药物，从而达到治疗疾病的目的。因此，熟练掌握及准确地运用静脉输液与输血的相关知识和技术，对确保患者的生命安全有重要意义。

第一节　静脉输液技术

一、静脉输液目的

（一）原理

静脉输液是利用大气压和液体静压形成的输液系统内压，高于人体静脉压的原理将液体输入静脉内。无菌药液自输液容器经输液管道输入静脉应具备的条件如下。

（1）输液容器必须有一定的高度，即需要具有一定的水柱压。

（2）液面上方必须与大气相通（液体软包装袋除外），使液面受到大气压的作用，当大气压高于静脉压时，液体向压力低的方向流动。

（3）输液管道通畅，无扭曲、受压，并确保在静脉血管内。

（二）护理目的

1. 补充水分及电解质，预防和纠正水、电解质及酸碱平衡紊乱

常用于各种原因引起的脱水、酸碱平衡失调患者，如腹泻、剧烈呕吐、大手术后的患者。

2. 增加循环血量，改善微循环，维持血压及微循环灌注量

常用于严重烧伤、大出血、休克等患者。

3. 供给营养物质，促进组织修复，维持正氮平衡

常用于慢性消耗性疾病、胃肠道吸收障碍及不能经口进食（如昏迷、口腔疾病）的患者。

4. 输入药物，治疗疾病

如输入抗生素控制感染；输入解毒药物达到解毒作用；输入脱水剂降低颅内压等。

二、静脉输液常用溶液

（一）晶体溶液

分子量小，在血管内存留时间短，对维持细胞内外水分的相对平衡具有重要作用，可有效纠正体内水、电解质平衡失调。常用的晶体溶液包括以下几种。

1. 葡萄糖溶液

用于补充水分及能量，减少蛋白质消耗，促进钠（钾）离子进入细胞内，并常用作静脉给药的载体和稀释剂。常用溶液有5％葡萄糖溶液和10％葡萄糖溶液。

2. 等渗电解质溶液

用于补充水和电解质，维持体液和渗透压平衡。体液丢失时往往有电解质的紊乱。因此，补充液体时应兼顾水与电解质的平衡。常用的等渗电解质溶液包括0.9％氯化钠溶液、复方氯化钠溶液（林格等渗溶

液）和 5％葡萄糖氯化钠溶液。

3. 碱性溶液

用于纠正酸中毒，调节酸碱平衡失调。

（1）碳酸氢钠（$NaHCO_3$）溶液：$NaHCO_3$ 进入人体后，解离成为钠离子和碳酸氢根离子，碳酸氢根离子可以和体液中剩余的氢离子结合生成碳酸，最终以 CO_2 和 H_2O 的形式排出体外。此外，$NaHCO_3$ 还可以直接提升血中二氧化碳结合力（CO_2CP）。其优点是补碱迅速，且不易加重乳酸血症。但需注意的是，$NaHCO_3$ 在中和酸后生成的碳酸（H_2CO_3）必须以 CO_2 的形式经肺呼出，因此对呼吸功能不全患者，此溶液的使用受到限制。常用溶液有 5％碳酸氢钠和 1.4％碳酸氢钠。

（2）乳酸钠溶液：乳酸钠进入人体后，可解离为钠离子和乳酸根离子，钠离子在血中与碳酸氢根离子结合形成碳酸氢钠。乳酸根离子可与氢离子生成乳酸。但值得注意的是，某些情况下，如休克、肝功能不全，缺氧、右心衰竭患者或新生儿，对乳酸的利用能力相对较差，易加重乳酸血症，故不宜使用。常用的溶液有 11.2％乳酸钠和 1.84％乳酸钠。

4. 高渗溶液

用于利尿脱水，可以在短时间内提高血浆渗透压，回收组织水分进入血管，消除水肿，同时可以降低颅内压。常用的高渗溶液有 20％甘露醇、25％山梨醇和 25％~50％葡萄糖溶液等。

（二）胶体溶液

分子量大，其溶液在血管内存留时间长，能有效维持血浆胶体渗透压，增加血容量，改善微循环，提高血压。临床常用的胶体溶液包括以下几种。

1. 右旋糖酐

为水溶性多糖类高分子聚合物。常用溶液有中分子右旋糖酐和低分子右旋糖酐两种。中分子右旋糖酐（平均相对分子量约为 7.5 万）的作用是提高血浆胶体渗透压和扩充血容量；低分子右旋糖酐（平均相对分子量约为 4 万）则可降低血液黏稠度，减少红细胞聚集，改善血液循环和组织灌注量，防止血栓形成。

2. 羧甲淀粉

作用与低分子右旋糖酐相似，扩容效果良好，输入后可使循环血量显著增加，在体内停留时间较右旋糖酐长，且过敏反应少，急性大出血时可与全血共用。常用溶液有羟乙基淀粉、氧化聚明胶、聚维酮等。

3. 血液制品

输入后能提高胶体渗透压，增加循环血容量，补充蛋白质和抗体，有助于组织修复和提高机体免疫力。常用的血液制品有 5％白蛋白及血浆蛋白等。

（三）静脉高营养液

高营养液能提供能量，补充蛋白质，维持正氮平衡，并补充各种维生素和矿物质。主要成分包括氨基酸、脂肪酸、维生素、矿物质、高浓度葡萄糖或右旋糖酐及水分。凡是营养摄入不足或不能经消化道供给营养的患者均可使用静脉置管输注高营养液的方法来供给营养。常用的高营养液包括全合一静脉营养液、复方氨基酸、脂肪乳剂等。

输入溶液的种类和剂量应根据患者体内水、电解质及酸碱平衡紊乱的程度来确定，通常遵循"先晶后胶""先盐后糖""宁酸勿碱"的原则。在给患者补钾过程中，应遵循"四不宜"原则，即不宜过浓（浓度<40mmoL/L）；不宜过快（<1.5~3g/h）；不宜过多（限制补钾总量：根据血清钾水平，约需补充氯化钾 3~6g/d）；不宜过早（见尿后补钾；一般尿量>40mL/h 或 500mL/d 方可补钾）。输液过程中应严格掌握输液速度，注意观察患者的反应，并根据患者的病情变化及时处理。

三、静脉输液的部位

输液时应根据患者的年龄、神志、体位、病情状况、病程长短、溶液种类、输液时间、静脉情况等来选择穿刺的部位。常用的输液部位包括以下几种：

（一）周围浅静脉

是指分布于皮下的肢体末端的静脉。上肢常用的浅静脉有肘正中静脉、头静脉、贵要静脉、手背静脉网。手背静脉网是成人患者输液时的首选部位；肘正中静脉、贵要静脉和头静脉可以用来采集血标本、静脉推注药液或作为经外周中心静脉置管（peripherally inserted central catheter，PICC）的穿刺部位。

下肢常用的浅静脉有大隐静脉、小隐静脉和足背静脉网，但下肢的浅静脉不作为静脉输液时的首选，因为下肢静脉有静脉瓣，容易形成血栓。小儿常用足背静脉，但成人不主张用足背静脉，因其容易发生血栓性静脉炎。

（二）头皮静脉

由于头皮静脉分布较多，相互沟通，交错成网，且浅表易见，不易滑动，便于固定，因此，常用于小儿的静脉输液，但不宜作为首选。较大的头皮静脉有颞浅静脉、额静脉、枕静脉和耳后静脉。

（三）锁骨下静脉、颈内静脉、颈外静脉、股静脉

锁骨下静脉、颈内静脉、颈外静脉、股静脉常用于进行中心静脉置管，需要持续输注刺激性药物或静脉高营养的患者多选择此部位。将导管从锁骨下静脉、颈内或颈外静脉置入，远端留置在右心室上方的上腔静脉。将导管从股静脉置入，远端留置在右心室下方的下腔静脉。

护士在为患者进行静脉输液前要认真选择合适的穿刺部位。在选择穿刺部位时应注意：①老年人和儿童的血管脆性较大，应尽量避开易活动或凸起的静脉，如手背静脉；②穿刺部位应避开静脉瓣、关节部位，以及有瘢痕、炎症、硬结等处的静脉；③禁止使用血液透析的端口或瘘管的端口进行输液；④需要长期输液的患者，应注意有计划地更换输液部位，或选择中、长期静脉导管，以保护静脉，通常静脉输液部位的选择应从远心端静脉开始，逐渐向近心端使用；⑤接受乳房根治术和腋下淋巴结清扫术的患者应选健侧肢体进行穿刺，有血栓史和血管手术史的静脉不应进行置管。

四、常用静脉输液术

按照输入的液体是否与大气相通，可以将静脉输液法分为密闭式静脉输液法和开放式静脉输液法；按照进入血管通路器材所到达的位置，又可将静脉输液法分为周围静脉输液法和中心静脉输液法。

开放性静脉输液法是将溶液倒入开放式输液器吊瓶内进行输液的方法。此方法的特点是可灵活更换液体种类及剂量，并可随时添加药物。然而由于药液易被污染，现在临床上较少应用。密闭式静脉输液法是使用原装密闭输液容器进行输液的方法，因污染机会少，故目前临床使用广泛。

周围静脉输液法

周围静脉输液导管（peripheral venous catheter，PVC）包括一次性静脉输液钢针和外周静脉留置针。

（一）护理目的

短期静脉输液治疗。

（二）护理评估

患者的治疗方案、输液时间；年龄、病情、意识状态及营养状况等；心理状态及配合程度；穿刺部位的皮肤、血管状况及肢体活动度。

（三）护理计划

1. 操作者准备

通过评估提出静脉输液过程中潜在的护理问题，做好相应的护理措施。操作者自身仪表规范准备，洗手、戴口罩。

2. 患者准备

向患者或家属解释静脉输液的目的、方法、注意事项及配合要点。输液前排尿或排便，取舒适体位。

3. 用物准备

（1）一次性钢针静脉输液法：治疗车上层准备注射用物一套、弯盘、液体及药物（按医嘱准备）、加药用注射器、止血带、输液敷贴、静脉小垫枕、治疗巾、砂轮、输液器一套、输液贴、输液卡、输液记录单、手消毒液；治疗车下层准备锐器盒、生活垃圾桶、医用垃圾桶。还需准备输液架、必要时备瓶套、开瓶器、小夹板、输液泵。

（2）静脉留置针输液法：同一次性钢针静脉输液法，另备所需型号留置针、输液接头及透明敷料。

4. 环境准备

整洁、安静、舒适、安全。

（四）护理评估

（1）患者及家属知晓静脉输液中的注意事项。

（2）完成静脉输液治疗。

（3）没有静脉输液并发症的发生。

五、中心静脉输液法

中心静脉输液法包括直接经中心静脉置管和经外周静脉中心静脉置管。中心静脉导管（central venous catheter，CVC）是指经锁骨下静脉（首选）、颈内静脉、股静脉置管，尖端位于上腔静脉或下腔静脉的导管。经外周静脉置入中心静脉导管（peripherally inserted central catheter，PICC）是指经上肢贵要静脉、肘正中静脉、头静脉、肱静脉，颈外静脉（新生儿还可通过下肢大隐静脉、头部颞静脉、耳后静脉等）穿刺置管，尖端位于上腔静脉或下腔静脉的导管。目前，另一种中心静脉输液法输液港（implantable venous access port，PORT）也在临床上展开应用，它是完全植入人体内的闭合输液装置，包括尖端位于上腔静脉的导管部分及埋植于皮下的注射座。

临床上，CVC置管操作多由医生完成，而PICC置管操作多由经过PICC专业知识与技能培训、考核合格的专科护士完成。护士的主要职责是置管后的输液及护理。应根据患者自身情况、静脉治疗方案、药物性质等选择合适的输液方法。一次性静脉输液钢针宜用于短期或单次给药，腐蚀性药物不应使用一次性静脉输液钢针。外周静脉留置针宜用于短期静脉输液治疗，不宜用于腐蚀性药物等持续性静脉输注。PICC、PORT宜用于中长期静脉治疗，可用于任何性质的药物输注。CVC则可用于任何性质的药物输注，同时可进行血流动力学的监测。须注意的是，除特殊耐高压导管外，一般导管不应用于高压注射泵注射造影剂以防导管破裂。

【问题与思考】

由于患者王某烧伤面积大、伤口渗出液多，有休克表现，同时消化道黏膜损伤，不能经口进食，必须快速大量补液，你认为他目前首选的静脉输液方法是什么？

六、静脉输液的护理

（一）输液巡视与护理

输液过程中要加强巡视，注意观察下列情况。

（1）滴入是否通畅，滴入速度是否准确，输液管道有无漏液，针头有无脱出、阻塞或移位，输液管有无扭曲、受压。

（2）有无溶液渗出，注射局部有无肿胀或疼痛。有些药物如甘露醇、去甲肾上腺素、化疗药物等外渗后会引起局部组织坏死，如发现上述情况，应立即停止输液并通知医生予以处理。

（3）密切观察患者有无输液反应，如患者出现心悸、畏寒、持续性咳嗽等情况，应立即减慢或停止输液，并通知医生，及时处理。

（4）若采用静脉留置针输液法，要严格掌握留置时间。一般静脉留置针可以保留72~96小时。

（二）静脉导管维护

1. 每天评估导管、穿刺部位及周围组织情况

确认导管位置及有无滑脱，导管内有无回血，穿刺点有无红肿、渗血、渗液、分泌物，透明敷料有无卷边、潮湿或松脱，周围皮肤有无水疱、皮疹等。

2. 加强导管日常维护

（1）严格执行无菌操作原则，正确进行冲管与封管；

（2）出现静脉炎，应及时处理；

（3）根据局部皮肤情况选择适宜敷料，固定方法正确，使导管妥善固定；

（4）做好患者健康宣教，提供导管相关知识，包括导管的优点、管理方式和潜在并发症，穿刺侧肢体

活动方式。

3. 冲管和封管

冲管是应用生理盐水脉冲式冲洗，防止两种不相容药物和液体混合，减少药物之间的配伍禁忌，避免药物发生相互作用导致导管的堵塞及药物残留在导管内。应用于两种药物之间或输液、封管前。封管是输液完毕，将肝素稀释盐水注入导管内，防止血液回流，凝结堵管，从而保持导管的通畅。

冲管和封管注意事项如下。

（1）手法：脉冲式冲管，即注射器推一下停一下的操作手法；正压封管，即封管时待注射器内液体余0.5~1mL 时，以边推边退的方法，拔出注射器针头，使导管内保持正压状态。

（2）经 PVC 输注药液前宜先输入生理盐水确定导管在静脉内；经 PICC、CVC、PORT 输注药液前宜先回抽血液以确定导管在静脉内。

（3）PICC、CVC、PORT 的冲管和封管应使用 10mL 及以上注射器或一次性专用冲洗装置。

（4）给药前后宜用生理盐水脉冲式冲洗导管，如果遇到阻力或者抽吸无回血，应进一步确定导管的通畅性，不应强行冲洗导管。

（5）输液完毕应用导管容积加延长管容积 2 倍的生理盐水或肝素盐水正压封管。

（6）肝素盐水的浓度，PORT 可用 100U/mL，PICC 及 CVC 可用 0~10U/mL。

4. 更换敷料及输液接头

无菌透明敷料和输液接头应至少每 7 天更换一次，无菌纱布敷料应至少每 2 天更换一次；若穿刺部位发生渗液、渗血时应及时更换敷料；穿刺部位的敷料发生松动、污染等时应立即更换。PICC 导管维护在治疗间歇期间应至少每周一次。PORT 维护在治疗间歇期应至少每 4 周一次。

5. 拔管

当治疗结束、插管部位或导管感染、导管堵塞、有静脉血栓形成时应立即拔管。CVC 置管留置时间与置入的部位有关，一般<1 个月。PICC 导管在没有并发症的情况下，可保留至 1 年。

（三）输液故障及处理

1. 溶液不滴

（1）针头滑出血管外

液体注入皮下组织，可见局部肿胀并有疼痛。处理：将针头拔出，另选血管重新穿刺。

（2）针头斜面紧贴血管壁

阻碍液体顺利滴入血管。处理：调整针头位置或适当变换肢体位置，直到点滴通畅为止。

（3）针头阻塞

一手捏住滴管下端输液管；另一手轻轻挤压靠近针头端的输液管，若感觉有阻力，松手又无回血，则表示针头可能已阻塞。处理：更换针头，重新选择静脉穿刺。切忌强行挤压导管或用溶液冲注针头，以免血凝块进入静脉造成栓塞。

（4）压力过低

由于输液容器位置过低或患者肢体抬举过高或患者周围循环不良所致。处理：适当抬高输液容器或放低肢体位置。

（5）静脉痉挛

由于穿刺肢体长时间暴露在冷的环境中或输入的液体温度过低所致。处理：局部进行热敷以缓解痉挛。

2. 茂菲滴管液面过高

（1）滴管侧壁有调节孔时，可先夹紧滴管上端的输液管，然后打开调节孔，待滴管内液面下降，见到点滴时，再关闭调节孔，松开滴管上端的输液管即可。

（2）滴管侧壁没有调节孔时，可将输液容器取下，倾斜输液容器，使插入瓶内的插头露出液面，待滴管内液体缓缓下流至露出液面，再将输液容器挂回输液架上继续点滴。

3. 茂菲滴管内液面过低

（1）滴管侧壁有调节孔时，先夹紧滴管下端的输液管，然后打开调节孔，待滴管内液面升至所需高度（一般为 1/2~2/3 滴管高度）时，再关闭调节孔，松开滴管下端的输液管即可。

（2）滴管侧壁无调节孔时，可先夹紧滴管下端的输液管，用手挤压滴管，迫使输液容器内的液体下流至滴管内，当液面升至所需高度（一般为 1/2~2/3 滴管高度）时，停止挤压，松开滴管下端的输液管即可。

4. 茂菲滴管内液面自行下降

输液过程中，如果茂菲滴管内的液面自行下降，应检查滴管上端输液管与滴管的衔接是否松动、滴管有无漏气或裂隙，必要时更换输液器。

七、静脉输液反应及防治

（一）发热反应

1. 原因

因输入致热物质引起，多由用物清洁灭菌不彻底，输入的溶液或药物制品不纯、消毒保存不良，输液器消毒不严或被污染，输液过程中未能严格执行无菌操作所致。

2. 临床表现

多发生于输液后数分钟至 1 小时。患者表现为发冷、寒战、发热。轻者体温在 38℃ 左右，停止输液后数小时内可自行恢复正常；严重者初起寒战，继之高热，体温可达 40℃ 以上，并伴有头痛、恶心、呕吐、脉速等全身症状。

3. 护理评估

（1）预防

①输液前认真检查药液的质量，输液用具的包装及灭菌日期、有效期；

②严格无菌操作。

（2）处理

①发热反应轻者，应立即减慢点滴速度或停止输液，并及时通知医生；

②发热反应严重者，应立即停止输液，并保留剩余溶液和输液器，必要时送检做细菌培养，以查找发热反应的原因；

③对高热患者，应给予物理降温，严密观察生命体征的变化，必要时遵医嘱给予抗过敏药物或激素治疗。

（二）循环负荷过重反应

循环负荷过重反应多表现为急性肺水肿。

1. 原因

（1）由于输液速度过快，短时间内输入过多液体，使循环血容量急剧增加，心脏负荷过重引起。

（2）患者原有心肺功能不良，尤多见于急性左心功能不全者。

2. 临床表现

患者突然出现呼吸困难、胸闷、咳嗽、咯粉红色泡沫样痰，严重时痰液可从口、鼻腔涌出。听诊肺部布满湿性啰音，心率快且节律不齐。

3. 护理评估

（1）预防

输液过程中，密切观察患者情况，注意控制输液的速度和输液量，尤其对老年人、儿童及心肺功能不全的患者需更加慎重。

（2）处理

①出现上述表现，应立即停止输液并通知医生，进行紧急处理。如果病情允许，可协助患者取端坐位，

双腿下垂，以减少下肢静脉回流，减轻心脏负担。同时安慰患者以减轻其紧张心理。

②给予高流量氧气吸入，一般氧流量为 6~8L/min，以提高肺泡内压力，减少肺泡内毛细血管渗出液的产生。同时，湿化瓶内加入 20％~30％的乙醇溶液，以减低肺泡内泡沫表面的张力，使泡沫破裂消散，改善气体交换，减轻缺氧症状。

③遵医嘱给予镇静、平喘、强心、利尿和扩张血管药物，以稳定患者紧张情绪，扩张周围血管，加速液体排出，减少回心血量，减轻心脏负荷。

④必要时进行四肢轮扎。用橡胶止血带或血压计袖带适当加压四肢以阻断静脉血流，但动脉血仍可通过。每 5~10 分钟轮流放松一个肢体上的止血带，可有效地减少回心血量。待症状缓解后，逐渐解除止血带。

（三）静脉炎

1. 原因

（1）主要是由于在外周静脉长期输注高浓度、刺激性较强的药液，或静脉内放置刺激性较强的塑料导管时间过长，引起局部静脉壁发生化学炎性反应。

（2）在输液过程中未严格执行无菌操作，导致局部静脉感染。

2. 临床表现

沿静脉走向出现条索状的红线，局部组织发红、肿胀、灼热、疼痛，有时伴有畏寒、发热等全身症状。

3. 护理评估

（1）预防

严格执行无菌技术操作，对血管壁有刺激性的药物应充分稀释，放慢输注速度，并防止药液渗出血管外。同时，有计划地更换输液部位，以保护静脉。输注刺激性、腐蚀性药物建议选择中心静脉通路。

（2）处理

①停止在此部位静脉输液，并将患肢抬高、制动；

②局部用水胶体敷料或 50％硫酸镁溶液进行湿热敷、超短波理疗、中药治疗（如意黄金散等）；

③如合并感染，遵医嘱给予抗生素治疗。

（四）空气栓塞

1. 原因

（1）输液管路内空气未排尽；导管连接不紧，有漏气。

（2）拔出较粗的、近胸腔的深静脉导管后，穿刺点封闭不严密。

（3）加压输液、输血时无人守护；液体输完未及时更换药液或拔针。

进入静脉的空气，随血流首先被带到右心房，然后进入右心室。如空气量少，则随血液被右心室压入肺动脉并分散到肺小动脉内，最后经毛细血管吸收，损害较小。如空气量大，空气进入右心室后阻塞在肺动脉入口，使右心室内的血液（静脉血）不能进入肺动脉，从而使机体组织回流的静脉血不能进入肺内进行气体交换，引起机体严重缺氧而死亡。

2. 临床表现

患者感到胸部异常不适或有胸骨后疼痛，随即发生呼吸困难和严重的发绀，并伴有濒死感。听诊心前区可闻及响亮的、持续的"水泡声"。心电图呈心肌缺血和急性肺心病的改变。

3. 护理评估

（1）预防

①输液前认真检查输液器的质量，排尽输液导管内的空气。

②输液过程中加强巡视，及时添加药液或更换输液容器。输液完毕及时拔针。加压输液时应安排专人在旁守护。

③拔出较粗的、近胸腔的深静脉导管后，必须立即严密封闭穿刺点。

（2）处理

①如出现上述临床表现，应立即将患者置于左侧卧位，并保持头低足高位。该体位有助于气体浮向右心室尖部，避免阻塞肺动脉入口。随着心脏的舒缩，空气被血流打成泡沫，可分次小量进入肺动脉，最后逐渐被吸收。

②给予高流量氧气吸入，以提高患者的血氧浓度，纠正缺氧状态。

③有条件时可使用中心静脉导管抽出空气。

④严密观察患者病情变化，如有异常及时处理。

八、输液泵的应用

输液泵是机械或电子的输液控制装置，它通过作用于输液导管达到控制输液速度的目的。常用于需要严格控制输液速度和剂量的情况，如应用升压药、抗心律失常药，以及婴幼儿的静脉输液或静脉麻醉时。

（一）输液泵的分类及特点

按输液泵的控制原理，可将输液泵分为活塞型注射泵和蠕动滚压型输液泵两种，后者又可分为容积控制型（mL/h）和滴数控制型（滴/分）。

1. 活塞型注射泵

其特点是输注药液流速平稳、均衡、精确，速率调节幅度为 0.1mL/h，而且体积小、充电系统好、便于携带，便于急救中使用。多用于危重患者、心血管疾病患者及患儿的治疗和抢救。也应用于注入需避光的或半衰期极短的药物。

2. 蠕动滚压型输液泵

（1）容积控制型输液泵：只测定实际输入的液体量，不受溶液的浓度、黏度及导管内径的影响，输注剂量准确。速率调节幅度为 1mL/h。实际工作中只需选择所需输液的总量及每小时的速率，输液泵便会自动按设定的方式工作，并能自动进行各参数的监控。

（2）滴数控制型输液泵：利用控制输液的滴数调整输入的液体量，可以准确计算滴数，但因滴数的大小受输注溶液的黏度、导管内径的影响，故输入液量不够精确。

（二）输液泵的使用方法

输液泵的种类很多，其主要结构与功能大致相同。操作步骤如下：

（1）将输液泵固定在输液架上。

（2）接通电源，打开电源开关。

（3）按常规排尽输液管内的空气。

（4）打开"泵门"，将输液管呈"S"形放置在输液泵的管道槽中，关闭"泵门"。

（5）设定每毫升滴数以及输液量限制。

（6）按常规穿刺静脉后，将输液针与输液泵连接。

（7）确认输液泵设置无误后，按"开始/停止"键，启动输液。

（8）当输液量接近预先设定的"输液量限制"时，"输液量显示"键闪烁，提示输液结束。

（9）输液结束时，再次按"开始/停止"键，停止输液。

（10）按"开关"键，关闭输液泵，打开"泵门"，取出输液管。

（三）使用输液泵的注意事项

（1）护士应了解输液泵的工作原理，熟练掌握其使用方法。

（2）在使用输液泵主控制输液的过程中，护士应加强巡视。如输液泵出现报警，应查找可能的原因，如有气泡、输液管堵塞或输液结束等，并给予及时的处理。

（3）对患者进行正确的指导

①告知患者，在护士不在场的情况下，一旦输液泵出现报警，应及时求助护士，以便及时处理出现的问题。

②患者、家属不应随意搬动输液泵，防止输液泵电源线因牵拉而脱落。

③患者输液侧肢体不应剧烈活动，防止输液管道被牵拉脱出。

④告知患者，输液泵内有蓄电池，患者如需如厕，可以请护士帮忙暂时拔掉电源线，返回后再重新

插好。

第二节　静脉输血技术

一、血液制品的种类

（一）全血

全血是将人体一定量的血液采集入含有保存液的容器中，不作任何加工的血液。全血采集后会立即储存于（4±2）℃的专用冷藏储存单位内，经检测合格后方可发往医院输血科（血库）。全血的有效成分主要是红细胞、稳定的凝血因子和血浆蛋白，但由于全血中所含的凝血因子、血小板、白细胞数量有限，用新鲜全血来补充红细胞以外的血液成分无法达到治疗剂量，且现在有疗效更好的成分血或血液制品，故全血的应用已十分有限，临床多选用成分血。

（二）成分血

1. 血浆

是全血经分离后所得到的液体部分。主要成分是血浆蛋白，不含血细胞，无凝集原。无须做血型鉴定和交叉配血试验，可用于补充血容量、蛋白质和凝血因子。血浆制品主要有新鲜血浆（FLP）、新鲜冰冻血浆（FFP）和普通冰冻血浆（FP）3种，FLP和FFP均含有全部的凝血因子，区别在于FLP保存于（4±2）℃，保存期为24小时；FFP保存于-20℃，保存期为1年。FFP与FP的主要区别是FP不含有不稳定的凝血因子Ⅴ因子和Ⅷ因子，FFP保存一年后即成为FP。国内的血浆剂量单位为毫升（mL）。

2. 红细胞

全血去除部分或全部血浆制备而成，可补充红细胞，改善机体缺氧状况。由200mL全血制备的红细胞制品为一个单位。红细胞包括以下3种：

（1）浓缩红细胞：是新鲜血经离心或沉淀去除血浆后的剩余部分，适用于携氧功能缺陷和血容量正常的贫血患者。

（2）洗涤红细胞：红细胞经生理盐水洗涤数次后，再加适量生理盐水，含抗体物质少，适用于器官移植术后患者及免疫性溶血性贫血患者。

（3）红细胞悬液：提取血浆后的红细胞加入等量细胞保养液制成，适用于战地急救及中小手术者。

3. 白细胞浓缩悬液

新鲜全血离心后取其白膜层的白细胞，于4℃环境下保存，48小时内有效。新鲜全血离心后如添加羟乙基淀粉注射液，可增加粒细胞的获得率，用于粒细胞缺乏伴严重感染的患者。

4. 血小板浓缩悬液

全血离心所得，22℃环境下保存，24小时内有效，用于血小板减少或功能障碍性出血的患者。

5. 各种凝血制剂

可有针对性地补充某些凝血因子的缺乏，如凝血酶原复合物等，适用于各种原因引起的凝血因子缺乏的出血性疾病。

（三）其他血液制品

1. 白蛋白制剂

从血浆中提纯而得，能提高机体血浆蛋白及胶体渗透压。临床上常用5％的白蛋白制剂，用于治疗由各种原因引起的低蛋白血症的患者，如外伤、肝硬化、肾病及烧伤等。

2. 纤维蛋白原

适用于纤维蛋白缺乏症和弥散性血管内凝血（DIC）患者；抗血友病球蛋白浓缩剂，适用于血友病患者。

二、血型与交叉配血试验

（一）血型

血型通常是指红细胞膜上特异性抗原的类型。若将血型不相容的两个人的血液混合，则红细胞可凝集成簇，这个现象称为红细胞凝集。在补体的作用下，凝集的红细胞破裂，发生溶血。当输入与患者血型不相容的血液时，其血管内可发生红细胞凝集和溶血反应，严重者可危及患者的生命。

红细胞凝集的实质是抗原-抗体反应。由于红细胞膜上的特异性抗原能促使红细胞凝集，在凝血反应中起抗原作用，故又称为凝集原。能与红细胞膜上的凝集原起反应的特异性抗体则称为凝集素。凝集素为γ-球蛋白，存在于血浆中。

根据红细胞所含的凝集原不同，可把人的血型分成若干类型。迄今为止，世界上已经发现了29个不同的红细胞血型系统，然而与临床关系最密切的是 ABO 血型系统和 Rh 血型系统。

1. ABO 血型系统

人的红细胞内含有 A、B 两种类型的凝集原，根据红细胞内所含凝集原的不同，将人的血液分为 A、B、AB、O 四种类型。血型系统的抗体包括天然抗体和免疫性抗体两类。ABO 血型系统存在天然抗体。新生儿的血液尚无 ABO 血型系统的抗体，出生后 2~8 个月开始产生，8~10 岁时达高峰。天然抗体多属于 IgM，分子量大，不能通过胎盘。因此，与胎儿血型不合的孕妇，体内的天然 ABO 血型抗体一般不能通过胎盘到达胎儿体内，不会使胎儿的红细胞发生凝集破坏。免疫性抗体是机体接受了自身所不存在的红细胞抗原的刺激而产生的。免疫性抗体属于 IgG 抗体，分子量小，能够通过胎盘进入胎儿体内。因此，若母体过去因外源性 A 或 B 抗原进入体内而产生免疫性抗体，则与胎儿 ABO 血型不合的孕妇可因母体内免疫性血型抗体进入胎儿体内而引起胎儿红细胞的破坏，发生新生儿溶血病。

2. Rh 血型系统

（1）Rh 血型系统的抗原与分型

Rh 血型系统是红细胞血型中最复杂的系统之一，现已发现 40 多种抗原，与临床输血关系密切的是 D、d、c、E、e 五种，称为 Rh 抗原（又称为 Rh 因子），Rh 抗原只存在于红细胞上。因 D 抗原的抗原性最强，故临床意义最为重要。医学上通常将红细胞膜上含有 D 抗原者称为 Rh 阳性，而红细胞膜上缺乏 D 抗原者称为 Rh 阴性。

（2）Rh 血型系统的分布

在我国各族人群中，汉族和其他大部分民族的人 Rh 阳性者约为 99%，Rh 阴性者仅占 1% 左右。在有些民族的人群中，Rh 阴性者较多，如塔塔尔族为 15.8%，苗族为 12.3%，布依族和乌孜别克族为 8.7%。在这些民族居住的地区，Rh 血型的问题应受到特别重视。

（3）Rh 血型的特点及临床意义

与 ABC 血型系统不同，人的血清中不存在有抗 Rh 的天然抗体，只有当 Rh 阴性者在接受 Rh 阳性者的血液后，才会通过体液性免疫产生抗 Rh 的免疫性抗体，通常于输血后 2~4 个月血清中抗 Rh 的抗体水平达到高峰。因此，Rh 阴性的受血者在第一次接受 Rh 阳性血液的输血后，一般不产生明显的输血反应，但在第二次或多次再输入 Rh 阳性的血液时，即可发生抗原-抗体反应，输入的红细胞会被破坏而发生溶血。

Rh 血型系统与 ABO 血型系统之间的另一个不同点是抗体的特性。Rh 系统的抗体主要是 IgG，因其分子较小，能通过胎盘。当 Rh 阴性的孕妇怀有 Rh 阳性的胎儿时，Rh 阳性胎儿的少量红细胞或 D 抗原可以进入母体，使母体产生免疫性抗体，主要是抗 D 抗体。这种抗体可以透过胎盘进入胎儿的血液，使胎儿的红细胞发生溶血，造成新生儿溶血性贫血，严重时可导致胎儿死亡。由于通常只有在妊娠末期或分娩时才有足量的胎儿红细胞进入母体，而母体血液中的抗体的浓度是缓慢增加的，因此 Rh 阴性的母体怀有第一胎 Rh 阳性的胎儿时，很少出现新生儿溶血的情况；但在第二次妊娠时，母体内的抗 Rh 抗体可进入胎儿体内而引起新生儿溶血。因此，当 Rh 阴性的母亲分娩出 Rh 阳性的婴儿后，必须在分娩后 72 小时内注射抗 Rh 的 γ 蛋白，中和进入母体内的 D 抗原，避免 Rh 阴性的母亲致敏，从而预防第二次妊娠时新生儿溶血的发生。

（二）血型鉴定和交叉配血试验

为了避免输入不相容的红细胞，献血者与受血者之间必须进行血型鉴定和交叉配血试验。血型鉴定主要是鉴定 ABO 血型和 Rh 因子，交叉配血试验是检验其他次要的抗原与其相应抗体的反应情况。

1. 血型鉴定

（1）ABO 血型鉴定

通常是采用已知的抗 A、抗 B 血清来检测红细胞的抗原并确定血型。若被检血液在抗 A 血清中发生凝集，而在抗 B 血清中不发生凝集，说明被检血液为 A 型；若被检血液在抗 B 血清中发生凝集，而在抗 A 血清中不发生凝集，说明被检血液为 B 型；若被检血液在抗 A 血清和抗 B 血清中均凝集，说明被检血液为 AB 型；若被检血液在抗 A 血清和抗 B 血清中均不凝集，则被检血液为 O 型。

ABO 血型也可以采用正常人的 A 型和 B 型红细胞作为指示红细胞，检查血清中的抗体来确定血型。

（2）Rh 血型鉴定

Rh 血型主要是用抗 D 血清来鉴定。若受检者的红细胞遇抗 D 血清后发生凝集，则受检者为 Rh 阳性；若受检者的红细胞遇抗 D 血清后不发生凝集，则受检者为 Rh 阴性。

2. 交叉配血试验

为了确保输血安全，输血前除做血型鉴定外，还必须做交叉配血试验，即使在 ABO 血型系统相同的人之间也不例外。交叉配血试验包括直接交叉配血试验和间接交叉配血试验。

（1）直接交叉配血试验

用受血者血清和供血者红细胞进行配合试验，检查受血者血清中有无破坏供血者红细胞的抗体。检验结果要求绝对不可以有凝集或溶血现象。

（2）间接交叉配血试验

用供血者血清和受血者红细胞进行配合试验，检查供血者血清中有无破坏受血者红细胞的抗体。如果直接交叉和间接交叉试验结果都没有凝集反应，即交叉配血试验阴性，为配血相合，方可进行输血。

三、静脉输血的目的、适应证与禁忌证

（一）护理目的

1. 补充血容量

增加有效循环血量，改善心肌功能和全身血液灌流，提升血压，增加心输出量，促进循环。用于失血、失液引起的血容量减少或休克患者。

2. 纠正贫血

增加血红蛋白含量，促进携氧功能。用于血液系统疾病引起的严重贫血和某些慢性消耗性疾病的患者。

3. 补充血浆蛋白

增加蛋白质，改善营养状态，维持血浆胶体渗透压，减少组织渗出和水肿，保持有效循环血量。用于低蛋白血症以及大出血、大手术的患者。

4. 补充各种凝血因子和血小板

改善凝血功能，有助于止血。用于凝血功能障碍（如血友病）及大出血的患者。

5. 补充抗体、补体等血液成分

增强机体免疫力，提高机体抗感染的能力。用于严重感染的患者。

6. 排除有害物质

改善组织器官的缺氧状况，用于一氧化碳、苯酚等化学物质中毒。因为上述物质中毒时，血红蛋白失去了运氧能力或不能释放氧气以供机体组织利用。此外，溶血性输血反应及重症新生儿溶血病时，可采用换血法；也可采用换血浆法以达到排除血浆中的自身抗体的目的。

（二）适应证

1. 各种原因引起的大出血

为静脉输血的主要适应证。一次出血量<500mL 时，机体可自我代偿，不必输血。失血量在 500～800mL 时，需要立即输血，一般首选输注晶体溶液、胶体溶液或少量血浆增量剂。失血量>1000mL 时，应

及时补充全血或血液成分。值得注意的是，血或血浆不宜用作扩容剂，晶体结合胶体液扩容是治疗失血性休克的主要方案。血容量补足之后，输血目的是提高血液的携氧能力，此时应首选红细胞制品。

2. 贫血或低蛋白血症

输注浓缩红细胞、血浆、白蛋白。

3. 严重感染

输入新鲜血以补充抗体和补体。

4. 凝血功能障碍

输注相关血液成分。

（三）禁忌证

包括急性肺水肿、充血性心力衰竭、肺栓塞、恶性高血压、真性红细胞增多症、肾功能极度衰竭及对输血有变态反应者。

四、静脉输血的原则和输血前准备

（一）输血的原则

（1）输血前必须做血型鉴定及交叉配血试验。

（2）无论是输全血还是输成分血，均应选用同型血液输注。但是在紧急情况下，如无同型血，可选用O型血输给患者。AB型血的患者除可接受O型血外，还可以接受其他异型血型的血（如A型血和B型血），但要求直接交叉配血试验阴性，而间接交叉试验可以阳性。因为输入的量少，输入血清中的抗体可被受血者体内大量的血浆稀释，而不足以引起受血者的红细胞凝集，故不出现反应。在这种特殊情况下，必须一次输入少量血，一般<400mL，且要放慢输入速度。

（3）患者如果需要再次输血，则必须重新做交叉配血试验，以排除机体已产生抗体的情况。

（二）输血前准备

1. 备血

根据医嘱认真填写输血申请单，并抽取患者静脉血标本，将血标本和输血申请单一起送血库做血型鉴定和交叉配血试验。采血时禁止同时采集两个患者的血标本，以免发生混淆。

2. 取血

根据输血医嘱，护士凭领血单到血库取血，并和血库人员共同认真做好"三查十对"。三查：查血液的有效期、血液的质量及输血装置是否完好。十对：对姓名、床号、住院号、血袋编号（储血号）、血型、交叉配血试验的结果、血液的种类、血量、采血日期和有效期。核对完毕，确认血液没有过期，血袋完整无破漏或裂缝，血液无变色、浑浊，无血凝块、气泡或其他异常物质，护士在交叉配血试验单上签字后方可提血。

3. 取血后注意事项

血液自血库取出后，勿剧烈振荡，以免红细胞破坏引起溶血。库存血不能加温，以免血浆蛋白凝固变性而引起不良反应。如为库存血，需在室温下放置15~20分钟后再输入。

4. 核对

输血前，需与另一个护士再次进行核对，确定无误并检查血液无凝块后方可输血。

5. 知情同意

输血前，应先取得患者的理解并征求患者的同意，签署知情同意书。

五、静脉输血技术

目前临床均采用密闭式输血法，密闭式输血法有间接静脉输液法和直接静脉输液法两种。

（一）护理评估

患者的病情、治疗情况；血型、输血史及过敏史；心理状态及对输血相关知识的了解程度；穿刺部位皮肤、血管状况：根据病情、输血量、年龄选择静脉，并避开破损、发红、硬结、皮疹等部位的血管。一般采用四肢浅静脉，急症输血时多采用肘部静脉，周围循环衰竭时，可采用中心静脉置管。

（二）护理计划

1. 操作者准备

通过评估提出静脉输血过程中潜在的护理问题，做好相应的护理措施。操作者自身仪表规范准备，洗手、戴口罩。

2. 患者准备

向患者及家属解释输血的目的、方法、注意事项及配合要点；采血标本以验血型和做交叉配血试验；签写知情同意书；排空大小便，取舒适卧位。

3. 用物准备

（1）间接静脉输血法

同密闭式输液法，仅将一次性输液器换为一次性输血器（滴管内有滤网，可去除大的细胞碎屑和纤维蛋白等微粒，而血细胞、血浆等均能通过滤网；静脉穿刺针头为9号针头）。

（2）直接静脉输血法

同静脉注射，另备50mL注射器及针头数个（根据输血量多少而定）、3.8％枸橼酸钠溶液、血压计袖带。

（3）生理盐水、血液制品（根据医嘱准备）、一次性手套。

4. 环境准备

整洁、安静、舒适、安全。

（四）护理评价

（1）患者及家属知晓静脉输血的注意事项。

（2）完成静脉输血治疗。

（3）没有输血反应的发生。

（五）注意事项

（1）在取血和输血过程中，要严格执行无菌操作及查对制度。在输血前，一定要由两名护士根据需要查对的项目再次进行查对，避免差错事故的发生。

（2）输血前后及两袋血之间需要滴注少量生理盐水，以防发生不良反应。

（3）血液内不可随意加入其他药品，如钙剂、酸性及碱性药品、高渗或低渗液体，以防血液凝集或溶解。

（4）输血过程中，一定要加强巡视，观察有无输血反应的征象，并询问患者有无任何不适反应。一旦出现输血反应，应立刻停止输血，并按输血反应进行处理。

（5）严格掌握输血速度，对年老体弱、严重贫血、心衰患者应谨慎，滴速宜慢。

（6）输完的血袋送回输血科保留24小时，以备患者在输血后发生输血反应时检查分析原因。

（六）健康教育

（1）向患者说明输血速度调节的依据，告知患者勿擅自调节滴数。

（2）向患者介绍常见输血反应的症状和防治方法。并告知患者，一旦出现不适症状，应及时使用呼叫器。

（3）向患者介绍输血的适应证和禁忌证。

（4）向患者介绍有关血型的知识及做血型鉴定及交叉配血试验的意义。

【问题与思考】

作为护士，在为患者实施静脉输血操作时应如何做好核对和检查，确保正确无误？静脉输血时有哪些注意事项？

六、成分输血与自体输血

（一）成分输血

1. 概念

成分输血是指输入血液的某种成分。它是根据患者的需要，使用血液分离技术，将新鲜血液快速分离成各种成分，然后根据患者需要，输入一种或多种成分。这种疗法起到一血多用、减少输血反应的作用。

通常一份血可以分离出一种或多种成分，输给不同的患者，而一个患者可接受来自不同供血者的同一成分，这样可以发挥更大的临床治疗作用。随着现代科学技术的发展，根据血液各种成分的不同比重，将其分离提纯已变得很容易。多数情况下，输入患者所需的特定成分的血液比输入全血更合适。特定的成分血如红细胞、血小板、血浆、白细胞、白蛋白和凝血制剂等常被用于血液中缺乏这些成分的患者。这种现代输血技术，无论从医学生理学理论或从免疫学角度均体现出极大的优越性，是输血领域中的新进展。

2. 注意事项

（1）某些成分血，如白细胞、血小板等（红细胞除外），存活期短，为确保成分输血的效果，以新鲜血为宜，且必须在24小时内输入体内（从采血开始计时）。

（2）除血浆和白蛋白制剂外，其他各种成分血在输入前均需进行交叉配血试验。

（3）成分输血时，由于一次输入多个供血者的成分血，因此在输血前应根据医嘱给予患者抗过敏药物，以减少过敏反应的发生。

（4）由于特殊成分血每袋只有20mL左右，数分钟即可输完，故成分输血时，护士应进行严密的监护，以免发生危险。

（5）如患者在输成分血的同时，还需输全血，则应先输成分血，后输全血，以保证成分血能发挥最好的效果。

（二）自体输血

自体输血是指术前采集患者体内血液或手术中收集自体失血，经过洗涤、加工，在术后或需要时再输回给患者本人的方法，即回输自体血。自体输血是最安全的输血方法。

1. 优点

（1）无须做血型鉴定和交叉配血试验，不会产生免疫反应，避免了抗原抗体反应所致的溶血、发热和过敏反应。

（2）节省血源。

（3）避免了因输血而引起的疾病传播。

2. 适应证与禁忌证

（1）适应证

①胸腔或腹腔内出血，如脾破裂、异位妊娠破裂出血者；②估计出血量为>1000mL的大手术，如肝叶切除术；③手术后引流血液回输，一般仅能回输术后6小时内的引流血液；④体外循环或深低温下进行心内直视手术；⑤患者血型特殊，难以找到供血者时。

（2）禁忌证

①胸腹腔开放性损伤达4小时以上者；②凝血因子缺乏者；③合并心脏病、阻塞性肺部疾患或原有贫血的患者；④血液在术中受胃肠道内容物污染；⑤血液可能受癌细胞污染者；⑥有脓毒血症和菌血症者。

3. 形式

（1）术前预存自体血：对符合条件的择期手术的患者，在术前抽取患者的血液，并将其放于血库在低温下保存，待手术时再输还给患者。一般于手术前3~5周开始，每周或隔周采血一次，直至手术前3天为止，以利机体应对因采血引起的失血，使血浆蛋白恢复正常水平。

（2）术前稀释血液回输：于手术日手术开始前采集患者血液，并同时自静脉输入等量的晶体或胶体溶液，使患者的血容量保持不变，并降低了血中的红细胞压积，使血液处于稀释状态，减少了术中红细胞的损失。所采集的血液在术中或术后输给患者。

（3）术中失血回输：在手术中收集患者血液，采用自体输血装置，抗凝和过滤后再将血液回输给患者。多用于脾破裂、输卵管破裂，血液流入腹腔 6 小时内无污染或无凝血者。自体失血回输的总量应限制在 3500mL 以内，大量回输自体血时，应适当补充新鲜血浆和血小板。

七、输血反应及护理

输血是具有一定危险性的治疗措施，会引起输血反应，严重者可以危及患者的生命。因此，为了保证患者的安全，在输血过程中，护士必须严密观察患者，及时发现输血反应的征象，并积极采取有效的措施处理各种输血反应。

（一）发热反应

发热反应是输血反应中最常见的临床表现。

1. 原因

（1）由致热原引起，如血液、保养液或输血用具被致热原污染。

（2）多次输血后，受血者血液中产生白细胞和血小板抗体，当再次输血时，受血者体内产生的抗体与供血者的白细胞和血小板发生免疫反应，引起发热。

（3）输血时没有严格遵守无菌操作原则，造成污染。

2. 临床表现

可发生在输血过程中或输血后 1~2 小时内，患者先有发冷、寒战，继之出现高热，体温可达 38~41℃，可伴有皮肤潮红、头痛、恶心、呕吐、肌肉酸痛等全身症状，一般不伴有血压下降。发热持续时间不等，轻者持续 1~2 小时即可缓解，缓解后体温逐渐降至正常。

3. 护理评估

（1）预防

严格管理血库保养液和输血用具，有效预防致热原，严格执行无菌操作。

（2）处理

①反应轻者减慢输血速度，症状可以自行缓解；②反应重者应立即停止输血，密切观察生命体征，给予对症处理（如发冷者注意保暖、高热者给予物理降温），并及时通知医生；③必要时遵医嘱给予解热镇痛药和抗过敏药，如异丙嗪或肾上腺皮质激素等；④将输血器、剩余血连同血袋一并送检。

（二）过敏反应

1. 原因

（1）患者为过敏体质，对某些物质易引起过敏反应。输入血液中的异体蛋白质与患者机体的蛋白质结合形成全抗原而使机体致敏。

（2）输入的血液中含有致敏物质，如供血者在采血前服用过可致敏的药物或进食了可致敏的食物。

（3）多次输血的患者，体内可产生过敏性抗体，当再次输血时，抗原抗体相互作用而发生输血反应。

（4）供血者血液中的变态反应性抗体随血液传给受血者，一旦与相应的抗原接触，即可发生过敏反应。

2. 临床表现

过敏反应大多发生在输血后期或即将结束输血时，其程度轻重不一，通常与症状出现的早晚有关。症状出现越早，反应越严重。

（1）轻度反应

输血后出现皮肤瘙痒，局部或全身出现荨麻疹。

（2）中度反应

出现血管神经性水肿，多见于颜面部，表现为眼睑、口唇高度水肿。也可发生喉头水肿，表现为呼吸困难，两肺可闻及哮鸣音。

（3）重度反应

发生过敏性休克。

3. 护理评估

（1）预防

①正确管理血液和血制品；②选用无过敏史的供血者；③供血者在采血前4小时内不宜吃高蛋白和高脂肪的食物，宜用清淡饮食或饮糖水，以免血液中含有过敏物质；④对有过敏史的患者，输血前根据医嘱给予抗过敏药物。

（2）处理

根据过敏反应的程度给予对症处理。①轻度过敏反应，减慢输血速度，给予抗过敏药物，如苯海拉明、异丙嗪或地塞米松，用药后症状可缓解；②中、重度过敏反应，应立即停止输血，通知医生，根据医嘱皮下注射1∶1000肾上腺素0.5~1mL或静脉滴注氢化可的松或地塞米松等抗过敏药物；③呼吸困难者给予氧气吸入，严重喉头水肿者行气管切开；④循环衰竭者给予抗休克治疗；⑤监测生命体征变化。

（三）溶血反应

溶血反应是受血者或供血者的红细胞发生异常破坏，或溶解引起的一系列临床症状。溶血反应是最严重的输血反应，分为血管内溶血和血管外溶血。

1. 血管内溶血

（1）原因

①输入了异型血液供血者和受血者血型不符而造成血管内溶血，反应发生快，一般输入10~15mL血液即可出现症状，后果严重。②输入了变质的血液输血前红细胞已经被破坏溶解，如血液贮存过久、保存温度过高、血液被剧烈震荡或被细菌污染、血液内加入高渗或低渗溶液或影响pH的药物等，均可导致红细胞破坏溶解。

（2）临床表现

轻重不一，轻者与发热反应相似，重者在输入10~15mL血液时即可出现症状，死亡率高。通常可将溶血反应的临床表现分为以下3个阶段：

第一阶段：受血者血清中的凝集素与输入血液中红细胞表面的凝集原发生凝集反应，使红细胞凝集成团，阻塞部分小血管。患者出现头部胀痛，面部潮红，恶心、呕吐，心前区压迫感，四肢麻木，腰背部剧烈疼痛等反应。

第二阶段：凝集的红细胞发生溶解，大量血红蛋白释放至血浆中出现黄疸和血红蛋白尿（尿呈酱油色），同时伴有寒战、高热、呼吸困难、发绀和血压下降等。

第三阶段：一方面，大量血红蛋白从血浆进入肾小管，遇酸性物质后形成结晶阻塞肾小管；另一方面，由于抗原、抗体的相互作用，又可引起肾小管内皮缺血、缺氧而坏死脱落，进一步加重了肾小管阻塞，导致急性肾衰竭，表现为少尿或无尿，管型尿和蛋白尿，高钾血症、酸中毒，严重者可致死亡。

（3）护理评估

1）预防

①认真做好血型鉴定与交叉配血试验；②输血前认真查对，杜绝差错事故的发生；③严格遵守血液保存规则，不可使用变质血液。

2）处理

一旦发生输血反应，应给予以下处理：①立即停止输血，并通知医生；②给予氧气吸入，建立静脉通道，遵医嘱给予升压药或其他药物治疗；③将剩余血、患者血标本和尿标本送实验室检查；④双侧腰部封闭，热水袋敷于双侧肾区，以解除肾小管痉挛，保护肾脏；⑤碱化尿液：静脉注射碳酸氢钠，增加血红蛋白在尿液中的溶解度，减少沉淀，避免阻塞肾小管；⑥严密观察生命体征和尿量，插入导尿管，监测每小时尿量，并做好记录。若发生肾衰竭，予以腹膜透析或血液透析治疗；⑦若出现休克症状，应进行抗休克治疗；⑧心理护理：安慰患者，消除其紧张、恐惧心理。

2. 血管外溶血

多由Rh系统内的抗体（抗D、抗C和抗E）引起。反应的结果使红细胞破坏溶解，释放出的游离血红蛋白转化为胆红素，血液循环至肝脏后迅速分解，然后通过消化道排出体外。Rh阴性患者首次输入Rh阳性血液时不发生溶血反应，但输血 2~3 周后体内即产生抗 Rh 因子的抗体。如再次接受 Rh 阳性的血液，即可发生溶血反应。Rh 因子不合所引起的溶血反应较少见，且发生缓慢，可在输血后几小时至几天后才发生，症状较轻，有轻度的发热伴乏力、血胆红素升高等。对此类患者应查明原因，确诊后，尽量避免再次输血。

（四）与大量输血有关的反应

大量输血一般是指在 24 小时内紧急输血量相当于或大于患者总血容量。常见与大量输血有关的反应有循环负荷过重、出血倾向及枸橼酸钠中毒等。

1. 循环负荷过重

即肺水肿，其原因、临床表现和护理同"静脉输液反应"。

2. 出血倾向

（1）原因

长期反复输血或超过患者原血液总量的输血，由于库存血中的血小板破坏较多，使凝血因子减少而引起出血。

（2）临床表现

表现为皮肤、黏膜瘀斑，穿刺部位大块瘀血或手术伤口渗血。

（3）护理评估

①短时间输入大量库存血时，应密切观察患者的意识、血压、脉搏变化，注意皮肤、黏膜或手术伤口有无出血；②严格掌握输血量，大量输注库存血的同时应补充凝血因子。

（五）枸橼酸钠中毒反应

1. 原因

大量输血使枸橼酸钠大量进入体内，如果患者肝功能受损，枸橼酸钠不能完全氧化和排出，而与血液中的游离钙结合使血钙浓度下降。

2. 临床表现

患者出现手足抽搐，血压下降，心率缓慢。心电图出现 Q-T 间期延长，甚至心搏骤停。

3. 护理评估

遵医嘱常规每输库存血 1000mL，静脉注射 10％葡萄糖酸钙 10mL，预防发生低钙血症。

（六）其他反应

如空气栓塞，细菌污染反应，体温过低及通过输血传染各种疾病（如病毒性肝炎、疟疾、艾滋病）等。因此，严格把握采血、贮血和输血操作的各个环节，是预防上述输血反应的关键。

（张 静）

第二章　临床常用护理实施技术

第一节　心肺复苏术

心肺复苏术（cardiopulmonary resuscitation，CPR）是针对心搏、呼吸停止所采取的抢救措施，即应用胸外按压形成暂时的人工循环并恢复心脏自主搏动和血液循环，用人工呼吸代替自主呼吸并恢复自主呼吸，达到恢复自主循环和挽救生命的目的。

一、适应证

心搏、呼吸停止的患者。

二、操作过程

心肺复苏的基本程序是"C、A、B"，分别指胸外按压、开放气道、人工呼吸。

（一）快速识别和判断心搏骤停

在环境安全情况下，轻拍或摇动患者双肩，大声呼叫："喂，你怎么了？"以判断患者有无反应，同时快速检查有无有效呼吸，应在10秒内完成。

（二）启动急救反应系统

如果患者没有反应、无有效呼吸，应立即呼救，启动急救反应系统，在院外拨打"120"，院内应呼叫其他医护人员，尽快获取除颤仪及抢救物品和药品，并组成抢救团队。

（三）循环支持（circulation，C）

1. 判断大动脉搏动

成人检查颈动脉的搏动，方法是使用2个或3个手指找到气管，将手指滑到气管和颈侧肌肉之间的沟内即可触及，触摸时间至少5秒，但不超过10秒。儿童和婴儿可检查其肱动脉或股动脉。如果触摸不到动脉搏动，应立即进行胸外按压。

2. 胸外按压

成人按压部位在胸部正中，胸骨的中下部位，两乳头连线之间的胸骨处。操作者在患者一侧，一只手的掌根部放在胸骨两乳头连线处，另外一只手叠加在其上，两手手指交叉紧紧相扣，手指尽量向上，避免触及胸壁和肋骨，减少按压时发生肋骨骨折的可能性。按压者身体稍前倾，双肩在患者胸骨正上方，双臂绷紧伸直，按压时以髋关节为支点，应用上半身的力量垂直向下用力快速按压。按压频率在每分钟100～120次，胸骨下陷至少5cm，胸骨下压时间及放松时间基本相等，放松时应保证胸廓充分回弹，尽量减少对胸壁施加残余压力，但手掌根部不能离开胸壁。尽量减少胸外按压间断，或尽可能将中断控制在10秒以内。婴儿按压部位在两乳头连线之间的胸骨处稍下方。8岁以下儿童患者按压深度至少达到胸廓前后径的1/3，婴儿大约4cm，儿童大约为5cm。成人心肺复苏，不论是单人还是双人CPR，胸外按压/通气比例均为30：2。单人儿童和婴儿CPR亦如此，但双人CPR时，儿童和婴儿的胸外按压与通气比例为15：2。

（四）开放气道（airway，A）

1. 仰头抬颏（颌）法

方法是将一手小鱼际置于患者前额，使头部后仰，另一手的示指与中指置于下颌角处，抬起下颏（颌）。注意手指勿用力压迫下颌部软组织，防止造成气道梗阻。

2. 托颌法

操作者站在患者头部，肘部可支撑在患者躺的平面上，双手分别放置在患者头部两侧，拇指放在下颏处，其余四指握紧下颌角，用力向上托起下颌，如患者紧闭双唇，可用拇指把口唇分开。

（五）人工呼吸（breathing，B）

每次通气应在 1 秒以上，通气量使胸廓轻微起伏即可。如果患者有自主循环存在，但需要呼吸支持，人工呼吸的频率为 10～12 次/分，即每 5～6 秒给予人工呼吸 1 次。婴儿和儿童 12～20 次/分，每 3～5 秒给予通气 1 次。没有自主循环存在时，已建立高级气道者，人工呼吸的频率为 8～10 次/分，即每 6～8 秒给予人工呼吸 1 次。

（六）心肺复苏效果的判断

复苏有效时，可见患者瞳孔由散大开始回缩，面色由发绀转为红润，颈动脉搏动恢复，有眼球活动，睫毛反射与对光反射出现，甚至手脚开始抽动，自主呼吸出现等。

三、注意事项

（一）高质量的心肺复苏

按压频率为每分钟 100～120 次（15～18 秒按压 30 次），按压深度至少 5cm，保证胸廓充分回弹，尽量减少中断，避免过度通气。

（二）按压者的更换

多个复苏者时，可每 2 分钟换一位按压者，换人操作时间应在 5 秒内完成，以减少胸部按压间断的时间。

第二节　气管插管术

气管插管术是指将气管导管经口或鼻插入气管内以建立有效气道的技术。其目的是保持气道的畅通；便于呼吸道管理及进行辅助或控制呼吸；清除呼吸道分泌物或异物；解除上呼吸道阻塞，减少气道阻力及无效腔；防止胃内容物、血液及分泌物导致的误吸；提供复苏药物的给药途径。

根据插管时是否用喉镜显露声门，分为经口明视插管术和经鼻插管术。临床急救中最常用的是经口明视插管术。

一、适应证

（1）呼吸、心搏骤停行心肺复苏者。
（2）呼吸功能衰竭需行有创机械通气者。
（3）气道梗阻者。
（4）气道分泌物不能自行咳出而需直接清除或吸出气管内痰液者。

二、禁忌证

气管插管没有绝对的禁忌证，但当患者有下列情况时应考虑慎重操作。
（1）喉头水肿，气道炎症，咽喉部血肿、脓肿。
（2）胸主动脉瘤压迫或侵犯气管壁。
（3）颈椎骨折或脱位。
（4）严重出血倾向。
（5）面部骨折。

三、操作前护理

（一）患者准备

取仰卧位，头后仰，使口、咽、气管呈一条直线，喉头暴露不好，可在肩背部或颈部垫一小枕，使头尽量后仰。插管前为患者佩戴简易呼吸器，让其吸纯氧数分钟，以免因插管费时而加重缺氧。检查患者牙齿是否松动或有义齿，如有义齿应事先取出并妥善保存。

（二）物品准备

气管导管、喉镜、气管导管芯、牙垫、注射器、吸痰管、吸引器、呼吸面罩及呼吸气囊、开口器等。

气管导管多采用带气囊的导管，婴幼儿选用无气囊导管。喉镜有成人、儿童、幼儿3种规格；镜片有直、弯两种类型，常用为弯形片，因其在暴露声门时不必挑起会厌，可减少对迷走神经的刺激。检查所需物品齐全、性能良好，如喉镜光源、导管气囊等。

（三）用药准备

根据医嘱使用镇静药、肌松剂或局部麻醉剂

四、操作过程

（1）体位：将患者安置于仰卧位，头后仰，充分开放气道。

（2）准备导管：将管芯插入气管导管内并确保管芯位于导管前端开口1cm处。

（3）暴露声门：操作者右手拇指推开患者的下唇和下颌，示指抵住上门齿，使嘴张开。左手持咽喉镜，从右嘴角置入，将舌体推向左侧，此时可见到腭垂（此为声门暴露的第一个标志）。顺舌背将喉镜前进至舌根，即可看到会厌的边缘（此为声门暴露的第二个标志），看到会厌边缘后，可继续稍作深入，使喉镜片前端置于会厌与舌根交界处，上提喉镜即可看到声门。操作过程中应注意以左手腕为支撑点，而不能以上门齿作为支撑点。

（4）清理气道，插入导管，使用吸痰管充分吸引视野处分泌物。操作者右手持气管导管，对准声门，在吸气末（声门开放时），轻柔地插入导管过声门1cm左右，迅速拔除管芯，导管继续旋转深入气管，深度为成人4~6cm，小儿2~3cm。

（5）判断导管位置，安置牙垫，退出喉镜。连接简易呼吸器进行通气，观察胸廓有无起伏，同时听诊两肺呼吸音是否对称，确定插管是否成功。有条件时可应用二氧化碳浓度量化波形图判断。

（6）固定导管，封闭气道用长胶布妥善固定导管和牙垫。将气管导管囊内充气，一般需注入5~10mL气体。

（7）连接人工通气装置。

五、操作后护理

（一）气管插管的护理

随时了解气管导管的位置及固定情况，防止气管导管脱出。保持气管导管通畅，及时吸出口腔及导管中的分泌物。按时给予雾化吸入，保持气道内的湿润。

（二）病情观察

严密观察患者生命体征、血氧饱和度及两侧胸廓起伏等变化。

六、注意事项

（1）插管前使用简易呼吸器给予患者纯氧数分钟，以免因插管费时而加重缺氧。

（2）根据患者的性别、体重、身高等因素选择合适型号的气管导管，男性患者一般选用7.5~8.5mm导管，女性一般用7~8mm导管。小儿气管导管内径的选择，可利用公式做出初步估计：导管内径ID（mm）= 4.0+（年龄÷4）。

（3）插管时，动作轻柔、准确，以防造成损伤。

（4）确定气管导管插入深度，自门齿起计算，通常男性22~24cm，女性20~22cm。气管导管顶端距气管隆嵴大约2cm。

第三节 除 颤

除颤亦称为非同步电复律，是利用高能量的脉冲电流，在瞬间通过心脏，使全部心肌细胞在短时间内同时除颤，使具有最高自律性的窦房结新主导心脏节律的方法，主要用于转复心室颤动。根据电极板放置的位置，除颤可分为体外和体内两种方式，后者常用于急症开胸抢救者。本节主要阐述人工体外除颤。

一、适应证

主要是心室颤动、心室扑动、无脉性室性心动过速者。

二、操作前护理

（一）患者准备

去枕平卧于硬板床上，松开衣扣，暴露胸部，检查并除去身体上的金属及导电物质，了解患者有无安装起搏器。

（二）物品准备

除颤仪，导电糊或4~6层生理盐水纱布，简易呼吸器，吸氧、吸痰用物，急救药品等。

三、操作过程

（一）确定心电情况

监测、分析患者心律，确认心室颤动、心室扑动或无脉室性心动过速，需要电除颤。

（二）开启除颤仪

连接电源线，打开电源开关，将旋钮调至"ON"位置，机器设置默认"非同步"状态。

（三）准备电极板

将导电糊涂于电极板上，或用4~6层盐水纱布包裹电极板。

（四）正确放置电极板

一个电极板放在胸骨右缘锁骨下第2~3肋间（心底部），另一个电极板放在左乳头外下方或左腋前线内第5肋间（心尖部），两电极板之间相距10cm以上。

（五）选择能量

双向波除颤仪为120~200J（或参照厂商推荐的电能量），单向波除颤仪为360J。儿童每千克体重2J，第2次可增加至每千克体重4J。

（六）充电

按下"充电"按钮，将除颤仪充电至所选择的能量。

（七）放电

放电前应注意查看电极板是否与皮肤接触良好，放电时电极板应紧贴皮肤并施以一定压力，但不要因为判断皮肤接触情况而影响快速除颤。放电前再次确认心电示波是否需要除颤，高喊口令："让开"或"我离开，你离开，大家都离开"，确认周围无任何人接触患者后按压"放电"按钮进行电击。注意电极板不要立即离开胸壁，应稍停留片刻。

（八）立即胸外按压

电击后立即给予5个循环（大约2分钟）的高质量CPR，再观察除颤后心电示波图形，需要时再次给予除颤。

四、操作后护理

（一）病情观察

擦净患者胸壁皮肤，密切观察患者心律、心率和血压等生命体征，随时做好再次除颤的准备。

（二）物品管理

关闭电源开关，清洁电极板，备心电图描记纸，除颤仪充电备用。

五、注意事项

（1）除颤前确定电极板放置部位要准确，局部皮肤无潮湿、无敷料。如患者带有植入性起搏器，应避开起搏器部位至少10cm。

（2）不可将涂有导电糊的两电极板相对涂擦，以免形成回路。不可用耦合剂替代导电糊。

（3）放电前确保任何人不得接触患者、病床及与患者接触的物品，患者胸前无氧气流存在，以免触电或发生意外。

（4）操作者身体不能与患者接触，不能与金属类物品接触。

第四节　经外周静脉置入中心静脉导管术

经外周静脉置入中心静脉导管术（peripherally inserted central catheter，PICC）是经外周静脉（贵要静脉、肘正中静脉、头静脉）穿刺置管，并使导管末端置于上腔静脉中下 1/3 的技术或方法。用于为患者提供中期至长期的静脉输液治疗（7 天至 1 年）。

一、适应证

（1）有缺乏外周静脉通道的倾向。

（2）有锁骨下或颈内静脉置管禁忌。

（3）需输注刺激性药物，如化疗药。

（4）需输注高渗性或黏稠性液体，如全胃肠外营养（total parenteral nutrition，TPN）治疗。

（5）需要反复输血或血制品，或反复采血。

（6）需要使用输液泵或压力输液（需使用抗压导管）。

（7）需要长期静脉治疗。

二、禁忌证

（1）预插管途径有感染源。

（2）预插管途径有外伤史、血管外科手术史、放射治疗史、静脉血栓形成史。

（3）不能确认外周静脉。

（4）有严重的出血性疾病。

（5）患者血管顺应性差。

（6）确诊或疑似对器材的材质过敏。

三、操作前准备

（一）患者准备

评估患者一般情况，严格把握置管适应证及禁忌证，当患者出现以下情况要慎重置管。

（1）心脏疾病、水肿、静脉不明显、应用刺激性心血管药物。

（2）糖尿病、高危感染。

（3）肿瘤化疗、白细胞计数减少。

（4）免疫抑制感染概率增加。

（5）脱水、血容量减少。

（6）乳腺癌术后循环受阻。

（7）血液透析人造血管搭桥内瘘术后。

（8）患者的体形不适合预置入的器材。

（9）患者的心理准备不充分。

（二）签署知情同意书

医师向患者交代 PICC 穿刺目的、过程、操作后的注意事项及可能出现的并发症，使患者有心理准备。患者在知情同意书上签字。

（三）血管评估

护士评估患者血管，选择合适导管。

四、操作步骤

（一）经外周中心静脉导管置入术（以三向瓣膜式导管为例）

1. 核对医嘱，签署同意书

双人核对医嘱以及患者知情同意书。

2. 沟通

向患者简单介绍 PICC 导管操作程序及配合要领。

3. 评估并选择静脉

常在肘部以贵要静脉，肘正中静脉和头静脉为序选择静脉，首选右侧。

4. 准备用物

PICC 导管、延长管、连接器、思乐扣、皮肤保护剂、正压接头、PICC 穿刺包、注射盘、无菌手套、生理盐水 500mL、20mL 注射器 2 个、10cm×12cm 透明贴膜、皮肤消毒液、脱敏胶布、皮尺、止血带、2％利多卡因、1mL 注射器、弹力或自粘绷带。

5. 摆放体位并测量导管置入长度

协助患者采取平仰卧位，暴露穿刺区域，患者预穿刺侧上肢外展与躯干成 90°，确定穿刺点并测量导管预置长度及臂围，测量自穿刺点至右胸锁关节，然后向下至第 3 肋间。在肘窝上 10cm 处测双臂臂围并记录。

6. 皮肤消毒

打开 PICC 穿刺包，戴无菌手套，将一块治疗巾铺于穿刺肢体下。用 0.5％氯己定溶液消毒 3 遍（或用 75％酒精或碘伏分别消毒 3 遍），注意消毒范围上下直径 20cm，两侧到臂缘，待干。

7. 建立无菌区

更换无粉手套（若为有粉手套，需先将滑石粉冲洗干净），铺洞巾及治疗巾，并将 PICC 穿刺套件及所需无菌用物置于无菌区域中。

8. 预冲导管

用注射器抽吸 0.9％氯化钠溶液 20mL 冲洗导管，检查导管是否通畅，再将导管置于 0.9％氯化钠溶液中。

9. 系止血带

由助手协助系止血带，注意止血带的末端反向于穿刺部位。

10. 穿刺

视情况可于穿刺前先由助手用 2％利多卡因在穿刺部位做局部麻醉。以左手绷紧皮肤，右手以 15°～30°进针，见回血后立即放低穿刺针，与血管平行，继续推少许，然后保持针芯位置，单独向前推进插管鞘，避免由于推进钢针造成血管壁穿透。嘱助手松开止血带，左手拇指固定插管鞘，示指或中指压住插管鞘末端处的血管，防止出血，从插管鞘中撤出穿刺针。

11. 送管

固定插管鞘，从插管鞘置入导管，速度宜缓慢，以免损伤静脉瓣，当导管尖端到达肩部即送入导管约 15cm 时，助手协助患者头转向穿刺侧下颌贴近肩部，使导管顺利进入上腔静脉，而不会向上至颈内静脉。

12. 撤出插管鞘

当导管置入预计长度时，在鞘的远端静脉上加压止血并固定导管，然后撤出插管鞘。

13. 撤出支撑导丝

轻压穿刺点以保持导管的位置，缓慢地将导丝撤出。

14. 修正导管长度

保留体外 5cm 导管以便于安装连接器，用无菌剪刀剪断导管，注意不要剪出斜面或毛渣。

15. 安装连接器

先将减压套筒套到导管上，再将导管连接到连接器翼形部分的金属柄上，注意一定要推进到底，导管不能起褶，将翼形部分的倒钩和减压套筒上的沟槽对齐，锁定两部分。

16. 抽回血和冲管

用注射器抽吸至有回血，用 20mL 生理盐水以脉冲方式冲管，然后安装正压接头、正压封管。

17. 导管固定

将导管出皮肤处逆血管方向盘一流畅的"U"弯，在穿刺点处垫以纱布，其上用透明贴膜固定，如使用思乐扣，要完全覆盖思乐扣。然后用脱敏胶布，以蝶形交叉固定连接器和正压接头。在指示胶带上注明穿刺日期、时间及操作者，并贴于透明贴膜下缘。

18. 确定导管末端位置

行 X 线胸片检查确定导管末端位置。

19. 记录

操作结束后应将相关信息记录在护理病历中，内容包括穿刺日期、穿刺时间、操作者、所选静脉及穿刺部位、导管规格和型号、置入长度、操作过程、X 线检查结果等。同时填写患者维护记录，并保留导管条形码粘贴于知情同意书上。

（二）超声引导下结合塞丁格技术行 PICC 置管术（以三向瓣膜式导管为例）

1. 核对医嘱，签署同意书

双人核对医嘱及患者知情同意书。

2. 沟通

向患者简单介绍 PICC 导管操作程序及配合要领。

3. 准备用物

PICC 穿刺包、消毒物品、三向瓣膜式导管、超声附件导引器、一次性治疗巾、无菌手套、无菌生理盐水、20mL 注射器 3 支、1mL 注射器、2％利多卡因（根据需要）、皮尺、止血带、弹性绷带（根据需要）、SR5 超声机及附件。

4. 摆放体位，评估血管

协助患者采取平仰卧位，手臂外展与躯干成 90°，扎止血带，超声下评估双侧上臂血管。穿刺静脉，首选贵要静脉，次选肘正中静脉，第三选择头静脉。确定穿刺点并做好标记。

5. 测量并记录

测量自穿刺点至右胸锁关节，然后向下至第 3 肋间的导管置入长度（注意：体外测量永远不可能与体内的静脉解剖完全一致）。在肘窝上 10cm 处测双臂臂围并记录。

6. 消毒

整臂皮肤消毒，消毒方式为螺旋式消毒、顺时针和逆时针方向交替进行。先 3 遍 75％酒精擦拭，再 3 遍碘酒擦拭。

7. 建立无菌区

患者臂下垫无菌治疗巾。

8. 扩大无菌区

护士穿无菌手术衣，戴无菌手套，用生理盐水冲洗干净手套上的滑石粉，铺垫无菌治疗巾，扩大无菌区，将导管、注射器等无菌物品置入无菌区，在注射器中抽足量生理盐水预冲导管。

9. 助手协助

套无菌探头罩。

10. 穿刺

安装导针架，准备穿刺。助手扎止血带使静脉充盈，探头与皮肤垂直，右手握住探头并固定，操作者监测超声屏幕并实施穿刺。

11. 递送导丝

松止血带，从穿刺针上移去探头，送入导丝 10~15cm。

12. 递送导管

在穿刺点处局部麻醉，沿导丝向穿刺点外上方做一个小切口，扩大穿刺点，使扩张器及导入鞘沿导丝缓慢进入血管，并在下方垫无菌纱布。

13. 撤出导丝及扩张器

按压穿刺点及导入鞘前方，将导丝及扩张器一同撤出。

14. 置入导管

固定导入鞘，将导管沿导入鞘置入，速度宜缓慢，以免损伤静脉瓣，当导管送入约 15cm 时，助手协助患者头转向穿刺侧并使下颌贴近肩部，以防止导管误入颈内静脉。

15. 拔出导入鞘送管

拔出导入鞘送管至预定长度后，撤出导入鞘并远离穿刺点撕裂导入鞘。

16. 超声检查

助手用超声检查颈内静脉，初步判断导管是否异位。

17. 撤出支撑导丝

将导管与导丝的金属柄分离，平行匀速撤出导丝。

18. 修正导管长度

清洁导管上血渍，保留体外导管 5cm，与导管保持垂直，剪断导管。将减压套筒安装到导管上，将导管连接到连接器翼形部分的金属柄上，注意一定要推进到底，导管不能起褶，沿直线将翼形部分的倒钩和减压套筒上的沟槽对齐，锁定两部分。注意导管的最后 1cm 一定要剪掉，否则导管与连接器固定不牢。

19. 确定导管位置

抽回血确定导管位置。抽回血时，在透明延长管处见到回血（多腔导管则每个腔都要抽回血）。抽血后，用 20mL 生理盐水以脉冲方式冲导管（多腔导管则每个腔都要冲管）。

20. 安装

安装输液接头，正压封管。

21. 导管固定

皮肤处的导管逆血管方向盘一流畅的"U"弯，在穿刺点处垫以纱布，其上用透明贴膜固定，如使用思乐扣，要完全覆盖思乐扣。然后用脱敏胶布以蝶形交叉固定连接器和正压接头。在指示胶带上注明穿刺日期、时间及操作者，并贴于透明贴膜下缘。

22. 确定导管位置

需行 X 线胸片检查确定导管末端位置。

23. 记录

操作结束后应将相关信息记录在护理病历中，内容包括穿刺日期、穿刺时间、操作者、所选静脉及穿刺部位、导管规格和型号、置入长度、操作过程、X 线检查结果等。同时填写患者维护记录，并保留导管条形码粘贴于知情同意书上。

五、术后护理

（1）密切观察穿刺点是否有渗血、感染及疼痛，肢体是否有肿胀等并发症，如果发现应随时更换敷料。

（2）耐心听取患者主诉，询问有无胸痛、胸闷、肢体麻木及发热等症状。

（3）健康教育：保持穿刺部位清洁干燥，贴膜有卷曲、松动、贴膜下有汗液等及时通知护士。告知患者植入侧上肢勿做剧烈外展运动。嘱患者注意勿使穿刺侧过度弯曲。穿衣服时，应先穿置管侧上肢衣服，脱衣服时，先脱没有置管侧上肢衣服。锻炼身体时，置管侧上肢切勿剧烈运动，勿过度弯曲、伸展，以免导管滑脱。辅助检查，如 CT 注射显影剂时，切勿从 PICC 导管注入。防止因高压静脉注射导致 PICC 导管断裂。

六、PICC 导管的日常维护

（一）冲管

1. 冲管频率

（1）每次静脉输液、给药（特别是 TPN 等高黏滞性药物）、输血或血制品、输注后必须立即冲管。

（2）治疗间歇期每 7 天冲管 1 次。

2. 冲管方法

消毒正压接头，使用>10mL 的注射器，以脉冲方式注入生理盐水，最后正压封管。正压封管即将注射器针头留在正压接头内，推注封管液剩 0.5~1mL 时，边推进生理盐水边撤出注射器，以防止在撤出注射器的瞬间使导管内形成负压，而有少量的血液反流进入导管末端。

（二）更换正压接头

洗手，使用无菌技术打开正压接头的包装，预冲正压接头。取下原有的正压接头，消毒导管接头的横断面及外壁，连接新的正压接头，用 10mL 生理盐水冲洗导管，用脱敏胶布以蝶形交叉固定好连接器和正压接头。更换频率为常规下 7 天 1 次。正压接头如遇有裂纹、残留血液等特殊情况需立即更换。

（三）更换敷料

（1）拆除敷料时注意从下向上，防止将导管带出体外，避免牵动导管。

（2）检查导管穿刺点有无发红、肿胀，有无渗出物。

（3）洗手，打开无菌包，戴无菌手套。

（4）消毒：先用酒精棉球避开穿刺点消毒 3 遍，从中心向外螺旋清洁，范围至少要达到 20cm 直径，清洁后待干 2 分钟。再用碘伏棉球以穿刺点为中心消毒 3 遍，待干 2 分钟

（5）贴敷料：消毒剂待干后，贴上敷料。先将敷料以导管形状塑形，敷料以穿刺点为中心覆盖全部体外导管，下缘固定到连接器的翼形部分的一半，注意请勿使用胶布直接固定导管，以免损伤导管。

（6）固定：用脱敏胶布以蝶形交叉方式固定，连接器和正压接头。

（7）更换时间：穿刺置管后 24 小时更换 1 次敷料，以后每 7 天更换 1 次，或者在敷料松动或潮湿时立即更换。

（8）PICC 穿刺时建议使用无菌透明贴膜固定，使导管入口与外界环境隔离，便于观察导管及穿刺点。所有透明贴膜上应该清楚地记录更换敷料的时间及更换者姓名。

七、并发症观察与护理

（一）穿刺时并发症的处理

1. 送管困难

（1）原因：患者体位不当、导管异位、静脉痉挛、导管型号过大、静脉瘢痕、静脉硬化、静脉瓣膜、静脉分叉等。

（2）处理：选择粗、直、静脉瓣少的血管穿刺，尽量不选择头静脉；送管速度不宜过快，可停止送管等待片刻，使患者尽量放松，调整位置，嘱患者做握拳、松拳动作，调整导丝或撤出导丝；腋窝处扎止血带后再送管，或者一边推注生理盐水一边送管，均可打开静脉瓣利于导管的通过。

2. 导管异位

导管尖端异常位置，入旁路静脉。

（1）原因：异常静脉解剖结构；既往手术史或外伤史；患者体位不当；测量误差；在头静脉穿刺。

（2）处理：尽量避免在头静脉穿刺；如果导管异位入静脉，可用 5~10mL 生理盐水快速冲管，改变体位，通过自然重力下降；X 线确认，重新定位。

3. 渗血、血肿

（1）原因：导入针型号过大、留置导管过细、穿刺不当或创伤性穿刺、选择血管不当、有出血倾向者、抗凝治疗的患者、穿刺部位活动过度。

（2）处理：加压止血、避免过度活动、停服抗凝剂，必要时给予止血剂。

4. 心律失常

（1）原因：与导管尖端位置过深，刺激上腔静脉丛有关；或患者体位改变以及测量静脉长度不准。

（2）处理：准确测量静脉的长度，避免导管插入过深，退出导管少许。

（二）导管留置时并发症的处理

1. 机械性静脉炎

（1）症状：置管侧手臂沿血管走向出现红、肿现象。

（2）处理：抬高患肢，避免剧烈运动，热湿敷每次 20 分钟（每天 4 次），或使用理疗仪治疗。如上述治疗不能控制症状，应做 B 超排查血栓的可能。

2. 穿刺点感染

（1）症状：局部有分泌物出现红、肿、痛，无全身症状。

（2）处理：严格进行无菌操作，遵医嘱抗生素治疗。加强换药，细菌培养。

3. 导管阻塞

（1）症状：给药时感觉有阻力、输注困难、无法冲管、无法抽到回血、输液速度减慢或停止。

（2）处理：检查导管是否打折；患者体位是否恰当；确认导管尖端位置正确；用 10mL 注射器缓慢回抽，血凝块是否能抽出。根据堵管液体的性质（血小板的沉积、脂肪乳剂、酸性、碱性等）遵医嘱选择尿激酶等通管。

（3）注意：为避免栓子流入血液循环，在通管不成功的情况下建议拔管。

4. 血栓形成（血栓栓塞）

（1）症状：注意观察整条手臂、腋部、肩膀、颈部、胸部、后背、耳周、颌面部有无疼痛、肿胀、静脉扩张、颜色改变、皮肤温度改变及液体自穿刺点处回漏的情况。

（2）处理：治疗应以临床症状和患者的全身状况为依据。拔除导管，行抗凝治疗；溶栓治疗。

5. 纤维蛋白鞘（纤维包裹膜形成）

（1）症状：输注液体时（特别是输注液体过快时），液体回流，回抽困难，阻碍输液。

（2）处理：适当增加冲洗导管的频率和速度；首先使用稀释的肝素液冲管；必要时使用尿激酶溶解附于导管开口处的纤维素。

（三）常见异常问题的处理

1. 回抽困难

（1）可能原因：①没有按操作规程冲洗导管，引起导管堵塞；②回抽时导管的开口吸附到血管壁上；③回抽时有血块、纤维鞘或其他东西堵住瓣膜；④导管打折；⑤导管末端异位；⑥有时导管通畅但无法抽回血，可能是回吸时的负压使管壁塌陷导致的。

（2）解决方法：①检查导管的暴露部分有无打折、受压；②嘱患者活动一下，改变位置后再回抽；③脉冲冲管后再回抽；④若体外导管有破损，更换连接器；⑤做胸透或造影检查，确定导管的位置和状态；⑥如果有导管堵塞，使用尿激酶或其他药物疏通。

2. 导管破损

（1）可能原因：①反复夹管；②接触了尖锐物品；③用<10mL 的注射器冲洗堵塞的导管。

（2）解决方法：①必须夹闭导管时，使用边缘光滑、无损伤的导管夹；②更换连接器，修复导管；③使用>10mL 的注射器冲管、给药。

3. 液体从穿刺点处渗漏

（1）可能原因：①导管在置入前被刺破；②使用<10mL 的注射器；③导管被纤维蛋白鞘包裹，阻挡液体进入静脉，则液体流入阻力最低的方向，即沿着导管外壁回流到穿刺点处；④中心静脉处有血栓或肿瘤。

（2）解决方法：①注入 10mL 生理盐水，并观察液体有无在皮下的渗漏；②做造影检查；③若发现体内导管有渗漏，拔出导管；④如果体外导管有渗漏，更换连接器；⑤使用尿激酶溶解纤维蛋白鞘。

4. 导管置入后的自发移位（发生率 3%～12%）

（1）可能原因：①固定不佳；②解剖因素；③胸腔内压力增加；④血管穿透伤。

（2）解决方法：①强化导管固定，胶布、免缝胶带、缝合固定；②尽量减少可能导致胸腔内压力增加的活动；③最初推送导管到达最佳位置。

八、导管拔除

（一）拔管指征

PICC 导管的材料在人体内可安全留置 1 年，需拔除导管时要遵医嘱操作，并且应具备以下情况：

（1）患者知情同意。

（2）患者已没有感染病源。

（3）患者在短期内不再需要任何静脉输液治疗。

（4）原有导管损坏，不可修补。

（5）患者的输液治疗全部结束。

（二）拔管操作程序

（1）拔管前准备：洗手、戴手套。

（2）拔管：将透明贴膜与皮肤脱离，以均匀速度慢慢将导管与皮肤平行向外抽，在导管全部退出后，用一块棉纱布按在导管入口处，待 2~3 分钟后，在没有出血迹象时，将带敷料贴膜贴于穿刺点，防止发生空气栓塞。

（3）记录：拔管的护士应认真检查导管的完整情况，并将此结果记录下来。导管敷料可在 24 小时后由患者自己取下。

九、出院健康指导

（1）告知患者每周须到医院维护导管 1 次（更换贴膜、冲管和输液接头）。

（2）请勿用带导管手臂提拿重物、做大幅度动作，避免出现导管脱出、渗血、断裂等情况。

（3）洗澡时，请用保鲜膜包裹好带导管手臂，避免因进水而发生感染，如洗澡后发现有进水现象，请立即到医院更换贴膜，保证穿刺点无菌、干燥。

（4）如发现穿刺点处有红、肿、热、痛等不适现象，请及时到医院就诊。

（蔡玉媛）

第三章　急危重症的监护护理

第一节　危重症的生命与器官功能监护

一、循环系统功能监护

ICU常用的循环功能监测方法，按照监测途径的不同分为有创监测和无创监测。急诊重症监护常用的循环与血流动力学监测指标包括心率、血压、中心静脉压、心排血量、肺动脉压（PAP）、肺动脉楔压（PCWP）和肺循环阻力（PVR）、尿量和肢体温度检测等。

（一）心电参数监护

临床上使用的心电监护仪都具有连续监测患者心电图变化的功能。心电监护仪可以显示多通道心电图，也可选择显示各个导联。除了显示心率以外，还可以分析心律失常和ST段改变。但是，心电参数监护并不能完全取代十二导联心电图。

（二）血压监护

血压是重要的人体生理参数，对于了解患者的循环情况和血流动力学状态十分必要。正常的血压指标包括：收缩压、舒张压、脉压和平均压。可以分为无创血压监护和有创血压监护，无创血压监护可以使用血压计测量，临床上也使用心电监护仪进行连续性测量。现在许多心电监护仪具有监测有创动脉压功能，而且可以心电图同步显示动脉压曲线，两者联合分析可以评估心脏的电活动和机械功能状况以及外周循环状态。测量胸腔内大静脉压力的中心静脉压是一种评估循环血容量和心肌功能的简便方法，早前广泛应用于重症监护中。

（三）血氧饱和度

脉搏血氧饱和度（SpO_2）是由脉搏SpO_2指套所测得，因具有非侵袭性及连续监测的优点，现几乎已成重症监护的必要配备。脉搏SpO_2不仅可以反映呼吸功能，也能在一定程度上反映循环功能。影响SpO_2的因素很多，如肢端血液循环情况、外来光线、血红蛋白量、肤色差异、肢端位置变化或脉搏不正常等。混合静脉血氧饱和度（SvO_2）是组织氧摄取情况的指标，可用以评估心排血量、动脉血氧饱和度、血红蛋白和机体氧耗的变化。SvO_2和心脏指数、每搏指数及左心室每搏指数之间有很高的相关性，通过测定混合SvO_2来计算动静脉血氧含量差，能较准确反映心排血量。动脉血氧饱和度和耗氧量正常时SvO_2下降，则提示心排血量降低。SvO_2低于60％时，通常提示组织耗氧增加或心肺功能不佳。

（四）肺动脉插管及压力监测

通过肺动脉插管可以监测PCWP。肺动脉插管是指带有漂浮球囊的导管（Swan-Ganz导管）经上或下腔静脉、右心房室进入肺动脉。通过该导管可以直接监测右心房压力（RAP）、PAP、PCWP、心排血量（CO）等指标。通过公式计算所获得肺循环阻力（PVR）、体循环阻力（SVR）、每搏功（SW）、左心室每搏功（LVSW）、右心室每搏功（RVSW）、心脏指数（CI）等间接指标。此外还可通过导管采取混合静脉血标本，测定静脉血氧分压（PvO_2），间接了解换气功能。PCWP是左心室前负荷与左心功能状态的指标，它是左心房压高低的反映，有助于了解左心室充盈。PCWP升高提示左心室功能不良。临床适应证包括心肌梗死、心力衰竭、心血管手术；肺栓塞、呼吸功能衰竭；严重创伤、各种类型休克；嗜铬细胞瘤及其他内外科危重患者。

（五）心排血量监测

心排血量是循环的根本，其影响因素包括静脉回流多少、心包压高低、心率快慢、小动脉舒缩状态及心肌收缩力大小等。在这5个影响因素中，静脉回流及心肌收缩力最关键。支持或改善循环功能，首先是应确保足够循环容量。无创技术监测心排血量是近年来才广泛应用于临床的监护技术，包括生物阻抗、多普勒超声、部分二氧化碳重复吸入等。虽然无创心排血量监测方法有操作简单、快捷、无创伤及费用较低等优点，但是由于相关技术的限制以及外界影响因素等，在测量准确度方面与有创监测存在一定差异。

（六）组织灌注的评估

通过对皮肤、温度、尿量、酸中毒、胃黏膜内 pH 的改变等进行监测。临床评价皮肤颜色和温度、毛细血管再充盈、每搏容量以及出汗情况。患者四肢温暖，皮肤干燥，轻压指甲或口唇红润，表明组织灌注好；四肢冰凉、皮肤苍白表明组织灌注差。中心-外周温度梯度差增加通常提示低血容量。尿量是衡量心功能和心排血量的简便而重要标志之一，肾灌注明显下降可引起尿少，单位时间内的尿量可评价循环功能。

代谢性酸中毒伴有血乳酸浓度增加可提示组织灌注已明显减少，引起细胞内缺氧，无氧酵解，从而产生乳酸。但是需要注意，在很多危重患者，尤其是严重感染导致的代谢性乳酸性酸中毒通常与组织缺氧关系不大。对低血容量或低心排血量的最早代偿，以及复苏后的最终转归是内脏血管收缩。肠黏膜缺血可以由于微循环血流障碍及需氧量的增加而加剧。因此，黏膜酸中毒是休克患者代偿早期的征象，黏膜内 pH 或二氧化碳分压的变化可能是提示血灌注恢复的指标。

二、呼吸系统功能监护

急诊患者呼吸功能的监护十分重要，气道阻塞和呼吸停止是危及生命的最紧急情况，不仅要及时发现还需立即予以解除来抢救；呼吸功能评价和检测也是了解危重病症的基本生命情况状态。临床上呼吸功能监测主要包括以下几个方面：临床症状、体征与呼吸功能基本参数；血气分析；胸部影像学检查。

（一）临床症状、体征与呼吸功能基本参数监测

1. 呼吸相关临床症状、体征

心累、气紧、胸闷、发绀等往往是呼吸功能障碍的线索和表现。其他一些征象也表明机体可能存在呼吸窘迫，例如呼吸急促，呼吸困难；大汗；心动过速，洪脉；焦虑不安，躁动，神志不清，不能安静平卧；使用辅助呼吸肌，肋间肌疲劳；腹部矛盾运动（吸气时腹部向内收缩）；胸腹式呼吸运动交替出现（先胸部运动，后腹部运动）；发绀或苍白。

2. 呼吸频率和深度

为肺通气功能的重要参数。通过望、触、叩、听可了解肺通气、肺舒张情况，也可以使用监护仪。

3. 呼吸力学监测

包括气道压力、气道阻力、肺顺应性、最大吸气压和最大呼气压、跨膈压的监测等。胸肺顺应性监测反映静态肺顺应性，即反映肺组织弹性，动态顺应性除反映肺组织弹性外，还反映气道阻力。肺充血、肺水肿和肺泡表面活性物质减少，肺顺应性下降。

4. 呼吸波形及呼吸功监测

常用的有流速-时间波形、压力-时间波形、容积-时间波形、压力-容积环、流速-容积环。监测和分析这些波形，有利于临床医师判断患者的呼吸功能，及时调整呼吸参数。根据压力-容积环能够辅助了解呼吸机做功、患者呼吸功、机械附加功、生理呼吸功及进行呼吸功监测，指导和调整呼吸支持参数，为成功脱机提供帮助。

5. 肺功能监测

肺功能的监测主要指肺容量、通气功能、换气功能的监测。

6. 弥散功能监测

实质上也是肺功能监测之一。肺弥散功能监测方法很多，临床上多用一氧化碳进行弥散功能监测，但对危重患者较难进行。

7. 呼气末二氧化碳分压（$PETCO_2$）

监测 $PETCO_2$ 能够反映患者通气功能及循环和肺血流情况，还能帮助确定气管插管位置、及时发现呼吸机故障、帮助调整呼吸机参数及指导撤机、了解肺泡无效腔和肺血流情况、评价患者循环情况等。当 V/Q 比例正常时，$PACO_2$ 接近于 $PaCO_2$。在正常人，呼气末二氧化碳浓度与 $PaCO_2$ 分压值大致相等；而对伴有严重的通气/血流比例失调的危重患者，两者相差较大，因此可用 $PETCO_2$ 替代 $PaCO_2$ 了解肺通气功能情

况。在神经系统的重症监护中，当需要判断危重患者是否适宜转运及是否需行气管插管时，$PETCO_2$ 浓度的监测有一定帮助。

（二）血气分析

血气分析是监测呼吸功能的重要手段，此外还能够判断酸碱失衡类型，指导治疗以及判断预后。动脉血气分析综合反映呼吸功能情况，对间接了解循环功能有益。

1. SpO_2

SpO_2 是监测氧合功能的重要指标，它与 PaO_2 有良好的相关性（$r = 0.84 \sim 0.99$）。在 PaO_2 低于 99mmHg 时，SpO_2 可以灵敏地反映 PaO_2 的变化。

2. PaO_2

PaO_2 是反映机体氧合功能的重要指标，当肺通气、肺血流量、吸氧浓度、心排血量等低下时，PaO_2 便低于正常（正常 80~100mmHg）。

3. 氧合指数（PaO_2/FiO_2）

PaO_2/FiO_2 是监测肺换气功能的主要指标，当 $PaO_2/FiO_2 < 300$mmHg 时，为急性呼吸衰竭。

4. $PaCO_2$

$PaCO_2$ 是反映肺通气功能的重要指标，每分通气量降低 50％或增加 50％，$PaCO_2$ 增加 2 倍或降低 1/2。

（三）胸部影像学检查

1. 胸部 X 线检查

胸部 X 线检查能直接获得肺部病变的性状，连续对比能反映病变和临床处理后的变化。床旁胸部 X 线检查操作方便，无须搬动患者，可以很快获得检查结果，以便了解人工气道位置、肺内有无感染、肺不张和气胸等病变，及时采取相应的治疗措施。

2. 超声检查

床旁便携式 B 超机操作简单，通过简单培训可由急诊科医师掌握操作方法，这样可以随时在床旁进行胸腔探查和心脏功能判定，还可以在超声引导下进行胸腔穿刺等有创操作。

3. 胸部 CT 检查

胸部 CT 使用范围和适应证已经逐渐扩大。

三、肾功能监护

肾脏是调节人体体液平衡的重要器官。在创伤、严重感染、休克等急危重症情况下，肾脏出现功能性或器质性变化，临床上出现尿量减少、水电解质代谢紊乱、酸中毒等肾衰竭表现。肾脏功能监测不仅可以有效预防肾衰竭，而且可以观察治疗效果和反应。

急诊重症监护常用的肾脏功能监测包括：尿量、尿液常规检查、生化检查。

（一）尿量检测

尿量是肾滤过率的直接反映，是监测肾功能最基本、直接的指标，通常记录每小时及 24h 尿量，但是仅用尿量判断肾功能变化的可靠性是有限的，检测某种物质肾小球滤过率可以反映肾小球滤过率明显下降。

（二）尿液常规检查

尿液常规检查有时可提供重要信息。临床上常见的尿液颜色异常，主要包括血尿、血红蛋白尿、脓尿、乳糜尿和胆红素尿几类。血尿和蛋白尿不是急性肾损伤的特征，而更多见于尿路损伤或肾小球疾患。相反，肾前性肾衰竭镜下常无重要发现；而所谓"肾衰竭管型"是肾小管坏死和确立肾性肾衰竭诊断的有力依据。

浓缩尿液是肾脏最重要的功能之一，尿比重测量的诊断价值也较大。无论尿量多或少，尿比重大于 1.020 的高比重尿提示肾灌注不足，但肾脏尚好，是为肾前性肾衰竭；反之，比重小于 1.010 的低比重尿则为肾性肾衰竭。

（三）血、尿肾脏生化学监测

血、尿生化检查是监测和评价肾功能的主要方法。尿素氮和肌酐主要都是由肾脏排泄的废弃物，虽然受到大量蛋白摄入、出血、分解代谢增加等因素影响，但其血中浓度升高可提示肾小球滤过减少或肾小管重吸收增加。

评价肾小球滤过功能比较精确的方法是观察某一种能全部由肾小球滤过，而不会被肾小管重吸收物质（菊粉、肌酐等）的排泄情况，通常用单位时间内净化含该物质的血浆毫升数表示。但菊粉清除率试验（Cin）测量较复杂而不便临床使用，肌酐清除率（Ccr）为目前临床最常用评价肾滤过功能较好的方法。根据 Ccr 降低程度，肾滤过率下降可分为轻、中、重三度，其数值分别为 50~70mL/min、30~50mL/min 和 30mL/min 以下。

评价肾小管重吸收功能的方法主要是尿钠浓度和钠排泄分数 [FENa =（尿钠/血钠）/（尿肌酐/血肌酐）×100％] 测定。目前普遍认为，在 FENa 正常时，尿液的浓缩有赖于肾髓质的高渗环境和集合管的功能，慢性肾衰竭可以破坏这些部位的浓缩功能从而导致低渗性尿排出，反之，肾前性肾衰竭时，肾脏可最大限度地浓缩尿液保存水分而排出高渗尿。自由水清除率（CH_2O）需要同时考虑血渗透压对尿渗透压的影响，因此较单纯的尿渗透压测量准确。所谓"自由水"，是指所排尿液中除等渗部分外不含溶质的部分。正常人尿应不含自由水，CH_2O 为负值。但在肾性肾衰竭时，CH_2O 趋于 0，甚至为正值。CH_2O 测定只在少尿时才有意义，否则结果不可靠。

正常人的尿蛋白含量为 40~80mg/d，尿常规检查为阴性。如果大于 150mg/d 即为尿蛋白阳性，称为蛋白尿。小于 1.0g/d 为轻度蛋白尿，1.0~3.5g/d 为中度，大于 3.5g/d 为重度。蛋白尿可分为肾小管性蛋白尿、肾小球性蛋白尿、溢出性蛋白尿和分泌性蛋白尿等几类。

正常人尿液中虽然含有微量葡萄糖，但定性检查应为阴性。当血糖水平升高超过肾小管的重吸收能力（300mg/min），葡萄糖定性试验为阳性。糖尿分为血糖升高性糖尿、血糖正常性糖尿和暂时性糖尿。

尿/血渗透压比值是反映肾小管浓缩功能的重要指标。功能性肾衰竭时，尿渗透压>正常。急性肾衰竭时，尿渗透压接近血浆渗透压，两者比值小于 1.1∶1。尿/血渗透压比值的正常范围为尿渗透压 600~1000mmoL/L（600~1000mOsm/L），血渗透压 280~310mmoL/L（280~310mOsm/L），尿/血渗透压比值为 2.50±0.8。

需要注意，对于肾功能生化检测结果解释，无论是血清学的还是尿液的，都有必要同时考虑所测物质的产生和排泄变化。

四、肝功能监护

肝脏具有多项复杂生理功能，是供能物质代谢、有毒物质解毒、主要凝血因子生成的重要场所。损伤因素通过减少肝脏血流量、损害肝细胞、干扰胆红素及能量代谢而致肝功能不全。肝脏功能不全可直接影响肾脏功能、中枢神经系统功能、凝血功能和物质代谢。

肝功能监测的指标很多，但多数指标的特异性和敏感性不强。同时，由于肝脏具有巨大的储备能力，寥寥几个检测项目可能难以反映肝脏功能全貌；在肝功能检测试验异常之前很可能已存在一定程度的肝功能损害；某些非肝脏疾病也可引起肝脏异常反应。因此对所采用的肝功能监测指标及其所获结果，应根据患者病情进行具体分析，以便能正确评估肝功能状况。肝功能监测的主要指标有如下几个。

（一）血清胆红素

评估肝脏排泄功能。总胆红素、结合胆红素的升高和皮肤、巩膜黄染的出现，提示肝功能障碍较严重。

（二）血清蛋白

评估肝脏合成功能。肝功能受损时，清蛋白产生减少，其降低程度与肝功能损害的严重程度相平行。

（三）丙氨酸氨基转移酶（ALT）和天冬氨酸氨基转移酶（AST）

评估肝实质细胞是否损伤。转氨酶升高可反映肝细胞损害程度和范围，ALT 比 AST 更敏感。

（四）凝血酶原时间（PT）

评估肝脏合成功能。凝血酶原时间和凝血因子Ⅰ、Ⅴ、Ⅶ和Ⅹ有关，而这些因子也均在肝脏合成。特别是Ⅶ因子，是肝脏合成的半衰期短的凝血因子，半衰期 4~6h，是肝功能受损时最早减少的凝血因子。

五、胃肠道功能的监护

胃肠道可能是多器官功能衰竭的起动因子；EICU 中的严重创伤患者，对能量需求较高，营养状况的好坏直接关系到患者的免疫功能和创伤的修复。

危重患者出现消化道应激性溃疡的比例较高，导致病情加重甚至死亡。应注意胃液引流情况，早期放置胃管，监测胃内压力，并定期送胃液和粪便做隐血试验，以便及时发现和处理消化道出血，还有助于早期肠内营养的使用。

在临床观察中应该注意反复评估以下要点：有无恶心、呕吐、呕血，呕吐量；大便的性状和量；有无黄疸和出血倾向；腹部症状和体征；肝、脾有无肿大和腹水与肠鸣音的变化情况。如抽出胃液为血性或咖啡色，或出现腹胀、柏油便或血便时应考虑消化道出血，应立即采取相应措施控制出血。

胃肠黏膜内 pH 监测方法目前常用胃肠黏膜二氧化碳张力计，测定 PCO_2、HCO_3^- 含量，通过计算得出胃肠黏膜内 pH，从而动态监测胃肠道组织氧合情况。pH 的正常范围为 7.35~7.45，7.32 为低限。

不能进食者，除给予全肠道外营养外，尽早给予肠道内营养。置鼻饲管每 2h 灌流质一次，从首次 100mL 逐渐增加到 300mL，对预防应激性溃疡的发生，恢复胃肠功能，增加免疫功能及防止细菌移位有所帮助。

六、脑功能的监护

继发性脑损害的程度及持续时间可影响预后，特别是低血压、低脑灌注压、低氧血症、高温与不良预后有关。重症监护治疗的目的是通过保证正常的动脉血氧含量及维持脑灌注压在 70mmHg 以上，以免产生继发性损害，并使大脑获得最佳的氧合。使用颅内压监护仪监测颅内压的变化，随着颈静脉球部氧饱和度水平的波动，脑灌注压可有所变化。颅内压一般应低于 25mmHg，如发现颅内压增高、降低均应密切观察，根据颅内压及时进行药物治疗。

无论是什么原因造成的急性脑损伤患者，都存在相似的监护治疗问题。严密观察意识、反应能力、瞳孔大小、对光反应及眼球活动情况，根据 Glasgow 昏迷评分标准判定意识水平，并定期重新评估。

近年来科技发展迅速，已经开发出若干使用特殊的监测技术探测脑供氧的监测仪。

（一）颅内压监测

目前可以使用脑实质内压监测仪。通常钻一个小洞将它植入右侧大脑半球（非优势半球）额叶。虽然颅内压很重要（正常值 10~25mmHg），但脑灌注压更重要。脑灌注压由平均动脉压减去颅内压而得，脑灌注压是脑血流的基本决定因素。

（二）颈静脉球部氧饱和度、脑组织氧合压监测

床旁测定脑血流是困难的，但颈静脉球部氧饱和度（SjO_2）可反映与脑代谢需氧有关的脑血流。监测 SjO_2 可评估治疗对脑灌注的影响。SjO_2 的正常范围是 50％~75％。SjO_2 降低表明氧摄取增加，可能由于脑灌注压低或过度通气引起；增高表明脑充血。将小型 Clark 电极植入脑组织，可估计局部氧分压，即脑组织氧合压（$PBrO_2$），已证明此与预后相关。

（三）脑多普勒超声

通过颞骨测量脑基底动脉的血流速度。如能测量颅外的颈内动脉血流速度则可显示脑灌注压的高低和有无脑血管狭窄。

（四）脑电图

脑电图是通过脑电图记录仪将脑部产生的自发性生物电流放大后获得相应的图形，记录后分析脑活动的频率、振幅、波形变化，从而了解大脑的功能和状态。以前脑电图技术主要用于癫痫的诊断，近年来逐渐用于昏迷患者、麻醉监测，复苏后脑功能的恢复和预后判断，"脑死亡"判断方面。但是脑电图结果受到物理、生理和药物等诸多因素影响，其结果判断需要结合患者症状、体征及其他辅助检查结果。全脑电图常规应用于重症监护则太复杂，现在有许多不同的脑电图监测方法（例如持续脑电图监测）可用来评价脑电活动、探测癫痫发作及监测静脉点滴巴比妥酸盐或其他麻醉剂治疗。

七、凝血功能的监护

在休克、大面积烧伤、恶性肿瘤、病理产科、严重挤压综合征和革兰阴性杆菌性脓毒症导致的凝血功能障碍中，弥散性血管内凝血（DIC）并不少见。对临床上出现：严重或多发性出血倾向；不易用原发病解释的微循环衰竭或休克；多发性微循环栓塞的症状和体征，如广泛性皮肤、黏膜栓塞、灶性缺血性坏死、脱落及溃疡形成或伴有早期的不明原因的肺、肾、脑等脏器功能不全；抗凝治疗有效等情况，要注意是否有 DIC 的可能。其常有下列表现：①血小板进行性下降，小于 $100×10^9/L$（肝病、白血病 $50×10^9/L$）；或有两项以上血小板活化分子标志物血浆水平升高：β-TG，PF4，血栓烷 B_2（TXB_2），P-选择素。②血浆 FIB 含量小于 1.5g/L（肝病小于 1.0g/L，白血病小于 1.8g/L）或大于 4.0g/L，或呈进行性下降。③3P 试验阳性，或血浆 FDP>20mg/L（肝病大于 60mg/L），或血浆 D-D 水平较正常增高 4 倍以上（阳性）。④PT 延长或缩短 3 秒以上（肝病大于 5 秒），APTT 自然延长或缩短 10 秒以上。⑤AT-Ⅲ：A<60%（不适用于肝病）或蛋白 C（PC）活性降低。⑥血浆纤溶酶原抗原（PGL：Ag）<200mg/L。⑦因子Ⅷ：C 活性小于 50%（肝病必备）。⑧血浆内皮素-1（ET-1）水平大于 80pg/mL 或凝血酶调节蛋白（TM）较正常增高 2 倍以上。综合分析上述监测结果，辅以其他实验室检查（如凝血因子的测定、外周血涂片破碎红细胞、纤维蛋白生成与转换测定等）有助于确诊 DIC 的发生。

八、营养状态的评估与监护

对危重症患者进行正确、合理的营养评估是极其关键的。这种评估可了解患者营养不良的严重程度及持续发展的危险性。在临床上确定患者是否需要营养支持的 3 个常用的指标是：机体成分的组成、半饥饿状态的持续时间和系统性炎症反应的程度。其反映机体的营养状态、食物摄入不足的时间长短和疾病造成损害的严重程度，但至今还没有一种评价患者营养状态的方法是被全然接受或是无可替代的，其中临床医师个人对评估方式的取向起到了重要的作用。

传统上血清的蛋白含量常被用于估计患者营养状态。在大多数伴有营养不良的危重症患者中，血清的清蛋白、前清蛋白、转铁球蛋白、胰岛素样生长因子-1（IGF-1）及维生素结合蛋白均会有一定程度的下降；但它们的下降往往是由于疾病本身引起的，而并不一定同营养不良有关。在急性创伤或低水平但慢性的炎症状态下，人血白蛋白的急剧下降可能反映了 4 种病理机制：①由于血管通透性的增高，清蛋白从血液移向血管外的其他组织，以形成血管壁内外新的平衡。②某些细胞因子的增加，如白细胞介素 1、肿瘤坏死因子及白细胞介素 6 的增加，抑制了肝脏清蛋白的制造。③增加了的清蛋白分解代谢率。④由于进食蛋白不足，一定程度上降低了清蛋白的合成率。由于疾病中的厌食因素对肝脏清蛋白的合成仅有轻微的影响，在纯消耗情况下，清蛋白的含量往往不会低于 3g/L。重要的是，在一些潜在的伴有蛋白丢失的肠道疾患中，如局限性回肠炎和口炎性腹泻，肠道蛋白的丢失通常不是低清蛋白血症的主要原因，主要原因是清蛋白对创伤的反应。由于低清蛋白血症是患者预后不佳的一个重要指标，它反映了全身性炎症反应的程度，因此对那些血清蛋白水平低下而又不能进食的患者须给予早期的营养支持疗法。另一些血清蛋白水平（转铁球蛋白、前清蛋白、维生素结合蛋白）往往同清蛋白水平一同下降，但由于它们较短的生命周期和不同的分布量，这种下降的比率各自不同。由于类似的原因，清蛋白或其他蛋白的量不能作为一个养分补给足量与否的指标。因为这些蛋白水平即使是在给予充足的营养支持的情况下还可能维持在低位上，直到创伤因素改善。一旦疾病创伤得到有效的治疗，这些血清蛋白就开始恢复正常，而这些变化却与营养支持无直接关系。

第二节　生命及脏器功能支持与管理的策略

一、生命支持

生命支持就是通常概念的紧急救命术，包括基本生命支持（basic life support，BLS）和高级生命支持（advanced life support，ALS）。

广义的基本生命支持包含了初步心肺复苏术、基本儿童生命支持、基本创伤救命术（basic traumatic life support，BTLS）和气道异物梗阻处理等技术。高级生命支持包含了进一步的生命支持、进一步的创伤生命支持和高级儿童生命支持等，是对生命存在的最基本元素的急救，必须分秒必争地予以准确抢救，目的是立即排除危及生命的紧急情况，及时抢救优先于做出明确诊断。

二、循环与心脏功能支持

循环支持重点是维持和稳定心脏和循环功能。不仅用于低血压或休克的患者，也用于防止器官衰竭患者的并发症。

对于所有的循环功能不全的患者，治疗的目的是在纠正基础病的同时（如外科止血或消除感染），尽早恢复向组织输送氧。心血管支持必须达到并保持适当的心排血量，保持生命器官灌注的体循环压力，以恢复组织的血流。因此，循环支持包括心排血量的几个决定因素：前负荷、心肌收缩力、后负荷以及心率。其措施包括呼吸支持、心脏负荷控制、血容量补充或控制、血管活性药物及正性肌力药物、心排血量管理（如主动脉内球囊反搏术）等。

组织灌注受损可由心源性、梗阻性、低血容量性或血液分布异常而引起。这些因素通常是混合性的，例如，在感染中毒症和过敏时，血管舒张及静脉血容量的异常增加，导致相对性低血容量，它与由于微血管通透性增加所致的液体丢失所形成的真正低血容量同时存在。如果组织灌注异常持续存在，生命器官的功能将受损害，随后的再灌注将加剧器官的功能失调，且在严重病例，可导致多器官功能衰竭。因此，对组织灌注受损的早期认识并立即给予有效循环支持非常必要。

适当的前负荷是增加心排血量的最有效方法，也是一个恢复组织灌注的先决条件。胶体液或晶体液的使用，何者为佳仍存在争议。对于低血容量者，循环血容量必须迅速恢复，因为心排血量和组织灌注压的快速恢复可以减少脏器严重受损的机会，特别是减少急性肾衰竭的发生。对由于心源性、再分布性和梗阻性原因造成组织灌注受损的患者，适度补充循环血容量也非常重要。

尽管血容量已经恢复，生命器官的灌注仍在受损，这时可给予正性肌力药物或其他血管活性药物以改善心排血量和血压。正性肌力药物和血管活性药物是稳定和恢复循环功能的重要工具。以往认为，60mmHg的平均动脉压（或收缩压80mmHg）已经足够，但是一些证据表明，80mmHg的平均动脉压可能更合适。在应用药物恢复心排血量和灌注压之前，应尽可能纠正可能损害心脏功能或血管反应性的异常情况，如低氧血症、高碳酸血症及某些药物（如β受体阻断剂、血管紧张素转化酶抑制剂、抗心律失常药及镇静药）的作用。用药的效果存在个体差异，所以必须监测药物反应。应当针对病因治疗组织缺氧引起的代谢性酸中毒。

循环支持的目的通常是达到正常的血流动力学水平，但许多重症患者的存活还与增加心排血量、氧输送和氧耗有关。

三、呼吸功能支持与气道管理

多数需要重症监护治疗的患者存在低氧血症和（或）呼吸衰竭，因而需要某种类型的呼吸支持。呼吸支持使呼吸衰竭的患者得以生存。随着对急性肺损伤机制认识的逐渐深入和诊治水平的不断改进，生存率还可进一步提高。正确、及时地纠正重症患者的低氧状态，可明显改善预后。

呼吸支持的程度和类型不同，包括气道管理、氧气疗法、人工辅助呼吸（无创与有创性机械通气）和呼吸治疗。

（一）气道管理

气道管理包括开放和畅通呼吸道、祛除气道分泌物和异物、气道湿化等。气管插管是最常用的有效建立人工气道的方法，其他高级气道技术也层出不穷。指征通常包括：保护气道，如面部创伤或烧伤、昏迷的患者；治疗严重的低氧血症（如肺炎、心源性肺水肿、急性呼吸窘迫综合征）；开胸手术及其他重症复杂手术后治疗；清除气道分泌物；解除呼吸肌疲劳（如重症哮喘）；避免或治疗高碳酸血症，如急性脑损伤、肝性脑病、慢性阻塞性肺疾病等。气管插管可能导致血压降低、内源性交感神经驱动作用减弱、心排血量减少、胃内容物反流和误吸、插管移位等问题。呼吸衰竭的危重患者常伴有心力衰竭，行气管插管是危险医疗行为，有必要对其持续监测，尤其应注意心率和血压的变化。

气管切开患者较经口气管插管患者感觉舒适，也适宜于长期支持治疗。如需长期保留气管插管（一般超过14d），则应考虑选择。与经口气管插管相比，可减少镇静剂的用量，加速撤机过程，缩短在重症监护病房的住院时间。气管微切术可帮助痰液分泌旺盛和咳嗽无力的患者祛除气道分泌物。

气道湿化：若吸入的气体湿化不充分，可破坏上呼吸道内衬的纤毛上皮细胞，导致痰液分泌不畅，增加感染机会。由于管道输送的医用氧气和空气都很干燥，特别是在使用气管插管后气流不经过大部分上呼吸道，使气体的温湿化大为减弱。因而，在呼吸机治疗时，对吸入气体进行人工湿化是非常必要的。

（二）氧气疗法

低氧血症是氧气疗法的指征。所有进入 EICU 的危重患者原则上都应该给予吸氧，使 PaO_2 保持在 ≥ 8kPa 或者血氧饱和度≥90%。治疗初期患者可吸入高浓度氧，然后根据 SpO_2 和动脉血气分析进行调整。临床上可以采用鼻导管吸氧、面罩法给氧，调节吸入氧浓度于 0.24~0.60。

（三）无创呼吸支持

患者在吸入高流量氧（10L/min）后仍存在低氧血症，则是应用持续正压气道通气（CPAP）的指征。无创通气是指不需气管插管的通气支持，对于尚无严重低氧血症但仍需一定通气支持的患者，无创通气可作为首选。CPAP 可使通气不良的肺泡复张，改善氧合，因而最适用于临床上急需肺泡复张的患者，如急性肺水肿和手术后肺不张的患者，也可用于有免疫缺陷的肺炎患者。对一些慢性通气功能衰竭患者，则需要长期无创通气支持，无创通气也可用于有创通气撤机后的过渡性治疗。持续正压气道通气需要密闭性良好的面罩、合适的呼吸阀及其他装置。无创呼吸虽然避免了气管插管，降低了发生院内获得性肺炎的危险性，但是有些患者会在使用 CPAP 面罩时产生不适感，有时也发生胃肠胀气。因而，患者必须配合。要求患者有一定的自主呼吸能力，并能有效地咳嗽。

（四）机械通气支持

对呼吸衰竭患者，在应用无创通气疗效不理想时可采用气管插管行机械通气。通常在下列情况下则需行紧急气管插管机械通气：在积极的氧气疗法前提下，仍存在低氧血症（$PaO_2<8kPa$ 或 $SaO_2<90\%$）、高碳酸血症，甚至意识不清，由于神经肌肉疾患导致肺活量下降等。

1. 通气模式

何种通气方式为优尚无定论。在容量控制通气方式下，呼吸机向患者输送预定的潮气量，吸气压力取决于呼吸系统的阻力和顺应性。压力控制通气方式下，预先设定压力，潮气量随呼吸系统的阻力和顺应性而变化。目前较为重视肺保护性通气策略，主要目的是通过运用肺扩张技术和呼气末正压来维持最大限度的肺泡容积，限制潮气量和（或）气道压力以避免肺泡过度膨胀。作为肺保护通气策略的一部分，压力控制通气越来越多地运用于急性呼吸窘迫综合征的治疗，它既可限制气道峰压，又可改善肺内气体分布。应用压力控制通气时，常需较长的吸气相（类似反比通气），以保证肺泡充分扩张。高频通气将气体经呼吸机震荡或喷射后进入气道，虽潮气量较小，但仍可进行有效气体交换。但是高频通气技术在呼吸支持领域的地位尚待确立。

目前普遍认为，理想的通气方式应能最大限度地允许患者自主呼吸。现代呼吸机有敏感的触发和流速方式以适应患者的需要，因而可减少患者的呼吸功耗。在同步间歇强制通气（SI MV）方式时，患者可在强制呼吸的间隔时间内进行自主呼吸。SIMV 常与压力支持通气（PSV）方式一起用于呼吸机的撤离。压力支持通气是指在每一次自主呼吸中，通过预先设置的压力支持水平，使呼吸机能增加自主呼吸量。双相气道正压通气（BIPAP）与 CPAP 相近，区别在于前者需要设定两个压力水平，呼吸机通过在两个压力水平之间的转换来增加肺泡通气。

2. 通气策略

通气方式及参数诸如潮气量、呼吸频率、呼气末正压、吸呼气时间比的设置取决于患者的病情。例如，延长呼气时间有利于哮喘患者肺泡气体排出；而呼气末正压及延长吸气相使肺泡复张，则适用于存在肺不张或其他类型的肺容积减少的患者。机械通气可加重肺脏的损伤，推测可能与肺泡的过度膨胀以及远端气道的反复扩张和闭合有关。有证据表明，运用肺保护性通气策略对患者有利，诸如呼气末正压或延长吸气时间以保证肺泡容积，以及限制潮气量和气道峰压，但可能导致 $PaCO_2$ 升高（允许性高碳酸血症）。肺顺应性反映肺的扩张能力，可通过气道压和潮气量对其进行监测，以明确肺泡有无存在过度扩张的危险。

3. 机械通气治疗时的监测

机械通气时需要持续监测 SpO_2 和呼气末二氧化碳浓度，以了解氧合和通气状况。通气效果一般可通过动脉血气分析来了解，也可应用简单的评估表对通气的耐受程度进行评估。

4. 呼吸支持时药物辅助治疗

一氧化氮（NO）对通气良好的肺血管区有扩张作用，临床上已应用一氧化氮吸入来改善患者氧合，尤其对改善急性呼吸窘迫综合征患者的动脉血氧分压有效，但还没有证据表明它可以提高生存率，其作用尚待得到公认。

除了治疗哮喘等基本疾病外，皮质激素在应用机械通气患者中的使用指征有限。然而，有报道皮质激素对急性呼吸窘迫综合征晚期纤维增殖阶段的患者，可减轻肺组织纤维化而改善肺功能。

患者常需借助镇静剂以耐受气管插管和机械通气，镇静可使其感到舒适。过去，只有当患者高度镇静甚至处于麻醉状态时才可行机械通气。止痛和镇静的目的因人而异。现代高档呼吸机不需要患者过度镇静，但为了减轻痛觉或减少患者焦虑及窘迫，仍需用止痛剂。语言精神安慰可使患者感到舒适，但还不能完全替代镇静药物。镇静药物都有不同程度的不良反应。由于危重症患者常不能表达自己的不适、焦虑甚至疼痛，此时，医师可以借助各种评分量表，根据患者对不同刺激的反应来判断病情。

目前并不提倡应用肌肉松弛剂。肌肉松弛剂的使用指征：保证气管插管及其他操作的进行；当呼吸驱动很强时进行控制通气，如需要允许性高碳酸血症时；治疗某些疾病，如破伤风；氧合不良时降低氧耗；控制 CO_2 分压水平，防止颅压升高。

5. 机械通气的撤离

撤机技术有多种，但撤机的成功与否取决于患者的病情，而患者临床情况的评估是确定何时撤机的最重要因素。撤机前需确保气道清洁、通畅，氧合良好，无 CO_2 潴留。撤机的指征包括：患者氧合良好，在吸氧浓度小于 0.6 的情况下，$PaO_2>8kPa$；能维持 CO_2 分压在正常范围内；可满足断开呼吸机后的呼吸功耗；意识清楚，反应良好。撤机方法包括在严密监护患者病情下，逐渐增加患者自主呼吸的时间或逐渐降低通气支持的水平。

6. 其他呼吸支持方法

行气管插管的患者多意识模糊、咳嗽无力及感觉不适，故不能有效地清除气道分泌物。物理治疗有助于机械通气患者排痰，定期的胸部理疗和及时的吸痰是必要的。

在 ICU，患者采取合理的体位十分重要。将患者置于俯卧位，有利于改善持续性低氧血症。研究表明，对持续性低氧血症的患者使用俯卧位通气可改善氧合，推测与患者胸膜腔压力梯度的改变有关。定期给患者翻身可避免压疮形成，同时也有利于清除气道分泌物。病情较重、不能定期翻身的患者可使用翻身活动床。

四、其他脏器功能支持与管理

（一）肾脏支持

危重症患者经常发生少尿和肾功能不全。大多数病例是在原发疾病过程中发生继发性肾脏损害。急性肾衰竭患者通常有多器官功能障碍，多需呼吸或循环支持。

在危重症患者中，急性肾衰竭是一些因素联合作用的结果，如低血容量（绝对或相对）、肾脏灌注不足（低灌注压、低心排血量）、感染毒血症、药物（包括放射显影增强剂）、肝功能异常、集合管阻塞（部分或全部）、血管闭塞（大血管或小血管）或原发性肾脏疾病。某种或多种致病因素起作用与发生急性肾衰竭之间存在一个时机窗，有必要快速鉴别和纠正这些致病因素，并避免进一步的潜在致病因素。出现急性肾衰竭后，患者对任何心肺功能不全、尿道阻塞和感染毒血症的治疗措施均缺乏相应的反应，尿素氮、肌酐的浓度持续增高。

对已发生肾功能不全或存在潜在肾脏功能不全危险的重症监护患者，其紧急处理方案为：评估和纠正呼吸或循环障碍；处理肾脏功能不全引起的任何威胁生命的情况（高钾血症，水、钠潴留，严重尿毒症，严重酸中毒）；排除尿道梗阻；确定病因和明确肾功能不全的原因，并立即开始治疗；了解用药史，适当更改医嘱；有适应证的患者应及早使用肾脏替代疗法。

肾脏替代疗法的适应证包括：无法控制的高血钾；对利尿剂无反应的严重水钠潴留；严重的尿毒症；严重酸中毒。根据血浆尿素氮浓度和患者的具体条件开始采用适宜的肾脏替代疗法，通常以尿素氮浓度大于 30mmoL/L 为限。肾脏替代疗法主要有血液滤过、血液透析、腹膜透析等多种方法。目前，对大多数危重症患者建议采用半持续性血液滤过，带有或不带有透析，这种方法对患者的生化指标和心功能影响较小。治疗慢性肾功能不全的短程血液透析、腹膜透析在 ICU 使用得越来越少。

（二）神经系统支持

脑外伤、中毒、脑卒中、神经系统感染、心搏及呼吸骤停或者代谢性脑病等都可能引起神经系统衰竭；在重症监护治疗中需要治疗多种神经系统疾病。神经系统支持是综合治疗的一部分，主要是根据患者神经系统监护结果及具体情况给予相关处理，包括机械通气、控制颅内压和脑灌注压以及抗惊厥治疗等。

神经系统疾病重症监护治疗的基本原则：应保持气道通畅，常用的措施是气管内插管或气管切开；必要时用机械通气维持正常的气体交换。特别是在严重脑供氧下降的情况下，例如，急性脑损伤时，PaO_2 应保持在 12kPa 以上，$PaCO_2$ 保持在正常低限水平（4.0～4.5kPa）；保持足够的脑灌注压对维持脑的氧输送是很重要的；特殊的监测技术如监测颅内压有助于治疗。行气管插管患者需要镇静，以免颅内压升高。脑损伤患者由于上呼吸道反射受到损害，易于早期并发院内肺部感染，建议用广谱抗生素进行预防。

癫痫是 ICU 常见危重症，传统的地西泮药物无效时，应该使用二线药物硫喷妥钠或者丙泊酚。

（三）危重症的营养支持

近年来，虽然医学科学有了长足的进步，但重症患者营养不良的发生率却未见下降。因此，临床营养支持作为重症患者综合治疗的重要组成部分，应该得到足够的重视。因为营养支持尤其是全胃肠外营养，不但价格昂贵而且会由于应用不当而造成损害。不推荐不加选择地进行营养支持，应先进行营养状态评价，筛选出那些可能从营养支持中获益的患者。

早期的临床营养支持多侧重于对热量和多种基本营养素的补充；现代临床营养支持已经超越了以往提供能量，恢复“正氮平衡”的范畴；而通过代谢调理和免疫功能调节，从结构支持向功能支持发展，发挥着“药理学营养”的重要作用，成为现代危重症治疗的重要组成部分。例如不同蛋白质（氨基酸）对于细胞生长与修复、多种酶系统活性、核酸代谢、细胞因子产生、免疫系统功能影响各异；而不同脂质的代谢则对于细胞膜的功能和稳定，各种皮质激素与性激素水平，以及众多炎性介质和凝血过程有着不同的作用。碳水化合物在不同疾病状态和疾病不同时期的代谢也不一致。而一些维生素与微量元素除了作为多种辅酶起作用之外，还具有清除氧自由基的功能。

危重症患者营养支持目的在于供给细胞代谢所需要的能量与营养底物，维持组织器官结构与功能；通过营养素的药理作用调理代谢紊乱，调节免疫功能，增强机体抗病能力，从而影响疾病的发展与转归，这是实现重症患者营养支持的总目标。营养支持开始的时间取决于对患者营养状态的评估。对于摄入不足的患者，尽可能在他们潜在的营养不良就给予营养支持。一般来讲，营养状态低下的患者：体重丢失大于15%～20%，中臂肌肉周径（MAMC，无脂肉质的指标）小于标准值5%，如果不能进食，应该在早期即给予营养支持；对营养不良的外伤患者应该尽早给予营养支持；对营养状态良好的患者，因为轻到中度的全身性炎症反应而不能进食，营养支持可以在发病后第 5d 开始。如能进食，在 10d 后可以开始进食营养物质，在这种情况下，患者完全可以承受短时间内的营养摄取不足，而不发生器官功能的衰退。

根据营养素补充途径，临床营养支持分为肠外营养支持（parenteral nutrition，PN）与肠内营养支持（enteral nutrition，EN）两种方法。随着临床营养支持的发展，营养支持方式已由通过外周或中心静脉途径的 PN 为主要的营养供给方式，转变为通过鼻胃导管/鼻空肠导管或胃/肠造口途径为主的肠内营养支持。有关营养支持时机的临床研究也显示，早期 EN 使感染性并发症的发生率降低，住院时间缩短等。但重症患者肠内营养不耐受的发生率高于普通患者，对于合并肠功能障碍的重症患者，肠外营养支持是其综合治疗的重要组成部分。

合理的热量供给是实现重症患者有效的营养支持的保障。有关应激后能量消耗测定的临床研究表明：合并全身感染患者，能量消耗（REE/MEE）第 1 周为 105kJ/（kg·d），第 2 周可增加至 167kJ/（kg·d）。创伤患者第 1 周为 126kJ/（kg·d），某些患者第 2 周可高达 230kJ/（kg·d）。大手术后能量消耗为基础能量需要（BMR）的 1.25～1.46 倍。但这并非急性应激状态的重症患者的能量供给目标。不同疾病状态、时期以及不同个体，其能量需求亦是不同的。应激早期，合并有全身炎症反应的急危重症患者，能量供给在84～105kJ/（kg·d），被认为是大多数重症患者能够接受并可实现的能量供给目标。即所谓“允许性”低热量喂养。其目的在于：避免营养支持相关的并发症，如高血糖、高碳酸血症、淤胆与脂肪沉积等。值得注意的是，对 EICU 患者来说，营养供给时应考虑到危重机体的器官功能、代谢状态及其对补充营养底物的代谢、利用能力。在肝肾功能受损情况下，营养物的代谢与排泄均受到限制，供给量超过机体代谢负荷，将加重代谢紊乱与脏器功能损害。肥胖的重症患者应根据其理想体重计算所需能量。对于病程较长、合并感染和创伤的重症患者，病情稳定后的能量补充需要适当地增加，目标喂养可达 126~146kJ／（kg·d），否则将难以纠正患者的低蛋白血症。

　　由于重症患者肠内营养不耐受的发生率增高，常影响肠内营养支持的有效实施而导致喂养不足（underfeeding），并使获得性血源性感染的发生率增高。近年来多中心研究证明，营养治疗管理方案，有助于使更多的患者达到目标能量供给、提高肠内营养所占的比例以及保证 EN 的有效实施。

（刘　春）

第四章　产科重症的护理

第一节　危重孕产妇的监护与护理

危重孕产妇是指从妊娠开始至产后 42 天内发生的严重威胁孕产妇及围生儿生命健康的急危重症的孕产妇。主要包括 PPH、子痫、重度子痫、AFE、子宫破裂、DIC、妊娠合并心衰、重症肝炎、急性脂肪肝、重症感染、急性胰腺炎、多器官功能不全综合征等。危重孕产妇的病情严重，往往累及患者全身重要脏器，进而导致孕产妇出现多脏器功能衰竭等临床症状，严重的甚至可导致孕产妇临床死亡。孕产妇死亡率（maternal mortality ratio，MMR）不仅是评价医疗机构产科医疗水平的重要指标，更是衡量一个国家和地区社会、经济、文化发展的重要指标。降低孕产妇死亡率是 WHO 千年发展目标中重要组成部分之一。随着国家二胎政策全面放开，危急重症孕产妇明显增多，孕产妇死亡率增加。如何有效控制孕产妇死亡率、保障母儿安全是目前亟待解决的问题。虽然我国在降低孕产妇死亡率上已经提前实现联合国"千年发展目标"，但与高收入发达国家相比仍然存在巨大差距。因此，加强围产期的管理并尽早识别危重孕产妇是降低孕产妇死亡率的关键。

一、危重孕产妇的最新定义及诊断标准

既往曾采用"危重孕产妇"和"严重急性孕产妇疾病（severe acute maternal morbidity，SAMM）"这两项定义描述。目前较多应用于产科临床危急重症患者诊断，描述在妊娠、分娩或产后 42 天内濒临死亡，但最终存活的孕产妇。2009 年 WHO 专家对危重孕产妇的定义进行了统一。危重孕产妇定义为妊娠期、分娩和产后 42 天内，出现危及生命的产科并发症、合并症，或由于偶然因素或经过及时有效的医学干预最终幸存的患者。主要包括三个方面的内容：①多器官功能障碍或衰竭（如呼吸、心脏或者肾脏衰竭）。②明确需要干预或者复苏的患者（如子宫切除、气管插管、ICU、输血）。③严重的疾病分类（严重的出血、子痫等）。孕产妇的病情变化是一个动态过程，即经历正常孕产妇→高危孕产妇→危重孕产妇→孕产妇死亡。任何患有妊娠合并症、并发症的高危产妇，因个人、家庭、医疗机构或社会等因素可转变为危重孕产妇。因此，如果能在危重孕产妇病情急速进展之前识别并及早采取干预措施，实现危重孕产妇早期预警，将极大改善危重孕产妇的不良结局，降低孕产妇死亡率。

目前不同国家医疗机构对危重孕产妇评估缺乏统一标准，我国不同地区、不同医院关于危重孕产妇的诊断不一。但现已有的诊断标准大致可归纳为以下三类，具体如下：①临床标准：包括孕产妇的临床症状、体征或相关疾病，如子痫或产科出血。②实验室标准：包括孕产妇器官功能紊乱或失代偿，如休克、呼吸窘迫等。③基于救治措施的标准：包括针对孕产妇的特殊干预，如转入 ICU、子宫切除或者大量输血等。

二、危重孕产妇治疗策略

危重孕产妇的病情危重、发展快且凶险，及时实施有效急救措施十分重要，若急救不及时可严重危害母婴健康，甚至导致死亡，因而积极有效的急救措施是确保母婴健康的主要方式。危重孕产妇救治要求建立以产科为中心的多学科团队，及时有效的多学科合作对于孕产妇抢救成功及改善其预后至关重要。以临床指南、专家共识等为依据，随时做好应对突发事件的准备。目前，危重孕产妇治疗主要在积极寻找病因的同时，维持生命体征、对症支持治疗、及时分娩或适时的子宫切除和保护器官功能。具体内容如下：

（一）对症处理

（1）给氧，保持气道通畅，若效果不佳应尽早行气管插管甚至气管切开给予呼吸机辅助呼吸。

（2）全面监测生命体征，包括心率、血压、呼吸、血氧饱和度。

（3）同时监测 CVP，维持血流动力学稳定，保证心排出量和血压稳定，避免过度输液导致心衰和肺水肿。

（4）进行实验室检查，包括血常规、凝血功能及肝肾功能等并动态监测。

（5）监测血气分析，及时纠正酸中毒。

（二）适时干预终止妊娠或子宫切除

抢救危重孕产妇的同时应尽快终止妊娠，SCA 者应实施心肺复苏，复苏后仍无自主心跳可考虑紧急实施剖宫产。子宫切除不是治疗的必要措施，不应实施预防性切除。若 PPH 危及孕产妇生命时，果断、快速地切除子宫是必要的。

（三）纠正凝血功能障碍

监测凝血功能指标，出现凝血功能障碍时，及时补充凝血因子包括输注大量的新鲜血、血浆、冷沉淀、纤维蛋白原等。

（四）保护器官功能的对症支持治疗

包括肾脏功能支持，必要时血液透析；肝脏功能支持，给予肝功能保护的药物；神经系统保护，给予营养神经的药物，CPR 后的危重孕产妇应给予低温脑保护。

（五）预防感染

积极防治感染，早期应用广谱抗生素治疗预防感染。

（六）营养支持治疗

对于血流动力学基本稳定、无肠内营养禁忌证的重症患者，应尽早启动肠内营养，必要时给予肠外营养。

三、ICU 监测和护理重点

为降低危重孕产妇的死亡率，应早期识别危重孕产妇实现危重孕产妇早期预警；建立针对危重孕产妇救治的快速反应团队，加强医务人员培训，提高重症救治能力。作为 ICU 护士，在护理危重孕产妇时，应该按照危重孕产妇治疗要求，密切关注危重孕产妇的病情动态变化，预见性地采取相应的护理措施。具体关注内容如下：

（一）密切监测患者生命体征及血氧饱和度变化

（1）呼吸：观察患者呼吸道是否通畅。

（2）监测心率、血压：对于心率>100 次/分、收缩压>140mmHg 或<90mmHg 的患者都需密切关注。

（3）体温：应严密监测体温变化，体温过高或体温过低都要及时给予处理。

（4）监测血氧饱和度变化：若出现血氧饱和度<95％，遵医嘱给予患者吸氧并监测动脉血气结果，观察患者血气氧分压，并做好气管插管或气管切开抢救的准备。

（二）病情观察

（1）子宫收缩及宫底高度情况：注意孕产妇的子宫收缩情况及宫底高度，有异常及时报告医师。

（2）引流液：观察恶露或者阴道引流的颜色、性质及量的变化，有异常及时报告医师。

（3）尿量：观察并记录患者每小时尿量，如果尿量<30mL 应警惕出现病情变化。

（4）意识：观察患者意识变化，有无嗜睡、昏迷等。

（5）实验室检查：护理人员应严密观察血常规、凝血指标及降钙素原的实验室检查结果，发现异常及时报告医师。

（三）液体治疗的护理

在医师未建立中心静脉前，保证静脉通路通畅。遵医嘱使用各种药物，配合医师抢救，严格遵循无菌操作的原则。

（四）患者的基础生活护理

（1）乳房护理：观察乳房肿胀情况，及时排空乳房预防奶涨。若有哺乳需求，指导产妇定时排空乳房；若不需母乳喂养，遵医嘱给予患者回奶药物。

（2）口腔护理：对于气管插管的产妇，给予患者口腔护理 4 次/天，及时清除口鼻分泌物。

（3）皮肤护理：给予患者定时翻身，2 小时翻身一次防止压力性损伤的发生；每日给予患者进行床上温水擦浴，注意患者保暖。

（4）会阴部护理：保持会阴部皮肤清洁，每日给予患者会阴冲洗 1~2 次。

（五）功能锻炼

对于生命体征平稳的产妇，指导患者进行早期功能锻炼。对于不能主动锻炼的产妇，应指导并辅助其在床上进行锻炼。

（六）心理指导

对危重孕产妇加强心理护理，为患者及家属提供心理支持。

第二节 羊水栓塞

羊水栓塞（amniotic fluid embolism，AFE）是妊娠女性发生的产科特有的罕见并发症，是导致孕产妇死亡的重要原因。其临床特点为起病急骤、病情凶险、难以预测，可导致母儿残疾甚至死亡等严重的不良结局。1926 年 Meyer 首次报道 AFE 并命名至今已近 100 年，AFE 仍然是产科最困惑、最致命的并发症之一。全球范围内 AFE 的发生率和死亡率存在很大的差异，根据现有的文献，AFE 的发生率为（1.9~7.7）/10万，死亡率为 19%~86%。全球 AFE 治疗与处理指南一直关注 AFE 的早期诊断和识别，及早治疗可以改善AFE 患者的预后。而作为 ICU 护理人员，需要全面了解 AFE 共识及指南要求，迅速全面的监测是实施有效治疗措施的保证，才可以在疾病发展的过程中实现早期识别、动态监测、个体化护理，与重症医师在 AFE抢救治疗方面配合一致，提高 AFE 患者的救治成功率。

一、羊水栓塞最新定义及诊断标准

AFE 是指羊水物质进入母体循环所引起的急性 PE、休克、DIC、肾功能衰竭或猝死等一系列严重症状的综合征。AFE 通常在分娩过程中或产后立即发生，大多发生在胎儿娩出前 2 小时及胎盘娩出后 30 分钟内，有极少部分发生在中期妊娠引产、羊膜腔穿刺术中和外伤时。AFE 的发病机制尚不明确，目前认为，当母胎屏障破坏时，羊水成分进入母体循环，胎儿的异体抗原激活母体的炎症介质时，发生炎症、免疫等"瀑布样"级联反应，从而发生类似全身炎症反应综合征。AFE 的典型临床表现为"三低"：产时、产后出现突发的低氧血症、低血压和低凝血功能。

中华医学会妇产科学分会产科学组结合国内外文献，以美国 AFE 登记标准（1995 年）为参考。根据我国临床实践，制定了《羊水栓塞临床诊断与处理专家共识（2018）》。2018 共识建议 AFE 的诊断标准，具体内容如下：①急性发生的低血压或 SCA。②急性低氧血症：呼吸困难、发绀或呼吸停止。③凝血功能障碍：有血管内凝血因子消耗或纤溶亢进的实验室证据，或临床上表现为严重的出血，但无其他可以解释的原因。④上述症状发生在分娩、剖宫产术、刮宫术或是产后短时间内（多数发生在胎盘娩出后 30 分钟内）。⑤对于上述出现的症状和体征不能用其他疾病来解释。AFE 的诊断是临床诊断，符合 AFE 临床特点的孕产妇，即可以做出 AFE 的诊断。母体血中找到胎儿或羊水成分不是诊断的必须依据。对于 AFE 的诊断，遵循宽进严出的原则，对于疑似病例，可以先经验治疗，后确定治疗。

二、羊水栓塞治疗策略

AFE 病情发展迅速，预后差；为降低 AFE 患者的死亡率，多学科联合救治是救治 AFE 患者的核心策略。一旦怀疑 AFE，立即启动 AFE 急救流程。我国《羊水栓塞临床诊断与处理专家共识（2018）》要求临床在发生 AFE 时应立即进行抢救，强调多学科密切协作参与救治，及时、有效的多学科联合救治团队，对于 AFE 患者抢救成功及改善其预后至关重要。目前 AFE 治疗主要包括维持生命体征、对症支持治疗和保护器官功能，及时分娩或适时的子宫切除、积极处理凝血功能障碍。其中 CPR 和纠正 DIC 至为重要。具体内容如下：

（一）呼吸支持治疗

保持气道通畅，充分给氧，若效果不佳应尽早行气管插管甚至气管切开给予呼吸机辅助呼吸。

（二）循环支持治疗

根据血流动力学状态，保证心排血量和血压稳定，并应避免过度输液。包括：①维持血流动力学稳定：使用去甲肾上腺素和正性肌力药物等维持血流动力学稳定。多巴酚丁胺、磷酸二酯酶抑制剂兼具强心和扩张肺动脉的作用，是治疗的首选药物。②解除肺动脉高压：使用前列环素、西地那非、一氧化氮及内皮素受体拮抗剂等特异性舒张肺血管平滑肌的药。③补充血容量：以晶体液为基础，注意限制液体入量，否则很容易引发心力衰竭、肺水肿。需要管理液体出入量，避免左心衰和肺水肿。④当患者疑似 AFE，出现 SCA 应即刻给予心肺复苏，及时有效的心肺复苏治疗可以改善 AFE 的预后。

（三）抗过敏

应用大剂量的糖皮质激素尚存在争议。基于临床实践的经验，早期使用大剂量糖皮质激素抗过敏或有价值。常选用氢化可的松，500~1000mg/d，静脉滴注；甲泼尼龙 80~160mg/d，静脉滴注；地塞米松 20mg 静脉推注，然后再予 20mg 静脉滴注。

（四）纠正凝血功能障碍防止 DIC

对 AFE 患者要充分预见到心血管系统异常后随即或者延后发生的凝血功能异常，早期进行凝血状态评估，积极纠正凝血功能障碍。快速补充红细胞和凝血因子（新鲜冰冻血浆、冷沉淀、纤维蛋白原、血小板等）至关重要，尤其需要注意补充纤维蛋白原。同时进行抗纤溶治疗，如静脉输注氨甲环酸等。肝素治疗 AFEDIC 的争议很大，由于 DIC 早期高凝状态难以把握，使用肝素弊大于利，不推荐常规肝素治疗。

（五）迅速全面地监测

立即进行严密的监护，全面的监测应贯穿于抢救过程的始终，包括生命体征、凝血功能、肝肾功能、血氧饱和度、心电图、动脉血气分析、CVP、CO 等。有条件可以对患者经食道超声心动图和应用肺动脉导管监测患者血流动力学。这些监测结果对重新认识 AFE 发病机制、不断改进治疗方法和提高治疗水平有重要意义。

（六）产科处理

疑似和（或）诊断 AFE，抢救的同时应尽快终止妊娠。心搏骤停者应实施心肺复苏，复苏后仍无自主心跳可考虑紧急实施剖宫产。子宫切除不是治疗的必要措施，不应实施预防性切除。若 PPH 危及产妇生命时，果断、快速地切除子宫是必要的。

（七）器官功能支持与保护

AFE 急救成功后往往会发生急性肾功能衰竭、ARDS、缺血缺氧性脑损伤等多器官功能衰竭。心肺复苏后要给予适当的呼吸和循环等对症支持治疗，以继续维持孕产妇的生命体征和内环境稳定。

（八）抗感染治疗

及时正确应用抗感染药物预防感染，对改善预后有重要帮助。

三、ICU 监测和护理重点

我国《羊水栓塞临床诊断与处理专家共识指出（2018）》，产妇一旦疑似 AFE 时，应立即实施抢救，团队化的抢救流程已是 AFE 抢救成功的关键。作为 ICU 护士，在护理 AFE 患者时，严密观察患者生命体征，一旦产妇出现突发的低氧血症、低血压和低凝血功能，应立即呼救并配合医师抢救。具体关注内容如下：

（一）给氧

立即给予患者鼻导管或面罩给氧，鼻导管吸氧效果不佳，及时汇报医师的同时做好气管插管或者气管切开的准备，配合医师抢救。

（二）严密监测生命体征及血氧饱和度变化

（1）评估，对于收缩压<90mmHg、心率>100 次/分都需密切观察。一旦发生 SCA，立即给予 CPR，并呼叫医师抢救。

（2）监测患者血氧饱和度变化，若血氧饱和度<95%，遵医嘱给予患者血气分析监测血氧分压，并做好气管插管或气管切开抢救的准备。

（三）病情观察

（1）子宫收缩、宫底高度及阴道流血情况：观察患者的子宫收缩及宫底高度情况，正确评估阴道出血的量，观察有无凝血块，监测凝血功能。

（2）尿量：观察患者每小时尿量，如果每小时尿量<30mL，应警惕出现病情变化，同时关注患者血肌酐等肾功能指标，做好紧急床旁血滤的准备。

（3）皮肤：观察患者的皮肤，有无出血点，有创操作后按压时间有无延长。

（4）实验室检查：注意患者血常规及凝血指标变化，有异常及时报告医师。

（四）及时补充血容量

立即建立有效静脉通路，护理人员需迅速建立2条以上静脉通路，遵医嘱给予输注液体，并保持静脉通路的通畅，补充血容量，增加有效循环量。

（五）配合医师抢救，遵医嘱使用各种药物

（1）遵医嘱给予患者血管活性药物、抗过敏及解除肺动脉高压的药物。

（2）在出现症状30分钟内，遵医嘱给予患者抽取血常规、凝血、生化、血气分析等化验。

（3）遵医嘱给予患者交叉配血，做好输血及一切急诊手术的准备。

（4）观察患者血色素及凝血指标变化，一旦发现异常应及时报告并遵医嘱给予患者输血。

（六）预防感染

严格无菌操作原则，遵医嘱使用抗生素防止感染。护理人员应严密观察体温、血常规及降钙素原的实验室检查结果，发现异常及时报告医师。

（七）心理支持

为患者及家属提供心理支持。鼓励和支持患者，使其有信心，相信病情会得到控制；对家属的焦虑心情表示同情和理解。

第三节　产后出血

产后出血（postpartum hemorrhage，PPH）是产妇分娩中一种严重的并发症。PPH是我国孕产妇死亡的首要原因，也是全球孕产妇死亡的主要原因，占了四分之一。其具有出血量大、病情紧急等临床特征，严重影响产妇的健康，甚至会引发产妇死亡。我国PPH和妊娠期高血压疾病仍是孕产妇死亡的主要原因。产妇一旦发生PPH、休克较重、持续时间较长者，即使获救，仍有可能发生严重的垂体前叶功能减退［席汉综合征（Sheehan syndrome）］后遗症，故应特别重视做好防治工作。近几年随着医学技术的不断提升，PPH并发症的患者数量和因此致死的患者数量都不断降低，但该疾病仍是威胁产妇健康和生命的一种主要的疾病形式。作为ICU护理人员，需要全面掌握PPH危重产妇的治疗和护理重点。及时发现PPH是抢救的关键，可以有效提高PPH患者的救治成功率。

一、产后出血最新定义及诊断标准

PPH通常定义为产妇在胎儿娩出后24小时内出血量≥500mL。到目前为止，PPH的定义仍未完全统一。国际妇产科联盟（International Federation of Gynecology and Obstetrics，FIGO）将PPH定义为分娩后24小时内出血≥500mL，严重PPH为出血量≥1000mL，大的、危及生命的PPH为短时间内出血量>2500mL或出现低血容量性休克。2017年，美国妇产科医师学会（American College of Obstetricians and Gynecologists，ACOG）的《产后出血实践公告》重新定义了PPH，即无论何种分娩方式，分娩后24小时内累积失血≥1000mL或失血伴有低血容量的症状和体征，而不再使用既往阴道分娩出血量≥500mL或剖宫产出血量≥1000mL的定义。但ACOG仍然强调，胎儿经阴道分娩后，产妇出血量>500mL应被视为异常，并应进行积极处理。当产妇的失血量达到甚至超过全身血容量的25％，即约1500mL及以上，会表现出低血容量相关的临床症状，主要是心动过速和低血压，称之为产后大出血。2019年昆士兰临床指南以及我国的PPH定义为胎儿娩出24小时内，阴道分娩者出血量≥500mL，剖宫产者≥1000mL。胎儿娩出后产妇阴道大量流血及失血性休克等症状，是PPH的主要临床表现。根据发生时间不同，PPH可分为原发性（早期，分娩24小时内）和继发性（晚期，分娩24小时后至12周）PPH。难治性PPH是指经宫缩剂、持续性子宫按摩或按压等保守措施无法止血，需要外科手术、介入治疗甚至切除子宫的严重PPH。

　　根据对PPH的定义，诊断PPH的关键在于能够对胎儿娩出后24小时内产妇的失血情况进行正确的测量和评估，同时还要重视产妇血流动力学改变，则可以实现对此种疾病的早期诊断。临床PPH估测失血量有以下几种方法：①称重法：失血量（mL）= ［胎儿娩出后接血敷料湿重（g）－接血前敷料干重（g）］/1.05（血液相对密度g/mL）。②容积法：采用产后接血容器收集血液后，放入量杯测量失血量（mL）。③面积法：按照纱布被血液浸湿面积粗略估计失血量（mL）。④血红蛋白测定：血红蛋白每下降10g/L，失血量400~500mL。但在PPH的早期，由于血液浓缩，血红蛋白常无法准确反应出血量。⑤休克指数（shock index，SI）法：SI=脉搏（次/分钟）/收缩压（mmHg）（1mmHg=0.133KPa）。SI以及产妇的症状、生命体征，可以快速做出PPH的诊断。研究表明，SI在预测PPH不良预后方面具有显著的能力。SI可以准确地预测由失血引起的血流动力学变化。

二、产后出血治疗策略

　　2009年，我国妇产科学界历时两年制定了我国首部PPH指南，即《产后出血预防与处理指南（草案）》（2009）（以下简称为《2009草案》）。《2009草案》中详细列出了PPH的治疗方案。在所有急救处理中，特别强调预警期一级急救处理中的"求助"和二级与三级急救处理中的"团队协作"。2014年中华医学会妇产科学分会参照WHO、FIGO及加拿大、美国和英国关于PPH的诊断与治疗最新指南与最新循证医学证据再次对《2009草案》进行修订，制定了《产后出血预防与处理指南（2014年版）》（以下简称为《2014指南》）。《2014指南》强调PPH抢救的4个"早"字原则：第一，尽早呼救，组建起抢救团队，多学科联合抢救；第二，尽早止血；第三，尽早复苏、尽早补液及输血，预防失血性休克及DIC；第四，尽早评估，尽早综合评估决定下一步抢救措施，必要时尽早切除子宫以挽救生命。2015年在英国皇家妇产科医师协会发布的最新《产后出血诊治指南》中，对PPH的处理流程将沟通列为第1位，包括沟通、复苏、监测和检查及止血4步。2017年美国妇产科医师学会《产后出血实践公告》强调了PPH的治疗应该是多学科和多方面的联合救治，积极寻找和治疗出血原因，并及早采取对应的处理措施，从而将疾病对产妇造成的影响降到最小。各指南对PPH的治疗，强调在多学科联合救治的基础上，针对出血原因，迅速止血；补充血容量，纠正失血性休克；防治感染。具体内容如下：

　　（一）一般处理

　　在寻找出血原因的同时进行一般处理，包括向有经验的助产士、上级产科医师、麻醉医师等求助，通知血库和检验科做好准备；建立双静脉通道，积极补充血容量；进行呼吸管理，保持气道通畅，必要时给氧；监测出血量和生命体征，留置尿管，记录尿量；交叉配血；进行基础的实验室检查（血常规、凝血功能、肝肾功能等）并进行动态监测。

　　（二）药物治疗

　　如果PPH的原因是宫缩乏力，宫缩剂是毫无疑问的一线药物。只要没有药物禁忌，临床医师可以选择不同的治疗药物。常用的宫缩剂包括缩宫素、麦角新碱、卡前列素和米索前列醇。当一种药物治疗效果欠佳、出血未控制时，可以尽快加用其他宫缩剂促进子宫收缩，直至出血控制。

　　（三）液体复苏和输血治疗

　　尽早复苏，早期快速补液，使重要器官尽快恢复足够的灌注压是复苏治疗的关键部分，刻不容缓。维持有效血容量，维持血流动力学稳定，预防低血容量性休克，积极维持和稳定患者的生命体征是关键。及时输血是预防和治疗低血容量性休克和纠正DIC、抢救严重PPH非常关键的措施。目的是提高血红蛋白浓度以保证组织供氧、预防组织缺氧导致酸中毒。补充凝血因子纠正凝血功能障碍预防DIC。

　　（四）止血药物应用

　　药物治疗无效的PPH患者，或者出血可能与创伤相关，可考虑使用止血药物。《2014指南》推荐使用氨甲环酸，该药具有抗纤维蛋白溶解作用。2017年美国ACOG最新发布的PPH指南也将氨甲环酸纳入PPH的治疗推荐。

　　（五）保守手术治疗

　　由于产道损伤、胎盘滞留和凝血功能异常导致的PPH有各自对应的治疗措施，PPH的保守手术治疗主要包括子宫按摩和（或）双合诊按压、处理产道损伤、处理胎盘滞留、宫腔填塞（球囊或纱条）、子宫压迫缝合、盆腔血管结扎［子宫动脉和（或）髂内动脉］、子宫动脉栓塞。宫缩乏力性 PPH 除了使用宫缩剂之外，往往同时采用双合诊子宫按摩和按压来促进宫缩，以达到止血的目的。如果上述方法不能止血，再考虑采用创伤更大的手术方法止血。

（六）手术治疗

当保守手术治疗无法止血时，应当机立断，尽早做出切除子宫的决定，以挽救产妇生命。

（七）预防感染

由于失血多、机体抵抗力下降及有经阴道宫腔操作等，产妇易发生产褥感染。通常给予大剂量广谱抗生素。

三、ICU 监测和护理重点

为提高孕产妇 PPH 的救治率，全球 PPH 指南众多。我国、WHO、欧美及澳大利亚都有 PPH 临床指南。PPH 已经形成一系列规范的预防和诊治。在临床上，作为医务人员要重视严重 PPH 的早期预警、早期识别，并及时处理严重 PPH，从而可有效减少或避免由此导致的孕产妇严重不良结局，甚至孕产妇死亡的发生。而作为 ICU 护士，在护理 PPH 患者时，应该按照 PPH 的规范化的诊治的原则，做到对严重 PPH 的早期识别和预警，实施预见性护理，对于 PPH 的救治和降低由 PPH 导致的孕产妇死亡率具有重要的意义。具体关注内容如下：

（一）密切监测生命体征变化

（1）监测血压、心率：对于患者收缩压<90mmHg、平均动脉压<60mmHg、心率>100 次/分都需密切关注，观察有无容量不足的表现。

（2）监测呼吸：观察呼吸道是否通畅，对 RR 都需密切监测。

（3）监测体温：给予患者保暖，观察患者有无体温下降或不升，体温<35℃可给予温毯机复温。

（二）及时补充血容量

在医师未建立中心静脉前，护理人员需迅速建立 2 条以上静脉通路，并保持静脉通路的通畅，快速输液补充血容量。

（三）病情观察

（1）子宫收缩情况及宫底高度：注意孕产妇的子宫收缩情况及宫底高度，正确评估阴道出血的量，观察有无不凝血，有异常及时报告医师。

（2）尿量：观察患者每小时尿量，如果每小时尿量<30mL 应警惕出现病情变化。

（3）监测 CVP：CVP 是代表右心房或者胸腔段腔静脉内压力的变化，反映全身血容量与右心功能之间的关系。CVP 的正常值为 5~10mmHg。当 CVP<5cmH_2O 时，表示血容量不足；当 CVP>15~20cmH_2O 时，提示右心功能不全或右心负荷过重。

（4）恶露或者引流液的观察：观察恶露及阴道引流的颜色、性质及量的变化，正确评估阴道出血量。观察有无再出血，一旦发现出血征象，立即通知医师，并配合医师抢救，积极查找病因，给予对症处理，迅速止血。

（5）根据 PPH 的不同原因，遵医嘱使用各种药物，配合医师抢救：①遵医嘱给予患者子宫收缩药物及止血药物。②遵医嘱给予患者抽取血气分析，及时纠正酸中毒。③遵医嘱给予患者抽取血常规及凝血，观察患者血色素及凝血指标变化。④遵医嘱交叉配血，做好一切急诊手术的准备。

（6）心理支持：为患者及家属提供心理支持。鼓励和支持患者，使其有信心，相信病情会得到控制；对家属的焦虑心情表示同情和理解。

第四节　异位妊娠护理

异位妊娠是指受精卵在子宫体腔以外着床，习称宫外孕。异位妊娠依受精卵在子宫体腔外种植部位不同而分为：输卵管妊娠、卵巢妊娠、腹腔妊娠、阔韧带妊娠、宫颈妊娠。此外剖宫产瘢痕妊娠、子宫残角妊娠临床表现亦与异位妊娠类似。异位妊娠是妇产科常见的急腹症，如不及时抢救，将危及患者生命。

【观察要点】

(1) 观察生命体征变化，了解有无休克表现，如面色苍白、血压下降、脉搏快而细弱、心率增快等。

(2) 观察腹痛变化，有无压痛、反跳痛，若出现一侧腹部剧痛应警惕异位妊娠破裂出现。

(3) 观察阴道出血情况。

【操作要点】

(1) 立即将患者安置于检查室，不可随意搬动患者及用力按压下腹部，以免导致异位妊娠破裂出血。取平卧位，吸氧，保暖，通知医生。

(2) 迅速建立静脉通道，遵医嘱补液，做好血型交叉配型试验，必要时输血。

(3) 配合医生做好各项检查，如血尿常规、血 HCG、尿 HCG、凝血功能、肝肾功能、B 超检查及阴道后穹隆穿刺。

(4) 若患者出现休克征象，抗休克的同时应立即做好急诊手术的准备。

(5) 术前准备操作动作应轻柔。禁忌灌肠、禁用泻药或止痛药及热敷下腹部，以免掩盖病情。

(6) 心理护理：大多数患者存在恐慌心理，在做好抢救工作的同时，护理人员应主动关心安慰患者，指导患者及家属正确认识疾病。

(7) 术后根据麻醉方式决定体位，全麻未清醒的患者去枕平卧，头偏向一侧，清醒后可根据需要选择卧位。腹部腹带包扎，放置沙袋压迫伤口 6~12 小时。

(8) 引流管护理：妥善固定引流管，防止脱落、扭曲和折叠，保持引流通畅，观察并记录引流液的颜色、量、性状。

(9) 用药护理：遵医嘱给予抗生素预防感染。

(10) 饮食护理：肠道功能恢复后给予清淡、无刺激、易消化的饮食，保持大便通畅。

(11) 并发症的观察：严密观察有无出血、腹胀及有无感染等发生。

【指导要点】

(1) 活动与休息：腹腔镜手术患者因术中气体和手术体位关系，多有腹胀及肩背酸痛，指导患者在床上翻身、活动肢体，鼓励患者早期下床活动；肩背部疼痛明显者，可以协助进行按摩。指导患者注意休息，劳逸结合。

(2) 有异位妊娠病史者再次发生异位妊娠的可能性增加，指导患者下次妊娠时应及时就诊。

(3) 指导患者术后 1 月复诊。

第五节　急产护理

急产是指分娩在短时间内结束，总产程小于 3 小时。产妇产道无阻力，无头盆不称及胎位异常，宫口在短时间内迅速开全，产程可在短时间内结束，以经产妇多见。急产易造成产道撕裂伤，接生时常常措手不及，消毒不严易造成感染。急产亦可增加新生儿颅内出血的发生，来不及接生可致新生儿坠地发生外伤。临床需识别发生急产的高危人群和急产征兆，正确处理急产，预防并发症的发生。

【观察要点】

(1) 观察生命体征情况。

(2) 观察宫缩、胎心率变化及产程进展情况。

(3) 评估患者发生急产的因素，如孕产次、胎儿大小等。

(4) 使用催产素时注意观察药物的作用和副作用。

(5) 观察发生急产时症状，如患者宫缩加剧、阴道分泌物增多、有排便感等，应尽早采取相应措施，做好接产准备。

(6) 观察有无急产并发症，如软产道裂伤、阴道出血等情况。

(7) 观察有无新生儿产伤。

【操作要点】

（1）入院后详细询问患者孕产史及有无急产史。

（2）凡有急产史及经产妇临产后严密观察产程进展情况，重点评估临产时间、宫缩强度、频率，严密观察胎心率变化，防止宫缩过强导致胎儿宫内窘迫，随时做好接产及新生儿窒息抢救的准备。

（3）根据病情间断吸氧，氧流量 2~4L/min，每次 30 分钟。

（4）有急产史的孕妇慎用缩宫药物及其他促进宫缩的处理方法，如灌肠、人工破膜等。

（5）饮食护理：给予清淡、易消化、高蛋白、高热量的饮食。

（6）产后及时给予缩宫素，防止产后出血。

（7）产后认真仔细检查软产道裂伤，并及时缝合伤口。

（8）查看新生儿有无外伤发生并及时处理。由于急产时新生儿娩出过快，胎头在产道内受到的压力突然解除，可致新生儿颅内出血。分娩后应给予新生儿肌肉注射维生素 K_1，预防颅内出血。

（9）若急产来不及消毒，产妇及新生儿应尽早注射破伤风抗毒素 1500 单位及抗生素预防感染。

（10）心理护理：指导患者放松心情，保持镇定，配合医护人员工作。

【指导要点】

（1）指导疾病预防知识，产妇临产后及时入院；经产妇或有急产史者应观察临产征兆。

（2）指导孕妇自我监测病情，孕晚期出现宫缩、胎膜破裂及阴道出血时应及时入院观察。

（3）胎儿娩出时指导产妇勿向下屏气用力，防止会阴组织严重撕裂伤。

（4）指导产妇保持外阴清洁，勤换会阴垫。

（5）指导产妇产后康复锻炼的方法，采取正确的避孕措施。

（6）产后 6 周复诊。

第六节　脐带脱垂护理

脐带脱垂是指胎膜破裂，脐带脱出于宫颈口外，降至阴道内甚至露于外阴部。发生脐带脱垂，可对胎儿造成危害，所以应迅速改变体位后尽快终止妊娠。

【观察要点】

（1）严密监测胎心率的变化。

（2）观察羊水的颜色、性状和量。

（3）观察胎方位情况，是否存在头盆不称造成的胎头浮动或胎先露异常，如横位、臀位、足先露等。

（4）注意观察脐带有无搏动。

【操作要点】

（1）休息及体位：绝对卧床休息，头低臀高位。

（2）严密监测胎心率情况：5~10 分钟监测胎心 1 次或持续胎心监护。

（3）间断吸氧。

（4）迅速通知医生紧急处理，同时做好新生儿复苏的抢救准备。

（5）宫口开全，胎头已入盆者行产钳术；臀先露者行臀牵引术。

（6）宫口未全开，胎儿存活者，产妇立即取头低臀高位，医务人员戴手套将手置入阴道内并上推胎先露部，同时应用抑制子宫收缩的药物，以缓解或减轻脐带受压，严密监测胎心，同时尽快行剖宫产术。

（7）心理护理：发生脐带脱垂时，由于危及胎儿宫内安危，产妇及家属会出现紧张、焦虑、烦躁不安的情绪，医护人员应指导患者放松心情，积极配合。

【指导要点】

（1）指导疾病预防知识，定期产检，及时发现并纠正异常胎位；双胎、羊水过多、胎位异常等应提前入院待产。

（2）对于临产前胎先露高、骨盆异常、胎先露异常或羊水过多者应指导患者减少活动，防止胎膜早破。

（鲍庆玲）

第三篇　儿科护理

第一章　绪　论

第一节　儿科护理学的任务和范围

一、儿科护理学的任务

儿科护理学的任务是通过研究儿童生长发育特点、儿童疾病防治和儿童保健等规律，按照护理程序、运用护理专业理论和护理技术，对儿童实施"以儿童及其家庭为中心"的综合性、广泛性的护理，以增强儿童体质，降低儿童发病率和死亡率；保障儿童的身心健康，提高儿童生命质量。

二、儿科护理学的范围

一切涉及儿童时期健康和卫生的问题均属于儿科护理学的范围，包括儿童的生长发育，儿童保健、疾病防治和护理等，并与心理学、社会学、教育学等多门学科密切合作。随着医学模式的转变，儿科护理学已由单纯的疾病护理发展为"以儿童及其家庭为中心"的身心整体护理。

儿科护理学研究和服务的对象是儿童，其年龄范围应包括胎儿期到青春期。我国儿科护理的年龄范围是 0~14 岁。

第二节　儿科特点及儿科护理的一般原则

儿科护理学研究的对象是处于不断生长发育过程中的儿童。儿童表现出的基本特点有三方面：

（一）个体差异、性别差异和年龄差异都非常大

儿童整个阶段都在不断地生长发育，且不同年龄阶段的儿童也有差别，无论是对健康状况的评价，还是对疾病的临床诊断都不宜用单一的标准衡量。

（二）修复能力强

儿童生命力旺盛，对疾病所造成的损伤有较强的修复能力。

（三）免疫功能不完善

儿童机体的免疫功能尚未发育完善，自身防护能力弱，易受到各种不良因素的影响而导致疾病发生。因此，儿童不是成人的缩影，在护理上有其独特之处。

一、儿科特点

（一）儿童生理功能特点

1. 解剖特点

从出生到成年，随着体格的不断发育，儿童体重、身高、头围、胸围、骨骼、牙齿等逐渐长大的各器官发育也遵循一定规律。如初生足月儿平均出生体重为 3.0kg。3 个月、11 个月时体重分别为出生时的 2 倍（6kg）和 3 倍（9kg），到 2 岁时体重约为出生时的 4 倍（12kg）。随着年龄的增长，体重的增长速度下降，2 岁后至青春期前平均每年增长约 2kg。身高（长）、头围、躯干、四肢的比例，骨骼及内脏的大小等也不断发生改变。因此，在护理工作中应熟悉儿童正常发育规律。

2. 生理特点

儿童各器官、系统的功能也随着年龄增长逐渐发育成熟；不同年龄阶段儿童之间比较、儿童和成年人

比较，其生理、生化正常值不同。如心率、呼吸、血压、血清和其他体液成分的生化检验值等。婴儿每天体内的水交换约为其细胞外液的 1/2，而成人仅为 1/7；肺、肾功能尚未成熟，易发生水和电解质紊乱，且各年龄阶段功能的成熟度常是疾病发生的内在因素。因此，掌握各年龄阶段儿童的功能变化特点，才能准确判断并正确处理。

3. 免疫特点

儿童的皮肤、黏膜柔嫩易破损，非特异性免疫、体液免疫和细胞免疫功能都不健全，防御能力差。新生儿可通过胎盘从母体获得 IgG 抗体（被动免疫），对某些传染病（麻疹、白喉等）有一定的免疫性。母体 IgM 不能透过胎盘，故新生儿血清 IgM 浓度低，易被革兰氏阴性细菌感染；6 个月后，来自母体的 IgG 逐渐减少，自身合成 IgG 的能力一般要到 6~7 岁才达到成人水平，因此易患感染性疾病。婴幼儿时期的 SIgA 和 IgG 水平均较低，易患呼吸道和胃肠道感染疾病。因此，在护理工作中，对小年龄的儿童应特别注意消毒隔离。

4. 病理特点

儿童生长发育尚未成熟，对同一致病因素，儿童和成年人的反应有相当大的差异；在不同年龄的儿童也可导致不同的病理变化。如肺炎链球菌所致的肺部感染，易导致婴儿患支气管肺炎，而成人和年长儿则易发生大叶性肺炎。

5. 心理特点

正常的心理和行为取决于健康的大脑功能。儿童时期的大脑结构和功能尚未成熟，儿童好奇、好动、缺乏经验，是心理和行为形成的基础阶段，可塑性很强，也是受教育的最佳时期。儿童的心理发育过程还受家庭、环境和教育的影响。因此在儿科护理工作中应以儿童及其家庭为中心。

（二）临床特点

1. 疾病特点

儿科疾病的种类与成年人有着非常大的差别，如心血管疾病，儿童主要以先天性心脏病为主，成人则以冠状动脉性心脏病居多。另外，不同年龄段儿科疾病的种类也有很大差异，如新生儿疾病常与先天遗传和围生期因素有关，婴幼儿时期则以感染性疾病居多，且病情变化多端、易反复。临床表现在小年龄儿童不典型，护理工作中应掌握不同年龄段儿童常见的疾病种类，不轻易放过任何可疑临床表现。

2. 诊断特点

不同年龄段儿童患病有其独特的临床表现，在诊断时应重视年龄因素。儿童对病情的表述不准确，故必须认真倾听监护人陈述病史。全面准确的体格检查对于儿科临床诊断非常重要，有时甚至是关键性的。另外，发病季节、生活习惯、流行病学史、必要的辅助检查也有助于诊断。在儿科护理工作中必须认真倾听监护人对患儿疾病过程的陈述，以便收集可靠的临床资料，协助临床诊断。

3. 治疗特点

儿科的疾病治疗应强调综合治疗，不仅要重视对主要疾病的治疗，而且要重视对并发症的治疗，有时并发症可能是致死的原因。不仅要重视药物治疗，而且要重视护理和支持疗法。在儿科疾病的治疗中，细致的护理非常重要。

4. 护理特点

由于儿童生理、心理发育不成熟，病情变化多端，儿科护理不仅任务重，而且难度大。护理人员在询问病史和病情时要有耐心，认真分析，仔细观察。在各种护理及护理操作之前，要向家长和患儿解释治疗的意义和方法。同时要保证患儿的安全。

5. 预后特点

儿童患病时往往起病急、来势猛、变化多，但如能及时治疗，护理得当，好转恢复也快。一方面，儿童各组织器官的修复、再生能力强，故后遗症较成人少；另一方面，由于儿童免疫特点及器官功能不健全，易发生危急重症，病死率较成人高。

6. 预防特点

由于婴幼儿以感染性和先天性疾病为主，绝大多数可以采取措施预防。如开展计划免疫和加强传染病管理；做好胎儿和新生儿保健及筛查等。加强预防措施是降低儿童发病率和死亡率的重要环节；在儿科护理工作中加强计划免疫和传染病管理至关重要。

二、儿科护理的一般原则

（一）实施身心整体护理

护理工作中不仅要满足儿童的生理需要，还应维护和促进患儿的心理和精神健康。随着医学模式的转变，护理工作除了要关心患儿机体各系统或各器官功能的协调平衡外，还应使患儿生理、心理和社会环境相适应。

（二）以儿童及其家庭为中心

家庭是儿童生活的中心。儿科护理中都必须支持、尊重、鼓励、提高家庭的功能。医护人员的角色只是提供支持和帮助，患儿的父母最有权力决定什么对患儿、对家庭最重要。因此，在医护工作中应最大限度地保障患儿及其家庭的利益。一方面，儿科护理中要尽量满足患儿的需求；另一方面，也要考虑患儿家庭成员的需求。

（三）遵守法律和伦理道德规范

在护理工作中，护理道德的基本原则包括自主原则、有利原则、无害原则、公正原则、知情原则；儿科护士应自觉遵守法律和伦理道德规范，自觉平等对待患儿，尊重患儿的人格，保障患儿的合法权益，促进患儿身心的健康成长。

（四）对患儿负责和加强风险管理

根据患儿的年龄、性别、个性、疾病等特点，为他们提供良好的护理，避免因差错事故造成对患儿的伤害。同时应加强风险管理，采取必要的防护措施。医疗文书的管理也非常重要，医疗文件的记录有时可能成为诉讼时唯一的法律依据。儿科护士应及时、准确、全面、有序地记录护理内容，同时还必须记录在治疗和护理过程中影响患儿疾病康复的意外事件。

第三节　儿童年龄分期及各期特点

儿童的生长发育是一个连续不断的动态过程。在这个过程中，儿童的解剖、生理、心理等功能确实在不同的阶段表现出与年龄相关的规律性。因此，在实际工作中将儿童年龄分为七期，有利于掌握保健、医疗和护理工作的重点。

一、胎儿期

从受精卵形成到胎儿出生为止，约40周。临床可分为3个阶段。①妊娠早期：怀孕的最初12周，此期为胎儿各组织器官分化形成阶段，如受内、外因素影响，发育受阻，可致胎儿先天畸形。②妊娠中期：妊娠13~28周，胎儿器官迅速发育，功能逐渐成熟；胎龄满28周时，若体重达1000g、肺泡结构基本完善，早产者成活机会较大。③妊娠晚期：妊娠满28周至出生，此期以肌肉和脂肪发育为主。胎儿期应重视孕妇的健康、营养、工作和生活环境等，加强孕期保健。

二、新生儿期

从胎儿出生脐带结扎至生后28d之前。生后头7d又称新生儿早期，第2~4周又称新生儿晚期。从胎儿期到新生儿期，生存环境发生了巨大变化；在分娩过程中的损伤、感染的延续，先天性畸形等也常在此期表现；其生理调节和适应能力差，使新生儿的发病率和死亡率明显高于其他年龄期。

胎龄满28周（体重≥1000g）至出生后足7d，称围生期，又名围产期。此期是小儿历经生命巨大变化和遭遇最大危险的时期，死亡率最高。需重视围生期保健。

三、婴儿期

从出生至满1周岁前。此期以乳汁为主要食品，又称乳儿期。此期是生长发育速度最快的时期，对能量和蛋白质的需求相对较高，而消化功能发育尚未完善，易发生消化功能紊乱和营养缺乏症；应提倡母乳喂养和合理的营养指导，同时按时添加辅食。出生5~6个月后，来自母体的抗体逐渐消失，应加强预防保健，完成基础免疫程序，预防各种感染性疾病。

四、幼儿期

从1周岁至满3周岁前。此期体格发育速度较前减慢，智能发育较快。儿童语言、思维、动作、神经精神发育较快，对危险的识别能力有限，应注意防止意外伤害和中毒。此期儿童处于食物转换阶段，适宜的喂养是保证此期正常生长发育的重要环节。

五、学龄前期

从3周岁至入小学前（6~7周岁）。此期体格生长发育进一步减慢呈稳步增长，智能发育更加迅速，可塑性很强；给予恰当的教育，可以扩大儿童的知识面，自理能力和初步社交能力能够得到一定的锻炼。

六、学龄期

从6~7周岁至青春期前（11~12周岁）。此期体格发育稳步增长，除生殖系统外，其他器官发育基本接近成人水平。智能发育更加成熟，是学习的关键时期。应系统接受科学文化教育，促进德、智、体、美、劳全面发展。

七、青春期

从第二性征出现到生殖功能基本发育成熟、身高停止生长的时期。年龄范围一般为10~20岁。女孩一般从11~12岁至17~18岁；男孩一般从13~14岁至18~20岁。但个体差异较大，也有种族差异。此期为体格生长的第二个高峰，生殖系统发育加速并渐趋成熟，第二性征逐渐明显。智力飞跃发展，以后体格生长渐趋停止。

第四节 儿科护士的角色与素质要求

随着医学模式的转变和护理科学的发展，儿科护士的角色有了更大范围的扩展，从单纯的疾病护理转变为具有专门知识和技能的多元角色的儿科护理工作者。此外，儿科护士还必须具备特殊的素质。

一、儿科护士的角色

（一）护理活动的计划者和执行者

为促进儿童身心健康，儿科护士必须运用护理知识和技能，全面评估患儿的健康状况，提出护理问题，制定切实可行的护理计划，并认真执行，达到一定效果。在帮助儿童保持和恢复健康的过程中，采取有效的护理措施，提供关怀式的全程照顾，以满足患儿及其家属生理、心理及社会的需求。

（二）护理的教育者

在儿科护理中，对患儿及其家属的教育能提高治疗的效果。儿科护士要与患儿及其家属进行有效的沟通和交流，宣传卫生保健知识，促进患儿健康；还要通过教育改变患儿及其家属的某些行为，故此项工作比较困难。

（三）护理的协调者

为了更好地实施护理，儿科护士要与其他专业人员及机构协调与合作，构建一个有效的沟通网络，以确保诊断、治疗、儿童保健和护理工作的顺利进行；保证患儿获得最佳的整体医疗照顾。如护士需与营养师讨论患儿的营养与膳食安排，与医生讨论患儿病情的变化，与后勤服务人员协商安全保障设施建设等。

（四）康复与预防的指导者

促进患儿恢复和维护儿童健康是儿科护士的基本职责。儿童在每个年龄段都有患病和受伤害的可能；故儿科护士要制订出促进患儿正常生长发育的护理计划，做好卫生宣教、计划免疫、残疾矫正等，以达到预防疾病、恢复和维护儿童健康的目的。

（五）权益的维护者

法律赋予儿童与成人一样的权利，如生命权、健康权、医疗权、疾病认知权、知情同意权、隐私权等，儿科护士有责任解释并维护患儿的权益不受侵犯或损伤。

（六）护理的研究者

儿科护士应积极进行护理研究，不断总结、分析、比较，通过研究来验证和扩展护理理论，不断发展和深化护理理论，不断学习和推广新技术、新理论，提高儿科护理质量，促进专业护理发展。

二、儿科护士的素质要求

（一）职业素质

要有全心全意为儿童健康服务的高尚情操，一丝不苟的工作态度，吃苦耐劳的奉献精神。要有强烈的责任感和高度的同情心，用爱心、细心、耐心和责任心为儿童健康提供优质服务。

（二）文化素质

儿科护士应具备基础护理理论和先进的专科护理知识。有一定的自然科学知识和人文社会科学知识等多学科知识。

（三）专业素质

有系统完整的专业理论知识，有敏锐的观察力和综合分析判断的能力，有整体护理的观念，能运用护理程序解决患儿的健康问题；有开展护理教育和护理科研的能力，有较强的实践技能和人际沟通能力，尤其是有不断学习的能力。

（四）身体心理素质

具有健康的身体和健康的心理素质。具有充沛的精力，乐观、开朗、稳定的情绪，良好的言行举止，才能与患儿及其家庭进行有效的沟通。

（吕燕松）

第二章　生长发育

生长发育是从受精卵到成人的发展过程，是小儿区别于成人的重要特点。生长是指小儿身体各器官、系统的长大，主要表现为形态变化，是"量"的改变；发育是指细胞、组织和器官的分化逐渐完善与功能上的分化和成熟，为"质"的改变。两者密切相关，生长是发育的物质基础，生长可在一定程度上反映发育的状况。

第一节　生长发育的规律和影响因素

一、生长发育的一般规律

生长发育遵循一定的规律。

（一）生长发育的连续性和阶段性

生长发育是一个连续的过程，但各年龄阶段生长发育的速度快慢不同，具有阶段性。例如，生后最初6个月内生长最快，尤其是头3个月，出现生后第一个生长高峰；后6个月生长速度逐渐减慢，至青春期又猛然加快，出现第二个生长高峰。

（二）各系统器官发育的不平衡性

小儿各系统的发育先后快慢不同。例如，神经系统发育较早、较快；生殖系统发育较晚、较慢；淋巴系统在儿童期发育迅速，青春期前达高峰，而后逐渐降到成人水平；皮下脂肪在年幼时发育较发达；肌肉组织到学龄期才发育加速；心、肝、肾等系统的增长，基本与体格增长保持平衡。

（三）生长发育的顺序性

儿童的生长发育遵循由上到下、由近到远、由粗到细、由低级到高级、由简单到复杂的顺序。例如，小儿先会抬头、挺胸，再会坐、立和走（由上到下）；先会抬肩、伸臂，再会控制双手的活动（由近到远）；先会用全掌握持物品，再能以手指捏取物品（由粗到细）；先会画直线，后会画圈、画人（由简单到复杂）；先会看、听和感觉事物，再逐渐发展到记忆、思维、分析和判断事物（由低级到高级）。

（四）生长发育的个体差异性

儿童生长发育遵循规律发展，但由于在一定范围内受遗传、环境等因素的影响，存在着相当大的个体差异，到青春期则差异更明显。因此在判断儿童发育是否正常时必须考虑各种因素对个体的影响，做出正确的判断。

二、影响生长发育的因素

遗传因素和外界环境因素是影响儿童整个生长过程中的两个最基本因素。遗传决定了生长发育的特征、潜力、趋向，众多外界环境因素影响着这个潜力，两方面相互作用，决定了每个儿童的生长发育水平。

（一）遗传因素

儿童的生长发育受父母双方遗传因素的影响。不同种族、家族、性别间的差异影响深远，如皮肤与头发的颜色、面容特征、身材高矮、性成熟的迟早及对疾病的易感性等。遗传性疾病对儿童的生长发育亦有显著影响。

（二）环境因素

1. 孕母情况

胎儿在宫内发育受孕母生活环境、营养、情绪、疾病等多因素的影响。妊娠早期病毒感染可导致胎儿先天畸形；妊娠期严重营养不良、高血压可致流产、早产和胎儿发育迟缓。孕母接受某些药物、X线照射、环境毒物污染和精神创伤等，均可影响胎儿生长发育。

2. 营养

营养是儿童生长发育的物质基础，充足和合理的营养是保证儿童健康成长重要的因素，年龄越小受营养因素的影响越大。宫内的胎儿营养不良可使生长发育迟缓；生后长期营养不良，特别是第 1～2 年的严重营养不良，可导致体重下降，身高不增，以及器官功能低下，影响智力、心理和社会适应能力的发展。营养过多也会影响儿童的生长发育，可导致肥胖症。

3. 生活环境

生活环境不仅包括居住环境、卫生条件及营养等物理环境，还包括家庭的经济、社会、文化状况等。良好的生活环境，如健康的生活方式、科学的护理、正确的教养、和谐的家庭气氛、父母的爱抚、良好的学校和社会环境、适当的锻炼和完善的医疗保健服务等，是促进小儿生长发育达到最佳状态的重要因素。反之，将有不良影响。

4. 疾病和药物

疾病对儿童生长发育的影响十分明显。急性感染常使体重减轻；慢性疾病影响体重和身高的增长；内分泌疾病常引起骨骼和神经系统发育迟缓；先天性疾病，如先天性心脏病使儿童生长迟缓。某些药物也可影响儿童生长发育，如长期应用肾上腺皮质激素可使身高增长速度减慢，尤其是在生长的关键期对成长易造成永久性的影响；较大剂量或较长时间应用链霉素、庆大霉素可导致听力减退，甚至耳聋。

第二节　体格生长发育及评价

一、体格发育常用指标与测量方法

（一）体重

体重是指身体各器官、系统和体液的总重量，是衡量儿童体格生长和营养情况的重要指标，也是临床计算药量、静脉输液量的重要依据。

我国正常新生儿出生时的体重平均约为 3kg（男孩：3.33kg±0.39kg，女孩：3.24kg±0.39kg）。出生后前半年，尤其前 3 个月增长最快。出生前前 3 个月每月平均增加 700～800g；4～6 个月每月平均增加 500～600g；7～12 个月每月平均增加 300～400g。3 月龄的婴儿体重约是出生时的 2 倍（6kg）；12 月龄的婴儿体重约是出生时的 3 倍（9kg）；2 岁时体重约是出生时的 4 倍（12kg）。

按以下公式计算可粗略估计小儿体重

1～6 个月：体重（kg）＝出生体重（kg）＋月龄×0.7（kg）

7～12 个月：体重（kg）＝6（kg）＋月龄×0.25（kg）

2～12 岁：体重（kg）＝年龄×2（kg）＋8（kg）

12 岁以后为青春发育阶段，受内分泌影响，体格生长再次加快，体重增长较快，不能按上式推算，每年可达 4～5kg，约持续 2～3 年，呈现第二个生长高峰。

测量体重应在晨起空腹、排空尿液、脱去衣物后进行，也可于进食后 2h 或饭前、便后测量。为便于对比，每次测量应选择同一磅秤和同一时间。对于不合作或病重不能站立的儿童，可由护理人员或家长抱着儿童一起测量，再测量儿童衣物和成人的重量，两次测量值的差值即为儿童体重。

正常同年龄、同性别儿童的体重存在个体差异，一般在 10% 上下。若体重过重（超过均值 20%），应考虑为肥胖；若体重过轻（低于均值 15%），应考虑为营养不良。

（二）身长（高）

身长（高）是指从头顶至足底（包括头部、脊柱和下肢）长度的总和，是反映骨骼发育的重要指标。3 岁以下小儿仰卧位测量，称身长；3 岁以后立位测量，称身高。

新生儿出生时平均为 50cm，6 个月时达 65cm，1 周岁时 75cm，2 周岁时 85cm。2 岁以后，身高稳步增长，平均每年增长 5～7cm。

2～12 岁小儿身高可按下列公式推算

身高（cm）＝年龄×7+75（cm）

青春期出现第二个身高增长的高峰，持续 2~3 年，故 12 岁以后不能再按上式推算。女孩较男孩早 2 年进入青春期，因此 10~13 岁的女孩较同龄男孩高。而男孩进入青春期后身高加速增长，且持续时间较长，最终身高高于女孩。

测量身长（高）时，婴幼儿脱去鞋帽仰卧位测量，头顶紧贴测量板的顶端，测量者一手固定婴幼儿双膝使双下肢与量床紧贴，另一手推动滑板贴至足底，读出数值。

头、脊柱和下肢三部分的增长速度并不一致，头部发育较早，下肢较晚。头长占身长（高）的比例在新生儿为 1/4，到成人为 1/8。临床上需分别测量上部量（从头顶到耻骨联合上缘）和下部量（从耻骨联合上缘到足底）以检查其比例关系。新生儿的上部量占身长的 60%，下部量占身长的 40%，上部量大于下部量，身长的中点在脐上；2 岁儿童在脐下；6 岁儿童移至脐与耻骨联合上缘之间；12 岁时在耻骨联合上缘，上、下部量相等。甲状腺功能减低、生长激素缺乏、长期营养不良和严重佝偻病等疾病可导致明显身长（高）异常，下部量过短。

（三）坐高

坐高是指头顶至坐骨结节的长度，反映头颅与脊柱的发育，其增长规律与上部量增长相同。随年龄增长，下肢增长速度加快，坐高占身长（高）的百分数则随之下降。出生时的百分数为 67%，4 岁时坐高占身长（高）的 60%，6~7 岁后坐高小于身长（高）的 60%，14 岁时的百分数降至 53%。这个百分数反映了上下比例的变化，比坐高的绝对值更有意义。

测量坐高时，3 岁以下儿童平卧于量床上，测量者一手提起儿童小腿使膝关节屈曲，大腿与量床垂直；另一手推动滑板贴至臀部，测量顶臀长即为坐高，读数至 0.1cm。3 岁以上儿童坐于坐高计的坐盘或一定高度的矮凳上，身躯先前倾使骶部紧靠坐高计立柱或墙壁，然后挺身坐直，大腿与身躯成直角并完全接触凳面，膝关节屈曲成直角，足尖向前，两脚平放在地面上，移下夹板与头顶接触，读数至 0.1cm。

（四）头围

头围是指自眉弓上缘经枕骨粗隆绕头一周的长度，反映脑、颅骨的发育。胎儿时期脑发育较快，故出生头围相对较大，一般为 33~34cm，在出生后前 3 个月和后 9 个月约增长 6cm，故 1 岁时的头围约为 46cm，2 岁时约为 48cm，5 岁时约为 50cm，15 岁时与成人头围接近（为 54~58cm）。

在 2 岁前测量最有价值。较小的头围常提示脑发育不良；头围增长过快则提示脑积水的可能。

（五）胸围

胸围是指自乳头下缘水平绕胸一周的长度，反映肺、胸廓的发育。出生时胸廓比头围小 1~2cm，约 32cm；1 岁时头围、胸围相等；以后胸围逐渐超过头围，超过的厘米数约等于小儿岁数减 1。

测量胸围时，儿童取卧位或立位（3 岁以下小儿取卧位），两手自然平放或下垂，测量者一手将软尺 0 点固定于儿童一侧乳头下缘（若女孩乳腺已发育，则固定于胸骨中线第 4 肋间），另一手将软尺紧贴皮肤，经两侧肩胛骨下缘绕回至 0 点，取平静呼吸时的中间读数或吸、呼气时的平均数，读数记录至 0.1cm。

胸围增长与儿童的营养和胸廓的发育有关，肥胖儿由于胸部下脂肪厚，胸围可于 3~4 个月时暂时超过头围；营养不良、缺乏上肢及胸廓锻炼的儿童胸围超过头围的时间可推迟到 1.5 岁以后；佝偻病、肺气肿和先天性心脏病等的儿童胸围可出现明显的胸廓畸形，影响呼吸。

（六）腹围

腹围是指自脐（小婴儿以剑突与脐之间的中点）水平绕腹一周的长度。2 岁前腹围与胸围大约相等，2 岁后较胸围小。

测量腹围时儿童取卧位，测量者一手将软尺 0 点固定于剑突与脐连线中点或脐，另一手将软尺紧贴皮肤，经同一水平绕腹一周，回到 0 点，读数记录至 0.1cm。

腹围增大可见于患腹部疾病，如有腹水。

（七）上臂围

上臂围是指自肩峰与尺骨鹰嘴连线中点的水平绕上臂一周的长度，反映上臂骨骼、肌肉、皮下脂肪和皮肤的发育，常用以评估儿童营养状况。小儿出生后第 1 年内上臂围增长迅速，尤以前半年为快；1~5 岁期间增长缓慢。

测量上臂围时，儿童取立位、坐位或仰卧位，两手自然平放或下垂，一般测量左上臂，测量者一手将软尺 0 点固定于儿童上臂外侧肩峰至鹰嘴连线中点，另一手沿该点水平将软尺轻沿皮肤绕上臂一周，回至 0 点，读数记录至 0.1cm。

测量上臂围可以普查 5 岁以下儿童的营养状况。评价标准：>13.5cm 为营养良好；12.5～13.5cm 为营养中等；<12.5cm 为营养不良。

二、体格发育的评价

客观和正确地评价个体或群体儿童现阶段的生长发育规律和特点，对促进儿童今后健康地成长十分重要。常用的体格生长评估方法包括：

（一）均值差异法

以均值为基值，标准差为离散距，一般认为均值加减两个标差（含 95.4% 的总体）的范围内被检儿童为正常儿。此法适用于正态分布状况。

（二）中位数百分位法

以第 50 百分位为中位数，将资料分为第 3、25、50、75、97 百分位 5 个等级，一般认为第 3～79 百分位（含 95% 的总体）范围内被检儿童为正常儿。此法适用于正态或非正态分布状况。

（三）生长发育图法

将各项体格生长指标按儿童不同性别和年龄绘制成正常曲线图（离差法或百分位法），对个体儿童从出生开始至青春期进行全程动态监测，将定期、连续的测量结果每月或每年标记于曲线图上进行比较，以了解儿童发育趋势和生长速度，及时发现偏差，分析原因并予以干预。此法简便易于操作、直观性强、结果明确。

第三节　与体格生长相关的其他系统的发育

一、骨骼的发育

（一）颅骨的发育

颅骨发育较面部骨骼早。出生时颅骨未闭合形成颅缝和囟门（前囟和后囟）。前囟为顶骨和额骨边缘交界形成的间隙，呈菱形，其对边中点连线的距离在出生时为 1.5～2.0cm，一般 1～1.5 岁闭合。囟门关闭的早晚及头围的大小与脑的发育及疾病影响有关，前囟早闭或头围过小见于大脑发育障碍、小头畸形等；前囟迟闭、头围过大见于维生素 D 缺乏性佝偻病、先天性甲状腺功能减低症等；前囟饱满常示颅内压增高，见于脑积水、脑膜炎、脑炎、脑肿瘤等疾病；前囟凹陷见于脱水或重度营养不良的儿童。后囟为顶骨与枕骨边缘交界形成的三角形间隙，出生时已很小或已闭合，最迟在生后 6～8 周闭合。

（二）脊柱的发育

脊柱的生长反映脊椎骨的发育。出生后第 1 年脊柱增长快于四肢，以后则落后于四肢增长。出生时脊柱仅呈轻微后凸，3 个月左右出现抬头动作时颈椎前凸形成；6 个月后会坐时胸椎后凸形成；1 岁左右开始行走时腰椎前凸形成。6～7 岁韧带发育后，这 3 个脊柱生理弯曲为韧带所固定。加强保健工作，指导儿童正确的坐、立、行姿势，选择合适的桌椅，有利于促进儿童脊柱的健康发育。不正确的姿势及骨骼病变可引起脊柱发育异常或造成畸形。

二、牙齿的发育

牙齿的生长反映骨骼发育。人的一生有乳牙（共 20 个）和恒牙（共 28～32 个）两副牙齿。生后 4～6 个月乳牙开始萌出，乳牙萌出的时间也存在较大的个体差异，但 12 个月尚未出牙可视为异常。乳牙一般于 2～2.5 岁出齐。2 岁以内乳牙萌出的数目约为月龄减 4～6。

6 岁左右开始萌出第 1 恒磨牙（又称 6 龄齿），长于第 2 乳磨牙之后；7～8 岁开始乳牙按萌出先后逐个被同位恒牙替换，其中第 1、2 前磨牙代替第 1、2 乳磨牙；12 岁左右萌出第 2 恒磨牙；18 岁以后萌出第 3 恒磨牙（又称智齿），但也有人终身不萌出此牙。恒牙一般于 20～30 岁时出齐。

出牙是一种生理现象，无特殊反应，但个别儿童在出牙时可伴有低热、流涎、睡眠不安及烦躁等反应。较严重的营养不良、维生素 D 缺乏性佝偻病、甲状腺功能减低症及 21-三体综合征等患儿可有出牙延迟、牙质欠佳等。

三、脂肪组织与肌肉的发育

脂肪组织的生长主要为脂肪细胞数目的增加和体积的增大。脂肪细胞数目增加从胎儿中期开始加快到 1 岁末达高峰，以后逐渐减慢，2~15 岁时可增加约 5 倍。脂肪细胞体积增大从胎儿后期开始加快至出生时增加 1 倍，以后逐渐减慢。青春期体格生长加速时，脂肪组织再次增加，有明显性别差异，女孩比男孩显著。

全身脂肪的 50% 以上为皮下脂肪。测量皮下脂肪的厚度可反映全身脂肪量的多少，还可间接判断肥胖与营养不良的程度。测量时，测量者的拇指和食指分开 3cm 的距离捏起测量部位的皮肤及皮下脂肪，将嵌板置于捏起的皮褶两边至底部并钳住，读数记录至 0.1mm。

胎儿期肌肉组织发育较差，出生后随躯体和四肢活动增加逐渐生长。儿童学会坐、爬、站、行、跑、跳后，肌肉组织发育加速，肌肉活动能力和耐受力增强。学龄前儿童肌肉已有一定负重能力，学龄期肌肉发育加速，青春期肌肉发育尤为加速，男孩明显比女孩突出。

四、生殖系统的发育

生殖系统受内分泌系统的下丘脑—垂体—性腺轴的控制，至青春期前才开始发育。青春期一般持续 6~7 年，划分为三个阶段。①青春前期：10~13 岁，女孩比男孩平均早 2 年开始，体格生长速度明显加快，开始出现第二性征；②青春中期：14~16 岁，体格生长速度达高峰，第二性征全部出现，在解剖和生理功能上性器官均已成熟；③青春后期：17~20 岁，体格生长停止，生殖系统发育完全成熟。青春期开始和持续时间个体差异较大，受多种因素的影响。

第四节　神经心理发育及评价

儿童神经心理发育也称行为发育，是感知、运动、语言、情感、判断和意志、性格等方面的完善。神经系统的发育，尤其是脑的发育是儿童神经心理功能发育的基础。神经心理的发育与先天遗传因素、环境和教养密切相关。

一、神经系统的发育

儿童神经系统的发育较早，尤其是脑的发育。出生时脑的重量约 370g，占其体重的 1/9~1/8；6 个月时为 600~700g；9 个月时约为出生时 2 倍；2 岁时达 900~1000g；7 岁时接近成人，约 1500g。出生时大脑的外观已可见主要的沟回，与成人相似，但大脑皮层较薄，沟回较浅；中脑、脑桥、延髓、脊髓发育较好，保证呼吸、循环等生命中枢的功能。脑组织在生长时期的耗氧量较大，在基础代谢状态下脑耗氧量占总耗氧量的 50%，明显高于成人的 20%。脑由丰富的蛋白质组成，脂类较少，长期营养缺乏可导致脑的生长发育迟缓。

出生时脊髓的发育已相对较成熟，其发育与运动功能相平行，随年龄增长而增重、加长。胎儿时脊髓下端位于第 2 腰椎下缘水平，4 岁时上移到第 1 腰椎水平，做腰椎穿刺时应注意进针部位。

出生时即具有觅食、吸吮、吞咽、拥抱、握持等先天性反射，其中觅食、吸吮、拥抱及握持这些反射会随着年龄增长而消失，若持续不消退或不能引起这些先天反射表明神经系统异常，如握持反射 3~4 个月仍继续存在则将妨碍手指精细动作的发育。2 岁以下儿童若引出克氏征、巴宾斯基征等病理反射可为生理现象。

二、感知觉的发育

感知是通过各种感觉器官从丰富的环境中选择性获取信息的能力，促进儿童运动、语言、社会适应能力的发育。

（一）视觉的发育

新生儿已具有视觉感知功能，瞳孔有对光反应，但因不能根据物体远近调节晶状体，视觉不敏锐，可见距离为 60cm，在 15~20cm 范围内视觉最清晰；清醒、安静状态下可短暂地注视近处的物体，头跟随缓慢移动的物体移动。2 个月后可协调地注视物体，头跟随移动的物体在水平方向转动 90°，有初步头眼协调；3~4 个月时喜欢看自己的手，有较好的头眼协调，头跟随移动的物体在水平方向转动 90°，可追随跌落的物体，开始认识母亲和常见物品（如奶瓶），看见红色物体表示喜悦；18 个月时可以区别不同的形状；2 岁时可以分辨垂直线与横线；5 岁时可以认识各种颜色；6 岁时视深度感觉发育充分，视力达 1.0。

（二）听感知的发育

出生时因鼓室无空气及羊水潴留，听觉差，但对强声可出现瞬目、震颤等反应；出生后 3~7d 听觉已相当好；3~4 个月时出现定向反应（指头转向声源），听到悦耳声音时会微笑；6 个月时听到父母的声音有清楚的反应；7~9 个月能确定声源，区别语气及言语的意义；13~16 个月时能听懂自己的名字，寻找不同响度的声源；2 岁时可精确对不同声音进行区别；4 岁时听觉发育已经完善。听感知的发育对儿童语言的发育有重要意义。

（三）味觉与嗅觉的发育

出生时味觉与嗅觉已很完善，新生儿对不同味道如甜、酸、苦等有不同的反应，闻到母乳味会寻找乳头；3~4 个月时可以区分好闻和难闻的气味；4~5 个月的婴儿可以分辨食物味道的轻微改变，是味觉发育的关键期，此时应添加各类辅食，促其习惯不同味道的食物。

（四）皮肤感觉的发育

皮肤感觉（包括触觉、痛觉、温觉和深感觉）是引起某些反射的基础。新生儿触觉已很敏感，尤以眼、口周、手掌、足底等部位最为敏感，触之即有反应。新生儿已有痛觉，但对痛觉反应迟缓，2 个月后才逐渐改善。新生儿对温度的变化感觉很灵敏，尤其是对冷的反应，如出生时离开母体温度骤降就啼哭，保暖后即安静。

（五）知觉发育

知觉是人对事物各种属性的综合反映，与听、视、触等感觉的发育密切相关。5~6 个月时，随动作的发展，特别是手眼协调动作的发展，通过看、摸、闻、咬及敲击等动作逐步了解物体各种属性。1 岁时开始有空间知觉；3 岁能辨上下；4 岁能辨前后；5 岁能辨别自身的左右。4~5 岁时已有时间的概念，能辨早上、白天、晚上、今天、明天和昨天等；5~6 岁时能辨前天、后天和大后天等。

三、运动功能的发育

运动功能可分为大运动（包括平衡）和细运动两大类。运动的最初形式是妊娠后期的胎动。由于新生儿大脑皮质功能发育未完善，神经纤维尚未完成髓鞘化，故运动大多无意识和不协调。此后，特别是出生后 1 年内随着脑功能的迅速发育，儿童运动功能日臻完善。

（一）平衡和大运动

1. 抬头

新生儿俯卧位时能抬头 1~2s（由于颈后肌发育较颈前肌完善）；3 个月时抬头较稳；4 个月时抬头很稳并能自由转动。

2. 翻身

4 个月时，在俯卧位可用两手支持抬起胸部；7 个月时，可有意识地从仰卧位翻身至俯卧位，然后从俯卧位翻至仰卧位。

3. 坐

新生儿腰肌无力；3 个月时扶坐，腰呈弧形；5 个月时可靠椅坐；6 个月时能双手向前撑住独坐；8 个月时能坐稳并能左右转身不倾倒。

4. 匍匐、爬

新生儿在俯卧位时有反射性的匍匐动作；2 个月时在俯卧位时能交替蹬腿；8 个月时可用手撑起上身离开床面或桌面，可在原地转动身体；8~9 个月时可用上肢向前爬；12 个月时能手膝并用爬行；18 个月时能爬台阶。

5. 站、走、跳

新生儿可出现踏步反射；5~6个月扶立时双下肢可负重，并能上下跳动；8个月时能扶着栏杆站起；10个月时能独站片刻；1岁时能独走；2岁时能并足跳；3岁时双足交替走下楼梯。

（二）细动作

出生时出现握持反射；3~4个月时握持反射消失，开始有意识地取物；6~7个月时能独自摆弄玩具，将玩具从一手换入另一手，出现捏、敲等探索性动作；9~10个月能拇、示指对指取物；12~15个月时乱涂画，几页几页地翻书；2岁时能用匙吃饭，能握杯喝水，可叠6~7块方积木；3岁时在别人的帮助下会穿简单衣服。

四、语言与思维的发育

语言是用来表达思维、观念等心理过程的，是人类特有的高级神经活动，与智能关系密切。与周围人群进行语言交往，可以促进小儿语言能力的发展。语言发育经过发音、理解和表达3个阶段。

（一）发音阶段

新生儿会哭叫，对饥饿、疼痛等不同刺激所反应的哭叫在响度、音调上有区别。出生后1~2个月时能发喉音；3~4个月能咿呀发音；6个月时能听懂自己的名字；7~8个月能发"爸爸""妈妈"等复音。

（二）理解语言阶段

儿童在发音阶段已逐渐理解语言。通过视觉、触觉、体位觉与听觉等逐步理解一些日常用品，如奶瓶、电灯等名称。家人对儿童发音的及时应答，能促进儿童对语音特定意义的理解。

（三）表达语言阶段

儿童在对语言理解的基础上学会表达。1岁时开始会说单词；18个月时会使用15~20个字，指认家庭主要成员；2岁时能指认简单的人、物名和图片；3岁时能指认许多物品，说有2~3个字组成的句子；4岁时能讲述简单情节的故事。

家庭教育影响儿童语言的发育。在语言的发育过程中，需观察是否出现下列现象：①乱语：见于1~2岁的儿童，很想通过语言表达自己的需求，但由于词汇量少，常常说出的话语不被成人听懂。出现这种情况要耐心分析，避免加以训斥，否则会影响儿童表达思维的积极性。②口吃：见于3~4岁的儿童，词汇量增多，但常常发音不准或语法不当，如把老师发音为"老希"。遇此情况愈是急于纠正愈容易出现口吃，所以不必急于纠正，一般情况下会逐渐转为正常。③自言自语：儿童从出声的外部语言向不出声的内部语言（沉默思考时的语言）转化过程中必经自言自语阶段，为儿童发展内部语言打下基础。一般7岁以后，自言自语现象消失，如继续存在，则应引起注意。

五、心理活动与社会行为的发展

出生时不具有心理现象，条件反射的形成标志着心理活动发育的开始，且随着年龄的增长，心理活动得到不断发展。

（一）注意的发展

注意是人对某一部分或某一方面环境的选择性警觉，或对某种刺激的选择性反应。注意是认知过程的开始，可分为无意注意和有意注意，前者是自发的，不需要任何努力；后者是自觉的、有目的的行为。新生儿存在非条件的定向反射，如大声说话可使其活动停止。婴儿主要是无意注意，3个月时开始短暂地注意人脸；强烈的刺激与鲜明的色彩、较大的声音或需要的物品（如奶瓶等）都能成为其无意注意的对象。随着年龄的增长、活动的范围扩大、生活内容的丰富和动作语言的发育，幼儿逐渐出现有意注意，但注意的稳定性差，易分散、转移。5~6岁后儿童才能较好地对自己的注意力进行控制。

（二）记忆的发展

记忆是将所获得的信息储存和"读出"的神经活动过程，包括识记（感知的事物在大脑中形成暂时联系）、保持（感知的事物在大脑中留下痕迹）和回忆（感知的事物在大脑中痕迹恢复）。回忆又可分为再认（以前感知的事物在眼前重现时能认识）和重现（以前感知的事物虽不在眼前出现，但可在脑中重现，即被想起）。5~6 个月时虽能对母亲再认，但直到 1 岁以后才能重现。婴幼儿时期对事物的记忆时间短、内容少，容易记住带有欢乐、愤怒、恐惧等情绪的事情，以机械记忆为主，准确性差。随年龄的增长和思维、理解、分析能力的发展，小儿的重现能力不断增强，逐渐发展有意识的逻辑记忆，记忆的时间越来越长，记忆的内容也越来越广泛、复杂。

（三）思维与想象的发展

思维是人应用理解、记忆和综合分析能力来认识事物的本质和掌握其发展规律的一种精神活动，是心理活动的高级形式，包括逻辑思维和形象思维。婴幼儿思维与对客观物体的感知和行动有关，为直觉活动思维，如小儿拿着玩具汽车边推边说"汽车来了"，当汽车被拿走游戏活动则停止。1 岁以后，小儿开始产生初级的形象思维；3 岁以后，小儿的活动范围扩大，开始产生初级的抽象思维；6~11 岁以后，小儿逐渐学会综合分析、分类比较等抽象思维方法，独立思考能力进一步发展。

想象是人利用已感知的客观事物，通过言语调节，在思维充分发展的基础上，在脑中创造出新的思维活动。新生儿不具有想象能力；1~2 岁时有初步的想象，如模仿母亲动作给布娃娃喂饭；3 岁以后随着经验和语言的发展，有初步的有意想象，如将放在一起的几个布娃娃想象为母亲、弟弟和自己等；学龄前期仍以无意想象为主；学龄期有意想象和创造性想象发展迅速。

（四）情绪、情感的发展

情绪是人对事物、情景或观念所产生的主观体现和表达，是神经系统活动的一种结果和表现。新生儿不适应宫外环境，常表现出不安、啼哭等消极情绪，而哺乳、抚摸、抱、摇等可使其情绪愉快。6 个月以后能辨认陌生人时逐渐产生对母亲的依恋及分离性焦虑，9~12 个月时对母亲的依恋达高峰。随着与别人交往的逐渐增多，产生比较复杂的情绪，如喜、怒、初步的爱憎、见人害羞、怕黑、嫉妒及爱发脾气等。婴幼儿的情绪表现时间短暂、反应强烈、容易变化、外显而真实。随着年龄增长和与周围交往的增加，儿童对不愉快因素的耐受性增强，能逐渐有意识地控制自己的情绪。同时，情感也日益分化，产生信任感、荣誉感、安全感、道德感、责任感等。

（五）性格的发展

性格是人的重要个性心理特征。不同的生活环境和自身的心理特点导致每个人都有特定的兴趣、能力、气质等。婴儿期一切生理需要不能自理，对成人的依赖性和信赖感逐渐建立。幼儿期能独立行走，表达自己的需要，控制大小便，有一定的自主感，但仍未脱离对成人的依赖，违拗言行与依赖行为相交替现象常常出现。学龄前期生活基本能自理，主动性增强，但主动行为失败时易出现失望与内疚。学龄期开始正式学习生活，重视勤奋学习的成就，如不能发现自己的学习潜能易产生自卑。青春期体格再次迅速生长和性发育开始成熟，社交活动增多，心理适应能力不断加强但容易波动，在伙伴问题、感情问题、道德评价和人生观等问题上处理不当时性格易发生变化。

（六）社会行为发展

儿童社会行为是各年龄阶段心理行为发展的综合表现，受外界环境的影响，与家庭、学校、社会对儿童的教育关系密切，并受神经系统发育程度的制约。新生儿觉醒的时间短暂，对周围环境反应不良，但感觉不舒服时会哭叫，抱起来时即安静；2 个月时会注视母亲的脸，引逗时会微笑；4 个月时认识母亲与熟悉的东西，能发现和玩弄自己的手、脚等，开始与别人玩，高兴时笑出声；6 个月会辨出陌生人，玩具被拿走时会表示反对；8 个月时开始注意周围人的行动，寻找被当面遮挡或落下的东西；9~12 个月出现认生的高峰，对熟悉和不熟悉的人和物表现出喜或憎，能模仿别人的动作，呼其全名会转头；1 岁后独立性增强，能较正确地表示喜怒、爱憎、同情、妒忌、害怕等感情；2 岁左右不再认生，喜欢听故事、看画片，喜欢表现自己以吸引别人注意，能执行简单命令；3 岁时能与人同玩游戏并遵守游戏规则；此后，随着接触面的不断扩大，对周围人和环境的反应能力更加完善。

第五节　儿童发育中的特殊问题

一、体格发育偏离

（一）体重增长偏离

1. 体重过重

体重超过同龄正常平均数加2个标准差（或第97百分位）为体重过重，常见于肥胖症、水肿等疾病。

2. 低体重

体重低于同龄正常体重平均数减2个标准差（或第3百分位）为低体重，常见于营养不良、家族性矮小等。

（二）身高增长偏离

1. 高身材

身高超过同龄正常身高平均数加2个标准差（或第97百分位）为高身材，常见于家族性高身材、垂体性肢端肥大症等。

2. 矮身材

身高低于同龄正常儿童身高平均数减2个标准差（或第3百分位）为矮身材，常见于严重营养不良、家族性矮小、生长激素不足、内分泌疾病所致的甲状腺功能减低症、21-三体综合征及骨代谢疾病所致的软骨发育不良等。

二、心理行为异常

1. 青春期综合征

青春期综合征是指青少年特有的生理失衡和由此引发的心理失衡病症，会造成身体机能的失衡，出现头昏头痛、视力疲劳、心悸气短、腰膝酸困、体质下降、生长发育不良、记忆力下降、思维迟钝及经常感到力不从心等。青春期综合征容易在初中、高中学生中产生，对身心健康和学业前程产生严重影响。

2. 青春期焦虑症

青春期容易出现焦虑症，焦虑症即焦虑性神经症，以焦虑情绪反应为主要病态，伴有明显的自主神经系统功能紊乱。青春期第二性征的出现，个体对自己在体态、生理和心理等方面的变化产生一种神秘感，有时会不知所措，甚至出现恐惧、孤独、紧张、自卑、羞涩和烦恼，还可能伴发头晕头痛、失眠多梦、口干厌食、眩晕乏力、神经过敏、心慌气促、情绪不稳、体重下降和焦虑不安等症状，会严重危害青少年的身心健康，需及时予以治疗，以心理治疗为主，配合药物治疗。

3. 青春期抑郁症

抑郁是情绪低落、兴趣减低、思维迟钝、缺乏主动性，伴有焦虑、身体不适和睡眠差。青春期因外界不利环境（如家长和老师的忽视、压制和不公平，学习压力和对性发育的困惑等）而引起烦恼、焦虑和抑郁等情绪不稳现象，神经系统的功能很容易失调。主要表现为自暴自弃、多动、冷漠等。若无积极治疗，重度患者常出现严重后果。为促进青少年健康成长，应积极防治青春期抑郁症。

4. 饮食障碍

主要包括神经性厌食症和神经性贪食症。神经性厌食症是一种由不良心理社会因素引起的饮食障碍，近年来发病率有所增加，女性多见。早期表现为主动性节食、厌食，进而发展为缺乏食欲，导致消瘦、内分泌代谢紊乱，还可能出现一些精神症状和行为失常，如不及时治疗将会导致严重后果。本病治疗以心理治疗为主，结合行为调节、营养康复。此外，引导青春期女性树立正确的审美观念，提倡健康美十分重要。

三、青春期常见的健康问题

1. 月经病

月经过多、月经过少及痛经等是青春期少女常出现的问题，与卵巢功能失调、内分泌疾病影响卵巢功能等有关。剧烈的情绪波动、环境改变及过度劳累可致月经紊乱的出现。大多少女在初潮的头两年会出现月经不规则；月经期间身体抵抗力减弱、子宫内膜脱落、宫颈微张，应注意经期卫生，防止发生感染。

2. 遗精

遗精是一种正常生理现象。应加强性发育的健康教育，以免青少年受传统观念的影响对遗精有不正确的认识。

3. 手淫

手淫是指青少年通过自我抚弄或刺激性器官而产生性兴奋或性高潮的一种行为。手淫一般不会对身体健康造成危害，但青少年对手淫问题有许多不正确的看法，不同程度地干扰他们的生活、学习和情绪。应当通过引导设法将学生这方面的精力转移到学习或其他活动中去。

4. 吸烟、酗酒、吸毒及滥用药物

在我国，特别是近年来青少年吸烟、酗酒状况较为显著。随着社会的日益发展，目前吸毒、滥用药物状况也不容忽视。因此，一方面应加快对青少年进行有关知识的教育，另一方面要加强毒品及有关药品的管理。

5. 意外伤害

在青春期青少年体格再次迅速增长，心理社会能力逐渐成熟，但常过高估计自己的能力，感情冲动，易发生打架斗殴、溺水及车祸等创伤、事故，成为青少年的重要问题。因而，应加强自我保护意识及安全教育。

6. 自杀

青少年自杀原因较为复杂，发生率有增高的趋势。平时成人应注意多用适当的方法与青少年交谈，了解他们内心的真实感受，教会他们应对危机的方法，帮助他们提高解决问题的能力，适时进行必要的心理治疗，防止自杀的发生。

（吕燕松）

第三章　住院儿童的护理

儿童正处于身心发展阶段，患病和住院使儿童身体和心理受到双重创伤，同时对儿童家庭也是一种危机。为了减轻住院给患儿及其家庭带来的压力，促使患儿尽快恢复健康，除了应用专业知识给予患儿护理及其家庭全面支持以外，儿科医疗机构的组织和设备也应根据儿童特点进行合理的安排。

第一节　儿科医疗机构的设置及护理管理

目前，我国儿童医疗机构可分为三类：儿童医院、妇幼保健院及综合医院中的儿科。不同医疗机构，建筑设计的布局有所不同，其中以儿童医院的设置最为全面，包括儿科门诊、儿科急诊和儿科病房。

一、儿科门诊

（一）儿科门诊设置

儿科门诊可设置预诊处、挂号处、体温测量处、候诊室、诊查室、化验室、治疗室、输液室、隔离室、药房及收费处等，但儿科由于就诊对象的特殊性，部分设置具有儿科的独特性。

1. 预诊处

（1）目的与设置：通过预诊可早期鉴别普通疾病和传染病，传染病及时隔离，减少交叉感染的机会；协助患儿家长选择就诊科别，节省就诊时间；对危重患儿立即启动绿色通道，赢得抢救时机。预诊室应设在医院内距大门最近处，或儿科门诊的入口处，有两个出口，一个通向门诊候诊室，另一个通向传染病隔离室。隔离室内备有消毒隔离设备，如紫外线灯、洗手设备、隔离衣等，并设有专人为隔离的患儿及其家长办理挂号、交费、取药等服务。

（2）预诊方式：预诊主要采取简单扼要的问诊、望诊及体格检查，在较短的时间内根据患儿关键的病史、症状及体征，迅速做出判断，以避免患儿因停留过久而发生交叉感染。如遇急需抢救的危重患儿时，预诊护士需立即护送其到抢救地点；如遇有较重的传染病患儿时，则立即收入传染病医院，必要时由护理人员护送并上报相关部门及时处理。因此，预诊工作要求动作迅速、处理果断，接诊人员要求责任心强、经验丰富、决断能力强。

2. 挂号室

儿童经过预诊后，方可挂号就诊。

3. 测体温处

发热小儿就诊前需到体温测试处测试体温。

4. 候诊室

候诊室应宽敞、明亮、空气流通，有足够的候诊椅，并设1~2张床供患儿换尿布、包裹之用。可设宣传栏或通过电视进行健康教育，还可根据儿童心理特点，播放动画片等，消除患儿就诊时的焦虑恐惧感。

5. 诊查室

也称检查室，要保持清洁、安静、有序，力求做到"一医一患"，设法避免小儿哭闹，同时要注意保护较大患儿的隐私。根据条件可设置普通诊室、专家诊室，并留有机动诊室。诊查室内应设检查床、桌、椅、诊查用具及洗手设备等，护士上下班前应清洗、消毒、添置所需物品，做好次日接诊准备。

6. 治疗室

备有各种治疗所需的设备、器械和药品，可进行必要的治疗，如各种注射、穿刺等。

7. 化验室

应设在诊查室附近，便于患儿就近进行化验。

8. 其他

根据医院规模及设置，还可设有专门的儿科配液、输液、采血中心等，提高工作效率。

（二）儿科门诊护理管理

儿科门诊的特点之一就是陪伴就诊的人员多，门诊人员的流动量较大，而且患儿家长的焦虑程度往往大于其他科别的就诊人员，根据这一特点，门诊在护理管理上应做好以下几个方面工作

1. 维护就诊秩序

护士要做好就诊前的准备、诊查中的协助及诊后的解释工作。合理安排、组织及管理，保证就诊工作有条不紊，提高就诊质量。

2. 密切观察病情

儿童病情变化快，在预诊和门诊整个诊治过程中，护士应经常巡视小儿，发现异常情况及时处理。

3. 预防院内感染

制定并执行消毒隔离制度，严格遵守无菌技术操作规程，及时发现并隔离传染病患儿，消除可能使患儿感染的各种隐患。

4. 杜绝差错事故

严格执行核对制度，进行给药、注射等各项操作时应认真、仔细，避免差错事故的发生。

5. 提供健康教育

为就诊患儿及其家长进行健康指导是门诊护士的重要职责，利用候诊时间，采取集体指导、个别讲解或提供咨询等方式，包括提供促进儿童生长发育、合理喂养及常见病的预防和早期发现等知识。对慢性病的患儿要了解其平时用药、营养、生长发育等情况，给予正确的保健指导。对家长的疑问也应给予及时准确地解答。

二、儿科急诊

（一）儿科急诊特点

（1）儿童疾病表现常不典型，医护人员应通过询问、仔细观察尽快明确诊断并及时处理。

（2）儿童病情变化快，突发情况多，应及时发现，随时做好紧急抢救的准备。

（3）儿童疾病的种类和特点有一定的季节规律性，应根据规律做好充分的准备。

（4）危重儿童的就诊顺序应特殊安排，专人引导，及时准确进行抢救。

（二）儿科急诊设置

儿科急诊是抢救患儿生命的第一线，应设有抢救室、观察室、治疗室、小手术室等，各室应备有适合不同年龄儿童使用的抢救器械、用具及药物等，及时准确地为儿童进行诊治。

1. 抢救室

内设病床，备有输液架、活动床挡及约束带等，另备远红外线辐射式抢救台，供抢救小婴儿使用。室内配备人工呼吸机、心电监护仪、气管插管用具、供氧设施、吸引装置、雾化吸入器、洗胃用具等必备的设备，以及各种穿刺包、切开包、导尿包等治疗用具。室内应备抢救车，车上备有常用急救药品、物品（手电筒、备用电池、体温计、注射器、压舌板等）、记录本及笔，以满足抢救危重症患儿的需要。此外，还应配置应急灯、简易呼吸器，以备停电、停水时使用。

2. 观察室

室内设备与病房相似，设有病床及一般抢救设备，如吸氧和吸引装备等，如有条件可装备监护仪器、远红外辐射床等，并应按病房要求备有各种医疗文件。

3. 治疗室

应备有治疗床、药品柜、治疗柜、各种治疗用物等。

4. 小手术室

除一般手术室的基本设备外，应准备清创缝合小手术、大面积烧伤的初步处理、骨折固定等器械用具及抢救药品。

(三) 儿科急诊护理管理

1. 重视急诊抢救的五要素

人、医疗技术、药品、仪器设备及时间是急诊抢救的五要素，其中人起最主要的作用。急诊护士应具有高度的责任心、良好的道德修养、敏锐的观察力、坚定的抢救意志及精湛的抢救技术。此外，药品种类齐全，仪器设备先进，时间争分夺秒都是抢救成功缺一不可的重要环节。

2. 执行急诊岗位责任制度

分工明确，各司其职，坚守岗位，随时做好抢救患儿的准备。经常巡视，观察病情变化并及时处理。对抢救药品和设备的使用、保管、补充、维护等应有明确的分工及交接班制度，保证抢救工作的连续性。

3. 建立儿童各科常见急诊的抢救护理常规

儿科急诊的护理人员应熟练掌握常见疾病的抢救程序、护理要点，建立急救卡片，不断提高抢救效率。

4. 加强急诊文件管理

应有完整的病例材料，记录患儿就诊时间、一般情况、诊治过程等，紧急抢救中遇有口头医嘱，须当面复述确保无误后执行，执行时必须经他人核对药物，用过的安瓿保留备查，待抢救工作告一段落后督促医生开处方并补记于病历上，使抢救工作保持连续性，为进一步治疗和护理提供依据。

三、儿科病房

儿科病房可分为普通病房和重症监护室，重症监护室还可分为新生儿重症监护治疗病房（NICU）、儿科重症监护治疗病房（PICU）和普通病房内的监护室。

(一) 儿科病房设置

1. 普通病房

儿科病房最适宜的床位数是 30~40 张。设有大、小两种病室，大病室容纳 4~6 张床，小病室为 1~2 张床。每张床单位占地 $2m^2$，床头设有呼叫器，床间距、床与窗台相距各为 1m。床设有床栏，窗外设护栏，以防意外。病室墙壁可粉刷柔和的颜色并装饰可爱的卡通图案，减少患儿的恐惧感。病室间用玻璃隔断，以便工作人员对患儿进行观察。每间病室均应设有洗手池、夜间照明装置等，方便照顾患儿。

2. 重症监护室

病情危重需观察和抢救的患儿应安置在重症监护室内。室内各种抢救设备齐全，监护病房的床位安排可分为集中式和分散式。集中式是将床位集中在一个大房间内，中央设置护士站，便于观察抢救；分散式是将床位分散于小房间内，房间之间用透明玻璃隔开，便于观察和隔离。

3. 护士站及医护人员办公室

设在病房中间，靠近危重病室，以便随时观察和抢救。

4. 治疗室

一般为中间相通的两个房间，一间为操作室，专门进行各种注射、穿刺、取血、换药等无菌操作；另一间为处置室，可进行各项操作的准备工作。

5. 配膳 (奶) 室

为便于管理，配膳室宜设在护士办公室旁，负责分发营养部门配好的患儿食品。室内配备消毒设备、冰箱、配膳桌、碗柜及分发膳食用的餐车等，如为营养部门集中配奶，另备有加热奶的用具。

6. 游戏室

供住院患儿游戏、活动时使用。宜设在病房一端，以免影响其他患儿休息和治疗。室内应宽敞，阳光充足，通风良好，地面防滑，备有小桌椅、玩具柜及适合不同年龄儿童可清洁的玩具及图书等。

7. 厕所及浴室

各种设置应适合小儿年龄特点。幼儿专用厕所可不设门，学龄儿童用可有门，但不加锁，以防意外发生。浴室要宽敞，便于护理人员协助儿童沐浴。

此外，病房需设有库房、值班室、仪器室等。规模较大的病区还应设家属接待室、新患儿入院观察室、隔离室、危重监护室及 1~2 间备用房（供临时隔离或空气消毒时轮换使用）。条件许可的，应设置检验室。

（二）儿科病房护理管理

1. 环境管理

病室环境要适合儿童心理、生理特点。墙壁可张贴或悬挂卡通画，以动物形象作为病房标记。病室窗帘及患儿被服采用颜色鲜艳、图案新颖的布料制作，使病室气氛欢快、活泼。新生儿病室一定要有充足照明，以便观察。儿科病室夜间灯光应较暗，以免影响休息。儿科病房内应设温湿度计，不同年龄儿童温湿度要求不同。新生儿病室以温度 22~24℃，相对湿度 55％~65％ 为宜；婴幼儿病室分别为 20~22℃，55％~65％ 为宜；儿童病室分别为 18~20℃，50％~60％ 较为适宜。

2. 生活管理

患儿的饮食既要符合疾病治疗的需要，还要满足其生长发育的要求。对个别患儿的特殊饮食习惯，护士应与家长及营养部门取得联系给予相应的调整。食具应由医院供给，做到每次用餐后都进行消毒。医院负责提供式样简单、布料柔软的患儿衣裤，经常换洗，保持清洁。根据患儿的疾病种类与病情决定其活动与休息的时间。对长期住院的学龄期患儿要适当安排学习时间，形成规律的作息生活，减轻或消除离开学校给患儿带来的焦虑。

3. 安全管理

儿科病房安全管理的范围广、内容复杂，无论设施设备还是日常护理的操作，都要考虑患儿的安全问题，防止发生意外，避免跌伤、烫伤，防止误饮、误服。病房中消防、照明器材应专人管理，安全出口要保持通畅。

4. 感染控制

不同病种尽量分室收治，严格执行清洁、消毒、隔离、探视和陪伴制度。根据季节、气候情况病室每日定时通风，按时进行空气、地面消毒，保持护理人员手的清洁。加强健康教育，增强患儿自我保护意识。

第二节　住院儿童的心理反应与护理

一、儿童对疾病的认识

许多研究表明儿童将生病住院与惩罚、罪恶、自责联想在一起。根据皮亚杰的发展理论，儿童到了 7 岁左右，对抽象事物才能慢慢地了解。因此患儿很难理解为什么来医院接受如此痛苦的治疗及限制。下面介绍皮亚杰发展理论中各期儿童对疾病的概念。

（一）运筹前期（2~7 岁）

此期患儿认为生病是外来的、与自己无关的具体现象。他们无法从现象中找出原因，只能看到目前的情况，也不能说出过去及未来如何。他们认为生病是从别人那里来的，但如果问他："疾病如何从别处得来？"他会回答："我不知道，我想可能是变魔术变来的。"

（二）具体运筹期（7~11 岁）

此期患儿认为生病是内在事物的，可区分病因及致病源，认为道德行为与病因有关，并能注意疾病的程度，但无法用特别术语描述。

（三）形式运筹期（11 岁至成人）

此期患儿认为疾病与器官功能不良有关，并且每个人的疾病是不同的。他们认识到自己的心理及态度可能影响健康或疾病的发生。

二、住院儿童主要的压力来源

医院常被儿童认为是最不安全、最可怕的陌生地方，他们常感到不安、焦虑和恐惧。护理人员应了解住院患儿的主要压力来源，多关心、帮助他们，使他们尽快适应住院生活。

（1）疾病本身带来的痛苦和创伤如疼痛、发热、腹泻、食欲减退等。

（2）各种约束和限制及对各种治疗的恐惧如抽血前不能进食，因输液而不能下地自由活动等，这些问题使患儿丧失了住院前的自由。各种治疗（如抽血、打针、吸痰等）给患儿带来痛苦和伤害，使患儿产生恐惧。

（3）对疾病的认识有限儿童因认识能力不足，或因身体不适而产生情绪反应，有可能将疾病与惩罚联想在一起而导致焦虑、恐惧，甚至因不当的幻想而失眠、做噩梦，无法得到充分的休息。

（4）身体形象改变身体外观的变化，如插入体内的各种管道，药物不良反应所造成的脱发、满月脸、水牛背等，身体某系统功能丧失或某部位丧失知觉，均使患儿产生害怕及焦虑的情绪。

（5）陌生环境奇怪的病床、推车及各式各样医疗器械取代了家中熟悉的环境。各种器械声、嘈杂声、消毒水的异味等，如此急剧的环境改变，患儿必须经过努力才能适应。

（6）与亲属分离及接触陌生人住院需要与亲人、朋友分开，原有的舒适及稳定被不安全感及害怕所取代，可能产生分离性焦虑和不安。同时，还需承受陌生医护人员所施予的各种强迫性检查及治疗。

（7）学业中断已经在学校就读的儿童，因住院被迫暂时离开学校，失去该年龄段应有的学习知识及与同学相处的机会。如果适应不良，将会产生退化性行为，不但无法获得新知识而且难以巩固原有的知识，可能导致学习迟缓、态度退缩、有挫折感、缺乏自信等结果。

三、各年龄段儿童对住院的反应及护理

儿童住院时，由于年龄、病种、病情、住院时间的长短及个人的特点不同，所以住院后的心理反应也各不相同。护士应根据不同的心理反应进行心理护理，以消除或减轻疾病的痛苦、情绪上的焦虑，使患儿身心得到全面的照顾。

（一）婴儿期

1.1~6个月婴儿对住院的反应及护理

（1）对住院的反应：婴儿住院时，如能满足其生理需要，一般比较平静，较少哭闹。心理是在客观现实的影响下大脑活动的产物。根据儿童心理发育的研究结果，出生后，在外界刺激的不断影响下，脑的内部结构和功能迅速发展起来，在非条件反射的基础上形成条件反射，这是心理活动的开端。婴儿在出生第2个月后，开始能对母亲做出特别的"天真快乐反应"，注视母亲的脸、手脚乱动、微笑，母婴之间逐渐加深了解，产生感情，从而使婴儿的需要得到满足，促进婴儿生理、心理发育。住院使婴儿和母亲正在开始建立信任感的过程被中断，同时婴儿所需要的外界刺激、手脚的动作受到限制，感觉、动作的发育将受到一定的影响。

（2）主要护理措施：①尽量做到由固定的护士对患儿进行全面护理，建立护患间的信任感。②要给患儿舒适的接触，如怀抱、抚摸等。③要有适当的环境刺激，如颜色、声音等。使此期患儿在护理中得到感情上的温暖和感觉上的刺激，对他们的身心发育是十分重要的。

2.6~12个月婴儿对住院的反应及护理

（1）对住院的反应：婴儿在6个月时一般能辨认熟人和陌生人的面孔，认识自己的母亲，并对母亲有着越来越强烈的依赖性。此阶段的婴儿住院，主要反应是分离性焦虑，即指婴儿跟他们的父母或最亲密的人分开所表现出来的行为特征，如哭闹不止、寻找母亲、避开和拒绝陌生人。如果住院时间较长，表现出不活泼、抑郁、退缩及对周围事物不感兴趣。

（2）主要护理措施：①护士首次接触患儿时，先和父母谈话，使患儿对护士有一个熟悉的过程，以消除或减少陌生心理，不要突然从父母怀抱中把患儿强迫抱过来，而增加患儿恐惧心理。②护士要尽量固定，连续护理，以满足患儿感情上及其他方面的需要。③了解患儿住院前的习惯，鼓励家长把患儿喜爱的玩具和物品带到医院，以减轻分离性焦虑，解除寂寞，满足其爱好，使之尽快适应住院生活。④保持与患儿父母的密切联系，做父母与患儿之间的桥梁。

（二）幼儿期

此期因为动作、认识及语言技巧已有了增进，开始有自己的思想及行动。想冒险独立完成每一件事情与寻求保护之间的矛盾影响着他们的情绪，并使他们变得更容易受挫折和更需要帮助。

1. 幼儿对住院的反应

（1）分离性焦虑：分离性焦虑分为三期，主要表现如下。①抗议期，连续呼喊妈妈，拒绝护理，拳打脚踢，企图逃跑去找父母。②失望期，越加感到没有希望找到父母，明显地表现出悲哀、压抑，面带愁容，没精打采，对周围的一切不感兴趣，可有退缩或抱怨行为，如吸吮自己的拇指或紧抱玩具不放。当父母来探视时表现哭泣，以安慰自己。③否认期，如果患儿住院时间长，即可进入此期。不再抑郁，假装对周围的一切有较大的兴趣，假装乐意和其他人接触，表现得很愉快；把对父母的感情全部压抑下来，父母来院探望时，表现满不在乎，父母离开后不哭。出现此反应的患儿更需要精神上的支持和安慰。

（2）退化：退行性行为是儿童倒退出现过去发展阶段的行为，如尿床、吸奶嘴和过度依赖等。退行性行为是儿童逃避压力常用的一种行为方式。

（3）语言沟通：幼儿语言的表达及理解能力有限，入院后在语言沟通上有很大困难。幼儿的话有可能被误解或被忽视，这些使他们感到十分苦恼。

（4）约束和限制：2岁左右的幼儿开始探索世界，要求发展自主性。患儿在医院里受到各种束缚，有可能形成羞怯、疑虑的心理，甚至产生孤独感和反抗情绪。

2. 主要护理措施

（1）尽量固定护士对幼儿进行全面的、连续的护理，加强关心爱护，使其得到母爱的替代。

（2）尽可能满足幼儿住院前的爱好及生活习惯，并耐心讲解医院内的生活安排及介绍周围环境，使其对陌生环境有所了解，减少焦虑情绪。

（3）了解患儿惯用的词汇及表达需要和要求的特殊方式。非语言沟通方式是和患儿沟通的一条主要途径，患儿的面部表情、动作、态度等都能提供重要线索。同样，医护人员的面部表情、动作、态度、语调等也会影响患儿的情绪和心理变化。

（4）使患儿有机会适当地表现其自主性，如自己吃饭、穿衣或参与清理个人卫生。在病情允许的情况下，不过分限制其活动。

（5）及时处理破损的皮肤，使其感到安全和被重视。

（6）患儿某部位活动受到限制时，要尽可能用其他方式进行代替，如限制了走路，可用童车代替，但要注意采取安全措施。

（三）学龄前期

学龄前儿童智能发育更趋完善，思维能力进一步发展，他们显得成熟和自信，好奇心驱使他们更加喜欢独立自主。他们会设法了解和认识周围环境，发展出更加熟练的活动技巧，能更加独立地扩展活动空间，语言技巧的增进使他们更能询问和幻想。

1. 学龄前期儿童对住院的反应

（1）分离性焦虑：学龄前儿童与父母短期分离，在一般情况下反应不如婴幼儿强烈。但在住院期间，迫切希望得到父母的照顾与安慰。父母不在身边，会感到孤独无依、失望和不安全。

（2）惧怕陌生环境：医院的一切对患儿都是陌生的，所见所闻、生活制度和条件均有改变，患儿会感到不习惯、受威胁，产生恐惧心理。

（3）怀疑被遗弃和受处罚：患儿不知道何时能出院，怀疑已得不到父母的爱并被抛弃。此期儿童开始产生幻想，有时在幻想中萌生损害他人的企图。因无法辨清幻想与现实的界限，错误地认为自己的企图已被父母发觉，因而以住院对其惩罚。学龄前儿童后期，开始有道德观念，会认为自己有错，应该受到处罚，因而感到内疚和恐惧。

（4）疾病本身和相关治疗：对疾病和治疗不能理解或不能完全理解，惧怕身体的完整性及器官功能被破坏。

2. 主要护理措施

（1）护理人员应尽可能相对固定，并设法使患儿尽快熟悉周围环境和有关人员。

（2）护理人员可以用患儿易于理解的语言说明住院的原因、手术的重要性和简单过程，以及身体有关部位的愈合情况等，执行任何操作前应做好解释，以减少患儿疑虑，确信住院不是惩罚。创造条件让患儿参加适宜的游戏、绘画、看电视、听故事等活动，以帮助减轻患儿的恐惧和担忧。

（3）给患儿提供自我选择的机会，在许可情况下鼓励他们自我照顾，以帮助患儿树立自信心，并维持其自尊心。

（四）学龄期

学龄儿童已进入学校学习，接触范围扩大，对父母的依赖较少，同学和教师对其有较大的影响。

1. 学龄儿童对住院的反应

（1）分离性焦虑：与学校及同学分离，感到孤独，担心失去新近掌握的各种知识、本领，会落后于别人。

（2）疾病本身：关心自己的病情，担心病情恶化，忧虑自己会变成残废或死亡。因怕羞对体格检查不能很好配合，不愿意回答个人卫生方面的问题。

（3）疑虑会受到惩罚：因治疗需要而对其身体活动所做的一些限制，解释为对自己的处罚，虽然内心不服，但假装百依百顺。不愿向医护人员寻求帮助，以示自己成熟，有可能隐瞒或否认自己的症状。

（4）环境陌生感：怕生疏环境、怕医生、怕治疗等，但因为自尊心而表现得比较隐匿。

2. 主要护理措施

（1）密切护士与患儿的关系，增强患儿的信任感和安全感。

（2）建立必要的规章制度，保证患儿的安全，必要时可有一些灵活性，以减轻患儿的压力。创造条件使患儿有活动的机会。

（3）进行体格检查及各种操作时，需照顾到患儿的自尊心。

（4）对患儿可以简要讲解疾病的知识，治疗的必要性及方式。

（5）组织患儿适当地看书、做作业、绘画及开展游戏活动，把患儿的思想和情感引导到正确方向。

（6）鼓励患儿适当从事自我护理和个人卫生工作，发挥其独立自主的能力。

（7）鼓励患儿与同伴、同学联络，允许他们来院探视，交流学习进展情况，根据病情帮助患儿继续学习。

第三节　儿童临终关怀与父母情感支持

一、临终患儿的心理反应

临终患儿心理反应和其对死亡的认识与其认知水平的发展有密切联系。

（一）婴幼儿

此期患儿并不理解死亡是什么，临终患儿只会用哭闹表达他们的不舒适。

（二）学龄前儿童

此期患儿对死亡逐渐有所认识，例如他们在日常生活中看到鸟的死亡或其宠物的死亡，但他们对死亡的概念仍不清楚，常与睡眠相混淆，不知道死后不能复生。他们还会把死亡与自己的不良行为联系起来，认为死亡是一种惩罚。学龄前儿童最害怕与父母分别，因此，他们对死亡的恐惧是长眠不醒所带来的分离和孤独。只要能在父母身边，就感到一切安全。

（三）学龄儿童

此期患儿通过个人经验，如看影视作品上人物的死亡等，逐步了解死亡的概念。10岁以上的儿童逐渐懂得死亡是生命的终结，是普遍存在、不可逆的且不可避免的。他们把死亡和痛苦、伤害等联系起来，开始惧怕死亡和死亡前的痛苦。

二、家庭对临终患儿的心理反应

临终患儿父母的心理反应过程可分为五个阶段

(一) 否认、震惊

当父母知道自己的子女濒临死亡的消息时，首先的反应是"不可能！不会的！"这时，他们对任何人的语言和解说均不能接受，认为这是不可能的事。家长会带着孩子四处求医，不但浪费了财力物力，而且容易忽视对孩子的照顾及其心理反应。护士应帮助家长尽快度过这个时期。

(二) 愤怒

当濒死的事实无法否认时，父母的反应是"为什么是我的孩子？""这不公平！"等。父母有时会将愤怒发泄到医生、护士及周围人的身上；同时也责怪自己，没有很好照顾子女，感到痛苦和内疚。此时，护士应更多地倾听家长的感受，并可组织有类似经历的家长相互交流，会对他们有所帮助。

(三) 协议或磋商

此期家长对医护人员抱以过高期望，祈求医生和护士救治自己的孩子，或祈求神灵保佑，只要治愈孩子的绝症，家长愿意做出任何努力和牺牲。

(四) 抑郁

此期父母真正意识到将要发生什么，从而对将要失去自己的爱子无比忧伤。他们往往独自回忆过去，不愿和任何人交谈。

(五) 接受

最后，患儿父母认识到"那是没有办法的事"，接受既成的事实。但是，很少有父母在孩子去世前能达到此阶段，往往需要在孩子死后很长时间父母才能接受这一现实。

以上五个阶段并不是直线式顺序进行，随着患儿病情的反复，父母的心理反应也在变化。不同的父母在每个阶段持续的时间也不相同。

临终前患儿的心理反应过程，也会经过否认、愤怒、协议、抑郁、接受等五个阶段，但患儿和父母的心理反应阶段不是同时发生的。患儿经历每个阶段的时间较短，也会因病情的变化而发生反复。年龄较小的患儿心理反应过程少于五个阶段。

三、对濒死患儿及其家庭的护理

(1) 护理人员应尽可能固定，有益于与临终儿童及其家庭的充分沟通和理解，能够给患儿提供充分的支持和安慰，也易于获得其父母的信任。

(2) 护理人员应为濒死患儿提供全面的照顾，尽可能地减轻其痛苦，并尽可能满足其生理和心理的需要。

(3) 鼓励父母多陪伴患儿，允许父母为患儿做力所能及的护理工作。因为父母感到能为濒死子女多做一些事情是一种心理安慰，护士应给父母提供护理患儿方面的指导。濒死患儿常希望得到身体上的接触，应鼓励父母搂抱、抚摸患儿。

(4) 医护人员需充分认识临终患儿及其家长的心理反应阶段，根据不同阶段提供适当的护理服务和心理支持。对于家长提出的一些合理要求，应尽可能给予满足；对于家长的一些过激言行，应尽量容忍和给予谅解。

(5) 患儿死亡后，父母常需要在已故患儿身边停留一些时间，护士可以为父母提供拥抱或抚摸已故患儿的机会，允许父母尽情哭泣。护理人员不宜打扰他们最后接触患儿的机会。如果患儿死亡时父母不在现场，事后要求看望及介绍死亡过程，护士应理解患儿父母并尽量满足其要求。

第四节　儿童健康评估的特点

儿童处于生长发育的动态变化过程中，心理、生理方面均不成熟，特别容易受环境因素影响。因此，在评估儿童健康状况时，要掌握儿童身心特点，运用多方面的知识，以获得全面、正确的客观资料，为制订护理方案打下良好的基础。

一、健康史的采集

健康史由患儿、家长、其他照顾者及有关医护人员的叙述获得，对护理计划的正确制订起着重要作用。

（一）一般情况

包括姓名（乳名）、性别、年龄（患儿年龄愈小愈应询问确切，采用实际年龄：新生儿记录天数、婴儿记录月数、1 岁以上记录到几岁几个月）、民族、入院日期，父母（抚养人）的姓名、年龄、职业、文化程度、通信地址、联系电话等。

（二）主诉

用小儿或其父母的语言简要概述主要症状或体征及其持续的时间。如"持续发热 3d"。

（三）现病史

即来院诊治的主要原因及发病过程，包括发病时间、起病过程、主要症状、病情发展、严重程度，以及接受过何种处理等。还应包括其他系统和全身的伴随症状，以及同时存在的疾病等。

（四）既往史

以往小儿健康状况。包括出生史、喂养史、生长发育史、免疫接种史、既往健康史、过敏史、日常活动等情况。询问时，根据不同年龄及不同健康问题各有侧重。

（1）出生史：新生儿或小婴儿应重点询问，包括胎次、胎龄、母孕期的情况、分娩情况、生产方式，出生时有无窒息或产伤，Apgar 评分情况等。

（2）喂养史：婴幼儿尤其是有营养缺乏症或消化功能紊乱者，应详细询问，包括喂乳的种类和方法，喂哺次数及量，添加辅食及断奶情况，近期进食物品的种类、餐饮、食欲、大小便情况等。年长儿应注意询问有无挑食、偏食及吃零食的不良习惯。

（3）生长发育史：了解小儿体格生长发育指标如体重、身高（长）、头围增长情况；前囟门闭合及乳牙萌出时间、出牙数；会抬头、翻身、坐、爬、站、走的时间；语言的发展；对新环境的适应性。学龄儿童还应询问在校学习成绩和行为表现等，此项是儿科患儿所特有的，是评估儿童健康状况的重要依据。

（4）免疫接种史：接种过何种疫苗，接种次数，接种年龄，接种后有何不良反应。

（5）日常活动：主要包括小儿日常生活环境、卫生、睡眠、休息、排泄习惯，有无特殊行为问题，如吮拇指、咬指甲等。

（6）既往健康史：既往患过何种疾病、患病时间及治疗结果，有无住院经历，特别是传染病的患病情况。

（7）过敏史：是否有过敏性疾病，有无对药物、食物或其他物质过敏情况，特别应注意药物过敏反应。

（8）家族史：包括家族中有无遗传性、过敏性或急慢性传染病患者，父母、同胞的健康状况等。

（五）心理社会状况

了解患儿性格特点，是否开朗、活泼、好动或喜静、合群或孤僻、独立或依赖；小儿及其家庭成员对住院的反应，对住院治疗是否能正确认识，对医院环境是否适应，对治疗护理能否配合，对医护人员是否信任；患儿父母及家庭情况；学龄儿还应询问其在学校学习情况及与同伴间的关系等。

二、儿童体格检查

体格检查的目的是通过对身体进行全面检查，对患儿在身心、社会方面的功能进行评估，为制订护理计划提供依据。

（一）儿童体格检查的原则

1. 环境舒适

体格检查所用的房间应光线充足、温度适中、周围安静。检查用品齐全、适用，根据需要提供玩具、书籍等。检查时体位可因患儿年龄大小而不同，婴幼儿可由家长抱着检查，怕生的孩子可从背部查起。

2. 态度和蔼

开始检查前要与儿童交谈几句或用玩具、听诊器等哄逗，以解除其恐惧心理及紧张情绪。用鼓励表扬的语言获得其信任与合作，使之勇于接受检查。对年长儿，可说明要检查的部位、有何感觉，使小儿能自觉配合。

3. 顺序灵活

体格检查的顺序应视小儿病情、当时病情等灵活掌握。原则上易受哭闹影响的项目趁儿童安静时最先检查，如心肺听诊、腹部触诊、数呼吸及脉搏次数等；皮肤、骨骼等项无论哭闹与否均能随时检查；对儿童刺激大的检查项目如口腔、咽部和眼部等检查应留在最后；对病情危重、需紧急抢救的患儿应先检查重要的生命体征或抢救所需项目，待病情稳定后再做全面体格检查。

4. 技术熟练

手法轻柔，动作要快，手和用具要温暖，避免过强的刺激造成儿童哭闹，整个检查过程全面仔细。

5. 保护和尊重小儿

儿童免疫力弱，易感染疾病，要注意防止院内感染。对于较大儿童要注意保护隐私，不要过多地暴露身体。

（一）儿童体格检查的内容和方法

1. 一般状况

与儿童刚一见面，即应开始检查，尤其是当儿童尚未注意时观察所见更为可靠。观察儿童发育与营养状况、精神状态、面部表情、对周围事物反应、皮肤颜色、哭声、语言应答、活动能力、体位、行走姿势等，根据这些观察，可大致判断儿童精神神志、发育营养状况、病情轻重等。

2. 一般测量

除测体温、呼吸、脉搏、血压外，还应测量体重、身高、头围、胸围等生长发育指标。

3. 其他相关部位检查

头部包括头颅、囟门、眼、耳、鼻、口腔等；颈部、胸部、腹部、脊柱和四肢、外生殖器与肛门、全身淋巴结及神经反射等。

三、家庭评估

家庭评估是儿童健康评估的重要组成部分，因为儿童与其家庭成员的关系是影响其身心健康的重要因素。家庭评估包括家庭结构评估和家庭功能评估。

（一）家庭结构评估

家庭结构是指家庭的组成，以及影响小儿及其家庭成员身心健康的有关家庭的社会、文化、宗教和经济特点。其评估范围包括以下几个方面：

1. 家庭组成

家庭组成，狭义的是指目前与儿童共同居住的家庭成员，广义的范围应包括整个家庭支持系统。评估中应涉及父母目前的婚姻状况，是否有分居、离异及死亡情况，同时应了解患儿对家庭危机事件的反应。

2. 家庭及社区环境

家庭环境包括住房类型、居住面积、房间布局、安全性、居住问题（虫害、卫生条件差等）及新近的家庭变迁等。社区环境资料包括邻里关系、学校位置、上学交通状况、娱乐空间、环境中潜在危险因素等。

3. 家庭成员的职业及教育状况

父母的职业，包括目前所从事的工作、工作强度、工作地与居住地的距离、工作满意度以及是否暴露于危险环境等，还应涉及家庭的经济、医疗保险状况；父母的教育状况是指教育经历、所掌握的技能等。

4. 文化及宗教特色

有关家庭文化传统及宗教信仰方面的信息对制订护理计划十分重要，此方面的评估应注重在家庭育儿观念、保健态度、饮食习惯等。

（一）家庭功能评估

家庭功能涉及的是家庭成员之间彼此的影响力及相互关系的质量，它是决定家庭健康的重要因素。其评估内容包括以下几个方面。

1. 家庭成员的关系及角色

家庭成员的关系是指他们之间的亲密程度，是否彼此亲近、相互关心，有无偏爱、溺爱、冲突、紧张状态，能否使儿童获得爱与安全；家庭角色是指每个家庭成员在家庭中所处的地位及所承担的责任。

2. 家庭中的权威及决策方式

育儿中父母的权力分工对家庭健康是十分重要的，因此评估中应包括家庭问题如何决策及谁具有决策权。

3. 家庭中的沟通交流

评估问题应包括父母是否鼓励孩子与他们交流思想，孩子是否耐心倾听父母的意见，孩子是否愿意与父母探讨问题并分享感受。家庭是否具有促进儿童生理、心理和社会性成熟的条件，以帮助患儿完成社会化进程；与社会有无联系，能否从中获取支持。

4. 家庭卫生保健功能

评估家庭成员有无科学育儿的一般知识、家庭用药情况、对患儿疾病的认识、提供疾病期间护理照顾的能力等；同时，了解家庭其他成员的健康状况。

在家庭评估过程中，护理人员要应用沟通技巧，获得家长的信任，涉及隐私的问题要注意保护。根据健康史采集、体格检查及家庭评估的结果进行综合分析，确定患儿的主要健康问题，提出适当的护理诊断，制定切实可行的护理计划。随着患儿情况的变化，随时进行评估和修正、执行和评价，不断提高护理质量，更好地为患儿服务。

第五节　与住院患儿及其家长的沟通

沟通是儿科护理中的重要技能，通过沟通不仅使护理人员完成有效的护理评估，而且可以帮助建立良好的护患关系。众多因素影响沟通过程，因而需要儿科护理人员掌握一定的沟通技巧，注意儿童的年龄特征和发育特点，同时还应注意与儿童家长的沟通与交流。

一、儿童沟通特点

（一）语言表达能力欠缺

不同年龄阶段的儿童，语言表达能力不同。年龄越小，词汇量越少，语言表达能力就越差。婴儿只能用不同音调、响度的哭声来表达自己的需要。幼儿吐字不清楚、用词不准确，不仅自己表达不清，也使对方难以理解。3岁以上的儿童，可通过语言并借助肢体动作来形容、叙述某些事情，但容易夸大事实，掺杂个人想象，缺乏条理性、准确性。

（二）认知、分析问题能力差

随年龄的增长，儿童对事物的认识逐渐从直觉活动思维和具体形象思维过渡到抽象逻辑思维。在这个转变过程中，儿童常因经验不足、知识能力有限而在理解、认识、判断、分析等环节出现偏差，对自己及周围事物缺少正确的认识和估计，容易影响沟通的进展与效果。

（三）模仿能力强，可塑性强

学龄前儿童的智能发育日趋完善，思维能力进一步发展，他们注意模仿成人的一言一行，设法了解和认识周围环境。学龄儿童接触范围扩大，开始意识到进入社会，在追求成功的努力中，注意追随模仿优秀的同龄人和老师。在不同的环境里，儿童模仿的内容不同，因此只要成人在沟通时能做到适当的引导，就能获得事半功倍的效果。

二、与患儿沟通的途径

(一) 语言沟通

语言沟通分为书面语言沟通及口头语言沟通。一般与患儿的语言沟通多指面对面的口头沟通。通过口头沟通，护理人员能将有关医院环境、治疗护理等情况向患儿及其家长进行详细解释，患儿也可将自己的生理需求、情绪感受及时向护士倾诉。但由于患儿的语言表达能力有限，可不同程度地影响沟通的效果，因此在语言沟通时应注意以下几个方面的问题：

1. 语言通俗易懂

应选择合适的、患儿能理解的词语进行沟通，避免使用不易理解的医学术语和医院常用的简略语。

2. 控制适当的语速

在运用语言沟通时必须掌握适当的语速，从患儿的表情中寻求一些可以支持"混淆"或"不理解"的暗示，或者直接询问患儿，以确定语速的有效性。

3. 选择合适的语调与声调

说话者的语调可影响信息的含义，从而影响沟通的效果。护士必须意识到自己的语调，这样才能避免发出一些本不想发出的信息；同时，要调整自己的情绪状态，避免由于情绪不佳而影响说话的语调，进而对患儿造成不应有的伤害。

4. 保证语言的清晰和简洁

有效的沟通应该是简单的、简短的和重点突出的。保证语言清晰的方法包括：①交谈时适当放慢语速；②清晰地发音；③举例说明，使某种解释更容易理解。

5. 选择合适的时间

合适的交流时间是当患儿表现出有兴趣与护士交流时。护士应根据患儿具体情况，从患儿及其家长最关心的话题开始进行交流。

(二) 非语言沟通

非语言沟通是通过表情、体态、目光接触、躯体距离、行为、姿势、容貌、服饰、环境等无声的交流传递信息。非语言沟通较少受意识控制，因而更可靠，儿童往往先用行为而非语言来表达自己的感受，非语言性沟通也是儿童最自然地表达自我的方式。应用以下非语言沟通技巧可促进与儿童的沟通。

1. 仪表与身体的外观

护士的仪表会影响患儿对护士的印象，因此护理人员应注意自己的着装和修饰，力求在患儿面前营造出一种美的感觉。

2. 身体的姿势与步态

身体的姿势和步态可以反映一个人的情绪状态、身体的健康状况、自我概念等。护士可以通过观察患儿的身体姿势和步态收集有用的信息。

3. 面部表情

患儿会仔细观察护士的面部表情来获得信息。因此，护士应意识到自己展示在患儿面前的表情并且尽可能地去控制一些非语言的表情，如不喜欢、不耐烦、厌恶等，用真诚的微笑面对患儿。

4. 目光接触

在面对患儿时，护士应坐在患儿的对面，并保持眼睛和患儿的眼睛在同一水平，这样可以表达出对患儿的尊重。

5. 手势

有时，手势和其他非语言行为结合起来使用可以替代语言信息，特别是对于年幼的儿童，手势常可以作为护患沟通的桥梁。

6. 触摸

当患儿忧伤害怕时，触摸可以让他们感受到特别的温暖和关怀。对于哭闹的患儿，触摸是一种有效地帮助患儿恢复平静的手段。

（三）游戏

游戏能够让患儿将注意力转移到游戏上，减轻护理操作带来的焦虑感。儿童可以通过游戏表达他们对家庭、医院的感受，发泄自己的情感。儿童还可以从游戏中学习知识，认识世界，处理好与周围的关系，适应社会的要求。游戏还能缩短护士与患儿之间的距离，增进相互了解。护士在与患儿做治疗性游戏的同时，可鼓励、帮助、教育患儿，使之消除不良情绪。

（四）绘画

绘画可分为两种，一种是自发性绘画，患儿按照自己的兴趣、想象画出随意图画；另一种为目标性绘画，即患儿根据给出的内容、范围要求绘画，如画人物、风景等。通过绘画，患儿可表达愿望，宣泄感情。护士可通过绘画与患儿进行交流，了解和发现存在的问题。

在与患儿的沟通中，各种类型的沟通方式都可以用到，并且在同一时间内，也可以同时使用几种沟通方式。护士应根据所处的情景，选择适当的沟通方式和技巧与患儿沟通，以提高沟通的有效性，提高护理的质量。

三、与患儿家长的沟通

与患儿的沟通多需其家长协助完成，且因小儿患病，家长常有内疚、焦虑的心理，这些情绪同样可引起儿童的不安。因此，与患儿家长的沟通，一方面可借助家长促进与患儿的交流；另一方面，也让家长对患儿的整体情况有大体的了解，从而更好地稳定患儿情绪，配合护理计划的实施。

（一）集中主题

在与家长的沟通中，既要使其自由表达，又要注意集中主题，可采用提出开放性的问题，随后对主题给予一定的限制，以避免谈话的偏离。

（二）观察

包括看与解释，观察技巧对证实信息是特别有帮助的。患儿家长不能或不愿意用语言交流时，观察可作为信息的主要来源，还可以表明护理人员对家长真诚的关心。

（三）移情

移情是感受他人内心所想，尽量以对方的眼光看待整个世界。移情不等同于同情，后者只是主观地想象他人所想，而移情则是非常有益的支持技巧。

（四）倾听

倾听是有效沟通的重要技巧，在与家长交谈中，应注意语言和非语言沟通的各个方面，理解对方，避免偏见和环境的干扰。

第六节 儿科护理诊断的特点

儿科护理诊断是根据所收集的患儿资料进行综合评估，研究分析，确定患儿主要的健康问题，做出护理诊断（包括现存的或潜在的）。这些问题是在护理职能范围之内，能用护理方法去帮助解决的。

一、儿科护理资料的分析和整理步骤

（1）对收集到的主、客观资料进行分类分类方法同内科护理，不论用哪种方法，均要求从身、心两个方面进行评估，既考虑生理因素，也考虑心理和社会因素。

（2）与正常状态相比较，根据所掌握的不同年龄小儿的身心发展正常状态、生命体征正常值、身心反应等，对患儿的各种功能水平进行评估，寻找异常的改变情况。

（3）分析、归纳，做出合理的推论

①分析和整理围绕三个问题得出推论，三个问题是：患儿现在和过去的健康状况；患儿现在和过去的

应对方式；患儿现存的问题和潜在的问题。

②结论产生意向：无明显健康问题的项目，应为患儿提供保持和促进健康的方法；发现问题的项目，包括现存的和潜在的健康问题，首先做出护理诊断，有针对性地、有目的地解决；合作性问题必须通过医疗、护理及相关人员合作解决。

护理诊断包括问题（problem）、病因（etiology）、症状及体征（symptom and sign）三个组成部分，称为 PES 公式。如一个幼儿患肺炎，他存在的健康问题之一是呼吸道不通畅，这一护理诊断可叙述为："清理呼吸道无效：与分泌物多、积聚在呼吸道有关；呼吸不畅、有痰鸣。"护理诊断是一个简明扼要的定义性叙述，需要护士具有一定的理论水平、业务能力与实际工作的经验。

二、儿科护理诊断建立的特点

（一）全面性特点

护理诊断是在全面评估患者身体状况及考虑有关心理、社会文化、发展、精神等范围的相关资料中产生的。相比而论，儿科收集的资料更多，涉及的面更广，需要更为全面的分析。

（二）动态性特点

护理诊断是在资料的收集中，经多次反馈，相互关系动态调整中建立的。儿童发病时间常常不易问准确，需加以分析；婴幼儿生病多不会诉说自觉症状，需反复向家长询问客观表现；患儿常同时患有几种疾病，一些慢性疾病要经过追问、观察才被发现；同一护理诊断可由多种情况引起，也需要不断补充资料去确定。

（三）突出生长发展因素

儿童是不断生长发展着的个体，有其各系统器官功能不成熟的特点，因此营养问题、组织完整性问题、有感染的危险等比较突出。

（四）对家长认知的诊断

儿童主要靠家长照顾。儿童患病时家长可能产生焦虑、内疚、担忧等情绪，因为缺乏相关的疾病护理知识，他们感到无所适从；这些不良情绪会对儿童的照顾质量产生影响。因此，儿科护理的对象除患儿外，还包括对其家长进行心理护理与健康知识的指导。

（吕燕松）

第四章 儿科常用护理技术

第一节 一般护理技术

一、婴幼儿沐浴法

【目的】

（1）使患儿清洁舒适。

（2）促进血液循环及皮肤排泄和散热。

（3）观察皮肤及全身情况。

【评估】

（1）询问、了解患儿的身体状况和病情。

（2）告诉患儿及其家长沐浴的目的，取得患儿及其家长的配合。

【用物准备】

大毛巾、小毛巾、婴儿褥裤、婴儿沐浴液、洁净衣服、尿布、护理篮（内置婴儿爽身粉、液状石蜡、护臀膏、75％乙醇或0.2％~0.5％碘付、消毒植物油、棉球、棉棒等）。

【盆浴法】

（1）关闭门窗，室温调至27~28℃。

（2）携用物至床旁，把用物按顺序摆好，浴盆放在床旁凳上（有条件的放在操作台上），盆内放2/3温热水，水温38~40℃。

（3）将盖被三折至床尾，脱去衣服，用大毛巾包裹全身。

（4）洗面部：面巾擦眼（由内眦向外）擦耳、洗面。

（5）抱起患儿，左手托着患儿枕部，将躯干夹于护士腋下，左手拇指和中指分别将耳部向前折，堵住外耳道口。

（6）右手将沐浴液涂于手上，洗头、颈、耳后，用清水冲洗干净。

（7）盆底铺一块浴巾，解开大毛巾，护士左手握住患儿左臂靠近肩部，使其颈枕于护士手腕处，右手托住双腿，轻轻扶入盆内。

（8）用手抹沐浴液，按顺序洗颈下、前胸、臂、手、腹、背、腿、脚、会阴。

（9）洗毕，迅速将患儿依放入水中方法抱出，用大毛巾包裹全身，并吸干水分，测量体重并记录。

（10）检查全身各部位，用棉棒清洁鼻孔，必要时用液状石蜡棉棒擦净女婴大阴唇及男婴包皮处的污垢。

（11）穿好衣服，垫上尿布，必要时剪指甲、换床单等。

（12）整理床单位，物归原处，洗手记录。

【注意事项】

（1）婴儿盆浴于喂奶前或喂奶后1h进行，以免呕吐和溢奶。

（2）勿使浴水流入耳、鼻、眼、口腔内。

（3）沐浴时需选用婴儿专用沐浴液，注意观察皮肤及全身状况，如发现感染等异常及时处理。

（4）动作轻快，注意保暖，减少暴露。

（5）头部有皮质结痂时，可涂消毒植物油，次日轻轻梳去结痂，再清洗。

二、更换尿布法

【目的】

保持臀部皮肤清洁、干燥、舒适，预防尿布皮炎。

【评估】

评估婴儿情况，观察臀部皮肤状况。

【用物准备】

(1) 物品准备：尿布、尿布桶、护臀霜或鞣酸软膏、平整的操作台，根据需要备小毛巾、温水或湿纸巾。

(2) 护士准备：操作前洗手。

【操作步骤】

(1) 解开包被，拉高婴儿的上衣，避免被排泄物污湿。

(2) 解开尿布，一只手抓住婴儿双腿，另一只手用尿片的前半部分较洁净处从前向后擦拭婴儿的会阴部和臀部，并将此部分遮盖尿布的污湿部分后垫于婴儿臀下。

(3) 用温水毛巾从前向后擦净会阴及臀部皮肤，注意擦净皮肤的皱褶部分，轻轻用干的软毛巾吸干水分。

(4) 用爽身粉或植物油涂抹于臀部及肛门周围，注意涂抹易于接触排泄物的部位。

(5) 提起婴儿双腿，抽出脏尿片。

(6) 将清洁的尿布垫于腰下，放下婴儿双腿，系好尿布，大小、松紧适宜。新生儿脐带未脱落时，可将尿片前部的上端向下折，保持脐带残端处于暴露状态。

(7) 拉平衣服，包好包被。

(8) 观察排泄物性状，或根据需要称量尿布。

(9) 清理用物，洗手，记录观察内容。

【注意事项】

(1) 用物携带齐全，禁止将婴儿单独留在操作台上，始终确保一只手与婴儿接触，防止婴儿翻滚坠落。

(2) 清洗时动作轻柔，防止损伤皮肤。温水清洗后，用干的软毛巾吸干水分，保持臀部干燥。

(3) 尿布应透气性好、吸水性强，根据需要可选择一次性尿布或棉质尿布，并应做到勤更换。

(4) 男婴要确保阴茎指向下方，避免尿液从尿片上方漏出。

(5) 注意检查尿布是否包扎合适，不可过紧也不可过松，大腿和腰部不能留有明显的缝隙，以免造成排泄物外溢。

三、臀红护理

【目的】

保持臀部干燥、清洁，减轻患儿疼痛，促进受损皮肤康复。

【评估】

评估臀部皮肤情况，大小便情况。

【用物准备】

清洁尿布、盛温开水的面盆、小毛巾、棉签、弯盘、尿布桶、药物（0.02％高锰酸钾溶液、紫草油、3％~5％鞣酸软膏、氧化锌软膏、鱼肝油软膏、康复新溶液、硝酸咪康唑霜）、红外线灯或鹅颈灯。

【做好臀红的判断】

临床根据皮肤受损的程度，将臀红分为

(1) 轻度（表皮潮红）。

(2) 重度。①重Ⅰ度（局部皮肤潮红，伴有皮疹）。②重Ⅱ度（除以上表现外，有皮肤溃破，脱皮）。③重Ⅲ度（局部大片糜烂或表皮剥脱，有时可继发细菌或真菌感染）。

【轻度臀红的护理】

（1）预防措施：保持臀部清洁、干燥。

（2）不可用肥皂清洁臀部，并轻兜尿裤。

（3）季节或室温条件允许时，可仅垫纸尿裤于臀下，使臀部暴露于空气中。

（4）患儿臀部暴露在阳光下，每日2～3次，每次10～20min，注意保暖。

（5）鹅颈灯或红外线灯照射，有加速渗出物吸收和抗炎抑菌作用。

【重度臀红的护理】

（1）备齐用物，向患儿母亲说明目的及操作流程。

（2）清洁臀部，用温水清洗患儿臀部，避免用毛巾擦揉，禁用肥皂，洗净后用浴巾蘸干。

（3）暴露臀红部位，将患儿横放于床上，将纸尿裤垫于臀下，用尿布遮住男婴会阴部，使患儿侧卧，暴露臀红部位，注意保暖。

（4）打开红外线灯的电源，调好灯距（一般距患处30～40cm）。护士用前臂内侧试温，以温热感为宜，两手扶持患儿保持体位，并随时观察皮肤情况，不得离开，以防意外。照射时间约20min，每日2～3次。

（5）照射完毕，将蘸有护臀药膏的棉签在臀部皮肤上轻轻滚动，均匀涂药。穿好清洁尿布，盖好被褥，整理用物。

（6）加强全身营养，结合糜烂程度进行处理。

【注意事项】

（1）臀部皮肤溃烂或糜烂时禁用肥皂水，清洗时用手蘸水，避免用小毛巾直接擦洗。

（2）涂抹油类或药膏时，应使棉签贴在皮肤上轻轻滚动，不可上下涂刷，以免加剧疼痛和导致脱皮。

（3）暴露时应注意保暖，避免受凉，一般每日2～3次；照射时应有护士守护患儿，避免烫伤，一般每日2次。

四、婴儿抚触

【目的】

促进婴儿与父母的情感交流，促进神经系统的发育，提高免疫力，加快食物的消化和吸收，减少婴儿哭闹，增加睡眠。

【准备】

1. 环境准备

选择温暖安静的房间，保持环境温度25℃，可以播放一些柔和的音乐。

2. 用物准备

毛毯、婴儿润肤油、衣物、尿布。

3. 操作者准备

衣帽整洁，洗手，修剪指甲。

【评估】

评估婴儿身体状况及合作程度。

【用物准备】

布置一间温馨婴儿抚触室，设备（供暖设备、抚触台、宣传用品、电视、DVD、光盘），婴儿抚触油。

【操作要点】

（1）调节室温28℃左右，新生儿抚触时最好在28℃以上，全裸时，应在可调温的操作台上进行，台面温度36～37℃。

（2）选放柔和的轻音乐，使新生儿保持愉快的心情。

（3）抚触顺序：头部→胸部→腹部→上肢→下肢→背部→臀部。要求动作要到位，抚触要适当用力，过于轻柔的按抚会使新生儿发痒，引起其反感和不适。整套动作要连贯熟练。每个部位的动作重复4～

6 次。

【操作程序与方法】

（1）操作者常选用站姿，保持双肩放松，背部挺直。

（2）倒少量婴儿润肤油于掌内，揉搓双手温暖后进行抚触。

（3）进行抚触，动作开始要轻柔，慢慢增加力度，每个动作重复 4~6 次。

①头部：两手张开，拇指和手掌分开，拇指向下，其他四指放在头的后面。两拇指指腹从眉间滑向两侧至发际；两拇指从下颌中央向面部两侧以上滑动，呈"微笑"状；一手轻托婴儿头部，另一手指腹从婴儿一侧前额发际抚向枕后，避开囟门。中指停在耳后乳突处，轻轻按压；换手，同法抚触另一侧。

②胸部：两手分别从胸部的外下侧向对侧的外上方交叉推进至肩部，在胸部形成交叉。

③腹部：双手指分别按顺时针方向按摩婴儿腹部，避开脐部和膀胱。

④四肢：两手呈半圆形交替握住婴儿的上臂向腕部滑行，在滑行过程中，从近端向远端分段挤捏上肢；用拇指从手掌心按摩到手指，并从手指两侧轻轻提拉每个手指；同法依次抚触婴儿的对侧上肢和双下肢。

⑤背部：婴儿呈俯卧位，以脊柱为中线，双手掌分别于脊柱两侧由中央向两侧滑行，从背部上端开始逐渐下移到臀部，最后由头顶沿脊椎抚触至臀部。

（4）包好尿布，穿衣。

（5）清理用物，洗手。

【注意事项】

（1）注意保暖，防受凉。可播放一些柔和的音乐，避免噪声。避免抚触油过多导致婴儿滑脱。

（2）选择抚触时间，不宜在刚喂乳后或婴儿饥饿的情况下进行抚触，最好在沐浴后进行，时间 10—15min。

（3）注意用力适当，最好让婴儿感到不痛不痒，做好后皮肤微微发红就说明力度刚好。抚触时接触面积越大，对婴儿的良性刺激越多。

（4）新生儿脐带未脱落时，注意保护脐部，早产儿避免腹部抚触。

（5）要求动作到位，开始轻柔，然后逐渐用力，整套动作要连贯。

（6）抚触过程中，爱和关怀才是抚触的精髓所在。

（7）在抚触过程中应注意观察婴儿的反应，若出现哭闹、肌张力增高、兴奋性增加、肤色改变等，应暂停抚触，反应持续 1min 以上应停止抚触。

五、婴幼儿保留灌肠

【目的】

（1）自肛门灌入药物，保留在直肠或结肠内，通过肠黏膜吸收，达到治疗目的。

（2）常用于镇静、催眠及应用肠道杀菌剂等。

【评估】

评估患儿病情、意识状态、合作程度，测量生命体征，观察肛周皮肤及黏膜情况。

【准备】

1. 操作者

着装整洁、洗手、戴口罩。

2. 环境

关闭门窗，用屏风遮挡，调节室温。

3. 用物

遵医嘱准备开塞露或其他灌肠液，将灌肠液抽进注射器内；6 号或 8 号肛管（可用小儿胃管代替），液状石蜡，无菌手套。

4. 患者

灌肠前排尿。

【操作步骤】

（1）携用物至床旁，核对患者，解释取得合作。

（2）协助患儿取侧卧位，臀下垫尿布。

（3）操作者戴一次性手套，润滑肛管。左手轻轻固定肛门，右手缓慢将肛管插入，肛管插入要深，以5~10cm 为宜，同时观察患儿一般状况及灌肠液的推注速度，溶液流速宜慢，压力要低，以便于药液保留。

（4）灌肠完毕，用卫生纸包裹肛管并轻轻拔出，包好尿布。

（5）安抚孩子，整理用物，洗手，记录。

【注意事项】

（1）操作中注意保暖，防止受凉。

（2）液体注入速度宜慢，并注意观察小儿情况，如小儿突然腹痛或腹胀应立即停止灌肠，并联系医生处理。

六、婴儿游泳

【目的】

（1）使婴儿得到最自然的活动，促进消化、呼吸、循环、骨骼等系统的发育，促进中枢神经系统脑神经细胞的快速生长和发育。

（2）为婴儿提供健康、安全的成长条件。

（3）助消化，促进婴幼儿生长发育。

【评估】

1. 适应证

足月正常分娩、剖宫产儿，月龄在 10 个月之内。

2. 禁忌证

难产儿、Apgar<8 分者、新生儿并发症者、有特殊治疗者，早产儿、低体重儿（<2000g）。

【操作前准备】

1. 温度

预备室温达 28℃，水温达 38℃。

2. 泳圈

检查游泳圈有无破损，双气道充气达 90％左右。

3. 泳池

医院操作：一人一水一薄膜，池中可以安放振动棒（产生振动波纹），备好毛巾、尿片、替换的衣物、润肤液。操作者剪好指甲，修好甲缘以防磨伤婴儿皮肤。播放柔和的音乐。

【基本要求】

（1）婴儿（尤其是新生儿）游泳期间必须专人看护。

（2）游泳圈使用前应进行安全检查，如型号是否匹配，保险按扣是否扣牢，以及是否漏气。

（3）婴儿套好游泳圈，检查下颌、下颌部是否垫托在预设位置，逐渐且缓慢入水。

（4）泳毕新生儿要迅速擦干水迹，保温，取下游泳圈。

（5）游泳完毕用 75％的乙醇消毒脐部两次。

（6）新生儿游泳操的操作

①在住院期间由经过专门培训的医务人员进行操作。

②出院后家长可根据婴儿游泳的情况（自主活动的程度、力度、范围），决定是否给婴儿做游泳操，

游泳操操作者必须经过专门培训，按照医务人员的操作手法、规程进行规范操作。

③婴儿游泳操运动包括肩关节、肘关节、腕关节、膝关节、髋关节、踝关节的运动，应进行放松运动和自主活动操作。

④游泳操是有规范性和科学性的操作，操作者如果操作不规范，不注意操作部位、手法、力度、方向，则可能导致婴儿关节、皮肤、韧带的损伤。

（7）住院期间为防止交叉感染，游泳桶内套一次性塑料袋，一人一桶水，家庭用的游泳器械亦应定期消毒。新生儿游泳自行解决游泳场地情况下，其泳池（或较大的浴盆）水深>60cm，必须以新生儿足不触及池底为标准。新生儿与看护者的距离必须在监护人的一臂之内。

【注意事项】

（1）安全是最重要的，游泳期间必须专人看护。泳圈型号要合适，型号小不舒服，型号大不安全。

（2）水温不要太高，最好是比婴儿体温高1℃。

七、婴幼儿约束法

【目的】

（1）防止患儿过于活动，以利于诊疗操作顺利进行。

（2）保护伤口及敷料，以免患儿抓伤或引起伤口感染。

（3）防止患儿坠床、碰伤肢体，以免发生意外。

【评估】

（1）评估患儿病情，意识状态，肢体活动度，约束部位皮肤色泽、温度及完整性等。

（2）评估需要使用保护具的种类和时间。

（3）向患儿和其家属解释约束的必要性，保护具作用及使用方法，取得配合。

【用物准备】

（1）手足约束带或纱布与绷带。

（2）特制的手足约束带。

（3）凡能包裹患儿全身的物品皆可使用，如大毛巾、毛毯、大单等。

【全身约束法】

（1）将大单（或大毛巾）折成自患儿肩部至足跟部的长度，将患儿放于中间。

（2）以大单一边包裹患儿的手足，上端掖于患儿对侧的腋下，下端拉平压于患儿的身下。

（3）再将大单的另一边包裹另一侧的手臂，经胸前压于患儿的背下。如患儿过分活动，可用绷带打活结系好。

【手足约束法】

（1）将约束带一端系于手腕或足踝部，另一端系于床屉空隙处。

（2）实行四肢约束的患儿需加强巡视，重点观察腕、踝部位的皮肤温度、颜色，做好皮肤的护理。

（3）对持续约束的患儿做到2~3h松解一次，必要时进行局部按摩，保持功能位置。

（4）有完整的记录及交班手续。

【绷带卷及棉垫法】

（1）用四层绷带打成双套结。

（2）以棉垫包裹手腕或足踝。

（3）将结套在棉垫外稍稍拉紧，使手足不易脱出，以不影响血液循环为限。

（4）将绷带末端系在床屉的栏杆上。

【特制手足固定带法】

（1）使患儿平卧，体位舒适。

（2）将固定带横铺在床上相当于患儿手腕或足踝处，用约束带中段系住患儿的手腕或足踝处，将两端紧系于床屉的栏杆上。

【注意事项】

（1）使用约束带之前应对家长履行告知程序。

（2）使用约束带以保证被约束患儿的安全和治疗的顺利进行为原则，约束带捆扎松紧要适宜，也可以放入一个手指为宜。

（3）使用约束带时，要使患儿肢体处于功能位置，定时松解。定时观察局部皮肤血液循环状况。避免皮肤损伤，必要时局部按摩或加厚棉垫。

（4）治疗完成后，应及时将约束带解除。

八、小儿头皮静脉输液法

【目的】

（1）补充液体、营养，维持体内电解质平衡。

（2）使药物快速进入体内。

【物品准备】

（1）输液器、液体及药物。

（2）治疗盘：内置吉尔碘、棉签、弯盘、胶布、头皮针，无菌巾内放有已吸入生理盐水的注射器、一次性剃刀。

【评估】

（1）评估患儿病情、年龄、意识状态、对输液的认识程度、心理状态、穿刺部位的皮肤及血管状况。

（2）根据患儿的年龄做好解释工作。

【操作程序与方法】

（1）在治疗室内核对检查药液、输液器，按医嘱加入药物，并将输液器针头插入输液瓶塞内，关闭调节器。

（2）携用物至患儿床旁，核对患儿（床头卡、手腕带），再次查对药液，将输液瓶挂于输液架上，排尽空气。

（3）将枕头放在床沿，使患儿横卧于床中央，必要时用全身约束法约束患儿（家人一人固定头及躯干部，一人固定双下肢）。

（4）如两人操作，则一人协助固定患儿头部，另一人穿刺。穿刺者立于患儿头端，消毒皮肤后，用注射器接头皮针，驱除气体后，一手绷紧血管两端皮肤，另一手持针在距静脉最清晰点向后移 0.3cm 处将针头沿静脉向心方向平行刺入皮肤，然后将针头稍挑起，沿静脉走向徐徐刺入，见回血后推液少许，如无异常用胶布固定。

（5）取下注射器，将头皮针与输液器连接，调节滴速，并将输液皮条绕于患儿头上适当位置，胶布固定。

（6）整理用物，记录输液时间、输液量及药物。

【注意事项】

（1）合理配药，注意配伍禁忌。

（2）严格执行查对制度、无菌技术操作。

（3）血管细小、不充盈而无回血者，可用注射器轻轻抽吸以便迅速回血，或试推入极少量液体，如畅通无阻，皮肤无隆起及变色现象，滴入顺利，证实穿刺成功。

（4）如刺入动脉血管，回血为鲜红，或推进液体后皮肤发白，应立即拔出，重新选择血管穿刺。

（5）加强巡视，观察病情变化和用药反应，发现异常及时报告。

九、婴儿辐射台使用法

【目的】

辐射台主要适用于抢救危重婴儿和需要快速复温者，开放的辐射床为婴儿提供了有利于病情观察和抢救的环境。

【用物准备】

辐射床、皮肤探头、胶布、体温计。

【评估】

(1) 了解患儿年龄、体重、病情，确定需预热的温度。

(2) 告知家长应用辐射台治疗的必要性。

【操作程序与方法】

(1) 将辐射床放在背风处，以减少对流散热。

(2) 将电源打开，预热 15min 后，将新生儿放于床上。

(3) 调试控制面板至自动控制挡。

(4) 将控制温度与新生儿皮肤温度尽量保持一致，一般调节为 36~37℃。

(5) 选择并检查探头，将探头一端连于探头插座，一端用胶布固定于皮肤。注意：探头应金属面贴于皮肤，胶布全部覆盖探头固定，切不可在空气中暴露。接探头前，先用乙醇清洁皮肤，待干后，再固定。

(6) 每 30min 观察一次新生儿皮肤及肢端温度，直到体温稳定。

(7) 辐射床上新生儿体温稳定后，至少每日测体温 6 次。

(8) 根据新生儿病情适当调节控制温度。

【注意事项】

(1) 辐射床上应另外放体温计测量。

(2) 两侧床挡应保持完整和直立，防止对流、放射散热。

(3) 辐射床上的新生儿不宜包裹太多、过紧，应穿单衣。为保持热量和湿度，必要时应覆盖保鲜膜。

(4) 皮肤探头是用来帮助测量体温的，如使用不当会带来危害和严重后果，随时注意探头的正确连接和使用。

(5) 使用后应严格消毒，保持干净，防止交叉感染。

十、新生儿暖箱使用法

【目的】

(1) 根据患儿日龄、体重选择适宜的中性温度，创造一个温度和湿度相适宜的环境，使患儿体温保持稳定。

(2) 用以提高早产儿的成活率。

【评估】

(1) 了解患儿日龄、体重、病情，确定需预热暖箱的温度。

(2) 告知家长应用暖箱治疗的必要性。

【用物准备】

暖箱应检查其性能完好，保证安全，使用前做好清洁消毒工作。

【操作程序与方法】

1. 入箱前

(1) 接通电源，检查暖箱各项显示是否正常。

(2) 在水槽内加入适量的蒸馏水。

(3) 将暖箱调温至所需的温度预热。根据早产儿出生体重和出生天数决定暖箱温度，相对湿度 55％~65％。若为新生儿硬肿症、体温低于 33℃ 及受冷时间超过 1h 者，则必须遵循逐渐复温原则。并应加蒸馏水于湿化器水箱中，以达到所需的相对湿度。

2. 入箱后

(1) 密切观察患儿面色、呼吸、心率、体温变化，随体温变化调节暖箱温度。

(2) 各种操作集中进行，动作要轻柔、熟练、准确。

（3）每日固定时间测患儿体重 1 次。

（4）交接班时各班应交接暖箱使用情况。

（5）患儿需要暂时出暖箱接受治疗、检查时要注意保暖。

（6）水槽内蒸馏水每日更换 1 次，每周消毒暖箱 1 次，每日用消毒液擦拭暖箱内外表面。

（7）箱内用物均需经过消毒后使用。

3. 出温箱条件

（1）体重达 2000g 左右或以上，体温正常者。

（2）在不加温的暖箱内，室温维持在 24~26℃时，患儿体温能保持正常者。

（3）患儿在温箱中生活 1 个月以上，体重虽不到 2000g，但一般情况良好者。

【注意事项】

（1）护理操作尽量在箱内集中进行，动作要轻柔、熟练、准确，尽量少开箱门，避免箱内温度波动。

（2）保持箱内温度稳定，严禁骤然提高暖箱温度，以免患儿体温突然上升造成不良后果。

（3）暖箱清洁，性能良好，温湿度符合要求。

（4）严格执行操作规程，并要定期检查有无故障、失灵现象，如暖箱发出报警信号，应及时查找原因，妥善处理，保证绝对安全使用。

十一、新生儿光照疗法

【目的】

临床上用于高胆红素血症治疗。血中的间接胆红素经蓝光照射可转变为水溶性的异构体，随胆汁、尿液排出体外。适用于间接胆红素增高的新生儿。

【评估】

（1）了解患儿诊断、日龄、体重、黄疸的范围和程度、胆红素检查结果、生命体征、精神反应、出入量等资料。评估光疗过程中患儿常见的护理问题。

（2）告知患儿家长实施光照疗法的目的及必要性。

【用物准备】

（1）光疗箱：一般采用波长 425~475nm 的蓝色荧光灯最为有效，还可用绿光或白光照射，光亮度 160~320W 为宜。分单面和双面光疗箱。灯管与皮肤距离为 33~50cm。一次性遮光眼罩，尺寸应适合于不同的新生儿。

（2）其他：各项记录。一次性纸尿裤、胶布。

【操作程序与方法】

（1）护士操作前戴墨镜，洗手。

（2）光疗前水箱加水至 2/3 满，接通电源，检查线路及灯管亮度。使箱温升至患儿适宜的温度，相对湿度 55%~65%。

（3）患儿入箱前须进行皮肤清洁，禁忌在皮肤上涂粉或油类；剪短指甲，防止抓破皮肤；双眼佩戴遮光眼罩，避免光线损伤视网膜；脱去患儿衣裤，暴露全身皮肤，只用纸尿裤遮盖会阴部，男婴注意保护阴囊。

（4）入箱：将患儿裸体放入已预热好的光疗箱中，记录开始照射时间。

（5）出箱：一般采用光照 12~24h 才能使血清胆红素下降，光疗总时间按医嘱执行，一般情况下，血清胆红素<172mmoL/L（10mg/dL）时可停止光疗。出箱时给患儿穿好衣服，除去眼罩，抱回病床，并做好各项记录。

（6）光疗结束后，关电源，使机器与电源分离，将水箱内水倒尽，做好整机清洗、消毒工作，有机玻璃制品忌用酒精擦洗。光疗箱应放置在干净及温湿度变化较小，无阳光直射的场所。

【注意事项】

（1）光疗时应使患儿的皮肤均匀受光，并尽量使身体广泛照射。单面光疗时一般每 2h 更换体位 1 次，可以仰卧、侧卧、俯卧等体位交替更换，俯卧照射时要有专人巡视，以免口鼻受压而影响呼吸。

（2）光疗时应每1h测体温1次，使体温保持在36~37℃为宜，根据体温调节箱温。光疗最好在空调病室中进行。若光疗时体温上升超过38.5℃时，要暂停光疗，经处理体温恢复正常后再继续进行。

（3）光疗时按医嘱静脉输液，按需喂奶，保证水分及营养供应。

（4）照射中注意观察

①患儿精神、反应、呼吸、脉搏及黄疸程度的变化。

②大小便颜色与形状。

③检查皮肤有无发红、干燥及皮疹，有无烦躁、嗜睡、发热、腹胀、呕吐、惊厥及呼吸暂停的发生。

④监测血清胆红素。若有异常须及时与医生联系，以便检查原因，及时进行处理。

（5）保持灯管及反射板清洁，灯管使用300h后其灯光能量输出减弱20％，因此灯管使用300h后应更换。

（6）操作者了解患儿病情，掌握光疗的目的、不良反应，能准确评估和处理患儿在光疗中常见的护理问题。

十二、新生儿换血疗法

【目的】

（1）通过换血可达到换出致敏红细胞和血清中的免疫抗体，阻止继续溶血。

（2）降低胆红素，防止核黄疸发生。

（3）纠正溶血导致的贫血，防止缺氧及心功能不全。

【用物准备】

1. 血源准备

（1）遵医嘱选择血源。

（2）双人核对（输血查对制度）。

（3）尽量选用新鲜血液，库存不超过3d。

2. 物品准备

静脉留置针3个、透明敷贴3张、三通2个、延长管3根、输血器2副、各种型号注射器若干、无菌空瓶1个、无菌手套2副、一次性无菌手术衣2件、输液器1副。

3. 药品准备

肝素稀释液（12.5U/mL）、肝素稀释液（50U/mL）、地塞米松、苯巴比妥。

4. 换血房间准备

（1）清理房间。

（2）紫外线消毒30min。

（3）维持室温26~28℃。

5. 患儿准备

遵医嘱禁食4~6h（或抽空胃内容物），必要时给予镇静剂应用。

6. 仪器准备

远红外辐射抢救台（设定肤温36.5℃）、微量注射泵（3个通道）、输液泵、心电监护。

【操作程序及方法】

（1）洗手。

（2）穿无菌手术衣。

（3）戴手套。

（4）外周静脉留置针置管2处（首选大隐静脉或腋静脉）。

（5）出血管连接常选用桡动脉或腋动脉、股动脉。

（6）输液器必须用 50U/mL 的肝素稀释液预冲。

（7）出血管末端下接无菌瓶。

（8）换血过程

①输入速度：第一个 30min 为 0.5mL/（kg·min），第二个 30min 为 1mL/（kg·min）。

②之后提高泵速至 1.5mL/（kg·min）。

③输液泵排血速度=入血速度+肝素泵入速度。

④入血余 30mL 时停止排血，继续将余血输完。

⑤整个换血过程控制在 2~3h。

（9）记录。

【换血后护理】

（1）密切观察患儿生命体征、血糖、面色及黄疸消退情况，发现异常及时处理。

（2）换血后禁食 6h。

【注意事项】

（1）换血前、中、后动脉血标本送检血常规、血生化、出凝血时间、血糖。

（2）入血端注意排净空气，严禁使用输液泵（防止挤压造成红细胞破坏）。

（3）两袋血之间用生理盐水冲管，冲管生理盐水应弃去。

（4）动脉通路排血时应将输液器过滤网剪除。

（5）三通方向双人核对。

（6）确保肝素只注入空瓶内，切不可进入患儿体内。

（7）严格无菌操作，防止感染及败血症的发生。

第二节　标本采集法

一、婴幼儿尿液标本采集法

【目的】

（1）做尿常规检查，检查尿液的性质或肾功能等，测定有无异常。

（2）检查 24h 尿液总量及相对密度，以及尿液内容物（钾、钠、糖等）。

（3）留取尿液做细菌培养。

【评估】

（1）询问、了解患儿的身体状况。

（2）告诉患儿及其家长留尿目的，取得患儿及其家长的配合。

【用物准备】

（1）一次性留尿袋、一次性留尿试管、较大的患儿备便盆。

（2）留尿器、固定带、胶布条、橡皮管（或乳胶管）、玻璃尿瓶、储尿容器。

（3）除导尿用物外，另备无菌标本瓶、络合碘棉球及生理盐水棉球、酒精灯、弯盘、镊子一把。

【留取普通尿标本法】

（1）婴儿可用一次性留尿袋，首先检查小瓶口是否有破裂情况，一次性留尿袋是否完整、是否在有效期内。

（2）男婴可将阴茎放在一次性尿袋内，女婴则分开大阴唇，将一次性尿袋固定在尿道口，将尿布包好，使患儿舒适。

（3）留尿后将核对标签贴在小瓶外或尿袋外，放在规定的地点，及时送检。

【留取 24h 尿标本法】

（1）用肥皂水洗净外阴部。

（2）标本瓶置于床底下（标本瓶事先用 20％甲醛溶液刷洗以便防腐）。

（3）将男或女患儿留尿器接好，将乳胶管一端接留尿器上，另一端放进床下标本瓶内，瓶外应注明留尿患儿的姓名、日期、起止时间。

（4）乳胶管用胶布固定在瓶口处。

（5）略抬高床头。

（6）24h 尿留完后要记录起止日期、尿液总量，贴上核对标签后送检。

（7）较大患儿可自己将尿液直接尿入 24h 留尿的容器内。

【留取尿液细菌培养法】

（1）男患儿用络合碘棉球及盐水棉球擦洗干净尿道口，将弯盘放在患儿的两腿之间，将先排出的尿液留在弯盘内，取中段尿装入无菌瓶内。将留取标本的瓶口在点燃的酒精灯上烧灼一下，塞上瓶塞，贴上核对标签送验。

（2）女患儿及婴幼儿、昏迷患儿，按导尿术将尿液导入无菌瓶内，将留取标本的瓶口在点燃的酒精灯上烧灼一下，塞上瓶塞，贴上核对标签送验。

【注意事项】

（1）经常巡视患儿，有尿即将尿袋取下，以防尿液洒掉。

（2）留取 24h 尿时，注意更换患儿的卧位。根据实际情况，需在尿液中加适量防腐剂。

（3）需导尿的患儿应严格进行无菌操作。

（4）及时送检，不得放入冰箱内保存。

二、婴幼儿股静脉穿刺采血术

【目的】

采取血标本。

【用物准备】

1. 护士准备

了解患儿病情、体重、采血量；操作前洗手、戴口罩。

2. 用物准备

5mL 注射器、碘伏、棉签、纱布（棉球）、胶布。

3. 患儿准备

仰卧位，固定大腿外展成蛙形，以便暴露腹股沟区。

4. 环境准备

清洁、宽敞，操作前半小时停止扫地及更换床单。

【操作程序与方法】

（1）用碘伏消毒患儿穿刺部位及护士左手的示指、中指。

（2）在患儿腹股沟中、外 1/3 交界处，以左手示指触及股动脉搏动处，右手持注射器使针头与皮肤成直角或 45°角，在股动脉搏动内侧 0.5cm 处穿刺，边退边抽回血。

（3）见回血后固定针头，抽取所需血量，如未见回血，则应继续刺入或缓慢边退边回抽试探直至见血为止。

（4）拔针，用纱布压迫穿刺点 5min 左右至止血，用胶布固定，取下针头，将血液沿标本管壁缓慢注入。

【注意事项】

（1）严格无菌操作规程，充分暴露穿刺部位，严格消毒，范围要大。

（2）有出血倾向或凝血功能障碍者禁用此法，以免引起内出血。

（3）穿刺时，针头不要向上穿刺太深，以免伤及腹腔脏器。

（4）若穿刺失败，不宜多次反复穿刺，以免形成血肿；抽血完毕，立即拔出针头，用消毒干棉签按压5min以上，避免引起局部出血或血肿。

三、新生儿足跟血采集法

【目的】

采集足跟血，筛查新生儿疾病。

【用物准备】

治疗盘（乙醇、棉签、采血针、无菌手套、锐器桶）。

【操作程序与方法】

（1）采血前再次将卡片姓名与新生儿腕条进行核对，避免差错。

（2）操作者清洗双手，新生儿采取头高脚低位，按摩或热敷新生儿足跟。

（3）用75％乙醇棉球或棉签消毒采血部位，待乙醇自然挥发或用无菌棉球擦掉多余乙醇后再开始采血。

（4）使用一次性采血针刺足跟选定部位，刺入深度小于3mm，因第一滴血含有体液或皮肤碎片，应用消毒过的棉球拭除，取第二滴血。

（5）在距针眼较大范围处挤压（不允许挤压和揉搓针眼处），再放松形成足够大的血滴，将滤纸片接触血滴（勿触及周围皮肤），使血自然渗透至滤纸背面，共需3个血斑，要求血斑直径为1cm。禁止在1个圆圈处反复多次浸血。

（6）采血完毕用无菌棉球轻压采血部位止血。

【注意事项】

（1）新生儿出生后充分哺乳72h后进行（哺乳至少8次），以防止漏诊和误诊的发生。

（2）采血部位：新生儿筛查血标本采集部位宜选择足跟内、外侧缘。

（3）禁止采集新生儿筛查血液标本的部位：足跟中心部位、足弓部位、针眼部位、水肿或肿胀部位、手指部位、后足跟弯曲部位。

（4）标本干燥保存及运送：将血片置于清洁空气中，待自然干燥后，放于封口塑料袋内，保存于4℃冰箱中。一般要求采血后8个工作日内将血标本递送到新生儿疾病筛查中心。

（5）特殊新生儿的采血要求：新生儿因任何原因（如提前出院、早产、低体重、疾病等）未采血时，做好详细记录，并告知家长及时补采血样。

（6）根据小儿情况越早筛查越好，血样采集时间最迟不宜超过生后20d。

（吕燕松）

第五章 营养与营养障碍性疾病患儿的护理

第一节 儿童能量和营养素的需要

营养是指人体获得和利用食物维持生命活动的整个过程。食物中经过消化、吸收和代谢能够维持生命活动的物质称为营养素。营养素分为能量、宏量营养素（蛋白质、脂类、碳水化合物）、微量营养素（矿物质和维生素）、其他膳食成分（膳食纤维和水）。儿童由于生长发育，对营养需求高，而自身消化吸收功能尚不完善，营养摄入不足或过多，均对儿童健康不利。

一、能量的需要

儿童所需要的能量主要来自于食物中的宏量营养素，主要由蛋白质、脂肪、碳水化合物提供，它们在体内产能分别为蛋白质16.8kJ（4kcal）/g、脂肪37.8kJ（9kcal）/g、碳水化合物16.8kJ（4kcal）/g。它们提供的能量，是维持儿童健康的必要前提。能量单位是千焦耳（kJ）或千卡（kcal），1kcal＝4.18kJ，或1kJ＝0.239kcal。

（一）基础代谢率（BMR）

基础代谢率是指在清醒、安静、空腹的情况下，人体各种器官为了维持生命进行最基本的生理活动所消耗的能量。婴幼儿基础代谢率较成人高，占总能量的50％~60％，平均每日需能量230kJ（55kcal）/kg，随年龄增长而降低，7岁每日需184kJ（44kcal）/kg，12岁时接近成人，每日为126kJ（30kcal）/kg。

（二）食物的热力作用（TEF）

食物的热力作用是指人体摄取食物引起的机体能量代谢的额外增多，主要用于食物的消化、吸收、转运、代谢、储存，与食物成分有关。三大营养素中蛋白质的热力作用最大，可使代谢增加30％，脂肪为4％，糖类为6％。婴儿食物中蛋白质含量较高，此项能量占总能量的7％~8％；年长儿多为混合食物，此项约占总能量的5％。

（三）活动消耗

儿童活动所需能量与其身体大小、活动强度、活动持续时间及活动类型有关，个体波动较大，随年龄增长而增加，当摄入不足时，首先表现为活动减少。

（四）生长发育所需

生长发育所需为儿童时期所特有，与儿童生长的速度成正比，即随年龄增长逐渐减少。婴儿期此项能量占总热量的25％~30％，6个月以内的婴儿，每日需167~209kJ（40~50kcal）/kg；6个月至1岁每日需63~84kJ（15~20kcal）/kg；1岁以后发育减缓，能量随之减少，每日需20kJ（5kcal）/kg；至青春期体格发育再次加速，能量需要再次增加。

（五）排泄消耗

排泄消耗是指在正常情况下每日摄入的食物中未被消化吸收而排出体外的损失部分，一般不超过总能量的10％，腹泻时可成倍增加。

以上五个方面的总和为儿童所需的总能量。可根据小儿年龄、体重及生长速度估计每日所需的能量。1岁以内婴儿平均每日所需总能量为460kJ（110kcal）/kg，以后每3岁减42kJ（10kcal）/kg，15岁时为250kJ（60kcal）/kg。

二、营养素的需要

（一）宏量营养素

1. 碳水化合物

碳水化合物所产生的能量占总能量的50％~60％，是最主要的产能物质。婴儿对碳水化合物的需要量相对较多，每日需 10~12g/kg，2 岁以上者每日需 8~10g/kg。此项若摄入过多即占到总能量的 80% 时，多余能量转变成脂肪储存于体内，导致肥胖；若摄入过少即低于总能量的 40% 时，机体动员脂肪保证能量的供应，可发生营养不良、水肿、酸中毒等。谷类和薯类食物是碳水化合物的主要来源。

2. 脂肪

是机体的第二供能营养素，包括胆固醇、磷脂，具有供能、协助脂溶性维生素的吸收、维持正常体温及保护器官等作用。构成脂肪的基本单位是脂肪酸，有两种，即 n-3 型 α-亚麻酸和 n-6 型 α-亚油酸，人体不能合成，必须由食物供给，称为必需脂肪酸。婴儿每日需脂肪约 4g/kg，脂肪所提供的能量占每日总能量的 35%~50%，随年龄的增长，脂肪占总能量的比例下降，年长儿为 25%~30%。乳类、肉、鱼、坚果及各种植物油等食物含丰富的脂肪。

3. 蛋白质

蛋白质的主要功能是构成机体细胞和组织，次要功能是供应能量，占总能量的 10%~15%。构成人体蛋白质的氨基酸有 20 种，其中 9 种是儿童必需氨基酸（亮氨酸、异亮氨酸、赖氨酸、色氨酸、蛋氨酸、苯丙氨酸、苏氨酸、缬氨酸、组氨酸）。蛋白质氨基酸的模式与人体蛋白质氨基酸的模式越接近的食物，生物利用度就越高，称为优质蛋白。婴幼儿生长旺盛，优质蛋白质的供给应达 50% 以上。优质蛋白主要来源于动物和大豆。1 岁内婴儿蛋白质的推荐摄入量为每日 1.5~3g/kg（人乳喂养儿 2g/kg，牛乳喂养儿 3.5g/kg，混合喂养儿 4g/kg）。食物的合理搭配及加工可达到蛋白质互补，提高生物利用度。如小麦、玉米等的赖氨酸含量低，蛋氨酸含量高，而豆类则相反，两者搭配可使氨基酸的种类和数量互相补充，发挥互补作用。食物加工（如豆制品的制作）可使蛋白质与纤维素分开，有利于消化。鱼、肉、蛋、乳类和豆类等含丰富的蛋白质。

（二）微量营养素

1. 矿物质

（1）常量元素：每日膳食需要量在 100mg 以上者为常量元素。体内除氢、氧、氮、碳四种基本元素外，钾、钠、氯、钙、镁、磷、硫亦为常量元素，在体内发挥重要作用。如钠、钾参与水、电解质平衡的维持；钙、磷、镁构成机体骨骼、牙齿等。

（2）微量元素：是体内含量很少，需通过食物供给，有一定生理功能的元素。碘、锌、硒、铜、钼、铬、钴、铁、锰、镍、硅、锡、钒、氟 14 种元素为机体必需微量元素。儿童若缺乏必需微量元素或其配比不合理，则发生微量元素缺乏病。其中铁、碘、锌缺乏症是全球最主要的微量营养素缺乏症。

2. 维生素

维生素是维持人体正常生理功能所必需的一类有机物质，其主要功能是调节人体新陈代谢，并不产生能量。按其溶解性分为脂溶性维生素（A、D、E、K）与水溶性维生素（B 族和 C）两大类。其中，脂溶性维生素来源于脂肪性食物，可储存于体内，无须每日供应，但排泄较慢，缺乏时症状出现较迟，过量又易中毒。水溶性维生素易溶于水，从肾脏排泄迅速，不易在体内储存，必须每日供给，过量一般不易发生中毒，若体内缺乏可迅速出现相应症状。

（三）其他膳食成分

1. 膳食纤维

一般由不易被消化的食物营养素如纤维素、半纤维素、木质素、果胶、树脂等至少五种构成物组成，主要来自于谷类、新鲜蔬菜、水果。膳食纤维吸收大肠水分，使大便软化且体积增加，促进肠蠕动。小儿每日宜摄入 20~30g。

2. 水

水是维持生命活动最基本的物质，参与体内所有的新陈代谢及体温调节活动。儿童水的需要量与能量摄入、食物种类、肾功能成熟度、年龄等相关，婴儿新陈代谢旺盛，对水的需要量多。婴儿每天需水量约 150mL/kg，以后每增长 3 岁每天减少 25mL/kg，至成人时每天需 40~45mL/kg。

第二节　儿童喂养与膳食

儿童喂养包括三个交叉阶段，以母乳或其他乳类为主要食品的哺乳阶段、在乳类之外添加辅助食品的过渡阶段及成人饮食阶段。供给儿童合理、均衡的营养，帮助儿童建立正确的膳食行为是促进儿童健康成长的重要环节。

一、婴儿喂养

婴儿喂养的方式可分为母乳喂养、混合喂养及人工喂养三种方式，以母乳喂养为首选。

（一）母乳喂养

母乳喂养是全球范围内提倡的婴儿健康饮食的重要方式，是4~6个月内婴儿天然的最好食物。

1. 母乳喂养的优点

（1）营养丰富、比例适宜：母乳中蛋白质、脂肪、碳水化合物的比例适宜，为1：3：6，蛋白质以乳清蛋白为主，与酪蛋白的比例为4：1，优于牛乳（1：4）。乳清蛋白在婴儿胃内形成的凝块较小，有利于消化吸收。母乳的脂肪酶使脂肪颗粒易于消化吸收，因含较多的不饱和脂肪酸，有利于婴儿神经系统的发育；母乳中90％以上碳水化合物为乙型乳糖，有利于脑的发育，还促进双歧杆菌和乳酸杆菌的生长，抑制大肠杆菌的繁殖，减少腹泻的发生；母乳中矿物质含量较低，有利于小儿肾脏发育，且吸收率远高于牛奶。如铁的含量与牛乳相似（0.05mg/dL），但其吸收率为50％，明显高于牛乳；与牛乳相比，母乳中钙的含量虽较低，但由于钙、磷比例合理（2：1），易于吸收。

（2）增强婴儿免疫：母乳中含有丰富的免疫因子如初乳中的分泌型IgA，有抗感染和抗过敏作用；含有较多的乳铁蛋白，对铁有强大的螯合能力，能夺走大肠杆菌、多数需氧菌及白色念珠菌赖以生存的铁，从而抑制它们的生长；母乳中的溶菌酶、巨噬细胞、淋巴细胞、补体等免疫活性物质，均可抵挡病原微生物的侵袭。

（3）哺喂方便：母乳温度适宜，不易污染，省时、经济、方便。

（4）增进母婴感情：母乳喂养时，婴儿与母亲皮肤直接接触，通过母亲抚摸、母婴对视，增进母婴感情，使婴儿获得安全感、信任感及愉悦感，有利于婴儿心理与智能的发育。

（5）哺乳有利于母体健康：促进子宫收缩，加快子宫复原，促进母亲产后身体的康复。哺乳可抑制排卵，减少受孕机会，有利于计划生育；哺乳还可降低乳腺癌和卵巢癌的发生率。

（6）乳汁成分的变化，有利于婴儿的生长发育：分娩后4~5d以内的乳汁为初乳；6~10d为过渡乳；11d~9个月为成熟乳；10个月以后为晚乳。初乳量少，每日15~45mL，色微黄，质略稠，含脂肪较少，而蛋白质多（主要为免疫球蛋白），加热后易发生凝固；其他营养素如维生素A、牛磺酸和矿物质等均较丰富，对新生儿的生长及抗感染能力非常重要；过渡乳总量增多，脂肪含量高，蛋白质及矿物质逐渐减少；成熟乳的量达高峰，泌乳总量每天可达700~1000mL，脂肪含量最高，但含蛋白质更少；晚乳总量和营养成分均有所下降。每次哺乳开始分泌的乳汁中蛋白质高于脂肪，之后脂肪含量逐渐增加，蛋白质含量越来越少，哺乳结束前的乳汁中脂肪含量最高。

2. 母乳喂养的护理

（1）产前准备：大力宣传母乳喂养的优点，做好孕妇产后哺乳的准备，保证孕妇合理营养，使孕期体重适当增加12~14kg。做好乳头保健，妊娠后期每日用清水擦洗乳头，乳头内陷者用两手指从不同角度按捏乳头两侧并向周围牵拉，每日一次至数次。

（2）重视乳母身心健康：取得社会和家庭的支持，保证乳母营养均衡，活动适量，睡眠充足，精神愉快。多进食汤汁类食物，为泌乳提供良好的条件。

（3）哺乳技巧指导：①尽早开奶、按需哺乳：新生儿生后15min~2h内尽早开奶，因吸吮对乳头刺激可反射性促进泌乳，且早开奶可减轻婴儿生理性黄疸，还可减轻生理性体重下降，减少低血糖的发生。②促进乳房分泌：哺乳前乳母先湿热敷乳房2~3min，从外侧向乳晕方向轻拍或按摩乳房，促进乳房感觉神经的传导和泌乳。两侧乳房应先后交替进行哺喂，每次尽量使一侧乳房排空后再换另一侧，每次哺喂让乳汁排空，多余的乳汁用吸奶器吸出，以促进泌乳。③正确的哺喂方法：母亲洗手后用温水毛巾清洁乳头、乳晕。哺乳时可采取不同的姿势，使乳母全身肌肉放松，体位舒适，一方面利于乳汁排出，另一方面可刺激婴儿的口腔动力，便于吸吮。产后最初几日母亲可取半卧位，以后取坐位，哺乳一侧的脚可踏一小凳稍抬高，一手怀抱婴儿，使其头、肩部枕于母亲哺乳侧肘弯部；另一手拇指和其余四指分别放在乳房上、下方，手掌托住乳房，使婴儿含住整个乳头和大部分乳晕并不堵鼻。观察小儿吸吮吞咽情况，当奶流过急，母亲可取示、中指轻夹乳晕两旁呈"剪刀式"哺乳姿势喂哺，结束时，用示指向下轻按婴儿下颌退出乳头，避免在口腔负压情况下强行拉出乳头造成局部疼痛或皮肤损伤。每次哺喂后将婴儿竖起，头部靠在母亲肩上，轻拍背部使空气排出，然后将婴儿置于右侧卧位，以防溢乳。④掌握哺乳时间：2个月以内的婴儿，宜按需哺乳，每次哺乳时间为15~20min，以促进乳汁分泌。随婴儿成长，婴儿与母亲相互协调后逐渐按时喂养，一般每2~3h喂一次，随月龄增长添加辅食后减至每日4~5次。⑤评估喂养情况：了解乳母膳食安排是否合理；哺喂时母、婴体位是否舒适正确；24h内哺乳次数，每次持续时间，哺喂后婴儿是否安静入睡，观察大、小便有无异常，监测体重是否增长。

（4）哺乳禁忌及注意事项：乳母感染人类免疫缺陷病毒（HIV）或患有重症心、肝、肾等疾病，糖尿病、恶性肿瘤，精神病，癫痫时不宜哺乳。携带乙型肝炎病毒者及感染结核病的乳母，在医务人员指导下哺乳。新生儿患有某些疾病，如半乳糖血症遗传代谢病，是母乳喂养的禁忌证。注意防治乳房、乳头疾患，若乳汁排出不畅或喂哺时未将乳汁吸空导致乳汁淤积时，应及早进行局部热敷及轻轻按摩，避免乳腺炎的发生。

3. 断乳

是指由完全依赖乳类喂养逐渐过渡到多元化食物的过程。一般生后4~6个月起逐渐增加辅食，10~12个月完全断奶，遇炎热季节或小儿患病可适当延迟，最迟不宜超过1岁6个月。WHO建议母乳喂养应至2岁。

（二）混合喂养（部分母乳喂养）

母乳与配方乳或其他食物同时喂养婴儿的方法，有两种情况。

1. 补授法

由于母乳不足或其他原因不能完全由母乳喂养时，先喂母乳，将两侧乳房吸空后，再以牛乳或其他代乳品补充。

2. 代授法

母亲因故不能按时哺喂，可用牛乳或代乳品每日一至数次代替母乳，但母乳次数不少于每日3次，以免减少母乳分泌。可作为断奶前的准备。

（三）人工喂养

以配方奶或其他代乳品完全代替母乳喂养的方法，称为人工喂养。牛乳、羊乳、马乳等均为代乳品。

1. 鲜牛乳

牛乳中蛋白质含量高，以酪蛋白为主（占总蛋白量的80%），在胃中形成的乳凝块大，不易消化；乳糖含量较少，主要为甲型乳糖，有利于大肠杆菌生长，易患腹泻；脂肪颗粒大，含不饱和脂肪酸仅为2%，低于人乳的8%，且缺乏脂肪酶，较难消化；含矿物质较多，增加婴儿肾脏负荷，尤其含磷高，磷易与酪氨酸结合，影响钙的吸收；缺乏各种免疫因子，易被细菌污染，使婴儿易患感染性疾病。

（1）鲜牛乳的配置：牛乳成分不适合婴儿，需经稀释、加糖、煮沸三个步骤使之适合婴儿的营养需求与消化能力。①稀释：生后2周内的新生儿在2份牛乳中加1份水，制成2:1奶；以后随日龄增长，逐渐在3份奶或4份奶中加1份水，制成3:1或4:1奶；婴儿满月后方可用全奶。②加糖：一般在100mL牛乳中加5~8g糖，称为5%或8%的糖牛乳。③煮沸：煮沸可达到灭菌目的，并使其中的蛋白质变性，在胃中凝块变小，利于消化吸收。可用巴氏消毒法（将奶加热至65~68℃，持续30min）及水浴法（将牛奶置于奶瓶中隔水蒸，煮沸不超过5min，立即冷却），对奶质的破坏较少。

（2）奶量摄入的计算：根据婴儿每日需总能量460kJ（110kcal）/kg，需水量150mL/kg计算。

例如：体重为7kg的婴儿，每日需总能量为

460kJ（110kcal）/kg×7＝3220kJ（770kcal）/kg

则每 100mL 牛乳中所含能量为 272kJ（65kcal）。

100mL 牛奶按 8% 比例增加糖后共得能量

65+4×8≈97（kcal）［406（kJ）］≈100（kcal）

设每日需牛奶总量为 X，则

100∶100＝X∶770

X＝100×770/100＝770（mL）

每日需水量：150×7＝1050（mL）

牛奶以外需水量：1050−770＝280（mL）

全日牛乳量及水量平均分次喂哺。

2. 牛乳制品

（1）婴儿配方奶粉：以母乳营养成分为依据，对牛乳进行改造的奶制品。如提高乳清蛋白，降低酪蛋白；加入不饱和脂肪酸和乳糖；降低牛乳中的无机盐成分；补充适量维生素和矿物质，使成分接近母乳。不能进行母乳喂养时首选配乳。一般市售婴儿配方奶粉 100g 供能约 2029kJ（500kcal），故婴儿配方奶粉每日 20g/kg 即可满足需要。

（2）全脂奶粉：将鲜牛奶经过浓缩、喷雾、干燥制成，较鲜牛乳易消化，且便于储存。哺喂时加水冲调，按重量 1∶8（1g 奶粉加 8g 水）或按容量 1∶4（1 匙奶粉加 4 匙水）配成全奶。

（3）酸牛乳：在鲜牛乳中加乳酸杆菌、乳酸或柠檬酸等制成，其蛋白质凝块细小，易于消化且有一定的抑菌作用，适合消化不良的小儿。

3. 羊乳

与牛乳的营养价值相似，乳清蛋白较牛乳高，凝块较细、软，较牛乳易消化。缺点是叶酸和维生素 B12 含量较少，若长期单独喂养婴儿易出现营养性巨幼红细胞性贫血。

4. 其他

如豆浆、米粉、奶糕等，其营养价值比一般谷类高，但蛋白质含量低，不宜单独喂养婴儿，可作为 3 个月以上婴儿混合喂养和辅助食品使用，也可以用于奶类制品获得困难的地区或对牛乳蛋白过敏的婴儿。

5. 人工喂养注意事项

（1）选用合适的奶嘴：奶嘴软硬度与奶嘴孔大小应适宜，孔的大小以奶瓶倒置时液体呈连续滴出为宜。若滴速过快，婴儿来不及吞咽会引起呛咳；滴速过慢，则导致吸吮困难。

（2）测试乳液的温度：乳液的温度应与体温相似。哺乳前先将乳汁滴在成人手腕掌侧测试温度，若无过热感，表明温度适宜。

（3）避免空气吸入：防止婴儿在吸奶的同时吸入空气，哺喂时持奶瓶呈斜位，使乳液充满奶嘴及奶瓶的前半部。哺喂完毕将婴儿抱起，轻拍其后背，促其将吞咽的空气排出，防止溢乳。

（4）加强清洁消毒：配乳及喂乳前应洗手，每次配乳所用奶具应洗净、消毒。在无冷藏条件下，乳液应分次配制，哺喂后乳瓶中剩余的乳汁不得再喂。

（5）及时调整乳量：调配乳液应略超过所计算的乳量。婴儿食量存在个体差异，根据小儿的食欲、体重的增长情况及粪便性状，随时调整乳量，以免引起营养不良或消化功能紊乱。婴儿发育良好，大小便正常，食奶后安静，表明喂养方法得当。

（四）辅助食品的添加

一般 4~6 个月开始按顺序逐步添加各种辅助食品。

辅食添加原则：辅助食品的添加应遵循由少到多、由稀到稠、由细到粗、由一种到多种循序渐进的原则，逐步过渡到固体食物。添加的食品，应单独制作，不能以成人食品代替，保证食品的结构和味道能被小儿接受。根据粪便的量、质、型及气味等，对辅食的质与量进行调整。天气炎热或患病时应减少辅食量或暂不添加，避免引起消化不良。

二、儿童、少年的膳食安排

儿童、少年的膳食安排原则是满足该年龄阶段的生理需要，适合消化功能，合理调配制作，保证良好的食欲。

（一）幼儿期的膳食

幼儿的咀嚼和消化功能趋于成熟，乳牙逐渐出齐，食物选择种类逐渐多样化，食品性状由流质变为固体，主要食品由乳类变为谷类，进食相对稳定。注意食物制作应细、软、碎，易于咀嚼、便于消化。常变换食物品种与花色，创造良好的进食环境，鼓励小儿自我进食，定时进餐，不挑食、不吃零食，培养良好的进餐习惯和独立进食的能力。饮食次数以每日 3 餐，另加 2~3 次点心或乳品为宜。1 岁以后小儿生长速度下降，对能量的需要减少，家长应注意不要强迫小儿进食，以免引起厌食。

（二）学龄前期儿童的膳食

学龄前期的儿童在饮食方面与成人逐渐接近，但要避免过于坚硬、油腻、辛辣的食品。此期也是视力和智力发育的关键时期，注意供给充足蛋白质、卵磷脂、脑磷脂、钙、磷、钾及维生素 A、维生素 D、维生素 B_2。除正常三餐外可安排 1~2 次点心，以补充能量的需要。食谱应做到粗细交替，荤素搭配，注意色、香、味、美；食谱需更换，以促进儿童食欲，避免不良饮食习惯。

（三）学龄期和青春期少年的膳食

学龄期少年上午学习紧张，脑力和体力消耗较大，应提供营养价值高的早餐，有条件上午第二节课后加餐，如点心、牛奶或豆浆等。经常变换食物花色品种，提供足够能量、蔬菜和水果，注意看书、看电视时勿进餐，注意饮食卫生。

青春期是生长发育的第二个高峰，能量消耗大，应增加各种营养素如蛋白质、维生素及总能量的供给，尤其是优质蛋白质应占 40%~50%。此期钙、铁等营养素易缺乏，少女因月经期铁的流失，还应增加铁的补充。青春期少年喜欢小吃、快餐，易挑食、节食。根据这些特点，做好健康饮食指导。

第三节　儿童营养状况评估

儿童营养状况评估是衡量儿童每日平均所摄入的营养素与其生理所需之间是否相称。常用的评估方法包括健康史询问和营养调查。

一、健康史询问

通过询问了解儿童进食情况，如每日进食的种类及数量，母乳喂养儿每日母乳喂养的次数，人工喂养儿代乳品种类、调配浓度、数量及次数；询问其他食物添加情况，如有无偏食、腹泻及便秘等，以及有无营养缺乏症状如消瘦、面色苍白、夜惊等。

二、营养调查

（一）膳食调查

膳食调查是了解儿童的膳食组成，计算每人每日膳食中各种营养素的摄入量，参照同年龄儿童每日膳食营养素推荐摄入量及体格发育指标参考值和生化检验正常值来整体评估膳食是否均衡合理。

1. 调查方法

膳食调查有多种方法，一般采用以下三种方法：

（1）询问法：适用于个人膳食调查，询问对象刚刚吃过的食物或过去一段时间吃过的食物，从而分析其营养状况，是目前应用最多的方法。此法简单，但结果受到被调查对象报告情况或调查者对市场供应情况及器具熟悉程度的影响而不准确。

（2）称重法：实际称量各餐进食量，以生/熟比例计算实际摄入量，查《中国食物成分表》得出今日主要营养素的人均量。通常按季节、食物供给不同，每季度测一次，多用于集体儿童膳食调查。此法准确但复杂。

（3）记账法：多用于集体儿童膳食调查，以食物出入库的量计算。要求记账的时间较长，计算与结果分析同称重法。此法简单但不准确。

2. 膳食评价

将调查结果与推荐供给量比较,全面分析儿童营养状况。

(1)营养素的摄入:当能量达到推荐摄入量的85%以上时,说明能量摄入足够,<70%说明能量不足;蛋白质、维生素、矿物质达到80%以上为正常。

(2)宏量营养素供给比例:膳食中宏量营养素比例适当,即蛋白质产能应占总能量的10%~15%,脂类占总能量的25%~30%,糖类占总能量的50%~60%。

(3)膳食能量分配:合理安排每日三餐食物的供能,目前常采用"3+2"模式,早餐供能应占一日总能量的25%~30%,中餐占35%~45%,晚餐占25%~30%,加餐占10%。

(二)体格检查及体格发育评估

1. 体格检查

对儿童进行全面的查体,注意是否有营养素缺乏的早期体征。如维生素A缺乏,常表现眼干燥不适,儿童经常眨眼;维生素D缺乏的儿童有夜惊、枕秃。

2. 体格发育评估

体格发育指标可反映儿童的营养状况及健康水平。儿童发生营养失调往往体重首先发生变化,通过对儿童的体重、身长(高)、头围、皮下脂肪厚度等测量,间接评价儿童的营养水平。

(三)实验室检查

测定儿童体液或排泄物中各种营养素及其代谢产物或其他有关化学成分,了解食物中营养素的吸收利用情况,了解机体某种营养素的储存、缺乏水平。实验室检查在营养素缺乏中变化最敏感,可用于早期缺乏的诊断。

第四节　蛋白质-能量营养不良

蛋白质-能量营养不良是指由于缺乏能量和(或)蛋白质所引起的一种营养缺乏症,多见于3岁以下的婴幼儿。主要表现为体重减轻,皮下脂肪减少和皮下水肿,常伴有各个器官不同程度的功能紊乱。临床常见三种类型:消瘦型、水肿型、介于两者之间型。

【病因】

1. 长期摄入不足

喂养不当是营养不良的主要原因。小儿摄入不足常见于母乳不足而未及时添加其他乳品;奶粉配制过稀;未经添加辅食过渡而突然断奶;长期以淀粉类食品(粥、米粉、奶糕)为主等。较大小儿多为婴儿期营养不良的继续,或因偏食、挑食、不吃早餐及吃过多零食等所致。

2. 消化吸收障碍

消化系统解剖或功能的异常及疾病如唇裂、腭裂、幽门梗阻、过敏性肠炎、迁延性腹泻及肠吸收不良综合征等。

3. 需要量增加

急、慢性传染病(如麻疹、肝炎、结核)恢复期、生长发育快速期(如早产、双胎)等因需要量增多造成相对缺乏;糖尿病、发热性疾病、大量蛋白尿、甲状腺功能亢进、恶性肿瘤等使营养素的消耗增多导致缺乏。

【病理生理】

1. 新陈代谢异常

(1)蛋白质:蛋白质摄入不足或丢失过多,使体内蛋白质代谢出现负平衡,当血清总蛋白浓度<40g/L、白蛋白浓度<20g/L时,导致低蛋白性水肿。

（2）脂肪：体内脂肪大量消耗致血清胆固醇浓度下降。脂肪代谢主要在肝脏进行，体内脂肪大量消耗，当超过肝脏的代谢能力时，可导致肝脏脂肪浸润及变性。

（3）碳水化合物：摄入不足、吸收不良或消耗过多可致低血糖。轻度时症状可不明显，重者可引起低血糖甚至猝死。

（4）水、盐代谢：脂肪大量消耗，故细胞外液容量增加，低蛋白血症可进一步加剧而出现水肿；ATP合成减少影响细胞膜上钠-钾-ATP酶的运转，钠在细胞内潴留，细胞外液呈低渗状态，易出现低渗性脱水、酸中毒、低钠、低钾、低钙和低镁血症，并有锌及其他微量元素的缺乏。

2. 各系统功能改变

（1）消化系统：由于消化液及酶的分泌减少，酶活性减低，肠蠕动减弱，菌群失调，影响各种营养素消化吸收，易发生腹泻。

（2）循环系统：重度营养不良者可出现心肌收缩力减弱，心排血量减少，血压偏低，脉细弱。

（3）泌尿系统：肾小管重吸收功能减低，尿量增多而尿相对密度下降。

（4）神经系统：神经系统调节功能失常，精神抑郁但时有烦躁不安、表情淡漠、反应迟钝、记忆力减退及条件反射不易建立。

（5）免疫系统：非特异性与特异性免疫功能均明显降低，极易并发各种感染，严重者结核菌素试验呈阴性。

【护理评估】

1. 健康史

评估患儿的喂养史、饮食习惯及生长发育情况，有无母乳不足、喂养不当及不良饮食习惯；有无消化系统解剖或功能上的异常；有无急、慢性疾病；是否为双胎、早产等。

2. 身体状况

测量体重、身长（高）及皮下脂肪厚度，与正常标准相比较。判断是否营养不良及其程度；了解有无精神改变、水肿、肌张力减低，有无维生素或矿物质缺乏症状。

体重不增是营养不良患儿的早期表现，随后体重下降，皮下脂肪逐渐减少以致消失，消瘦明显。皮下脂肪逐渐减少的顺序是首先累及腹部，其次为躯干、臀部、四肢，最后为面颊部。随营养不良程度的加重，出现皮肤苍白、肌肉萎缩、肌张力低、体温低，严重时出现呕吐、腹泻及精神症状，易发生营养性缺铁性贫血等并发症。

3. 辅助检查

有无血清总蛋白、白蛋白、维生素及微量元素浓度降低，有无血清酶活性、血糖、血浆胆固醇降低而生长激素反有升高。

4. 心理-社会状况

评估患儿的心理个性发育状况，家长的文化程度，家庭经济状况；了解父母对育儿知识的掌握情况及对本病的性质、发展、预后及防治的认识程度。

5. 治疗原则

早发现、早治疗，采取综合性治疗措施：祛除病因，治疗原发病；调整饮食及补充营养物质；促进消化和改善代谢功能；控制继发感染；治疗并发症。

【护理诊断】

1. 营养失调，低于机体需要量与能量

或蛋白质摄入不足、吸收障碍有关。

2. 有感染的危险

与机体免疫功能低下有关。

3. 潜在并发症

营养性缺铁性贫血、低血糖、维生素 A 缺乏。

4. 知识缺乏

与患儿家长缺乏营养知识、缺乏科学喂养技能有关。

【护理措施】

1. 一般护理

（1）环境与休息：保持室内空气新鲜，温湿度适宜，避免受凉，少去公共场所。合理安排生活作息制度，保证患儿精神愉快和充足的睡眠；进行适当的户外活动和体育锻炼，促进新陈代谢，有利于生长发育。

（2）饮食护理：根据患儿营养不良的程度及消化吸收能力，逐渐增加营养的摄取。饮食调节的原则是：由少到多、由稀到稠、循序渐进、逐渐补充，直到恢复正常。①Ⅰ度营养不良患儿开始可供给能量 250~330kJ（60~80kcal）/kg，以后逐渐递增，达每日 585kJ（140kcal）/kg，当体重接近正常后，恢复供给正常需要量。②Ⅱ、Ⅲ度营养不良患儿消化功能较弱，能量供给从每日 165~230kJ（40~55kcal）/kg 开始，逐步少量增加；若消化吸收能力恢复，可逐渐增至 500~727kJ（120~170kcal）/kg，并按实际体重计算所需能量。待体重恢复，可供给正常生理需要量。蛋白质供给量从每日 1.5~2.0g/kg 开始，逐步增加到每日 3.0~4.5g/kg，除乳制品外，可给以蛋类、肝泥、鱼泥、肉末等高蛋白食物。供应的食物中还应含丰富的维生素及矿物质。③帮助患儿建立良好的饮食习惯，纠正偏食、挑食、吃零食等不良习惯。

2. 对症护理

（1）用药护理：遵医嘱给予各种助消化酶（胃蛋白酶、胰酶等）和 B 族维生素等口服以助消化；给予蛋白同化类醇剂如苯丙酸诺龙，每次肌内注射 10~25mg，每周 1~2 次，连续 2~3 周，每日口服元素锌 0.5~1.0mg/kg，以促进蛋白质的合成和增加食欲；必要时少量多次输血或氨基酸、脂肪乳等静脉营养物质。

（2）病情观察：密切观察病情变化，尤其是重度营养不良患儿在夜间或清晨时易发生低血糖，表现为头晕、出冷汗、面色苍白、神志不清等，应立即遵医嘱静脉注射葡萄糖溶液。维生素 A 缺乏引起的干眼症者，可用生理盐水湿润角膜及涂抗生素眼膏，同时口服或注射维生素 A 制剂；腹泻、呕吐患儿易引起酸中毒，发现病情变化及时报告医师。对每天的进食及食物耐受情况做好记录，定期测量体重、身高及皮下脂肪的厚度，以评估疗效。

（3）预防感染：注意饮食卫生，加强口腔护理，预防口腔炎；保持皮肤清洁、干燥，防止皮肤破损；重度营养不良患儿皮下脂肪少，要注意勤翻身，床铺平整、松软，做好保护性隔离，防止交叉感染。重症患儿可输新鲜血浆或丙种球蛋白，以增加抵抗力。

3. 心理护理

患儿多有反应差、认知能力下降及情绪抑郁等，应多关心患儿，使其保持良好情绪。对于住院患儿，鼓励父母陪伴，给其树立战胜疾病的信心，早日恢复健康。

【健康教育】

向家长讲解营养不良的原因及预防方法，介绍科学育儿知识，重点帮助家长给婴幼儿拟定科学合理的喂养方法，纠正和培养良好的饮食习惯；合理安排生活作息制度，坚持户外活动，保证患儿精神愉快和充足的睡眠；按时接种疫苗，预防传染病，做好生长发育的监测。

第五节　　儿童单纯性肥胖

儿童单纯性肥胖是指由于长期能量摄入超过机体的消耗，导致体内脂肪过度积聚、体重超过正常范围的一种营养障碍性疾病。我国儿童的肥胖发生率为 5%~8%，呈逐步增多的趋势，应重视对本病的防治。

【病因】

1. 能量摄入过多

长期能量摄入超过机体的消耗，剩余的能量转化为脂肪储存于体内，导致肥胖。

2. 活动量过少

活动过少或缺乏适当的体育锻炼是发生肥胖的重要因素，即使未摄入过多的高热量食物也可导致肥胖。

3. 遗传因素

肥胖有高度的遗传性，与多基因遗传有关。父母均肥胖者子女中发生肥胖者高达70%~80%。

4. 其他

如进食过快或饱食中枢和饥饿中枢失调导致进食过多；精神创伤及心理异常可导致儿童过量进食。

【病理生理】

引起肥胖的原因为脂肪细胞数目增多或体积增大。肥胖患儿可发生以下生理改变：①对环境温度变化的应激能力降低，有低温倾向；②血脂增高，成年后易发生动脉硬化、高血压、冠心病、胆石症等疾病；③嘌呤代谢异常，血尿酸增高，易发生痛风症；④内分泌改变，如男性患儿的雄激素水平降低，女性患儿的雌激素水平可增高。

【护理评估】

1. 健康史

了解喂养史，详细询问饮食习惯、饮食量、每日运动量及时间、近期治疗史及效果；有无肥胖家族史，有无其他原因造成的肥胖症如库欣综合征。

2. 身体状况

测量患儿体重、身长（高）、皮下脂肪厚度及脂肪分布情况，外生殖器及智力发育情况，血压是否正常，有无呼吸、心脏受累等。

肥胖可发生于任何年龄，婴儿期、5~6岁及青春期最为常见。儿童肥胖的诊断：以体重超过同性别、同身高参考人群均值10%~19%为超重；超过20%为肥胖。其中超过20%~49%为中度肥胖；超过50%为重度肥胖。体重指数（BMI）是评价肥胖的另一种指标，是体重（kg）/身高的平方（m^2）。严重肥胖者可出现心脏扩大、心力衰竭甚至死亡，称为肥胖–换氧不良综合征。

3. 辅助检查

肥胖儿童常有高胰岛素血症，血生长激素水平减低，血甘油三酯和胆固醇大多增高。肝脏超声检查常有脂肪肝。

4. 心理–社会状况

由于怕别人讥笑而不愿与其他儿童交往，常有性格孤僻、自卑和胆怯等心理障碍，智力良好。

5. 治疗原则

主要应限制饮食，增加活动，解除精神心理障碍。药物治疗慎用。

【护理诊断】

1. 营养失调，高于机体需要量

与过多进食高能量食物和运动过少有关。

2. 自我形象紊乱

与肥胖造成自身体形变化有关。

3. 社交障碍

与肥胖造成行为不便及心理障碍有关。

4. 知识缺乏

与父母缺乏正确的育儿知识有关。

【护理措施】

1. 一般护理

选择高蛋白、低脂肪、低糖的食物，鼓励多吃萝卜、青菜、黄瓜、芹菜、苹果等含纤维素丰富的蔬果，避免油炸食品及甜食。同时培养良好的饮食习惯，如避免晚餐过饱、不吃夜宵、不吃零食等。

2. 对症护理

增加运动量是减轻肥胖儿体重的重要手段。体育活动宜选择有效又容易坚持的项目如散步、慢跑、体操、游泳等，每天运动 1h 左右，以活动后感到轻松愉快、不疲劳为原则。如运动后出现疲惫不堪、心慌气短等，提示运动过量。家庭成员可以一起参与，给患儿以鼓励，长期坚持锻炼，达到减轻体重的目的。

3. 心理护理

培养患儿自信心，解除精神负担，消除因肥胖带来的自卑心理。创造机会鼓励患儿参加力所能及的社交活动，及时表扬患儿的进步，使其由被动转变为主动地参加群体活动或游戏。

【健康教育】

向患儿及其家长讲述本病的相关知识，使其认识到肥胖的危害性，摒弃"越胖越健康"的陈旧观念。培养患儿良好的饮食习惯，不偏食高能量食物；坚持体育锻炼，多进行户外活动，保持心情愉快。同时经常监测患儿体重及生长发育情况。

（吕燕松）

第六章 新生儿与新生儿疾病的护理

新生儿时期是人类发育的基础阶段，是一生中最重要的时期，此期的小儿由宫内生活向宫外生活过渡，生活方式与环境均发生了巨大变化。需要完成多方面的调整，以适应复杂的外界环境。此期疾病有其特殊性，医务人员应充分认识新生儿疾病的特点，给予及时正确的治疗与护理，为其一生的健康与发展奠定基础。优良的设施、规范的操作、系统的评估、密切的监护、周密的计划和以家庭为中心的护理模式是提高新生儿护理质量的重要保障。

第一节 新生儿分类

新生儿是指从出生后脐带结扎到足 28d 的婴儿。他是胎儿的延续，也是人类发育的基础阶段。围生期是指出生前、后的一个特定时期，我国将围生期定为从妊娠 28 周到出生后 7d。新生儿时期和围生期是小儿病死率最高的年龄阶段。国际上常以新生儿死亡率和围生期死亡率作为衡量一个国家卫生保健水平的标准。

（一）根据胎龄分类

1. 足月儿

指胎龄满 37 周至不满 42 周（260～293d）的新生儿。

2. 早产儿

指胎龄满 28 周至不满 37 周（196～259d）的新生儿。

3. 过期产儿

指胎龄超过 42 周（294d）以上的新生儿。

（二）根据出生体重分类

1. 正常出生体重儿

指出生体重在 2500～4000g 的新生儿。

2. 低出生体重儿

指出生 1h 内体重不足 2500g 的新生儿，不论是否足月或过期，但大多数是早产儿和小于胎龄儿。3. 极低出生体重儿指出生体重不足 1500g 的新生儿。若体重不足 1000g 者称超低出生体重儿。

3. 巨大儿

指出生体重超过 4000g 的新生儿，包括正常和有疾病者（如糖尿病母亲的婴儿）。

（三）根据体重与胎龄关系分类

1. 适于胎龄儿

指出生体重在相同胎龄平均体重第 10 百～90 百分数者。

2. 小于胎龄儿

指出生体重在相同胎龄平均体重第 10 百分位数以下的新生儿，有早产、足月及过期小于胎龄儿。我国将胎龄已足月且体重在 2500g 以下的婴儿称为足月小样儿，是小于胎龄儿中最常见的一种。

3. 大于胎龄儿

指出生体重在相同胎龄平均体重第 90 百分数以上的新生儿。

（四）根据出生后周龄分类

1. 早期新生儿

指出生后1周内的新生儿，属于围产儿。是从胎儿转变为新生儿的独立生活的适应阶段，体内脏器发育不完善，发病率和死亡率较高，应加强监护。

2. 晚期新生儿

指出生2~4周的新生儿。虽已逐步适应外界环境，但仍不稳定，还是要加强护理。

（五）高危儿

高危儿指有可能或已发生危重情况而需特殊监护的新生儿。以下几种情况可列为高危儿

1. 母亲有疾病或异常妊娠史的新生儿

如母亲患有糖尿病、各种感染、心肾疾病、性病，阴道流血史、前置胎盘、胎盘早剥、妊高征、子痫等，孕妇过去有死胎或死产史等。

2. 异常分娩的新生儿

各种难产，手术产；分娩时使用过量的镇静剂和止痛药物等。

3. 出生时异常的新生儿

出生时 Apgar 评分小于7分，脐带绕颈，早产儿，小于胎龄儿，巨大儿，各种严重的先天性疾病和畸形等。

4. 其他

孕妇年龄小于18岁或大于35岁，母亲为 Rh 阴性血型，有吸毒、吸烟、酗酒史；新生儿兄姐中在新生儿期有因疾病死亡者等。

第二节　正常足月新生儿和早产儿的特点及护理

一、正常足月新生儿特点及护理

正常足月新生儿是指胎龄满37周不足42周出生，体重在2500g以上，身长在47cm以上（平均50cm），无任何畸形或疾病的活产婴儿。

【正常足月儿的外观特点】

正常足月儿哭声响亮，肌肉有一定的张力，四肢屈曲，皮肤红润，皮下脂肪丰满，全身有胎脂覆盖，胎毛少；头发分条清楚；耳软骨发育良好，耳郭清楚；乳晕清楚，乳头突起，乳房可扪及结节；指（趾）甲长到或超过指（趾）端；整个足底有较深而多的跖纹；男婴睾丸已降入阴囊内，女婴大阴唇完全遮盖小阴唇。

【正常足月儿的生理特点】

1. 皮肤

新生儿初生时皮肤上覆盖有一层灰白色的胎脂，有保护皮肤和保暖作用。可自行吸收，不必强行拭去，新生儿皮肤薄嫩，血管丰富，易擦伤而致感染。脐带经无菌结扎后逐渐干燥，残端在1~7d脱落。

2. 呼吸系统

分娩后的新生儿在第一次吸气后紧接着啼哭，肺泡张开。由于呼吸中枢发育不成熟，节律常不规则，频率较快，每分钟40~45次。胸腔较小，呼吸肌弱，主要靠膈肌运动进行呼吸，以腹式呼吸为主。

3. 循环系统

出生后由于自主呼吸的建立，卵圆孔及动脉导管关闭，血液循环途径和血流动力学发生了重大的变化，出生头几天心前区可闻及生理性杂音。新生儿心率快、波动范围大，每分钟100~150次，平均每分钟120~140次，血压为70/50mmHg。新生儿血液多分布在躯干、内脏，四肢较少，故四肢易发凉，末梢易出

现青紫。

4. 消化系统

新生儿吞咽功能已经完善，由于胃呈水平位，容量小，贲门括约肌松弛，幽门括约肌较紧张，易发生溢乳和呕吐。新生儿消化道面积相对较大，肠壁薄，通透性高，有利于营养物质的吸收，但也可使毒性物质被吸收的机会增加而致腹泻。

新生儿一般生后12h内开始排出墨绿色黏稠的胎粪，3~4d排完，如果生后24h不见胎粪排出，应检查是否存在肛门闭锁及其他消化道畸形。

5. 泌尿系统

新生儿肾小球滤过率低，浓缩功能差，不能迅速有效地排出过多溶质，因此排出同样重量的溶质需比成人多2~3倍的水分。肾对钠的排泄能力差，易发生钠潴留和水肿；肾小管对糖的回吸收能力低下，尿糖常呈阳性。新生儿一般于生后24h内排尿，如生后48h不排尿，需检查原因。生后头几天内，尿液略浑浊，放置后有红褐色沉淀，为尿酸盐结晶，无须处理。

6. 血液系统

新生儿出生时红细胞可达6×10^{12}~7×10^{12}/L，血红蛋白150~200g/L，血红蛋白中胎儿血红蛋白（HbF）占70%，以后逐渐被成人血红蛋白（HbA）代替。出生第一天白细胞计数可达18×10^9/L，以后逐渐下降，由于胎儿肝脏维生素K储存量少，生后一周内因凝血因子不足，活性低，易发生新生儿出血症，故常规注射维生素K_1。

7. 神经系统

新生儿大脑相对较大，占体重的10%~20%。脊髓相对较长，大脑皮质兴奋性低，睡眠时间长，每天可达20~22h，以后随年龄增长睡眠时间逐渐减少。

新生儿具有特殊的神经反射，如觅食、吸吮、拥抱、握持和颈肢反射。生后数月随着神经系统发育成熟，这些反射自然消失。新生儿的巴氏征、克氏征阳性属正常现象。

8. 体温调节

新生儿体温调节功能差，血管丰富，皮下脂肪较薄，体表面积相对较大，容易散热，又因汗腺发育差，故体温不稳定，易随环境温度而变化，新生儿如过度保暖可出现体温升高而发生脱水热，保暖不好或室温过低可引起体温不升而引起硬肿症。

9. 能量、水和电解质代谢

新生儿需要的热量取决于维持基础代谢和生长的能量消耗，每日需热量为418~502kJ/kg（100~120kcal/kg）。液体需要量与体重、日龄、环境温度和湿度及临床情况有关。生后第一天需水量为每日60~100mL/kg，以后每日增加30mL/kg，直至每日150~180mL/kg。足月儿每日钠需要量为1~2mmol/kg；新生儿生后10d内血钾水平较高，一般不需补充，10d后钾的日需量为1~2mmol/kg。新生儿患病时易发生代谢性酸中毒，需及时纠正。

10. 免疫系统

胎儿可从母体通过胎盘获得一定量的IgG，所以对一些传染病如麻疹有一定的免疫力而不被感染；而免疫球蛋白IgA和IgM则不能通过胎盘传给新生儿，因此新生儿易患呼吸道、消化道感染和大肠杆菌、金黄色葡萄球菌败血症。人乳的初乳中含有较多的免疫球蛋白IgA，应大力提倡母乳喂养，从而提高新生儿的抗病力。

11. 常见的几种特殊生理状态

（1）生理性体重下降：新生儿出生数日内，因水分丢失较多及胎粪的排出，会出现体重下降，但不超过10%，10d左右恢复到出生体重，如果下降过多或恢复过慢，要注意检查是否是因为喂养不当或其他原因。

（2）生理性黄疸（见本章"新生儿黄疸的护理"）。

（3）"马牙"和"螳螂嘴"：在新生儿上腭中线和齿龈切缘部位有散在黄白色、米粒大小的隆起，系上皮细胞堆积或黏液腺分泌物潴留所致，又称"上皮珠"，生后数周或数月消失；新生儿面颊部的脂肪垫俗称"螳螂嘴"，对吸乳有利，以上属正常现象，切忌挑割，以免发生感染。

（4）乳腺肿大及假月经：由于母体雌激素的影响中断，男、女婴均可在生后 3~5d 乳腺肿胀如蚕豆至鸽蛋大小，多在生后 2~3 周消失，不可挤压，以免感染。同样原因，部分女婴，于生后 5~7d 可见阴道少量流血，持续 1~3d 自止，类似于月经，一般不需处理。

（5）粟粒疹：新生儿生后 3 周内，可在鼻尖、鼻翼、面颊部长出细小的、白色或黑色的、突出在皮肤表面的皮疹，系新生儿皮脂腺功能未完全发育成熟所致，多自行消退，一般不必处理。

【护理诊断】

1. 有体温失调的危险

与体温调节中枢发育不完善有关。

2. 有窒息的危险

与呛奶、呕吐有关。

3. 有感染的危险

与免疫功能低下及皮肤屏障功能差有关。

【护理措施】

1. 维持体温稳定

（1）环境要求：新生儿室要阳光充足、空气新鲜（避免对流风），保持环境的适中温度。

一般足月新生儿在穿衣、盖被的情况下，室温维持在 22~24℃，相对湿度在 55%~60%。新生儿室宜采用湿式清扫，每日定期紫外线消毒。

（2）保暖：新生儿生后立即擦干身体，用温暖柔软的包被包裹，以减少辐射、对流及蒸发散热，保暖方法因地制宜，使新生儿处于"适中温度"。保暖的方法有戴帽、母亲胸前怀抱、母亲"袋鼠"式怀抱，或应用热水袋、婴儿暖箱、远红外辐射床等均可。此外，接触新生儿的手、仪器、物品等均应保持温暖。

2. 保持呼吸道通畅

新生儿出生后应立即清除口、鼻腔分泌物，随时保持呼吸道通畅。检查鼻腔是否通畅，及时清除鼻腔内的分泌物。保持新生儿舒适体位，避免颈部前屈或过度后仰，专人看护，防止窒息。

3. 合理喂养

（1）正常足月儿提倡早哺乳，一般生后 0.5h 就可喂母乳，以促进产妇乳汁分泌，鼓励按需哺乳，亦可先试喂糖水，以排除消化道畸形；无母乳者，选择适宜配方奶。喂养方法根据小儿的吸吮、吞咽功能而定，奶孔大小要适宜，避免呛奶；哺乳后应将小儿竖抱，轻拍背部，使其嗝出咽下的空气，然后取右侧卧位，防止溢乳和呕吐，以免引起窒息。奶具专用并严格消毒。吞咽极差者可用滴管、胃管或静脉补给营养。

（2）监测体重：定时、定秤测量。每次测量前均要调准秤零点，确保测得体重的精确度，为了解营养状况提供可靠依据。

4. 预防感染

新生儿室应严格执行无菌消毒制度，工作人员应着清洁的工作衣、帽、口罩、鞋，无传染病和急性感染。新生儿室的用物应单独使用，以免引起感染。

新生儿出生后可用消毒植物油擦去皱褶处过多胎脂，每天洗澡并进行口腔护理。脐带脱落前保持局部清洁和干燥。脐带脱落后，如有脓性分泌物者，可用 3% 过氧化氢溶液清洗后再用碘酊涂抹，并保持干燥；有肉芽形成者，可用 5%~10% 硝酸银溶液点灼。每次大便后需用温水清洗会阴及臀部，以防尿布疹。女婴清洁时应从前向后擦洗，以免引起尿路感染。

新生儿除日常观察体温、呼吸、脉搏外，还应密切观察小儿精神反应、面色、哺乳情况、皮肤颜色、出血点、有无化脓感染、大小便及睡眠情况等，并详细记录，如发现异常，应及时报告医生，以便及时处理。出生后 3d 应接种卡介苗，出生 1d、1 个月和 6 个月应注射乙肝疫苗。

【健康教育】

（1）对家长进行有关育儿知识的宣传，介绍新生儿喂养、保暖、皮肤护理、预防接种的知识，护理的方法及观察事项。

（2）提倡母婴同室和母乳喂养，促进母婴感情的建立。

（3）新生儿筛查：一般在新生儿出生的3d内采足跟血，对新生儿的遗传代谢病、先天性内分泌异常，如先天性甲状腺功能减低症、苯丙酮尿症等遗传性疾病进行筛查，以便早期诊断、早期治疗，防止机体组织器官发生不可逆的损伤。

二、早产儿的特点与护理

早产儿又称未成熟儿，是指胎龄不满37周，体重低于2500g，身长不足47cm的活产新生儿。

【早产儿特点】

1. 外观特点

早产儿出生后哭声弱，颈肌软弱，四肢肌张力低下，呈伸直状；皮肤薄而红嫩，皮下脂肪少；胎毛多；头发呈细绒状；耳郭软，紧贴头皮；乳晕不清，乳腺结节不能触及；指（趾）甲未达指（趾）端；足底跖纹少；男婴睾丸未降或未全降至阴囊内，女婴大阴唇不能遮盖小阴唇。

【生理特点】

1. 呼吸系统

早产儿呼吸中枢较足月儿更不成熟，调节功能更差，故呼吸浅快而不规则，甚至出现呼吸暂停，严重者可出现青紫。因肺发育不够成熟，肺泡表面活性物质缺乏，易发生肺透明膜病。有宫内窘迫史的早产儿易发生吸入性肺炎。

2. 循环系统

早产儿心率快、血压较低，在败血症或心功能不全的情况下易出现血容量不足和低血压，部分可伴有动脉导管未闭。因毛细血管脆弱，缺氧时易致出血。

3. 消化系统

早产儿由于吸吮能力弱、吞咽反射差而易呛奶，发生乳汁吸入性肺炎。早产儿各种消化酶不足，胆汁分泌较少，消化吸收功能差，在缺氧、缺血、喂养不当时易发生坏死性小肠炎。肝脏不成熟，糖原储存少及肝脏酶活性不足，生理性黄疸持续时间长，易致低血糖。早产儿由于胎粪形成较少，肠蠕动无力，胎粪排出常延迟。

4. 泌尿系统

早产儿肾脏功能不成熟，易发生水、电解质紊乱。肾脏对抗利尿激素（ADH）反应低下，排钠分数高，易产生低钠血症。早产儿肾小管对糖的回吸收能力低下，尿糖常呈阳性。

5. 血液系统

早产儿因血小板数量低，贫血常见；维生素K储存不足，易致凝血因子缺乏引起出血，特别是肺出血和颅内出血。铁及维生素D储存少，易患贫血和佝偻病。

6. 神经系统

早产儿神经系统成熟度与胎龄有密切关系，胎龄越小，原始反射很难引出或反射不完整。由于锥体束发育不成熟，浅反射如腹壁反射、提睾反射可呈阴性，而巴氏征可呈阳性。

7. 体温调节

早产儿因棕色脂肪含量少，基础代谢低，体表面积相对较大，易散热，皮下脂肪少，产生能量更少，因此低体温、体温不升及致硬肿症多见。

8. 代谢功能

早产儿肝糖原及蛋白质储存不足，生后如喂养不当易致低血糖和低蛋白血症。此外，由于甲状旁腺功能不成熟，加上肾脏排磷少，尤其是牛乳喂养儿易发生高磷血症、低钙血症。

9. 免疫系统

早产儿的特异和非特异性免疫功能更差，故感染性疾病发病率高，极易发生各种感染，且病情重，预后较差。

【护理诊断】

1. 体温过低

与体温调节功能差有关。

2. 自主呼吸障碍

与呼吸中枢、肺发育不成熟及呼吸肌无力有关。

3. 营养失调

与吸吮、吞咽、消化功能差有关。

4. 有窒息的危险

与呛奶、呕吐有关。

5. 有感染的危险

与免疫功能低下有关。

【护理措施】

1. 维持体温稳定

（1）环境要求：保持环境的适中温度，维持早产儿正常的体温，暴露操作应在远红外辐射床保暖下进行。无条件者，应因地制宜，加强保暖。室温保持在 24~26℃，相对湿度保持在 55%~65%。

（2）监测体温变化：根据早产儿的体重、成熟度及病情，给予不同的保暖措施，加强体温监测。一般体重小于 2000g 者，应尽量放入温箱中保暖，并应根据体重、日龄选择适中温度，早产儿放入温箱保暖，体重越轻者，周围环境温度应越接近早产儿体温。体重大于 2000g 在箱外保暖者应给予头部戴帽保暖，以降低氧耗量和散热量。

2. 维持有效呼吸

早产儿有呼吸窘迫或发绀症状者，查明原因，给予吸氧。一般主张间歇、低流量给氧，氧流量为 0.5L/min，维持血氧分压在 50~80mmHg（6.7~10.7kPa），或经皮血氧饱和度在 85%~95%，时间不超过 3d。亦可在喂奶前后吸氧 15min。发生呼吸暂停时，可先予以拍打足底、托背或刺激皮肤以恢复呼吸，必要时用氨茶碱静脉滴注或机械正压通气。

3. 合理喂养

尽早喂养，以防低血糖。最好母乳喂养，无法母乳喂养者，以早产儿配方乳为宜，喂乳量根据早产儿耐受力而定，体重越轻，开始哺乳量越少，每次增加奶量越少，哺乳间隔时间越短，喂乳量以不呕吐、无胃潴留为原则。由于早产儿缺乏维生素 K 依赖凝血因子，出生后应肌内注射维生素 K_1 1mg，连用 3d 以防出血；生后 2 周补充浓维生素 A、D 制剂；4 周后添加铁剂，并应补充维生素 E、维生素 B、维生素 C 及叶酸等物质。

4. 预防感染

严格执行无菌消毒、隔离制度，室内空气最好净化；工作人员应强化洗手意识，并严格控制参观和示教人数；室内的物品应单独使用，定期更换、消毒，防止交叉感染。早产儿的皮肤、黏膜更加柔嫩，屏障功能更差，因此护理时更要细心，保持其完整和清洁。严格控制医源性感染。

5. 密切观察病情

早产儿因器官功能较差，病情变化快，除应用监护仪监测体温、脉搏、呼吸等外，还应注意观察患儿的进食情况、精神反应、哭声、反射、面色、皮肤颜色、肢体末梢的温度及大小便情况。若摄入不足或疾病影响需药物治疗及补液时，剂量要绝对精确（包括葡萄糖液），在输液过程中，最好使用推注式输液泵，严格控制补液速度，定时观察并记录，防止医源性高血糖、低血糖的发生。

【健康教育】

（1）对患儿家长进行有关育儿知识的宣传，特别指导家长注意保暖、加强皮肤护理、监测体温及各种观察事项；按期预防接种。

（2）鼓励母乳喂养，并进行喂养知识的指导及喂乳后的观察。

第三节　新生儿窒息

新生儿窒息是指胎儿因缺氧发生宫内窘迫或娩出过程中发生呼吸、循环障碍，以致新生儿出生后无自主呼吸或未能建立规律性的自主呼吸，而导致低氧血症和混合型酸中毒。新生儿窒息是新生儿时期导致伤残或死亡的主要原因。国内发病率为 5％～10％。

【病因】

凡影响母体和胎儿间血液循环和气体交换的任何因素均可引起新生儿窒息。

1. 母体原因

孕母患有严重贫血、心脏病、糖尿病、妊高征、子宫痉挛、前置胎盘、胎盘早剥、骨盆畸形；孕母年龄>35 岁或<16 岁，多胎妊娠等。

2. 分娩因素

脐带受压、打结，脐带绕颈；手术助产如高位产钳术；手术助产或在产程中使用镇静剂或麻醉剂不当等。

3. 胎儿原因

早产儿、巨大儿、畸形儿、胎位不正、宫内新生儿感染、呼吸道阻塞（羊水或胎粪吸入）或重度贫血等也可致出生时窒息。

【发病机制】

1. 呼吸改变

（1）原发性呼吸暂停：是指胎儿或新生儿缺氧窒息时，最初 1～2min 呼吸加深、加快，如缺氧未及时纠正，立即转为呼吸抑制和反射性心率减慢。此时患儿虽有青紫，但肌张力存在，血管轻微收缩，血压升高，循环尚好，如及时给氧或予以适当刺激仍能恢复呼吸，甚至有时在无外界帮助下也能恢复呼吸。

（2）继发性呼吸暂停：如缺氧持续存在，则出现喘息样呼吸，心率继续减慢，血压由最初的升高逐渐下降，肌张力逐渐减弱而消失，面色苍白，呼吸运动减弱，最后出现一次深度喘息而进入继发性呼吸暂停，如没有外界正压呼吸的帮助则无法恢复而死亡。

2. 各器官缺氧、缺血改变

低氧和呼吸性酸中毒，引起体内血液重新分布，即各器官间血液分流，肺、肠、肾、肌肉、皮肤等处血管收缩，血流量减少，从而保证了心、脑、肾上腺等处的血液供应。当缺氧持续存在，无氧代谢使酸性产物增多而致心脏功能受损，心率减慢，动脉压下降，脑血流量明显减少，脑损伤发生；身体其他已处于缺血情况下的器官，则因血内含氧量的进一步下降而更易受到缺氧、缺血的伤害。

3. 血液生化和代谢改变

缺氧导致血二氧化碳分压（$PaCO_2$）升高，pH 值和血氧分压（PaO_2）值降低。在窒息应激状态下，儿茶酚胺及胰高糖素释放增加，使早期血糖正常或增高；当缺氧持续存在，无氧糖酵解使糖原消耗增加、糖原储存贫乏，出现低血糖症。在应激情况下，血游离脂肪酸增加，促进了钙离子与蛋白结合而致低钙血症。此外，窒息酸中毒还可抑制胆红素与清蛋白的结合，降低肝内酶的活力而致间接胆红素增高，还能引致左心房心钠素分泌增加，造成低钠血症。

【护理评估】

（一）健康史

详细询问妊娠期孕母身体状况、产前的胎心和胎动，以及破膜时间、胎盘脐带情况、胎位、产程长短、羊水情况；了解分娩过程，是顺产还是难产，是否使用产钳及胎头吸引；了解生后 Apgar 评分等。

（二）身体状况

发生宫内窒息时，首先出现胎动增加，胎心率增加>160 次/min，然后心率减慢<100 次/min，心律不规则，胎粪排出，羊水污染。目前临床上多采用 Apgar 评分法来确定新生儿窒息程度。8~10 分为无窒息，4~7 分为轻度窒息（青紫窒息），0~3 分为重度窒息（苍白窒息）。Apgar 评分须在生后 1min 内就评定，不正常者 5min 必须再次进行评定，如仍低于 6 分，神经系统损伤的可能性较大，预后较差。

窒息儿经复苏，多数能及时恢复呼吸，哭声洪亮，肤色转红。部分患儿可根据窒息的程度发生全身各系统不同的衰竭表现。神经系统可出现缺血缺氧性脑病和颅内出血；呼吸系统可出现吸入性肺炎、肺透明膜病；心血管系统可出现休克、心肌炎和心力衰竭；还可出现尿少、血尿、便血、肺出血、低血糖、低血钙、严重黄疸等。

（三）心理状况

新生儿窒息抢救后大多能恢复，但严重窒息者仍可遗留较严重的后遗症，会使家长产生悲伤、恐惧、自责、焦虑情绪。若为产时医疗处理不当引起，还会对医护人员产生怨恨、不信任及不愿合作等。

（四）辅助检查

血气分析可显示呼吸性酸中毒或代谢性酸中毒，以估计缺氧程度。取新生儿血液进行动脉血气分析，可有 $PaCO_2$ 升高，PaO_2 降低及 pH 值降低。血清电解质测定，常有血清钾、钠、氯、钙、磷、镁和血糖降低。头颅 B 超或 CT 能发现颅内出血的部位和范围。

（五）治疗要点

1. 积极治疗母体疾病

妊娠期母体疾病应早期治疗，若仍无法控制新生儿缺氧者，娩出前应做好相应抢救准备，提倡新生儿科和产科医护人员共同参与处理。

2. 出生时窒息者要及时复苏

按 A、B、C、D、E 步骤进行。A（airway）：通畅呼吸道，尽量吸尽呼吸道黏液；B（breathing）：建立呼吸；C（circulation）：恢复循环，保证足够心搏出量；D（drug）：药物治疗；E（evaluation）：评估。A、B、C 最为重要。

3. 复苏后处理

进一步评估新生儿状况。继续对重要脏器复苏，如治疗脑水肿、保护心脏、纠正酸中毒等。

【护理诊断】

1. 自主呼吸障碍

与呼吸道梗阻、肺透明膜形成等有关。

2. 潜在并发症

心功能衰竭、呼吸衰竭。

3. 体温过低

与缺氧、环境温度过低有关。

4. 焦虑（家长）

与病情危重、预后不良有关。

【护理措施】

1. 复苏

新生儿窒息的复苏应由产科及儿科医生、护士合作进行，按 A、B、C、D、E 步骤进行，严格复苏程序，顺序不可颠倒。

A：通畅呼吸道（要求在 15~20s 完成）。将新生儿置于预热的自控式开放式抢救台上，设置腹壁温度为 36.5℃；待病情稳定后方可移到保暖箱或有其他保暖措施的床上，用温热毛巾揩干头部及全身，以减少散热；摆好体位，肩部以布卷垫高 2~3cm，使颈部轻微仰伸，清除口腔、鼻、咽及呼吸道分泌物，多采用负压吸痰，负压 ≤13.3kPa（10mmH$_2$O），吸痰时间每次不超过 10~15s，然后进行复苏。

B：建立呼吸。触觉刺激：拍打或弹足底、摩擦新生儿背部以促使呼吸出现。如触觉刺激后仍无自主呼吸或心率<100 次/min，应立即用复苏器加压通气，通气频率为 40~60 次/min，吸呼比为 1：2，压力 20~40cmH$_2$O，以可见胸动和听诊呼吸音正常为宜。正压通气 30s 后，如心率<60/min，需进行下一步胸外心脏按压。

C：恢复循环。即胸外心脏按压，在继续正压通气的条件下，同时进行。心脏按压方法：双拇指并排或重叠于患儿胸骨体下 1/3 处，其余手指围绕胸廓托在后背，按压频率为 120 次/min，按压深度以胸廓压下 1~2cm 为宜，按压或抬起过程中，双拇指或中、示指指端不能离开胸骨按压部位，也不宜用力过大以免损伤。

D：药物治疗。建立静脉有效通道，保证药物应用。经过胸外心脏按压 30s 后，心率仍然<80 次/min，应立即予以 1：10000 肾上腺素静脉注射或气管内注入，根据病情酌情使用 5% 碳酸氢钠纠正酸中毒或给予扩容剂。

E：评估。评估贯穿于整个复苏过程中，每 30s 评估新生儿情况一次，以进一步采取抢救方法。

2. 预防交叉感染

窒息新生儿更容易感染，护理操作要严格遵循消毒和隔离制度。

3. 严密观察病情

窒息后常引起心、肺、脑功能衰竭，除对新生儿进行以上处理外还要通过各种监护措施观察各脏器受损情况，及时发现并发症并及时处理。

（1）观察有无青紫、进行性呼吸困难、呼吸频率及节律的变化，是否发生了新生儿持续肺动脉高压（又称持续胎儿循环）、肺水肿、肺透明膜病。

（2）观察心率、心音、血压、毛细血管充盈情况，有无心电图异常等心脏受损情况。

（3）观察有无惊厥、震颤、凝视、尖叫及肌张力变化等脑受损的表现。

（4）记录出入水量，尤其是尿量改变等，及时了解肾脏是否有受损情况。

4. 心理护理

向家长介绍本病的相关医学知识，尤其应告知家长，该病可能引起缺氧缺血性脑病，发生神经系统严重的后遗症，如智力低下、听力下降、瘫痪等，取得家长理解、配合。耐心解答病情及抢救情况。

【健康教育】

（1）重在预防，加强围生期保健，加强胎儿监护，避免宫内缺氧。

（2）对恢复出院的患儿，应指导定期复查，以便发现异常情况及时治疗。

（3）对有后遗症的患儿，应告知家长康复训练是一项漫长的过程，应树立信心并指导家长学会康复护理的方法。

第四节　新生儿缺氧缺血性脑病

新生儿缺氧缺血性脑病是指在围生期由于各种因素引起的缺氧和脑血流减少或暂停而导致的胎儿和新生儿的脑损伤，是新生儿窒息后的严重并发症之一。新生儿缺氧缺血性脑病病情重，病死率高，少数幸存者常致永久性神经系统功能缺陷，如脑瘫、癫痫、视力障碍等。

【病因】

引起新生儿缺氧缺血性脑病的因素很多，常见的有：新生儿窒息、反复呼吸暂停及呼吸系统疾病、严重的先天性心脏病、严重的颅脑疾病、心搏呼吸骤停或严重的循环系统疾病、颅内出血或脑水肿等。

【发病机制】

发病机制复杂，主要与脑血流改变、脑组织生化代谢异常等因素有关。窒息早期，体内血液重新分布，以首先保证脑的血液供应；缺氧时间长时，可致心功能受损，使全身血压下降，脑血流量减少；葡萄糖是脑组织能量的主要来源，但脑组织中储存的葡萄糖有限，因此脑组织对缺氧、缺血十分敏感，一旦缺氧、缺血，可引起脑组织水肿、软化、坏死、出血和代谢异常等一系列改变。

【护理评估】

（一）健康史

评估胎儿在母体内的发育情况，有无胎动过快、胎心率增加的病史；出生时有无产程过长、羊水污染及新生儿 Apgar 评分和复苏经过；出生后有无心、肺、脑严重疾病。

（二）身体状况

症状大多出现在生后 3d 内，主要表现为意识障碍、肌张力低下、中枢性呼吸衰竭。病情轻重不一，临床分三度。①轻度：以兴奋症状为主，生后 24h 左右出现兴奋，激惹，肌张力正常，拥抱反射正常，呼吸平稳，无惊厥发生，预后好。②中度：嗜睡，意识迟钝，肌张力低下，原始反射减弱，呼吸暂停，约 50% 的患儿出现惊厥。③重度：昏迷，肌张力低下，原始反射消失，呼吸不规则或常有呼吸暂停，心搏减慢，对光反射差或消失，存活者多数留有神经系统后遗症。

（三）心理状况

该病可导致永久性神经损伤，家长易产生恐惧、焦虑，应评估家长对该病的治疗及后遗症康复治疗的了解程度。部分经济困难的家长还会选择放弃治疗或遗弃患儿。

（四）辅助检查

对可疑新生儿进行 B 超或 CT 检查，B 超比 CT 更能清楚显示室管膜下病变和脑室内出血；而 CT 显示脑软化较明显。脑电图可出现异常棘波，能客观地反映脑损害程度，判断预后，并有助于惊厥的诊断。

（五）治疗要点

治疗以控制惊厥和脑水肿、对症及支持疗法为主。新生儿惊厥多采用苯巴比妥治疗，治疗脑水肿可采用甘露醇，消除脑干症状可静脉注射纳洛酮。

【护理诊断】

1. 低效性呼吸型态

与缺氧、缺血致呼吸中枢受损有关。

2. 潜在并发症

颅内高压症。

3. 废用综合征的危险

与缺氧、缺血的后遗症有关。

4. 恐惧（家长）

与病情严重、预后不良有关。

【护理措施】

1. 吸氧

及时清除呼吸道分泌物，保持呼吸道通畅，选择合适的给氧方式，可选择鼻导管或头罩给氧。若缺氧严重，可考虑气管插管及呼吸机辅助通气。

2. 严密观察病情，控制惊厥

观察新生儿的神经系统变化，监测颅内压，如前囟张力、肌张力和抽搐、瞳孔大小和对光反射、呼吸改变等。一旦发现颅内高压和其他器官受损的表现时，应通知医生并遵医嘱给予镇静、止痉、降颅压、抢救呼吸衰竭等治疗和护理。

3. 早期康复干预

耐心向患儿家长解答病情，并给予支持和安慰，鼓励家长早期给予患儿动作训练和感知刺激的干预措施，促进脑功能的恢复，尽量避免废用综合征的发生。

【健康教育】

（1）该病预防重于治疗，由于病情严重可导致永久性神经损伤，家长对此常非常恐惧，不知所措，应向家长介绍本病的有关知识，以得到他们的理解与配合。

（2）鼓励家长定期随访，及早发现和处理后遗症。

（3）指导家长掌握康复护理的方法并进行坚持有效的功能训练。

第五节　新生儿颅内出血

新生儿颅内出血由缺氧和（或）产伤引起，早产儿多见，预后较差，存活者常留有脑性瘫痪、运动和智力障碍、癫痫等神经系统后遗症，是新生儿时期最严重的脑损伤性疾病。

【病因】

新生儿尤其是早产儿，生后1周内凝血功能不成熟，且血管壁薄，故易出血。缺氧和（或）产伤是本病的主要病因。

1. 缺氧

以早产儿多见。32周以下的早产儿，因毛细血管发育不成熟，缺氧可使毛细血管通透性增高、破裂出血；缺氧可引起低氧血症和高碳酸血症，也可导致颅内出血。

2. 产伤

以足月儿多见。因头盆不称、胎头过大、急产、难产等，用高位产钳和吸引器助产，使胎儿头部受挤压、牵拉过度而致颅内血管撕裂，引起颅内出血。

3. 其他

快速输入高渗液体、血压波动过大、机械通气不当、医疗或护理操作时对头部按压过度等均可引起颅内出血。少数由原发性出血性疾病或脑血管畸形引起。

【护理评估】

（一）健康史

询问有无早产、窒息和产伤的病史，有无快速输入高渗液体、机械通气不当等病史。

（二）身体状况

颅内出血的症状、体征与出血部位及出血量有关，一般生后1~2d内出现。中枢神经系统以兴奋症状为主时，患儿表现为烦躁不安、双目凝视、斜视、呕吐、脑性尖叫，可有局部或全身强直性或阵发性痉挛、肌张力高；以抑制症状为主时，患儿表现为嗜睡、昏睡、昏迷、肌张力低下、拥抱反射消失、呼吸节律不规则、呼吸暂停并出现发绀。检查可见前囟紧张或隆起、颅缝裂开、瞳孔可不等大、对光反射差。多数患儿往往先表现为兴奋，随后出现抑制，如果一开始就表现抑制症状时病情多危重，易留后遗症，如智力低下、瘫痪、癫痫等。

（三）心理状况

该病预后较差，往往家长没有心理准备，且对本病的严重程度、病程进展及预后感到焦虑、恐惧、悲伤，甚至愤怒等。有的家长甚至遗弃存活后留有神经系统后遗症的孩子。

（四）辅助检查

脑脊液检查、头颅超声波或 CT 检查有助于诊断和判断预后。如脑脊液检查为均匀血性和皱缩细胞，可确诊为新生儿颅内出血。

（五）治疗要点

镇静止痉降低颅内压选用地西泮、苯巴比妥、呋塞米（速尿）、甘露醇等；有脑疝发生时可选用 20％甘露醇，剂量依病情而定，一般每次 $0.25\sim0.5g/kg$；止血可选用维生素 K_1、酚磺乙胺（止血敏）等；使用脑代谢激活剂，有脑积水者可进行穿刺抽液，必要时手术治疗。

【护理诊断】

1. 潜在并发症：颅内高压

与颅内出血、呼吸衰竭有关。

2. 低效性呼吸型态

与颅内压升高压迫呼吸中枢有关。

3. 营养失调：低于机体需要量

与吸吮反射减弱和呕吐有关。

4. 有窒息的危险

与惊厥、昏迷有关。

5. 有失用综合征的危险

与缺氧、缺血导致的后遗症有关。

【护理目标】

（1）患儿维持正常呼吸型态，无呼吸暂停、无缺氧现象。
（2）患儿每天能获得足够的能量和水分。
（3）患儿意识清醒无抽搐现象，体温正常。
（4）家长能配合医护人员对患儿进行各种护理。

【护理措施】

1. 密切观察病情，降低颅内压

（1）保持安静，减少不良声、光等刺激；绝对静卧，头肩部抬高 $15°\sim30°$，凡需头侧偏时，整个躯体也取同向侧位，保持头正中位，以免压迫颈动脉；集中护理和治疗操作，一切操作要轻、稳、准，最好使用留置静脉穿刺针，减少反复穿刺操作，避免过多刺激加重颅内出血。

（2）注意生命体征的变化，观察意识、眼部症状、前囟张力、呼吸情况、肌张力和瞳孔变化等，定期测量头围。如发生惊厥，应注意观察惊厥发生的时间、次数，做好病情记录，并及时与医生取得联系。

（3）遵医嘱准确给药：颅内压增高者静脉滴注地塞米松，速度不宜太快；呼吸节律不整，瞳孔不等大时可使用甘露醇降颅压；应用维生素 K_1、酚磺乙胺、卡巴克洛（安络血）等止血；严重患儿可少量多次输新鲜血浆或全血。

2. 维持正常呼吸

密切观察呼吸频率和节律，及时清理呼吸道分泌物，保持呼吸道通畅。缺氧者给予吸氧，注意用氧的方式和浓度，避免压迫胸部，影响呼吸。

3. 保证营养，维持体温稳定

根据病情选择喂养方式，必要时鼻饲喂养或静脉高营养，保证热量及水分供给。体温过高时给予物理降温，体温过低时用远红外辐射床、温箱或热水袋保暖。

4. 心理护理

告诉家长本病的病死率高，存活者常留有智力低下、脑瘫、癫痫等后遗症。安慰家长，鼓励他们说出内心感受，解答他们提出的有关问题，鼓励他们探视及照顾患儿。

【健康教育】

（1）及时向家长介绍病情的治疗、护理方案及预后情况，耐心解答家长的疑问。

（2）恢复期应指导康复方法，鼓励坚持治疗和随访。

（3）有后遗症时，教会家长对患儿进行功能训练和智力开发，增强战胜疾病的信心。

（4）加强围产期保健工作，减少异常分娩所致的产伤和窒息。

第六节　新生儿肺透明膜病

新生儿肺透明膜病又称新生儿呼吸窘迫综合征，系指出生后不久即出现进行性呼吸困难、青紫、呼气性呻吟、吸气性三凹征和呼吸衰竭。多见于早产儿，为早产儿死亡的最主要原因，其主要病因是肺泡表面活性物质缺乏，导致进行性肺不张。由于呼吸机的临床应用，直接死于呼吸衰竭的病例已大大减少，而感染、颅内出血、慢性肺发育不良已成为主要死亡原因。

【病因】

本病的主要病因是缺乏由Ⅱ型肺泡细胞产生的表面活性物质（PS）。肺泡表面活性物质在胎龄 20~24 周时开始出现，35 周后迅速增加。因此，早产儿胎龄越小，发病率越高。胎龄 36 周以后则发生本病的可能性极小（<0.5%）。此外，在缺氧、酸中毒、剖宫产、肺部严重感染情况下，以及糖尿病孕母的婴儿，肺泡表面活性物质生成受到影响，发病率显著增高。

【发病机制】

肺泡表面活性物质具有降低肺泡表面张力，保持呼气时肺泡张开的作用，缺乏时导致肺泡表面张力增加，肺泡萎陷不张，影响气体交换，出现缺氧及发绀。缺氧和酸中毒可引起肺血管痉挛、右心压力增高，出现右向左分流，肺灌注量减少，肺组织缺氧加重，毛细血管及肺泡壁渗透性增加，纤维蛋白沉积于肺泡表面形成透明膜，进一步阻碍气体交换，形成恶性循环。严重时，右向左分流量达心搏量的 80%，出现心力衰竭。

【护理评估】

（一）健康史

注意询问患儿胎龄及是否早产、剖宫产，有无围生期窒息。母亲孕期是否患有糖尿病。

（二）身体状况

本病多见于早产儿，一般出生时即开始或在生后 4~6h 出现呼吸困难、青紫，呈进行性加重，伴呼气性呻吟，吸气性三凹征，面色青灰，肌张力低下，出现呼吸暂停甚至呼吸衰竭。肺部听诊呼吸音低，可闻及细湿啰音。心音由强变弱，胸骨左缘可听到收缩期杂音。病情较重者，多于 3d 内死亡。若能存活 3d 以上，又无严重并发症者，预后较好。

（三）心理状况

新生儿呼吸窘迫综合征病情重，死亡率高，治疗难度大，费用高。胎龄越小，发病率越高，体重越轻病死率越高。应注意评估家长对本病知识的了解情况，评估家长有无焦虑、恐惧等心理反应。

（四）辅助检查

1. 血气分析

动脉血 PaO_2 降低，$PaCO_2$ 增高，pH 值降低。

2. 胃液振荡试验（泡沫稳定试验）

用试管取新生儿胃液 1mL 加 95%乙醇 1mL，振荡 15s 后静置 15min，若沿管壁有多层泡沫为阳性，阳性者可排除本病。

3. X 线检查

早期两侧肺野透明度普遍性降低，有小颗粒或网状阴影，以后出现支气管充气征，最后两肺密度增加，呈"白肺"改变。

（五）治疗要点

纠正缺氧，根据患儿情况可给予头罩吸氧、鼻塞持续呼吸道正压或气管插管给氧；纠正酸中毒和水、电解质紊乱；支持和对症治疗，供给所需的营养和水分，保证呼吸道通畅；必要时使用肺泡表面活性物质替代治疗。

【护理诊断】

1. 自主呼吸障碍

与缺乏肺泡表面活性物质导致进行性肺不张、呼吸困难有关。

2. 气体交换受损

与缺乏肺泡表面活性物质导致肺泡萎陷及肺透明膜形成有关。

3. 营养失调，低于机体需要量

与摄入不足有关。

4. 有感染的危险

与免疫力下降有关。

5. 焦虑

与患儿病情危重，家长担心预后有关。

【护理目标】

（1）患儿能自主呼吸，缺氧状况逐渐好转，血气分析恢复正常。

（2）患儿每天能正常获取足够的能量与水分。

（3）家长焦虑减轻，能较好地配合医护人员对患儿的护理。

【护理措施】

1. 维持有效呼吸，保持呼吸道通畅。

（1）保持呼吸道通畅：体位正确，头稍后仰，使呼吸道伸直。及时清除呼吸道分泌物，分泌物黏稠时给予雾化吸入后吸痰。

（2）保暖：环境温度维持在 22~24℃，相对湿度在 55%~65%，减少水分丢失，皮肤温度保持在 36~37℃，肛温保持在 36.5~37.5℃，减少氧耗量。

（3）密切观察病情：用监护仪监测体温、呼吸、心率，经皮测血氧饱和度等，并随时进行再评估，认真做好护理记录。

（4）供氧及辅助呼吸：对疑为新生儿呼吸窘迫综合征的患儿应送入 NICU，监护呼吸、心率、血压及血气变化，并根据病情及血气分析结果，选择适当的供氧方法，使 PaO_2 维持在 50~70mmHg（6.67~9.3kPa）为宜。注意预防氧中毒所致支气管肺发育不良和晶体后纤维化。对轻症患儿可选用鼻导管或口罩、大小适当的头罩给予加温湿化的氧气吸入。

如临床症状加重，应采用鼻塞持续呼吸道正压呼吸（CPAP）给氧方式，增加功能残气量，防止肺泡萎缩和肺不张，压力一般为 5~10cmH$_2$O（0.49~0.98kPa），若压力过高可导致肺泡破裂、心搏出量降低。病情危重者，用纯氧 CPAP 后，病情仍无好转，应进行气管插管和使用人工呼吸机，用间歇正压通气（IPPV）和呼气末正压呼吸（PEEP）。

（5）遵医嘱气管内滴入表面活性物质：一般可选用天然制剂（由人的羊水或牛、猪、羊肺洗液中提取）或人工制剂的表面活性物质，滴入患儿肺部。患儿取仰卧位，头稍后仰，使呼吸道伸直，吸净呼吸道内分泌物，从气管中滴入药液，每次 100~200mg/kg，每日可用 2~4 次，然后患儿分别取平卧、右侧、左侧卧位，再加压吸氧，有利于药液更好地弥散。用药后 4~6h 内禁止呼吸道内吸引，以保证药物疗效。

（6）纠正酸中毒和电解质紊乱：遵医嘱静脉给予5％碳酸氢钠纠正代谢性酸中毒。

2. 预防感染

因为新生儿肺透明膜病多发生于早产儿，住院时间较长，免疫力和抵抗力低，要严格无菌操作，注意消毒隔离，预防交叉感染。

3. 保证营养及液体的供给

准确记录患儿24h出入量。吸吮和吞咽能力差者，采用滴喂法、鼻饲法或给予静脉高营养。静脉补液不宜过多，以免造成肺水肿，病情好转后由消化道喂养。

4. 心理护理

及时向家长介绍患儿的病情和可能的预后，患儿病情重死亡率高，如能存活3d以上又未并发脑室内出血或肺炎者可逐渐好转。安慰家长，鼓励他们说出内心感受，认真解答家长的问题，以取得最佳合作。

【健康教育】

（1）患儿病情好转后，让父母探视和参与照顾患儿，同时做好育儿知识的宣传工作。

（2）积极预防早产。对可能早产及羊水中缺乏表面活性物质的孕妇，若无严重高血压和感染，可在分娩前服用倍他米松或地塞米松等诱导产生表面活性物质。对可能发生本病的早产儿，特别是气管内抽吸物无肺泡表面活性物质或胃液振荡试验阴性患儿，可预防性滴入表面活性物质。

（3）让家长了解治疗过程和进展，教会父母居家照顾的相关知识，为患儿出院后得到良好的照顾打下基础。

第七节　新生儿败血症

新生儿败血症是指病原菌侵入新生儿血液循环并生长繁殖、产生毒素造成的全身感染，是新生儿期主要的感染性疾病之一，发病率及死亡率较高。

【病因】

1. 免疫功能不成熟

新生儿非特异性和特异性免疫功能均不成熟，对病原局限能力差，病原菌容易侵入血液循环而致病。

2. 病原菌

随地区不同而异，主要为细菌，在我国以金黄色葡萄球菌最常见，大肠杆菌次之。近年来由于极低出生体重儿的存活率提高，以及各种导管、气管插管技术的广泛应用，表皮葡萄球菌、克雷白杆菌、绿脓杆菌等条件致病菌、厌氧菌感染有增加趋势。

3. 感染途径

有产前、产时和产后感染三种途径。

（1）产前感染：与孕母有明显感染有关，孕母细菌感染时可通过胎盘血行感染胎儿。行羊水穿刺等操作时若消毒不严，可致羊膜腔感染引起败血症。

（2）产时感染：与胎儿通过产道时被细菌感染有关，如胎膜早破、产程延长，细菌污染羊水，胎儿吸入或吞下后引起感染。也可因产程中消毒不严而感染。

（3）产后感染：较多见，细菌主要从脐部、皮肤黏膜、呼吸道或消化道侵入，其中以脐部最多见。近年来，由于医疗器械消毒不严所导致的医源性感染有增多趋势。

【护理评估】

（一）健康史

询问产前、产时和产后有无感染史，是否为早产儿。

（二）身体状况

生后3d内发病者多为产前、产时感染，3d后发病者多为产后感染。新生儿败血症无特异性表现，主要为全身中毒症状。早期可有精神不振、拒奶、少哭、哭声弱、反应低下、体温异常等，继而发展为精神萎靡、嗜睡、不吃、不哭、不动，面色发灰，皮肤黄染或有出血点。严重者可有循环衰竭、呼吸衰竭、弥散性血管内凝血（DIC）、中毒性肠麻痹和胆红素脑病。感染可波及各器官，出现脑膜炎、肺炎、肺脓肿、脓肿肝等。

（三）心理状况

新生儿败血症经合理治疗，大多可痊愈，少数可并发化脓性脑膜炎，极少数可因呼吸、循环衰竭、DIC死亡，因此应评估家长有无恐惧和焦虑。此外，还应注意评估家长对本病有关知识的了解程度、护理新生儿知识和技能的掌握程度，患儿家庭的卫生习惯和居住环境等。

（四）辅助检查

血常规：白细胞总数多升高，中性粒细胞增多，有中毒颗粒和核左移；C反应蛋白增高，血沉增快；血培养阳性，血培养阴性不能排除本病。局部病灶的细菌培养结果对病原诊断有参考价值，尤其在不同处找到同一细菌更有价值。

（五）治疗要点

应用有效抗生素，尽量选用杀菌、易透过血-脑屏障的广谱抗生素，宜早期、足量、足疗程静脉联合给药，一般疗程为7~14d，有并发症者应治疗3周以上。如能明确感染的病菌种类，就应根据药敏试验结果选用；积极处理局部感染灶；对症治疗和支持疗法，包括给氧、维持水及电解质平衡、纠正酸中毒、利尿止血化瘀，以及保护心、脑等重要脏器等。减轻脑水肿。重症患儿可输入少量血浆或清蛋白、新鲜血等，早产儿可静脉滴注免疫球蛋白。

【护理诊断】

（1）体温调节无效，与全身感染有关。

（2）皮肤黏膜完整性受损，与脐炎、脓疱疮等感染有关。

（3）营养失调，与摄入不足、消耗增多有关。

（4）潜在并发症，例如化脓性脑膜炎、感染性休克、DIC。

【护理措施】

1. 维持体温稳定

体温高者，调节环境温度，开包散热，供给充足水分，温水浴。新生儿不宜用药物降温、乙醇擦浴、冷盐水灌肠等刺激性强的降温方法；体温不升时，可用热水袋或温箱保暖以使患儿恢复正常体温。遵医嘱应用抗生素，控制感染。

2. 清除局部感染灶

皮肤有小脓疱时，用75％乙醇消毒后用无菌针头将脓疱刺破，并可留取脓液进行培养；脐部感染时，可用3％过氧化氢清洗后再涂2％碘酊，保持脐部干燥无菌；如颈部、腋下、腹股沟等皮肤皱褶处有破损和感染时，应及时处理，防止感染蔓延扩散。

3. 密切观察病情

注意观察患儿生命体征、神志、面色、皮肤、前囟、哭声、呕吐情况、有无惊厥等，如患儿出现面色青灰、呕吐、脑性尖叫、前囟饱满、两眼凝视，提示有脑膜炎的可能；如患儿面色青灰、皮肤发花、四肢厥冷、脉搏细弱、皮肤有出血点等，应考虑感染性休克或DIC，应立即与医生联系，并协助医生积极处理。及时、准确应用抗生素，并注意观察药物的疗效和毒副作用，如病情无变化、反复或恶化，应及时与医生联系，以便适当调整抗生素。

4. 保证营养供给

不能进食时可行鼻饲或通过静脉补充能量和水，必要时输新鲜血和血浆，早产儿可静脉滴注免疫球蛋白，以改善营养、增强抗病能力。

【健康教育】

（1）向家长讲解新生儿败血症的预防和护理知识，取得家长合作。

（2）凡接触患儿前应先洗手，避免与感染性疾病患儿接触，预防交叉感染，保持皮肤清洁卫生和保持口腔黏膜的完整性等。

（3）指导家长正确喂养，教会家长脐部护理方法以便更好地护理患儿。

第八节 新生儿黄疸

新生儿黄疸又称新生儿高胆红素血症，是新生儿时期体内胆红素（大部分为未结合胆红素）浓度增高而引起的皮肤、巩膜、黏膜等黄染的现象。有生理性和病理性之分，病情轻重不一，重者可导致胆红素脑病（核黄疸）发生，常引起严重后遗症或死亡。

（一）新生儿胆红素代谢特点

1. 胆红素生成较多

新生儿每日生成的胆红素（8.8mg/kg）为成人（3.8mg/kg）的2倍以上，这是由于：①新生儿初生时红细胞代偿性增多，且寿命短（80~100d），因此破坏多；②旁路胆红素生成较多；③血红素加氧酶在生后7d内含量高，产生胆红素的潜力大。

2. 转运胆红素的能力不足

刚出生的新生儿常有不同程度的酸中毒，影响血中胆红素与白蛋白的联结，早产儿白蛋白的数量比足月儿更低，使之联结运送胆红素的能力更差。

3. 肝功能不成熟

新生儿肝脏摄取胆红素必需Y、Z蛋白含量低，5~10d后才达成人水平；形成结合胆红素的能力差，肝内尿苷二磷酸葡萄糖醛酸转移酶（UDPGT）的含量和活力不足，此酶活性在1周后逐渐正常；新生儿肝细胞排泄胆红素的能力不足，易致暂时性胆汁淤积。

4. 肠肝循环的特性

新生儿肠道内正常菌群尚未建立，不能将进入肠道的胆红素还原成粪胆原、尿胆原而排泄掉，而肠内β-葡萄糖醛酸苷酶活性较高，能将结合胆红素水解成未结合胆红素和葡萄糖醛酸，前者又被肠壁重吸收，经门静脉而达肝脏。

由于以上特点，新生儿摄取、结合、排泄胆红素的能力仅为成人的1%~2%，故极易出现黄疸。在缺氧、脱水、酸中毒、胎粪排出延迟、颅内出血等情况下，黄疸会加重。

（二）新生儿黄疸分类

1. 生理性黄疸

黄疸一般在生后2~3d出现，4~5d达高峰，10~14d自然消退，早产儿可延迟至3~4周消退。一般情况良好，无其他临床表现，肝功能正常。

2. 病理性黄疸

黄疸出现早（生后24h内）；黄疸程度重，血清胆红素超过205.2μmol/L（12mg/dL），早产儿超过256.5μmol/L（15mg/dL）；黄疸进展快，胆红素每日上升超过85μmol/L（5mg/dL）；黄疸持续时间长（足月儿超过2周，早产儿超过4周）；黄疸退而复现或进行性加重；血清结合胆红素>26μmol/L（1.5mg/dL）。

新生儿高胆红素血症多为未结合胆红素升高，当未结合胆红素>342μmol/L（20mg/dL）时，可引起胆红素脑病，是黄疸最严重的并发症，可损害中枢神经系统致残或死亡。

胆红素脑病是指血清中游离胆红素超过342μmol/L（20mg/dL）时，可通过血-脑屏障，引起脑组织的病理性损伤，又称核黄疸。早产儿尤易发生。发病早期表现为嗜睡、肌张力下降、吸吮无力及各种反射减弱。12~24h后出现双眼凝视、肌张力增高、角弓反张、尖叫、抽搐等。死亡率极高，幸存者多于2个月左右出现手足徐动，耳聋，眼球运动障碍，智力落后等后遗症。

【病因】

1. 感染性

（1）新生儿肝炎：大多因病毒通过胎盘传给胎儿或产程中胎儿被感染，以巨细胞病毒、乙型肝炎病毒常见。一般起病较慢，于生后1~3周或更晚出现黄疸，并呈进行性加重，同时伴有厌食，体重不增，大便色浅，肝脏肿大，肝功能异常。

（2）新生儿败血症及其他感染：由于细菌毒素的侵入加快红细胞破坏、损害肝细胞所致。感染早期以未结合胆红素增高为主，晚期以结合胆红素增高为主。患儿除黄疸外，还伴有全身中毒症状，有时可见感染灶。

2. 非感染性

（1）新生儿溶血病：是指母婴血型不合，母血中的血型抗体通过胎盘进入胎儿循环，发生同族免疫反应导致胎儿、新生儿红细胞破坏而引起的溶血病。以ABO血型系统不合最为多见，其次是Rh血型系统不合。ABO血型系统不合者，多为母亲O型，胎儿A型或B型，约50%在第一胎即可发病；Rh血型系统不合者，多为母亲Rh阴性，胎儿Rh阳性，一般不会在第一胎发生，但症状随胎次增多越来越重。该病临床表现轻重差异较大，Rh溶血病情较重，而ABO溶血病情较轻。主要临床表现为水肿、黄疸、贫血、肝脾肿大、胆红素脑病。

（2）新生儿胆道闭锁：与宫内感染有关，生后2~3周开始出现黄疸并进行性加重，皮肤呈黄绿色，尿色深黄，大便灰白色，肝脏明显增大，质硬，于3~4个月后可发展为胆汁性肝硬化。需及早诊断并手术治疗。

（3）其他：遗传性疾病，如葡萄糖-6-磷酸脱氢酶缺乏症；药物性黄疸，如维生素K、新生霉素、樟脑丸（萘）等引起的黄疸；母乳性黄疸，停止喂母乳24~72h后黄疸即下降；胎粪排出延迟、低血糖、酸中毒、缺氧、体内出血和失水等均可加重黄疸。

【护理评估】

（一）健康史

详细询问母亲既往有无不明原因的流产、早产，以及死胎、死产史。询问黄疸出现的时间、进展情况，有无其他如发热、尿色深黄、大便颜色变浅等症状；患儿是否早产，有无感染和使用维生素K、新生霉素、樟脑丸（萘）等药物；出生后采取何种喂养方法。

（二）身体状况

评估黄疸的特点，同时观察患儿有无贫血、水肿、肝脾大和心力衰竭及核黄疸等。及时采集标本做好各项检查，结合病史判断黄疸的轻重，首先区分黄疸是生理性的还是病理性的，如属病理性，应依据黄疸出现的时间、发展速度、程度、持续时间及其他临床表现、实验室检查判断病理性黄疸的类型。评估有无母子血型不合，有无溶血性贫血的改变，血清胆红素是否升高，抗球蛋白试验、红细胞抗体释放试验等是否阳性。

（三）心理状况

评估家长对本病有关知识的了解情况；评估家长有无焦虑、恐惧等心理反应。

（四）辅助检查

血常规（血红蛋白、网织红细胞、有核红细胞）；胆红素测定、血型测定；肝功能检查；血培养；血清特异性抗体；C反应蛋白（明显增高）及血沉（增快）等检查。

（五）治疗要点

1. 产前监测和治疗

羊水胆红素升高或抗体滴度不断升高时，可适当给予治疗或终止妊娠。

2. 生后早期诊断并治疗

生理性黄疸无须治疗，提早喂哺可加快黄疸消退。祛除病因是治疗病理性黄疸的关键，可运用蓝光疗法、换血疗法、使用酶诱导剂，输血浆或白蛋白等措施，以降低血清胆红素的浓度，防止胆红素脑病的发生，纠正重度贫血、心力衰竭等危重状态，同时注意保护肝脏、控制感染、保暖、供给营养、纠正酸中毒和缺氧、低血糖等。

【护理诊断】

1. 潜在并发症

胆红素脑病、心力衰竭。

2. 知识缺乏

家长缺乏新生儿黄疸的病因与护理知识。

【护理措施】

1. 密切观察病情，做好相关护理

（1）提供舒适的环境：温湿度适宜，注意保暖，供给营养，耐心喂养，按需调整喂养方式，保持皮肤、口腔清洁，保持输液通畅，维持水、电解质平衡。避免低体温、低血糖、酸中毒，避免使用可加重黄疸的药物。

（2）密切观察病情：注意皮肤黏膜、巩膜的色泽，观察黄疸出现的时间、颜色、范围及程度；观察大小便次数、量及性质，注意神经系统的表现，如患儿出现拒食、嗜睡、肌张力减退等胆红素脑病的早期表现，立即通知医生，及时抢救。如存在胎粪延迟排出，应予灌肠处理，促进粪便及胆红素的排出。

（3）遵医嘱治疗：实施光照疗法，输血浆，给予白蛋白和酶诱导剂治疗等，以预防核黄疸的发生。

2. 减轻心脑负担，防止心力衰竭

（1）保持室内安静，减少不必要的刺激，缺氧时给予吸氧。

（2）注意观察心力衰竭的表现，监测呼吸、心率、尿量的变化及肝脾肿大等情况。

（3）合理安排补液计划，切忌快速输入高渗性药物，以免血-脑屏障暂时开放，使已联结的胆红素也进入脑组织。

3. 心理护理

与患儿家属沟通，鼓励家长表达内心的感受及担忧，耐心解答家长的问题，允许家长与患儿的情感交流，以利于患儿早日康复。

【健康教育】

（1）使家长了解病情，取得家长的合作。

（2）母乳性黄疸者，若黄疸严重，一般情况差，可暂停母乳喂养，黄疸消退再恢复母乳喂养。

（3）葡萄糖-6-磷酸脱氢酶缺乏症患儿应忌食蚕豆及其制品，患儿衣物保管时勿放樟脑丸，并注意药物的选用，以免发生溶血。

（4）发生胆红素脑病者，注意后遗症的出现，积极协助患儿进行康复治疗和护理。

第九节　　新生儿寒冷损伤综合征

新生儿寒冷损伤综合征简称新生儿冷伤，是指新生儿由于寒冷、早产、感染、窒息等多种原因引起的皮肤和皮下脂肪变硬与水肿的一种疾病，常伴有低体温和多器官功能损害，又称新生儿硬肿症。以早产儿发病率最高。

【病因】

1. 早产

新生儿皮下脂肪中的饱和脂肪酸含量大，其熔点高，当受寒、体温过低时易凝固；体温调节中枢发育不完善，体表面积相对较大，皮下脂肪少，血管丰富，易散热，造成低体温，尤其是早产儿更易发生；新生儿在受寒时的重要产热途径是靠棕色脂肪产热，而早产儿的棕色脂肪含量少，在感染、窒息时棕色脂肪的产热受到抑制。

2. 寒冷

外界温度超过新生儿体温调节的限度，导致皮下脂肪硬肿；摄入不足，产热过少，体温不能维持正常；窒息、缺氧和严重感染等疾病可抑制棕色脂肪产热，使体温不升。而低体温持续存在使血流缓慢，引起缺氧和代谢性酸中毒，导致毛细血管通透性增加，严重者发生 DIC、肺出血及多器官功能衰竭。

【发病机制】

新生儿血液中红细胞多，血液黏稠，血流缓慢；低体温引起外周小血管收缩，皮肤血流量减少，出现肢端发凉和皮肤硬肿，使局部血液循环瘀滞，引起缺氧和代谢性酸中毒，导致毛细血管壁渗透性增加，出现水肿；而组织灌注不足及缺氧是肾衰竭、DIC 和肺出血的病理基础。

【护理评估】

（一）健康史

详细询问患儿的胎龄、日龄、体重、分娩史、生后保暖情况，有无感染、缺氧病史。

（二）身体状况

本病多发生在生后 1 周内，寒冷季节、早产儿多见，主要表现为低体温。夏季发病多因严重感染、窒息引起。

1. 低体温

常低于 35℃，重者低于 30℃。

2. 皮肤硬肿

多发生在全身皮下脂肪积聚的部位，皮肤冷、硬、肿，颜色暗红，按之如硬橡皮。硬肿发生顺序为：小腿→大腿外侧→整个下肢→臀部→面颊→上肢→全身。患儿吸奶差、哭声弱、呼吸浅表，尿量减少。

3. 多器官功能损害

患儿一般反应差，哭声低，不吃、不哭、不动，体温不升，心率及呼吸变慢，尿少或无尿，严重者出现休克、心力衰竭、DIC、肾功能衰竭等多脏器损害，常合并肺炎、败血症，临终前常有肺、消化道出血。根据病情可将本病分为轻、中、重三种程度。

新生儿硬肿面积按下法计算：头颈部 20%，双上肢 18%，前胸及腹部 14%，背及腰骶部 14%，臀部 8%，双下肢 26%。

（三）心理状况

评估家长对该病的了解程度及对病情的康复和预后的担心和焦虑。了解家庭的居住环境。

（四）辅助检查

（1）血液检查常见凝血酶原时间延长，血小板减少，低血糖，血尿素氮升高，代谢性酸中毒。

（2）心电图检查可显示心肌损害、心律不齐。

（3）胸片常有肺瘀血、水肿表现。

（五）治疗要点

复温是治疗本病的关键，根据患儿体温下降的程度，制订不同的复温方法。供给足够的热量，以利于体温的恢复，根据病情选择经口、静脉营养，必要时间歇性输血或血浆。及时纠正酸中毒及支持疗法，纠正多器官功能紊乱。合理使用抗生素以控制感染。有出血倾向的用止血药。DIC 早期高凝状态时可用肝素，已发生出血时则不宜用肝素。

【护理诊断】

1. 体温过低

与体温调节功能差、寒冷、早产、窒息、感染等因素有关。

2. 皮肤完整性受损

与皮肤硬肿，局部循环不良有关。

3. 有感染的危险

与免疫功能低下有关。

4. 营养失调：低于机体需要量

与吸吮困难、摄入不足有关。

5. 潜在并发症

肺出血、DIC。

6. 知识缺乏

与家长缺乏正确保暖和育儿知识有关。

【护理措施】

1. 复温

复温的原则是循序渐进，逐步复温。提供舒适的环境，温湿度适宜。

（1）肛温>30℃的轻、中度患儿，复温方法：可置于预热至30℃的温箱中，每小时提高温箱温度0.5～1℃，不超过34℃，使患儿在6～12h内恢复正常体温。条件较差者可因地制宜采用热水袋、热炕、电热毯或母亲怀抱等取暖方法。

（2）肛温<30℃的重症患儿，复温方法：将其置于比体温高1～2℃的温箱中开始复温，每小时提高箱温0.5～1℃，不超过34℃，于12～24h内恢复正常体温。

重症患儿亦可用远红外抢救台快速复温。复温时，可在暖床和婴儿上方覆盖塑料薄膜，以防止抢救台环境温度受对流影响。床面温度从30℃开始，随患儿体温升高逐渐升高床面温度（温度最高33℃），以后通过皮温（传感器）控制辐射热。体温恢复正常后置患儿于适中温度的温箱中。此法不显性失水增加，需及时补充。

2. 合理喂养

供给充足的热量和液体有利于患儿恢复正常体温。能吸吮的患儿可经口喂养，吸吮无力者用滴管、鼻饲或静脉营养。热量开始每日209kJ/kg，随体温复升每日增加83kJ/kg，以后增至418～502kJ/kg。液体量按60～80mL/kg给予，用1/5～1/4张的液体，但应严格控制补液速度，以防止输液速度过快引起心力衰竭和肺出血。

3. 预防感染

严格遵守消毒隔离制度，做好患儿及医护人员卫生管理，遵守操作规范。注意温箱、气管插管和呼吸机等的清洁消毒。加强皮肤护理，经常更换体位，防止坠积性肺炎；尽量避免肌内注射，防止皮肤破损引起感染。若有感染发生，选择适当的抗生素。

4. 消除硬肿

除积极复温外，可辅以温阳祛寒、活血化瘀的中药，如静脉滴注丹参注射液，或用中药配成"硬肿软膏"加温后外敷硬肿处，促使硬肿消散。

5. 密切观察病情

观察和记录生命体征、温箱温度、摄入的热量和液体量、尿量，以及硬肿范围等，同时，备好必要的抢救药物和设备。如发现患儿面色青紫、呼吸增快、从口鼻流出血性分泌物，肺部可闻及湿啰音，要考虑肺出血，一旦发生，立即报告医生，并积极配合抢救。

6. 心理护理

多与家长沟通，耐心解答家长提出的问题，减轻或消除他们的恐惧和担心。教会家长简易保暖方法，以利于患儿早日康复。

【健康教育】

（1）向患儿家长介绍新生儿硬肿症的预防和护理知识，指导其护理患儿。

（2）鼓励母亲坚持喂乳、保持母乳通畅，避免因患儿住院而造成断奶。

（3）讲解有关保暖、喂养、预防感染等育儿知识，从而避免本病的发生。

（吕燕松）

第七章　呼吸系统疾病患儿的护理

呼吸系统是机体直接与外界进行物质交换，以获得氧气、排出二氧化碳的重要系统。其主要功能是进行气体交换，亦有防御功能。呼吸系统直接与外界相通，当外界有害物质如各种病原微生物、理化因素及致敏物侵入即可致病，也与遗传、免疫缺陷等病因有关。

小儿呼吸系统疾病是儿科常见病、多发病，在住院患儿中，以小儿肺炎最多，且仍是第一位的死亡原因。

第一节　小儿呼吸系统解剖生理特点

呼吸系统以喉部环状软骨为界分为上呼吸道（鼻、鼻窦、咽、咽鼓管、会厌、喉）和下呼吸道（气管、支气管、毛细支气管、呼吸性细支气管、肺泡管、肺泡）。

一、解剖特点

（一）上呼吸道

1. 鼻

婴幼儿时期头面部发育不足，鼻腔相对短小，鼻道狭窄。鼻黏膜柔嫩、血管丰富，感染时易充血肿胀，使鼻腔更加狭窄，甚至闭塞、发生呼吸困难等。婴儿期鼻黏膜下层缺乏海绵组织，到 6 岁后逐渐增多，至青春期达高峰，所以婴幼儿很少发生鼻出血，接近性成熟时鼻出血才多见。

2. 鼻窦

在新生儿时期只有始基或未发育。上颌窦和筛窦极小，2 岁以后迅速增大，12 岁发育充分；额窦 2~3 岁开始出现，12~13 岁时发育完善。蝶窦 3 岁时才与鼻腔相通，6 岁时很快增大。故婴幼儿易患上呼吸道感染，但很少引起鼻窦炎。

3. 鼻泪管和咽鼓管

婴幼儿鼻泪管较短，内眦开口处的瓣膜发育不全，故小儿上呼吸道感染往往侵及结膜。咽鼓管和耳咽管较成人宽、短、直，且呈水平位，上呼吸道感染时易患中耳炎。

4. 咽

为肌性管道，上宽下窄，形似漏斗，分鼻咽、口咽和喉咽三部分。扁桃体包括咽扁桃体和腭扁桃体。咽扁桃体又称腺样体，在 6~12 个月时开始发育，位于鼻咽顶与后壁交界处，严重的腺样体肥大是小儿阻塞性睡眠呼吸暂停综合征的重要原因。腭扁桃体是咽部最大的淋巴组织，位于两腭弓之间，1 岁末随着全身淋巴组织的发育而逐渐增大，4~10 岁时发育达高峰，14~15 岁又逐渐退化。扁桃体具有一定的防御、免疫功能。

5. 喉

呈漏斗状，喉腔较窄，黏膜柔嫩，声门狭小，软骨柔软，组织结构疏松，血管丰富，故轻微感染即可引起声音嘶哑和吸气性呼吸困难。

（二）下呼吸道

1. 气管、支气管

婴幼儿气管与支气管管腔较成人狭小，软骨柔软，缺乏弹力组织，支撑作用弱，细支气管无软骨，黏膜柔嫩，血管丰富，黏液腺分泌不足，干燥，纤毛运动差，不能有效地清除吸入的微生物和有害物质，故易感染致呼吸道阻塞。左支气管细长；右支气管粗短，为气管的直接延伸，故异物较易进入右支气管。

2. 肺

肺泡体积小，数量少，弹力纤维发育较差，血管丰富，间质发育旺盛，使肺脏含血量较多，含气量较少，在感染时易引起间质性炎症、肺气肿及肺不张等。

3. 胸廓与纵隔

婴幼儿呼吸肌不发达，主要靠膈肌呼吸。胸廓较短，前后径相对较长，呈桶状；肋骨呈水平位，膈肌位置较高，胸腔小、肺脏大，因此在呼吸时易疲劳；肺的扩张受到限制，故当肺部病变时，容易出现呼吸困难。小儿胸膜较薄，纵隔体积较成人相对较大，周围组织柔软疏松，在胸腔积液或积气时常致纵隔、气管移位。

二、生理特点

（一）呼吸频率与节律

呼吸动作由呼吸中枢调节，由于婴儿呼吸中枢发育未完全成熟，因此新生儿及小婴儿呼吸极不稳定；在病理情况下，易出现呼吸功能障碍。小儿代谢旺盛，需氧量高，而肺脏的容量相对较小，潮气量绝对值也小于成人，只有采取浅快式呼吸作为消耗能量最少的方式，故小儿呼吸频率快，年龄越小频率越快。

（二）呼吸类型

婴幼儿呼吸肌发育不全，胸廓活动范围小，所以呼吸时肺主要向膈肌方向扩张，呈腹膈式呼吸。随着年龄增长，膈肌和腹腔脏器下移，肋骨渐倾斜，与脊柱间形成锐角，呼吸肌逐渐发达，逐渐转化为胸腹式呼吸；7岁以后混合式呼吸占 4/5，腹式呼吸占 1/5。

（三）呼吸功能特点

1. 肺活量

指一次深呼吸的气量。小儿肺活量为 50~70mL/kg。安静状态下，年长儿仅用肺活量的 12.5% 进行呼吸，婴幼儿需用 30% 左右。说明婴幼儿呼吸储备量较小。呼吸代偿量最大不超过正常的 2.5 倍，易发生呼吸衰竭。

2. 潮气量

指安静呼吸时每次吸入或呼出的气体量。小儿潮气量为 6~10mL/kg。年龄越小，潮气量越小，肺容量越小。

3. 每分通气量

指每分潮气量与呼吸频率的乘积。按体表面积计算，小儿每分通气量与成人相近。

4. 气体弥散量

指氧和二氧化碳通过肺泡毛细血管的过程。按单位肺容积计算与成人相近。

5. 呼吸道阻力

由于呼吸道管径细小，小儿呼吸道阻力大于成人，因此发生喘息的机会较多。随着年龄增长，呼吸道管径逐渐增大，阻力递减。

三、呼吸系统免疫特点

小儿呼吸道的非特异性和特异性免疫功能均较差。婴幼儿咳嗽反射及纤毛运动功能差，不能有效地清除吸入的尘埃与异物颗粒。肺泡吞噬细胞功能不足，呼吸道黏膜缺乏分泌型免疫球蛋白 IgA（SIgA）；血中 IgG、IgM、IgA 含量均低，溶菌酶、乳铁蛋白、干扰素、补体等的数量和活性不足，故婴幼儿易患呼吸道感染。

第二节　急性上呼吸道感染

急性上呼吸道感染主要指鼻、咽、喉部的急性感染，简称上感，俗称"感冒"，是小儿最常见的疾病。根据主要感染部位不同，又可分别诊断为急性鼻炎、急性咽炎、急性扁桃体炎等。四季均可发病，冬春季节为高峰。病情轻重程度相差较大，与年龄、病原体、机体抵抗力不同有关。

【病因】

各种病毒和细菌均可引起。90％以上由病毒引起，常见的有呼吸道合胞病毒、流感病毒、副流感病毒、腺病毒、鼻病毒、柯萨奇病毒、冠状病毒等。也可继发于细菌感染，常见有溶血性链球菌、肺炎链球菌、流感嗜血杆菌、葡萄球菌等。肺炎支原体不仅可引起肺炎也可引起上呼吸道感染。多见于5~14岁小儿。

婴幼儿时期由于上呼吸道的解剖生理和免疫特点易患呼吸道感染。患有先天性心脏病、维生素D缺乏性佝偻病、营养不良、贫血、维生素A缺乏，锌、铁缺乏或免疫缺陷等病，被动吸烟、环境因素及护理不当等婴幼儿，往往容易发生反复上呼吸道感染

【护理评估】

（一）健康史

询问患儿有无明显的诱因、发热程度、伴随症状、有无用药史、有无其他病史、有无传染病接触史等。

（二）身体状况

1. 一般类型急性上呼吸道感染

（1）局部症状：主要是鼻咽部症状。出现流涕、鼻塞、打喷嚏、咽部不适、轻咳等，多于3~4d自然痊愈。

（2）全身症状：不同程度的发热，重者畏寒、高热、头痛、食欲缺乏、乏力。婴幼儿可伴有呕吐、腹泻、腹痛、烦躁，甚至高热惊厥。体检可见咽部充血，扁桃体肿大，颌下淋巴结肿大、触痛。部分患儿出现不同形态皮疹。肺部体征阴性。

婴幼儿起病急，以全身症状为主，常伴消化道症状；多有发热，体温可达39~40℃，起病1~2d可因高热引起惊厥。

2. 特殊类型上呼吸道感染

（1）疱疹性咽峡炎：由柯萨奇A组病毒引起，好发于夏秋季，表现为急起高热，咽痛、咽充血，咽腭弓、悬雍垂、软腭等处有疱疹，周围有红晕，疱疹破溃后形成小溃疡。病程1周左右。

（2）咽-结合膜热：由腺病毒3、7型引起，春夏季多发，可在集体儿童机构中流行。表现为发热，咽痛，一侧或双侧眼结核膜炎，颈部或耳后淋巴结肿大。病程1~2周。

3. 并发症

婴幼儿多见。可并发中耳炎、鼻旁窦炎、咽后壁脓肿、颈淋巴结炎、喉炎、支气管炎、肺炎等。年长儿若患链球菌性上呼吸道感染可引起急性肾炎、风湿热等疾病。

（三）心理状况

评估患儿有无烦躁、焦虑，有无影响休息和睡眠，以及家长对治疗和护理的需求。评估患儿家属、社会支持系统及对患儿的关心程度，对疾病和护理知识的了解程度。

（四）辅助检查

病毒感染者外周血白细胞计数正常或偏低，淋巴细胞计数相对增高。细菌感染者外周血白细胞可增高，中性粒细胞增高。病毒分离、血清学检查和在使用抗菌药物前行咽拭子培养可明确病原。

（五）治疗要点

病毒感染为自限性疾病，无须特殊治疗。以支持疗法及对症治疗为主，注意预防并发症。抗病毒药物常用三氮唑核苷（利巴韦林），中药治疗也有一定效果。如病情较重有继发细菌感染或发生并发症者，可选用抗菌药物。如确为链球菌感染或既往有肾炎或风湿热病史者，可用青霉素，疗程宜10~14d。

【护理诊断】

1. 舒适性改变

与咽痛、鼻塞等有关。

2. 体温过高

与上呼吸道炎症有关。

3. 潜在并发症：抽搐

与高热有关。

【护理措施】

1. 一般护理

（1）各种治疗护理操作尽量集中完成，保证患儿有足够的休息时间。鼓励患儿多喝水，给予易消化高营养饮食，宜少食多餐并经常变换食物种类，必要时静脉补充营养和水分。

（2）及时清除鼻腔及咽喉部分泌物，保证呼吸道通畅。保持室温 18~22℃，相对湿度 50%~60%，注意通风，保持室内空气清新，对减轻呼吸道症状有明显效果。

（3）鼻塞的护理：鼻塞严重时应先清除鼻腔分泌物，然后用 0.5% 麻黄素液滴鼻，每日 2~3 次，每次 1~2 滴；对因鼻塞而妨碍吸吮的婴儿，宜在哺乳前 15min 滴鼻，保证吸吮。婴幼儿禁止用鼻眼净（滴鼻净）滴鼻，因为此药可致心动过缓及血压下降而危及生命。

（4）口腔护理：口腔护理每日 1 次，餐后漱口。不宜吃过烫及刺激性饮食。注意观察咽部充血、水肿、化脓情况，及时发现病情变化。咽部不适时可给予润喉含片或雾化吸入。

2. 治疗配合

密切监测体温变化，体温达 38.5℃ 以上时应对症处理，采用正确、合理的降温措施，如头部冷湿敷、枕冰袋，在前额、颈部、腋下及腹股沟处放置冰袋，或用 30%~50% 乙醇擦浴（新生儿禁用），或用冷盐水灌肠。物理降温无效可口服退热剂（如对乙酰氨基酚或布洛芬）。注意保证患儿摄入充足的水分，及时更换汗湿衣服，保持口腔及皮肤清洁。

3. 观察病情

密切观察病情变化，发生高热抽搐时，配合医生及时予以镇静、止惊等处理。在护理患儿时应经常检查口腔黏膜的改变、皮肤有无皮疹，注意咳嗽的性质及神经系统症状等，以便能早期发现麻疹、猩红热、百日咳及流行性脑脊髓膜炎等急性传染病，以及支气管炎、肺炎等。在疑有咽后壁脓肿时，应及时报告医生，同时要注意防止脓肿破溃后脓液流入气管引起窒息。

【健康教育】

小儿居室应宽敞、明亮、整洁、通风、空气清洁。指导家长掌握上呼吸道感染的护理知识和预防知识，懂得相应的应对技巧；在集体儿童机构中，应早期隔离患儿，如有流行趋势，可用食醋熏蒸法（每立方米用食醋 5~10mL，加水 1~2 倍，加热熏蒸到全部汽化）消毒居室；对反复发生上呼吸道感染的患儿应注意加强体育锻炼，多进行户外活动；穿衣要适当，以逐渐适应气温的变化，避免过热或过冷；另外要积极防治各种慢性病，如佝偻病、营养不良、贫血等。

第三节　急性感染性喉炎

急性感染性喉炎是指由各种致病源引起的喉部黏膜急性弥漫性炎症，以犬吠样咳嗽、声音嘶哑、喉鸣和吸气性呼吸困难为特征，多发于冬春季节，婴幼儿多见。

【病因】

凡能引起上呼吸道感染的病毒和细菌皆可成为喉炎的病原体，常为混合感染。

【护理评估】

（一）健康史

询问患儿有无明显的诱因、发热程度、伴随症状、有无用药史、有无其他病史、有无传染病接触史等。

（二）身体状况

急性感染性喉炎起病急缓不一，大多先有上呼吸道感染症状，以发热、犬吠样咳嗽、声音嘶哑、呼吸稍快伴三凹征为主。双肺呼吸音粗糙，可闻及喉鸣。一般白天症状轻，入睡后加重。严重者迅速出现烦躁不安、吸气性呼吸困难、青紫、心率加快等缺氧症状。体检可见咽部充血，间接喉镜检查可见喉部及声带充血、水肿。

（三）心理状况

评估患儿有无烦躁、焦虑，有无影响休息和睡眠，以及家长对治疗和护理的需求。评估患儿家属、社会支持系统及对患儿的关心程度，对疾病和护理知识的了解程度。

（四）辅助检查

辅助检查同上呼吸道感染。

（五）治疗要点

1. 保持呼吸道通畅

用肾上腺皮质激素雾化吸入，可消除黏膜水肿。

2. 控制感染

选择敏感抗生素，常用青霉素类、氨基糖苷类或头孢菌素类。

3. 肾上腺皮质激素

有抗炎和抑制变态反应等作用，可减轻喉头水肿，缓解症状。

4. 对症治疗

缺氧者予以吸氧，烦躁不安者可用异丙嗪镇静，除镇静外还有减轻喉头水肿的作用，痰多者可选用祛痰剂。

经上述处理后仍严重缺氧或有Ⅲ度以上喉梗阻者，应立即进行气管切开术。

【护理诊断】

1. 低效性呼吸型态

与喉头水肿有关。

2. 有窒息的危险

与喉梗阻有关。

3. 体温过高

与细菌或病毒感染有关。

【护理措施】

1. 一般护理

保持室内空气新鲜，温湿度适宜，置患儿于舒适体位，及时吸氧，保持安静，遵医嘱给予雾化吸入，有利于缓解喉头水肿，及时清除呼吸道分泌物。

2. 密切观察病情变化

观察患儿的呼吸、心率、精神状态、呼吸困难的程度，做好气管切开的准备，以备急救。

3. 对症护理

（1）遵医嘱给予抗生素或抗病毒药。

（2）密切观察体温变化，体温超过38.5℃时给予对症处理（参考上呼吸道感染护理措施）。

（3）保证充足的水分及营养供给。耐心喂养，避免呛咳，必要时静脉补液。

（4）保持口腔清洁，婴幼儿可在进食后喂适量开水，以清洁口腔；年长儿童应在晨起、餐后、睡前漱洗口腔。

第四节　急性支气管炎

急性支气管炎是指由于各种致病源引起的支气管黏膜的急性炎症，常继发于上呼吸道感染后，或为一些急性传染病的一种临床表现。由于气管常同时受累，故又称为急性气管-支气管炎。以发热、咳嗽、肺部可闻及干性啰音及可变性粗中湿啰音为其临床特点。

【病因】

凡能引起上呼吸道感染的病毒和细菌皆可成为支气管炎的病原体。支气管炎常为混合感染，一般在病毒感染的基础上继发细菌感染。营养不良、佝偻病、免疫力低下、变态反应、环境污染、空气污浊、经常接触有害气体等均可成为本病的诱因。

【护理评估】

（一）健康史

评估患儿是否有上呼吸道感染病史，是否有湿疹、过敏史，既往健康情况，有无免疫功能失调、营养不良、佝偻病、鼻窦炎等易患因素，是否反复发作。

（二）身体状况

1. 症状

急性支气管炎起病急缓不一，大多先有上呼吸道感染症状，以咳嗽为主，初为刺激性干咳，以后有痰。婴幼儿全身症状较明显，常有发热、食欲缺乏、乏力、呕吐、腹胀、腹泻等。年长儿一般症状较轻，可有头痛、胸痛、咳嗽等。少数患儿可迁延不愈或发展为肺炎。

2. 体征

呼吸稍快，双肺呼吸音粗糙，可闻及不固定的散在的干、湿啰音，主要分布在下胸部。啰音常在体位改变或咳嗽后随分泌物排出而暂时减少或消失。一般无气促和发绀。

（三）心理状况

应注意评估家长对该病的了解程度、护理知识的掌握程度，是否有焦虑等心理反应。喘息性支气管炎易反复发作，部分患儿可发展为哮喘。还应注意评估当地的环境卫生、空气污染等情况。

（四）辅助检查

1. 血常规

病毒感染者周围血白细胞计数正常或偏低，细菌感染者周围血白细胞计数增高。

2. 胸部 X 线检查

正常或有肺部纹理增粗，肺门阴影增深。

（五）治疗要点

治疗以控制感染和对症治疗为主。年幼体弱儿童或有发热、痰多而黄，考虑为细菌感染时使用 β-内酰胺抗生素，如系支原体感染，应予以大环内酯类抗生素。一般不用镇咳剂或镇静剂，以免抑制咳嗽反射，影响痰液咳出。止咳化痰可用复方甘草合剂、急支糖浆、氨溴索等。喘息者可用氨茶碱口服或静脉给药，每次 2~4mg/kg，每 6h 一次；也可行超声雾化吸入沙丁胺醇等 β2 受体激动剂。喘息严重时可短期使用糖皮质激素。

【护理诊断】

1. 清理呼吸道无效

与痰液黏稠不易咳出及年幼、体弱不能主动咳嗽排出呼吸道分泌物有关。

2. 体温过高

与细菌或病毒感染有关。

【护理措施】

1. 一般护理

（1）充分休息，多饮水，保持室内空气新鲜，室温 18~22℃，湿度 55%~65%，以减少对支气管黏膜刺激，利于排痰。

（2）经常更换患儿体位，定时拍背，指导并鼓励患儿咳嗽，以利于痰液排出。

（3）给予超声雾化吸入化痰药物氨溴索，以湿化呼吸道，消除炎症，促进排痰。必要时用吸引器及时清除痰液，保持呼吸道通畅。

（4）对喘息性支气管炎的患儿，可选用氨茶碱，但用药中应注意观察心率、呼吸和精神，同时要遵医嘱控制每分钟滴速。并注意观察有无缺氧症状，必要时给予吸氧。

2. 治疗配合

维持正常体温（措施参考急性感染性喉炎章节）。

【健康教育】

指导患儿及家长多开展户外活动，进行适当的体格锻炼，增强机体对气温变化的适应能力。根据气温变化增减衣服，避免受凉或过热。在呼吸道疾病流行期间，避免到人多拥挤的公共场所，以免交叉感染。积极治疗营养不良、佝偻病、贫血等疾病。按时预防接种，增强机体的免疫能力。

（吕燕松）

第八章 循环系统疾病患儿的护理

第一节 心脏的胚胎发育和血液循环

一、心脏的胚胎发育

胚胎第2周开始形成原始心脏，是一个纵直管道，其外表收缩环把它分成心房、心室、心球三部分。胚胎第4周时心房和心室是共腔的，开始有循环作用，第8周时房、室中隔形成，成为具有四腔的心脏。动脉总干以后被分隔形成主动脉和肺动脉。主动脉向左后旋转并与左心室相连；肺动脉向右前旋转并与右心室相连。所以，胚胎发育第2~8周为心脏形成的关键期，在此期间如受到某些物理、化学和生物因素的影响，则易引起心血管发育的畸形。

二、胎儿血液循环和出生后的改变

（一）正常胎儿的血液循环

1. 胎儿的血液循环途径

胎儿时期的营养和气体交换是通过脐血管和胎盘与母体之间以弥散方式进行交换的。由胎盘来的动脉血液经脐静脉进入胎儿体内，至肝下缘分成两支，一支入肝与门静脉血流汇合，另一支经静脉导管入下腔静脉，与来自下半身的静脉血流混合，共同流入右心房。由于下腔静脉瓣的阻隔，使来自下腔静脉的混合血（以动脉血为主）进入右心房后，约1/3经卵圆孔入左心房，再经左心室流入升主动脉，主要供应心、脑及上肢；其余流入右心室。从上腔静脉回流的来自上半身的静脉血，入右心房后大部分流入右心室，与来自下腔静脉的血液一起进入肺动脉。由于胎儿肺部处于压缩状态，经肺动脉的血液只有少量流入肺，经肺静脉回到左心房；而约80%的血液经动脉导管与来自升主动脉的血液汇合后，进入降主动脉（以静脉血为主），供应腹腔器官和下肢。同时，经过脐动脉回流至胎盘，换取氧气及营养物质。

2. 胎儿血液循环的特点

①胎儿的营养与气体交换是通过胎盘与脐血管来完成的。②胎儿时期的血液循环只有体循环，没有有效的肺循环。③胎儿体内流动的绝大部分是混合血液，血氧含量不同，肝脏的血氧含量最高，其次为心、脑及上肢，下半身血氧含量最低。④静脉导管、卵圆孔及动脉导管是胎儿血液循环的特殊通道。

（二）出生后血液循环的改变

1. 脐血管关闭

小儿出生后，脐血管结扎后血流停止，在6~8周后脐血管完全闭锁形成韧带。

2. 动脉导管关闭

自主呼吸建立后血氧增高，动脉导管壁受到刺激后收缩；同时，低阻力的胎盘循环由于脐带结扎而终止，体循环压力升高，流经动脉导管血流逐渐减少，高的动脉血氧分压和出生后体内前列腺素的减少，使导管壁平滑肌收缩、闭塞，最后血流停止，形成动脉韧带。足月儿约80%在出生后10~15h形成功能性关闭，约80%婴儿于生后3个月、95%婴儿于生后1年内形成解剖上关闭。若动脉导管持续未闭，可认为有畸形的存在。

3. 卵圆孔关闭

出生后脐血管阻断，呼吸建立，肺泡扩张，肺小动脉管壁肌层逐渐退化，管壁变薄、扩张、肺循环压力下降，从右心经肺动脉流入肺的血流增多，使肺静脉回流至左心房的血流量增加，左心房压力增高。当左心房压力超过右心房时，卵圆孔瓣膜功能上关闭，到出生后5~7个月，解剖上大多数闭合。

三、心脏、心率、血压的特点

（1）心脏 2 岁之前心脏呈球形或圆锥形，且位置较高，多呈横位，心尖冲动位于第 4 肋间、左锁骨中线外侧 1~2cm；3~7 岁心尖冲动下降至第 5 肋间、左锁骨中线上；7 岁以后心脏外形呈长椭圆形，心尖冲动逐渐移至第 5 肋间、左锁骨中线内侧 0.5~1cm。

（2）心率小儿新陈代谢旺盛，心脏交感神经占优势，迷走神经兴奋性较低，心率较快，且年龄越小，心率越快。新生儿平均 120~140 次/min，1 岁以内 110~130 次/min，2~3 岁为 100~120 次/min，4~7 岁为 80~100 次/min，8~14 岁为 70~90 次/min。

小儿心率不稳定，易受进食、活动、哭闹、发热等因素的影响，体温每升高 1℃，心率增快 10~15 次/min。测量心率时应保持小儿安静，如在睡眠状态下心率明显增快，警惕器质性心脏病。

（3）血压因心搏出量少、外周血管阻力小，小儿血压较低。新生儿期收缩压平均 60~70mmHg（8~9.3kPa），1 岁时 70~80mmHg（9.3~10.7kPa），2 岁以后收缩压的平均值为

收缩压＝年龄×2+80mmHg（年龄×0.26+10.7kPa）

舒张压＝收缩压×2/3

收缩压高于此标准值 20mmHg（2.67kPa）为高血压，低于此标准值 20mmHg（2.67kPa）为低血压。下肢血压一般比上肢血压高 20mmHg（2.67kPa）。

临床测量血压时，应保持小儿安静，血压计袖带的宽度应占小儿上臂长度的 2/3，若袖带过宽测得的血压偏低，过窄测得的血压偏高。

第二节　先天性心脏病

先天性心脏病简称先心病，是胎儿时期心脏及大血管发育异常而导致的畸形，是小儿最常见的心脏病。流行病学调查显示，发病率为活产婴儿的 6‰~10‰。

【病因】

在胎儿心脏发育阶段，若有任何因素影响了心脏胚胎发育，即可造成先天性畸形。大多数先天性心脏病患儿的病因尚不清楚，研究认为与遗传、母体、环境因素有关。

遗传因素包括染色体畸形、单基因异常和多基因病变；特别是染色体畸变，房、室间隔缺损和动脉干畸形等与第 21 号染色体长臂某些区带的过度复制或缺损有关。环境因素很多，重要的原因有宫内感染（风疹、流行性感冒、流行性腮腺炎和柯萨奇病毒感染等）；孕母缺乏叶酸、与大剂量放射线接触、药物影响（抗癌药、甲苯磺丁脲等）、患有代谢性疾病（糖尿病、高钙血症）或能造成宫内缺氧的慢性疾病等。所以，先天性心脏病可能是胎儿周围的环境和遗传因素相互作用的结果。

【分类】

先天性心脏病有多种分类方法，根据左右心腔或大血管间有无分流和临床有无青紫，可分为三类：

1. 左向右分流型（潜伏青紫型）

正常情况下，体循环的压力高于肺循环的压力，左心压力高于右心压力，血液从左向右侧分流，故平时不出现青紫。当剧烈哭闹或任何病理情况下使肺动脉或右心室压力增高并超过左心室时，血液自右向左分流，可出现暂时性青紫。若肺动脉高压明显，出现持久性的青紫，称艾森曼格综合征。常见的有房间隔缺损、室间隔缺损或动脉导管未闭。

2. 右向左分流型（青紫型）

某些原因（如右心室流出道狭窄）致使右心室压力增高并超过左心压力，使血液经常从右向左分流时，或因大动脉起源异常，使大量静脉血流入体循环，均可出现持续性青紫，如常见有法洛四联征、大动脉错位等。

3. 无分流型（无青紫型）

心脏左、右两侧或动、静脉之间无异常通路或分流。通常无青紫。常见主动脉缩窄和肺动脉狭窄等。

【护理评估】

（一）健康史

评估患儿家族中有无先天性心脏病史，母亲怀孕前 3 个月是否服用过药物，是否接受过放射线的照射，是否患过各种疾病等。评估患儿出生时及出生后的生长发育，有无青紫，有无突发性昏厥，有无反复呼吸道感染或心力衰竭等。

（二）身体状况

1. 室间隔缺损

是最常见的先天性心脏畸形，约占我国先天性心脏病的 50%。根据缺损的位置分为四种类型：膜部、漏斗部、三尖瓣后方和室间隔肌部缺损。

（1）发病机制：室间隔缺损主要是左、右心室之间有一异常通道，由于左心室压力高于右心室，缺损所引起的分流是自左向右，所以一般无青紫。哭闹时，可使右心室压力增加，缺损分流是自右向左，出现暂时性青紫，当肺动脉高压显著，产生自右向左分流时，临床出现持久性青紫，即艾森曼格综合征。

（2）临床表现：取决于缺损的大小和心室间压力差。小型缺损（缺损直径<0.5cm），多发生于室间隔肌部，因分流量较小，患儿可无明显症状，生长发育不受影响。中型缺损（缺损直径为 0.5~1.0cm），左向右分流多，体循环血流量减少，影响生长发育，患儿多有乏力、气短、多汗、生长发育缓慢，易患肺部感染。大型缺损（缺损直径>1.0cm）常有生长发育迟缓。左向右分流量增多，体循环减少，婴幼儿常出现心力衰竭，表现为乏力、气短、多汗、呼吸急促、喂养困难。当出现肺动脉高压右向左分流时，可出现青紫。查体可见：胸骨左缘第 3~4 肋间可闻及Ⅲ~Ⅳ级粗糙的全收缩期杂音，第 2 心音（P2）增强，伴有肺动脉高压者第 2 心音亢进。

室间隔缺损易合并发支气管炎、支气管肺炎、充血性心力衰竭、肺水肿和急性细菌性心内膜炎。

2. 房间隔缺损

约占先天性心脏病发病总数的 5%~10%。按缺损部位可分为原发孔缺损、继发孔缺损、静脉窦型缺损、冠状静脉窦型缺损。

（1）发病机制：出生后随着肺循环血量的增加，左心房压力超过右心房压力，分流自左向右，分流量的大小取决于缺损的大小和两侧心室顺应性。分流造成右心房和右心室负荷过重而产生右心房和右心室增大，肺循环血量增多和体循环血量减少。分流量大时可产生肺动脉压力升高，晚期当右心房压力大于左心房压力时，则可产生右向左分流，出现持续性青紫。

（2）临床表现：房间隔缺损的临床表现随缺损的大小而不同。缺损小者可无症状，仅在体检时发现胸骨左缘第 2~3 肋间有收缩期杂音，婴儿和儿童期多无症状。缺损大者，由于体循环血量减少而表现为气促、乏力和影响生长发育，当哭闹、患肺炎或心力衰竭时，右心房压力可超过左心房，出现暂时性青紫。查体可见体格发育落后、消瘦、心前区隆起、心尖冲动弥散、心浊音界扩大，胸骨左缘第 2~3 肋间可闻见Ⅱ~Ⅲ级收缩期喷射性杂音，肺动脉瓣区第 2 心音增强或亢进，并呈固定分裂。

3. 动脉导管未闭

占先天性心脏病发病总数的 10%。是指出生后动脉导管持续开放，血流从主动脉经导管分流至肺动脉，进入左心，并产生病理生理改变。

（1）发病机制：动脉导管在胎儿期是肺动脉与主动脉之间的正常血液通路。小儿出生后，随着呼吸的开始，肺循环压力降低，血氧分压提高，动脉导管于生后 10~15h 在功能上关闭。若持续开放，血液自主动脉经未闭导管分流至肺动脉，使肺循环血量增多，左室容量负荷加重，产生病理改变即为动脉导管未闭。

（2）临床表现：临床症状的轻重，取决于导管管径粗细和分流量的大小。动脉导管较细者，症状较轻或无症状；动脉导管粗大者，分流量大，表现为气急、咳嗽、乏力、多汗、生长发育落后等。偶见扩大的肺动脉压迫喉返神经而引起声音嘶哑。婴儿期发生心力衰竭、严重肺动脉高压时，产生差异性发绀，下肢青紫明显，杵状趾。查体可见：胸骨左缘第 2 肋间有响亮的连续性机器样杂音，占据整个收缩期和舒张期，伴震颤，传导广泛。分流量大时心尖部可闻高流量舒张期隆隆样杂音，第 2 心音增强或亢进。周围血管征阳性：脉压增大≥40mmHg、可见甲床毛细血管搏动、触到水冲脉、可闻及股动脉枪击音等。常见并发症为充血性心力衰竭、感染性心内膜炎。

4. 法洛四联症

是一种最常见的发绀型先天性心脏病，约占先天性心脏病的12％。法洛四联症由四种畸形组成：右心室流出道梗阻、室间隔缺损、主动脉骑跨和右心室肥厚。其中以肺动脉狭窄最为主要，它是决定患儿的病理生理、病情严重程度及预后的主要因素。

（1）发病机制：肺动脉狭窄，血液进入肺循环受阻，引起右心室代偿性增厚，右心室压力相对较高；右心室压力与左心室相似，此时，右心室血液大部分进入主动脉。由于主动脉跨于两心室之上，主动脉除接受左心室血液外，还直接接受部分右心室的静脉血液，输送到全身各部，因而出现青紫。同时肺动脉狭窄，肺循环进行气体交换的血流减少，加重青紫程度。由于进入肺动脉的血流减少，增粗的支气管动脉与肺血管之间形成侧支循环。动脉导管未关闭前，肺循环血流减少的程度较轻，青紫可不明显。随着动脉导管关闭和漏斗部狭窄逐渐加重，青紫日益明显，出现杵状指（趾）；由于缺氧，刺激骨髓代偿产生过多的红细胞，血液黏稠度高，血流缓慢，可引起脑血栓，若为细菌性血栓，则易形成脑脓肿。

（2）临床表现：主要临床表现为青紫，其程度和出现早晚与肺动脉狭窄程度有关。多于生后3~6个月逐渐出现青紫。见于毛细血管丰富的浅表部位，如唇、指（趾）、甲床、球结膜等处。因患儿长期处于缺氧状态中，可使指、趾端毛细血管扩张增生，局部软组织和骨组织也增生性肥大，出现杵状指。患儿多有蹲踞症状，活动后常主动蹲踞片刻。蹲踞时下肢屈曲，使静脉回心血量减少，减轻心脏负荷，同时，下肢动脉受压，体循环阻力增大，使右向左分流减少，缺氧症状暂时得到缓解。

阵发性缺氧发作多见于婴儿，发生的诱因为吃奶、哭闹、情绪激动、贫血、感染等，表现为阵发性呼吸困难、烦躁不安、发绀加重，重者发生昏厥、抽搐、意识丧失，甚至死亡。发作可持续数分钟或数小时。年长儿常诉头晕、头痛。

查体可见：患儿发育迟缓，口唇、面部、外耳郭亦有青紫，舌色发暗，杵状指（趾），心前区略隆起，胸骨左缘第2~4肋间有Ⅱ~Ⅲ级收缩期喷射性杂音，肺动脉第2心音减弱。

（三）心理状况

年长儿因正常生活、活动均受限制，周围人的歧视可产生抑郁、自卑的心理。家长常因心脏畸形小儿的出生而感到自责、担忧、焦虑；生活中因喂养困难、体弱多病、生长发育落后等产生紧张、焦虑、恐惧、抱怨；如果家长对患儿过度呵护，则可使患儿发展成为依赖、脆弱及以自我为中心的个性。

（四）辅助检查

1. X线检查

（1）室间隔缺损：小、中型缺损者心影大致正常或轻度左心房、左心室增大。大型缺损者，肺纹理明显增粗、增多，左心室、右心室均增大。重度肺动脉高压时，以右心室增大为主，肺动脉段明显突出，肺叶明显充血，有肺门"舞蹈"征。

（2）房间隔缺损：心脏外形呈现轻、中度扩大，以右心房、右心室增大为主，肺动脉段突出，肺门血管影增粗，肺野充血，主动脉影缩小，可见肺门"舞蹈"征。

（3）动脉导管未闭：分流量小者可正常；分流量大时左心房、左心室增大；肺动脉高压时，右心室也明显增大。

（4）法洛四联症：典型者前后位心影呈"靴型"，肺血减少，肺野清晰。

2. 心电图

（1）室间隔缺损：小型室间隔缺损心电图正常或轻度左心室肥大。分流量大者左心房大、左心室肥厚或双室肥厚，重度肺动脉高压时以右心室肥厚为主。

（2）房间隔缺损：大多数病例有右心室增大伴不完全性右束支传导阻滞的图形。

（3）动脉导管未闭：分流量大，左心房、左心室大；肺动脉高压者以右心室大为主。

（4）法洛四联症：电轴右偏，右心室肥厚，也可右心房肥大。

3. 超声心动图

是一种无创检查技术，不仅可以提供详细的心脏内部结构的精确图像，还能够提供心脏功能及部分血流动力学信息。对于一些先天性心脏病，可替代心导管检查以确诊。

4. 心导管检查

是明确诊断和决定手术的重要检查方法之一。通过心导管检查，可了解心腔及大血管不同部位的氧含量及压力变化，明确有无分流和分流的部位。根据检查的部位可分为左心、右心导管检查，左心导管检查时导管经股动脉穿刺进入；右心导管检查时导管经皮穿刺股静脉进入。

5. 心血管造影

心导管检查时，根据诊断需要将导管顶端送到选择的心腔或大血管，并根据观察不同部位病损的要求采用造影，同时进行摄影或摄片，以明确心血管的解剖畸形，尤其是对复杂性先天性心脏病及血管畸形，心血管造影仍是主要的检查手段。

（五）治疗要点

1. 内科治疗

强心、利尿、抗感染、扩张血管及对症治疗。用抗生素控制感染，用强心苷、利尿剂改善心功能。合并肺动脉高压者，应用血管扩张剂，控制潜在肺部感染。内科治疗的目的在于维持患儿正常生活、防治并发症，使之能安全地达到手术年龄。

2. 外科治疗

常见的左向右分流型及无分流型先天性心脏病大部分可施行根治手术。手术的恰当年龄一般以4~6岁为宜。分流量小的房间隔缺损和动脉导管未闭患儿，可采用心导管介入疗法。右向左分流型先天性心脏病，大多数于2岁时施行根治手术。若重度发绀、肺血管发育不良，应先做姑息性分流术，2岁时再做选择性根治术。

3. 导管介入性堵闭术

（1）室间隔缺损

①适应证：膜部缺损年龄≥3岁，室缺距主动脉瓣≥3mm；肌部室缺≥5mm或术后残余分流。

②禁忌证：活动性感染性心内膜炎；心内有赘生物、血栓；重度肺动脉高压伴双向分流者。

（2）房间隔缺损

①适应证：二孔型房间隔缺损年龄≥3岁，5mm≤直径≤36mm；不合并必须外科手术的其他心脏畸形。

②禁忌证：活动性感染性心内膜炎；出血性疾病；重度肺动脉高压导致右向左分流。

（3）动脉导管未闭

①适应证：不合并必须外科手术的其他心脏畸形。年龄通常≥6个月，体重≥4kg，动脉导管最窄直径≥2mm，通常≤14mm。可根据大小及形状选用不同的封堵器。

②禁忌证：依赖动脉导管未闭生存的心脏畸形；严重肺动脉高压导致右向左分流；败血症等。

4. 缺氧发作处理

①立即予以膝胸体位；②吸氧、镇静；③吗啡0.1~0.2mg/kg，皮下或肌内注射；④β受体阻滞剂普萘洛尔每次0.05~0.1mg/kg加入10%葡萄糖液稀释后缓慢静脉注射，必要时15min后再重复一次；⑤纠正代谢性酸中毒，给予碳酸氢钠（$NaHCO_3$）1mmoL/kg，缓慢静脉注射，10~15min可重复应用；⑥严重意识丧失，血压不稳定，尽早行气管插管，人工呼吸。

【护理诊断】

1. 活动无耐力

与体循环血量减少或血氧饱和度下降有关。

2. 营养失调：低于机体需要量

与喂养困难，体循环血量减少及组织缺氧有关。

3. 生长发育迟缓

与体循环血量减少或血氧下降影响生长发育有关。

4. 有感染的危险

与肺循环血量增多及心内缺损易致心内膜损伤有关。

5. 潜在并发症

心力衰竭、感染性心内膜炎、脑血栓。

【护理措施】

1. 一般护理

（1）建立合理的生活制度：休息是恢复心脏功能的重要条件。休息可减少组织对氧的需要，减少心脏负担，使症状缓解。所以应建立合理的生活作息时间，安排好患儿的作息时间，保证睡眠，根据病情安排适当活动量，减轻心脏负荷。集中护理，避免引起患儿情绪激动和大哭大闹。对心力衰竭的重症患儿，须绝对卧床休息。

（2）病室环境设置及要求：调节合理的温度与湿度，温度以 20~22℃ 为宜，湿度以 55%~60% 为宜。保持室内空气新鲜，环境安静。室内备有抢救设备，如急救车、吸引器、吸氧设备、心电监护仪等。

2. 饮食护理

心功能不全的患儿需准确记录出入量，饮食应是清淡易消化的食物，以少食多餐为宜。注意营养搭配，供给充足能量、蛋白质和维生素，保证营养需要。对喂养困难的患儿要耐心喂养，可少食多餐，避免呛咳和呼吸困难；心功能不全时有水、钠潴留，应根据病情采用无盐或低盐饮食，并保持大便通畅，避免排便用力，必要时可予以开塞露通便。

3. 注意观察病情，防止并发症发生

（1）观察有无心率增快、呼吸困难、端坐呼吸、吐泡沫样痰、水肿、肝大等心力衰竭的表现，如出现上述表现，立即置患儿于半卧位，给予吸氧，及时与医生取得联系并按心力衰竭护理。

（2）注意体温变化，按气温改变及时加减衣服，避免受凉引起呼吸系统感染。注意保护性隔离，以免交叉感染。做小手术时，应给予抗生素预防感染，防止感染性心内膜炎的发生，一旦发生感染应积极治疗。

（3）注意防止法洛四联症的患儿因活动、哭闹、便秘引起的缺氧发作；法洛四联症的患儿血液黏稠度高，发热、出汗、吐泻时加重血液浓缩易形成血栓，需注意供给充足的液体。

4. 用药护理

服用强心苷类药物后，应注意观察药物的作用，如呼吸平稳、心音有力、脉搏增强。观察强心苷毒性反应，如胃肠道、神经、心血管反应。服用利尿剂，注意患儿尿量的变化。

5. 对症护理

（1）患儿出现呼吸困难、呼吸加快、青紫等症状，让患儿半卧位休息，可氧气吸入；出现三凹征或点头呼吸，指（趾）甲、口周发绀，烦躁不安，给予氧气吸入，烦躁者遵医嘱给予镇静剂。

（2）咳嗽、咯血的护理：心脏病患儿并发肺部感染，须绝对卧床休息；抬高床头，备好吸痰器、痰瓶，必要时协助患儿排痰；详细记录痰量、性质，及时送痰培养检查；咳嗽剧烈的，应遵医嘱给予止咳药物；发生病情变化时，立即配合医生抢救；危重患儿应设专护，密切观察病情，详细记录。

6. 心理护理

对患儿关心爱护、态度和蔼，建立良好的护患关系，消除患儿的紧张心理。对家长和患儿解释病情和检查、治疗经过，取得他们的理解和配合。

【健康教育】

指导家长掌握先天性心脏病的日常护理，建立合理的生活制度，按医嘱用药，预防感染和其他并发症。定期复查，调整心功能到最好状态，使患儿能安全达到手术年龄。

（万　玉）

第九章 消化系统病患儿的护理

第一节 小儿消化系统解剖生理特点

一、口腔

足月新生儿出生时已具有较好的吸吮和吞咽能力，两颊脂肪垫发育良好，有助于吸吮活动，但早产儿吸吮和吞咽能力均较差。新生儿及婴幼儿唾液腺发育不够完善，唾液分泌少，口腔黏膜干燥，而且口腔黏膜柔嫩，血管丰富，因此容易受损和继发感染。3个月以下小儿唾液中淀粉酶含量低，不宜喂哺淀粉类食物；3~4个月小儿唾液分泌开始增加，5~6个月时唾液分泌明显增多，但因不能及时吞咽所分泌的唾液，常可发生生理性流涎。

二、食管、胃

新生儿及婴儿食管呈漏斗状，黏膜柔嫩，腺体、弹力组织及肌肉组织发育差，食管下端括约肌发育差，控制能力弱，易发生胃食管反流，多数在9个月左右症状消失。

婴儿胃呈水平位，贲门括约肌发育差而幽门括约肌发育良好，尤其吸奶时吞咽过多的空气后，易出现溢乳或呕吐。

三、肠

婴儿肠道相对比成人长，约为身长的6倍左右，黏膜血管丰富，肠壁通透性高，有利于消化吸收，但肠内毒素、过敏原及消化不全产物等也易被吸收，引起全身性感染和变态反应性疾病。小儿肠壁肌层发育差，肠系膜相对较长且柔软，活动度大，易发生肠套叠或肠扭转。

四、肝脏

小儿肝脏相对较成人大，婴幼儿肝脏可在右肋缘下触及1~2cm，质软，边缘锐利。6~7岁后则不能触及。小儿肝脏血管丰富，肝细胞再生能力强，故不易发生肝硬化，但肝细胞发育不成熟，肝功能也不健全，解毒能力差，在感染、中毒、缺氧等病理情况下易发生肝大和变性。婴儿期胆汁分泌较少，对脂肪的消化和吸收能力较差。

五、胰腺

出生后6个月以内小儿胰液中淀粉酶含量少，1岁后才接近成人，因此3~4个月小儿不宜添加淀粉类食物。小婴儿胰脂肪酶和胰蛋白酶的活性均较低，对脂肪和蛋白质的消化吸收能力较差，易发生消化不良。

六、肠道细菌

胎儿消化道内无细菌，出生后数小时细菌经各种途径侵入胃肠道，开始建立肠道正常菌群，主要在结肠和直肠。肠道菌群因食物成分而异，母乳喂养儿以双歧杆菌为主，人工喂养儿和混合喂养儿大肠杆菌、嗜酸杆菌、双歧杆菌及肠球菌所占比例几乎相等。正常肠道菌群对侵入肠道的病原菌有一定的拮抗作用，当消化道功能紊乱时，肠道细菌大量繁殖侵入小肠或胃内引起发病。婴幼儿肠道正常菌群尚不健全，易受各种因素影响而致菌群失调，导致消化功能紊乱。

七、健康小儿粪便

（1）胎粪生后12h内排出，呈墨绿色，质地黏稠，无臭味，持续2~3d，随着喂养渐过渡为黄色糊状粪便。若出生后24h内仍无胎粪排出，应注意消化道畸形。

（2）母乳喂养儿粪便呈金黄色，均匀糊状，偶有细小乳凝块，不臭，有酸味，每日2~4次。

（3）人工喂养儿粪便呈淡黄色，较干稠，多成形，较臭，每日1~2次，易发生便秘。

（4）母乳加牛乳喂养儿粪便与牛乳喂养儿相似，但较软、黄。添加各种辅食后，粪便形状接近成人。

第二节　口　炎

口炎是指口腔黏膜的炎症，凡病变发生于口腔黏膜的前半部，如颊黏膜、舌、齿龈、上颚、口角均称为口炎。本病以婴幼儿多见。可单独发生，也可继发于急性感染、营养不良、腹泻、维生素缺乏症等疾病。口腔不卫生、食具消毒不严格及各种疾病导致机体抵抗力下降等均可导致口炎的发生。

本病可由病毒、细菌、真菌或螺旋体感染引起。不同病原体感染可导致不同的口炎发生：白色念珠菌感染引起鹅口疮，好发于新生儿，以及营养不良、腹泻、长期使用广谱抗生素或激素的患儿；单纯疱疹病毒感染引起疱疹性口炎，多见于1~3岁小儿，有较强的传染性，可在群居小儿中引起小流行；链球菌、金黄色葡萄球菌、肺炎链球菌或大肠杆菌、绿脓杆菌等细菌感染引起溃疡性口炎，多见于1~3岁小儿，常发生于小儿抵抗力低下时，口腔不清洁更有利于细菌繁殖而致病。

【护理评估】

（一）健康史

应注意询问患儿喂养过程中有无奶具或餐具经常消毒的习惯；有无不适当的擦拭口腔、饮食过热或辛辣的食物；患儿有无营养不良、慢性腹泻、营养性贫血等病史；有无长期或反复使用广谱抗生素、糖皮质激素药物史；有无与口炎患儿接触史。

（二）身体状况

评估患儿有无发热，体温增高程度、热型；患儿食欲状况；有无哭闹、烦躁不安。评估患儿有无齿龈红肿、口腔黏膜疱疹、溃疡、白膜。病变的形态、分布及范围。

1. 鹅口疮

初起时口腔黏膜上可见白色或灰白色略高出黏膜表面的乳凝块样点状物，以后随着病情发展也可融合成小片状物。局部粗糙不易拭去，如果强行擦拭剥落后可见局部潮红、粗糙，或伴有溢血。颊黏膜、舌、齿龈、上颚等处均可受累。无疼痛，不影响吃奶，无流涎。一般无全身症状。严重病例可累及呼吸道或消化道，而出现呕吐、吞咽困难、声音嘶哑或呼吸困难。

2. 疱疹性口炎

患儿发病前常有上呼吸道感染表现，如发热、流涕、打喷嚏等其他症状。齿龈红肿，触之易出血，齿龈、舌、唇内、颊黏膜处出现散在单个或成簇的黄白色小疱疹，直径2~3mm，疱疹几小时即破溃，而后形成小溃疡，病灶表面覆盖黄白色膜样渗出物，周围红晕。有十多个小溃疡可融合成较大的溃疡灶，周围黏膜充血。有些患儿口角及唇周围皮肤也可出现疱疹。

常伴有中或高度发热。局部疼痛严重者拒绝进食、流涎、哭闹、烦躁不安，常伴有颌下淋巴结肿大。患儿病程为1~2周。应注意与疱疹性咽峡炎进行区别。

3. 溃疡性口炎

局部表现为初起时口腔黏膜充血、水肿，继而形成大小不等的糜烂或溃疡，表面有灰白色假膜，易拭去，遗留溢血的创面。患儿可有高热，局部疼痛明显，唾液增多，明显口臭，拒绝进食，流涎、哭闹、烦躁不安，常伴有局部淋巴结肿大。严重者由于发热和进食减少可出现脱水、酸中毒、电解质紊乱。白细胞总数和中性粒细胞增多。病程1周左右。

（三）心理状况

评估疱疹性口炎患儿所在的集体托幼机构采取了哪些预防措施；患儿对医院环境及所采取的治疗措施有无恐惧、焦虑等心理；评估患儿家长对该病的病因及护理方法的了解程度，有无焦虑等情绪。

（四）辅助检查

通过血常规检查，了解有无白细胞总数及中性粒细胞增多。诊断发生困难时可取口腔黏膜渗出物进行涂片检查，以协助确诊。

（五）治疗要点

1. 正确涂药

涂药前先清洁口腔，然后用无菌干棉球或纱布放在颊黏膜腮腺管口处或舌系带两侧，以阻断唾液；再用干棉球将病变表面水分吸干后涂药。涂药后应嘱患儿闭口 10min，然后取出棉球或纱布，切忌立即饮水、进食或漱口，以免影响治疗。在清洁口腔及局部涂药时，动作要轻、准、快，以免加重患儿的疼痛，对护理产生恐惧而影响治疗。小婴儿可直接涂药。

2. 局部用药

（1）鹅口疮：常用的药物有制霉菌素 10 万 U/mL，加水 1~2mL 溶解后涂患处，每日 2 次。

（2）疱疹性口炎：患儿局部可用锡类散等，预防继发感染可涂 2.5％金霉素。

（3）溃疡性口炎：可用 3％过氧化氢溶液或 0.1％~0.3％依沙吖啶（利凡诺）溶液清洁溃疡面后再涂 2.5％~5％金霉素鱼肝油。

3. 全身用药

疱疹性口炎患儿可使用阿昔洛韦治疗，继发细菌感染可选择有效的抗生素进行治疗。鹅口疮患儿可使用妈咪爱、双歧三联活菌（培菲康）调节肠道正常菌群，抑制白色念珠菌生长。溃疡性口炎可选择有效的抗生素。

【护理诊断】

1. 口腔黏膜的改变

与口腔不洁、抵抗力低下造成感染有关。

2. 疼痛

与口腔黏膜炎症有关。

3. 体温过高

与感染有关。

4. 知识缺乏

与家长不了解口炎病因及护理知识有关。

【护理措施】

1. 一般护理

（1）保持口腔清洁：3％过氧化氢溶液或 0.1％依沙吖啶清洗溃疡面，年长儿可用含漱剂；鹅口疮患儿用 2％碳酸氢钠溶液清洗口腔。鼓励患儿多饮水，进餐后漱口，减少口腔细菌繁殖，保持口腔黏膜湿润和清洁。对流涎较多者，注意保持口周皮肤清洁、干燥，防止出现湿疹或糜烂。

（2）饮食护理：选择高蛋白、高热量、富含维生素的温凉流质或半流质饮食，避免食用过热、酸、辣、咸、硬的食物。对不能进食者，可给予肠道外营养，以保证能量和水分的供给。

2. 心理护理

口炎患儿常因局部疼痛出现哭闹、烦躁不安，应加强与患儿及其家长的沟通，详细讲解口炎的病因与转归，消除患儿或其家长的恐惧、焦虑心理，增加对医务人员的信任感，树立战胜疾病的信心。尽量为患儿提供生活及心理护理。

3. 病情观察

定时监测体温、脉搏、呼吸。详细记录出入液量。注意观察患儿的精神状态及进食情况，进食量不足者应及时静脉补液，防止出现脱水、酸中毒及电解质紊乱。

4. 对症护理

（1）发热护理：体温过高的患儿可给予药物或物理降温，将体温控制在 38.5℃以下，避免由于体温过高引起惊厥。

（2）疼痛护理：严重病例可遵医嘱在进食前局部涂 2% 利多卡因；避免食用辛辣食物，以免增加对口腔黏膜的刺激。

第三节　小儿腹泻

小儿腹泻又称为小儿腹泻病，是由多病原、多因素所致的以大便次数增多及大便性状改变为特点的一组临床综合征，重者可引起脱水和电解质紊乱。是儿科常见病之一，其发病率仅次于呼吸道感染。多见于 6 个月至 2 岁的婴幼儿，1 岁以内者约占半数。

【病因】

（一）易感因素

1. 消化功能发育不完善

胃酸和消化酶分泌不足，酶的活性低，对食物质和量变化的耐受性差；且小儿生长发育快，对营养物质的需求相对较多，消化道负担较重。因此，在病理情况下，易出现消化功能紊乱。

2. 防御功能不健全

①免疫功能发育不成熟，婴幼儿血液中免疫球蛋白、胃肠道分泌型 IgA 含量及胃液酸度均较低。②新生儿肠道正常菌群未建立，或因使用抗生素等引起肠道菌群失调，使正常肠道菌群对入侵病原微生物的拮抗作用减弱甚至丧失，而易患肠道感染。

3. 人工喂养

人工喂养儿腹泻患病率明显高于母乳喂养儿，主要是由于人工喂养乳制品中缺乏 SIgA 等体液因子，小儿抗肠道感染能力差，并且食物、食具易被污染。

（二）感染因素

1. 肠道内感染

可由病毒、细菌、真菌、寄生虫等引起，尤以病毒和细菌最常见。

（1）病毒感染：寒冷季节的婴幼儿腹泻 80% 由病毒感染引起，尤以轮状病毒引起的秋冬季腹泻最常见，其次为埃可病毒、柯萨奇病毒等。

（2）细菌感染（不包括法定传染病）：以致泻大肠埃希菌最常见（包括致病性大肠埃希菌、产毒性大肠埃希菌、侵袭性大肠埃希菌、出血性大肠埃希菌和黏附-集聚性大肠埃希菌），其他细菌感染可有空肠弯曲菌、耶尔森菌等。

（3）真菌感染：以白色念珠菌多见。

（4）寄生虫感染：常见有蓝氏贾第鞭毛虫、阿米巴原虫等。

2. 肠道外感染

患有其他感染性疾病时（上呼吸道感染、支气管炎、肺炎、中耳炎、泌尿系统感染或急性传染性疾病等），小儿患病过程中也可出现腹泻，与发热和病原体毒素作用导致胃肠功能紊乱，或肠道外感染的病原体（主要是病毒）同时感染肠道等有关。

（三）非感染因素

1. 饮食因素

如喂养不定时、饮食质和量不适宜、过早添加淀粉类和脂肪类食品或更换食物种类过快，均可引起腹泻。个别小儿对牛乳、豆浆或某些食物成分过敏或不耐受也可引起腹泻。还可因双糖酶缺乏、乳糖酶活力降低，肠道对糖的消化吸收不良而引起腹泻。

2. 气候因素

小儿过度受热或受凉可使消化液分泌减少，肠蠕动增快，诱发消化功能紊乱而出现腹泻。

【发病机制】

1. 非感染性腹泻

主要由饮食不当引起。当进食过量或食物成分不恰当时，消化、吸收不良的食物积滞于小肠上部，使肠腔内局部酸度降低，肠道下部细菌上移并繁殖，产生内源性感染，使消化功能更加紊乱，食物分解后腐败性毒性产物刺激肠道，使肠蠕动增加，引起腹泻、脱水、电解质紊乱及全身中毒症状。

2. 感染性腹泻

病原微生物多通过污染的食物或水进入胃肠道，当机体防御功能降低时，大量病原微生物侵袭并产生毒素，可引起腹泻。

（1）细菌性肠炎：产毒性大肠埃希菌主要通过其产生的肠毒素促使水及电解质向肠腔内转移，使肠道分泌增加导致水样腹泻；侵袭性大肠埃希菌可侵入肠黏膜组织，产生广泛的炎性反应，导致血便或黏液样便。

（2）病毒性肠炎：轮状病毒主要侵袭小肠绒毛的上皮细胞，使之变性坏死，绒毛变短脱落，导致水、电解质吸收障碍，出现水样便。同时，继发的双糖酶分泌不足，使食物中糖类消化不全而积滞在肠腔内，并被肠道内细菌分解成小分子的短链有机酸，使肠腔的渗透压增高，进一步造成水和电解质的丧失而加重腹泻。

【护理评估】

（一）健康史

详细询问患儿的喂养史，如喂养方式、乳品种类、喂养次数及量、辅食添加及断奶情况等，有无不清洁饮食史、食物过敏史，有无长期服用广谱抗生素史，是否有上呼吸道感染、肺炎等肠道外感染病史。同时评估患儿开始出现腹泻的时间、排便次数、颜色、性状、气味及排便量，是否伴有发热、呕吐、腹痛等症状。

（二）身体状况

1. 轻型腹泻

多由饮食因素或肠道外感染引起。起病可急可缓，以胃肠道症状为主，食欲减退，偶有恶心、呕吐。大便次数增多，但每日大便次数不超过 10 次，每次大便量不多，呈黄色、黄绿色稀薄带水或蛋花汤样，含奶瓣和少许黏液，患儿可有轻度腹痛不适及腹胀。一般不出现脱水、酸中毒、电解质紊乱及全身中毒症状。大便镜检可见大量脂肪球，无白细胞或红细胞。

2. 重型腹泻

多为肠道内感染所致。常急性起病，亦可由轻型腹泻演变而来。除有较重的胃肠道症状外，常伴有不同程度的脱水、酸中毒、电解质紊乱及全身中毒症状。

（1）胃肠道症状：食欲明显减退，常伴有呕吐，严重呕吐时可影响进食，甚至吐出咖啡样液体。大便次数明显增多常超过 10 次/d，呈黄色或黄绿色水样或蛋花样稀水便，量多，含有少许黏液。患儿可出现明显的腹痛及腹胀。大便镜检可见大量脂肪球，少量白细胞。

（2）全身中毒症状：主要表现有精神差，不同程度的发热，烦躁不安、嗜睡，甚至昏迷、惊厥、休克等。

（3）水、电解质及酸碱平衡紊乱：可出现不同程度脱水、代谢性酸中毒、低钾血症、低钙血症和低镁血症等。

3. 几种常见肠炎的临床特点

（1）轮状病毒性肠炎：因本病常发生于秋末冬初季节，又称为秋季腹泻。多发生于婴幼儿，可在群居小儿中流行。常伴有发热和上呼吸道感染症状，无明显感染中毒症状。患儿多先有呕吐，而后出现腹泻，每日大便 10 次甚至更多，呈黄色或黄绿色水样便或蛋花汤样，无腥臭味，有少许黏液，常将这种大便改变形容为三多现象"量多、水多、次数多"。易伴发脱水、酸中毒及电解质紊乱。本病为自限性疾病，病程多为 1 周。大便镜检偶见少量白细胞，大便可分离出致病病原体。血常规白细胞正常或略低。

（2）大肠埃希菌性肠炎

①致病性大肠埃希菌肠炎：多发生于新生儿和婴幼儿，是造成新生儿病房腹泻流行的重要原因。夏季发病。大便呈水样或蛋花汤样，同时伴有发热、呕吐；重症者可有脱水、酸中毒及电解质紊乱。病程多为1~2周。

②产毒性大肠埃希菌肠炎：多见于婴幼儿。一般无发热和全身症状，主要表现为呕吐、腹泻，大便呈水样或蛋花汤样。病程1周。

③侵袭性大肠埃希菌肠炎：多见于年长儿。主要表现为黏液脓血便，同时伴随不同程度的发热、呕吐、腹痛及里急后重。重症可出现休克的表现。

④出血性大肠埃希菌肠炎：腹痛较腹泻症状出现早，开始为稀水便，以后为血水便。大便镜检有大量红细胞，常无白细胞。

⑤黏附聚集性大肠埃希菌肠炎：多见于婴幼儿。主要表现为呕吐、发热及腹泻，呈黄色水样便。

（3）空肠弯曲菌肠炎：多见于6个月至2岁的小儿，夏季发病，家禽为主要传染源，急性起病。主要症状与细菌性痢疾相似，开始为水样便，很快转为黏液样或脓血便，有腥臭味。同时伴随发热、呕吐、腹痛等症状。重症可出现脱水、酸中度及电解质紊乱。大便镜检可见白细胞和红细胞。

（4）耶尔森菌小肠结肠炎：多见于婴幼儿及小儿。动物是主要的传染源，经口传染。多发生于冬季和初春。5岁以内主要表现为发热、呕吐、腹泻、腹痛，大便改变呈水样便、黏液便或脓血便。5岁以上主要表现为除腹泻外可有右下腹痛，应注意与阑尾炎进行区别。大便镜检可见白细胞和红细胞。血常规白细胞增高。

（5）抗生素诱发性肠炎：由于长期服用广谱抗生素，致肠道正常菌群失调，一些耐药的细菌大量繁殖引起肠炎。多在用药2~3周后发病。①金黄色葡萄球菌肠炎：大便改变呈黄色或暗绿色海水样便，黏液较多，可有假膜排出。重症可有脱水、酸中毒及电解质紊乱。大便镜检可见大量脓细胞，大便细菌培养呈阳性。②真菌性肠炎：多见于2岁以内小儿。主要由白色念珠菌感染引起。大便改变呈较多泡沫的带黏液的黄色稀便。有时可见豆腐渣样便。患儿可伴有鹅口疮。大便镜检可见真菌孢子和菌丝，可见白细胞和红细胞，真菌培养阳性。

（三）心理状况

应注意评估患儿家庭的经济状况、聚居条件、卫生习惯，家长对腹泻病因、护理知识的了解程度，家长是否因担心患儿的病情而产生紧张、焦虑心理。重型腹泻患儿常需住院治疗，由于与父母及家人的分离、对医院环境的陌生、害怕静脉输液等而产生恐惧和焦虑心理。

（四）辅助检查

1. 大便检查

大便内有较多白细胞常见于各种侵袭性细菌感染引起的肠炎，无或偶见白细胞者多为非侵袭性细菌感染或非感染性因素引起。大便培养检出致病菌者为细菌性肠炎，大便涂片找到真菌菌丝和孢子有助于真菌性肠炎诊断，病毒性肠炎可从大便中分离出病毒。

2. 血常规

细菌性肠炎可见白细胞总数及中性粒细胞增多，嗜酸性粒细胞增多常见于寄生虫感染及过敏性疾病。

3. 血液生化检查

测定血钠、钾、钙等了解脱水性质，是否有低钾血症、低钙血症；血气分析以了解酸碱平衡紊乱的程度和性质。

（五）治疗要点

1. 治疗原则

调整饮食，合理用药，预防和纠正水、电解质紊乱，对症治疗；加强护理。

2. 用药护理

（1）控制感染：约2/3的患儿为病毒及非侵袭性细菌感染引起的水样便腹泻，一般不需用抗生素，应合理使用液体疗法，选用微生态制剂和黏膜保护剂；另有约 1/3 的患儿为侵袭性细菌感染引起的黏液、脓血便，应根据病原菌的种类选用有效的抗生素进行治疗。

（2）肠道微生态疗法：可恢复肠道正常菌群的生态平衡，防止病原菌侵袭，控制腹泻，常用双歧杆菌、嗜乳酸杆菌等制剂。

（3）肠黏膜保护剂：常用的药物为十六角蒙脱石（思密达）。

（4）补锌治疗：WHO 世界小儿基金会建议，急性腹泻患儿应适当补锌，年龄>6 个月者，每日补充元素锌 20mg；年龄<6 个月者，每日补充元素锌 10mg。疗程 10～14d，可缩短腹泻病程。

（5）止泻剂：腹泻早期一般不用止泻剂，以免增加毒素的吸收，而加重全身中毒症状。常用的药物有鞣酸蛋白、碱式碳酸铋（次碳酸铋）等。

【护理诊断】

1. 腹泻

与感染、喂养不当、肠道功能紊乱等有关。

2. 体液不足

与摄入不足及吐、泻丢失过多有关。

3. 体温过高

与肠道感染有关。

4. 有皮肤完整性受损的危险

与排便次数增多刺激臀部皮肤有关。

5. 知识缺乏

家长缺乏正确的喂养知识及腹泻相关知识。

【护理措施】

1. 饮食护理

腹泻患儿多有营养障碍，因此腹泻脱水患儿除严重呕吐者可暂时禁食 4～6h 外，均应继续喂养。但因同时存在着消化功能紊乱，故应根据患儿病情适当调整饮食，达到减轻胃肠道负担、恢复消化功能之目的。母乳喂养者继续母乳喂养，暂停换乳期食物添加；人工喂养者，可用稀释牛乳、米汤、酸乳、脱脂乳等，腹泻次数减少后给予流质或半流质饮食，如稀粥、面条等，少量多餐，随着病情好转，逐渐过渡到正常饮食。病毒性肠炎多有双糖酶缺乏，不宜用蔗糖，并应暂停乳类食品改为豆制代乳品或发酵乳，以减轻腹泻，缩短病程。腹泻停止后逐渐恢复营养丰富的饮食，并每日加餐一次，共 2 周。对于少数重症病例口服不能耐受者，应加强支持疗法，必要时全静脉营养。

2. 心理护理

向家长及年长的患儿介绍本病的病因、临床表现、预后等知识，让他们了解诊疗方法、护理措施，使他们能够减少焦虑、恐惧，树立信心，主动配合检查、治疗和护理。

3. 病情观察

（1）监测生命体征：发现异常应及时报告医生，并做好相应处理。

（2）注意观察排便情况：观察记录大便次数、颜色、性状、气味、量，及时采集大便送检，应注意采集有黏液脓血部分的大便。做好动态比较，为制订输液方案和治疗措施提供可靠依据。

（3）观察水、电解质及酸碱平衡紊乱的症状，如脱水程度和性质、代谢性酸中毒、低钾血症等。

4. 对症护理

（1）发热的护理：密切观察体温变化，体温超过 38.5℃ 者应鼓励小儿多饮水，同时给予物理降温，如采用头部冰敷、温水浴等措施，或给予药物降温，应严格按医嘱用药。使用以上措施后应注意观察体温是否下降，并及时记录。

（2）体液不足的护理：详见本章第四节

（3）保持皮肤完整性：应选用吸水性强、柔软布质或纸质尿布，避免使用不透气橡皮布或塑料布，防止尿布皮炎发生。及时更换尿布，每次便后用温水清洗臀部并吸干，以保持皮肤清洁干燥；局部皮肤发红处涂以5％鞣酸软膏或40％氧化锌油并按摩片刻，以促进局部血液循环；局部皮肤有溃烂者可采取暴露法或灯泡照射法，以促进愈合，照射时护理人员必须始终在患儿身旁守护，避免烫伤。

（4）腹胀、呕吐的处理：轻微腹胀无须治疗，重者可进行肛管排气或应用新斯的明，必要时遵医嘱胃肠减压，如低钾血症引起的腹胀应进行补钾；呕吐严重者可使用维生素 B_6，多潘立酮；严重者可禁食4~6h，并进行静脉补液。

（5）防止交叉感染：严格执行消毒隔离制度，感染性腹泻与非感染性腹泻分开收治；护理患儿前后应洗手；腹泻患儿的用物、食具等应严格消毒；指导家长严格执行隔离制度。

第四节　小儿体液平衡的特点和液体疗法

体液是人体的重要组成部分，体液平衡是维持正常生命活动所必需的条件。正常情况下，体液平衡包括维持水、电解质等各项指标的动态平衡，主要依靠神经内分泌系统和肺、肾脏等器官的正常调节功能。而小儿时期这些器官的功能发育不成熟，体液平衡调节能力差，易受疾病和环境因素的影响而发生体液平衡紊乱。

一、小儿体液平衡特点

（一）体液的总量和分布

体液包括血浆、细胞间液两个细胞外液区和一个细胞内液区。细胞内液和血浆液量相对固定，但细胞间液量变化较大。年龄越小，体液总量相对越多，细间液量所占的比例也越大。细胞内液和血浆比例与成人基本相同，小儿发生急性脱水时，由于细胞外液首先丢失，脱水症状出现早。

（二）体液的电解质组成

小儿与成人相似，但初生几日的新生儿血钾、氯、磷和乳酸偏高，血钠、钙和碳酸氢盐偏低。细胞内液以 K^+、Mg^{2+}、HPO_4^{2-} 和蛋白质为主，K^+ 维持细胞内液的渗透压。细胞外液的电解质主要为 Na^+、Cl^-、HCO_3^-，其中 Na^+ 含量占细胞外液阳离子总量的90％以上，对维持细胞外液的渗透压起主导作用。

（三）水代谢的特点

小儿年龄越小，每日需水量越多；小儿排泄水的速度较成人快；年龄越小，出入液量相对越多；婴儿体内水的交换率比成人快3~4倍。婴儿对缺水的耐受性差，易发生脱水。小儿体液调节功能不成熟，年龄小，肾脏的浓缩功能不成熟，排泄同量溶质所需水量较成人为多，尿量也相对较多，当入水量不足或出水量增加时，易发生代谢产物滞留和高渗性脱水；小儿肾脏稀释功能较好，但肾小球滤过率低，当摄入水量过多又易引起水肿和低钠血症。

（四）体液调节

体液调节主要靠肺脏、肾脏、神经和内分泌系统的调节功能，以及血浆中的缓冲系统。而小儿的体液调节功能较成人差，所以易出现水和电解质代谢紊乱。

二、水、电解质代谢紊乱和酸碱平衡失调

（一）脱水

脱水是指体液总量减少，尤其是细胞外液减少，除丢失水分外还丢失一部分电解质。导致脱水的主要原因是呕吐、腹泻致丢失体液过多和水分摄入量不足。

1. 脱水程度

指患病后累积的体液丢失量。一般根据体液丢失量占体重的百分比和临床表现将脱水分为轻、中、重三度。

肥胖小儿皮下脂肪多，判断脱水程度时易估计过低；而营养不良患儿因皮下脂肪减少，皮肤弹性差，常容易将脱水程度估计过高。临床上应特别注意，不能简单根据皮肤弹性判断脱水程度，应综合考虑。

2. 脱水性质

体液渗透压的改变。由于腹泻时水和电解质丢失比例不同，因而导致体液渗透压发生不同的改变，出现等渗、低渗、高渗三种不同性质的脱水，临床上以等渗性脱水最常见。由于维持细胞外液渗透压的主要成分是钠离子，因此临床常根据血清钠的改变来判断细胞外液的渗透压。

（1）低渗性脱水：电解质丢失多于水分的丢失，血清钠<130mmoL/L。低渗性脱水临床表现最明显，以细胞外液丢失为主，脱水症状较重，还较早出现四肢冰凉、皮肤花斑、血压下降、脉搏细速等休克表现。易出现肾功能不全和嗜睡、惊厥、昏迷等神经系统症状。

（2）等渗性脱水：水和电解质成比例丢失，血清钠为130~150mmoL/L。临床表现为一般脱水症状。

（3）高渗性脱水：水分丢失多于电解质的丢失，血清钠>150mmoL/L。高渗性脱水是临床比较少见的一种类型，以细胞内液丢失为主，患儿常有明显的口渴和烦躁不安，还可出现发热、惊厥等表现。

（二）代谢性酸中毒

代谢性酸中毒是小儿最常见的酸碱平衡紊乱，是由于血浆中 H^+ 增加或 HCO_3^- 减少所致。

1. 常见原因

①呕吐、腹泻导致大量碱性物质丢失。②热量摄入不足导致体内脂肪分解过多，酮体生成过多。③血容量不足，血液浓缩，血流缓慢，导致组织灌注不足、缺氧和乳酸堆积。④肾血流量减少，尿量减少，酸性代谢产物在体内蓄积。⑤氯化钙、氯化镁等酸性物质摄入过多等。

2. 临床表现

根据血 HCO_3^- 测定结果将酸中毒分为轻度（18~13mmoL/L）、中度（13~9mmoL/L）、重度（小于9mmoL/L）。轻度酸中毒无明显临床表现；典型酸中毒患儿口唇樱桃红或发绀、呼吸深快、呼出的气体有丙酮味、精神萎靡或烦躁不安、嗜睡，甚至昏迷等。新生儿及小婴儿临床表现不典型，仅有精神萎靡、拒食和面色苍白，呼吸改变不明显。

（三）低钾血症

1. 常见原因

①钾的摄入不足：腹泻患儿食欲减退，导致钾的摄入不足。②钾的丢失过多：呕吐、腹泻导致大量钾的丢失。③钾分布异常：在脱水、酸中毒纠正前，由于血液浓缩、酸中毒时钾离子由细胞内向细胞外转移及肾血流量减少致排钾减少等原因，体内总钾量虽减少，但血钾浓度可维持在正常范围内。经补充液体后，随着脱水、酸中毒的纠正，血钾被稀释、钾由细胞外向细胞内转移、输入葡萄糖合成糖原时消耗钾、肾血流量增加后排钾增多等原因，使血钾迅速下降。此外，碱中毒及胰岛素治疗等也引起钾向细胞内转移。一般当血清钾低于 3.5mmoL/L 时，临床即出现不同程度的缺钾症状。

2. 临床表现

主要有神经肌肉兴奋性降低、心脏损害及肾脏损害。常出现精神萎靡，反应低下，全身软弱无力，腱反射减弱或消失，腹胀、肠鸣音减弱或消失；心率增快、心肌收缩无力、心音低钝，血压降低，心脏扩大，心律失常等；心电图示 ST 段下降、T 波低平、双向或倒置，出现 U 波；口渴、多饮、多尿、夜尿等。

（四）低钙血症、低镁血症

腹泻、营养不良或有活动性佝偻病的患儿，当脱水、酸中毒纠正后，可出现低血钙的表现，少数可出现低血镁。低血钙、低血镁时常表现为惊厥、手足搐搦，若经有效补钙后惊厥仍未停止，应考虑低血镁。

三、常用液体种类、成分及配制

（一）非电解质溶液

常用5％和10％葡萄糖溶液，前者为等渗溶液，后者为高渗溶液。葡萄糖输入体内后很快氧化为水和二氧化碳，或转变为糖原储存在体内，失去其维持血浆渗透压作用，主要起补充水分和能量的作用，故被视为无张力溶液。

（二）电解质溶液

电解质溶液主要用于补充所丢失的体液和所需的电解质，纠正体液的渗透压和酸碱平衡失调。

1. 氯化钠溶液

0.9%氯化钠溶液（生理盐水）和复方氯化钠溶液均为等渗液。含 Na^+ 和 Cl^- 各154mmoL/L，钠含量接近血浆浓度，但氯比血浆浓度（血 Cl^- 103mmoL/L）高1/3。输入过多可引起高氯性酸中毒。因此，临床常以2份生理盐水和1份1.4%碳酸氢钠混合，使其钠与氯之比为3：2，与血浆中钠与氯之比相近。

2. 碱性溶液

主要用于纠正酸中毒。常用的有：①碳酸氢钠溶液。1.4%碳酸氢钠为等渗液；5%碳酸氢钠为高渗液，稀释3.5倍即为等渗液。②乳酸钠溶液。需在有氧条件下，经肝脏代谢产生 HCO_3^- 而发挥纠正酸中毒的作用，起效缓慢，且在肝功能不全、缺氧、休克、新生儿期及乳酸潴留性酸中毒时，不宜使用。1.87%乳酸钠为等渗液；11.2%乳酸钠为高渗液，稀释6倍即为等渗液。

3. 氯化钾溶液

用于纠正低钾血症。常用制剂为10%氯化钾溶液，静脉滴注时需稀释成0.2%～0.3%浓度。不可直接静脉注射，以免发生心肌抑制而致死亡。

（三）口服补液盐

口服补液盐为WHO推荐的治疗急性腹泻合并脱水和预防脱水的一种溶液。目前有多种配方，2002年WHO推荐使用的新配方为：氯化钠2.6g，枸橼酸钠2.9g，氯化钾1.5g，葡萄糖13.5g，使用前用温开水1000mL溶解。该溶液的渗透压为245mmoL/L，总钾浓度为0.15%，一般适用于预防脱水和纠正轻、中度脱水无严重呕吐者，在用于补充继续损失量和生理需要量时需适当稀释。

四、液体疗法

在静脉补液的实施过程中应做到"三定"（定量、定性、定速）、"三先"（先盐后糖，先快后慢，先浓后淡）及"三补"（见尿补钾，防惊补钙，见酸补碱）。

（一）第一天补液

1. 补液总量

第一天补液的总量应包括累积损失量、继续损失量和生理需要量三个方面，一般轻度脱水90～120mL/kg，中度脱水120～150mL/kg，重度脱水150～180mL/kg。幼儿以上年龄患儿补液量应减少1/4～1/3。

2. 补液种类

根据脱水性质决定，若临床判断脱水性质有困难时，可先按等渗性脱水处理。等渗性脱水补1/2张含钠液，低渗性脱水补2/3张含钠液，高渗性脱水补1/3～1/5张含钠液。

3. 补液速度

根据脱水程度决定补液速度，原则上应先快后慢。累积损失量应在开始输液的8～12h内补足，每小时8～10mL/kg左右。重度脱水的患儿应先扩充血容量，以改善血液循环及肾功能，常用2：1等张含钠液20mL/kg（总量不超过300mL），在30min至1h内快速输入或直接静脉注射。累积损失量在前8～12h内输完，每小时8～10mL/kg，继续损失量和生理需要量在后12～16h内输入，每小时约5mL/kg。

4. 纠正酸中毒

输入的混合溶液中有一部分碱性溶液，输液后循环和肾脏功能改善，轻度酸中毒可纠正。如果酸中毒症状仍严重，可结合血气分析结果，补充碱性液纠正，碳酸氢钠可作为首选药物。

5. 纠正低血钾

严重脱水、肾功能障碍者补钾有引起高血钾的危险，必须见尿补钾。酸中毒纠正后，钾离子进入细胞内使血钾降低，在循环改善、出现排尿后应及时补钾。一般每日可给钾3.0mmoL/kg，严重低钾者可给4.0～6.0mmoL/kg。每日静脉补钾时间，不应小于8h（速度应小于每小时0.3mmoL/L），浓度小于0.3%

（40mmoL/L）。治疗低钾血症须持续 4~6d。

6. 纠正低血钙和低血镁

出现低钙时可用 10％葡萄糖酸钙 5~10mL 加等量 5％或 10％葡萄糖溶液 20~30mL 稀释后，缓慢（10min 以上）静脉注射或静脉滴注。低镁者用 25％硫酸镁按每次 0.1mg/kg 深部肌内注射。

（二）第二天及以后补液

一般只需补充继续损失量和生理需要量，并在 12~24h 内均匀地输入，需继续纠正代谢性酸中毒和电解质紊乱。能够口服者应尽量口服。

五、小儿液体疗法的护理

（一）补液前护理评估

评估患儿发病经过，发病后病情发展。了解补液的目的及临床意义，熟悉常用溶液的种类，混合溶液的组成成分、配制方法。及时向家长或患儿讲述输液的目的和要达到的治疗效果，消除患儿家长或患儿的恐惧心理，以取得配合。遇有烦躁不安不能够配合的患儿应适当给予约束，必要时可以使用镇静剂。

（二）补液过程中的注意事项

严格按照医嘱进行补液量的安排，保持静脉通道的通畅，严格掌握输液速度，明确每小时输液量，计算出每分钟输液滴速。有条件时最好用输液泵，以更精确地控制输液速度。

（三）观察病情变化

（1）监测生命体征，定时监测体温、脉搏、呼吸、血压、精神变化。遇有心率、呼吸加快应警惕输液速度是否过快，避免因输液过快造成心力衰竭或肺水肿。

（2）观察脱水、酸中毒及电解质紊乱是否得到纠正。输液过程中注意观察患儿精神状态，尿量有无增多，眼窝及前囟凹陷程度有无改善，皮肤弹性是否恢复，口渴有无改善，从而判断脱水是否改善。注意观察呼吸和面色有无改变，防止酸中毒纠正后出现低钙惊厥。补充碱性药物及钙剂时应注意防止液体外渗或外漏出血管，避免造成局部组织坏死。

（3）观察低钾血症的表现，并按照"见尿补钾"的原则，严格控制补钾的浓度和速度，切忌直接静脉注射。

（4）注意观察液体输入是否通畅。

（四）详细记录 24h 出入量

24h 液体出量包括尿量、呕吐量、大便丢失的水分及不显性失水量；24h 入量包括静脉补液、口服液体及食物中所含的水分。准确记录出入量，便于医生及时给患儿修改补液计划。

第五节　胃　炎

【概述】

胃炎是指由各种物理性、化学性或生物性有害因素引起的胃黏膜或胃壁炎性病变。根据病程分急性和慢性两种，后者发病率高。

【病因与发病机制】

1. 急性胃炎

病因包括感染、药物、应激、乙醇，以及变质、粗糙和刺激性食物，腐蚀性物质，碱性反流，缺血，放射，机械创伤等。其发病机制主要是由于有害因素直接或间接地削弱了胃黏膜防御机制的某些成分，即损伤因子与防御因子间的平衡遭破坏。

2. 慢性胃炎

是有害因子长期反复作用于胃黏膜引起损伤的结果。儿童慢性胃炎中以浅表性胃炎最常见，占 90％~95％，萎缩性胃炎极少。病因迄今尚未完全明确，可能与感染、胆汁反流、长期服用刺激性食物和药物及精神紧张等有关。

【临床表现】

1. 急性胃炎

发病骤急，轻者食欲不振、腹痛、恶心、呕吐。上腹痛于正中偏左或脐周压痛，呈阵发性加重或持续性钝痛，伴腹部饱胀、不适。少数患儿出现腹部剧痛。严重者可出现呕血、黑便、脱水、电解质及酸碱平衡紊乱。有感染者常伴有发热等全身中毒症状。

2. 慢性胃炎

常见症状为反复发作无规律性的腹痛，疼痛轻者为间歇性隐痛或钝痛，严重者为剧烈绞痛。常伴有食欲不振、恶心、呕吐、腹胀，继而影响营养状况及生长发育。胃黏膜糜烂出血者伴呕吐、黑便。

【辅助检查】

1. 胃镜检查

为最有价值、安全、可靠的诊断手段。可直接观察胃黏膜病变及其程度，可见黏膜广泛充血、水肿、糜烂、出血，有时可见黏膜表面有黏液斑或反流的胆汁。Hp 感染胃炎时，还可见到胃黏膜微小结节形成（又称胃窦小结节或淋巴结细胞样小结节增生），同时可取病变部位组织进行 Hp 和病理学检查。

2. Hp 检测

（1）胃黏膜组织切片染色与培养：Hp 培养需在微氧环境下用特殊培养基进行，3~5 天可出结果，是最准确的诊断方法。

（2）尿素酶试验：尿素酶试剂中含有尿素和酚红，Hp 产生的酶可分解其中的尿素产生氨，后者使试剂中的 Hp 值上升，从而使酚红由棕黄色变成红色。将胃黏膜中的活体组织放入上述试剂（滤纸片）中，如胃黏膜含有 Hp 则试剂变成红色。此法快速、简单，特异性和敏感性可>90％。

（3）血清学检测 Hp 抗体：IgM 可在清除 Hp 几个月后仍保持阳性，限制了其诊断意义。

（4）核素标记尿素呼吸试验：让患儿口服一定量的放射性核素 13C 标记的尿素，如患儿消化道内含有 Hp，则 Hp 产生的尿素酶可见尿素分解产生 CO_2 由肺呼出。通过测定呼出气体中 13C 含量即可判断胃内 Hp 感染程度。其特异性和敏感性均>90％。

【治疗要点】

1. 急性胃炎

去除病因，积极治疗原发病，避免服用一切刺激性食物和药物，纠正水、电解质紊乱。有上消化道出血者应卧床休息，保持安静，监测生命体征及呕吐与黑便情况。静脉滴注 H2 受体拮抗剂，口服胃黏膜保护剂。细菌感染者应用有效抗生素。

2. 慢性胃炎

（1）去除病因，积极治疗原发病。

（2）饮食治疗：养成良好的饮食习惯和生活规律。饮食定时定量，避免服用刺激性食品和对胃黏膜有害的药物。

（3）药物治疗：①黏膜保护剂，如碱式碳酸铋、硫糖铝、蒙脱石粉剂等；②H_2 受体拮抗剂，常用西咪替丁、雷尼替丁、法莫替丁等；③胃肠动力药，腹胀、呕吐和胆汁反流者多用潘立酮、西沙比利；④有幽门螺杆菌感染者应进行规范的抗 Hp 治疗，药物治疗时间视病情而定。

【护理评估】

1. 现病史

（1）局部：有无腹痛，腹痛的部位、诱因、性质、与饮食的关系，有无腹部反跳痛及肌紧张。

（2）全身：有无食欲不振、消瘦、慢性营养不良，有无面色苍黄等贫血表现。

2. 健康史

包括性别、年龄、家族史等，重点了解患儿的饮食习惯，既往有无反酸、腹胀、嗳气和类似发病史，有无过敏史。

3. 辅助检查

胃镜检查和 Hp 检测。

【常见护理诊断/合作性问题】

1. 疼痛

与胃炎致腹痛有关。

2. 知识缺乏

患儿及家长缺乏预防 Hp 感染及治疗的相关知识。

【护理目标】

(1) 患儿疼痛减轻。

(2) 家长可描述 Hp 防治要点。

【护理措施】

1. 一般护理

多休息,劳逸结合。学龄期儿童适当减少作业,避免玩刺激性游戏,使身体和心理均获得有效放松,利于疾病健康。对于呕吐较剧或呕吐带血的患儿则严格卧床休息,以减少机体能量的消耗。呕吐后及时更换清洁衣被,做好口腔护理,减少不良刺激。

2. 饮食护理

急性期如频繁呕吐、恶心、上腹疼痛者暂禁食,给予静脉补充液体,让胃肠道得到充分休息。出血者遵医嘱适当延长禁食时间。待症状缓解后,可进食清淡温流质饮食,如米汤、稀藕粉,逐步添加牛奶。指导患儿细嚼慢咽,勿急食,使食物与唾液充分搅拌均匀,以减轻胃的负担。如临床症状无反复,可予温软易消化食物,如粥、烂面、鸡蛋羹等,要少量多餐规律进食。恢复期可结合患儿饮食习惯逐步增加饮食种类,但应少食甜食,避免辛辣刺激性、粗糙食物和油炸类食品。勿食过冷过热易产气的食物和饮料。注意饮食卫生。

3. 对症护理

(1) 呕吐:注意观察和记录呕吐物的性质、量及色泽,呕吐时给予患儿侧卧位,防止呕吐物误吸。呕吐严重者暂禁食,开通静脉输液,遵医嘱给予 H_2 受体阻滞剂和维生素 B_6 缓解症状,详细记录患儿的出入液量,合理安排输液顺序和输液速度,防止发生脱水和电解质、酸碱平衡紊乱。

(2) 腹痛:上腹隐痛者予调整卧位,按摩局部,促进舒适。采取各种方式转移患儿的注意力以缓解疼痛。对于疼痛剧烈者暂禁食,明确诊断后遵医嘱应用解痉止痛药。注意观察和记录疼痛的部位、性质和程度,患儿对疼痛的耐受能力和身心反应以及应用解痉止痛药的效果,是否伴有腹泻等。

4. 内镜检查的护理

(1) 术后留观 30 分钟,注意有无腹痛等不适症状。术后数日内注意大便颜色,教会患儿及其家长观察方法,若有消化道出血及时来医院就诊。

(2) 术后禁食、禁水 2 小时,当日以温凉半流质为宜。行活检的患儿防止粗糙饮食对胃黏膜的摩擦导致出血。

(3) 术后 1~2 天内患儿可有短暂咽喉部轻微疼痛或异物感,有些患儿可有咳痰的症状,指导其勿反复用力咳嗽,以免损伤咽喉部黏膜,可含服清凉润喉片。

5. 心理护理

急性期因起病突然,频繁呕吐和腹泻,患儿及其家长易产生恐慌心理。此时,医护人员要耐心细致地给他们讲解小儿急性胃炎的病因、治疗和预后,告知诊断明确后,通过控制饮食和药物治疗,症状一般会缓解。等到病情控制,食欲恢复后,患儿想进食各种自己喜好的食物,而家长也迫切想补充孩子的营养,此时医护人员要反复强调遵循饮食指导对防治该病的重要性。年龄稍大的患儿和家长会担心病情反复,此时需要予以安慰，告知其小儿正处于生长发育阶段，新陈代谢快，组织修复能力比成人强，治愈后不易复发。但同时也要告诫家长不要给孩子过多的压力，平时要多表扬、鼓励，身心护理相结合更有利于疾病的康复。

6. 健康教育

（1）根据饮食护理内容指导家长规律喂养患儿，注意饮食卫生。禁食生冷、刺激性食品。

（2）患儿生活规律，并注意劳逸结合，避免不良情绪刺激影响胃的功能。

（3）指导患儿正确服药。许多药物有刺激胃肠道的不良反应，如非甾体类抗炎药、某些抗生素、制霉菌素等，应避免使用。感冒时应尽量选择中成药。

（4）Hp 防治。预防 Hp 感染要把住病从口入关。不共用餐具，饭前便后洗手，尽量吃高温加热的熟食，喝开水，生吃的瓜果蔬菜要洗净。联合应用抗生素，是治疗 Hp 相关疾病的有效措施，Hp 的根除率达90％以上，无明显不良反应，病人耐受性好。判断 Hp 感染的治疗效果应根据 Hp 的根除率，而不是清除率。根除是指治疗终止后至少在 1 个月后，通过细菌学、病理组织学或放射性核素示踪方法证实无细菌生长。

7. 出院指导

生活规律，放松心情，避免应激因素。勿暴饮暴食，做好饮食卫生，控制冷食，遵循住院期间的饮食指导原则。慎用水杨酸盐类药物。胃镜检查异常者应遵循医嘱按时复查，正确服药。

【护理评价】

（1）胃炎相关症状减轻。

（2）家长情绪稳定，了解疾病相关知识，积极配合治疗。

（3）顺利完成胃镜检查。

第六节 肠套叠

【概述】

肠套叠是指近端肠管及其系膜套入远端肠腔所致的疾病，是婴幼儿时期常见的急腹症之一。多发生在 2 岁以内的小儿，尤以 4~10 个月的婴儿发病率最高。男女婴之比约为 3∶1。健康肥胖儿更多见，春季发病率高，可能与上呼吸道感染及淋巴结病毒感染有关。

【病因与发病机制】

肠套叠分为原发性和继发性两种。95％为原发性，多为婴幼儿，病因尚未完全清楚，不存在显著性器质性病变。有学者认为婴幼儿回盲部系膜尚未完全固定、活动度较大是原发性肠套叠的原因。约 5％病例为继发性，多为年长儿，发生肠套叠的肠管可见明显的机械性原因，如梅克尔憩室、肠息肉、肠肿瘤、肠重复畸形等可牵引肠壁而发生肠套叠。

有些促发因素可导致肠蠕动的节律发生紊乱，从而诱发肠套叠，如饮食改变、腹泻及肠道发生病毒感染等均与之有关。其中，病毒感染后可以导致末端回肠集合淋巴结增生，局部肠壁增厚，甚至突入肠腔，构成套叠起点，加之肠道病毒感染后蠕动增强导致发病。

肠套叠依据套入部位不同分为回盲型、回结型、回回结型、小肠型、多发型。以回盲型最为常见。大多数肠套叠在最初 24 小时内不引起肠绞窄，但以后可逐渐发展为肠坏死，甚至休克。肠套叠的鞘部尤其是颈部挤压套入肠管，肠系膜遭牵拉和压迫，使静脉和淋巴回流受阻，套入部肠管淤血、水肿、肠壁增厚、颜色变紫，并有血性渗液及腺体黏液分泌增加，产生血便。病情进一步进展，可影响动脉血运，最后肠管发生坏死，出现全身中毒症状。重者出现肠穿孔和腹膜炎。

【临床表现】

随着年龄不同而临床表现不同，2 岁以下患儿肠套叠多为急性肠套叠，年长儿多为慢性。

1. 急性肠套叠

（1）阵发性腹痛：常突然发作，表现为剧烈的肠绞痛，哭闹不安，屈膝缩腹、面色苍白、拒食、出汗，持续数分钟后腹痛缓解，小儿恢复安静或入睡。间歇 10~20 分钟后又反复发作。阵发性哭吵是由于鞘部强烈收缩，肠系膜受牵连所致。

（2）呕吐：在腹痛后数小时发生，开始为胃内容物，如乳汁、乳块和食物残渣，后可含胆汁，晚期可呕吐粪便样液体。

（3）果酱样黏液血便：出现症状的最初几小时大便可以是正常的，以后大便少或者无便。约 85％病例在发病后 6~12 小时排出果酱样黏液血便，或在做直肠指检时发现血便。

（4）腹部包块：多数病例在右上腹季肋下可触及有轻微触痛的套叠肿块，呈腊肠样包块，光滑不太软，稍可移动。晚期病例发生肠坏死或腹膜炎时，出现腹胀、腹水、腹肌紧张和压痛，不易扪及肿块，有时腹部扪诊和直肠指检双合诊可触及肿块。

（5）全身情况：患儿早期一般情况好，体温正常，无全身中毒表现。随着病程延长，并发肠坏死或腹膜炎时，全身情况恶化，常有严重脱水、高热、嗜睡、昏迷及休克等中毒症状。

2. 慢性肠套叠

年龄越大，发病过程越缓慢。主要表现为阵发性腹痛，腹痛时上腹或脐周可触及肿块，不痛时腹部平坦柔软无包块，病程有时长达十余日。由于年长儿肠腔较宽阔可以不出现肠梗阻症状，肠管不易坏死。呕吐少见，血便出现也较晚。

【辅助检查】

1. 腹部 B 超

在套叠部位横断扫描可见同心圆或靶环状肿块图像，纵断扫描可见"套筒"征。

2. B 超监视下水压灌肠

可见靶环状肿块影退至回盲部，"半岛"征由大至小，最后消失，诊断治疗同时完成。

3. 空气灌肠

可见杯口阴影，能清楚看见套叠头的块影，并可同时进行复位治疗。

4. 钡剂灌肠

可见套叠部位充盈缺损和钡剂前端的杯口影，以及钡剂进入鞘部与套入部之间呈现的线条状或弹簧状阴影。只用于慢性肠套叠的疑难病例。

【治疗要点】

急性肠套叠属于急诊，可危及生命，一旦确诊需立即复位。

1. 非手术治疗

空气灌肠。适应证：肠套叠在 48 小时内；全身情况良好；腹部不胀，腹壁柔软。

2. 手术治疗

肠套叠超过 48~72 小时，或虽然时间不长但病情严重疑有肠坏死或穿孔者，以及小肠型肠套叠均需手术治疗。手术时根据患儿全身情况以及病变肠管病理变化选择进行套叠肠管复位术、肠切除吻合术或肠造瘘术。

【护理评估】

1. 现病史

有无腹痛或腹块，有无腹部压痛和肌紧张，直肠指诊手套上有血性黏液便。有无食欲减退、呕吐、腹胀等，有无体温升高、脉搏加速、精神反应差等。

2. 健康史

包括性别、年龄、现病史等，重点了解患儿的喂养情况。既往有无类似发病史，有无过敏史。

3. 辅助检查

腹部 B 超检查、空气灌肠、腹部平片、钡剂灌肠。

4. 心理社会因素

包括家长心理承受能力、对疾病的认知程度以及社会支持系统等。

【常见护理诊断/合作性问题】

1. 疼痛

与肠系膜受牵拉和肠管强烈收缩有关。

2. 体液不足

与患儿呕吐有关。

3. 营养失调（低于机体需要量）

与患儿禁食、胃肠减压有关。

4. 知识缺乏

与患儿家长缺乏疾病治疗及护理知识有关。

5. 潜在并发症

肠坏死、肠穿孔、腹膜炎。

【护理目标】

（1）患儿腹痛缓解或减轻。

（2）患儿脱水得到纠正。

（3）满足患儿营养的需求。

（4）患儿家长了解疾病表现和治疗方法，能够正确观察和护理患儿。

（5）患儿并发症得到及时诊断和处理，或无并发症发生。

【护理措施】

1. 非手术治疗的护理

密切观察患儿腹痛、呕吐、大便情况。非手术治疗患儿行空气灌肠，遵医嘱给予苯巴比妥镇静，阿托品解痉。如灌肠成功，应有以下表现：①安静入睡，不再哭闹，停止呕吐；②腹部肿块消失；③口服活性炭在 6~8 小时后排出体外；④肛门排气及排出黄色大便，或者可先有少量血便后转为正常颜色大便。如果灌肠后，患儿仍哭闹不安，腹部包块未消失，应考虑复位失败或肠套叠复发，还需注意有无肠穿孔的表现。应及时通知医生，必要时行急诊手术。

2. 术前护理

（1）密切观察病情：指导患儿卧床休息，取舒适卧位，加强生命体征和腹部体征的观察。观察患儿意识、反应和生命体征，如果出现精神萎靡或嗜睡，面色苍白、体温升高、脱水，甚至休克等症状，提示病情加重，可能已出现中毒性休克或肠道穿孔等并发症。给予及时抢救并做好术前准备。

（2）心理护理：耐心倾听家长的诉说，讲解有关疾病、手术的基础知识，给予家长心理支持和鼓励。

（3）给予患儿禁食、胃肠减压：妥善固定胃管，做好胃管护理；建立静脉通路，根据医嘱静脉补充液体，准确记录出入液量，纠正水盐失衡；做好皮肤准备；完成术前血尿粪常规、凝血功能、肝肾功能、测定血型等检查。

3. 术后护理

（1）生命体征观察：观察血压、呼吸、脉搏，观察腹部体征及肠功能恢复情况。

（2）伤口护理：观察敷料有无渗血、渗液，保持敷料清洁干燥。腹带包扎，减轻伤口张力。

（3）导管护理：术后带回胃肠减压管和导尿管。导管给予妥善固定，并保证引流通畅，避免扭曲滑脱，观察和记录引流液的色、质、量。留置导尿管者每日尿道口以生理盐水棉球护理 2 次。集尿袋固定不可高于患儿耻骨联合。

（4）饮食与营养：禁食期间遵医嘱给予静脉补充水、电解质，记录出入液量，保证出入平衡。手术未切除肠管者，可在术后1~2天恢复饮食。切除肠管者，根据病变肠管部位和切除肠管的长短调整饮食。肛门排气、排便后，拔出胃管后患儿可以进食流质，逐步过渡到半流质、正常饮食。少部分患儿可有造瘘，此时应该根据肠管情况进行饮食指导。营养不良者，遵医嘱补充白蛋白，促进伤口愈合。

（5）体位和活动：鼓励患儿早期活动，以防肠粘连。手术后当天即可床上活动，病情稳定后，应及早下床活动。

（6）疼痛护理：患儿手术后有伤口疼痛，根据年龄使用评估量表，轻度疼痛可根据患儿年龄的大小及病情，选择安慰奶嘴、玩具等分散注意力，以缓解其疼痛。中度疼痛以上需汇报医生，遵医嘱给予镇痛药物。

4. 健康指导

（1）告知家长肠套的好发人群、临床表现和治疗方法。

（2）空气复位的目的，胃肠减压的目的，口服活性炭的目的及大便的观察。

（3）手术后早期活动的意义，饮食的选择和喂养方法，注意饮食卫生，不食不洁的食物，不暴饮暴食，进食后不做剧烈运动。

（4）保持大便通畅，有便秘者应及时给予缓泻剂，促进排便。避免腹泻、肠炎、高热等诱发肠套叠的因素。

（5）注意观察患儿有无出现呕吐、腹痛、便血等表现，异常者及时就诊。

【并发症的观察与护理】

1. 肠穿孔

（1）临床表现：患儿剧烈腹痛、腹胀、呕吐。X线片检查有膈下游离气体。

（2）处理：禁食、胃肠减压，积极完善术前准备，进行手术治疗。

2. 肠坏死

（1）临床表现：剧烈腹痛、腹胀，消化道出血倾向，患儿一般情况差。B超检查显示腹腔积液，或腹腔穿刺抽出血性液体。

（2）处理：禁食、胃肠减压，积极完善术前准备，对症治疗，进行手术治疗。

【护理评价】

（1）疼痛缓解或得到控制。

（2）患儿水、电解质平衡，营养状况良好。

（3）家长情绪稳定，了解疾病相关知识，积极配合医务人员的诊治和护理。

（4）未发生肠坏死、肠穿孔等并发症，或发生后及时得到治疗和处理。

第七节　急性阑尾炎

【概述】

急性阑尾炎是阑尾腔梗阻和细菌入侵引起的一种小儿常见的急腹症，可发生在任何年龄，以6~12岁最为常见，占90%。3岁以下少见，新生儿罕见。婴幼儿急性阑尾炎发病率虽低，但其诊断困难，如治疗不及时可并发腹膜炎，穿孔率高，术后并发症多，1岁以内婴儿的穿孔率达100%，小儿急性阑尾炎的死亡率达2%~3%。因此，急性阑尾炎的早期诊断和治疗非常重要。

【病因与发病机制】

1. 阑尾管腔阻塞

阑尾的管腔狭小而细长，远端又封闭呈一盲端，管腔发生阻塞是诱发急性阑尾炎的基础。正常情况下，阑尾腔的内容物来自盲肠，经阑尾壁的蠕动可以完全排出，如果不同因素使管腔发生阻塞后，这种正常排空的能力受阻。据统计坏疽性阑尾炎的病理中，70％～80％可发现阑尾腔有梗阻的因素存在，梗阻的部位大多在阑尾的根部，当然也可在阑尾的中段和远段，梗阻的原因有：

（1）粪石阻塞：粪石是阑尾腔内由粪便、细菌及分泌物混合、浓缩而成，大多为一个，约黄豆大小。当较大的粪石嵌顿于阑尾的狭窄部位时，即可发生梗阻。

（2）淋巴滤泡的增生：阑尾黏膜下层有着丰富的淋巴组织，任何原因使这些组织肿胀均可引起阑尾管腔狭窄。在青少年急性阑尾炎中，约有60％是由淋巴组织肿胀而诱发。

（3）其他异物：约占4％，如食物中的残渣、寄生虫的虫体和虫卵，均可引起阑尾管腔阻塞。

2. 细菌感染

阑尾腔内存在大量细菌，包括需氧菌及厌氧菌两大类，菌种与结肠内细菌一致，主要为大肠埃希菌、肠球菌及脆弱类杆菌等。细菌由阑尾黏膜面的溃疡侵入，并逐渐向阑尾壁各层发展，引起化脓性感染。细菌也可经血液循环到达阑尾。儿童在上呼吸道感染时，急性阑尾炎的发病可增高。

【临床表现】

急性阑尾炎的典型临床表现是逐渐发生的上腹部或脐周围的隐痛，数小时后腹痛转移至右下腹部。

1. 胃肠道症状

腹痛、恶心、呕吐、腹泻。

2. 全身症状

发热、脉搏加快、精神异常。

3. 腹部体征

右下腹压痛、肌紧张及反跳痛，结肠充气试验阳性，腰大肌刺激征和举腿试验阳性。

【辅助检查】

（1）腹部B超检查。

（2）腹部CT检查。

【治疗要点】

1. 保守治疗

症状、体征不明显及阑尾脓肿未形成前不适宜引流者，应进行保守治疗，主要是抗感染治疗。

2. 手术治疗

阑尾切除术、阑尾脓肿引流术。

禁忌证：①浸润期、脓肿期阑尾炎，阑尾周围已形成粘连或穿孔已形成脓肿，手术可使感染扩散、炎症粘连分离困难，可伤及其他组织与器官者；②实施腹腔镜阑尾切除术时，既往下腹部有手术史，特别是有炎性疾病、严重心肺功能不全、膈疝、重度出血倾向、脐疝、股疝、腹壁侧支循环过多者。

【护理评估】

1. 现病史

有无腹痛、压痛、反跳痛和肌紧张。有无发热、脉搏加快、食欲减退、呕吐等征象。

2. 健康史

包括性别、年龄、现病史等。既往有无类似发病史，有无过敏史。

3. 辅助检查

B超、CT检查。

4. 心理社会因素

包括家长心理承受能力、对疾病的认知程度，以及社会支持系统等。

【常见护理诊断/合作性问题】

1. 疼痛

与肠道刺激征有关。

2. 体温异常

与阑尾炎性反应有关。

3. 知识缺乏

与患儿家长缺乏疾病治疗及护理知识有关。

4. 潜在并发症

出血、肠穿孔、粪瘘、伤口感染、肠梗阻。

【护理目标】

（1）患儿腹痛减轻或消失。

（2）患儿体温维持在合理范围，及时处理高热。

（3）患儿家长了解疾病表现和治疗方法，能够正确观察和护理患儿。

（4）无并发症发生，或并发症发生后能得到及时治疗和处理。

【护理措施】

1. 术前护理

（1）密切观察病情：观察患儿生命体征的变化，高热时及时给予物理降温或药物降温。观察患儿腹痛的部位、性质、程度，有无压痛、反跳痛、腹肌紧张等。有腹膜炎时应给予胃肠减压。禁用止痛药。观察患儿有无呕吐及大便情况。如患儿腹痛加剧、出现发热等，应及时通知医生。

（2）心理护理：耐心倾听家长的诉说，根据具体情况给予详细解释和指导，讲解有关疾病、手术的基础知识，给予家长心理支持和鼓励。

（3）抗炎、支持治疗：合理补液，纠正水、电解质紊乱。遵医嘱完成术前血尿粪常规、凝血功能、肝肾功能等检查。腹痛剧烈者加抽淀粉酶，出现呕吐患儿需检查血电解质。

（4）禁服泻药及灌肠：以免肠蠕动加快，增高肠内压力，导致阑尾穿孔或炎症扩散。

（5）饮食与营养：急性期应禁食禁饮，腹胀时给予胃肠减压。保守治疗期间，可根据患儿实际情况，禁食或进食清淡的食物，以调节患儿胃肠功能。

（6）做好皮肤准备：年幼患儿需清洁皮肤及脐孔，年长儿需备皮。

2. 术后护理

（1）病情观察：密切监测生命体征及病情变化，定时测量体温、脉搏、血压，并准确记录；加强巡视，观察患儿腹部体征的变化；观察患儿排便情况，出现里急后重及腹泻症状者可予温盐水保留灌肠，促进炎症吸收。

（2）伤口护理：观察敷料有无渗血渗液，保持敷料清洁干燥。咳嗽时注意保护切口；如有腹腔引流管者，需观察引流液的色、质、量，术后2~3天拔出引流管。

（3）导管护理：待肠功能恢复后拔出胃肠减压管。

（4）饮食与营养：未穿孔阑尾炎手术当日禁食，术后第一天进流质饮食，第2天进半流质饮食，术后3~4天过渡至普食。穿孔阑尾炎需禁食2~3天，待肛门排气，肠蠕动恢复后，进流质饮食。避免牛奶、豆制品等产气食物，以免患儿引起腹胀，术后7天过渡至普食。住院时间也需延长至1周。

（5）体位和活动：术后6小时后给予半卧位休息，鼓励患儿早期活动，以防肠粘连。轻症患儿手术后当天即可活动，重症患儿也需在床上多做翻身运动，待病情稳定后，应尽早下床活动。

（6）疼痛护理：患儿手术后有伤口疼痛，根据年龄使用评估量表。轻度疼痛可根据患儿年龄大小及病情，选择听音乐、做游戏等分散注意力，以缓解其疼痛。中度疼痛以上需汇报医生，遵医嘱给予镇痛药物。

3. 健康指导

（1）患儿早期活动，促进肠功能恢复。注意休息，避免劳累，2周内避免剧烈活动。

（2）术后合理饮食，鼓励患儿摄入营养丰富饮食，有利于伤口愈合；饮食种类及量应循序渐进，避免暴饮暴食。

（3）如果出现呕吐、腹痛等症状，应及早就诊。

【并发症的观察与护理】

1. 腹腔感染或脓肿

多见于术后7~14天，观察患儿有无体温升高或下降后又升高，白细胞增多，有无腹痛、腹胀、腹部压痛、腹肌紧张或腹部包块等。处理：遵医嘱使用抗生素治疗，温盐水保留灌肠，每天1次。

2. 粘连性肠梗阻

观察有无肠梗阻的症状，如腹痛、腹胀、停止排气排便等，多发生于阑尾穿孔腹膜炎或脓肿。处理：禁食、胃肠减压、抗炎补液治疗，遵医嘱给予开塞露通便或肛管排气。

【护理评价】

（1）疼痛缓解或得到控制。

（2）患儿体温恢复正常。

（3）家长情绪稳定，了解疾病相关知识，积极配合医务人员的诊治和护理。

（4）未发生肠穿孔、伤口感染、粘连性肠梗阻等并发症，或发生后及时得到治疗和处理。

（李　雯）

第十章 血液系统疾病患儿的护理

第一节 出 血

一、特发性血小板减少性紫癜

【概述】

出血性疾病是指由于正常止血机制发生异常，从而引起的以自发性出血或轻微损伤后出血不止为主要临床表现的一类疾病。根据发病机制的不同，一般可分为三大类：①由于血管结构异常和功能异常引起，如过敏性紫癜；②由于血小板异常性疾病引起，如血小板减少性紫癜、血小板病等；③由于凝血功能异常性疾病，如血友病等。本节主要讨论特发性血小板减少性紫癜。

特发性血小板减少性紫癜（ITP）又称原发性血小板减少性紫癜、自身免疫性血小板减少性紫癜，为小儿出血性疾病中最常见的疾病。

【病因与发病机制】

特发性血小板减少性紫癜病因未明确，目前认为是一种自身免疫性疾病。患儿由于自身免疫过程或病毒感染等外来抗原的作用在体内产生血小板相关抗体，这种抗体可吸附在正常人体血小板表面，从而引起血小板的减少。血小板数量的减少是引起出血的主要原因，血小板功能的下降及毛细血管脆性通透性的增加会促进出血。

【临床表现】

临床表现以皮肤黏膜自发性出血、血小板减少、血块收缩不良、血管脆性增加为主。

【辅助检查】

1. 血常规

血小板数<$50×10^9$/L可见自发性出血；<$25×10^9$/L可见广泛出血，外伤出血不止；<$10×10^9$/L出血严重。急性出血或反复多次出血后，红细胞及血红蛋白常减少，白细胞数增高。

2. 骨髓象

巨核细胞数正常或增多，分类幼稚细胞比例增多。

3. 血小板抗体检查

含量明显升高，急性型更为显著。

【治疗要点】

1. 预防出血

急性期患者需卧床休息，注意安全，预防外伤及感染，忌用阿司匹林等抑制血小板功能的药物。

2. 肾上腺皮质激素的应用

（1）密切监测糖皮质激素的不良反应：库欣综合征、感染、代谢紊乱、血压异常、骨质疏松等，小儿应监测生长和发育情况。

（2）注意停药反应和反跳现象：停药反应，即长期中等量或大剂量使用糖皮质激素时，减量过快或突然停用可出现肾上腺皮质功能减退样症状，轻者表现为精神萎靡、乏力、食欲减退、关节和肌肉疼痛；重者可出现发热、恶心、呕吐、低血压等，危重者甚至发生肾上腺皮质危象，需及时抢救。反跳现象即在长期使用糖皮质激素时，减量过快或突然停用可使原发病复发或加重，应恢复糖皮质激素治疗并常需加大剂量，稳定后再缓慢减量。

3. 输注血小板和红细胞

严重出血时可输注血小板，贫血者可输注浓缩红细胞悬液。

4. 脾切除

脾切除手术指征为急性 ITP 的重型，严重出血危及生命、内科治疗疗效不佳者；慢性 ITP 中血小板计数持续 $<30 \times 10^9/L$，并且常出血，内科治疗疗效不佳，或经常可能受伤的患儿。

【护理评估】

1. 基本资料

生命体征（T、P、R、BP）的评估，ITP 伴感染时可引起发热；严重贫血或感染发热时会引起脉搏偏快和呼吸困难。

2. 健康管理

询问家族史，了解有无遗传因素；询问个人史，了解有无病毒感染史，如上呼吸道感染史、水痘、腮腺炎、麻疹等；询问预防接种史，因为预防接种也可为 ITP 的诱发因素；询问用药史，了解求医过程及用药情况。

3. 营养代谢

了解患儿的食物偏好，食欲，近期体重变化；评估患儿面色、甲床颜色，有无皮肤出血点、瘀斑、口腔黏膜、鼻黏膜、肛周黏膜等情况。

4. 排泄

评估尿色、便色，了解有无出血情况。

5. 活动运动

患儿若存在关节血肿，评估是否会引起活动障碍；评估患儿是否易疲倦。

6. 认知感觉

评估患儿有无头晕，患儿及家长对疾病的认识。

7. 自我感知

评估患儿的入院心理、情绪状态及应激应对。

【常见护理诊断/合作性问题】

1. 潜在并发症

出血。

2. 有感染的危险

与糖皮质激素和（或）免疫抑制剂的使用致免疫功能下降有关。

3. 皮肤完整性受损

与血小板降低致皮肤瘀点、瘀斑有关。

【护理措施】

1. 密切观察病情变化

（1）观察皮肤瘀点、瘀斑变化，监测血小板数量变化，对血小板极低者应密切观察有无其他出血情况。

（2）检查生命体征，观察神志、面色，记录出血量。若面色苍白加重、呼吸脉搏增快、出汗、血压下降等提示可能有失血性休克；若患儿烦躁、嗜睡、头痛、呕吐，甚至惊厥、昏迷等提示可能有颅内出血。若有消化道出血常伴腹痛、便血，肾出血伴血尿、腰痛等。

2. 控制出血

口鼻黏膜出血，给予浸有 0.1% 肾上腺素棉球、纱条或吸收性明胶海绵局部压迫止血。无效者需请五官科会诊，以膨胀海绵填塞，遵医嘱给予止血药、输同型血小板。

3. 避免损伤

（1）急性期减少活动，避免创伤。

（2）提供安全的环境，忌尖锐玩具，限制剧烈运动，以免碰伤、刺伤或摔伤。

（3）减少肌内注射或深静脉穿刺，必要时应延长按压时间，以免形成深部血肿。

（4）禁食坚硬、多刺食物，保持大便通畅。

4. 预防感染。

5. 消除恐惧心理

出血及止血操作可使患儿产生恐惧心理，表现为不合作、烦躁、哭闹等，从而使出血加重。应关心、安慰患儿，以取得合作。

二、血友病

【概述】

血友病是一组凝血功能障碍的遗传性出血性疾病，以终身在轻微损伤后即发生长时间的出血为特点。本病分为 3 种类型，即甲、乙、丙，临床以血友病甲最常见，约占 75%，血友病丙罕见。

【病因与发病机制】

主要由于因子Ⅷ、Ⅸ、Ⅺ缺乏，使凝血过程中第一阶段的凝血活酶生成减少，引起血液凝固障碍，导致出血倾向。

【临床表现】

1. 出血症状

出现越早，病情越严重，预后越差。血友病丙纯合子患儿出血症状一般较轻，杂合子患儿可无出血症状。

2. 关节腔出血

为本病特殊表现，常发生在运动创伤后。婴儿多为踝关节受累，年长儿多为膝关节受累。急性期局部红、肿、热、痛，活动受限，出血量少时若治疗及时，血肿可吸收，疼痛消失，关节功能恢复。若关节腔反复出血，关节腔内积血吸收不完全机化或刺激滑膜增生，导致关节纤维化，可致关节变形，关节功能受损致残。

3. 肌肉出血和血肿

常见于下肢、前臂、臀部。深部血肿会出现局部疼痛压迫症状；重型血友病患儿若大腿、骨盆处出血可形成血友病血囊肿（假性肿瘤）；患儿皮下、齿龈、口腔及鼻黏膜为出血多发部位，皮肤瘀点、瘀斑少见。可见胃肠道、泌尿道出血和咯血，颅内出血少见，常危及生命，是血友病患儿致死的主要原因。

【辅助检查】

1. 血常规

一般正常，出血量多时可发生贫血，白细胞正常或稍增多。

2. 凝血功能

凝血时间延长，部分凝血活酶时间延长，凝血酶原消耗不良，凝血活酶生成试验异常。

3. 其他

通过凝血酶原消耗试验和凝血活酶生成试验的纠正试验来鉴别 3 种血友病。

【治疗要点】

本病为先天性遗传性疾病，目前尚无根治疗法。关键在于预防出血、止血和替代疗法。

1. 预防出血

自幼加强护理，注意安全防护，减少因外伤引起的出血；避免肌内注射，避免使用阿司匹林等影响血小板功能的药物；尽量避免手术，必须手术时在术前、术中、术后补充所缺乏的凝血因子。

2. 局部出血的处理

压迫止血，加压包扎，局部冷敷止血。早期关节出血者需局部制动，卧床休息，保持肢体功能位，冰袋和弹力绷带包扎，勿使患肢负重，避免过早行走，增加卧床休息时间直至肿胀消退、肌力恢复。

3. 补充凝血因子

血友病甲可输注Ⅷ因子浓缩制剂，无此制剂时可使用冷沉淀物、新鲜血浆或新鲜冰冻血浆；血友病乙可输注Ⅸ因子制剂、凝血酶原复合物或酌情使用新鲜冰冻血浆。

4. 药物治疗

（1）1-脱氨-8-精氨酸加压素（DDAVP）：可提高凝血因子Ⅷ水平活性4倍，是轻型血友病患者有效的替代治疗。在使用过程中应避免摄入过多液体，并监测尿液中的药物浓度，以防止低钠血症和脑水肿。DDAVP的主要不良反应有轻微心率加快及颜面潮红。

（2）达那唑：可提高凝血因子Ⅷ浓度，降低出血倾向，适用于轻、中型血友病患儿，重型患儿常无效。

【护理评估】

1. 健康史

家族中有无该病患者，其类型、治疗及疗效等，以及发病的时间、主要症状和体征等。

2. 身体状况

测量患儿的生命体征，注意有无出血。观察皮肤、黏膜出血情况，有无皮下或肌肉出血，形成瘀斑或血肿。膝、踝、肩、肘等大关节有无出血，消化道、泌尿道有无出血。颅内出血少见，但常危及生命。了解血液及免疫学检验结果。

3. 心理社会状况

评估患儿及家长的心理状态，对突发事件的应对能力，对病情的认识程度和对护理的要求，评估经济状况及其支持系统。

【常见护理诊断/合作性问题】

1. 组织完整性受损

与凝血因子缺乏致出血有关。

2. 疼痛

与关节腔出血及皮下、肌肉血肿有关。

3. 躯体活动障碍

与关节腔积血、肿痛、活动受限及关节畸形、功能丧失有关。

4. 自尊紊乱

与疾病终生性有关。

5. 潜在并发症

出血。

【护理目标】

（1）减少患儿出血。

（2）患儿疼痛得到很好控制。

（3）患儿躯体活动自如。

（4）患儿能够接受自身疾病，从容面对自我。

（5）患儿无危及生命的显著出血表现。

【护理措施】

1. 防止出血

告知患儿注意安全，预防外伤出血，尽量避免肌内注射和手术；注意观察全身有无出血倾向，必要时正确输注各种凝血因子制品。

2. 止血

评估局部组织出血情况，进行局部止血。口、鼻黏膜出血或表面创伤可进行局部压迫止血，肌肉、关节出血早期可用弹力绷带加压包扎、冷敷，抬高患肢并制动。

3. 休息与活动

评估患儿关节外形、局部有无压痛、关节活动能力有无异常等；讲解进行锻炼的重要性及方法，制订肢体活动/运动的计划，急性期局部制动并保持肢体于功能位；勿使患肢负重，避免过早行走，增加卧床休息时间直至肿胀消退、肌力恢复。关节腔出血控制后，循序渐进进行受累关节的被动及主动运动。严重关节畸形可行手术矫正。

4. 减轻疼痛

疼痛主要出现于出血的关节和肌肉部位。可用冰袋冷敷出血部位，抬高患肢、制动并保持其功能位。

5. 健康教育

指导家长采取必要的防护措施，以减少或避免损伤出血。指导家长和患儿掌握必要的应急处理措施，以便出血时能尽快处理。家长应进行遗传咨询，使其了解本病的遗传规律和筛查基因携带者的重要性。

【护理评价】

（1）患儿出血是否减少、疼痛是否得到很好控制，以及躯体活动是否自如。

（2）患儿能否接受自身疾病，从容面对自我。患儿有无危及生命的显著出血表现。

第二节　白血病

【概述】

白血病是造血系统分化阻滞恶性增生性疾病，其主要临床表现是大量不成熟白细胞（白血病细胞）和正常组织细胞竞争代谢或浸润侵占相关组织的结果。骨髓活检能确诊白血病，原始和幼稚细胞占30%以上即可确诊。小儿白血病绝大多数是急性，以急性淋巴细胞白血病（ALL）为多见，约占65%，35%左右为急性髓细胞白血病（AmL）。

【病因与发病机制】

尚不明确，可能与以下因素有关。

1. 病毒感染

属于RNA病毒的反转录病毒与人类T淋巴细胞白血病有关，其发病机制未明，可能与癌基因有关。

2. 物理化学因素

电离辐射、放射、核辐射等可能激活隐藏体内的白血病病毒，使癌基因畸变或抑制机体免疫功能而致病。苯及其衍生物、重金属、氯霉素和细胞毒性药物均可诱发急性白血病，但机制不明。可能是这些物质破坏了机体免疫功能，使免疫监视功能降低，而诱发白血病。

3. 遗传或体质因素

本病不属于遗传病，但可能与遗传有关。家庭中一个成员发生白血病时，其近亲白血病的发生率较一般人高4倍；单卵孪生儿一个患白血病；另一个患病率为20%~25%。

【临床表现】

主要表现为发热、贫血、出血和白血病细胞浸润所致的肝、脾、淋巴结肿大和骨关节疼痛等。

【辅助检查】

1. 血常规

红细胞和血红蛋白均减少，呈正细胞正色素性贫血，网织红细胞较低。血小板减少。白细胞计数高低不一，以原始和幼稚细胞为主。

2. 骨髓象

是确立诊断和判定疗效的重要依据。骨髓增生活跃或极度活跃，少数可表现为增生低下。分类以原始细胞和幼稚细胞为主。

3. 其他

组织化学染色、肝功能检查、凝血功能检查、胸部 X 线检查等。

【治疗要点】

治疗首选化学治疗，根据需要联合局部（脑部、睾丸等）放射治疗或骨髓移植。其原则是早期诊断、早期治疗、严格分型，争取尽早完全缓解。同时早期预防中枢神经系统白血病和睾丸白血病。支持治疗包括防治感染、成分输血、集落刺激因子应用、高尿酸血症的防治、注意休息、加强营养等。目前 5 年以上无病生存率 ALL 将近 80％，AmL 将近 50％。

【护理评估】

1. 健康史

如感染史、住院史、手术史等；有无放射线、辐射、重金属等接触史；家族中有无肿瘤患者，其类型、治疗及疗效等；本次发病的时间、主要症状和体征等。

2. 身体状况

测量患儿的生命体征，注意有无发热；观察贫血及其程度，注意有无紫癜、瘀斑等出血倾向，肝、脾、淋巴结肿大情况，有无骨痛、关节痛等。了解血常规检查、骨髓检查结果等。

3. 心理社会状况

评估患儿及家长的心理状态，对突发事件的应对能力，对病情的认识程度和对护理的要求，评估经济状况及其支持系统。

【常见护理诊断/合作性问题】

1. 体温过高

与大量白血病细胞浸润、坏死和（或）感染有关。

2. 活动无耐力

与贫血致组织缺氧有关。

3. 营养失调（低于机体需要量）

与疾病过程中消耗增加，抗肿瘤治疗致恶心、呕吐、食欲下降、摄入不足有关。

4. 疼痛

与白血病细胞浸润有关。

5. 恐惧

与病情重、侵入性治疗、护理技术操作多、预后不良有关。

6. 预感性悲哀

与白血病病程长、久治不愈有关。

【护理目标】

（1）患儿体温维持在正常范围内。

（2）患儿能合理安排休息。

（3）患儿摄入足够的能量和营养素，体重无减轻。

（4）患儿疼痛得到较好控制。

（5）患儿能说出自己感受，恐惧心理逐渐减轻。

（6）患儿及家长逐渐接受患病事实，积极配合治疗。

【护理措施】

1. 维持正常体温

监测体温，观察热型和热度；遵医嘱给降温药，观察降温效果。

2. 休息

白血病患儿常有活动无耐力现象，需卧床休息，但一般不需绝对卧床。长期卧床者应常更换体位，预防褥疮。

3. 预防感染

感染是导致白血病患儿死亡的重要原因之一。白血病患儿免疫功能减低，化疗药物对骨髓抑制常致成熟中性粒细胞减少或缺乏，使免疫功能进一步下降。可采取以下措施预防感染：

（1）保护性隔离：白血病患儿应与其他病种患儿分室居住，以免交叉感染。粒细胞及免疫功能明显低下者，应置单人病室，有条件者置于超净单人病室、空气层流室或单人无菌层流床。限制探视者的人数及次数。接触患儿之前要认真洗手。

（2）注意个人卫生：教会家长和年长儿正确的洗手方法。保持口腔清洁，进食前后用温开水或复方氯己定含漱液漱口。宜用软毛牙刷，以免损伤口腔黏膜引起出血和继发感染。如有黏膜真菌感染可用氟康唑或依曲康唑涂擦患处。勤换衣裤，每日沐浴有利于汗液排泄，减少发生毛囊炎和皮肤疖肿。保持大便通畅，便后用温水或盐水清洁肛门，以防止肛周脓肿形成。

（3）观察感染的早期表现：每天检查口腔及咽喉部，有无牙龈肿胀、咽红、吞咽疼痛感，皮肤有无破损、红肿，外阴、肛周有无异常改变等。发现感染先兆时，应及时处理。

（4）严格执行无菌操作技术：进行任何穿刺前，必须严格消毒。各种管道或伤口敷料应定时更换，以免细菌生长。

4. 防治出血

出血是白血病患儿死亡的又一主要原因。出血护理参阅本章特发性血小板减少性紫癜的护理措施。

5. 应用化疗药物的护理

（1）掌握化疗方案、给药途径，密切观察化疗药物的不良反应：化疗药物多为静脉途径给药，且有较强的刺激性，药物渗漏会引起局部疼痛、红肿及组织坏死，注射时需确认静脉通畅后方能注入。光照可引起某些药物分解，如甲氨蝶呤静脉滴注时需用黑纸包裹避光，以免药物分解。操作时最好戴一次性手套保护，以免药液污染操作者。

（2）观察及处理药物毒性作用：绝大多数化疗药物可致骨髓移植，应监测血象，及时防治感染；观察有无出血倾向和贫血表现。恶心呕吐严重者，用药前半小时给予止吐药。环磷酰胺可致出血性膀胱炎，应保证液体输入。可能脱发者，应先告知家长及年长儿，脱发后可戴假发、帽子或围巾。糖皮质激素的应用可能出现满月脸或情绪改变，应告知家长及年长儿停药后会消失。应多关心患儿，勿嘲笑或讥讽患儿。

6. 正确输血

白血病在治疗过程中往往需输血液成分或输血进行支持治疗。输注时应严格输血制度。一般先慢速滴注，观察15分钟，若无不良反应，再按患儿年龄、心肺功能、急慢性贫血及贫血程度调整滴速。输血过程中应密切观察输血引起的不良反应。

7. 加强营养

要注意饮食卫生，给予高蛋白、高维生素、高能量饮食。鼓励患儿进食。食品食具应消毒，水果应洗净、去皮。

8. 减轻疼痛

提高诊疗技术，减少因治疗、护理带来的痛苦。适当运用非药物性止痛技术或遵医嘱使用止痛药，以减轻疼痛，注意评价止痛效果。

9. 提供情感支持和心理疏导，消除心理障碍

（1）热情帮助、关心患儿。让年长患儿认识珍惜生命的重要意义，建立战胜疾病的信心。

（2）向家长及年长患儿介绍白血病有关知识。宣传儿童白血病的预后已有很大改善，如急性淋巴细胞白血病完全缓解率达95％以上，5年以上存活者达70％左右，部分患儿已获治愈。急性非淋巴细胞白血病的初治完全缓解率已达75％左右。目前已公认白血病不再被认为是致死性疾病。

（3）阐述化学药物治疗是治疗白血病的重要手段。让家长了解所用的化疗药物、剂量、不良反应（如合并感染、出血、血尿、脱发等）。了解定期检验（血象，骨髓、肝、肾功能、脑脊液等）的必要性，以及患儿所处的治疗阶段。使患儿能积极接受治疗，使治疗方案有效进行。

10. 健康教育

讲解白血病的有关知识、化疗药的作用和不良反应。教会家长如何预防感染和出血。鼓励患儿学习，注意体格锻炼，增强抗病能力。使患儿的疾病、心理均获得治愈。持续完全缓解停止化疗者，应嘱定期随访，以便及时发现复发征象。

【护理评价】

（1）住院期间患儿体温是否维持在正常范围，能否得到充分休息。

（2）摄入的能量和营养是否足够，体重有无增加。

（3）患儿是否感到疼痛，有无控制疼痛的措施。

（4）患儿的恐惧心理是否减轻。

（5）患儿及家长是否对疾病有充分的认识，能否积极配合治疗。

（李　雯）

第十一章 神经系统疾病患儿的护理

第一节 化脓性脑膜炎

【概述】

化脓性脑膜炎（以下简称化脑）是由化脓性细菌所引起的脑膜炎，是小儿，尤其婴幼儿时期常见的中枢神经系统感染性疾病。临床上以急性发热、惊厥、意识障碍、颅内压增高和脑膜刺激征，以及脑脊液脓性改变为特征。随着脑膜炎球菌及流感嗜血杆菌疫苗的接种和诊断、治疗水平不断发展，本病发病率和病死率明显下降。约1/3幸存者遗留各种神经系统后遗症，6个月以下婴幼儿患本病预后更为严重，新生儿临床则缺乏典型表现。

【流行病学特点】

90％的化脑患儿为5岁以下儿童，1岁以下是患病高峰年龄，流感嗜血杆菌引起的化脑多集中在3个月至3岁儿童。一年四季均有化脑发生，但肺炎链球菌以冬、春季多见，而脑膜炎球菌和流感嗜血杆菌引起的化脑分别以春、秋季发病多。

【病因与发病机制】

许多化脓性细菌都能引起本病。但2/3以上患儿是由脑膜炎球菌、肺炎链球菌和流感嗜血杆菌3种细菌引起。2个月以下幼婴和新生儿及原发性或继发性免疫缺陷病者，易发生肠道革兰阴性杆菌和金黄色葡萄球菌脑膜炎，前者以大肠埃希菌最多见，其次如变形杆菌、铜绿假单胞菌或产气杆菌等。然而与国外不同，我国少发生B组β溶血性链球菌颅内感染。由脑膜炎球菌引起的脑膜炎呈流行性。致病菌可通过多种途径侵入脑膜，最常见的途径是通过血流，即菌血症抵达脑膜微血管。邻近组织器官感染，如中耳炎、乳突炎等扩散波及脑膜。与颅腔存在直接通道，如颅骨骨折、皮肤窦道或脑脊膜膨出，细菌可由此直接进入蛛网膜下隙。

在细菌毒素和多种炎症相关细胞因子作用下，形成以软脑膜、蛛网膜和表层脑组织为主的炎症反应，表现为广泛性血管充血、大量中性粒细胞浸润和纤维蛋白渗出，伴有弥漫性血管源性和细胞毒性脑水肿。

【临床表现】

大多急性起病。部分患儿病前有数日上呼吸道或胃肠道感染病史。典型临床表现可简单概括为3个方面：

1. 感染中毒及急性脑功能障碍症状

包括发热、烦躁不安和进行性加重的意识障碍。随病情加重，患儿逐渐从精神萎靡、嗜睡、昏睡、昏迷到深度昏迷。30％以上的患儿有反复的全身或局限性惊厥发作。脑膜炎双球菌感染常有瘀点、瘀斑和休克。

2. 颅内压增高表现

包括头痛、呕吐，婴儿则有前囟饱满与张力增高、头围增大等。合并脑疝时，则有呼吸不规则、突然意识障碍加重及瞳孔不等大等体征。

3. 脑膜刺激征

以颈项强直最常见，其他如凯尔尼格征和布鲁津斯基征阳性。

年龄<3个月的婴幼儿和新生儿化脑表现多不典型，主要差异在：①体温可高可低或不发热，甚至体温不升；②颅内压增高表现可不明显，婴幼儿不会诉头痛，可能仅有吐奶、尖叫或颅缝分离；③惊厥可不典型，如仅见面部、肢体局灶或多灶性抽动、局部或全身性肌阵挛，或呈眨眼、呼吸不规则、屏气等各种不显性发作；④脑膜刺激征不明显，与婴儿肌肉不发达，肌力弱和反应低下有关。

【辅助检查】

1. 脑脊液检查

是确诊本病的重要依据。典型病例表现为压力增高，外观浑浊似米汤样。白细胞总数显著增多，≥ $1000×10^6$/L，但有20％的病例可能在$250×10^6$/L以下，分类以中性粒细胞为主。糖含量常有明显降低，蛋白质显著增高。

2. 确认致病菌

对明确诊断和指导治疗均有重要意义。涂片革兰染色检查致病菌简便易行，检出阳性率甚至较细菌培养高。细菌培养阳性者应做药物敏感试验。以乳胶颗粒凝集试验为基础的多种免疫学方法可检测出脑脊液中致病菌的特异性抗原，对涂片和培养未能检测到致病菌的患者诊断有参考价值。

3. 血培养

对所有疑似化脑的病例均应做血培养，以帮助寻找致病菌。

4. 皮肤瘀点、瘀斑涂片

是发现脑膜炎双球菌重要而简便的方法。

5. 外周血象

白细胞总数大多明显增高，以中性粒细胞为主。但在感染严重或不规则治疗者，有可能出现白细胞总数减少。

【治疗要点】

除对症治疗、并发症治疗及支持疗法外，主要采用抗生素进行病原学治疗。

1. 抗生素治疗

（1）用药原则：用药24小时内杀灭脑脊液中的致病菌，故应选择对病原菌敏感且较高浓度透过血脑屏障的药物。急性期要静脉用药，做到用药早、剂量足和疗程够。

（2）病原菌明确前抗生素的选择：包括诊断初步确立但致病菌尚未明确，或院外不规则治疗者，应选用对肺炎链球菌、脑膜炎球菌和流感嗜血杆菌3种常见致病菌皆有效的抗生素。目前主要选择第三代头孢菌素，包括头孢噻肟、头孢曲松，疗效不理想时可联合使用万古霉素。对β内酰胺类药物过敏的患儿，可改用氯霉素。

（3）病原菌明确后抗生素的选择：参考药敏试验结果结合临床用药。

（4）抗生素疗程：对肺炎链球菌和流感嗜血杆菌脑膜炎，其抗生素疗程为静脉滴注10~14天，脑膜炎球菌者为7天，金黄色葡萄球菌和革兰阴性杆菌脑膜炎>21天。若有并发症，还应适当延长疗程。

2. 肾上腺皮质激素的应用

抑制多种炎症因子的产生，可降低血管通透性，减轻脑水肿和颅内高压。常用的为地塞米松，一般连续用2~3天，过长使用并无益处。

3. 并发症的治疗

（1）硬脑膜下积液：少量积液无须处理。如积液量较多引起颅内压增高时，应做硬脑膜下穿刺放出积液，放液量每次、每侧<15mL。

（2）脑室管膜炎：进行侧脑室穿刺引流以缓解症状。同时，针对病原菌并结合用药安全性，选择适宜抗生素脑室内注入。

（3）脑积水：主要依赖手术治疗，包括正中孔粘连松解、导水管扩张和脑脊液分流术。

4. 对症和支持治疗

（1）急性期严密监测生命体征，定期观察患儿意识、瞳孔和呼吸节律改变，并及时处理颅内高压，预防脑疝发生。

（2）处理高热，及时控制惊厥发作，并防止再发，预防感染性休克。

（3）监测并维持体内水、电解质、血浆渗透压和酸碱平衡。对有抗利尿激素异常分泌综合征临床表现者，积极控制脑膜炎的同时，适当限制液体入量；对低钠血症症状严重者酌情补充钠盐。

【护理评估】

1. 健康史

评估患儿病前有无呼吸道、消化道或皮肤感染史，新生儿应询问生产史、脐带感染史。

2. 身体状况

测量体温、脉搏、呼吸，检查患儿有无发热、头痛、呕吐、惊厥、嗜睡及昏迷。注意精神状态、面色、囟门是否隆起或紧张，有无脑膜刺激征。分析血液、脑脊液检查的结果。

3. 实验室检查

脑脊液、血培养、皮肤瘀点、瘀斑涂片、外周血象。

4. 心理社会状况

婴幼儿脑病死亡率仍很高，在我国可达80％，后遗症也较多。因此，应注意评估家长对疾病的了解程度、护理知识的掌握程度，是否有焦虑或恐惧。

【常见护理诊断/合作性问题】

1. 体温过高

与细菌感染有关。

2. 潜在并发症

颅内高压症。

3. 营养失调（低于机体需要量）

与摄入不足、机体消耗增多有关。

4. 有受伤的危险

与抽搐有关。

5. 恐惧（家长）

与预后不良有关。

【护理目标】

（1）患儿体温维持正常。

（2）患儿的颅内压能维持正常水平。

（3）患儿的营养供给能满足日常生活的需要。

（4）患儿没有受伤的情况发生。

（5）患儿家长能用正确的态度对待疾病，主动配合各项治疗和护理。

【护理措施】

1. 维持正常的体温

保持病室安静、空气新鲜，绝对卧床休息。每4小时测体温1次，并观察热型及伴随症状。鼓励患儿多饮水，必要时静脉补液。出汗后及时更衣，注意保暖。体温>38.5℃时，及时给予物理降温或药物降温，以减少大脑氧的消耗，防止惊厥，并记录降温效果。遵医嘱给予抗生素治疗。

2. 病情观察、防止并发症

（1）监测生命体征：若患儿出现意识障碍、囟门及瞳孔改变、躁动不安、频繁呕吐、肢体发紧等惊厥先兆，说明有脑水肿。若呼吸节律不规则、瞳孔忽大忽小或两侧不等大、对光反应迟钝、血压升高，说明有脑疝及呼吸衰竭。应经常巡视，密切观察，详细记录，以便及早发现并急救处理。

（2）做好并发症的观察：如患儿在治疗中发热不退或退而复升，前囟饱满、颅缝裂开、呕吐不止、频繁惊厥，应考虑有并发症存在。可做头颅CT检查等，以期早确诊并及时处理。

（3）做好抢救药品及器械的准备：做好氧气、吸引器、人工呼吸机、脱水剂、呼吸兴奋剂、硬脑膜下穿刺包及侧脑室引流包的准备。

（4）药物治疗的护理：了解各种药物的使用要求及不良反应。如静脉用药的配伍禁忌；青霉素稀释后应在1小时内输完，防止破坏，影响疗效；高浓度的青霉素需避免渗出血管外，防止组织坏死；注意观察氯霉素的骨髓抑制作用，定期做血象检查；静脉输液速度不宜过快，以免加重脑水肿；保护好静脉血管，保证静脉输液通畅；记录24小时出入液量。

3. 保证营养供给

保证足够能量摄入，根据患儿能量需要制订饮食计划，给予高能量、清淡、易消化的流质或半流质饮食。少量多餐，以减少胃的饱胀感，防止呕吐发生。注意食物的调配，增加患儿的食欲。频繁呕吐不能进食者，应注意观察记录呕吐的情况，并给予静脉输液，维持水、电解质的平衡。监测患儿每日热能摄入量，及时给予适当调整。

4. 防止外伤

协助患儿洗漱、进食、大小便及个人卫生等生活护理。做好口腔护理，呕吐后帮助患儿漱口，保持口腔清洁，及时清除呕吐物，减少不良刺激。做好皮肤护理，及时清除大小便，保持臀部干燥。适当使用气垫等抗压力器材，预防褥疮的发生。注意患儿的安全，躁动不安或惊厥时发生坠床，防舌咬伤。

【护理评价】

（1）发热缓解或得到控制。

（2）情绪稳定，了解疾病相关知识，积极配合医务人员的诊治和护理。

（3）未发生硬脑膜下积液、脑积水等并发症，或发生后及时得到诊断和处理。

第二节　病毒性脑炎

【概述】

病毒性脑炎是儿科临床比较常见的一组以精神和意识障碍为突出表现的中枢神经系统感染性疾病。它是由病原体致病性能和宿主反应过程的差异，形成不同类型的表现。若病变主要累及脑膜，临床表现为病毒性脑膜炎；若病变主要影响大脑实质，则以病毒性脑炎为临床特征。由于解剖上两者相邻近，若脑膜和脑实质同时受累，此时称为病毒性脑膜脑炎。大多数病毒性脑炎患者病程呈自限性，危重者可导致后遗症及死亡。意识障碍、发热、惊厥时间长、脑电图重度异常、脑脊液白细胞数低及低钠血症是小儿病毒性脑炎预后差的相关因素。

【病因与发病机制】

通常80％以上的小儿病毒性脑炎是由肠道病毒引起（如柯萨基病毒、埃可病毒），其次为虫媒病毒（如乙型脑炎病毒）、腮腺炎病毒和疱疹病毒等，虫媒病毒致病者约占5％。病毒自呼吸道、胃肠道或经昆虫叮咬侵入人体，在淋巴系统内繁殖后经血液循环（此时为病毒血症期）到达各脏器，在入侵中枢神经系统前即可有发热等全身症状。但在神经系统症状出现时，病毒血症就会消失。此外，病毒亦可经嗅神经或其他周围神经到达中枢神经系统。中枢神经系统的病变可以是病毒直接损伤的结果，也可以是"感染后"的"过敏性"脑炎改变，导致神经脱髓鞘病变、血管及血管周围的损伤。

【临床表现】

1. 病毒性脑膜炎

急性起病，可先有数日的前驱症状，主要症状为发热、恶心、呕吐，年长儿可自诉头痛，颈、背、下肢疼痛、畏光等，但意识多不受累，可有颈项强直，无局限性神经系统体征。病程大多在1~2周。

2. 病毒性脑炎

开始时症状较轻，为不同程度的发热，随后体温逐渐增高，出现不同程度的意识障碍，轻者出现表情淡漠、食欲减退、呕吐、睡眠障碍或精神活动减退等，严重者常见的首发症状有精神障碍、瘫痪、发热、意识障碍、恶心等。若颅内压增高，可表现为头痛、呕吐、局限性或全身性抽搐，严重者可引起脑疝，甚至呼吸、循环衰竭而死亡。由于中枢神经系统受损部位的不同，可出现不同局限性神经系统体征，如类似急性横贯性脊髓炎、多发性神经根炎、急性小儿偏瘫、脑神经核受累或急性小脑共济失调等。病毒性脑炎病程一般为 2~3 周。多数完全恢复，但少数留有智力发育落后、肢体瘫痪、癫痫等不良后遗症。

【辅助检查】

1. 脑电图检查

显示图形均有异常，以弥漫性或局限性异常慢波背景活动为特征。

2. 脑脊液检查

外观清亮、压力增高，早期以中性粒细胞为主，后期以淋巴细胞为主，蛋白质多正常或轻度增高，糖和氯化物一般正常。

3. 病原学检查

脑脊液主要表现为细胞增多，多以淋巴细胞为主，但单纯疱疹病毒脑炎早期常以中性粒细胞为主，并可伴有出血性改变。蛋白质常轻中度升高。糖浓度改变一般不明显，但脑实质损害严重者可有轻微下降。脑脊液中有可能培养出病毒，但阳性率远低于无菌性脑膜炎。部分患儿脑脊液病毒培养及特异性抗体检测呈阳性。恢复期血清特异性抗体滴度高于急性期 4 倍以上有诊断价值。

4. 头颅 CT、MRI 检查

出现局限性神经系统异常体征的患儿应做此类检查。神经影像学检查对急性脑炎的诊断与评价具有重要意义。对于病毒性脑炎，CT 检查可见高密度强化性病变，位于颞叶底部或额叶。这种病变在 MRI 的 T_2 加权象可能更为明显，表现为多发性病灶。CT 或 MRI 检查均可能发现继发性出血性脑梗死。

【治疗要点】

本病无特异性治疗。由于病程呈自限性，急性期正确的支持与对症治疗，是保证病情顺利恢复、降低病死率和致残率的关键。主要治疗原则如下：

1. 支持治疗

卧床休息；摄入充足的营养，营养不良者应及时给予静脉营养或白蛋白支持。

2. 对症治疗

及时适当地控制高热和惊厥，保持呼吸道畅通，维持体液、电解质平衡和营养需要，防止压疮和继发感染；当患儿出现颅内高压征的表现时，需及时应用脱水剂，以减轻和控制脑水肿的发生。

3. 抗病毒治疗

可使用抗病毒药物，如阿昔洛韦、更昔洛韦等，阻止病毒 DNA 的合成。

【护理评估】

1. 现病史

询问患儿病史，有无呼吸道感染、消化道感染的病史，有无病前或同时发生的腮腺炎、麻疹、水痘或传染性单核细胞增多症等情况；有无接触动物或昆虫叮咬等病史。评估患儿临床表现。

2. 健康史

包括性别、年龄、家族史等。既往有无抽搐、偏瘫等类似病史，有无过敏史，有无传染病接触史。

3. 辅助检查

脑电图、脑脊液、病原学及头颅 CT、MRI 检查。

4. 心理社会因素

包括社会支持系统及家长对疾病的认识程度等。

【常见护理诊断/合作性问题】

1. 体温过高

与感染有关。

2. 急性意识障碍

与脑实质炎症、惊厥发作有关。

3. 躯体移动障碍

与肢体抽搐有关。

4. 清理呼吸道无效

与患儿意识障碍、无力咳痰有关。

5. 有皮肤受损的危险

与患儿躯体移动障碍有关。

6. 营养失调（低于机体需要量）

与摄入不足及消耗增多有关。

7. 潜在并发症

颅内压增高。

【护理目标】

（1）患儿体温恢复正常。

（2）惊厥发作期间，保证患儿安全。

（3）患儿能配合被动活动，未发生压疮。

（4）患儿痰液能及时清除，呼吸平稳，呼吸音清。

（5）患儿的营养供给能满足机体的需要。

（6）患儿的颅内压能维持正常水平。

【护理措施】

1. 体温过高

（1）维持正常体温，每4小时监测体温1次，观察热型及伴随症状。发热者应及时给予物理降温，如冷敷、温水擦浴或多饮水等，大量出汗者应及时擦干和更换衣物、床单被套，做好皮肤护理。

（2）持续高热物理降温效果不明显时，按医嘱加用药物降温，同时补充水分，以防脱水。

（3）降温处理后30分钟复测体温，体温降至正常后仍需监测3天。

2. 意识障碍的护理

（1）促进脑功能的恢复，向患儿介绍环境，以减轻其不安与焦虑。明确环境中可引起患儿坐立不安的刺激因素，使患儿离开刺激源。纠正患儿的错误概念和定向力错误。

（2）如患儿出现烦躁不安、嗜睡、双目凝视、感觉过敏、脑膜刺激征等，应及时通知医生，以便采取相应处理措施。

（3）如患儿出现头痛、恶心、喷射性呕吐，则为颅内压增高的典型表现。而对不能诉说的患儿，一旦出现脑性尖叫、频繁呕吐、抽搐等，也提示有颅内压增高，应采取降低颅内压的措施，防止脑水肿、脑疝的发生。

（4）上半身可抬高20°~30°，利于静脉回流，降低脑静脉窦压力，利于降颅压。床边备好急救器材及药物，以便随时使用。

3. 促进肢体功能的恢复

（1）做好心理护理，增强患儿自我照顾能力的信心。

（2）卧床期间协助患儿洗漱、进食、大小便及个人卫生等。

（3）教给家长协助患儿翻身及皮肤护理的方法，预防压疮。

（4）保持瘫痪肢体于功能位置。病情稳定后，及早督促患儿进行肢体的被动或主动功能锻炼，活动时要循序渐进，加强防护措施，防碰伤。在每次改变锻炼方式时给予指导、帮助和正面鼓励。

4. 保持呼吸道通畅

（1）密切观察呼吸情况（如呼吸频率、呼吸深度、节律等）是患儿能否度过脑炎急性期的关键环节。

（2）患儿取平卧位，一侧背部稍垫高，头偏向一侧，以便让分泌物排出。

（3）护理人员要经常给患儿变换体位，并轻拍其背促痰排出，减少坠积性肺炎及肺不张。若无法自行排痰的患儿，应及时吸痰。如出现呕吐，应及时清除口、鼻腔分泌物，并观察其色、质、量。

（4）巡视患儿，如发现呼吸不规则、瞳孔大小和对称性不符，则提示脑疝的可能。

5. 皮肤护理

（1）保持床单位清洁、干燥、平整。

（2）对昏迷或肢体瘫痪的患儿要及时更换尿布，及时清理大小便并用温水擦洗。

（3）定时给患儿翻身，避免长时间保持一种体位。

（4）在身体易受压部位下放置气垫床，避免压疮发生。

6. 注意病情观察，保证营养供应

（1）给患者提供必需的营养物质，保证水、电解质、维生素的供给。对昏迷或吞咽困难的患儿，应尽早给予鼻饲，保证能量的供应，做好口腔护理。对胃肠功能不好的患儿以静脉营养为主。

（2）病情好转后，尽早经口喂养，对保护口腔及胃肠道功能有重要意义。

（3）治疗中严密监测水、电解质、血气分析及其他生化指标。

（4）定期称体重，作为判断营养状态的指标，发现问题及时纠正，以促进疾病的恢复。

7. 并发症的护理

（1）控制惊厥、保持镇静，因任何躁动不安均能加重脑缺氧。

（2）遵嘱使用镇静药、抗病毒药、激素、促进苏醒的药物等。

（3）输注能量合剂营养脑细胞，促进脑功能恢复。

（4）密切观患儿察瞳孔及呼吸，以防因移动体位致脑疝形成和呼吸骤停。

8. 健康教育

（1）向患儿及家长介绍病情，告知有关疾病的防治和急救知识。

（2）做好患儿及家长的心理护理，增强其战胜疾病的信心。

（3）向家长提供日常生活护理的有关知识，加强营养，增强身体抵抗力，防止受凉、感冒或感染。

（4）指导家长做好智力训练和瘫痪肢体功能训练，如肢体运动功能锻炼、语言训练的方法等。功能锻炼：急性期后，有功能障碍的患儿可采用康复治疗配合康复护理。早期干预运动疗法能明显改善肢体运动障碍患儿的运动功能恢复，降低肌张力，提高肢体的运动能力。在急性期主要是做好患儿的基础护理，待患儿生命体征稳定，神经系统症状不再发展后，48小时即可开始早期康复训练。方法可以多样，但要适应儿童心理特点，与药物、运动疗法、作业治疗、语言治疗、理疗、针灸、高压氧、中频疗法等治疗相结合。有针对性地对患儿制订个体化的综合康复措施及各阶段的康复方案。通过游戏与音乐，寓教于乐。同时提高患儿的语言认知能力，此时可要求家长参与。指导家长康复的手法，为日后家庭康复奠定基础。

（5）有精神行为异常者，防止伤人、自伤、逃跑，注意安全，多给予关心、指导，勿让患儿受不良刺激。

（6）有继发癫痫者，指导长期正确服用抗癫痫药物。

（7）患儿出院后应定期随访。

【护理评价】

（1）恢复正常体温。

（2）惊厥发作期间，无意外伤害发生。

（3）能配合被动活动。

（4）能保持呼吸道通畅，呼吸平稳。

（5）未发生压疮。

（6）体格发育同同龄儿童水平。

（7）颅内压维持正常水平。

（李　雯）

第四篇　内科护理

第一章　呼吸系统疾病病人的护理

第一节　概述

呼吸道与外界相通，外界的有害物质可直接入侵造成损害。由于大气污染、吸烟、理化因子、生物因子的吸入等因素，使呼吸系统疾病如肺癌、支气管哮喘的发病率明显增加，慢性阻塞性肺疾病发生率居高不下，肺结核发病率虽有所控制，但近年又有增高趋势，肺部弥漫性间质纤维化及免疫低下性肺部感染等疾病发病率日渐增高，而其他系统或全身性疾病也可引起呼吸系统疾病，故呼吸系统疾病发病率高，病死率也高。

一、结构与功能

（一）呼吸道

以环状软骨下缘为界分为上、下呼吸道。上呼吸道包括鼻、咽、喉，主要作用是对吸入气体进行加温、过滤、湿化；下呼吸道是指从气管至终末呼吸性细支气管，下气道的主要功能是通气，气管分为左、右主支气管，右主支气管粗短而陡直，因而异物坠入的机会较多。

气管逐渐向下分支，使支气管口径越来越小，气体流速减慢。临床上将吸气状态下内径小于2mm的细支气管称为"小气道"。小气道极易阻塞，是呼吸系统疾病的常见累及部位。

（二）肺泡

肺泡是气体交换的场所。肺具有广泛的呼吸面积，成人的总呼吸面积为100m²（3亿~7.5亿个肺泡），平时只有1/20的肺泡进行气体交换，因而具有很大的潜在功能。肺泡上皮细胞有Ⅰ型细胞、Ⅱ型细胞。Ⅰ型细胞主要参与气血屏障的构成，是气体交换的场所；Ⅱ型细胞分泌表面活性物质，具有降低肺泡表面张力，防止呼气末肺泡萎陷的作用。

（三）肺的血液循环

肺有双重血液供应，即肺循环和支气管循环。肺循环的动、静脉为气体交换的功能血管，毛细血管壁薄，有较大扩张性，与体循环比较，肺循环具有低压（肺循环血压仅为体循环的1/10）、低阻及高容等特点。体循环的支气管动、静脉是支气管壁和脏层胸膜的营养血管。

（四）胸膜和胸膜腔

胸膜可分为壁层胸膜和脏层胸膜，壁层胸膜有感觉神经分布，胸膜病变时可引起胸痛，脏层胸膜则无感觉神经分布。胸膜腔是一个由脏层胸膜和壁层胸膜构成的密闭潜在腔隙，腔内有少量浆液，具有润滑作用。正常成人平静呼气末胸腔内压为-5~-3mmHg（-0.7~-0.4kPa），平静吸气末为-10~-5mmHg（-1.3~-0.7kPa），胸腔内呈负压状态，是吸气时肺扩张的重要条件。

（五）肺通气和肺换气

肺通气是指机体与外环境之间的气体交换。肺换气是指肺泡与血液之间的气体交换。呼吸系统通过肺通气与肺换气完成肺呼吸。

二、常见症状、体征及护理

（一）咳嗽与咳痰

咳嗽是呼吸系统疾病最常见的症状，是一种暴发性的呼气运动，以清除气道分泌物。咳嗽本质是一种保护性反射。咳痰是借助支气管黏膜上皮纤毛运动、支气管平滑肌的收缩及咳嗽反射，将呼吸道分泌物从口腔排出体外的动作。咳嗽可伴有或不伴有咳痰。咳嗽无痰或痰量甚少，称为干性咳嗽；伴有咳痰的咳嗽，称为湿性咳嗽。

【病因】

①感染：以细菌、病毒最为常见。②变态反应性疾病：支气管哮喘、过敏性鼻炎等。③理化因素：吸烟、异物、灰尘、刺激性气体、过冷或过热空气的刺激。④肿瘤：鼻咽部、声带、气管、支气管、肺、胸膜、纵隔的肿瘤等。

【临床表现】

1. 咳嗽

注意咳嗽性质、音色、持续的时间。干咳多见于急性上呼吸道感染，常伴有发热；支气管肿瘤的咳嗽常为刺激性干咳，肿瘤压迫气管或支气管时伴有金属音；慢性支气管炎的咳嗽多在晨间时出现；支气管扩张或肺脓肿的咳嗽与体位改变有明显关系。注意咳嗽的伴随症状，如疲乏、失眠、注意力不集中等。

2. 咳痰

痰液的色、质、量、气味等因病因不同而异。支气管炎、肺炎或支气管哮喘咳白色泡沫样痰或黏痰，感染加重时咳黄色脓痰；支气管扩张、肺脓肿时，咳大量黄色脓痰，伴有厌氧菌感染时，则有恶臭味；肺水肿咳粉红色泡沫痰。痰量增减，多能反映肺部炎症的变化。痰量增多者，可能肺部感染加剧；痰量原来较多，忽然减少，且全身情况较差，体温升高，则提示支气管引流不畅。肺部听诊可有呼吸音异常及干、湿啰音。

【护理诊断】

清理呼吸道无效

与无效咳嗽、痰液黏稠、胸痛、意识障碍有关。

【护理措施】

清理呼吸道无效的护理措施如下：

1. 促进排痰

（1）指导有效咳嗽：有效咳嗽适用于神志清醒能咳嗽的病人。其方法是，根据病情需要，取舒适体位，先行5~6次深呼吸，于深吸气末屏气，继而咳嗽数次使痰到咽部附近，再用力咳嗽将痰排出，或病人取坐位，两腿上置一枕头，顶住腹部（促进膈肌上升），咳嗽时身体前倾，头颈屈曲，张口咳嗽将痰液排出。嘱病人取侧卧深屈膝位（此法有利于膈肌、腹肌收缩和增加腹压），并经常变换体位，有利于痰液咳出。

胸、腹部有伤口时应采取相应的措施，避免或减轻因咳嗽、咳痰而加重伤口的疼痛。嘱病人轻轻按压伤口部位，亦可用枕头按住伤口，以抵消或抵抗因咳嗽引起伤口局部的牵拉和疼痛。

（2）湿化呼吸道：湿化呼吸道适用于痰液黏稠不易咳出者。常用超声雾化吸入，若在雾化液中加入某些药物如祛痰药、平喘药、抗生素等，排痰、平喘、消炎的效果更佳。但应警惕超声雾化的某些不良反应，如长期的雾化吸入引起气道湿化过度、干稠分泌物湿化后膨胀阻塞支气管、雾滴刺激支气管引起支气管痉挛、呼吸道继发感染等。

（3）胸部叩击与胸壁震颤：此法适用于长期卧床、久病体弱、排痰无力的病人。

胸部叩击的方法为，病人取侧卧位，护士两手手指并拢，手背隆起，指关节微屈，从肺底由下向上、由外向内叩拍胸壁，振动气道，边拍边鼓励病人咳嗽，以进一步促进痰液排出，每侧肺叶反复叩击1~3min。

胸壁震颤的方法为，双手掌重叠并将手掌放置在欲引流的部位，吸气时手掌放开，呼气时手掌紧贴胸壁，并施加压力做上下抖动，震颤病人胸壁5~7次，每个部位重复6~7个呼吸周期。震颤只在呼气期进行，且在叩击后实施。

胸部叩击与胸壁震颤的注意事项：①咯血、低血压、肺水肿、未经引流的气胸、肋骨骨折及有病理性骨折史者，禁做叩击和震颤；②进行叩击、震颤前要向病人作简要说明，以取得病人的理解与配合；③肺部听诊以明确痰鸣音或湿啰音的部位，操作时注意观察病人的反应，操作后询问病人的感受，观察咳嗽、排痰情况，复查肺部呼吸音变化；④叩击的力量要适中，以病人不感疼痛为宜，若叩击时发出一种空而深的拍击音则表明手法正确，若出现拍打实体的声音则说明手法错误；⑤每次叩击和震颤时间以 15～20min 为宜，安排在餐前进行，并在餐前 30min 内完成；⑥震颤应在每个部位被叩击后且只在呼气期进行，震颤后要鼓励病人运用腹肌咳嗽；⑦叩击时应避开乳房和心脏，勿在骨突起部位进行，如胸骨、肩胛骨及脊柱；⑧为预防直接叩击胸壁引起皮肤发红，宜用单层薄布覆盖皮肤，而过厚的覆盖物会降低叩击时所产生的震动而影响效果，叩击时要避开纽扣、拉链。

（4）体位引流：体位引流适用于支气管扩张、肺脓肿、慢性支气管炎等痰液较多者。体位引流的原理是病变部位处于高处，引流支气管开口向下，便于分泌物顺体位引流而咳出。

（5）机械吸引：机械吸引适用于意识不清、咳嗽反射减弱使排痰困难者。经病人的口、鼻腔、气管插管或气管切开处进行负压吸痰。为防止吸痰引起低氧血症，应在吸痰前后适当提高吸氧的浓度。每次吸引时间不超过 15s，两次抽吸间隔时间大于 3min。

2. 病情观察

密切观察并记录痰液的颜色、量与性质，正确采集痰液标本并及时送实验室检查，为医疗诊断提供可靠依据。

3. 改善环境

维持适宜的室温（18～20℃）与湿度（50％～60％），保持环境整洁、舒适，减少环境的不良刺激，特别是避免尘埃与烟雾的刺激。适宜的环境可以充分发挥呼吸道的防御功能，减少对呼吸道黏膜的刺激。

4. 补充营养和水分

给予高蛋白质、高热量、高维生素饮食，尤其是增加维生素 C 和维生素 E 的摄入，不宜摄入生冷辛辣等刺激性食物，以免刺激呼吸道加重咳嗽。适当补充水分，在病人情况允许时，每日保证饮水在 1500mL 以上，以防痰液黏稠不易咳出。

【健康教育】

（1）向病人及家属介绍引起咳嗽、咳痰的病因及诱发因素；嘱病人减少环境不良刺激，特别是避免尘埃与烟雾的刺激；注意保证营养与水分的补充，合理安排休息，以促进身体的康复，增加抵抗疾病的能力。

（2）指导病人及家属掌握正确的促进排痰的方法，如有效咳嗽方法，正确的体位引流方法、正确使用超声雾化器方法及胸部叩击与胸壁震荡方法等；按医嘱正确应用抗生素、止咳、祛痰药物，并注意药物的副作用。

（二）咯血

咯血是指喉以下呼吸道或肺组织的出血经口腔咯出。

【病因】

咯血主要见于呼吸系统疾病，如支气管扩张、肺结核、支气管肺癌、肺脓肿等。此外，某些心血管疾病如风湿性心脏瓣膜病二尖瓣狭窄、急性肺水肿等，血液病、系统性红斑狼疮等亦可引起咯血。

【临床表现】

注意咯血的量、颜色和性质。每日咯血量在 100mL 以内为小量，100～500mL 为中等量，500mL 以上或一次咯血 100～500mL 为大量。咯血多为鲜红色，含有泡沫或痰液，不易凝固，呈碱性。咯血时病人精神紧张、坐卧不安、焦虑、恐慌等；咯血一时不易制止，会促使病情加重，应注意病人有无表情恐怖、面色晦暗、胸闷气促、张口、瞪眼等窒息表现。

【护理诊断】

（1）恐惧：与突然大咯血或咯血不止有关。

（2）有窒息的危险：与大咯血引起的气道阻塞有关。

【护理措施】

1. 休息

小量咯血者应静卧休息，有效处理咯血可自行停止。大量咯血者需绝对卧床休息，保持病室安静，避免不必要的交谈，避免搬动病人，有利于止血后恢复。

2. 心理护理

守护并安慰病人，消除紧张情绪，往往能使小量咯血自行停止。必要时遵医嘱使用小量镇静剂、止咳剂。年老体弱、肺功能不全者要慎用强镇咳药，以免抑制咳嗽反射和呼吸中枢，使血块不能咳出而发生窒息。向病人解释咯血时绝对不能屏气，以免诱发喉头痉挛，导致窒息。

3. 大咯血的护理

（1）观察病情：定时监测血压、脉搏、呼吸、心率、瞳孔、意识状态等方面的变化并详细记录。观察病人有无窒息先兆，如胸闷、唇甲发绀、面色苍白、大汗淋漓、烦躁不安、血压下降等。了解病人咯血的量、颜色、性质及出血的速度，以及病人对咯血症状的认识程度。备好吸引器、气管插管等急救物品，以便及时抢救。

（2）窒息的抢救配合：当病人窒息时，立即置病人于头低足高位，轻拍背部以利血块排出。清除口、鼻腔内血凝块，或迅速用鼻导管接吸引器插入气管内抽吸，以清除呼吸道内的积血。必要时立即行气管插管或在气管镜直视下吸取血块。气管血块清除后，若病人自主呼吸未恢复，应行人工呼吸，给高流量吸氧或按医嘱应用呼吸中枢兴奋剂，同时仍需密切观察病情变化，监测血气分析和凝血机制，警惕再次窒息的可能。

（3）禁食：大量咯血者暂禁食，咯血停止后，宜进少量温度适宜的流质饮食，多饮水、多食含纤维素食物，以保持大便通畅，避免排便时因腹压增大而引起再度咯血。

（4）根据医嘱酌情给予输血，补充血容量，但速度不宜过快，以免肺循环压力增高，再次引起血管破裂而咯血。

（5）止血药物：常用药物为垂体后叶素，其作用是收缩小动脉和毛细血管，降低肺循环血压，这有利于破裂血管的凝血和止血。但此药同时也能引起子宫、肠道平滑肌收缩和冠状动脉收缩，故对高血压、冠心病病人及孕妇忌用。主要的副作用有恶心、便意、心悸、面色苍白等不良反应，使用过程中须密切注意观察。用法：10U 垂体后叶素加入 20~30mL 生理盐水或 25%葡萄糖溶液 20~40mL，在 15~20min 内缓慢静脉推注，然后以 10~20U 垂体后叶素加入 5%葡萄糖溶液 500mL 静脉滴注以维持治疗。

（6）大量咯血不止者，可采用其他止血措施。

（7）止血后及时为病人漱口，擦净血迹，保持口腔清洁、舒适，防止口腔异味刺激，引起再度咯血。

【健康教育】

（1）向病人及家属宣传预防呼吸道感染的重要性，以免诱发咯血。

（2）告知病人生活起居要有规律，注意劳逸结合，保证适当休息，防止情绪激动和过度活动而导致咯血的发生和加重；避免受凉，减少刺激性气体吸入，吸烟者应戒烟。

（3）向病人及家属说明营养的补充对机体康复的重要性，使之能主动摄取必需的营养素，如高蛋白质、高热量及含维生素丰富的食物，以增强机体的抗病能力。

（4）指导病人定期随诊接受 X 线检查，以了解病情变化，有轻度咳嗽等呼吸系统症状时，应及时就医。

三、胸痛

胸痛是指胸腔内脏器或胸壁组织病变累及壁层胸膜时引起的疼痛。

【病因】

①呼吸系统疾病：肺炎、肺结核、肺脓肿、胸膜炎等。②循环系统疾病：心绞痛、急性心肌梗死、心肌病等。③肿瘤：原发性肺癌、纵隔肿瘤、骨髓瘤、白血病等的压迫或浸润。④其他原因：自发性气胸、主动脉夹层、过度换气综合征、外伤等。注意询问病人既往病史并根据病人提供的自觉症状进行评估，了

解病人胸痛的部位、性质、发生的时间及诱因等。

【临床表现】

注意胸痛的性质及伴随症状。胸痛可呈隐痛、钝痛、刺痛、灼痛、刀割样痛或压榨样疼痛。胸痛伴高热，可考虑肺炎；自发性气胸可在屏气、剧烈咳嗽时或之后突然发生剧烈胸痛，伴有气急或发绀；肺癌侵及壁层胸膜或肋骨，可出现隐痛，进行性加剧，甚至刀割样痛；胸膜炎为患侧疼痛，呼吸、咳嗽时疼痛加剧，屏气时减轻；肋间神经痛常沿肋间神经呈带状分布，可出现灼痛或触电样疼痛，其疼痛范围和程度不一定与病变部位和程度一致。

【护理诊断】

疼痛（胸痛）：与胸壁病变、胸内脏器病变有关。

【护理措施】

1. 缓解疼痛

如因胸部活动引起剧烈疼痛者，可在呼气末用 15cm 宽胶布固定患侧胸廓（胶布长度超过前后正中线），以减小呼吸幅度，达到缓解疼痛的目的。亦可采用局部热湿敷、冷湿敷或肋间神经封闭疗法止痛。当病人出现剧烈胸痛或持续性胸痛影响休息、胸痛伴呼吸困难或因癌症引起胸痛等情况时，可按医嘱适当使用镇痛剂和镇静剂。

2. 调整体位

采取适当的体位如半卧位、坐位，以免疼痛加重。胸膜炎病人取患侧卧位，以减少胸壁与肺的活动。

【健康教育】

（1）指导家属加强与病人的心理沟通，给病人以心理安慰，解除焦虑和紧张情绪。

（2）告知病人及家属胸痛的诱因，宣传吸烟的危害，劝导戒烟。

（3）教会病人减轻胸痛的方法，指导病人按医嘱用药，并注意观察药物的副作用，不滥用药物，防止产生药物依赖性和成瘾。

四、肺源性呼吸困难

肺源性呼吸困难是指呼吸系统疾病病人自觉空气不足、憋气、呼吸费力，并伴有呼吸频率、深度与节律的异常。

【病因】

肺源性呼吸困难分为如下几种：①吸气性呼吸困难，见于气管异物、喉头水肿、肿瘤等引起的上呼吸道狭窄、梗阻等；②呼气性呼吸困难，常见于下呼吸道梗阻或痉挛，如支气管哮喘、阻塞性肺气肿等；③混合性呼吸困难，见于重症肺炎、肺不张等。

【临床表现】

吸气性呼吸困难的特点为吸气明显困难伴干咳或高音调的吸气喘鸣音，严重者可出现锁骨上窝、胸骨上窝及肋间隙向内凹陷，称三凹征；呼气性呼吸困难的特点为呼气时间延长，呼气费力，常伴有哮鸣音；混合性呼吸困难的特点为吸气和呼气均费力，呼吸浅而快，出现端坐呼吸、鼻翼扇动。

以缺氧为主的呼吸困难，表现为皮肤黏膜发绀，应注意发绀严重程度；以二氧化碳潴留为主的呼吸困难，则皮肤红润温暖多汗，常伴有球结膜的充血、水肿。出现呼吸音异常，如呼吸音增强、减弱或消失，有哮鸣音、湿啰音等。

【护理诊断】

（1）气体交换受损：与肺部病变使有效呼吸面积减少有关。

（2）低效型呼吸型态：与支气管平滑肌痉挛使气道狭窄或肺气肿有关。

【护理措施】

1. 体位

采取半卧位或端坐位，以减轻呼吸困难。必要时设置跨床小桌，以便病人伏桌休息。因为半卧位或端坐位有利于膈肌活动，使肺活量比卧位时增加 10%~30%。

2. 保持呼吸道通畅

鼓励和教会病人有效咳嗽；补充液体以稀释痰液；按医嘱给予支气管舒张剂，缓解呼吸困难的症状，重度呼吸困难者可通过面罩加压吸氧或使用呼吸机辅助呼吸；气道分泌物较多者，应协助病人翻身拍背，充分排出痰液，以增加肺泡通气量，必要时应机械吸痰，以保持呼吸道通畅。

3. 氧疗

按医嘱给予合适的氧疗，以纠正缺氧，缓解呼吸困难。

4. 环境

保持环境安静、舒适，空气新鲜，温、湿度适宜，避免刺激性气体的吸入，当居室内喷洒灭蚊等消毒剂时，应将病人妥善转移。

【健康教育】

指导病人及家属：①了解呼吸困难的病因及诱发因素，宣传吸烟对机体的危害，提倡戒烟。②了解氧疗的重要性和注意事项，在按医嘱氧疗过程中，不得随意调节氧流量，以免影响治疗效果和防止发生严重后果。③合理安排休息，严重呼吸困难病人，应尽量减少活动，采取身体前倾坐位或半卧位，以便病人舒适，减轻呼吸困难；病情较轻者，可合理安排休息和活动量，有计划地增加运动量和改变运动方式。

第二节　急性呼吸道感染病人的护理

一、急性上呼吸道感染病人的护理

急性上呼吸道感染是鼻腔、咽、喉部急性炎症的统称，是呼吸道最常见的感染性疾病。大多数由病毒引起，少数由细菌所致。

本病全年皆可发病，冬、春季节多发，病原体主要通过飞沫传播，也可由于接触被病毒污染的用具而传播。多数为散发性，在气候突变时可造成流行。由于病毒的类型较多，人体对各种病毒感染后产生的免疫力较弱且短暂，病毒间又无交叉免疫，并且在健康人群中有病毒携带者，故一个人一年内可能会多次发病，尤其是年老体弱、呼吸道有慢性炎症者更易患病。

【病因与发病机制】

急性上呼吸道感染 70%~80% 由病毒引起，主要有鼻病毒、流感病毒（甲、乙、丙三种类型的流感病毒）、副流感病毒、呼吸道合胞病毒、腺病毒、孤儿病毒、柯萨奇病毒、麻疹病毒、风疹病毒等。少数由原发或继发细菌感染引起，常见致病菌为溶血性链球菌，其次为流感嗜血杆菌、肺炎球菌和葡萄球菌等，偶见革兰氏阴性杆菌。

当有受凉、淋雨、过度疲劳等诱发因素，使全身或呼吸道局部防御功能降低时，原已存在于上呼吸道或从外界侵入的病毒或细菌可迅速繁殖，引起发病，尤其是年老体弱者或有慢性呼吸道疾病如鼻旁窦炎、扁桃体炎者更易罹病。

【临床表现】

1. 症状和体征

（1）普通感冒：俗称"伤风"，又称急性鼻炎或上呼吸道感染，以鼻咽部感染症状为主要表现。潜伏期短（1~3天），起病较急。初期有咽干、喉痒，继之打喷嚏、鼻塞、流清水样鼻涕，2~3天后分泌物变稠。可伴咽痛，有时由于耳咽管炎使听力减退，也可出现流泪、声音嘶哑、味觉迟钝、咳嗽或咳少量黏液痰等。一般无发热及其他全身症状，或仅有低热、轻度头痛、全身不适等症状。检查可见鼻腔黏膜充血、水肿、有分泌物，咽部轻度充血。如无并发症，一般 5~7 天后痊愈。

（2）病毒性咽炎和喉炎：急性病毒性咽炎表现为咽部发痒和灼热感，疼痛不持久，也不突出。当有吞咽疼痛时，常提示有链球菌感染，偶有咳嗽，可有发热和乏力。体检咽部明显充血和水肿，颌下淋巴结肿大且有触痛，腺病毒感染时可伴有眼结膜炎。急性病毒性喉炎常有发热，临床特征为声嘶、说话困难，咳嗽、咳痰时喉部疼痛，体检可见喉部水肿、充血，局部淋巴结轻度肿大和触痛，可闻及喘息声。

（3）细菌性咽炎、扁桃体炎：起病急，咽痛明显，吞咽时加剧，伴畏寒、发热，体温可达 39℃ 以上。体检咽部充血明显，扁桃体充血肿大、表面有黄色点状渗出物，颌下淋巴结肿大，有压痛，肺部无异常体征。

2. 并发症

急性上呼吸道感染可并发急性鼻窦炎、中耳炎、气管-支气管炎。部分病人可继发风湿热、肾小球肾炎、病毒性心肌炎等。

【实验室及其他检查】

（1）血常规检查：病毒感染时白细胞计数正常或偏低，淋巴细胞比例升高。细菌感染时白细胞计数可偏高，中性粒细胞增多或核左移。

（2）病毒和细菌的检测：根据需要对病毒和（或）病毒抗体进行检测，以判断病毒的类型，区别病毒和细菌感染。细菌培养可判断细菌类型和进行药敏试验。

【治疗要点】

急性上呼吸道感染不仅传染性强，而且可引起严重并发症，必须积极预防和治疗。治疗原则为对症处理和中医治疗。

1. 对症治疗

重点是减轻症状，缩短病程和预防并发症。应用解热镇痛药，如复方阿司匹林、对乙酰氨基酚等。

2. 病因治疗

细菌感染时常选青霉素类、大环内酯类、头孢菌素类等药物。病毒唑、阿昔洛韦等对某些病毒有一定疗效。

3. 中药治疗

中成药板蓝根冲剂，清热宁等。

【护理评估】

1. 健康史

主要评估有无受凉、淋雨、过度疲劳等使机体抵抗力降低等情况，应注意询问病人本次起病情况，既往健康情况，有无呼吸道慢性疾病史等。

2. 身体状况

个体的主要症状和体征差异大，根据病因不同可有不同类型，各型症状、体征之间无明显界限，也可互相转化。主要评估病人的症状和体征，并密切注意进展程度。如是否有咽部不适感、发热、咳嗽、咳痰、疼痛、水及电解质失衡等。尤其要注意，对发热病人的体温、持续时间、伴随症状以及用药情况应进行详细的评估。

3. 实验室检查

血常规检查、细菌培养、病毒和（或）病毒抗体的测定，是细菌或病毒感染及其类型的常用检查方法。

4. 心理社会资料

病人常因发热、全身酸痛而不能很好地休息，表现为疲惫不堪、情绪低落。青年人对疾病轻视，不能及时就诊，易致病情延误而使感染向下蔓延，病情加重。上呼吸道感染的病人虽然症状明显，但经休息和（或）治疗很快痊愈，一般不影响生活和工作，病人心理上比较轻松。

【常用护理诊断】

（1）不舒适：与急性病毒或细菌感染中毒有关。

（2）体温过高：与病毒和（或）细菌感染有关。

【护理目标】

（1）病人躯体不适缓解，日常生活不受影响。

（2）体温恢复正常。

【护理措施】

1. 休息与营养

①休息：适当休息，不要过度活动，发热病人应卧床休息，保持室内空气流通，调节适宜的温度、湿度。

②营养：病人常有食欲不振、消化不良的症状，故应给予清淡、易消化的高热量、高维生素、低脂肪的流质或半流质饮食，摄入足够的水分，以补充出汗等消耗，维持体液平衡。

2. 降温

当病人体温超过39℃时可进行物理降温，如头部冷敷、温水或酒精擦浴、4℃冷盐水灌肠等。必要时遵医嘱应用药物降温，并观察记录降温效果。病人寒战时可用热水袋保暖。退热时病人常大汗淋漓，应及时擦干汗液，更换衣服及被褥。

3. 病情观察

每4h测体温、脉搏、呼吸1次并记录，观察病人发热程度和热型。

4. 用药护理

发热伴头痛、全身酸痛者，可遵医嘱服用阿司匹林、索米痛片索米痛片、感冒清冲剂等解热止痛药；鼻塞、流涕用1％麻黄素滴鼻；咳嗽时给予溴己新；咽痛、声嘶用淡盐水含漱或消炎喉片含服，局部雾化治疗。遵医嘱给予抗生素或抗病毒药物治疗，防治感染并注意观察药物疗效。

【护理评价】

（1）病人不适减轻。

（2）体温恢复正常。

【健康教育】

（1）加强体育锻炼，坚持耐寒训练，增强体质。

（2）避免受凉、淋雨、过度疲劳等诱发因素，吸烟者应戒烟。

（3）在流行季节尽量少去公共场所，注意隔离病人，防止交叉感染；室内用食醋加热熏蒸，每日1次，连用3天；流感疫苗行鼻腔喷雾；也可用贯众、板蓝根、野菊花、桑叶等中草药熬汤饮用。

（4）恢复期若出现眼睑水肿、心悸、关节痛等症状，应及时诊治。

二、急性气管-支气管炎病人的护理

急性气管-支气管炎是病毒或细菌等病原体感染所致的支气管黏膜炎症，为婴幼儿时期的常见病、多发病，往往继发于上呼吸道感染之后，也常为肺炎的早期表现。临床上以咳嗽伴（或不伴）有支气管分泌物增多为特征。

【病因与发病机制】

感染是最主要的病因，过度劳累、受凉是常见的诱因。

1. 感染

引起本病的病毒有腺病毒、流感病毒、呼吸道合胞病毒、副流感病毒；细菌有流感嗜血杆菌、肺炎链球菌、链球菌、葡萄球菌等。病毒和细菌可以直接感染气管-支气管，也可先侵犯上呼吸道，继而引起本病。近年来由支原体和衣原体引起者逐渐增多。

2. 物理、化学刺激

吸入冷空气、粉尘、刺激性气体或烟雾（如二氧化硫、二氧化氮、氨气、氯气、臭氧等）等可以引起气管-支气管黏膜的急性炎症。

3. 变态反应

引起气管和支气管变态反应的常见变应原包括花粉、有机粉尘、细菌蛋白质、真菌孢子以及在肺内移行的钩虫、蛔虫的幼虫。

【病理】

黏膜充血是早期改变，接着出现脱屑、水肿、黏膜下层白细胞浸润和黏稠或黏液脓性分泌物产生。支气管纤毛、巨噬细胞和淋巴管的防御功能障碍，细菌侵犯正常情况下无菌的支气管，继而细胞碎片以及黏液脓性分泌物积聚、支气管壁水肿、分泌物潴留以及某些病人的支气管平滑肌痉挛，可致气道阻塞。

【临床表现】

急性感染性支气管炎往往先有急性上呼吸道感染的症状，如鼻塞、流涕、咽痛、声嘶等。剧烈咳嗽的出现通常是支气管炎出现的信号，开始时干咳无痰，但几小时或几天后出现少量黏痰，稍后出现较多的黏液或黏液脓性痰，明显的脓痰提示多重细菌感染。有些病人有烧灼样胸骨后痛，咳嗽时加重。在无并发症的严重病例中，发热（38.3~38.8℃）可持续数天，随后急性症状消失，持续发热提示合并肺炎。如迁延不愈，日久可演变为慢性支气管炎。

无合并症的急性支气管炎几乎无肺部体征，或可闻及散在的高调或低调的干啰音，偶可在肺底部闻及捻发音或湿啰音，尤其在咳嗽后，常可闻及哮鸣音。

【实验室检查】

（1）血液检查：病毒感染时白细胞计数多正常；细菌感染时白细胞计数和中性粒细胞比例增高。

（2）痰涂片或培养可发现致病菌。

（3）X线检查多无异常，或仅有肺纹理增粗。

【治疗要点】

治疗原则是止咳、祛痰、平喘和控制感染。

1. 一般治疗

休息、保暖、多饮水，保证足够的营养物质供给。

2. 对症治疗

主要是止咳、祛痰、平喘，以减轻病人的不适。①发热时可服用阿司匹林 0.3~0.6g，或吲哚美辛 25mg，每日 3 次。②咳嗽频繁且无痰时，可服用喷托维林 25mg，每日 3 次。③痰黏稠不易咳出时，可口服溴己新 16mg，每日 3 次。④伴哮喘时可口服氯茶碱 0.1~0.2g 或沙丁胺醇 2~4mg，每日 3 次。

3. 病因治疗

细菌感染时常选用青霉素类、大环内酯类、头孢菌素类等药物。利巴韦林、阿昔洛韦等对某些病毒有一定疗效。

【护理评估】

1. 健康史

主要评估有无淋雨、受凉、过度劳累等诱发因素，询问病人有无急性上呼吸道感染史。

2. 身体状况

（1）咳嗽：评估咳嗽性质、音色、持续的时间。干咳多见于急性上呼吸道感染，常伴有发热；注意咳嗽的伴随症状，如疲乏、失眠、注意力不集中等。

（2）咳痰：痰液的色、质、量、气味等因病因不同而异。支气管炎咳白色泡沫样痰或黏痰，感染加重时咳黄脓痰；由于夜间睡眠后，管腔内积聚痰液，加之副交感神经兴奋，支气管分泌物增加，起床后或体位改变时可刺激排痰，故清晨排痰常较多。

3. 实验室和其他检查

病毒感染时白细胞计数增多；细菌感染时白细胞计数和中性粒细胞增多。

4. 心理社会资料

急性支气管炎病人常因咳嗽、咳痰等身体不适，有紧张、急躁、烦躁等心理反应。

【常用护理诊断】

(1) 清理呼吸道无效：与呼吸道感染、痰液多而黏稠有关。

(2) 体温过高：与呼吸道感染有关。

【目标】

(1) 病人痰能咳出，喘息时缓解。

(2) 体温恢复正常。

【护理措施】

1. 休息与营养

(1) 休息：适当休息，不要过度活动，发热病人应卧床休息，保持室内空气流通，调节适宜的温度、湿度。

(2) 营养：病人常有食欲不振、消化不良，故应给予清淡、易消化的高热量、高维生素、低脂肪的流质或半流质饮食，摄入足够的水分，以补充出汗等消耗，维持体液平衡。

2. 观察

观察病人咳嗽与咳痰的性质、持续时间、咳痰的量，观察、记录发热病人的体温变化，同时观察病人面色、呼吸、脉搏、血压变化。

3. 对症护理

当病人体温超过39℃时可进行物理降温。

【护理评价】

(1) 痰液能有效咳出。

(2) 体温恢复正常。

【健康教育】

(1) 加强体育锻炼，坚持耐寒训练，增强体质。

(2) 避免受凉、淋雨、过度疲劳等诱发因素，吸烟者应戒烟。

(3) 就医指导。告知病人在药物治疗后症状不能缓解，或出现其他不适时应及时就诊。

第三节　慢性支气管炎、阻塞性肺气肿和慢性肺源性心脏病病人的护理

一、慢性支气管炎病人的护理

慢性支气管炎（chronic bronchitis）简称慢支，是指气管、支气管黏膜及其周围组织的慢性非特异性炎症。临床上以慢性反复发作的咳嗽、咳痰或伴有喘息及反复发作的慢性过程为主要特征。病情进展缓慢，常并发阻塞性肺气肿甚至肺心病。它是一种严重危害人类健康的常见病，尤以老年人多见，患病率约为 3.2%。

【病因与发病机制】

慢支的病因尚未完全清楚，可能与下列因素有关。

(1) 空气中的刺激性烟雾、有害气体等大气污染对支气管黏膜损伤，使纤毛清除功能下降，分泌增加，为细菌入侵创造了条件。

(2) 吸烟与慢支的发生有密切关系，吸烟能使呼吸道黏膜上皮细胞纤毛变短、不规则，支气管杯状细胞分泌黏液增多而使气管净化能力减弱，支气管黏膜充血、水肿、黏液积聚，肺泡中吞噬细胞功能减弱，而易引起感染。

（3）感染是本病发生、发展的重要因素，多为病毒和细菌感染，常见病毒为鼻病毒、腺病毒和呼吸道合胞病毒等，常见细菌为肺炎链球菌、流感嗜血杆菌、甲型链球菌和奈瑟球菌。

（4）喘息型慢支往往有过敏史，接触抗原物质如细菌、真菌、尘螨、花粉、尘埃、某些食物和化学气体等都可引起发病。

（5）除上述因素外，机体内在因素与慢支的发生也有关，如呼吸道的副交感神经反应性增高、呼吸道局部防御功能及免疫功能降低等。

【临床表现】

1. 主要症状

多缓慢起病，病程较长，因反复急性发作而加重。初期症状轻微，在寒冷季节、吸烟、劳累、感冒后可引起急性发作或症状加重，夏天气候转暖时可自然缓解。主要症状有慢性咳嗽、咳痰、喘息。

（1）咳嗽：支气管黏膜充血、水肿或分泌物积聚于支气管腔内均可引起咳嗽。一般晨间起床时咳嗽较重，白天较轻，睡眠时有时出现阵咳。急性发作时咳嗽加重。

（2）咳痰：由于夜间睡眠后，管腔内积聚痰液，加之副交感神经兴奋，支气管分泌物增加，故起床后或体位改变时可刺激排痰，常以清晨排痰较多。痰为白色黏液或浆液泡沫性，偶可带血。急性发作伴有细菌感染时，则变为黏液脓性，痰量亦增加。

（3）喘息或气急：部分病人因支气管痉挛而出现喘息，常伴有哮鸣音。并发阻塞性肺气肿时可表现为劳动或活动后气促。重者休息时亦气喘，生活无法自理。

2. 体征

早期可无任何异常体征。急性发作期可在背部或双肺底听到干、湿啰音，咳嗽后可减少或消失。喘息型慢支可听到哮鸣音和呼气延长，且不易完全消失。

3. 分型

可分为单纯型慢支和喘息型慢支两型。单纯型慢支的主要表现为咳嗽、咳痰；喘息型慢支除有咳嗽、咳痰外尚有喘息，常伴有哮鸣音，喘鸣在阵咳时加剧，睡眠时明显。

4. 分期

按病情进展可分为三期：

（1）急性发作期：一周内出现脓性或黏液脓性痰，痰量明显增加，或伴有发热等炎症表现，或咳嗽、咳痰、喘息症状中任何一项明显加剧。

（2）慢性迁延期：不同程度的咳嗽、咳痰、喘息症状迁延1个月以上者。

（3）临床缓解期：经治疗或临床缓解，症状基本消失，或偶有轻微咳嗽、痰液量少，持续2个月以上者。

5. 并发症

（1）阻塞性肺气肿：慢性支气管炎最常见的并发症。

（2）支气管肺炎：慢性支气管炎蔓延至支气管周围肺组织中，病人有寒战、发热、咳嗽增剧，痰量增加且呈脓性。白细胞及中性粒细胞增多。X线检查，两下肺野有小斑点或小片阴影。

（3）支气管扩张：慢性支气管炎反复发作，支气管黏膜充血、水肿、形成溃疡，管壁纤维增生，管腔或多或少变形，扩张或狭窄。扩张部分多呈柱状变化。

【实验室及其他检查】

1. 胸部X线检查

早期无异常，病程长者支气管管壁增厚，两肺肺纹理粗乱，呈网状、条索状或斑点状阴影，下肺野较明显。

2. 呼吸功能检查

早期常无异常，随病情逐渐进展出现阻塞性通气功能障碍，常表现为如下两点：①$FEV_1/FVC<60\%$；②MBC（最大通气量）$<80\%$（预计值）。

3. 血液检查

慢支急性发作或并发肺部感染时白细胞、中性粒细胞增多。喘息型者嗜酸性粒细胞可增多。

4. 痰液检查

涂片或培养可见肺炎球菌、流感嗜血杆菌、甲型链球菌及奈瑟球菌等。涂片中可见大量中性粒细胞、已破坏的杯状细胞等，喘息型慢支者常见较多的嗜酸性粒细胞。

【治疗要点】

采取防治结合的综合措施。急性发作期和慢性迁延期应以控制感染及对症治疗为主，缓解期宜加强锻炼，增强体质，提高机体抵抗力，预防复发，减少并发症。

急性发作期的治疗要点如下：

1. 控制感染

根据感染的主要致病菌和严重程度选用抗生素。常用的抗生素有青霉素类、大环内酯类、氨基糖苷类、喹诺酮类、头孢菌素类等。

2. 祛痰

对急性发作和慢性迁延病人，在抗感染的同时还要结合其他治疗方法，但应避免应用强镇咳剂，如可卡因等，以免抑制呼吸中枢及加重呼吸道阻塞及炎症。常用药物有氯化铵合剂、溴己新、喷托维林等。

3. 解痉、平喘

用于喘息病人，常选氨茶碱，沙丁胺醇（舒喘灵）等吸入，若气道舒张剂用后气道仍有持续阻塞，可用激素，如泼尼松 20~40mg/d。

【护理评估】

1. 健康史

主要评估如下几点：①成人随年龄增加，免疫功能逐渐减退，呼吸道防御功能退化，患病率随年龄的增加而增高，50岁以上发病率可高达15%。②询问病人是否吸烟，了解吸烟的时间和量。③询问病人每次发作是否与季节和气候的突变有关。寒冷常为本病发作的重要原因和诱因，尤其是气候突变时，冷空气刺激使呼吸道局部小血管痉挛，纤毛运动障碍，呼吸道防御功能降低，净化作用减弱，有利于病毒、细菌入侵和繁殖。④有害的粉尘和大气污染（如二氧化硫、二氧化氮）等的慢性刺激，也是本病的重要诱因。

2. 身体状况

（1）主要症状：多缓慢起病，病程较长，因反复急性发作而加重。初期症状轻微，在寒冷季节、吸烟、劳累、感冒后可引起急性发作或症状加重，夏天气候转暖时可自然缓解。主要症状有慢性咳嗽、咳痰、喘息。

（2）评估要点

①咳嗽：评估咳嗽性质、音色、持续的时间。慢性支气管炎的咳嗽多在晨间出现，注意咳嗽的伴随症状，如疲乏、失眠、注意力不集中等。

②咳痰：痰液的色、质、量、气味等。由于夜间睡眠后，管腔内积聚痰液，加之副交感神经兴奋，支气管分泌物增加，故起床后或体位改变时可刺激排痰，常以清晨排痰较多。

③喘息或气急：喘息型慢支有支气管痉挛，可有喘息，可闻及哮鸣音。

3. 实验室和其他检查

主要评估如下几点：①胸部X线检查是否有支气管管壁增厚、两肺纹理粗乱，是否呈网状、条索状或斑点状阴影。②呼吸功能检查有无出现阻塞性通气功能障碍。③血液检查和痰液检查可判断是否发生了继发细菌感染。

4. 心理社会资料

慢性支气管炎病人早期由于症状和体征不明显，一般不会影响生活和工作，故病人往往不予重视，感染时治疗也不及时。后期由于病程长，反复发作，身体每况愈下，给病人及其家庭带来较重的精神和经济负担，病人易出现烦躁不安、忧郁、焦虑的情绪。由于缺氧，年老者咳嗽无力，痰不易咳出，容易产生精神不振、失眠、语言交流费力等。

【常用护理诊断】

清理呼吸道无效

与痰液多而黏稠、年老体弱无力咳嗽等有关。

【目标】

病人痰能咳出，喘息时缓解。

【护理措施】

1. 一般护理

（1）环境和休息：保持室内空气流通、新鲜，冬季注意保暖，避免受凉感冒，以免加重病情。环境要安静、舒适。注意休息，采取舒适体位，急性发作期应卧床休息，取半卧位。

（2）饮食护理：慢性支气管炎是一种消耗性疾病，宜给予高热量、高维生素、低脂清淡、易消化的流质及半流质饮食，鼓励病人多饮水，除补充机体每日需要量外，须根据体温、痰液黏稠度、丧失的水分，估计每日水分补充量，使痰液稀释，易于排出。保证每日摄入量在 1.5~2L。

2. 病情观察

监测病人基本生命体征。密切观察咳、痰、喘症状及诱发因素，尤其是痰液的性质和量。评估临床分型、分期，如是单纯型慢支还是喘息型慢支，是急性发作期还是慢性迁延期。观察有无阻塞性肺气肿、肺动脉高压、肺源性心脏病的发生。

3. 保持气道通畅

（1）鼓励病人多饮水：根据机体每日需要量、体温、痰液黏稠度，估计每日水分补充量，使痰液稀释，易于排出。

（2）促进排痰：指导病人深吸气后有意识地咳嗽，协助病人翻身并辅以拍背，酌情采用胸部物理治疗，如胸部叩击和震颤、体位引流、吸痰等，以利于排痰，保持气道通畅。

（3）超声雾化吸入：超声雾化吸入使药液直接吸入呼吸道局部，消除炎症、减轻咳嗽、痰液稀释、帮助祛痰。合并呼吸道感染可用生理盐水加庆大霉素雾化吸入；痰液黏稠可用生理盐水加 α-糜蛋白酶或复方安息香酊雾化吸入；解痉平喘可用生理盐水加沙丁胺醇等雾化吸入。

（4）用药护理：遵医嘱使用祛痰、镇咳药，应以抗炎、祛痰为主，不宜选用强烈镇咳药如可卡因，以免抑制咳嗽中枢，加重呼吸道阻塞，导致病情恶化。

【护理评价】

观察病人呼吸困难是否减轻；咳嗽是否减轻，能否有效咳嗽；活动耐力是否增加；水肿是否减轻或消失，尿量是否正常；病人食欲是否增加，营养状况是否改善；焦虑是否减轻或消失。

【健康教育】

（1）指导病人适当休息，加强营养。

（2）教育病人认识积极预防感染的重要性，鼓励病人，特别是缓解期病人坚持锻炼，以加强耐寒能力和提高机体抵抗力。注意保暖，避免受凉，预防感冒。

（3）避免刺激呼吸道，如戒烟。同时注意改善环境卫生，做好个人劳动保护，消除及避免烟雾、粉尘和刺激性气体等诱发因素对呼吸道的影响。

二、阻塞性肺气肿病人的护理

阻塞性肺气肿（obstructive pulmonary emphysema）简称肺气肿，是由于吸烟、感染、大气污染等有害因素的刺激，引起终末细支气管远端（呼吸细支气管、肺泡管、肺泡囊和肺泡）的气道弹性减退、过度膨胀、充气和肺容积增大，并伴有气管壁破坏，是一种不可逆的慢性进展性疾病，临床上多为慢支的并发症。由于大多数肺气肿病人同时伴有慢性咳嗽、咳痰病史，很难把肺气肿和慢支的界线截然分开。因此，临床上把具有气流阻塞特征的慢性支气管炎或肺气肿统称为慢性阻塞性肺疾病（COPD）。

【病因与发病机制】

肺气肿的发病因素至今尚未完全阐明，一般认为是由多种因素协同作用形成的。

（1）吸烟、大气污染、感染等引起慢支的因素均可引起肺气肿。

（2）蛋白酶-抗蛋白酶平衡失调

体内的一些蛋白水解酶对肺组织有消化作用，而抗蛋白酶对于弹力蛋白酶等多种蛋白酶有抑制作用。蛋白酶和抗蛋白酶的平衡是维持肺组织正常结构免于破坏的重要因素。消化肺组织的蛋白酶有两种来源，外源性来自细菌和霉菌等病原体，内源性来自中性粒细胞和肺泡巨噬细胞。吸烟使弹性蛋白酶活性增加，并使抗蛋白酶失活。

肺气肿的发病机制如下：①由于支气管的慢性炎症，出现不完全性阻塞，吸气时气体容易进入肺泡，呼气时由于胸膜腔内压增加使气管闭塞，残气量增加，使肺泡充气过度；②慢性炎症破坏小气管的软骨，使其失去支架作用，气体尚能进入肺泡，但呼气时气管软骨的塌陷使气体的排出受阻，导致肺泡明显膨胀和压力增高；③肺部慢性炎症使白细胞和巨噬细胞蛋白水解酶的释放增加，使肺组织和肺泡壁损害导致多个肺泡融合成肺大疱，形成肺气肿；④肺泡壁的毛细血管受压，血液供应减少，使肺组织营养障碍，也引起肺泡壁弹力减弱，易促成肺气肿的发生。

【临床表现】

缓慢起病，病程较长，因反复急性发作而加重。

1. 主要症状

慢支并发肺气肿时，在原有咳嗽、咳痰、喘息等症状的基础上出现逐渐加重的呼吸困难。早期仅在体力劳动或上楼、爬坡等活动时出现气促，随着病情发展逐渐加重。轻度活动，甚至在静息时也感呼吸困难。当慢支急性发作时，支气管分泌物增多，通气功能障碍进一步加重，胸闷、气急加剧，严重时可出现呼吸功能衰竭的表现，如发绀、头痛、嗜睡、神志恍惚等。

2. 体征

早期体征不明显。随着病情发展出现桶状胸，呼吸运动减弱；触诊语颤减弱或消失，叩诊呈过清音，肺下界和肝浊音界下降，心浊音界缩小或不易叩出；听诊肺部呼吸音减弱，呼气延长，并发感染时肺部可有湿啰音，心音遥远。

3. 并发症

可并发自发性气胸、慢性肺源性心脏病等。

4. 心理社会表现

慢性阻塞性肺气肿由于病程长，反复发作，每况愈下，给病人带来较重的精神和经济负担，病人易出现焦虑、悲观、沮丧等心理反应。

【实验室及其他检查】

1. 胸部 X 线检查

典型 X 线改变为胸廓前后径增大，肋间隙增宽，肋骨平行，膈低平；两肺透亮度增加；肺纹理减少或有肺大疱征象；心脏常呈垂位，心影狭长。

2. 呼吸功能检查

通气功能障碍最典型改变是用力呼气流速的持续减低，第一秒用力呼气量占用力肺活量比值（FEV_1/FVC）小于60%，尚有残气量（RV）增加，残气量占肺总量的百分比（RV/TLC）大于40%（为诊断肺气肿的重要指标）。

3. 动脉血气分析

早期无异常。出现明显缺氧及 CO_2 潴留时，则 PaO_2 降低，$PaCO_2$ 升高，并可出现失代偿性呼吸性酸中毒（呼酸），pH 值降低。

4. 血液和痰液检查

一般无异常，继发感染时似慢支急性发作表现。

【治疗要点】

治疗目的是延缓疾病的进展，控制各种症状及并发症，改善呼吸功能，解除心理情绪障碍，提高病人生活质量。

1. 去除病因

劝导病人戒烟，避免诱发因素，加强锻炼，增强体质。对于接触有害气体或粉尘者，应改善工作或生活环境。

2. 对症治疗

止咳、祛痰、平喘、控制感染。急性发作期应尽早选择恰当的抗生素治疗。

3. 长期家庭氧疗

持续低流量吸氧能改变疾病的自然病程，每天 12~15h 的给氧能延长寿命，若能达到每天 24h 的持续氧疗，效果更好。

4 运动及呼吸机功能锻炼

可改善呼吸功能，增强体质。

5. 手术治疗

局限性肺气肿或肺大疱可进行合适的手术治疗。

【护理评估】

1. 健康史

询问病人是否存在引起慢支的各种因素如感染、吸烟、大气污染、职业性粉尘和有害气体的长期吸入、过敏等，有无哮喘或支气管扩张的病史及患病的时间。

2. 身体状况

（1）主要症状：慢支并发肺气肿时，在原有咳嗽、咳痰、喘息等症状的基础上出现逐渐加重的呼吸困难。当慢支急性发作时，支气管分泌物增多，通气功能障碍进一步加重，胸闷、气急加剧，严重时可出现呼吸功能衰竭的表现，如发绀、头痛、嗜睡、神志恍惚等。

（2）评估要点：依据呼吸困难与活动之间的关系，判断呼吸困难的严重程度。Ⅰ级：登二楼即感气急，尚可胜任工作，但容易疲劳。

Ⅱ级：平常走路时即有气急、能勉强工作。

Ⅲ级：穿衣、说话等日常生活即有气急，不能工作。

Ⅳ级：静息时亦有呼吸困难，劳动力完全丧失。

3. 实验室和其他检查

主要评估：①胸部 X 线检查是否有胸廓前后径增大，肋间隙增宽，肋骨平行，膈低平。②是否有通气功能障碍典型改变：第一秒用力呼气量占用力肺活量比值（FEV_1/FVC）小于 60%，残气量（RV）增加，残气量占肺总量的百分比（RV/TLC）大于 40%。

4. 心理社会资料

慢性阻塞性肺气肿由于病程长，反复发作，每况愈下，给病人带来较重的精神和经济负担，病人易出现焦虑、悲观、沮丧等心理反应，甚至对治疗失去信心。病情一旦发展到影响工作和生活时，会导致病人心理压力增加，生活方式发生改变，也会影响到工作，甚至因无法工作而感到孤独。

【常用护理诊断】

（1）低效型呼吸型态：与肺气肿有关。

（2）活动无耐力：与慢性阻塞性肺气肿引起的缺氧有关。

（3）清理呼吸道无效：与痰液黏稠、咳嗽无力、支气管痉挛有关。

（4）营养失调（低于机体需要量）：与食欲减退、能量消耗增加有关。

【护理目标】

（1）病人能有效地进行呼吸肌功能锻炼，呼吸功能逐渐改善。

（2）病人能够得到充足的休息，体力恢复。

（3）病人能进行有效咳嗽、排痰，呼吸道通畅。

（4）病人能了解基本的饮食营养知识，遵循饮食计划，营养状况改善。

【护理措施】

除按慢性支气管炎的护理方法护理外，还应采取以下措施：

1. 缓解呼吸困难，改善缺氧

（1）氧疗是纠正 COPD 缺氧的最直接和最有效的方法，但不适当的氧疗不仅会影响疗效，甚至还会造成一些比较严重的后果。通常给予 $1\sim2L/min$ 的氧流量，吸氧后 PaO_2 达到 55mmHg 以上，$PaCO_2$ 呈逐渐下降趋势，即达到了基本要求。

（2）病人取半卧位，使膈肌下降，增加肺通气，减轻呼吸困难。

（3）遵医嘱使用支气管舒张剂，注意药物的不良反应。

2. 加强营养

病人因反复呼吸道感染，呼吸困难，使能量消耗增加、进食量不足等引起营养不良。应向病人及家属解释摄取足够营养对满足机体需要、保持和恢复体力的重要性，强调营养不良、维生素 A 缺乏、维生素 C 缺乏会使呼吸道防御能力下降、黏膜上皮细胞修复功能减退，从而促使疾病的发生和发展。应给予高热量、高蛋白质、高维生素饮食，避免产气食物摄入，以防因腹胀而使膈肌上升而影响肺部换气功能。呼吸困难伴有便秘者，应鼓励多饮水，多食含纤维素高的蔬菜和水果，保持大便通畅。

【健康教育】

除慢性支气管炎的健康指导外，还应对病人进行以下指导：

1. 戒烟

吸烟是 COPD 的主要病因，有资料表明，戒烟不仅能有效地延缓病情的进展，对于某些早期病人，戒烟还可使病情获得逆转。应教育病人及家属认识到戒烟的重要性。

2. 吸氧

对于长期接受家庭氧疗的病人，首先向病人说明长期家庭氧疗的必要性及给病人带来的好处，取得病人的积极配合，同时指导病人，长期家庭氧疗每天吸氧的时间必须超过 15h，否则疗效将会受到影响。此外，长时间高浓度吸氧（大于 50%）还会引起氧中毒，应避免长时间吸入高浓度氧。

3. 呼吸功能训练

呼吸功能障碍的病人常会形成不良的呼吸习惯，应指导病人进行正常呼吸训练，改善呼吸功能。

（1）膈肌呼吸锻炼：指导病人进行膈肌呼吸锻炼：①病人采取舒适而松弛的半坐卧位姿势；②指导病人用鼻进行深吸气，并将腹部鼓起，在吸气末自然且短暂地屏气，造成一个平顺的呼吸型态使进入肺的空气均匀分布；③呼气时，指导病人收腹以协助膈肌将气体排出肺，并指导病人噘嘴慢慢地呼气，理想的呼气时间应是吸气时间的 $2\sim3$ 倍；④每分钟训练 10 次左右，每日训练 2 次，每次 $10\sim15min$，熟练后增加训练次数和时间；⑤病人采用半坐卧位的姿势能熟练掌握这种呼吸运动后，也可以平卧、站立及运动中进行练习。在平卧位练习时，病人可一只手置于腹部，另一只手置于胸部以感受自己的呼吸是否正确。

（2）缩唇呼吸：此为控制呼吸的最佳技术之一。鼓励病人全身放松，由鼻吸气，然后由噘起的嘴唇缓慢且完全地呼气，此时病人会产生一种"吹"的效果。缩唇呼气可使呼出的气体流速减慢，延缓呼气气流下降，防止小气道因塌陷而过早闭合，改善通气和换气。

三、慢性肺源性心脏病病人的护理

慢性肺源性心脏病是由肺组织、肺动脉血管或胸廓的慢性病变引起的肺组织结构和功能异常，产生肺血管阻力增加、肺动脉高压可使右心室扩张、肥大，伴或不伴右心衰竭的心脏病。本病患病年龄多在 40 岁以上，随年龄增长患病率增高，平均患病率我国为 0.4%。急性呼吸道感染是肺心病急性发作的主要诱因，常导致肺、心功能衰竭。重症肺心病的病死率仍较高。

【病因】

1. 支气管、肺疾病

80%~90% 由 COPD 引起。其次为支气管哮喘、支气管扩张、重症肺结核、肺尘埃沉着症、慢性弥漫性肺间质纤维化、结节病等。

2. 胸廓运动障碍性疾病

较少见，如脊柱后、侧凸以及各种原因造成的胸廓畸形和运动受限。

3. 肺血管疾病

甚少见，如肺小动脉栓塞、累及肺动脉的过敏性肉芽肿病等。

【发病机制】

1. 肺动脉高压的形成

（1）肺血管阻力增高的功能性因素：机体缺氧、高碳酸血症及呼吸性酸中毒，可使肺小动脉收缩、痉挛，引起肺动脉高压。其中缺氧是肺动脉高压形成最重要的因素。

（2）肺血管阻力增高的解剖学因素：长期反复发作的慢支及其周围炎可累及邻近肺细小动脉，引起管壁炎症，管壁增厚，管腔狭窄或纤维化，甚至完全闭塞，肺泡内压增高，压迫肺泡壁毛细血管，使肺泡壁毛细血管床减少，当其减少超过 70% 时，则肺循环阻力增大，促使肺动脉高压发生。

（3）血容量增多和血液黏稠度增加：慢性缺氧产生继发性红细胞增多，血液黏稠度增加，血流阻力随着增高，使肺动脉压增高。另外缺氧可使肾小动脉收缩，肾血流量减少，促使水、钠潴留，水、钠的潴留可致血容量增多。

2. 心脏病变和心力衰竭

长期肺循环阻力增高，右心负荷加重，发生右心室代偿性肥厚。随着病情发展，肺动脉压进一步增高，超过右心室的负荷时，右心失代偿，排血量下降、舒张末压增高，导致右心室扩大和右心衰竭。

3. 其他重要器官的损害

缺氧和高碳酸血症除影响心脏外，还可使其他重要器官如脑、肝、肾、胃肠及内分泌、血液系统等发生病理改变，引起多器官功能损伤。

【临床表现】

本病发展缓慢，临床上除原发病的各种症状和体征外，可逐步出现肺、心功能衰竭以及其他器官损害的征象。如下按其功能的代偿期与失代偿期进行介绍。

1. 肺、心功能代偿期（包括缓解期）

此期主要是原发病和慢性阻塞性肺气肿的表现。慢性咳嗽、咳痰、气急或伴喘息，活动后可感心悸、呼吸困难、乏力和活动耐力下降。体检可有明显肺气肿体征，听诊多有呼吸音减弱，感染时肺部可闻及干、湿啰音；肺动脉瓣区第二心音亢进，提示有肺动脉高压；三尖瓣区出现收缩期杂音，或剑突下可见心脏搏动，多提示右心室肥厚、扩大；部分病人因肺气肿使胸膜腔内压升高，阻碍腔静脉回流，可见颈静脉充盈；因膈肌下降，使肝上界及下缘明显下移。

2. 肺、心功能失代偿期（包括急性加重期）

呼吸衰竭的表现最突出，有或无心力衰竭。由肺血管疾病引起的肺心病则以心力衰竭为主，呼吸衰竭较轻。

（1）呼吸衰竭：常因急性呼吸道感染而诱发，病人呼吸困难严重、发绀明显，甚至出现烦躁、谵妄、嗜睡、昏迷、抽搐等肺性脑病的表现。

（2）心力衰竭：以右心衰竭为主，表现为明显倦怠、乏力、尿少，下肢乃至全身水肿。体检可有颈静脉怒张；剑突下心脏搏动明显，心界向左扩大（仅少数病人可叩出），三尖瓣区可闻及收缩期吹风样杂音，可有奔马律；肝大、肝颈静脉回流征阳性。

3. 并发症

（1）肺性脑病：由于呼吸功能衰竭所致的缺氧、二氧化碳潴留而引起的精神障碍、神经系统症状的一种综合征，但必须排除脑动脉硬化、严重电解质紊乱、单纯性碱中毒、感染中毒性脑病等。肺性脑病是肺心病死亡的首要原因，应积极防治。

（2）酸碱失衡及电解质紊乱：肺心病出现呼吸衰竭时，由于缺氧和二氧化碳潴留，当机体发挥最大限度代偿能力仍不能保持体内平衡时，可发生各种不同类型的酸碱失衡及电解质紊乱，使呼吸衰竭、心力衰竭、心律失常的病情更加恶化。对治疗及预后皆有重要意义，应进行监测及时采取治疗措施。

（3）心律失常：多表现为房性期前收缩及阵发性室上性心动过速，其中以紊乱性房性心动过速最具特征性。也可有心房扑动及心房颤动。少数病例由于急性严重心肌缺氧，可出现心室颤动以至心搏骤停。应注意与洋地黄中毒等引起的心律失常相鉴别。

（4）休克：肺心病休克并不多见，一旦发生，预后不良。发生原因：①感染中毒性休克；②失血性休克，多由上消化道出血引起；③心源性休克，由严重心力衰竭或心律失常所致。

（5）其他：消化道出血、弥散性血管内凝血（DIC）等。

【实验室及其他检查】

1. 胸部 X 线检查

除肺、胸原发疾病的 X 线征象外，尚有肺动脉高压和右心室肥大的征象，如右下肺动脉干扩张，横径大于或等于 15mm；肺动脉段突出或其高度大于或等于 3mm；右心室肥大征等皆为诊断肺心病的主要依据。

2. 心电图检查

主要为右心室肥大的改变，如电轴右偏、重度顺钟向转位、$RV1+SV5 \geqslant 1.05mV$ 及肺型 P 波，也可见右束支传导阻滞及低电压图形，可作为诊断肺心病的参考条件。

3. 血气分析

可出现低氧血症、高碳酸血症，呼吸衰竭时出现 $PaO_2 < 60mmHg$（8.0kPa），$PaCO_2 > 50mmHg$（6.6kPa）。pH 值可正常或降低。

4. 血液检查

红细胞和血红蛋白可升高，全血黏度和血浆黏度可增加，红细胞电泳时间常延长，并发感染时白细胞总数增加或有核左移。部分病人血清学检查可有肾功能、肝功能的异常及电解质紊乱。

5. 其他检查

肺功能检查对早期或缓解期肺心病有意义。痰细菌学检查对急性加重期肺心病使用抗生素有指导意义。

【治疗要点】

1. 急性期治疗

（1）控制感染

感染是发生呼吸衰竭和心力衰竭的常见诱因，故需积极应用药物予以控制。目前主张联合用药，宜根据痰培养和致病菌对药物敏感的测定结果，选用青霉素类、氨基糖苷类、喹诺酮类及头孢菌素类抗生素。

（2）改善呼吸功能

维持呼吸道通畅，纠正缺氧和二氧化碳潴留。通常采用低浓度、低流量持续给氧，流量为 1~2L/min，24h 持续不间断吸氧。使用止喘、祛痰药，翻身、背部叩击、雾化吸入等，是保持气道通畅的重要措施。

（3）控制心力衰竭

轻度心力衰竭给予吸氧，改善呼吸功能、控制呼吸道感染后症状即可减轻或消失。较重者可适当选用利尿、强心或血管扩张药。为避免大量利尿引起的血液浓缩、痰液黏稠，加重气道阻塞及低血钾症，肺心病使用利尿剂时以缓慢、小量、间歇为原则。如氢氯噻嗪 25mg，1~3 次/日，一般不超过 4 天，尿多时需加 10% 枸橼酸钾 10mL，3 次/日。重度或急需者可用呋塞米 20mg。当感染控制和呼吸功能改善后，心力衰竭控制仍不满意时可加用强心药。因肺心病病人长期处于缺氧状态，对洋地黄类药物的耐受性低，容易中毒，故使用洋地黄类药物时应以快速、小剂量为原则，用药前要积极纠正缺氧和低血钾症，用药过程中密切观察药物毒副作用。

（4）控制心律失常

病因消除后心律失常往往会自行消失。如果持续存在可根据心律失常的类型选用药物。

2. 缓解期治疗

主要是积极治疗原发病，减少急性发作，改善心肺功能。

【护理评估】

1. 健康史

主要评估以下内容：本病多由慢性呼吸道疾病发展而来，病人有 10 余年甚至 20 年以上的漫长病史，因此应了解有无慢性阻塞性肺疾病、支气管哮喘、支气管扩张等病史。慢性肺心病急性发作以冬、春季多见，常因急性呼吸道感染、吸烟、寒冷季节而加重，尤其是反复发生的急性呼吸道感染。注意收集诱发病情加重的因素及季节变化的影响。

2. 身体状况

根据肺、心功能情况将肺心病分为代偿期和失代偿期。

（1）肺、心功能代偿期：支气管肺部及胸廓原发疾病的症状和体征。活动后心悸、呼吸困难，有呼吸道感染时咳嗽加剧，痰量增多。

（2）肺、心功能失代偿期：①呼吸衰竭，肺功能不全的晚期表现。呼吸困难加重，明显发绀，心率加快和脑功能紊乱。常有头痛、失眠、食欲下降，白天嗜睡，甚至出现表情淡漠、神志恍惚、谵妄等肺性脑病的表现。②心力衰竭，以右心衰竭为主。③并发症，体液平衡失调、心律失常、休克、消化道出血、弥散性血管内凝血（DIC）等。

3. 实验室和其他检查

主要评估以下内容：①X 线检查，除肺、胸基础疾病的 X 线征象外，尚有肺动脉高压和右心室肥大的征象，皆为诊断肺心病的主要依据。②血常规检查，红细胞和血红蛋白可升高。急性感染时白细胞总数增加或有核左移。③血气分析，低氧血症和（或）高碳酸血症，如 $PaO_2 < 60mmHg$ 和（或）$PaCO_2 > 50mmHg$ 时，表示有呼吸衰竭症状。④心电图检查，主要表现为右心室肥大和右心房肥大。⑤肝功能检查情况。

4. 心理社会资料

肺心病病人多数经济收入较低，生活条件较差，加上疾病迁延不愈，临床疗效不显著，病人心情沉重、情绪低落，对治疗缺乏信心，如遇周围环境和亲人的冷漠，可使病人更加痛苦，易产生绝望厌世心理。家属由于长年照顾病人会产生疲惫而不耐烦心态，亦给家庭的生活和经济带来沉重的负担。病人逐渐丧失生活和工作能力，带来一些社会问题。

【常用护理诊断】

1. 气体交换受损

与肺泡及毛细血管丧失，弥散面积减少，导致通气与血流比例失调有关。

2. 清理呼吸道无效

与痰多黏稠、无力咳嗽或无效咳嗽等有关。

3. 体液过多

与右心功能不全使静脉回流障碍、静脉压升高有关。

4. 活动无耐力

与肺部原发病及肺、心功能下降引起慢性缺氧有关。

5. 潜在并发症

（1）酸碱平衡失调：与呼吸衰竭导致的体液失衡、右心衰竭引起的恶心和呕吐等有关。

（2）上消化道出血：与右心衰竭引起的消化道黏膜淤血、糜烂或形成应激性溃疡有关。

【护理目标】

（1）病人呼吸趋于平稳，发绀减轻。

（2）痰能咳出，肺部啰音消失。

（3）尿量增加，水肿减轻或消失。

（4）活动耐力增强。

（5）无并发症发生。

【护理措施】

1. 气体交换受损

（1）观察病情：定时监测血气分析，注意观察 PaO_2、$PaCO_2$ 等的变化。观察呼吸的频率、节律、深度及其变化特点，如由深而慢的呼吸变为浅快呼吸，且出现点头、提肩呼吸、节律不规则等提示有呼吸衰竭的可能。观察病人有无头痛、意识障碍等肺性脑病表现。

（2）休息：卧床休息，减少机体耗氧量，从而减慢心率和减轻呼吸困难，有利于肺、心功能的改善。

（3）合理氧疗：根据缺氧和二氧化碳潴留程度，一般给予持续低流量（1~2L/min）、低浓度（25％~29％）吸氧。

（4）慎用药物：慎用镇静催眠药，以免诱发或加重肺性脑病，及进一步加重呼吸衰竭。

2. 清理呼吸道无效

促进排痰、改善通气功能，详见本节相关内容。

3. 心力衰竭的护理

（1）合理饮食：低盐、低热量、清淡、易消化和富含纤维的饮食。应用排钾利尿剂的病人应注意钾的摄入，鼓励病人多吃含钾高的食物和水果（如香蕉、枣子等）。

（2）入量的限制：限制钠盐的摄入，每日进水量限制在 1~1.5L。根据病情限制输液量、控制输液速度。输液量每天不超过 1L，速度不超过每分钟 30 滴。

（3）监测血压、脉搏、呼吸、心率、心律、尿量及意识，记录 24h 液体出入量。观察有无尿少、下肢水肿、食欲不振、腹胀、腹痛等右心衰竭的表现。如有异常，及时通知医生处理。

4. 心理护理

了解病人患病后的心理反应和情绪变化，因肺心病病人精神休息与体力休息同等重要，情绪波动、焦虑、紧张等不良的心理反应可导致交感神经兴奋，儿茶酚胺分泌增加，心率加快，心肌耗氧量增加，导致呼吸困难、心力衰竭加重。因此，应理解病人的反应，做好病人的心理护理，帮助病人认识这些问题并指导应对措施。

5. 用药护理

肺心病多因呼吸道感染而加重心力衰竭，因此，如能有效地控制呼吸道感染，改善缺氧和高碳酸血症，配合应用利尿剂，即可控制心力衰竭，无须使用强心剂。但对以右心衰竭为主的病人，或呼吸道感染已控制、利尿剂不能取得良好的疗效时，即应考虑应用强心剂。

（1）利尿剂：利尿剂的使用应以缓慢、小量和间歇用药为原则，利尿过猛容易导致发生以下结果：①脱水使痰液黏稠不易咳出，加重呼吸衰竭；②低钾、低氯性碱中毒，抑制呼吸中枢，使通气量降低，耗氧量增加，加重神经精神症状；③血液浓缩可增加循环阻力，且易发生弥散性血管内凝血。利尿剂尽可能在白天给药，以免因频繁排尿而影响病人的夜间睡眠。用药后应观察病人的精神症状、痰液黏稠度、有无腹胀、四肢是否无力等，准确记录给药时间和 24h 尿量，如出现尿量过多、脉搏细快、血压下降、全身乏力、口渴等血容量不足现象，应立即报告医生并停药。

（2）强心剂：遵医嘱给药，注意药效并观察毒性反应。由于肺心病病人长期处于缺氧状态，对洋地黄类药物耐受性很低，故疗效差、易中毒，用药前应注意纠正缺氧，宜选用速效、排泄快的制剂，剂量宜小。

（3）呼吸兴奋剂：必须在保持呼吸道通畅的基础上应用呼吸兴奋剂，同时配合氧疗，在用药过程中注意药物副作用。

【健康教育】

（1）帮助病人及家属认识肺心病的病因，向病人宣传及时控制呼吸道感染、增强体质、改善心肺功能、防止肺心病进一步发展的重要性。

（2）教会病人呼吸训练、呼吸体操等方法，嘱家属督促其长期坚持。

（3）积极防治呼吸道慢性疾病，避免各种诱发因素。

（4）告知病人增加营养，保证足够的热量和蛋白质的供应。

（5）定期门诊随访。病人如感到呼吸困难加重、咳嗽剧烈、咳痰、尿量减少、水肿明显或家属发现病人神志淡漠、嗜睡或兴奋躁动、口唇发绀提示病情变化或加重，需及时就医诊治。

【预后】

慢性阻塞性肺疾病预后与病情轻重和合理治疗有关。积极治疗可延缓病情发展。总之，要早发现、早治疗，防止发生多脏器功能衰竭，使病情得到控制，降低肺心病的病死率。

第四节　支气管哮喘病人的护理

支气管哮喘简称哮喘，是指以嗜酸性粒细胞、肥大细胞和T淋巴细胞等多种炎症细胞参与的气道慢性炎症。这种炎症使易感者对各种激发因子具有气道高反应性，并引起气道狭窄。临床上以反复发作性呼气性呼吸困难伴哮鸣音为特点，可自行缓解或经治疗后缓解。本病约40%有家族史。儿童发病率高于成人，发达国家高于发展中国家，城市高于农村。

【病因与发病机制】

哮喘的病因与发病机制尚不十分清楚，目前认为与多基因遗传有关，同时受环境因素影响，也与变态反应、气道炎症、气道反应性增高及神经学因素相互作用有关。

1. 病因与诱因

（1）遗传因素：认为哮喘是一种有明显家族聚集倾向的多基因遗传病，遗传发生率为70%~80%。

（2）环境因素：过敏源是诱发哮喘的一组重要病因，以吸入为主，如花粉、尘螨、动物的毛屑、二氧化硫、氨气等各种特异性和非特异性的吸入物。

（3）感染：哮喘急性发作常见的诱因，如病毒、细菌、原虫、寄生虫等感染。

（4）其他：气候变化、某些药物、剧烈运动以及精神因素等均可诱发哮喘。

2. 发病机制

（1）变态反应：被公认的主要是特异性变态反应。当变应原进入具有过敏体质的机体后，通过巨噬细胞和T淋巴细胞的传递，可刺激机体的B淋巴细胞合成特异性IgE，并结合于肥大细胞和嗜碱性粒细胞表面的高亲和性的IgE受体。若变应原再次进入体内，可与肥大细胞和嗜碱性粒细胞表面的IgE交联，从而促发细胞内一系列反应，使该细胞合成并释放多种活性介质导致平滑肌收缩、黏液分泌增加、血管通透性增高和炎症细胞浸润等。炎症细胞在介质的作用下又可分泌多种介质，使气道病变加重，炎症浸润增加，产生哮喘的临床症状。

（2）气道炎症：表现为以肥大细胞、嗜酸性粒细胞和T淋巴细胞为主的多种炎症细胞在气道的浸润和聚集。这些细胞相互作用可以分泌出数十种炎症介质和细胞因子。这些介质、细胞因子与炎症细胞相互作用和影响，可使气道炎症持续存在，引起气道平滑肌收缩，黏液分泌增加，血浆渗出和黏膜水肿。总之，哮喘的气道慢性炎症是由多种炎症细胞、炎症介质和细胞因子参与的，它们相互作用形成恶性循环，使气道炎症持续存在。其相互关系十分复杂。

（3）气道高反应性（AHR）：表现为气道对各种刺激因子出现过强或过早的收缩反应，是哮喘的重要特征。目前普遍认为气道炎症是导致气道高反应性的重要机制之一。

（4）神经机制：气管受复杂的自主神经支配。除胆碱能神经、肾上腺素能神经外，还有非肾上腺素能非胆碱能（NANC）神经系统。NANC释放舒张支气管平滑肌的神经介质，如血管肠激肽（VIP）、一氧化氮（NO），以及收缩支气管平滑肌的介质，如 P 物质、神经激肽等。两者平衡失调，则可引起支气管平滑肌收缩。

【临床表现】

1. 症状

起病急，哮喘发作前可有干咳、打喷嚏、流泪等先兆，随之很快出现哮喘发作。典型表现为发作性伴有哮鸣音的呼气性呼吸困难或发作性胸闷和咳嗽，严重者被迫采取坐位或端坐位呼吸，甚至出现发绀等，有时咳嗽为唯一症状。哮喘症状可在数分钟内发作，经数小时至数天，可自行或用支气管舒张剂缓解。

2. 体征

哮喘发作时胸部呈过度充气状态，严重发作时可有颈静脉怒张、发绀、大汗淋漓、脉搏加快和奇脉，胸廓饱满，胸部叩诊呈过清音，听诊双肺可闻及以呼气期为主的哮鸣音，有时不用听诊器亦可听到哮鸣音，若伴有感染，则可闻及湿啰音。

3. 并发症

并发阻塞性肺气肿、慢性肺源性心脏病、慢性呼吸衰竭及自发性气胸等。

4. 心理社会表现

因哮喘发作时出现呼吸困难、濒死感而导致病人焦虑，恐惧。哮喘发作严重的病人，甚至丧失生活信心，易对家属、医务人员或支气管舒张药产生依赖心理。

【实验室及其他检查】

1. 血常规检查

发作时可有嗜酸性粒细胞增高，但多不明显，合并感染时白细胞总数和中性粒细胞增高。

2. 痰液检查

涂片可见较多嗜酸性粒细胞、嗜酸粒细胞退化形成的尖棱形结晶（嗜酸性蛋白结晶）及黏液栓和透明的哮喘珠。合并感染时，应做痰涂片（查找细菌）、细菌培养及药物敏感试验。

3. 肺功能检查

哮喘发作时有关呼气流速的全部指标均显著下降，如第一秒用力呼气量（FEV_1）、第一秒用力呼气量占用力肺活量的比值（FEV_1/FVC）、呼气峰流速值（PEFR）等均显著减小，可有残气量增加及残气量占肺总量百分比增高。

4. 血气分析

哮喘发作时可有不同程度的缺氧，PaO_2 降低，由于过度通气可使 $PaCO_2$ 下降，pH 值上升，表现呼吸性碱中毒。如重症哮喘，气道阻塞进一步发展，可出现呼吸性酸中毒。若缺氧明显，则可合并代谢性酸中毒。

5. 胸部 X 线检查

哮喘发作时双肺透亮度增加，呈过度充气状态，缓解期多无异常。合并肺部感染时，可见肺纹理增粗及炎症的浸润阴影。

6. 过敏原检测

常用放射性过敏原吸附法（RAST）可直接测定特异性 IgE 血清，哮喘病人的血清 IgE 常升高 2~6 倍。在缓解期检查可判断变应原，但应防止发生过敏反应。

【治疗要点】

急性发作期使用支气管舒张剂和抗生素，消除诱因，控制发作；缓解期预防复发。

1. 脱离变应原

这是治疗哮喘最有效的方法。

2. 应用支气管解痉剂

（1）β2 受体激动剂：沙丁胺醇为轻度哮喘的首选药，平喘效果迅速，可口服制剂或气雾剂吸入。

（2）茶碱类：茶碱类有松弛支气管平滑肌的作用，是中效支气管扩张剂。常口服，必要时用葡萄糖注射液稀释后静脉注入或滴入。本药有较强的碱性，局部刺激性强，不宜肌内注射。静脉用药速度过快或浓度过高，可强烈兴奋心脏，引起头晕、心悸、心律失常、血压剧降，严重者可致心搏骤停。急性心肌梗死及血压降低者禁用。

（3）抗胆碱能药物：如异丙托溴铵，具有舒缓支气管、减少分泌物分泌的作用。与 β2 受体激动剂联合应用有协同作用，对于夜间哮喘、痰多的病人尤其适用。

3. 控制哮喘发作的抗炎药物

（1）糖皮质激素：当前控制哮喘最有效的抗炎药物。用于中、重度哮喘，其作用是抑制气道变应性炎症，降低气道高反应性。常用泼尼松，口服 30~40mg/d，症状缓解后逐渐减量至 10mg/d 以下，然后停用。重症者应及早静脉给予琥珀氢化可的松或氢化可的松，病情控制后改为口服激素，一般不宜长期应用。

（2）色甘酸钠及尼多酸钠：色甘酸钠及尼多酸钠是一种非糖皮质激素抗炎药，对预防运动和过敏原诱发的哮喘最为有效。

（3）其他药物：如酮替芬、阿司咪唑、硝苯地平等药物，对治疗哮喘有一定效果。

【护理评估】

1. 健康史

主要评估哮喘发作是否与下列因素有关。①吸入过敏原，如花粉、尘螨、真菌孢子、动物毛屑、工业粉尘、刺激性气体。②食物，引起哮喘发作的常见食物有鱼类、虾蟹、蛋类和牛奶等。过咸或过甜等刺激性强的食物也可诱发哮喘的发作。③感染，哮喘的发作与上呼吸道的反复感染有关，如病毒、细菌、真菌、原虫、寄生虫等的感染。④接触某些药物，常见的药物有阿司匹林、普萘洛尔、青霉素、磺胺类等。⑤其他，如吸烟、气候的变化、剧烈运动、精神紧张等也可诱发哮喘的发作，还应注意询问家族史。

2. 身体状况

（1）典型发作：发病前多有干咳、打喷嚏、流泪等先兆，随即胸部紧闷，继而出现发作性呼气性呼吸困难，伴有哮鸣音、痰黏稠、不易咳出，病人常被迫坐起。发作严重时，表现为张口抬肩、大汗、喘气费力、烦躁不安，甚至发绀。在夜间或清晨发作和加重是哮喘的特征之一。

（2）评估要点：临床上根据哮喘发作期病情轻重可分为四度。

①轻度：行走、上楼时感气促，尚能平卧，说话连续成句，无三凹征，血气分析各项指标在正常范围，两次发作间无症状。

②中度：稍事活动时感到明显气短，喜坐位，说话常有中断，可有三凹征，PaO_2 下降，日常生活受限。

③重度：休息时亦明显气促，呈端坐呼吸，说话单字，常有三凹征，焦虑或烦躁不安，日常生活明显受限，大汗淋漓，心率和呼吸明显增快，有奇脉、发绀，PaO_2 下降的同时有 CO_2 潴留。

④危重：病人出现意识改变如嗜睡或意识障碍，不能讲话，胸腹部矛盾运动，呼吸音、哮鸣音减弱或消失，心动过缓，血压下降，严重脱水，哮喘严重发作时可持续 1~2 天，称为"重症哮喘"。

3. 并发症

可并发阻塞性肺气肿、慢性肺源性心脏病、慢性呼吸衰竭及自发性气胸等。

4. 实验室和其他检查

主要评估：①血常规检查，发作时可有嗜酸性粒细胞增高；并发感染者白细胞计数和中性粒细胞比例增高。②动脉血气分析。③X 线检查，哮喘发作时两肺透亮度增加。④痰液检查，涂片可见较多的嗜酸性粒细胞及黏液栓；并发细菌感染时，痰培养、药物敏感试验有助于病原菌诊断和治疗。

5. 心理社会资料

因哮喘发作时出现呼吸困难、濒死感而导致病人焦虑，恐惧。哮喘发作严重的病人，甚至丧失生活信心，易对家属、医务人员或支气管舒张药产生依赖心理。

【常用护理诊断】

1. 低效型呼吸型态

与支气管狭窄、气道阻塞有关。

2. 有体液不足的危险

与哮喘反复发作或重症哮喘发作时间长，病人张口呼吸，体液消耗过多，不能进食有关。

3. 焦虑/恐惧

与呼吸困难、哮喘发作伴濒死感、健康状态不佳有关。

4. 潜在并发症

呼吸衰竭。

【护理目标】

（1）病人呼吸困难缓解，发绀减轻或消失。

（2）摄入足够的液体，痰液稀释，排痰顺畅。

（3）情绪稳定。

（4）预防哮喘发作，不发生呼吸衰竭。

【护理措施】

1. 改善通气，缓解呼吸困难

（1）环境：病人对气温和气味很敏感，应保持室内空气流通、新鲜，维持室温在 18～22℃、湿度在 50%～70%。应避免环境中的过敏原，不宜在室内放置花草及用羽毛枕头，应注意避免房间内尘埃飞扬，或避免吸入刺激性物质而导致哮喘发作。

（2）体位：发作时，协助病人采取半卧位或坐位并较舒适地伏在床旁小桌上休息，以减轻体力消耗。

（3）病情观察：密切观察病人哮喘发作时的神志、面容、出汗等情况，注意观察咳嗽的性状、呼吸状况及痰的量和颜色。观察病人是否有脱水症状，监测生命体征。重症哮喘病人应有专人护理，严密观察病情变化，监测动脉血气分析结果、肺功能指标等，及时发现危重症状或并发症。

（4）给氧：哮喘发作时，PaO_2 可有不同程度的下降，按医嘱给予吸氧 2～4 L/min，伴有高碳酸血症时应低流量（1～2 L/min）、低浓度吸氧。吸氧时应注意呼吸道的湿化和通畅，避免气道干燥和寒冷气流的刺激而导致的气道痉挛。

（5）促进排痰：清除呼吸道分泌物是改善通气的重要环节。

（6）按医嘱使用支气管舒张药和抗生素。

2. 补充液体

哮喘发作的病人，应注意补充液体，使痰液稀释，以利于咳出，改善通气功能。若无心、肾功能不全，鼓励病人每日饮水 2～3L。重症哮喘应静脉补液，以纠正失水，一般补液量为每天 2～3L，滴速以 30～50 滴/分为宜，避免单位时间内因输液过多而诱发心力衰竭。

3. 消除恐惧心理，促进身心休息

哮喘发作时病人精神紧张、烦躁、恐惧，而不良情绪常会诱发或加重哮喘发作。应提供良好的心理支持，尽量守护在病人床旁，多安慰病人，使其产生信任和安全感。哮喘发作时多伴有背部发胀、发凉的感觉，可采用背部按摩的方法使病人感觉通气轻松，并通过暗示、诱导或现身说法等方式或适当允许病人家属陪伴，使病人身心放松，情绪渐趋稳定，以缓解症状。

4. 预防并发症

痰液黏稠造成痰栓，使呼吸困难加重。神志不清时，应做好气管插管或气管切开准备，及时清除痰栓，减少无效腔，以预防呼吸衰竭的发生。出现呼吸衰竭时应积极采取相应措施，必要时给予人工呼吸机辅助治疗，以缓解病人呼吸困难，使呼吸肌得到休息，维持呼吸功能。若出现气胸等并发症，应积极采取相应措施，立即排气减压。

5. 用药护理

（1）拟肾上腺素类药物：目前多选用 β2 受体兴奋剂，如沙丁胺醇（又称舒喘灵、喘乐宁），每次 2～4mg，每日 3 次；特布他林（博利康尼），每次 2.5mg，每日口服 2～3 次；喘乐宁气雾剂吸入，每次 0.1～0.2mg，每日 2～3 次。缓释沙丁胺醇（全特宁）口服剂型每次 8mg，每日 2 次，对夜间发作较适用，此药片内含有控释材料，必须整片吞服。其他常用的长效 β2 受体兴奋剂有丙卡特罗（美喘清）、沙美特罗和班布特罗缓释片等。注意观察药物的不良反应，如头痛、头晕、心悸、手指震颤等，药物用量过大时可引起严重心律失常，甚至发生猝死。

（2）茶碱类药物：常用药物有氨茶碱，口服每次 0.1～0.2g，3 次／日，必要时用葡萄糖稀释后静脉推注或滴注，一般日剂量为 8～10mg/kg，每天总量不得超过 1.5g，静脉注射的时间应超过 10min。茶碱缓释片（舒弗美）必须整片吞服。茶碱类药的主要不良反应是胃肠道、心脏和中枢神经系统的毒性反应。氨茶碱用量过大或静脉注射（滴注）速度过快可引起恶心、呕吐、头痛、失眠、心律失常，严重者可引起室性心动过速、癫痫样症状、昏迷甚至心搏骤停等。

（3）糖皮质激素类药物：糖皮质激素类药物是当前防治哮喘最有效的药物。吸入剂有倍氯米松和布地奈德，吸入剂量为 200～600μg/d。口服剂有泼尼松（强的松）、泼尼松龙（强的松龙），可大剂量、短疗程，30～40mg/d。严重哮喘发作时应静脉给药，可用地塞米松 10～30mg/d。注意观察药物的不良反应，吸入剂虽然全身副作用少，但少数病人可引起口咽部念珠菌感染、声音嘶哑或呼吸道不适，喷药后应用清水漱口可减轻局部反应和胃肠道吸收。长期口服激素可引起或加重消化性溃疡、骨质疏松等。

【健康教育】

（1）向病人解释哮喘的诱因以及避免诱因的方法，使病人了解长期、适当、充分的治疗，可以完全控制哮喘的发作。

（2）熟悉哮喘发作的先兆及相应的处理方法。

（3）了解支气管舒张剂的作用、用法和副作用，掌握正确的吸入技术。

（4）指导病人摄入营养丰富清淡饮食，避免易诱发哮喘发作的食物，如牛奶、鱼虾等，避免刺激性食物和饮酒，鼓励多饮水。

（5）适当锻炼，保证充足睡眠，增强体质。保持有规律的生活和乐观情绪，避免身心过劳。皮试查过敏原，进行特异脱敏治疗。还可用哮喘疫苗预防注射以增强非特异性体液因子，提高白细胞的吞噬功能。

【预后】

合理治疗，可减轻发作或减少发作次数，部分病人可以治愈。据统计有 25％～78％的儿童，经过治疗或到成年期可完全缓解。如诱发因素未能消除，哮喘反复发作而加重，可并发肺气肿、肺源性心脏病及心、肺功能不全者预后较差。

第五节　肺炎病人的护理

肺炎是指肺实质（包括终末气道、肺泡腔和肺间质等）的急性炎症。可由多种病原体引起，如细菌、病毒、真菌、寄生虫等，其他如放射线、化学、过敏因素等亦能引起肺炎。本病是呼吸系统常见病，在我国发病率及病死率高，尤其是老年或机体免疫力低下者。

【病因与分类】

肺炎可根据病因或解剖加以分类。为指导治疗，一般都按病因分类，在各种病因分类中以感染最常见，其中又以细菌感染最常见。

（一）病因分类

1. 细菌性肺炎

如肺炎链球菌（即肺炎球菌）、金黄色葡萄球菌、甲型溶血性链球菌、肺炎克雷白杆菌、流感嗜血杆菌、铜绿假单胞菌、埃希大肠杆菌、绿脓杆菌等。

2. 非典型病原体所致的肺炎

如军团菌、支原体和衣原体等。

3. 病毒性肺炎

如冠状病毒、腺病毒、流感病毒、巨细胞病毒、单纯疱疹病毒等。

4. 真菌性肺炎

如白色念珠菌、曲霉、放线菌等。

5. 其他病原体所致的肺炎

如立克次体、弓形虫、原虫、寄生虫（如肺包虫、肺吸虫、肺血吸虫）等。机体免疫力低下者（如艾滋病病人）容易伴发肺孢子菌肺炎、军团菌、鸟形分枝杆菌、结核菌、弓形虫等感染。

6. 理化因素所致的肺炎

如放射性肺炎、胃酸吸入引起的化学性肺炎等；吸入刺激性气体、液体等化学物质亦可引起化学性肺炎。

（二）解剖学分类

1. 大叶性（肺泡性）肺炎

肺实质炎症，通常并不累及支气管。病原体在肺泡引起炎症，继之导致部分或整个肺段、肺叶发生炎症改变，致病菌多为肺炎链球菌。

2. 小叶性（支气管）肺炎

病原体经支气管入侵，引起细支气管、终末细支气管和肺泡的炎症。病原体有肺炎链球菌、葡萄球菌、病毒、肺炎支原体以及军团菌等。常继发于支气管炎、支气管扩张、上呼吸道病毒感染以及长期卧床的危重病人。

3. 间质性肺炎

以肺间质炎症为主，病变累及支气管壁及其周围组织，有肺泡壁增生及间质水肿。可由细菌、支原体、衣原体、病毒或卡氏肺囊虫等引起。

三、感染环境分类

（1）社区获得性肺炎（院外肺炎）

在医院外罹患的感染性肺实质（含肺泡壁，即广义上的肺间质）炎症，包括具有明确潜伏期的病原体感染而在入院后平均潜伏期内发病的肺炎。致病菌以肺炎球菌最为多见。

（2）医院内获得性肺炎

病人入院时不存在，也不处于潜伏期，而于入院48h后在医院内发生的肺炎，多发生于重症监护室、长期卧床和慢性病者，尤其是留置各种导管、气管切开和呼吸器治疗者。病原体以革兰氏阴性杆菌多见。

【发病机制】

正常的呼吸道免疫防御机制可使气管隆嵴以下的呼吸道保持无菌。病原体和宿主两个因素决定肺炎是否发生。当全身抵抗力低下时，特别是上呼吸道感染后，使呼吸道防御功能受损而发病。受凉、淋雨、过劳、酒醉、长期卧床等均可使全身免疫功能降低而易致肺部感染。

【病理】

肺炎球菌肺炎的病理变化如下：

1. 充血水肿期

主要见于发病后1~2天。肉眼观，肺叶肿胀、充血，呈暗红色，挤压切面可见淡红色浆液溢出。镜下，肺泡壁毛细血管扩张充血，肺泡腔内可见浆液性渗出物，其中可见少量红细胞、中性粒细胞、肺泡巨噬细胞。渗出物中可检出肺炎链球菌，此期细菌可在富含蛋白质的渗出物中迅速繁殖，病人因毒血症而寒战、高热及外周血白细胞计数升高。胸部X线检查显示片状分布的模糊阴影。

2. 红色肝变期

一般为发病后的 3~4 天进入此期。肉眼观，受累肺叶进一步肿大，质地变实，切面灰红色，较粗糙。胸膜表面可有纤维素性渗出物。镜下，肺泡壁毛细血管仍扩张充血，肺泡腔内充满着含大量红细胞、一定量纤维素、少量中性粒细胞和巨噬细胞的渗出物，纤维素可穿过肺泡间孔与相邻肺泡中的纤维素网相连，这有利于肺泡巨噬细胞吞噬细菌，防止细菌进一步扩散。此期渗出物中仍能检测出多量的肺炎链球菌。X线检查可见大片致密阴影。若病变范围较广，病人动脉中氧分压因肺泡换气和肺通气功能障碍而降低，可出现发绀等缺氧症状。肺泡腔内的红细胞被巨噬细胞吞噬、崩解后，形成含铁血黄素随痰液咳出，致使痰液呈铁锈色。病变波及胸膜时，则引起纤维素性胸膜炎，发生胸痛，并可随呼吸和咳嗽而加重。

3. 灰色肝变期

见于发病后的第 5~6 天。肉眼观，肺叶肿胀，质实如肝，切面干燥粗糙，由于此期肺泡壁毛细血管受压而充血消退，肺泡腔内的红细胞大部分溶解消失，而纤维素渗出显著增多，故实变区呈灰白色。镜下，肺泡腔渗出物以纤维素为主，纤维素网中见大量中性粒细胞，红细胞较少。肺泡壁毛细血管受压而呈贫血状态。渗出物中肺炎链球菌多已被消灭，故不易检出。

4. 溶解消散期

发病后 1 周左右，随着机体免疫功能的逐渐增强，病原菌被巨噬细胞吞噬、溶解，中性粒细胞变性、坏死，并释放出大量蛋白溶解酶，使渗出的纤维素逐渐溶解，肺泡腔内巨噬细胞增多。溶解物部分经气道咳出，或经淋巴管吸收，部分被巨噬细胞吞噬。肉眼观，实变的肺组织质地变软，病灶消失，挤压切面可见少量脓样混浊的液体溢出。病灶肺组织逐渐净化，肺重新充气，由于炎症未破坏肺泡壁结构，无组织坏死，故最终肺组织可完全恢复正常的结构和功能。

【临床表现】

1. 症状

（1）肺炎球菌肺炎：起病急，有高热，呈稽留热型，多伴寒战、全身肌肉酸痛、食欲缺乏；患侧胸部疼痛，可放射到肩、腹部，咳嗽或深呼吸时加重；咳嗽、咳痰，可痰中带血，典型者痰呈铁锈色；当肺炎病变范围广泛时，引起通气与血流的比值减低，出现低氧血症，表现为呼吸困难、发绀。

（2）革兰氏阴性杆菌肺炎：由革兰氏阴性杆菌感染引起的肺炎中毒症状较重，早期即可出现休克、肺脓肿，甚至出现心包炎表现。病人起病急，高热、咳嗽、咳痰、胸痛，可有发绀、气急、心悸。其中：痰中带血、黏稠脓性、量多、呈灰绿色或砖红色、胶冻状，多见于克雷白杆菌肺炎；绿色脓痰见于绿脓杆菌感染；红棕色胶冻样痰见于肺炎杆菌感染。

（3）肺炎支原体肺炎：一般起病较为缓慢，起病初可有乏力、头痛、咽痛、咳嗽、发热、食欲缺乏、肌肉酸痛等表现。2~3 天后出现明显的呼吸道症状，如阵发性刺激性咳嗽，咳少量黏痰或黏液脓性痰，有时痰中带血。发热可持续 2~3 周，多无胸痛。约有 1/3 病例症状不明显。

（4）葡萄球菌肺炎：起病多急骤，可有寒战、高热、胸痛、咳嗽、咳痰，痰为脓性、量多，带血丝或呈粉红色乳状，常伴头痛、全身肌肉酸痛、乏力等。病情严重者早期即可出现周围循环衰竭症状。院内感染者通常起病较隐秘，体温逐渐上升，且有脓痰。

（5）病毒性肺炎：临床症状通常较轻，与支原体肺炎的症状相似。起病较急，发热、头痛、全身酸痛、乏力等较为突出，以后逐渐出现咳嗽、咳少量白色黏液痰、咽痛等呼吸道症状，少有胸痛。婴幼儿及老年人易发生重症病毒性肺炎，表现为呼吸困难、发绀、嗜睡、精神萎靡，严重者可发生休克、心力衰竭、呼吸衰竭等并发症。

2. 体征

（1）肺炎球菌肺炎病人多呈急性病容，双颊绯红，皮肤干燥，口角和鼻周可出现单纯性疱疹。有败血症者，皮肤黏膜可有出血点，巩膜黄染，心率增快或心律不齐。早期肺部体征无明显异常，肺实变时有典型体征，如呼吸动度减低、语颤增强、叩诊呈浊音并可闻及支气管呼吸音，消散期可闻及湿啰音。

（2）革兰氏阴性杆菌肺炎病变范围大者可有肺实变体征，双肺下野及背部可闻及湿性啰音。肺炎支原体肺炎病人体征多不明显，可有咽部中度充血，肺部干、湿啰音，耳镜可见鼓膜充血甚至出血。病毒性肺炎胸部体征不突出，有时偶可在下肺闻及湿啰音。

3. 并发症

并发症有休克型肺炎。

【实验室及其他检查】

1. 血常规检查

白细胞计数升高，可达（10~30）×10⁹/L，中性粒细胞占80％以上。休克型肺炎、年老体弱、酗酒、免疫功能低下者白细胞计数常不增高，只是存在中性粒细胞的比例增高，有核左移现象，胞质内常有中毒颗粒。病毒性肺炎者，白细胞计数正常、稍高或偏低。

2. 痰液检查

使用抗生素前进行痰涂片或培养，可见致病菌。

3. 胸部 X 线检查

早期仅见肺纹理增多。典型表现为，与肺叶、肺段分布一致的片状、均匀、致密的阴影。病变累及胸膜时，可见肋膈角变钝的胸水征象。葡萄球菌肺炎可表现为片状阴影伴空洞及液平。

4. 血清学检查

确诊肺炎支原体感染最常用的检测手段，如补体结合试验、间接血细胞凝集试验、酶联免疫吸附试验及间接荧光抗体试验等均具有特异性诊断价值。病毒性肺炎病人的血清抗体可呈阳性，如恢复期血清抗体较急性期滴度增高 4 倍以上有诊断意义。

5. 血气分析

可出现动脉血氧分压下降和（或）二氧化碳分压增高。休克型肺炎可出现呼吸性酸中毒合并代谢性酸中毒。

【治疗要点】

肺炎的治疗原则为抗感染，辅以对症治疗和支持疗法，如止咳化痰、补充营养和水分等。休克型肺炎除早期使用足量有效的抗生素外，尚需补充血容量、纠正酸中毒、应用血管活性药物和肾上腺皮质激素。本病大部分预后良好，免疫功能低下者预后较差，其主要死因为感染性休克。

1. 肺炎球菌肺炎

首选青霉素 G。用药途径及剂量视病情轻重及有无并发症而定。对于轻症病人，每日可用160万 U，分 2 次肌内注射；病情较重者，每日可用240~480万 U，每隔6~8h 静脉滴注 1 次；对青霉素过敏者，可用红霉素、头孢菌素等。抗生素疗程一般为5~7日，或在热退后 3 日停药，或由静脉用药改为口服给药，维持数日。

2. 革兰氏阴性杆菌肺炎

预后较差，病死率高，故及早使用有效抗生素，使用之前应做药敏试验。院内感染的重症肺炎在未明确致病菌之前，即可给予氨基糖苷类抗生素与半合成青霉素或第二、第三代头孢菌素。宜大剂量、长疗程、联合用药，以静脉滴注为主，辅以雾化吸入。目前，针对克雷白杆菌肺炎，主要用第二、第三代头孢菌素联合氨基糖苷类抗生素。对绿脓杆菌有效的抗生素有 β-内酰胺类、氨基糖苷类及氟喹诺酮三类。流感嗜血杆菌肺炎的治疗首选氨苄西林，氨基糖苷类抗生素与红霉素联用有协同作用。使用氨基糖苷类抗生素时，要注意观察药物对肾功能及听神经的损害，如出现尿量减少、管型尿、蛋白尿、尿比重下降或血尿素氮、肌酐升高，或耳鸣、眩晕甚至听觉障碍等，应及时通知医生予以调整剂量或改用其他有效的抗生素。

3. 肺炎支原体肺炎

可在3~4周自行消散。早期使用适当的抗生素可以减轻症状，缩短疗程至7~10天。治疗首选红霉素0.3g，每日 4 次。口服红霉素因食物会影响其吸收，故应在进食后一段时间内给药，口服红霉素前或当时，嘱病人不要饮用酸性饮料（如橘子汁等）以免降低疗效。红霉素静脉滴注时速度不宜过快，浓度不宜过高，以免引起疼痛及静脉炎。

4. 葡萄球菌肺炎

宜早期选用敏感的抗菌药物，如青霉素 G，用量通常大于常规剂量。近年来，耐青霉素的葡萄球菌对青霉素 G 的耐药率已高达 90％左右。因此，可选用耐青霉素酶的半合成青霉素或头孢菌素。临床选择抗生素时应参考细菌培养的药物敏感试验。

5. 病毒性肺炎

主要以对症治疗为主。可选用抗病毒药物，如金刚烷胺、利巴韦林（病毒唑）、阿昔洛韦、阿糖腺苷等。抗生素治疗无效时，可选用中草药和生物制剂进行治疗。若继发细菌感染，可选用相应抗生素。

【护理评估】

1. 健康史

主要评估如下几点。肺炎的发生与微生物的侵入和机体防御能力的下降有关。吸入口咽部的分泌物或空气中的细菌、周围组织感染的直接蔓延、菌血症等均可成为微生物入侵的途径；吸烟、酗酒、年老体弱、长期卧床、意识不清、吞咽和咳嗽反射障碍、慢性或重症病人、长期使用糖皮质激素或免疫抑制剂、接受机械通气及大手术者均可因机体防御机制降低而继发肺炎。注意询问病人起病前是否存在使机体抵抗力下降、呼吸道防御功能受损的因素，了解病人既往的健康状况。

2. 身体状况

（1）症状：典型表现为，起病多急骤，寒战、高热，数小时内体温可高达 39~41℃，呈稽留热型。全身肌肉酸痛，患侧胸痛明显，咳嗽时加剧。干咳，少量黏痰，典型者在发病 2~3 天时咯铁锈色痰。偶有恶心、呕吐、腹胀、腹泻等症状。感染严重病人可出现意识模糊、烦躁不安、嗜睡、谵妄、昏迷等神经精神症状。严重感染中毒病人易发生休克型肺炎，表现为烦躁不安、意识模糊、嗜睡、面色苍白、出冷汗、四肢厥冷、少尿或无尿。可以体温不升，常无咳嗽、咳痰现象。

（2）体征：肺实变时表现为患侧呼吸运动减弱，语颤增强，叩诊浊音，听诊出现支气管呼吸音，干、湿啰音，累及胸膜时，可闻胸膜摩擦音。休克型肺炎出现休克体征。病变广泛者可因缺氧而引起气急和发绀。消散期可闻及湿啰音。心率增快，有时心律不齐。

（3）并发症：休克型或中毒性肺炎可发生于多种病原体所致的肺炎。肺炎球菌引起者，病情一般较轻；金黄色葡萄球菌及革兰氏阴性杆菌引起者，多较险恶。一般多在肺炎早期发生，有高热或体温不升，血压降到 10.7kPa（80mmHg/50mmHg）以下，四肢厥冷、多汗，少尿或无尿，脉快、心音弱，伴烦躁、嗜睡及意识障碍等表现。

3. 实验室和其他检查

（1）血液检查：细菌性肺炎病人绝大多数白细胞总数明显增加，中性粒细胞增多，严重病例可见中毒性颗粒及核左移。

（2）痰涂片及培养可帮助确定病原体，同时做药敏试验，以指导抗生素的应用。

（3）X 线检查：胸片示肺叶或肺小叶实变阴影。葡萄球菌肺炎可有单个或多发的液气囊腔，克雷白杆菌肺炎可有多发性蜂窝状肺脓肿。

4. 心理社会资料

肺炎起病多急骤，短期内病情严重，加之高热和全身中毒症状明显，病人及家属常深感不安。当出现较严重的并发症时，病人就会忧虑和恐惧。

【常用护理诊断】

1. 气体交换受损

与肺部病变广泛所致有效呼吸面积减少有关。

2. 清理呼吸道无效

与痰液过多、黏稠或咳痰无力有关。

3. 体温过高

与肺部感染有关。

4. 疼痛（胸痛）

与炎症累及胸膜有关。

5. 潜在并发症

感染性休克。

【护理目标】

（1）病人呼吸平稳，发绀消失。

（2）咳嗽、咳痰症状减轻，呼吸道通畅。

（3）体温逐渐恢复正常范围。

（4）病人疼痛减轻或消失。

（5）感染控制，未发生休克。

【护理措施及依据】

1. 改善呼吸状况

（1）急性期要强调卧床休息的重要性，尤其对于体温尚未恢复正常的病人。卧床休息可以减少组织耗氧量，利于机体组织的修复。协助病人取半卧位，以增强肺通气量，减轻呼吸困难。应尽量将治疗、检查与护理操作集中进行，避开病人的睡眠和进餐时间，以确保病人得到充分的休息。

（2）注意病人呼吸频率、节律、深度和型态的改变；观察皮肤黏膜的色泽和意识状态；监测白细胞计数和分类、动脉血气分析结果。气急发绀者用鼻导管或鼻塞法给氧，流量一般为 2~4L/min，以迅速提高血氧饱和度，纠正组织缺氧，改善呼吸困难，使病人呼吸渐趋平稳，发绀减轻或消失。

（3）室内应阳光充足、空气新鲜，室内通风每日 2 次，每次 15~30min，但要注意避免病人受凉。病房环境保持整齐、清洁、安静和舒适并适当限制探视。室温应保持在 18~20℃，湿度以 55%~60% 为宜，以防止因空气过于干燥，降低气管纤毛运动的功能，而导致排痰不畅。

2. 清除痰液，保持气道通畅

指导病人进行有效的咳嗽，协助排痰，采取翻身、拍背、雾化吸入等措施。对痰量较多且不易咳出者，可遵医嘱应用祛痰剂。

3. 监测体温，观察病情

（1）观察体温每 4h 测量体温、脉搏和呼吸一次，体温骤变时应随时测量并记录。观察体温热型及变化规律，高热时予以物理降温，寒战时应注意保暖，适当增加被褥。高热持续不退者，应遵医嘱给予解热镇痛药物。

（2）补充营养和水分：高热时消化吸收能力减低，机体分解代谢增加，糖类、蛋白质、脂肪及维生素等营养物质消耗增多，故应给予高热量、高蛋白质、维生素丰富、易消化的流质或半流质饮食。鼓励病人多饮水，每日摄水量应在 2000mL 以上。高热、暂不能进食者则需静脉补液，但须注意控制滴速，以免引起肺水肿。

4. 缓解不适，加强身心护理

（1）缓解疼痛：胸痛病人宜采取患侧卧位，通过减小呼吸幅度来减轻局部疼痛。对早期干咳而胸痛明显者，可遵医嘱使用镇咳剂治疗，如可卡因等。

（2）保持口腔、皮肤的清洁：高热时，由于水分消耗过多及胃肠道消化吸收障碍，导致体液不足，唾液分泌减少，引起口腔黏膜干燥、口唇干裂，出现疱疹、炎症甚至口腔溃疡。因此，应定时清洁口腔，保持口腔的清洁湿润，在清晨、餐后及睡前协助病人漱口，口唇干裂可涂润滑油保护。病人退热时，出汗较多，应勤换床单、衣服，保持皮肤干燥清洁。

（3）心理护理：以通俗易懂的语言耐心地讲解有关疾病的知识，各种检查、治疗和护理的目的，解除病人紧张、焦虑等不良心理，使之身心愉快，并积极主动配合各项操作，促进疾病的迅速康复。

5. 休克型肺炎的观察与护理

将病人安置在监护室,抬高头胸部和下肢约 30 度,取仰卧位,以利于呼吸和静脉血的回流,增加心输出量,尽量减少搬动,注意保暖。

迅速采用鼻导管吸氧,流量为 4~6L/min。如病人发绀明显或发生抽搐时需适当加大吸氧浓度,以改善组织器官的缺氧状态。给氧前应注意清除气道内分泌物,保证呼吸道通畅,达到有效吸氧。

迅速建立两条静脉输液通道,遵医嘱给予扩容、纠正酸中毒、应用血管活性药物和糖皮质激素等抗休克治疗及应用抗生素进行抗感染治疗,以恢复正常组织灌注,改善微循环功能。

迅速建立两条静脉输液通道,遵医嘱给予扩容、纠正酸中毒、应用血管活性药物和糖皮质激素等抗休克治疗及应用抗生素进行抗感染治疗,以恢复正常组织灌注,改善微循环功能。

(1) 扩充血容量:扩容是抗休克的最基本措施。一般先输低分子右旋糖酐,以迅速扩充血容量、降低血液黏稠度、疏通微循环、防止弥散性血管内凝血 (DIC) 的发生;继之输入 5% 葡萄糖盐水、复方氯化钠溶液、葡萄糖溶液等。输液速度应先快后慢,输液量宜先多后少,可在中心静脉压的监测下决定补液的量和速度。扩容治疗要求达到比较理想的效果:收缩压大于 90mmHg (12.0kPa),脉压大于 30mmHg (4.0kPa);中心静脉压不超过 10cmH_2O;每小时尿量多于 30mL;脉率每分钟少于 100 次;病人口唇红润、肢端温暖。

(2) 纠正酸中毒:纠正酸中毒可以增强心肌收缩力,改善微循环。常用 5% 碳酸氢钠溶液静脉滴注。碱性药物因配伍禁忌较多,可集中先行输入,后给予其他药物。

(3) 血管活性药物:在补充血容量和纠正酸中毒后,末梢循环仍无改善时可应用血管活性药物,如多巴胺、酚妥拉明、间羟胺等。血管活性药物应由单独一路静脉输入,并随时根据血压的变化来调整滴速。若滴入剂量不足或速度过慢,血压不能很快回升;若滴注速度太快或浓度过高,病人就会出现剧烈头痛、头晕、恶心呕吐及烦躁不安的表现,故应注意观察用药后的反应。滴注多巴胺时,要注意药液不得外溢至组织中,以免引起局部组织的缺血坏死。

(4) 抗感染治疗:应早期使用足量有效的抗生素,重症病人常需联合用药并经静脉给药。用药过程中应注意观察疗效和毒副作用,发现异常要及时报告并处理。

(5) 糖皮质激素的应用:病情严重、经以上药物治疗仍不能控制者,可使用糖皮质激素,以解除血管痉挛,改善微循环,稳定溶酶体膜,防止酶的释放,从而达到抗休克的作用。常用氢化可的松、地塞米松加入葡萄糖液中静脉滴注。

6. 用药护理

注意观察药物的疗效和毒副作用,发现异常及时报告。

【健康教育】

(1) 向病人介绍有关肺炎的基本知识,避免受凉、过劳或酗酒,平时应注意锻炼身体,尤其要加强耐寒锻炼,并协助制定和实施锻炼计划。

(2) 增加营养物质的摄取,保证充足的休息睡眠时间,以增加机体的抵抗力。

(3) 老年人及久病卧床的慢性病病人,更应根据天气的变化随时增减衣物,积极避免各种诱因,预防呼吸道感染。必要时可进行预防接种。

(4) 出院后需继续用药者应做好用药指导。

【预后】

预后良好,但如有下列因素存在,预后则较差:年老,有心、肺、肝、肾及代谢疾病基础者,T 细胞及白细胞不高者以及免疫缺陷者;病变广泛,多叶受累者,严重并发症,如有感染性休克者。

(刘凌卉)

第二章 循环系统疾病病人的护理

第一节 循环系统疾病常见症状、体征及护理

一、心源性呼吸困难

心源性呼吸困难是指由于各种心血管疾病引起病人呼吸时感到空气不足，呼吸费力，并伴有呼吸频率、深度与节律异常。最常见的病因是冠状动脉粥样硬化性心脏病、高血压性心脏病、风湿性心瓣膜病等引起的左心衰竭，各种原因引起的右心衰竭，以及心肌病、心包积液等也是病因。心源性呼吸困难常见表现如下。①劳力性呼吸困难：在体力活动时发生或加重，休息后缓解或消失，常为左心衰竭最早出现的症状，系因运动使回心血量增加，左房压力升高，加重了肺淤血所致。开始多发生在较重体力活动时，休息后缓解，随后病情进展，轻微体力活动时即可出现。引起呼吸困难的体力活动包括上楼、步行、吃饭、讲话、穿衣、洗漱等。②夜间阵发性呼吸困难：病人在夜间已入睡后因突然胸闷、气急而憋醒，被迫坐起，呼吸深快。③端坐呼吸：病人常因平卧时呼吸困难加重而被迫采取高枕卧位、半卧位或坐位。系因抬高上身能减少回心血量并使横膈下降，以利于缓解呼吸困难所致。

【护理评估】

1. 健康史

（1）询问病人与现有的心血管疾病相关的疾病：评估呼吸困难发生的急缓、发生时间、持续时间、表现形式、缓解方式、与活动和体位的关系等。

（2）日常休息及活动量：是否影响睡眠，对日常生活和活动耐力的影响。

2. 身体状况

了解病人的一般状态，包括意识状况、面容与表情、营养状况、体位、呼吸频率、节律、深度、脉搏、血压、皮肤黏膜有无发绀；两侧肺部是否可闻及湿啰音或哮鸣音，啰音的分布是否随体位而改变；心脏有无扩大，心率、心律、心音的改变情况，有无奔马律；有无咳嗽、咳痰、心悸、胸痛、发绀、水肿、尿少、上腹胀痛、恶心、呕吐、疲乏无力、精神不振、烦躁、嗜睡、意识障碍等伴随状况。

3. 实验室和其他检查

血气分析检查有无血氧饱和度（SaO_2）降低和酸碱平衡紊乱；利用胸部 X 线检查判断肺淤血、肺水肿或肺部感染的严重程度，有无胸水或心包积液。

4. 心理社会资料

是否因呼吸困难引起恐惧、紧张、焦虑不安，甚至悲观失望。

【常用护理诊断】

1. 气体交换受损

与肺淤血、肺水肿或伴肺部感染有关。

2. 活动无耐力

与呼吸困难所致能量消耗增加和机体缺氧状况有关。

【护理目标】

（1）病人呼吸困难程度减轻和消失。

（2）病人主诉活动耐力逐渐增加，活动时心率、血压正常，无明显不适。

【护理措施】

1. 气体交换受损

1）护理

（1）环境：保持病室安静舒适、空气洁净、温度和湿度适宜。适当开窗通风，保持室内空气新鲜，每次 15～30min，但注意避免受凉。病人衣着宽松，盖被轻软，以减轻憋闷感。

（2）休息与体位：劳力性呼吸困难者应减少活动量，以不引起症状为度。病人有明显呼吸困难时应卧床休息，根据病情采取适当的体位。休息、半卧位、端坐位及双腿下垂均有利于减轻心脏负荷，改善呼吸困难。加强对夜间阵发性呼吸困难者的夜间巡视，及时协助病人坐起。协助端坐呼吸者取端坐位，加强生活护理，注意口腔清洁、受压皮肤护理，协助病人大小便。注意病人体位的舒适与安全，必要时加用床栏防止坠床。

2）对症护理

（1）保持呼吸道通畅：病情允许时鼓励病人多翻身、深呼吸和有效咳嗽促使痰液松动，以利于排出。

（2）氧疗：氧疗对缓解低氧血症者呼吸困难、保护心脏功能、减少缺氧性器官功能损害有重要的意义。根据缺氧程度调节吸氧时间、氧流量，并选择适当湿化剂进行湿化。氧流量一般为 2～4L/min，慢性肺源性心脏病病人宜低流量（1～2L/min），急性左心衰竭病人应采用高流量（6～8L/min）。缺氧较轻者可用鼻导管间断吸氧，缺氧严重者可采取持续面罩或无创正压通气吸氧。

3）用药护理：遵医嘱给予强心、利尿、扩血管、解痉平喘等药物，观察药物疗效及不良反应。严格控制输液量和速度，防止心脏负荷加重而诱发急性肺水肿。24h 输液量控制在 1500mL 以内为宜，输液速度控制在每分钟 20～30 滴。

4）病情观察：密切观察并记录病情变化，如呼吸困难是否改善，发绀是否减轻，听诊肺部湿啰音是否减少，监测血氧饱和度、动脉血气分析结果是否正常等。若病情加重或血氧饱和度降低到 94％ 以下，应报告医生，备好气管插管及呼吸机等配合抢救。

5）心理护理：病人常因呼吸困难影响日常生活及睡眠而心情烦躁、焦虑，护士应关怀病人，多与病人交流，与家属一起安慰鼓励病人，帮助其树立战胜疾病的信心，稳定情绪，降低交感神经兴奋性，以减少心肌氧耗，缓解呼吸困难。

2. 活动无耐力

（1）评估活动耐力

了解病人过去和现在的活动型态，确定既往活动的类型、强度、持续时间和耐受力，判断病人恢复以往活动型态的潜力。

（2）制定活动目标和计划

根据病人身体情况与病人及家属一起确定活动量和持续时间。病人可遵循卧床休息→半卧休息→床边活动→病室内活动→病室外活动→上下楼梯的活动步骤循序渐进地增加活动量。根据病人身体状况和活动时的反应，确定活动的持续时间和频度。当病人活动耐力有所增加时适当给予鼓励，增强病人信心。

（3）监测活动中的反应

当病人活动出现明显心前区不适、呼吸困难、头晕、眼花、面色苍白、极度疲乏时，应停止活动，就地休息，报告医生，并以此作为限制最大活动量的指征。

（4）协助和指导病人生活自理

病人卧床期间加强生活护理，进行床上主动或被动的肢体活动，以保持肌张力，预防静脉血栓形成。在活动耐力可及范围内，鼓励病人尽可能生活自理，教育家属理解和支持病人生活自理。同时为病人自理活动提供方便与指导：抬高床头，使病人容易坐起；利用床上小桌自行就餐；将经常使用的物品放在病人容易取放的位置；指导病人使用病房中的辅助设备（如床栏杆、椅背及扶手等），匀速进行自理活动或其他活动，较长活动需间歇休息，以保存体力、减少氧耗、保证安全。

（5）出院指导

出院前根据病人病情、居家生活条件和家庭支持能力等指导病人在职业、家庭、社会关系等方面进行必要的角色调整。

【护理评价】

（1）病人呼吸困难减轻或消失、夜间能平卧入睡，发绀消失，肺部无啰音，血气分析恢复正常。

（2）能根据自身耐受能力，完成活动计划，主诉活动耐力增加，活动时无明显不适且心率、血压正常。

【健康教育】

指导病人积极治疗原发病，注意休息，保持良好的心态。避免过度劳累、情绪激动、摄钠过多，预防感染，以免诱发或加重心源性呼吸困难。

二、心源性水肿

心源性水肿（cardiac edema）是指因体循环淤血使机体组织间隙有过多的液体积聚。最常见的病因是右心衰竭，也可见于渗出性心包炎或缩窄性心包炎。其发生机制主要是有效循环血量不足，肾血流量减少，肾小球滤过率降低，继发性醛固酮增多，引起水钠潴留；同时因体循环淤血导致毛细血管静水压增高，组织液回吸收减少。心源性水肿的特点如下。①首先出现在身体最低垂的部位，如卧床病人的背骶部、会阴或阴囊部，非卧床病人的足踝部、胫前，重者可延及全身，出现胸水、腹水。②用指端压水肿部位，局部可出现凹陷，称为凹陷性水肿。③水肿常于活动后加重，休息后减轻。此外，病人还可伴有尿量减少，近期体重增加等。

【护理评估】

1. 健康史

水肿出现的部位、时间、特点、程度，水肿与饮食、体位及活动的关系，评估导致水肿的原因，饮水量、摄盐量、尿量等。病人目前休息状况，用药名称、剂量、时间、方法及其疗效。是否因水肿引起躯体不适和形象改变而心情烦躁，或因病情反复而失去信心。

2. 身体评估

水肿的部位、范围、程度，压之是否凹陷，水肿部位皮肤是否完整。观察病人生命体征、体重、颈静脉充盈程度，还应注意有无胸水征象、腹水征象。

3. 实验室和其他检查

有无血液稀释、低蛋白血症及电解质紊乱等。

【常用护理诊断】

1. 体液过多

与水钠潴留及低蛋白血症有关。

2. 有皮肤完整性受损的危险

与水肿所致组织细胞营养不良、局部长时间受压有关。

【护理目标】

（1）病人能叙述并执行低盐饮食计划，水肿减轻或消失。

（2）皮肤完整，不发生压疮。

【护理措施】

1. 体液过多

（1）休息与体位：休息有助于增加肾血流量，提高肾小球滤过率，促进水钠排出，减轻水肿。因此，轻度水肿者应限制活动；重度水肿者应卧床休息，伴胸水或腹水者宜采取半卧位。

（2）饮食护理：给予低盐易消化饮食，少量多餐，伴低蛋白血症者可静脉补充清蛋白。限制钠盐摄入，以每天食盐摄入量在5g以下为宜。告诉病人及家属低盐饮食的重要性以提高其依从性。限制含钠量高的食物如腌制品或熏制品、香肠、罐头食品、冰淇淋、乳酪、爆米花、薯条、坚果、海产品、脑、肾脏、发酵面食、苏打饼干、干果、菠菜、胡萝卜、味精、番茄酱、啤酒、碳酸饮料等。注意病人口味及烹饪技巧以促进食欲，可适当使用一些调味品如醋、葱、蒜、香料、柠檬、酒等。控制液体摄入，一般每天入水量限制在 1500mL 以内。

（3）用药护理：使用利尿剂的护理见"慢性心力衰竭"的护理。

（4）病情监测：每天在同一时间、着同一服装、用同一体重计测量体重，时间安排在病人晨起排尿后、早餐前最适宜。准确记录 24h 液体出入量，若病人尿量小于 30mL/h，应报告医生。有腹水者应每天测量腹围。此外，询问病人有无畏食、恶心、腹部不适，注意颈静脉充盈程度、肝脏大小、水肿消退情况等，以判断病情进展及疗效。

2. 有皮肤完整性受损的危险

（1）保护皮肤：保持床褥清洁、柔软、平整、干燥，严重水肿者可使用气垫床。定时协助或指导病人变换体位，膝部及踝部等骨隆突处可垫软枕以减轻局部压力。使用便盆时水温不宜太高，防止烫伤。心力衰竭病人常因呼吸困难而被迫采取半卧位或端坐位，最易发生压疮的部位是骶尾部，应对骶、踝、足跟等部位经常给予按摩，协助或指导病人每 2h 翻身一次，防止病人皮肤长期受压。保持会阴部清洁干燥，男病人可用托带支托阴囊部。

（2）观察皮肤情况：严密观察水肿部位、肛周及受压处皮肤有无发红、起水疱或破损现象。一旦发生压疮应积极按常规处理。

【护理评价】

（1）病人能遵从低盐饮食计划，水肿减轻和消失。

（2）皮肤无破损，未发生压疮。

【健康教育】

指导病人合理安排活动和休息，避免过度劳累，遵医嘱适当控制水、钠的摄入，摄取高蛋白质、高维生素、清淡、易消化饮食，注意保护水肿部位皮肤，积极治疗原发疾病。

三、心前区疼痛

心前区疼痛是指循环系统病变引起的缺血、缺氧、炎症等刺激了支配心脏、主动脉的交感神经及肋间神经所致的心前区或胸骨后疼痛。不同原因引起的疼痛特点有所不同，如冠心病心绞痛多在活动或情绪激动时发作，位于胸骨后或心前区向左肩臂内侧放射，呈压榨样剧痛伴窒息感，休息或含用硝酸甘油可获缓解；因急性心肌梗死引起者，疼痛较心绞痛更为严重，且经休息或用硝酸甘油不能缓解；心包炎引起的心前区疼痛，于吸气、咳嗽、变换体位、吞咽时加剧；心血管神经症引起的心前区疼痛部位常不固定，为短暂几秒钟的针刺样疼痛或为持续几小时的隐痛，在静息时发作，含用硝酸甘油无效，常伴多汗、手足冷、两手震颤等自主神经功能紊乱症状。

【护理评估】

主要评估心前区疼痛的部位、性质、严重程度和持续时间，诱因和缓解方式，是首发还是复发，以及它给病人带来的心理影响。

1. 健康史

询问病人有无冠心病、高血压、动脉硬化、急性心包炎、胸膜炎、心血管神经官能征等病史。询问病人心前区疼痛的部位、性质、严重程度和持续时间，诱发因素和缓解方式，是首发还是复发，以及发作给病人带来的心理影响。

2. 身体状况

评估病人生命体征及心率、心律的变化等。疼痛的特点如部位、性质、程度、持续时间、伴随症状、缓解因素、与咳嗽和呼吸的关系等。不同原因引起的疼痛特点有所不同，如冠心病心绞痛多在活动或情绪激动时发作，位于胸骨后或心前区向左肩臂内侧放射，呈压榨样剧痛伴窒息感，休息或含用硝酸甘油可获缓解；急性心肌梗死引起者，疼痛较心绞痛更为严重，且经休息或用硝酸甘油不能缓解；心包炎引起的心前区疼痛，于吸气、咳嗽、变换体位、吞咽时加剧；心血管神经症引起的心前区疼痛部位常不固定，为短暂几秒钟的针刺样疼痛或为持续几小时的隐痛，在静息时发作，含用硝酸甘油无效，常伴多汗、手足冷、两手震颤等自主神经功能紊乱症状。评估病人有无心悸、胸闷、呼吸困难、晕厥、休克、低热、乏力、失眠、多梦等伴随症状。

3. 实验室和其他检查

心电图、超声心动图、胸部 X 线检查等，可协助判断心前区疼痛的原因。

【常用护理诊断】

疼痛（心前区疼痛） 与冠状动脉供血不足导致心肌缺血、缺氧，或炎症累及心包有关。

【护理目标】

心前区疼痛减轻、减少或消失。

【护理措施】

1. 一般护理

向心血管神经症病人解释其心前区疼痛并非器质性心血管病所致，不会影响人的寿命，以解除其思想顾虑。向器质性心血管病病人解释心前区疼痛的原因和诱因，指导病人避免诱因以减少发作，指导病人疼痛发作时立即停止活动，卧床休息，以减少心肌耗氧量，防止病情加重；陪伴在病人身旁，以减轻病人紧张、恐惧感。

2. 病情观察

密切观察病情变化尤其是疼痛发作时的心率与心电图变化。

3. 用药护理

按医嘱给器质性心血管病病人用氧和使用硝酸酯类、吗啡、溶栓剂、复方丹参、β 受体阻滞剂、钙拮抗剂等药物解除；疼痛解除后继续给药或采用非药物疗法，改善心肌供血，减少心前疼痛的发作。对心血管神经症病人，遵医嘱给予镇静剂、β 受体阻滞剂、抗抑郁剂等药物对症治疗。

【护理评价】

心前区疼痛发作的次数是否减少或已消失、发作程度是否减轻；心理障碍是否消除。

【健康教育】

指导器质性心血管病病人积极治疗原发病，养成良好的生活习惯，避免劳累和激动，以减少疼痛发作。鼓励心血管神经症病人积极参加运动锻炼，进行心理咨询，消除思想障碍。

四、心悸

心悸是一种自觉心脏跳动不适或心慌。

【护理评估】

1. 健康史

（1）询问病人有无心脏病、贫血、甲状腺功能亢进等病史；询问有无诱因，如情绪激动、吸烟、饮酒、浓茶、咖啡或使用氨茶碱及肾上腺素等药物；询问心悸发作的次数、持续时间和程度及心悸对日常生活及自理是否造成了影响等。

（2）心悸时脉搏的频率和节律（包括心率、心律），自觉心跳强度。有无呼吸、血压、神志改变，有无心前区不适、头晕、胸闷、胸痛、呼吸困难、黑矇、晕厥、抽搐等伴随症状。

2. 身体状况

评估脉搏、心率、心律、心音、血压和体温、皮肤黏膜色泽，以及有无突眼、甲状腺肿大等。

3. 实验室和其他检查

心电图检查有无心律失常；心肌酶谱、血红蛋白、血糖、血清 T3 和 T4 测定、超声心动图、胸部 X 线检查等，可协助判断心悸的病因。

4. 心理社会资料

评估病人有无因心悸而紧张不安，有无因反复发作而焦虑、悲观，甚至恐惧。

【常用护理诊断】

不舒适（心悸）与心律失常、心脏搏动增强有关。

【护理目标】

心悸感减轻或消失，情绪稳定。

【护理措施及依据】

1. 一般护理

向病人解释心悸的原因，说明紧张、焦虑可加重心悸，并说明心悸的严重程度不一定与病情成正比，以减轻病人的紧张和焦虑不安情绪。告知无器质性心血管病的良性心律失常者，应保持情绪稳定，建立良好的生活习惯，进食宜少量多餐，避免过饱及刺激性食物，戒烟戒酒、禁饮浓茶和咖啡，以免诱发心悸。

2. 休息

严重心律失常病人应绝对卧床休息，可取半卧位，但应避免左侧卧位，以减轻心悸感；保持环境安静、舒适，协助做好生活护理，避免和减少不良刺激；睡眠障碍者按医嘱给予少量镇静剂。

3. 病情观察

密切观察心率和心律的变化，必要时遵医嘱实施心电监护，发现严重心律失常或晕厥、抽搐时立即通知医生，并配合抢救。

4. 治疗配合

按医嘱应用抗心律失常药物，观察疗效及不良反应；做好起搏、电复律、消融术等治疗的术前准备和术后的护理。

【护理评价】

心悸感是否减轻或已消失，心率和心律是否恢复正常，情绪是否稳定。

【健康教育】

指导良性心律失常病人正确对待心悸症状，鼓励其正常工作和生活，保持乐观、稳定的情绪，积极参加文体活动，调整自主神经功能，以利减轻或消除心律失常。告知器质性心律失常病人，应建立良好的生活秩序，避免不良刺激诱发心律失常，并按医嘱使用抗心律失常药物，定期到医院随访。

五、心源性晕厥

心源性晕厥是由于心排血量骤减、中断或严重低血压而引起脑供血骤减或停止，使脑组织一时性缺血、缺氧而出现的短暂意识丧失，常伴有肌肉张力丧失而不能维持一定的体位。近乎晕厥指一过性黑矇，肌肉张力降低或丧失，但不伴意识丧失。心脏供血暂停 3s 以上可发生黑矇；5s 以上可发生晕厥；超过 10s 则可出现抽搐，称阿-斯综合征（Adams-Stokes syndrome）。心源性晕厥的常见病因包括严重心律失常（如病窦综合征、房室传导阻滞、室性心动过速）和器质性心脏病（如严重主动脉瓣狭窄、梗阻性肥厚心肌病、急性心肌梗死、急性主动脉夹层、心脏压塞、左房黏液瘤）。晕厥发作时先兆症状常不明显，持续时间甚短。大部分晕厥病人预后良好，反复发作的晕厥是病情严重和危险的征兆。

【护理评估】

应从心源性晕厥的原因、诱因、先兆症状、发病频率、持续时间和对晕厥发作的心理反应等方面进行评估。

1. 健康史

心源性晕厥多因病态窦房结综合征、房室传导阻滞、阵发性室性心动过速等心律失常引起；亦可因梗阻性肥厚型心肌病、主动脉瓣狭窄、左房黏液瘤、心脏压塞等引起急性心排血受阻所致。其中以严重心律失常造成长时间的心脏停搏或缺乏有效的心排血量最为常见。

2. 身体状况

（1）心源性晕厥的特点：在活动或用力时发生短暂意识丧失或伴有抽搐，一般在 1～2min 内恢复，部分病人发作前可有心悸、乏力、出汗、头昏、黑矇等先兆症状。因心排血量突然下降所致的晕厥称阿-斯综合征，阿-斯综合征是病情严重而危险的征兆。

（2）伴随状况：可伴有发绀、呼吸困难、心律不齐、血压下降等。

3. 实验室和其他检查

心电图、动态心电图、超声心动图等检查，有助于心源性晕厥的病因诊断。

4. 心理社会资料

晕厥反复发作，病人可出现紧张、焦虑或恐惧。

【常用护理诊断】

有受伤的危险

与晕厥发作时意识丧失有关。

【护理目标】

了解晕厥的原因、诱因及防止发作的方法；发作减少或不再发作；发作时未受伤。

【护理措施】

1. 一般护理

解释晕厥的原因、诱因和介绍预防发作、防止外伤的方法，嘱病人避免剧烈活动和情绪激动，以免诱发晕厥和发生意外；告知病人如有头昏、黑矇等晕厥先兆时，应立即下蹲或平卧，以免摔伤。晕厥频繁发作的病人应卧床休息，加强生活护理，病室应靠近护理站。加强心理疏导，安定病人情绪，给病人以心理支持，减轻精神压力。

2. 应急处理

晕厥发作时，安置病人平卧于空气流通处，头低位，松开衣领，以改善脑供血、促使病人苏醒。

3. 治疗配合

按医嘱给予抗心律失常药物；配合医生做好心脏起搏、电复律、消融术及人工瓣膜置换术等治疗的术前准备和术后护理。

【护理评价】

对晕厥发作有无正确的认识，能否掌握避免各种诱因和防止受伤的方法，发作次数有无减少和发作时有无受伤。

【健康教育】

指导病人积极治疗原发疾病，建立合理的生活方式，保持良好的心态，切忌情绪激动，避免单独外出，以免发生意外。

第二节 心力衰竭病人的护理

心力衰竭简称心衰，是各种心脏结构或功能性疾病导致心室充盈和（或）射血能力受损而引起的一种临床病理生理综合征。心室收缩功能下降可使射血功能受损，从而心排血量不能满足机体代谢的需要，器官、组织血液灌注不足，出现肺循环和（或）体循环淤血造成心力衰竭，故心力衰竭又称为充血性心力衰竭，其临床表现主要是呼吸困难、乏力、体力活动受限和水肿。少数情况下心肌收缩力尚可使射血功能维持正常，但由于心肌舒张功能障碍，左心室充盈压异常增高，使肺静脉回流受阻，而导致肺循环淤血。此型常见于冠心病和高血压心脏病心功能不全的早期或原发性肥厚型心肌病，称为舒张期心力衰竭。

心力衰竭按发病缓急分为急性心力衰竭和慢性心力衰竭，按发生部位分为左心衰竭、右心衰竭和全心衰竭，按左室射血分数是否正常分为射血分数降低和射血分数正常两类。

【心力衰竭的分期与分级】

美国纽约心脏病学会（NYHA）1928年提出的一项分级方案是按心力衰竭病人的自觉活动能力来分

级，其优点是简便易行，缺点是仅凭病人的主观陈述，有时与客观检查有很大差距，同时病人个体差异也较大。2001 年美国心脏学会及美国心脏病学会（ACC/AHA）提出新的分期方法，对原有分级法进行了补充。此外，6min 步行试验是一项简单易行、安全方便的用以评定慢性心力衰竭病人运动耐力的方法。

1. 心力衰竭的分级（NYHA，1928 年）

（1）Ⅰ级：病人患有心脏病，但日常活动量不受限制，一般活动不引起疲乏、心悸、呼吸困难或心绞痛等症状，可概括为活动不喘。

（2）Ⅱ级：病人体力活动受到轻度限制，休息时无自觉症状，但平时一般活动可出现疲乏、心悸、呼吸困难或心绞痛等症状，休息后很快缓解，可概括为剧动才喘。

（3）Ⅲ级：病人体力活动明显受限，休息时无症状，小于平时一般活动量时即可引起上述症状，休息较长时间方可缓解，可概括为稍动即喘。

（4）Ⅳ级：病人不能从事任何体力活动，休息状态下亦出现心力衰竭症状，体力活动后加重，可概括为不动也喘。

2. 心力衰竭的分期（AHA/ACC，2001 年）

（1）A 期：心力衰竭高危期，尚无器质性心脏（心肌）病或心力衰竭症状，如病人有高血压、心绞痛、代谢综合征而使用心肌毒性药物时，可发展为心脏病的高危因素。

（2）B 期：已有器质性心脏病变，如左室肥厚，左心室射血分数（LVEF）降低，但无心力衰竭症状。

（3）C 期：器质性心脏病，既往或目前有心力衰竭症状。

（4）D 期：需要特殊干预治疗的难治性心力衰竭。

3. 6min 步行试验

要求病人在平直走廊里尽可能快地行走，测定 6min 的步行距离，若 6min 的步行距离小于 150m，表明重度心功能不全；150~425m 为中度；426~550m 为轻度心功能不全。本试验通常用以评价心脏储备功能及评价心力衰竭治疗的疗效。

一、慢性心力衰竭

慢性心力衰竭（chronic heart failure，CHF）又称慢性充血性心力衰竭，是大多数心血管疾病的最终归宿，也是最主要的死亡原因。根据我国 2003 年的抽样统计，成人心力衰竭患病率为 0.9%，引起 CHF 的基础心脏病的构成比以高血压、冠心病为主。

【病因与发病机制】

1. 病因

慢性心力衰竭主要由于原发性心肌损害及心脏负荷过重所致。原发性心肌损害包括缺血性心肌损害（以冠心病最常见）、心肌炎、心肌病、心肌代谢障碍性疾病等。心脏负荷过重包括压力负荷（后负荷）和容量负荷（前负荷）过重。压力负荷常见于高血压、主动脉瓣狭窄、肺动脉高压、肺动脉瓣狭窄等。容量负荷过重常见于心脏瓣膜关闭不全、先天性心血管病、全身血容量增多或循环血量增多的疾病等。

2. 诱因

使心力衰竭发生或加重的常见诱因如下：

（1）感染（最常见），尤其是呼吸道感染。

（2）各种类型的心律失常，尤以心房纤颤为甚。

（3）静脉输液速度过快、输液量过多，钠盐摄入过多等，可导致血容量的增加。

（4）妊娠、分娩、过度劳累或情绪激动等。

（5）不恰当停用洋地黄或利尿药、降血压药等治疗不当。

（6）原有心脏病变加重或并发其他疾病等。

3. 发病机制

心功能受损时，机体首先发生多种代偿机制，使心功能在一定时间内维持在相对正常水平。但这些代偿机制也均有其负性效应使心功能逐渐失代偿。

（1）Frank-Starling 机制：增加心脏的前负荷，可使回心血量增多，心室舒张末期容积增加，从而增加心排血量及心脏做功量，但当随之升高的心房压、静脉压达到一定高度时，即出现肺的阻性充血或腔静脉系统充血。

（2）心肌肥厚：心脏后负荷增加时常以心肌肥厚作为主要代偿机制。肥厚心肌收缩力增强，克服后负荷阻力，使心排血量在一定时间内维持正常，可无心力衰竭症状，但心肌从整体上显得能源不足，长期负荷过重最终导致心肌细胞死亡。

（3）神经体液的代偿机制：交感神经兴奋性增强，可使心肌收缩力加强、心率加快，心排血量增加，导致心肌耗氧量增加，且有促心律失常作用。肾素-血管紧张素-醛固酮系统（RAAS）激活，可使心肌收缩力增强，周围血管收缩，同时促进醛固酮分泌，使水、钠潴留，增加总体液量及心脏前负荷，对心力衰竭起到代偿作用。近年的研究表明，RAAS 被激活后，血管紧张素Ⅱ及醛固酮分泌增加可导致细胞和组织的重塑。长期作用后会加重心肌损伤和心功能恶化，后者又进一步激活神经体液机制，如此形成恶性循环，使病情恶化。近年来不断发现一些新的肽类细胞因子如心房钠尿肽和脑钠肽、精氨酸加压素、内皮素等，参与心力衰竭的发生和发展。

在心腔扩大、心室肥厚等代偿性变化的过程中，心肌细胞、胞外基质、胶原纤维网等均有相应变化，也就是心室重塑过程。心肌细胞减少使心肌整体收缩力下降；纤维化的增加又使心室的顺应性下降，重塑更趋明显，心肌收缩力不能发挥其应有的射血效应，如此形成恶性循环，最后发展到不可逆性心肌损害的终末阶段。

【临床表现】

1. 左心衰竭

左心衰竭主要表现为肺淤血及心排血量降低。

1）症状

（1）呼吸困难：程度不同的呼吸困难是左心衰竭最主要的症状。①劳力性呼吸困难：最早出现与体力劳动后回心血量增加有关；休息后可缓解。②端坐呼吸：肺淤血达到一定的程度时，病人平卧后横膈上抬、回心血量增多，呼吸困难加重，常需高枕卧位、半卧位，甚至端坐时方可稍缓解。③夜间阵发性呼吸困难：病人入睡后突然因憋气而惊醒，被迫采取坐位，呼吸深快。重者可有哮鸣音，称为心源性哮喘。其原因除睡眠平卧后血液重新分配使肺血量增加外，夜间迷走神经张力增加，小支气管收缩，横膈高位，肺活量减少等也是促成因素。大多于端坐休息后可自行缓解。④急性肺水肿：心源性哮喘的进一步发展，是左心衰呼吸困难最严重的形式。

（2）咳嗽、咳痰、咯血：肺泡和支气管黏膜淤血导致咳嗽、咳痰，白色浆液性泡沫状痰为其特点。开始常于夜间发生，坐位或立位时可减轻。长期慢性淤血，肺静脉压力升高，支气管黏膜下扩张的血管破裂可引起大咯血。

（3）乏力、疲倦、头晕、心悸：因心排血量下降，器官、组织灌注不足及代偿性心率加快所致。

（4）少尿及肾功能损害症状：严重左心衰竭时，肾的血流量明显减少，可出现少尿。长期慢性肾血流量减少可导致血尿素氮、肌酐升高并出现肾功能不全症状。

2）体征

（1）肺部湿啰音：肺毛细血管压增高，液体渗出到肺泡可导致肺部湿啰音。随着病情的由轻到重，肺部啰音可从局限于肺底部直至全肺。

（2）心脏体征：除基础心脏病的固有体征外，可有心脏扩大，肺动脉瓣区第二心音亢进及舒张期奔马律。

2. 右心衰竭

以体静脉淤血表现为主。

1）症状

（1）消化道症状：食欲不振、恶心、呕吐、腹胀等是右心衰最常见的症状，由于胃肠道及肝脏淤血导致。

（2）劳力性呼吸困难：多见于继发于左心衰竭的右心衰。由分流性先天性心脏病或肺部疾病所致的单纯性右心衰竭亦可出现明显呼吸困难。

2）体征

（1）水肿：由体静脉压力升高导致。首先出现于身体最低垂的部位，呈对称性、可压陷性。胸水以双侧多见，若为单侧，则以右侧多见，可能与右膈下肝淤血有关。

（2）颈静脉征：颈静脉搏动增强、充盈、怒张是右心衰竭的主要体征，肝颈静脉反流征阳性则更具特征性。

（3）肝脏肿大：肝脏因淤血肿大，常伴压痛。持续慢性右心衰竭可致心源性肝硬化，晚期可出现黄疸、肝功能受损及大量腹水。

（4）心脏体征：除基础心脏病的固有体征外，可有右心室扩大、三尖瓣关闭不全的反流性杂音。

3. 全心衰竭

右心衰竭继发于左心衰而形成全心衰，左、右心衰的临床表现可同时存在。当右心衰出现后，右心排血量减少，阵发性呼吸困难等肺淤血症状反而会有所减轻，但发绀加重。

【实验室及其他检查】

1. X 线检查

心力衰竭时心影常扩大。早期肺静脉压增高时，可见肺门血管影增强、上肺血管影增多。肺动脉压力增高可见右下肺动脉增宽，进一步出现间质性肺水肿可见肺野模糊。

2. 超声心动图

能准确地提供各心腔大小变化及心瓣膜结构及功能情况。可用左心室射血分数（LVEF）估计心脏收缩功能，或以心动周期中舒张早期与舒张晚期心室充盈速度最大值之比（E/A）判断舒张功能。

3. 放射性核素检查

放射性核素心血池显影有助于判断心室腔大小，计算 EF 值及左心室最大充盈速率，能较好地反映心脏收缩、舒张功能。

4. 磁共振显像（MRI）检查

能精确计算收缩末容积、舒张末容积、心搏出量和射血分数，还可比较左、右心室的心搏出量，测定二尖瓣和主动脉瓣的反流量，以判断疾病严重程度。

5. 心-肺吸氧运动试验

心-肺吸氧运动试验通过计算最大耗氧量和无氧阈值，测定病人对运动的耐受量，仅适用于慢性稳定型心力衰竭病人。

6. 有创性血流动力学检查

必要时采用漂浮导管经静脉插管直至肺小动脉插管，测定各部位的压力及血液含氧量，计算心脏指数（CI）及肺小动脉楔压（PCWP），直接反映左心功能。

【治疗要点】

慢性心力衰竭的治疗原则是采取综合治疗措施，包括病因治疗，调节心力衰竭代偿机制，减少其负面效应，如拮抗神经体液因子的过分激活等。治疗目的：提高运动耐量，改善生活质量；防止和延缓心力衰竭的发生；缓解临床心力衰竭病人的症状，改善长期预后和降低死亡率。

1. 病因治疗

对高血压、冠心病、糖尿病、代谢综合征等进行早期干预，有效治疗，积极消除感染、心律失常、酸碱平衡紊乱、甲状腺功能亢进等诱因。

2. 一般治疗

改变生活方式，戒烟、限酒，避免精神刺激，控制钠盐摄入，控制体力活动，适当进行有氧运动。

3. 药物治疗

1）利尿剂：排钠排水以减轻水肿，降低心脏容量负荷。常用的利尿剂有噻嗪类利尿剂（如氢氯噻嗪等)、袢利尿剂(如呋塞米等)、保钾利尿剂(如螺内酯、氨苯蝶啶等)。通常从小剂量开始,逐渐加量,病情控制后以最小有效量维持。

2)血管紧张素转换酶抑制剂(ACEI):ACEI除发挥扩管作用,改善心力衰竭时的血流动力学、减轻淤血症状外,更重要的是降低心力衰竭病人代偿性神经-体液的不利影响,限制心肌、小血管的重塑,以达到维护心肌的功能,推迟充血性心力衰竭的进展,降低远期死亡率的目的。目前ACEI种类很多,如卡托普利、贝那普利、培哚普利等,从极小量开始,逐渐加量,达到最大耐受剂量后长期维持应用。因ACEI引起干咳不能耐受者可改用血管紧张素Ⅱ受体阻滞剂,如氯沙坦、缬沙坦等。

3)β-受体阻滞剂:对抗代偿机制中交感神经激活的不利影响,改善心室重构,可明显提高运动耐量,降低死亡率,改善心力衰竭的预后。除病人有心动过缓、支气管痉挛性疾病、二度及二度以上房室传导阻滞等禁忌证或不能耐受外,对所有左心室射血分数下降导致的稳定的心力衰竭病人均应使用β-受体阻滞剂。首先从小剂量开始,如美托洛尔12.5mg/d,比索洛尔1.25mg/d,卡维地洛6.25mg/d,逐渐增加剂量,适量长期维持,通常在用药2~3个月后出现临床疗效。

4)正性肌力药:(1)洋地黄类药物:通过增强心肌收缩力、抑制心脏传导系统及兴奋迷走神经,可以提高病人的生活质量,洋地黄类药物是治疗心力衰竭的主要药物。常用的洋地黄制剂如下。①地高辛:适用于中度心力衰竭维持治疗;口服片剂每片0.25mg,4~8h获得最大效应,连续服药7天后血浆浓度可达有效稳态;维持量给药可大大减少洋地黄中毒的发生率,每次0.25mg,口服,1次/天;老年、肾功能损害或低体重病人宜减量。②毛花苷丙C(西地兰):适用于急性心力衰竭或慢性心力衰竭加重时,特别是心力衰竭伴快速心房颤动者;每次0.2~0.4mg稀释后静脉注射,24h总量0.8~1.2mg,注射后10min起效,1~2h达高峰。③毒毛花苷K:适用于急性心力衰竭病人。每次0.25mg稀释静注,注射后5min起效,0.5~1h达高峰。心电图ST-T呈鱼钩样改变,见于长期服用洋地黄制剂者,为洋地黄效应。洋地黄轻度中毒剂量仅为有效治疗量的2倍,心肌在缺血、缺氧情况下中毒剂量则更小,水、电解质紊乱特别是低血钾、肾功能不全、与其他药物的相互作用等是常见的引起洋地黄中毒的原因。洋地黄中毒最重要的反应是心律失常,最常见者为室性期前收缩。快速房性心律失常伴有传导阻滞是洋地黄中毒的特征性表现。发生洋地黄中毒应立即停药,对快速室性心律失常者,如血钾浓度低可静脉补钾,如血钾不低可用利多卡因或苯妥英钠,一般禁用电复律;对传导阻滞及缓慢性心律失常者可用阿托品皮下或静脉注射。

(2)非洋地黄类正性肌力药:包括肾上腺素能受体兴奋剂(如多巴胺、多巴酚丁胺等)和磷酸二酯酶抑制剂(如米力农、氨力农等)。前者可使心肌收缩力增强,血管扩张,特别是肾小血管扩张,心跳加快不明显;后者通过提高细胞内cAMP的水平,促使Ca^{2+}内流增加,心肌收缩力增强。研究证明,过度或长期应用此类药物会加重心肌损害,导致死亡率增高,故只能短期应用。

5)血管扩张剂:血管扩张剂可减轻心脏前、后负荷,但近年来对于慢性心力衰竭已不主张常规应用肼苯达嗪和硝酸异山梨酯等血管扩张剂,仅对于不能耐受ACEI的病人可考虑应用小静脉扩张剂硝酸异山梨酯和扩张小动脉的α1受体阻滞剂肼苯达嗪等。

4.其他治疗

对于慢性心力衰竭和心脏失同步化病人进行心脏再同步化治疗(cardiac resynchronization therapy,CRT),通过植入双心腔起搏装置,用同步化方式刺激右心室和左心室,从而治疗心脏的非同步收缩,不仅可缓解症状、提高生活质量,而且还可显著降低病人死亡率和因心力衰竭而再入院的入院率。药物治疗无效者可考虑应用机械性循环辅助装置维持心脏功能。对不可逆心力衰竭病人,心脏移植是其唯一的出路,5年存活率可达75%以上。

【护理评估】

1.健康史

(1)询问病人有无冠心病、高血压、风湿性心瓣膜病、心肌炎、心肌病等病史;有无呼吸道感染、心律失常、过度劳累、妊娠或分娩等诱因。

(2)呼吸困难情况,包括呼吸困难的急缓、时间、严重程度、缓解及加重的因素等,是否影响睡眠,有无咳嗽、咳痰、乏力等伴随症状,痰液的性状和量;有无烟酒嗜好,日常休息情况及活动量、活动耐力情况;既往及目前检查、用药和治疗情况。

2. 身体状况

（1）一般状态：生命体征是否稳定；意识是否清醒；精神状态如何；体位是否采取半卧位或端坐位。

（2）心肺：肺部有无湿啰音或哮鸣音。心脏有无扩大，心尖部有无舒张期奔马律、病理性杂音，有无心律失常等。有无身体低垂部位水肿等。

（3）其他：有无颈静脉充盈、怒张；肝颈静脉反流征是否阳性；肝脏有无肿大及压痛；水肿的部位及程度，有无浆膜腔积液；有无皮肤黏膜发绀。

3. 实验室和其他检查

评估心肺 X 线检查、超声心动图有无异常，以判断有无心力衰竭及病情严重程度，有无肺部感染、胸水或心包积液。血氧饱和度（SaO_2）、血气分析，判断缺氧程度及酸碱平衡状况。

4. 心理社会资料

心力衰竭长期反复发作，日常生活及体力活动受限，睡眠欠佳等，容易导致病人焦虑。病情的加重及进展可导致病人恐惧及绝望。家人因长期照顾病人，容易焦躁，容易忽视病人的心理感受。应注意病人是否精神紧张、焦虑甚至悲观绝望。

【常用护理诊断】

1. 气体交换受损

与肺淤血致气体弥散功能下降有关。

2. 体液过多

与体循环淤血、水钠潴留、低蛋白血症有关。

3. 活动无耐力

与心排血量下降有关。

4. 潜在并发症

洋地黄中毒。

5. 焦虑

与慢性病程、病情反复、担心预后有关。

6. 知识缺乏

缺乏对心力衰竭的诱因及用药知识的了解。

【护理目标】

（1）病人呼吸困难减轻或缓解，肺部啰音消失，无缺氧表现，血气指标正常。

（2）病人能够叙述限制钠盐摄入的重要性，并执行低盐饮食计划，水肿、腹水减轻或消失。

（3）病人能够说出限制最大活动量的指征，遵循活动计划，主诉活动耐力增加，能进行正常自理活动。

（4）病人能够说出内心感受，焦虑减轻，治疗疾病信心增强。

（5）病人能够叙述洋地黄中毒的表现，无洋地黄中毒发生，或一旦发生能及时发现和控制。

【护理措施及依据】

1. 气体交换受损

1）一般护理：持安静、室温适宜、空气新鲜。病人应进低热量、低钠、高蛋白质、产气少、易消化饮食，并根据病情适当限制水的摄入。根据心力衰竭程度控制钠盐的摄入：心功能 Ⅰ 级、Ⅱ 级者控制在 5g/d 以下，使用利尿剂者可适当增加；心功能 Ⅲ 级者控制在 2.5~3g/d；心功能 Ⅳ 级者控制在 2g/d 以下。避免食用含钠量高的腌制品、碳酸饮料等；宜少食多餐，不易过饱。注意保持大便通畅。

2）药物应用及护理

（1）药物应用参见本章第一节中的相关内容。

（2）用药护理

①血管紧张素转换抑制剂（ACEI）最常见的不良反应是干咳，其次有低血压、肾功能一过性恶化、高钾血症等。临床上无尿性肾衰竭、妊娠哺乳期妇女及对 ACEI 过敏者禁用本类药物。双侧肾动脉狭窄、血肌酐水平明显升高（225μmol/L 以上）、高血钾（5.5mmoL/L 以上）及低血压者亦不宜使用。用药期间需监测血压，避免体位的突然改变，监测血钾水平和肾功能。干咳不能耐受者可改用肾素-血管紧张素系统（ARB）。②β 受体阻滞剂的不良反应包括心动过缓、低血压、心功能恶化等。在用药期间应监测心率和血压，当心率低于 50 次/分时，暂停给药。为减轻其负性肌力作用，待心力衰竭稳定、无体液潴留后，由小剂量开始，逐渐加量，适量维持，用药初期心力衰竭症状可能会加重，注意监测心功能变化。逐渐减量停药，突然停药可导致撤药综合征，诱发急性心血管事件的发生。③硝酸酯制剂的不良反应主要是头痛、面红、心动过速、血压下降等，注意监测病人的心率和血压。

2. 体液过多

（1）参见本章第一节中的相关内容。

（2）使用利尿剂护理：指导病人遵医嘱正确使用利尿剂，监测体重和腹围、记录 24h 液体出入量以观察利尿疗效。用药时间应尽量在早晨及日间，以免夜间频繁排尿而影响病人休息。噻嗪类和袢利尿剂主要的不良反应是低钾血症，可诱发心律失常或洋地黄中毒；氨苯蝶啶和螺内酯主要的不良反应是高钾血症。故用药期间应注意监测血钾变化。血管紧张素转换抑制剂、肾素-血管紧张素系统等有较强的保钾作用，应注意避免与保钾利尿剂合用。

3. 活动无耐力

（1）制定活动计划

根据病人心功能情况安排病人活动与休息：①心功能Ⅰ级者不限制一般的体力活动，积极参加体育锻炼，但避免剧烈运动和重体力活动；②心功能Ⅱ级者适当限制体力活动，增加午睡时间，强调下午休息，可从事较轻体力工作和家务劳动；③心功能Ⅲ级者严格限制一般体力劳动，充分休息，日常生活可自理或在他人协助下自理；④心功能Ⅳ级者绝对卧床休息，病人采取坐位或半卧位，生活由他人照顾。对绝对卧床休息的病人需加强床旁护理，在病情许可情况下应鼓励病人做下肢被动或主动运动，以防止静脉血栓形成。待病情好转可循序渐进地增加活动量。

（2）活动过程中监测

注意观察病人有无呼吸困难、胸痛、心悸、头晕、疲劳、大汗、面色苍白、低血压等情况，若出现上述情况则及时停止活动，并通知医生。

4. 潜在并发症（洋地黄中毒）

（1）观察洋地黄作用：食欲增加、心率减慢、呼吸困难减轻、肝体积缩小、尿量增多、水肿减轻等均表示洋地黄治疗有效。

（2）预防洋地黄中毒：低血钾是洋地黄中毒的常见原因。老年人、心肌缺血缺氧、重度心力衰竭、低镁血症、肾功能减退等因素也是洋地黄中毒的原因；与奎尼丁、胺碘酮、维拉帕米、阿司匹林、硝苯地平、钙剂、抗甲状腺药等药物合用可增加洋地黄中毒机会。给药前询问有无上述因素及药物用药史，用药期间监测血钾。

（3）观察洋地黄中毒表现

①各类心律失常：频发室性期前收缩呈二、三联律最常见，亦可出现非阵发性交界区心动过速，房性期前收缩，心房颤动及房室传导阻滞等心律失常，快速房性心律失常又伴有传导阻滞是洋地黄中毒的特征性表现。②胃肠道反应：食欲下降、恶心、呕吐。③中枢神经系统症状：头痛、倦怠、视力模糊、黄视、绿视等。每次用药前应做到询问病人有无胃肠道和神经系统症状，并监测心率、心律变化。若心率<60 次/分或突然明显增快，或节律出现变化，均应暂停给药，检查心电图并及时报告医生，配合治疗。

（4）正确给药：口服药漏服后不能补服。毛花苷 C 或毒毛花苷 K 应稀释后缓慢（10～15min）静脉注射，并记录给药时间，同时监测心率、心律及心电图变化。

（5）洋地黄中毒的处理

①立即停用洋地黄及排钾利尿剂。②快速性心律失常合并低血钾者可口服或静脉补钾，无低血钾者可

用利多卡因或苯妥英钠治疗。③传导阻滞及缓慢性心律失常者可用阿托品 0.5~1.0mg 皮下或静脉注射，一般不需安置临时心脏起搏器。④电复律因易致心室颤动而禁用。

5. 焦虑

做好心理护理。告知病人及家属烦躁、焦虑和情绪激动可导致心脏负荷增大，病情加重。护士应给予病人足够的关心和信任感，帮助病人认识本病的特点，鼓励病人表达内心感受；针对病人实际情况指导病人自我心理调整，保持情绪稳定、乐观；适当与家属交流，动员家属安慰并陪伴病人，进行心理安慰，以增强其治疗的自信心。

【护理评价】

(1) 病人呼吸困难和发绀减轻或消失，肺部啰音消失，血气分析指标恢复正常。

(2) 病人能复述低钠饮食的重要性，水肿、腹水减轻或消失。

(3) 病人主诉活动耐力增加，活动时无明显不适。

(4) 情绪稳定、乐观，配合治疗。

(5) 未发生洋地黄中毒。

【健康教育】

(1) 告知病人及家属控制血压、血糖和血脂异常，积极治疗原发病的必要性，指导病人积极治疗原发病。避免感染（尤其是呼吸道感染）、过劳、情绪激动、输液过快过多等诱因。预防感冒，家里经常通风，尽量不去公共场所，避免交叉感染。育龄妇女应在医生指导下决定是否可以妊娠和自然分娩。

(2) 低盐、低脂、低热量、高维生素、清淡、易消化饮食。少食多餐，避免过饱。多食蔬菜、水果，防止便秘。根据心功能严格限制钠盐摄入，切忌盐腌食物。使用排钾利尿剂者，多进食含钾丰富的食物，如西红柿、香蕉、马铃薯等。避免吸烟、饮酒等高危因素。

(3) 保证充足的睡眠。根据心脏功能和体力状况，选择适当的运动方式及运动量，注意劳逸结合。心功能不全时注意休息，必要时绝对卧床休息。平时合理安排活动和休息，避免重体力劳动和剧烈运动。在心功能恢复后可从事轻体力劳动或工作，并循序渐进地进行运动锻炼，活动量以不出现心悸、气急为度。

(4) 告知病人坚持遵医嘱服药的重要性以及服用药物的药名、剂量、用法。严格按医嘱服药，不能擅自加减药品、剂量或停药。教会病人及家属观察疗效和副作用，尤其是洋地黄类药物的毒副反应的识别。教会病人服用地高辛前自测脉搏，当脉搏小于 60 次/分时或脉率增快，节律改变，有厌食、恶心、腹泻、视物不清、黄视、绿视、心悸等症状时应暂停用药，并立即到医院就诊。

(5) 护士应指导家属给予病人积极的支持，让病人保持情绪稳定、乐观，提高对治疗的依从性。

(6) 学会自我监护，及时发现病情变化。当发现体重或症状有明显变化时应及时就诊。定期到门诊复查。

【预后】

慢性心力衰竭的总体预后较差，其长期的心性死亡率和总死亡率、心血管事件发生率、再入院率均很高，病人的生活质量差，因此慢性心力衰竭是危害严重的临床综合征。一旦诊断，约有半数病人在 5 年内死亡，重症病人 1 年死亡率高达 50%。不可逆心力衰竭病人大多是病因无法纠正的，如扩张型心肌病、晚期缺血性心肌病病人，心肌情况已至终末状态不可逆转。

二、急性心力衰竭

【病因与发病机制】

心脏解剖或功能的突发异常，心排血量急剧降低和肺静脉压突然升高可导致急性左心衰竭。

1. 急性弥漫性心肌损害

弥漫性心肌损害→心肌收缩无力→左心排血量急剧下降→肺静脉压力陡升而发生急性肺循环淤血，可引起急性左心衰竭，常见病因有冠心病急性广泛前壁心肌梗死、乳头肌梗死断裂、急性心肌炎等。

2. 急性而严重的心脏负荷增加

如静脉输液过多、过快，急性心肌梗死或感染性心内膜炎致瓣膜性急性反流等，使容量负荷急剧增加；

严重的二尖瓣狭窄者突然过度体力活动，突然动脉压显著增高或高血压危象等，可使心脏后负荷增高，导致急性左心衰竭。

3. 严重心律失常

如持续发作的快速心律失常（心率大于 180 次/分）或严重缓慢性心律失常（心率小于 35 次/分）。其中，快速心律失常最常见，由于心率过快，左心室充盈障碍，左心室排血量显著减少，肺循环压力升高，引起肺水肿。

【病理】

主要病理基础为心脏收缩力突然严重减弱，左心室瓣膜急性反流，心排血量急剧减少，左心室舒张末压（LVEDP）迅速升高，肺静脉回流不畅。由于肺静脉压快速升高，肺毛细血管压随之升高使血管内液体渗入到肺间质和肺泡内形成急性肺水肿。

【临床表现】

1. 症状

急性左心衰竭主要表现为急性肺水肿。病人突发严重呼吸困难，呼吸频率可达 30~40 次/分，端坐呼吸、频繁咳嗽、咳大量泡沫状黏液痰，典型为粉红色泡沫状痰，严重时可由口、鼻涌出。面色灰白、口唇发绀、大汗淋漓、皮肤湿冷、烦躁不安、有濒死感，极重者可因脑缺氧而神志模糊，甚至休克。

2. 体征

血压可一过性升高，随病情进展，血压可持续下降直至休克。两肺满布湿啰音和哮鸣音，心率增快，心尖部第一心音减弱，可闻及舒张期奔马律，肺动脉瓣第二心音亢进。

【实验室及其他检查】

胸部 X 线检查：早期间质水肿时，上肺静脉充盈、肺门血管影模糊、小叶间隔增厚；肺水肿时表现为蝶形肺门；严重肺水肿时，为弥漫满肺的大片阴影。

重症病人采用漂浮导管行床边血流动力学监测，随病情加重，肺毛细血管嵌压（PCWP）增高，心脏指数（CI）下降。

【治疗要点】

急性心力衰竭是严重的急危重症，抢救是否及时、合理与预后密切相关。待急性症状缓解后，应着手对诱因及基本病因进行治疗。

1. 坐姿

病人取坐位，双腿下垂，以减少静脉回流。

2. 吸氧

立即高流量鼻管给氧，病情严重者应采用面罩呼吸机持续加压或双水平气道正压给氧，将血氧饱和度维持在 95% 以上。

3. 吗啡

静脉注射吗啡 3~5mg，有镇静、舒张小血管及降低心率作用，以减轻心脏负荷。必要时每间隔 15min 重复 1 次，共 2~3 次。老年病人酌减剂量或改为肌内注射。

4. 呋塞米

静脉注射呋塞米 20~40mg，快速利尿并扩张静脉以缓解肺水肿。4h 后可重复 1 次。

5. 血管扩张剂

（1）硝酸甘油：硝酸甘油静脉滴注在合适剂量时不仅扩张小静脉，而且扩张动脉（包括冠状动脉），降低左心室前、后负荷，且不影响组织灌注，特别适用于冠心病病人。小剂量（10μg/min）起始静脉滴注，根据血压及心率调整滴速，以收缩压达到 90~100mmHg 为度。

（2）硝普钠：为动、静脉血管扩张剂。常用 12.5~25μg/min 静脉滴注，根据血压逐步调整剂量，使收缩压维持在 100mmHg 左右；对原有高血压者血压降幅不超过 80mmHg，维持量多为 50~100μg/min。因其含有氰化物，用药时间不宜超过 24h。

（3）酚妥拉明：为 α 受体阻滞剂，以扩张小动脉为主。静脉用药以 0.1mg/min 开始，根据血压每 5～10min 调整 1 次，最大可增至 1.5～2.0mg/min。

6. 正性肌力药

外周低灌注（低血压、肾功能下降）伴或不伴淤血或肺水肿，使用最佳剂量的利尿剂和扩张血管剂无效时，应使用正性肌力药物。常用药物有多巴胺、多巴酚丁胺、磷酸二酯酶抑制剂、洋地黄类药物等。因其有增加心肌耗氧量和钙负荷的潜在危险性，故应谨慎使用。

7. 机械辅助治疗

极危重病人可采用主动脉内球囊反搏和临时心肺辅助系统。

【常用护理诊断】

1. 气体交换受损

与急性肺水肿有关。

2. 恐惧

与病情突发、严重，极度呼吸困难及窒息感有关，与抢救时的紧张气氛有关。

【护理目标】

（1）能维持良好的气体交换状态。

（2）情绪逐渐稳定，表情安静。

【护理措施】

1. 一般护理

安置病人进危重监护病房，协助病人取坐位，双腿下垂。必要时四肢轮流结扎，即扎止血带于四肢近心端，轮流结扎三个肢体，每隔 5min 换一个肢体，平均每个肢体扎 15min，放松 5min，结扎不宜过紧，也不宜过久，以免引起动脉供血障碍和坏疽。

2. 氧疗护理

迅速开放气道，立即 6～8L/min 高流量鼻导管给氧。氧气湿化瓶内加入 20%～30% 酒精，以降低肺泡内泡沫的表面张力，使泡沫破裂有利于改善通气。注意保持呼吸道通畅和鼻导管通畅，间断吸取气道分泌物，做好口、鼻腔护理。病人持续高浓度吸氧可出现衰弱无力、恶心、呕吐、干咳、胸骨后疼痛及抽搐等氧中毒征象，故高浓度吸氧时间不宜过长。若 PaO_2 仍小于 60mmHg，则应给予机械通气辅助呼吸，常用呼气末正压通气（PEEP），加压给氧以降低吸氧浓度，提高肺泡内压力，减少浆液渗出，改善肺泡换气功能。

3. 用药护理

迅速建立静脉通道，按医嘱及时准确给予强心、利尿、镇静、血管扩张剂等药物，并观察疗效和不良反应。如应用扩血管药要严格遵医嘱用药，并定时监测血压，根据血压调节剂量，尽量用输液泵控制滴速。硝普钠稀释后溶液不稳定，故应现用现配；硝普钠见光易变质分解，应避光滴注；硝普钠含有氰化物，大剂量长期使用会发生硫氰酸中毒，故连续用药不宜超过 24h。多巴酚丁胺可使心律失常发生率增加，所以应注意监测心率和心律的变化。

4. 病情观察

严密监测生命体征、血氧饱和度、心电图、血电解质、血气分析等变化；准确记录 24h 液体出入量；观察意识、皮肤温度颜色和肺部湿啰音等的变化；出现休克表现时，应立即报告医生，并配合抢救；对安置漂浮导管者监测血流动力学指标的变化。

5. 心理护理

鼓励病人说出内心感受，尽量陪护病人，耐心与病人交谈，讲解急性心力衰竭的有关知识，以消除病人恐惧心理。医护人员避免在病人面前讨论病情，必要时留陪护。护士应与家属密切接触，提供情感支持。抢救病人时必须保持镇静、操作熟练、忙而不乱，给病人以信任、安全感。

【护理评价】

（1）无呼吸困难、缺氧。肺部湿啰音及哮鸣音消失。

（2）血气分析正常。

（3）情绪稳定、乐观。

【健康教育】

（1）向病人及家属介绍急性心力衰竭的病因，指导其针对基本病因进行治疗、避免诱因。如控制高血压，积极治疗原发心脏疾病等。

（2）嘱病人在静脉输液前主动向医护人员说明心脏病史，及时控制输液量及速度。

（3）嘱病人定期门诊复查，观察病人进展情况，出现频繁咳嗽、气急、咳粉红色泡沫痰时应立即取端坐位，及时到医院就诊。

【预后】

急性心力衰竭的近期预后与基础病因、心功能恶化程度及抢救是否及时、合理等因素有关。由于某些因素，如血压剧烈升高，严重心律失常，输液过多、过快等原因造成的急性左心衰竭较易控制，预后相对较好。急性心肌梗死造成的急性心力衰竭，心源性休克死亡率较高。心脏瓣膜病合并急性左心衰竭病死率高。心肌疾病出现急性左心衰竭后大多逐渐发展为顽固型心力衰竭，预后甚差。

第三节　心脏瓣膜病病人的护理

心脏瓣膜病是由于炎症、退行性改变、黏液样变性、缺血性坏死、先天性畸形、创伤等原因引起的单个或多个瓣膜结构（包括瓣叶、瓣环、腱索或乳头肌）的功能或结构异常，导致瓣口狭窄或（或）关闭不全。心室和主、肺动脉根部严重扩张亦可产生相应房室瓣和半月瓣的相对性关闭不全。

风湿性心脏瓣膜病简称风心病，是风湿性炎症过程所致的瓣膜损害，为最常见的心脏瓣膜病，主要累及40岁以下人群，女性多于男性。我国风心病的人群患病率近年来有所下降，但仍是常见的心脏病之一。本病最常累及二尖瓣，其次为主动脉瓣，三尖瓣与肺动脉瓣很少累及；若两个或以上瓣膜同时累及，临床上称为联合瓣膜病变。

风湿热是一种慢性变态反应性疾病，与甲族乙型溶血性链球菌感染有关，是风湿性心脏瓣膜病的主要原因。呼吸道感染、反复的风湿活动、心律失常、妊娠和分娩、感染性心内膜炎、过度劳累和情绪激动等均可诱发风心病。风湿性炎症进行性破坏瓣膜，导致瓣叶增厚、僵硬、钙化，瓣叶交界处相互融合、粘连、腱索、乳头肌缩短融合，这些改变使瓣膜口面积缩小而导致瓣膜口狭窄；风湿性炎症引起瓣膜肿胀、变性、瓣叶增厚、纤维化、钙化而变形，以致不能完全关闭，单向活瓣作用消失而导致瓣膜关闭不全。

一、二尖瓣狭窄

【病因与发病机制】

正常二尖瓣膜口面积为 $4.0 \sim 6.0 cm^2$，当面积狭窄达 $2.0 cm^2$ 时，左心房通过代偿性肥大，使其收缩力增加而促进血液流向左心室（左心房代偿期）。当二尖瓣膜口面积达 $1.5 cm^2$ 以下时，左心房向左心室排血发生障碍，左心房淤血、扩张，最后导致右心衰竭（右心功能不全期）。

主要病理生理改变是舒张期血流由左心房流入左心室时受限，使得左心房压力异常增高，引起肺静脉和肺毛细血管压力的升高，继而扩张和淤血。此时病人休息时可无明显症状，但在体力活动时，因血流增快，肺静脉和肺毛细血管压力进一步升高，即刻出现呼吸困难、咳嗽、发绀，甚至急性肺水肿。肺循环血容量长期超负荷，可导致肺动脉压力上升。长期肺动脉高压，可使肺小动脉痉挛而硬化，并引起右心室肥厚和扩张，继而可发生右心室衰竭。

【临床表现】

1. 症状

心功能代偿能力较强，一般在二尖瓣中度狭窄时方有明显症状。①呼吸困难：二尖瓣狭窄最常见的早期症状，主要由于肺淤血、肺的顺应性降低所致。早期多表现为劳力性呼吸困难，随着狭窄的加重出现静息时呼吸困难、端坐呼吸和夜间阵发性呼吸困难，当劳累、情绪激动、呼吸道感染、心房颤动等诱因存在时，可诱发急性肺水肿。②咯血：痰中带血或大咯血，急性肺水肿时咳大量粉红色泡沫状痰。③咳嗽：与支气管黏膜、肺淤血及扩大的左心房压迫支气管有关。咳嗽多在夜间睡眠时及劳动后发生，多为干咳。④声嘶：较少见，因扩大的左心房和肺动脉压迫左喉返神经所致。⑤右心衰竭的表现：右心受累时可出现食欲减退、腹胀、恶心、下肢水肿等。

2. 体征

①重度二尖瓣狭窄常有"二尖瓣面容"，双颧绀红。②心尖区可触及舒张期震颤。③叩诊胸骨左缘第三肋间心浊音界增宽。④心尖部可闻及舒张中、晚期低调隆隆样杂音，这是二尖瓣狭窄最重要的体征；第一心音亢进，若瓣膜弹性尚好，还可听到二尖瓣开瓣音；肺动脉瓣区第二心音亢进伴分裂。⑤右心衰竭时可见颈静脉怒张、肝大、下肢浮肿等。

3. 并发症

（1）充血性心力衰竭：心瓣膜病的主要死亡原因之一。

（2）心律失常：以心房颤动最常见，开始为阵发性，以后可发展为持续性，是诱发心力衰竭及栓塞的主要原因之一。

（3）血栓栓塞：常见于风湿性二尖瓣狭窄伴心房颤动，以脑栓塞最多见，其次是下肢动脉栓塞及脾、肾和肠系膜动脉栓塞。

（4）亚急性感染性心内膜炎：较少见。

（5）肺部感染：常见，且与肺淤血互为因果。

（6）急性肺水肿：二尖瓣狭窄最危急的并发症之一，多发生于剧烈活动、情绪激动、感染、快速心房颤动时，妊娠和分娩更易诱发，如不及时救治，可能致死。

【实验室及特殊检查】

1. X 线检查

胸片示左心房扩大，明显扩大时常有明显食管压迹；肺动脉段突出，肺静脉增宽，右心室扩大，心影呈梨形（"二尖瓣型"心脏）。

2. 心电图

轻度二尖瓣狭窄者心电图可正常。特征性的改变为 P 波增宽且呈双峰形（"二尖瓣型 P 波"），提示左心房增大。合并肺动脉高压时，显示右心室增大，电轴右偏。病程晚期常合并心房颤动。

3. 超声心动图

确诊二尖瓣狭窄的可靠方法：M 型超声显示二尖瓣前后叶同向，呈城垛样改变。二维超声检查可正确提供房室大小与二尖瓣膜口面积和狭窄的形态。多普勒超声显示缓慢而渐减的血流通过二尖瓣。

二、二尖瓣关闭不全

【病因与发病机制】

在我国风湿性心脏病为最常见病因，男性多见，常伴有二尖瓣狭窄和主动脉瓣损害。其他，如二尖瓣脱垂、冠心病、腱索断裂、二尖瓣环和环下部钙化、感染性心内膜炎等均可导致二尖瓣关闭不全。

主要病理生理改变是二尖瓣反流使得左心房负荷和左心室舒张期负荷加重。心室收缩时，由于二尖瓣关闭不全，部分血液反流入左心房，左心房因同时接受肺静脉与反流的血液而扩大；心室舒张时，左心房过多的血液流入左心室，左心室负荷过重而扩大，最后引起左心功能不全。

【临床表现】

1. 症状

二尖瓣关闭不全的代偿期很长，但一旦发生心力衰竭，则进展迅速。轻度二尖瓣关闭不全无症状，严重关闭不全时可出现乏力、心悸、劳力性呼吸困难。

2. 体征

①心尖冲动向左下移位，心浊音界向左下扩大。②心尖部可闻及全收缩期粗糙高调的吹风样杂音，向左腋下和左肩胛下区传导，是二尖瓣关闭不全最重要的体征；心尖区第一心音减弱甚至消失。

3. 并发症

与二尖瓣狭窄相似，但出现较晚。感染性心内膜炎较多见，血栓栓塞少见。

【实验室及其他检查】

1. X 线检查

显示左心室、左心房扩大，肺动脉段突出。

2. 心电图

示左室肥大及继发性 ST-T 改变。

3. 超声心动图

M 型超声示左房、左室扩大，左室后壁活动幅度增大和左房后壁 C 凹加深。多普勒超声可见左房内明显收缩期高速反流。

三、主动脉瓣狭窄

【病因与发病机制】

正常成人主动脉瓣口面积均大于 $3.0cm^2$，当减少一半时，临床上可以代偿；当小于 $1.0cm^2$ 时，左心室射血受阻使主动脉血明显减少，引起心脏、脑及全身动脉缺血。可由风湿热的后遗症、先天性狭窄或老年性主动脉瓣钙化所造成。

主要病理生理改变是收缩期左心室阻力增加，使得左心室收缩力增强以维持静息时正常的心排血量，由此逐渐引起左心室肥厚。瓣口严重狭窄时，左心房压、肺动脉压、肺毛细血管楔嵌压及右心室压均上升，心排血量减少，引起心肌供氧不足、低血压、心律失常、头昏、晕厥等。左心室肥大，收缩力加强，可明显增加心肌氧耗，从而进一步加重心肌缺血。

【临床表现】

1. 症状

早期劳动耐力下降。晚期常出现呼吸困难、心绞痛和晕厥，是典型的主动脉瓣狭窄常见的三联征。少数出现急性左心衰竭，甚至猝死。

2. 体征

①心尖搏动呈抬举性。②主动脉瓣听诊区可触及收缩期震颤；闻及粗糙而响亮的收缩期喷射性杂音，向颈部传导，是主动脉瓣狭窄最重要的体征。③第一心音正常，主动脉瓣区第二心音减弱。

3. 并发症

左心衰竭多见，50％～70％的病人死于充血性心力衰竭。合并主动脉瓣关闭不全时，可发生感染性心内膜炎。

【实验室及其他检查】

1. X 线检查

左心室正常或轻度扩大，升主动脉根部有狭窄后扩张。

2. 心电图

左心室肥厚及继发性 ST-T 改变。

3. 超声心动图

左心室壁增厚，主动脉开放幅度减小；二维超声示主动脉钙化、增厚、融合；多普勒超声可测出主动脉口面积及跨瓣压差（有助于确定主动脉瓣狭窄）。

4. 心导管检查

左心导管示左心室与主动脉间压力阶差增加；左心室造影显示主动脉瓣口狭窄。

四、主动脉瓣关闭不全

【病因与发病机制】

由于主动脉瓣和（或）主动脉瓣根部疾病所致。多见于感染性心内膜炎致主动脉瓣瓣膜穿孔，或由于赘生物使瓣叶不能完全合拢，或炎症愈合后形成瘢痕和挛缩，或瓣叶变性和脱垂，均可导致主动脉瓣反流；外伤引起主动脉瓣关闭不全较少见，可发生于主动脉瓣狭窄分离术或瓣膜置换术后，亦可由外伤造成非穿通性升主动脉撕裂所致；主动脉夹层分离可引起主动脉瓣关闭不全。

主要病理生理改变是由于舒张期左心室内压力大大低于主动脉，大量血液反流进入左心室，使左心室舒张期负荷加重，导致左心房、肺静脉和肺毛细血管压力升高，继而扩张和淤血。随着病情的进展，反流量增多，左心室进一步扩张，心肌肥厚，氧耗增多，加之主动脉舒张压低使冠状动脉血流减少，由此引起心肌缺血，促使左心室收缩减弱时，心搏量减小。

【临床表现】

1. 症状

早期可无症状，或有心悸、头部强烈搏动感、心前区不适等症状，晚期出现呼吸困难等心力衰竭表现。常有体位性头晕，心绞痛较主动脉瓣狭窄时少见。

2. 体征

①心尖搏动向左下移位。②心浊音界向左下扩大。③胸骨左缘张第 3~4 肋间可闻及舒张早期高调哈气样杂音，向心尖部传导，是主动脉瓣关闭不全最重要的体征。严重者在心尖部可闻及舒张中晚期隆隆样杂音，称为奥-弗氏杂音（Austin-Flint 杂音），但不伴第一心音亢进。④周围血管征，颈动脉搏动增强的点头征、水冲脉、毛细血管搏动征、股动脉枪击音，听诊器压迫股动脉可闻及双期杂音（Duroziez 双重杂音）。

3. 并发症

左心衰竭为主要并发症，也是主要死亡原因。感染性心内膜炎亦较常见，血栓栓塞少见。

【实验室及其他检查】

1. X 线检查

左心室明显扩大，可呈靴形。

2. 心电图

左心室肥厚及继发性 ST-T 改变。

3. 超声心动图

明显主动脉高速射流（即主动脉血液反流至左室），为最敏感的确定主动脉反流的方法。

【治疗要点】

（1）预防疾病的关键在于积极防治风湿热，在瓣膜病变已形成后，仍应积极防止风湿活动。合理安排休息与劳动，提高机体抵抗力，积极预防呼吸道感染。

（2）积极防治并发症，包括心功能不全的治疗，急性肺水肿的抢救，心房颤动的控制和消除等。

（3）外科及介入治疗

无症状者，一般不需要手术。有症状且属手术适应证者，可选择扩瓣术、瓣膜成形术、瓣膜置换术，对瓣膜狭窄者可行经皮穿刺球囊瓣膜扩张术等。

【护理评估】

1. 健康史

（1）询问有无风湿热或慢性咽炎、扁桃体炎等链球菌感染史；近期有无风湿活动、呼吸道感染、心律失常、过度劳累及情绪激动等使病情加重的情况。

（2）既往体质如何，是否易患上呼吸道感染和扁桃体炎，有无关节炎等病史，治疗情况如何。疾病的发生及病情的进展情况，有无并发症的出现，过去的治疗情况及疗效等。病人的职业与工作环境、运动锻炼与耐受程度等情况如何。有无烟酒嗜好。

2. 身体评估

（1）有无心源性呼吸困难、咳泡沫状痰、肺淤血及肺水肿等表现，有无乏力、心悸、心绞痛、晕厥等心、脑供血不足的表现，有无少尿、水肿、食欲不振、恶心、呕吐等体循环淤血的表现。

（2）有无充血性心力衰竭、心律失常、栓塞、亚急性感染性心内膜炎、肺部感染、急性肺水肿等并发症。

3. 实验室及其他检查

X线检查、心电图检查、超声心动图检查、心导管检查等有无上述异常改变。

4. 心理社会资料

询问病人及家属：①是否因病程漫长，反复发作，社会支持差，甚至发生并发症，而有焦虑不安、神经过敏、压抑等心理反应。②患病对工作、交际和家庭生活带来的影响，是否影响个人能力的发挥，自我评价是否改变。③对治疗护理的要求。④对预后的信心。⑤病人的认识及重视程度，家庭居住条件，家庭能否为病人提供照顾。⑥社区卫生服务机构能否为病人提供服务。

【常用护理诊断】

1. 心排出量减少

与瓣膜狭窄或血液反流使心排血量减少，并发心力衰竭、心律失常有关。

2. 有感染的危险

与长期肺淤血、抵抗力下降及风湿活动有关。

3. 焦虑

与病情反复，经济困难，担心工作、生活和前途有关。

4. 潜在并发症

心力衰竭、心律失常、亚急性感染性心内膜炎、血栓栓塞、肺部感染。

5. 知识缺乏

与病人不了解疾病过程、治疗手段有关。

6. 家庭应对无效

与长期照顾病人导致其家庭人力、精力及经济负担过重有关。

【护理目标】

（1）病人心排出量正常。
（2）病人自我保护意识增强，未发生感染。
（3）焦虑情绪减轻或消失。
（4）无并发症发生，或一旦发生能及时发现和配合医生处理。
（5）病人了解疾病的特点、治疗方法，能积极配合治疗。
（6）家庭成员能从各方面给予病人支持，积极配合医院治疗。

【护理措施】

1. 一般护理

（1）休息：可减轻心脏负荷，防止心力衰竭及并发症。应根据心功能状态安排休息与活动。心功能代偿期一般不限制体力活动，可以适当锻炼，参加轻工作，因为适当活动可改善心肌代谢，增加抵抗力，预防感染。活动量以不感到心悸、气急、疲劳为度，但应避免剧烈活动和过度劳累，保持充足的睡眠。心功能失代偿期，应根据病情，增加休息、限制活动，心功能Ⅳ级应绝对卧床休息，病人取坐位或半卧位。保持病室安静，限制探视。

（2）饮食护理：应给予低钠、低脂肪、高蛋白质、高纤维素、易消化的清淡饮食，以加强营养，增强机体抵抗力；心力衰竭者每餐不宜过饱，多食新鲜蔬菜、水果，保持大便通畅，以减轻心脏负荷。

2. 对症护理

（1）风湿症状：风心病病人风湿症状反复出现。风湿性心肌炎病人应绝对卧床休息至症状消失，至实验室指标恢复正常后3~4个月才可逐渐增加活动量；风湿性关节炎病人应尽量减少关节活动，并下垫软垫，可局部热敷，以促进血液循环，减轻肿痛；发热病人应观察热型及伴随症状，体温超过38.5℃时应给予物理降温，并记录降温效果，4h测体温1次，并做好口腔及皮肤护理。

（2）吸氧：合并心力衰竭时可给予适当吸氧。

3. 用药护理

遵医嘱给予抗生素及抗风湿药物治疗。应用苄星青霉素120万U，每4周肌内注射1次，可长期甚至终身使用。该药溶解后为白色乳剂，易堵塞针头，尤其是在寒冷季节注射时，应选择9号针头，用8~12mL生理盐水稀释，更换8号针头快速肌内注射。阿司匹林可致胃肠道反应、牙龈出血、血尿、柏油样便等不良反应，应饭后服药并观察有无出血。

4. 病情观察

①密切观察体温、咳嗽、咳痰、呼吸音等状况的变化，以便及时发现肺部感染。②观察有无心功能不全的表现，当出现劳力性或夜间阵发性呼吸困难、乏力、尿量减少等症状时，应及时报告医生处理；如出现极度呼吸困难、端坐呼吸、咳粉红色泡沫状痰等急性肺水肿表现时，在报告医生的同时，应准备抢救物品，配合抢救。③注意脉搏、心率和心律的变化，以便及时发现心律失常。④密切观察有无栓塞的征兆，及时发现脑栓塞、四肢动脉栓塞、肾栓塞、脾栓塞、肺栓塞，以利紧急处理和做好相应护理。⑤对不明原因发热的病人，应注意观察有无皮肤黏膜瘀点、贫血、脾大、杵状指等表现，并遵医嘱采血送血细菌培养，以及时诊断亚急性感染性心内膜炎和正确使用抗生素；注意红细胞沉降率和抗链球菌溶血素"O"滴度的检测结果，以及时诊断风湿症状和采取相应的治疗、护理措施。

5. 心理护理

告知病人预防感冒，防止风湿症状出现；如果条件允许，介入和手术治疗是治疗本病的有效方法，可以提高病人的生活质量和远期存活率；多安慰、鼓励病人，消除其焦虑、悲观等情绪。

【护理评价】

（1）病人晕厥发作减少或无再次发作，心排血量正常。

（2）体温正常。

（3）情绪稳定，能积极配合治疗。

（4）无并发症发生或能及时发现并配合医生处理。

（5）病人了解疾病的有关知识，并能积极配合治疗。

【健康教育】

（1）告知病人及家属本病病因及进程特点，说明治疗风心病的长期性和艰巨性，有手术指征者，应动员其尽早手术，以提高生活质量。鼓励病人正确对待疾病，积极配合治疗，树立战胜疾病的信心。

（2）预防风湿活动反复发作，改善居住环境，保持室内空气流通、阳光充足、温暖，注意防寒保暖，避免劳累和精神紧张。嘱病人在拔牙、分娩以及接受导尿术、内镜检查、人工流产等手术操作前，要把风心病史告诉医生，以便预防性地使用抗生素；育龄妇女应根据心功能情况在医生指导下控制好妊娠和分娩时机（心功能Ⅲ、Ⅳ级的病人最好不要生育）。扁桃体炎反复发作的病人，最好在风湿症状控制后24个月手术摘除扁桃体。

（3）指导病人限制食盐及脂肪的摄入，饮食以少量多餐为原则，多食动物性蛋白质，以增加病人的抵抗力。

（4）帮助病人协调好活动与休息，做到既不因过度操劳而加重病情，又不因过分休息而致抵抗力下降。女性病人不要因繁重的家务劳动而使病情加重，做好家属工作，使之能够理解、支持并照顾好病人。

（5）告诉病人坚持按医嘱服药的重要性，详细介绍所用药物的名称、用法、疗效及不良反应。

（6）定期门诊复查，病情变化时及时就医。

【预后】

各种风湿性心脏瓣膜病病程长短不一，有的可长期处于代偿期而无明显症状，有的则病情进展迅速，最常见的死亡原因是心力衰竭。手术治疗可显著提高病人生活质量和存活率。

（李　雯）

第三章　消化系统疾病患者的护理

第一节　消化系统解剖生理概要

消化系统由消化管和消化腺组成，消化管包括食管、胃、小肠、大肠和肛门；消化腺包括唾液腺、肝、胰腺和消化管的黏膜腺。消化系统的主要功能是消化食物、吸收营养、排除食物残渣。

一、食管

食管是连接咽和胃的通道，长约25cm，食管在起始部与左主支气管交叉处和穿越膈处有三个生理性狭窄，是异物滞留嵌顿和肿瘤的好发部位，行食管插管时也要注意这些狭窄；食管壁没有浆膜层，食管病变易扩散至纵隔。食管的功能是将来自口腔的食团和唾液通过周期性收缩等运送到胃内。

二、胃

胃分为贲门部、胃底、胃体和幽门部四部分。胃壁由黏膜层、黏膜下层、肌层和浆膜层组成。黏膜层腺体丰富，有贲门腺、泌酸腺和幽门腺三种外分泌腺，黏膜层由功能不同的细胞组成。

（一）壁细胞

分泌盐酸和内因子，盐酸激活胃蛋白酶原使其成为具有活性的胃蛋白酶，并具有杀灭胃内细菌的作用；内因子可协助维生素 B12 的吸收。

（二）主细胞

分泌胃蛋白酶原，胃蛋白酶原被盐酸或已活化的胃蛋白酶激活后，参与蛋白质的消化。

（三）黏液细胞

分泌碱性黏液，可中和胃酸、保护胃黏膜。此外，胃黏膜还有多种内分泌细胞，其中，胃窦部的 G 细胞分泌血清促胃液素，作用于壁细胞引起胃酸分泌；胃体和胃窦部的 D 细胞释放生长抑素，抑制胃酸分泌。胃的主要功能为暂时贮存食物，通过胃的蠕动和胃液（胃液由贲门腺、泌酸腺和幽门腺和胃黏膜上皮细胞的分泌物构成，呈酸性）分泌，对食物进行器械性和化学性消化形成食糜，然后借自身的运动将食糜送入十二指肠。幽门括约肌可控制胃内容物进入十二指肠的速度，并能阻止十二指肠内容物反流入胃。一餐混合性食物由胃完全排空需 4~6h。

三、小肠

小肠由十二指肠、空肠和回肠组成，是消化管中最长的一段。①十二指肠上端连幽门、下端连空肠，长约25cm，呈 "C" 形包绕胰头，分球部、降部、横部和升部四段。球部为消化性溃疡好发处；降部内后侧壁黏膜上有一乳头状突起，称十二指肠乳头，胆总管与胰管分别或汇合开口于此，胆汁和胰液由此进入十二指肠；升部与空肠相连，连接处被屈氏（Treitz）韧带固定，为上、下消化道的分界处。②空肠和回肠间无明显分界，二者借助肠系膜固定于腹后壁，在腹腔内有较大的移动性。小肠是食物消化和吸收的主要场所，小肠液由小肠黏膜内肠腺分泌，呈弱碱性，pH 值约为 7.6，成人每天分泌量为 1~3L，主要成分有水、电解质、肠激酶（可激活胰蛋白酶原使其变为有活性的胰蛋白酶）、淀粉酶、双糖酶、肽酶、脂肪酶等，食物中的蛋白质、脂肪、糖经小肠液中各种消化酶的作用，分解成氨基酸、脂肪酸和葡萄糖后被肠壁吸收，空肠吸收葡萄糖、氨基酸、脂肪酸和水溶性维生素，十二指肠和空肠上段吸收铁离子，回肠吸收维生素 B12 和内因子。食物在小肠停留的时间因食物性质不同而有差异，一般为 3~8h，食物通过小肠后，消化过程基本完成。

四、大肠

大肠分为盲肠（包括阑尾）、结肠（包括升结肠、横结肠、降结肠、乙状结肠）、直肠三部分，全长约1.5m。回肠和盲肠交界处的回盲瓣，具有使回肠中食糜残渣间歇进入结肠和阻止大肠内容物逆流入小肠的作用。大肠液由大肠黏膜表面的柱状细胞及杯状细胞分泌，分泌液富含黏液和碳酸氢盐，呈碱性，其中的黏液蛋白具有保护肠黏膜和润滑粪便的作用。大肠的主要功能：吸收水、电解质；由结肠内微生物产生B族维生素和维生素K，为消化后的食物残渣提供暂时性的贮存场所，将消化后的食物残渣浓缩成粪便排出体外。

五、肝

肝是人体内最大的腺体，由门静脉和肝动脉双重供血。门静脉是肝的功能性血管，收集来自腹腔脏器的血流，内含营养物质和有害物质，在肝内进行物质代谢或被解毒；肝动脉是肝的营养性血管，其血液是肝营养的来源。肝的主要功能如下。①分泌胆汁，促进脂肪的消化和吸收。②参与糖、蛋白质、脂肪等许多物质的代谢。③将进入人体内的各种异物（如药物、毒物等）、某些生物活性物质（如激素）和代谢产物（如氨、胆红素等）进行生物转化，使其毒性减弱或水溶性增高，随胆汁或尿液排出体外。

六、胆

胆道系统包括胆囊和连接胆囊的胆管，起始于肝细胞之间的毛细胆管，毛细胆管在肝内逐渐汇合成小叶间胆管、左右肝管。左右肝管出肝后汇合成肝总管，并与胆囊管汇合成胆总管，胆总管与胰总管汇合形成Vater壶腹并开口于十二指肠乳头。胆囊的作用是贮存浓缩、分泌和排出胆汁；胆管的作用是运输和排泄胆汁。

七、胰

胰是腹膜外位器官，分头、体、尾三部分，胰的输出管为胰管，穿出胰头后与胆总管合并或分别开口于十二指肠乳头。胰腺为混合性分泌腺体，由外分泌腺和内分泌腺两部分组成，具有外分泌和内分泌两种功能。外分泌腺由腺泡和导管组成，分泌的主要成分是胰液，含有胰淀粉酶、胰脂肪酶、胰蛋白酶和糜蛋白酶，能对三大营养物质（糖、脂肪和蛋白质）进行消化、分解，并能中和进入十二指肠的胃酸，以使肠黏膜免受酸的侵蚀，也给小肠内多种消化酶活动提供了最适宜的环境（pH7~8）。胰的内分泌结构为散在于胰腺组织中的胰岛，重要的细胞有A细胞和B细胞，A细胞分泌高血糖素，促进糖原分解和葡萄糖异生，使血糖升高；B细胞分泌胰岛素，使全身各种组织加速摄取、储存和利用葡萄糖，促进糖原合成，抑制葡萄糖异生，使血糖降低。

八、消化系统的免疫功能

胃肠道黏膜表面的生理结构和广泛分布于黏膜内的免疫细胞共同构成黏膜屏障，形成了胃肠道免疫系统的第一道防线，在黏膜表面接触病原微生物和有害物质时，起着抵御病原体侵入肠壁和维持人体正常防御功能的作用。肝和肠系膜淋巴结是肠道免疫系统的第二道防线，起着生物过滤作用，防止从肠道来的毒素、细菌及其他有害物质进入血管和淋巴管进而波及全身。

九、胃肠功能的调节

①胃肠道的运动、分泌、血流及免疫功能，都受自主神经和肠神经系统（enteric nervous system，ENS）支配，丘脑下部是自主神经的皮层下中枢，也是联络大脑和低位神经的重要环节；肠神经系统（ENS）是位于从食道至肛门整个消化道环形肌与纵形肌之间的肌间神经丛和黏膜下的神经丛，可直接接受胃肠腔内的各种信号而独立行使调节胃肠的功能，同时也受中枢神经调节，在调控胃肠道的运动、分泌、血液和水、电解质转运上都发挥重要作用。所以，胃肠道动力的调节，有赖于中枢神经系统、自主神经系统和肠神经系统（ENS）的完整性以及它们之间的协调。②胃肠道激素（脑肠肽），对消化道正常生理功能的维持也是必不可少的，它作为激素和神经递质双重身份，既可影响远处器官，也可传递神经信号与冲动，还可调节邻近或自身细胞，各胃肠激素之间，胃肠激素与胃肠各种细胞、组织、器官之间的相互协调。

第二节 慢性胃炎患者的护理

慢性胃炎是指由不同原因引起的胃黏膜慢性炎症，以幽门螺杆菌感染引起的慢性炎症最常见。慢性胃炎的发病率在各种胃病中居首位，男性多于女性，随年龄增长发病率逐渐增高。

按照新悉尼系统的分类方法，根据病理组织学改变和病变在胃的分布部位，结合可能病因，慢性胃炎分成三类。①慢性非萎缩性胃炎：指不伴有胃黏膜萎缩性改变、胃黏膜层以淋巴细胞和浆细胞浸润为主的慢性胃炎，根据炎症分布的解剖部位，再分为胃窦胃炎、胃体胃炎和全胃炎，其中慢性胃窦胃炎最常见；幽门螺杆菌感染首先发生胃窦胃炎，然后逐渐向胃近端扩展为全胃炎，自身免疫引起的慢性胃炎，主要表现为胃体胃炎。②慢性萎缩性胃炎：指胃黏膜发生了萎缩性改变的慢性胃炎，又可分为多灶萎缩性胃炎和自身免疫性胃炎，前者萎缩性改变在胃内呈多灶性分布，以胃窦为主，多由幽门螺杆菌感染引起的慢性非萎缩性胃炎发展而来；后者萎缩改变主要位于胃体部，多由自身免疫引起的胃体胃炎发展而来。③特殊类型胃炎：由不同病因引起，临床上少见。

一、病因和发病机制

（一）幽门螺杆菌（Hp）感染

这是慢性胃炎最主要的病因。Hp 能直接侵袭胃黏膜，损伤上皮细胞膜，其分泌的细胞空泡毒素使上皮细胞受损、细胞毒素相关基因蛋白引起强烈的炎症反应。Hp 菌体胞壁作为抗原可诱导免疫反应，长期作用引起胃黏膜慢性炎症。

（二）饮食及理化因素

长期饮用浓茶、酒和咖啡，食用过热、过冷、过于粗糙的食物均可损伤胃黏膜；服用大量非甾体类抗炎药及各种原因引起的十二指肠液反流，会削弱或破坏胃黏膜的屏障功能；饮食中高盐和缺乏新鲜蔬菜水果，与胃黏膜萎缩、肠化生及胃癌的发生密切相关。

（三）自身免疫

自身免疫性胃炎患者血液中存在自身抗体，如壁细胞抗体，攻击壁细胞使壁细胞总数减少，富含壁细胞的胃黏膜萎缩，导致胃酸分泌减少或丧失；伴恶性贫血者还可查到内因子抗体，内因子抗体与内因子结合，阻碍维生素 B12 的吸收，导致恶性贫血。

（四）其他因素

含有胆汁和胰液的十二指肠液反流入胃，可削弱胃黏膜屏障功能，胃黏膜退行性病变，胃黏膜营养因子缺乏，某些疾病如心力衰竭、肝硬化门静脉高压、尿毒症等，可使胃黏膜受损。

慢性胃炎的病理过程是胃黏膜损伤和修复的慢性过程，主要组织病理学特征是胃黏膜炎症、萎缩和肠化生。

二、护理评估

（一）健康史

评估患者有无幽门螺杆菌感染的证据，询问饮食状况，如是否长期饮浓茶、咖啡、酒，或高盐饮食，或食用过热、过冷、过于粗糙的食物，有无吸烟嗜好，饮食是否规律；有无长期大量服用阿司匹林、吲哚美辛、糖皮质激素等药物；了解有无肝、胆、胰疾病引起的十二指肠液反流，有无慢性心力衰竭、尿毒症、口腔炎症、鼻咽部慢性炎症等。

（二）临床表现

病程迁延，进展缓慢，缺乏特异性症状，症状轻重与胃黏膜的病变程度并不完全一致。

1. 幽门螺杆菌引起的慢性胃炎

无症状或症状缺乏特异性，表现为上腹饱胀不适，尤以餐后明显，无规律性上腹隐痛、食欲不振、嗳气、反酸、恶心和呕吐等消化不良症状；体征多不明显，有时有上腹部轻压痛。

2. 自身免疫性胃炎

除消化不良症状外，伴有明显贫血，典型恶性贫血可伴有维生素 B12 缺乏表现（如舌乳头萎缩、巨幼细胞贫血）和抑郁、失眠、肢体颤抖等精神神经症状。

3. 心理状态

因病情呈慢性经过、反复发作、时轻时重、症状不典型，担心治疗效果，患者易产生紧张、不安、焦虑和情绪不稳定等心理反应。

（三）辅助检查

1. 胃液分析

自身免疫性胃炎，胃酸缺乏；多灶萎缩性胃炎，胃酸正常或偏低。

2. 血清学检查

自身免疫性胃炎壁细胞抗体（PCA）和内因子抗体（IFA）呈阳性。

3. 胃镜及胃黏膜活组织检查

这是诊断慢性胃炎最可靠的方法。①非萎缩性胃炎：胃黏膜粗糙不平，有点状、片状或条状红斑或出血点及水肿、渗出、糜烂等表现；活检见胃黏膜浅层炎性细胞浸润，腺体无异常。②萎缩性胃炎：胃黏膜红白相间以白相为主、血管显露、色泽灰暗、皱襞变平或消失，伴增生时，表现为胃黏膜呈颗粒状或结节状；活检可见腺体减少，伴有不同程度的炎性细胞浸润，可有肠化生、假性幽门腺化生及不典型增生等。

4. Hp 检测

通过血清 Hp 抗体测定，活检标本培养、涂片、尿素酶测定等方法进行检测。

（四）治疗要点

1. 病因治疗

（1）根除幽门螺杆菌

有助于改善胃黏膜损害，预防消化性溃疡和降低胃癌发生的危险性。适用于胃黏膜糜烂、萎缩、肠化生、不典型增生；有胃癌家族史；有消化不良症状。常用三联疗法（一种胶体铋剂或质子泵抑制剂加上二种抗生素）根除 Hp 感染，如用枸橼酸铋钾或奥美拉唑加阿莫西林和甲硝唑，2 周为 1 个疗程。

（2）其他病因治疗

非甾体类抗炎药引起者，停服该类药物，并给予抗酸药或硫糖铝；胆汁反流者，可用铝碳酸镁或氢氧化铝凝胶，硫糖铝也有一定作用；胃动力学改变引起者，给予多潘立酮或西沙必利。

2. 对症处理

胃酸明显增高者，选用 H_2 受体拮抗剂或质子泵抑制剂，抗酸药，胃肠动力药和胃黏膜保护剂；伴恶性贫血者，给予维生素 B12 肌内注射。

3. 不典型增生的治疗

肠上皮化生和不典型增生者给予 β 胡萝卜素、维生素 C、维生素 E 和叶酸等抗氧化维生素，以及锌、硒等微量元素以帮助其逆转，定期随访；重度不典型增生，采用预防性手术，可在内镜下行胃黏膜切除术。

三、主要护理问题

1. 疼痛（腹痛）

与胃黏膜炎性病变有关。

2. 营养失调（低于机体需要量）

与食欲不振、消化吸收不良有关。

3. 焦虑

与病情迁延，担心癌变有关。

四、护理措施

（一）一般护理

1. 休息与活动

轻症患者可适当活动，急性发作或伴有上消化道出血者卧床休息，病情缓解后参加正常活动，适当参加体育锻炼，避免劳累。

2. 饮食护理

①注意饮食卫生，纠正不良的卫生习惯，饮食以高热量、高蛋白质、高维生素、易消化为基本原则，注意色、香、味调配，以促进患者食欲。②少量多餐、定时定量、细嚼慢咽，以使食物充分与胃液相混合，忌暴食暴饮，避免粗糙、辛辣和过热、过冷的食物，以减轻对胃黏膜的刺激，尽量少吃或不吃烟熏、腌制食物，减少食盐摄入量，多吃水果、蔬菜；胃酸低者，应食用完全煮熟的食物，以利消化吸收。③给予刺激胃酸分泌的食物以增进食欲，如肉汤、鸡汤等；胃酸高者应避免进酸性、多脂肪食物。④观察并记录患者每天进餐次数、量、品种，了解摄入的营养能否满足机体的需要，定期测量体重，监测血红蛋白、血清蛋白等营养物质的变化。

（二）心理护理

安慰患者，阐明可能的发病原因、疾病经过和转归，说明经过正规治疗病情是可以逆转的，即使是中度以上的不典型增生，通过严密随访完全能够早期发现癌变，及时手术可获得满意的疗效，指导患者进行自我调节放松，以缓解焦虑和不稳定情绪，树立信心，配合治疗。

（三）对症护理

对腹胀和腹部不适的患者，注意腹部保暖，用热水袋局部热敷，并可轻轻按摩上腹或针灸内关、合谷、足三里；对腹痛较严重的患者，应遵医嘱给予解痉药物以缓解疼痛。

（四）用药护理

①阿莫西林：服用前应询问有无青霉素过敏史，应用过程中注意有无过敏反应。②枸橼酸铋钾：在酸性环境中方起作用，宜在餐前30min服用，服药过程中会使牙齿、舌变黑，宜用吸管直接吸入，且不能与牛奶或强效抗酸药同时服用；部分患者服药后可出现黑便、便秘、恶心、一过性血清转氨酶升高等，停药后可自行消失，服用前应向患者说明。③甲硝唑：可引起乏力、恶心、呕吐、腹泻及口腔金属味等，宜饭后服用，胃肠道反应可用甲氧氯普胺、维生素B12等拮抗。④多潘立酮或西沙必利：可以促进胃排空，应在餐前1h与睡前服用，不宜与阿托品等解痉剂同时服用。

五、健康教育

（1）向患者及其家属讲解本病的有关知识，指导其避免诱发因素。

（2）教育患者有规律地生活，保持身心愉快；注意饮食卫生，加强营养，戒除烟酒；避免使用对胃黏膜有刺激的药物，如阿司匹林、吲哚美辛、糖皮质激素等，以利于疾病的康复。

（3）嘱患者坚持按医嘱用药，介绍可能出现的药物不良反应；定期复诊，特别是有肠上皮化生和非典型增生者，应定期做胃镜和病理检查。

第三节　肠结核患者的护理

肠结核是由结核分枝杆菌侵犯肠道而引起的一种慢性特异性炎症。临床以腹痛、腹胀、排便异常、腹部肿块和全身毒血症状为主要特点。多见于青壮年，女性略多于男性。

一、病因和发病机制

（一）病因

肠结核绝大多数由人型结核分枝杆菌引起。胃肠道感染是最主要的感染途径，多数患者原有开放性肺结核，因经常吞咽含结核杆菌的痰液而感染，或与开放性肺结核患者经常共餐，忽视餐具消毒隔离而感染；少数因饮用未消毒的带牛型结核杆菌牛奶或乳制品而发生牛型结核分枝杆菌肠结核；血源性感染少见，多系肠外结核病灶如粟粒性肺结核经血行播散侵犯肠壁；也可由盆腔结核（如女性生殖器结核）或结核性腹膜炎直接蔓延引起。

（二）发病机制

结核分枝杆菌不产生毒素，主要靠菌体成分引起疾病，肠结核的发生是机体与结核分枝杆菌相互作用的结果，在体质较差、免疫力较弱而细菌数量较多、毒力较大等诱因下，容易发病。肠结核好发于回盲部，其他部位依次为升结肠、空肠、横结肠、降结肠、阑尾、十二指肠和乙状结肠。吞入胃内的结核分枝杆菌借其脂外膜逃避胃酸的杀灭，随之进入肠道，多在回盲部引起病变，可能与该部有丰富的淋巴组织、含结核分枝杆菌的肠内容物在该处停留时间较长和肠内容物已为均匀的食糜有关，利于结核分枝杆菌和肠黏膜充分接触而致病。

（三）病理

病理变化因感染结核分枝杆菌量的多少和毒力的强弱、人体的免疫力和变态反应的不同而异。按病理改变，肠结核分为溃疡型、增生型和混合型。①溃疡型：当感染的结核分枝杆菌菌量多、毒力强，人体免疫力较低、变态反应较高时，渗出性病变逐渐加重，发生干酪样坏死和溃疡形成。②增生型：当感染的结核分枝杆菌菌量少、毒力低，人体免疫力较高时，则病变肠段有大量结核性肉芽肿和纤维组织增生，肠壁呈局限性增厚与变硬。③混合型：兼有溃疡型和增生型两种病理表现。

二、护理评估

（一）健康史

评估患者是否存在其他部位的结核病变，尤其是有无肺结核；询问家属中有无结核病患者、是否经常与开放性肺结核患者共餐，了解是否饮用过未经消毒的带牛型结核杆菌牛奶或乳制品。

（二）临床表现

起病缓慢，病程较长，早期症状不明显，临床表现因病理类型、病变活动情况及人体反应性不同而异。

1. 腹痛

这是本病的常见症状，多位于右下腹，多呈隐痛或钝痛，进餐可诱发或加重，排便后可缓解，可能与进餐引起胃肠反射或肠内容物通过炎症、狭窄肠段，引起局部肠痉挛有关。体检常有腹部压痛，部位多在右下腹。增生型肠结核或并发肠梗阻时，有腹部绞痛、腹胀和肠鸣音亢进。

2. 排便异常

①腹泻：溃疡型肠结核的主要临床表现，病情因病变严重程度和范围不同而异，一般为2~4次/天，粪便呈糊样，不含黏液和脓血，无里急后重；重者，排便次数可达10余次/天，粪便中可含少量黏液和脓血；有时会出现腹泻与便秘交替，与病变引起胃肠功能紊乱有关。②便秘：增生型肠结核的主要表现，排便次数减少（每周少于3次）、粪便干硬，伴腹胀。

3. 腹部肿块

增生型肠结核的主要体征，肿块常位于右下腹，比较固定，中等质地，伴有轻度或中度压痛。当溃疡型肠结核的病变肠段和周围组织粘连或合并局限性腹膜炎或伴肠系膜淋巴结结核时，也可出现腹部肿块。

4. 全身症状

以溃疡型肠结核多见，有低热、盗汗、全身不适、乏力等结核毒血症状，患者呈慢性病容、消瘦、苍白、体重下降、肌肉松弛、贫血等营养失调表现。增生型肠结核，全身症状不明显。

5. 并发症

见于晚期患者，以肠梗阻多见，慢性穿孔可有瘘管形成，也可并发结核性腹膜炎，肠出血少见，偶有急性肠穿孔。

（三）辅助检查

1. 血液检查

溃疡型肠结核可有轻至中度贫血，无并发症时白细胞计数一般正常；血沉多明显增快，可作为估计肠结核活动程度的指标之一。

2. 粪便检查

溃疡型肠结核，粪便外观多为糊样，一般无肉眼黏液和脓血，但显微镜下可见少量脓细胞与红细胞，隐血试验阳性。粪便浓缩找结核分枝杆菌，对痰结核分枝杆菌阴性者有诊断意义。

3. 结核菌素试验

强阳性对本病有辅助诊断价值。

4. X 线胃肠钡餐造影或钡灌肠检查

X 线钡剂造影对肠结核的诊断具有重要价值。①溃疡型肠结核：钡剂于病变肠段呈现激惹征象，排空很快，充盈不佳，而在病变的上、下肠段则钡剂充盈良好（X 线钡影跳跃征象）；病变肠段如能充盈，则显示黏膜皱襞粗乱、肠壁边缘不规则，有时呈锯齿状或溃疡，也可见肠腔变窄、肠段缩短变形、回肠盲肠正常角度消失。②增生型肠结核：主要表现为盲肠附近肠段增生性狭窄、收缩与畸形，可见钡剂充盈缺损、黏膜皱襞紊乱、肠壁僵硬、结肠袋消失等。

5. 内镜检查和活检

纤维或电子内镜检查可确定病变的性质和范围。内镜下可见病变肠段黏膜充血、水肿，大小和深浅不一、形态不规则、边缘隆起的溃疡，大小及形态各异的炎症息肉，肠腔变窄等。病变部位活检发现干酪样坏死性肉芽肿或结核分枝杆菌，即可确诊。

（四）治疗要点

治疗原则：早期诊断、早期抗结核化疗，消除症状，改善全身状况，促进病灶愈合，防治并发症。

1. 休息与营养

合理安排休息，积极改善营养状况，对消化道症状明显或有营养不良或因胃肠道症状影响进食者，给予静脉内高营养治疗。

2. 抗结核化疗

早期、联合、规则、足量、全程抗结核药物治疗，可选用链霉素、利福平、异烟肼、吡嗪酰胺、乙胺丁醇等。

3. 对症治疗

腹痛，可用抗胆碱药；腹泻，严重者应注意纠正水、电解质和酸碱平衡紊乱；对不完全性肠梗阻，需进行胃肠减压，以缓解梗阻近端肠曲的膨胀和潴留。

4. 手术治疗

手术适应证：①完全性肠梗阻或不完全性肠梗阻内科治疗无效。②急性肠穿孔或慢性肠穿孔瘘管形成经内科治疗未能闭合。③肠道大出血经积极抢救不能有效止血。④诊断困难需剖腹探查明确诊断。

三、主要护理问题

1. 疼痛（腹痛）

与病变肠段的炎症刺激或肠梗阻引起的肠痉挛、肠蠕动加快有关。

2. 腹泻

与病变肠段的炎症和溃疡使肠蠕动增强、排空过快有关。

3. 便秘

与肠道狭窄、肠腔内阻塞性肿块或胃肠功能紊乱有关。

4. 营养失调（低于机体需要量）

与结核分枝杆菌的毒性作用、营养摄入减少、腹泻、消化吸收障碍有关。

5. 潜在并发症

肠梗阻、结核性腹膜炎、肠系膜淋巴结结核、瘘管形成、肠穿孔等。

四、护理措施

(一) 一般护理

1. 休息

保持病室安静、舒适、空气清新，急性发作或病情严重时，应卧床休息，以减少机体消耗和减轻症状；病情缓解时，指导患者适当活动，注意劳逸结合，以不感疲劳为度。

2. 饮食护理

给予高热量、高蛋白质、高维生素、易消化的食物，以弥补慢性消耗；指导腹泻患者少食牛奶、豆制品等易发酵的食物，少吃纤维多的食物及生冷、不易消化的食物；便秘患者应多吃含水分、纤维多的食物，如南瓜、卷心菜、西红柿等；对严重营养不良患者通过饮食途径不能维持足够营养时，按医嘱进行静脉营养治疗和维持水、电解质平衡；肠梗阻患者应禁食，并进行胃肠减压，静脉补充营养物质及水、电解质。

(二) 心理护理

向患者介绍肠结核是可以治愈的疾病，指出不良心态对肠结核可产生不利影响，鼓励患者树立战胜疾病的信心，积极配合治疗与护理。

(三) 对症护理

1. 腹痛

安置患者适宜的体位卧床休息，使用抗胆碱能药时注意药物的副作用；对完全性肠梗阻、急性肠穿孔的剧烈腹痛患者，积极做好手术治疗的各项准备。

2. 腹泻

注意腹部保暖，观察排便次数和粪便的性状，保持肛周皮肤清洁，每次排便后局部用温水清洗，必要时局部涂无菌凡士林。

3. 便秘

解释便秘原因，帮助患者消除不良情绪反应，指导患者养成定时排便的习惯，适当活动，进行腹部按摩，有便意时立即如厕，必要时遵医嘱给予缓泻剂和软化剂或保留灌肠，以保持正常通便。

4. 发热

卧床休息以减少机体的消耗，多进水和加强营养补充，以弥补因发热出汗引起的过多消耗，出汗后及时更换衣服，做好口腔护理，正确使用抗结核药物，必要时按医嘱使用退热措施。

(四) 用药护理

介绍常用抗结核药物的作用和副作用，正确给药，注意观察疗效和不良反应。

(五) 病情观察

密切观察腹痛、腹胀情况，注意有无肠型和肠蠕动波，以便及时发现肠梗阻、肠穿孔等并发症，一旦出现异常，及时通知医生，并做好相应的护理和治疗配合。

五、健康教育

(1) 开展结核病的防治知识宣教，积极治疗开放性肺结核患者尤其是痰结核分枝杆菌阳性者，教育不要吞咽痰液；注意个人饮食卫生，健康人尽量不与结核病患者共餐，集体用餐时提倡用公筷及分餐制，并注意餐具的消毒；不饮未经消毒的牛奶和乳制品。

(2) 教育结核患者保持良好的心态，注意休息、营养和生活规律、劳逸结合。按照医嘱坚持抗结核治疗，注意药物副作用的防治，定期到医院检查，以便根据病情变化及时调整治疗方案。

(3) 告知肠结核患者在病程中可能出现肠梗阻、肠穿孔、结核性腹膜炎、肠系膜淋巴结结核等并发症，介绍常见并发症的表现，以便能及时发现和就诊。

（李　雯）

第四章 泌尿系统疾病患者的护理

第一节 肾病综合征患者的护理

肾病综合征是指由各种肾小球疾病引起的，以大量蛋白尿（尿中蛋白质超过 3.5g/d）、低蛋白血症（血浆白蛋白小于 30g/L）、明显水肿、高脂血症为临床表现的一组综合征，其中前两项为诊断必备条件。

一、病因和发病机制

（一）病因

①原发性肾病综合征，指原发于肾小球疾病过程中的肾病综合征，如急性肾炎、急进性肾炎、慢性肾炎等。②继发性肾病综合征，指继发于全身性或其他系统疾病过程中的肾病综合征，如可继发于过敏性紫癜、系统性红斑狼疮、糖尿病、肾淀粉样变性、多发性骨髓瘤、乙型病毒性肝炎、药物中毒等。

（二）发病机制

原发性肾病综合征的发病机制为免疫介导性炎症所致的肾损害，主要病理类型有微小病变型肾病、系膜增生性肾小球肾炎、膜性肾病、系膜毛细血管性肾炎及局灶、节段性肾小球硬化。各种病理类型的临床特征、对糖皮质激素的治疗反应和预后不尽相同。

二、护理评估

（一）健康史

评估发病前的健康状况及有无过敏性紫癜、系统性红斑狼疮、乙型病毒性肝炎、糖尿病、肾淀粉样变性、骨髓瘤等病史，询问近期有无劳累、受凉和使用肾毒性药物等发病相关因素。

（二）临床表现

1. 症状和体征

（1）水肿

最常见、最明显的表现，除眼睑、颜面、腰骶部和下肢水肿外，严重时可出现胸水、腹水和心包积液等，与低蛋白血症致血浆胶体渗透压明显下降有关。

（2）大量蛋白尿

24h 尿蛋白质量大于 3.5g，系肾小球滤过膜屏障作用受损、血浆蛋白质大量漏出超过了肾小管的重吸收能力而致。

（3）低蛋白血症

血浆蛋白质低于 30g/L。与大量白蛋白从尿中丢失、白蛋白代偿性合成不足和胃肠道蛋白质摄入不足有关。同时，血中免疫球蛋白、抗凝及纤溶因子、转运重金属（铁、锌、铜）离子蛋白等也可下降，易致患者发生感染和微量元素缺乏、内分泌紊乱。

（4）高脂血症

血胆固醇、三酰甘油、低密度脂蛋白（LDL）、极低密度脂蛋白（VLDL）和脂蛋白（a）浓度均增高，常与低蛋白血症同时存在。与肝脏代偿性的合成脂蛋白增加以及脂蛋白分解减少有关。

（5）其他

有全身乏力、精神差及食欲不振、消瘦、面色苍白等营养不良表现。

2. 并发症

（1）继发感染

常见并发症，以呼吸道、泌尿道、原发性腹膜炎等多见。与免疫球蛋白和补体水平降低、白细胞功能下降及某些微量元素缺乏，以及应用糖皮质激素等治疗有关，是导致本病复发和疗效不佳的重要原因。

（2）血栓和栓塞

主要是血液浓缩、高脂血症、纤维蛋白原及凝血因子增加，血小板功能亢进、应用糖皮质激素及利尿剂等加重血液高凝状态所致，以肾静脉血栓最为多见，也可发生下肢静脉、脑动脉、肺动脉及冠状血管的血栓。血栓和栓塞是影响治疗效果和预后的重要原因。

（3）急性肾衰竭综合征

包括肾前性氮质血症、急性肾小管坏死和特发性急性肾衰竭，表现为无明显诱因的少尿、无尿，多数经非透析治疗能痊愈，少数需透析治疗。

（4）蛋白质及脂肪代谢紊乱

长期低蛋白血症可导致营养不良，儿童生长发育迟缓，免疫力低下，体内铁、锌、铜等微量元素缺乏，内分泌紊乱等；长期高脂血症可促进血栓和栓塞的发生，引起动脉硬化、心绞痛、心肌梗死等，可促进肾小球硬化和肾病变的慢性进展。

3. 心理状态

由于病程长、症状重、治疗效果不理想、易复发及疾病后期影响生活质量，患者易出现焦虑、紧张等不良情绪，甚至产生绝望心理。

（三）辅助检查

1. 尿液检查

尿蛋白定性检查（+++~++++），尿蛋白定量检测示尿中蛋白质浓度大于 3.5g/d；尿中可有红细胞、颗粒管型等。

2. 血液检查

血浆白蛋白低于 30g/L，血中胆固醇、三酰甘油、低密度及极低密度脂蛋白均可增高，血 IgG 可降低。

3. 肾功能检查

出现急性肾衰竭时，血尿素氮、血肌酐升高，内生肌酐清除率降低。

4. 肾穿刺活检

可确定肾小球病变的病理类型，为制定治疗方案提供依据。

（四）治疗要点

1. 一般治疗

水肿明显或血压较高者宜卧床休息，病情缓解后，可逐步增加活动量。限制水、钠的摄入，根据肾功能调节蛋白质摄入量，保证热量供给和各种微量元素、维生素的补充。

2. 对症治疗

（1）利尿消肿：利尿治疗的原则是不宜太猛、太快，以免诱发血栓和栓塞并发症。①轻度水肿：口服氢氯噻嗪，每次 25mg，或加服氨苯蝶啶，每次 50mg，3 次/天，也可服用呋塞米和螺内酯，各每次 20~40mg，2~3 次/天，可提高利尿效果，纠正钾代谢紊乱。②重度水肿：应静脉注射呋塞米，可强力抑制钠、氯、钾的重吸收而利尿，或联合应用渗透性利尿剂如低分子右旋糖酐静脉滴注，可获得良好效果，心、肾功能不全者慎用；静脉输注血浆和白蛋白，可提高血浆胶体渗透压，减少血管内水分向组织渗透，加快吸收组织水分进入血液循环并随尿排出，有心脏病者慎用。

（2）减少尿中蛋白质浓度：持续大量蛋白尿可致肾小球高滤过，促进肾小球硬化。应用血管紧张素转换酶抑制剂（ACEI）如卡托普利、贝那普利、福辛普利或血管紧张素Ⅱ受体拮抗剂如氯沙坦，通过有效控制高血压和降低肾小球内压、改善肾小球基底膜通透性等作用而减少尿中蛋白质浓度。

（3）降脂治疗：常用洛伐他汀口服，每次 20mg，1~3 次/天。

3. 糖皮质激素与免疫抑制剂的应用

这是本病的主要治疗方法。

（1）糖皮质激素：抑制免疫反应和炎症反应，减轻、修复肾小球滤过膜损害，抑制醛固酮和抗利尿激素的分泌，影响肾小球基底膜的通透性等，可达到利尿、消除蛋白尿的目的。常用泼尼松，水肿严重、肝功能损害或泼尼松疗效不佳时改用泼尼松龙。使用原则：起始要足量，开始为 1mg/（kg·d），用药 8~12 周；减药要慢，每 2~3 周减少原用量的 5%~10%，减至 20mg/d 时易出现反跳，减量应更加缓慢；维持时间要长，以 10mg/d 维持 6~12 个月。可采用全日量顿服，维持用药期间可两天量隔天顿服，以减轻副作用，总疗程约需 1 年或更长。

（2）细胞毒药物：不作为首选药或单独治疗用药，需与糖皮质激素联合应用。适用于糖皮质激素依赖型或糖皮质激素抵抗型患者，环磷酰胺是最常用的药物，也可选用氮芥、苯丁酸氮芥或硫唑嘌呤。

（3）环孢素：用于糖皮质激素抵抗和细胞毒药物无效的难治性肾病综合征。通过选择性抑制 T 辅助细胞及细胞毒效应而起作用。

4. 并发症防治

①感染：不预防应用抗生素，但在发生感染后，须及时选用敏感、强效及无肾毒性的抗生素进行治疗。同时应减少糖皮质激素用量或停用糖皮质激素。②血栓和栓塞：血浆白蛋白浓度小于 20g/L 时，提示存在高凝状态，应开始预防性抗凝治疗，常用肝素，也可选用华法林，同时辅以抗血小板药，如双嘧达莫、阿司匹林；如已发生血栓、栓塞，应尽早（6h 内效果最佳）进行溶栓治疗，常用尿激酶、链激酶，并配合抗凝治疗。③急性肾衰竭：积极治疗原发病的同时，应用碳酸氢钠碱化尿液以减少管型的形成，应用利尿药以冲刷阻塞的肾小管管型，达到透析指征时及时采用血液透析治疗。

5. 中药

如雷公藤等，有减少尿中蛋白质浓度的作用，常与糖皮质激素合用。

三、主要护理问题

1. 体液过多

与低蛋白血症、胶体渗透压下降有关。

2. 营养失调（低于机体需要量）

与大量蛋白尿、蛋白质摄入减少和吸收不良有关。

3. 有感染的危险

与应用糖皮质激素、免疫抑制剂和机体免疫力低下有关。

4. 有皮肤完整性受损的危险

与高度水肿、营养不良有关。

5. 知识缺乏

缺乏肾病综合征的防治知识。

6. 焦虑

与病程长、易复发有关。

7. 潜在并发症

血栓形成、急性肾衰竭、心脑血管并发症等。

四、护理措施

1. 一般护理

①保持病区环境清洁、舒适，病室空气和用物定期消毒。严重水肿、明显低蛋白血症者应卧床休息，病情好转后可起床活动并逐渐增加活动量；协助皮肤和口腔黏膜护理，尽量减少探访，限制上呼吸道感染者探访。②饮食护理：肾功能正常者给予优质蛋白质 1g/（kg·d），当肾功能不全时，应根据内生肌酐清除率调整蛋白质供给量，保证足够热量，不低于 126~147kJ/（kg·d），脂肪供能占 30%~40%，余下由糖类供给；多食富含不饱和脂肪酸食物（如植物油、鱼油），少食饱和脂肪酸食物（动物油脂）；增加富含可溶性纤维的食物如燕麦、豆类等，以控制高脂血症；注意补充维生素及微量元素等；限制钠的摄入（小于 3g/d），以减轻水肿。

2. 心理护理

关爱患者，表示理解，鼓励参加力所能及的活动，告知康复后可正常工作和生活，以减轻悲观心理，增强战胜疾病的信心。

3. 对症护理

保护床铺平整干燥、皮肤清洁，衣裤应宽松柔软；避免皮肤长期受压，协助卧床患者应经常变换体位，并予以适当支托，避免水肿皮肤摩擦受损，抬高水肿的肢体，增加静脉回流；严格无菌操作，注射时用5~6号针头，将水肿液推向一侧后再进针，拔针后用无菌干棉球按压至无渗液为止，避免医源性皮肤损伤、感染。

4. 用药护理

使用激素后观察有无高血压、低血钾、高血糖、消化道出血、痤疮、毛发增多、骨质疏松、继发感染等；使用细胞毒药物观察有无骨髓抑制、中毒性肝炎、脱发及出血性膀胱炎等；应用环孢素A注意观察肝毒性、高血压、高尿酸血症、多毛及牙龈增生等；应用利尿剂应注意有无电解质紊乱和诱发血栓、栓塞并发症等。

5. 病情观察

密切观察生命体征，尤其是血压和体温的变化；观察水肿消长情况，记录24h液体出入量，定期测量体重；观察有无呼吸系统、泌尿系统及皮肤黏膜感染征象，有无腰痛、头痛、下肢疼痛等栓塞症状；定期监测尿常规、肾功能、血浆白蛋白、血清电解质等变化。

五、健康教育

（一）生活指导

①避免受凉、感冒，注意个人卫生，加强全身皮肤、口腔黏膜和会阴部护理，防止皮肤和黏膜损伤。②注意休息和适当活动，保持心情舒畅，避免劳累，增强机体抵抗力。③指导适量优质蛋白质、足够热量、低脂肪的饮食原则，避免摄入过多的蛋白质，有水肿时注意控制钠盐的摄入。

（二）用药指导

介绍各类药物的使用方法、使用注意事项以及可能的不良反应，强调出院后坚持按时、按量服药，不可擅自减量或停用糖皮质激素。

（三）自我病情监测与随访指导

定期门诊随访和复查，监测肾功能、尿常规和血常规等，出现少尿、水肿或上呼吸道等感染时，应及时就诊。

第二节　肾小球肾炎患者的护理

一、急性肾小球肾炎护理

急性肾小球肾炎（acute glomerul onephritis，AGN），简称急性肾炎，是一组起病急，以血尿、蛋白尿、水肿和高血压为特征的肾脏疾病，可伴有一过性肾小球滤过率下降。本节主要介绍溶血性链球菌感染后所致急性肾炎，急性肾炎任何年龄均可发病，但以儿童多见，男女比例约2：1，冬春季多见，多数预后良好，重症可发生少尿型肾衰竭，仅少数转为慢性肾炎。

（一）病因和发病机制

急性链球菌感染后肾小球肾炎常由β溶血性链球菌"致肾炎菌株"引起，其发生机制是细菌胞体内的一种水溶性蛋白质，当β溶血性链球菌胞体完整性遭到破坏时被释放出来，作为抗原刺激机体产生抗体，形成循环免疫复合物沉积于肾小球而致病。此外，β溶血性链球菌成分可直接与肾小球毛细血管中的纤维蛋白原结合，形成较大分子量的可溶性复合物沉积于肾小球系膜区引起炎性反应。

病理类型为毛细血管内增生性肾小球肾炎，肾小球为弥漫性、渗出性、增殖性病变，肉眼可见肾体积较正常大，色灰白而光滑；光镜下肾小球毛细血管袢内皮细胞及系膜细胞增生、肿胀，并有中性粒细胞、单核细胞浸润，少数肾小球上皮细胞轻度增生；电镜检查可见上皮细胞下电子致密物呈驼峰状沉积，为本病的特点；免疫病理检查在基底膜上可见颗粒状或高低起伏的 IgG 和补体 C3 沉积，病变严重者毛细血管袢断裂、闭塞、红细胞渗出，成为坏死性炎症。肾小管病变一般较轻，可见上皮细胞变性、肾间质水肿及炎性细胞浸润。

（二）护理评估

1. 健康史

评估起病前 1~3 周内有无急性上呼吸道感染或皮肤感染病史。

2. 临床表现

起病较急，病情轻重不一，轻者可无明显临床症状，仅表现为镜下血尿及血清补体异常，重者表现为少尿型急性肾衰竭，典型者呈急性肾炎综合征表现。

（1）症状和体征

①水肿：常为首发症状，见于 70%~80% 或以上患者。主要为肾小球滤过率下降导致水钠潴留所引起，表现为晨起眼睑水肿，可伴有双下肢水肿，严重者可出现全身性水肿、胸水和腹水。

②尿液改变：a. 血尿：最常见，绝大多数为镜下血尿，肉眼血尿约占 30%，尿液呈洗肉水样或棕褐色酱油样（尿呈酸性时），多于数天或 1~2 周后转为镜下血尿，镜下血尿持续时间较长，持续 3~6 个月或更久。b. 蛋白尿：多为轻、中度蛋白尿，少数为大量蛋白尿（尿中蛋白质浓度超过 3.5g/d）。

③高血压：约 80% 的患者出现一过性高血压，主要与水钠潴留有关，血压 140~160/90~110mmHg，利尿后血压可很快恢复正常。少数可发生严重高血压，甚至高血压脑病。

④肾功能异常：起病初期，部分患者尿量降至 400~700mL/d，尿素氮和肌酐可暂时性轻度升高，1~2 周后随尿量逐渐增多，尿素氮和肌酐逐渐正常，肾功能恢复。仅极少数患者可出现急性肾衰竭。

⑤全身症状：有疲乏无力、厌食、恶心呕吐、头痛头晕、视力模糊以及腰部钝痛等。

（2）并发症

①急性心力衰竭以左心衰竭为主，老年患者多见，多在起病后 1~2 周内发生，与水钠潴留、循环血量过多有关。

②高血压脑病儿童多见，多发生于早期，表现为剧烈头痛、呕吐、嗜睡，重者发生抽搐、昏迷。

③急性肾衰竭极少见，为急性肾小球肾炎死亡的主要原因。

3. 心理状态

因起病急、肉眼血尿等，易产生焦虑、恐惧心理。

（三）辅助检查

1. 尿液检查

几乎所有患者均有镜下血尿，呈现多形性红细胞；尿蛋白检查多为（+~++），20% 的患者有大量蛋白尿；尿沉渣中常有红细胞管型、颗粒管型；尿比重多在 1.010~1.018 之间。

2. 抗链球菌溶血素 "O" 抗体（ASO）

测定 70%~90% 的患者血清抗链球菌溶血素 "O" 滴度升高。

3. 血清总补体及补体 C3 测定

疾病初期明显下降，8 周内逐渐恢复正常水平；部分患者血液循环免疫复合物测定阳性。

4. 肾功能检查

血尿素氮、血肌酐一过性升高。

（四）治疗要点

1. 一般治疗

急性期应绝对卧床休息；给予高热量、富含维生素的优质蛋白质饮食，有水肿时应限制水、钠的摄入，有氮质血症时应限制蛋白质摄入量。

2. 治疗感染灶

彻底治疗体内存在的感染灶，选用无肾毒性的抗生素，如青霉素、头孢菌素类等。若病情迁延、反复发作与扁桃体炎有关，待病情稳定后行扁桃体切除术，术前术后使用青霉素不少于2周。

3. 对症治疗

①水肿：限制水、钠的摄入，适当使用利尿剂，少尿时慎用保钾利尿剂和血管紧张素转换酶抑制剂，以免诱发高血钾。②高血压：在限制水、钠摄入和应用利尿剂后，血压仍然不能控制者，应给予降压药，常用钙拮抗剂。③高血压脑病：应用硝普钠降压、镇静剂制止抽搐及甘露醇防治脑水肿。

4. 透析治疗

发生急性肾衰竭且有透析指征者，应及时给予短期透析治疗，以度过危险期。

（五）主要护理问题

1. 体液过多

与肾小球滤过率下降、尿量减少、水钠潴留有关。

2. 有皮肤完整性受损的危险

与皮肤水肿、营养不良有关。

3. 焦虑

与长期卧床和担心病情恶化有关。

4. 潜在并发症

急性左心衰竭、高血压脑病、急性肾衰竭。

（六）护理措施

1. 一般护理

①急性期应绝对卧床休息，症状明显者需卧床休息4~6周，待水肿消退、肉眼血尿消失、血压恢复正常后，方可逐步增加活动量；病情稳定后可从事一些轻体力活动，但1~2年内应避免重体力活动和劳累。②急性期应严格限制钠的摄入，以减轻水肿和心脏负担，限制钠盐摄入量在3g/d以内，待病情好转、水肿消退、血压下降后，可由低盐饮食逐渐转为正常饮食，尿量明显减少者，每天摄入液体量为前1天尿量加500mL，并应控制钾的摄入；同时，应根据肾功能调整蛋白质摄入量，肾功能正常时蛋白质摄入量为1g/（kg·d），氮质血症时蛋白质摄入量为0.5g/（kg·d）；注意给予足够的热量和维生素，以免发生负氮平衡。

2. 心理护理

主动关心患者的身心需求，告知不良心理对疾病的不利影响，指导放松技术，使患者以积极、乐观的态度安心接受治疗。

3. 用药护理

①重点观察利尿剂的疗效及不良反应：有无低血钾、低血钠和低氯性碱中毒，低血钾表现为肌无力、腹胀、恶心、呕吐以及心律失常；低血钠可出现无力、恶心，肌痛性痉挛，嗜睡和意识淡漠；低氯性碱中毒表现为呼吸浅慢，手足抽搐、肌痉挛、烦躁和谵妄；应用大剂量的利尿剂时，可导致有效血容量不足，出现恶心、直立性眩晕、口干、心悸等症状。此外，呋塞米等强效利尿剂具有耳毒性，可引起耳鸣、眩晕以及听力丧失，应告知患者避免与链霉素等氨基糖苷类抗生素同时使用。②应用降压药时，应根据血压变化及时调整剂量，注意观察降压药的不良反应。

4. 病情观察

①记录24h液体出入量，监测尿量变化，定期称体重，观察水肿的消长情况，观察有无胸水、腹水和心包积液。②监测患者的生命体征，尤其是血压，观察有无急性左心衰竭和高血压脑病的表现。③密切监

测实验室检查结果，包括尿常规、肾小球滤过率、血尿素氮、血肌酐和血清电解质等。

（七）健康教育

1. 休息与活动

阐明急性期严格卧床休息对疾病康复的重要意义，恢复期则应逐步增加活动量，但应注意劳逸结合、避免劳累。

2. 预防指导

指出防止受凉、预防呼吸道感染或皮肤感染对防止病情反复的意义，强调积极清除体内慢性感染病灶的重要性，对有慢性扁桃体炎的患者，告知应在病情稳定期及时实施扁桃体摘除术，介绍保暖、注意个人卫生等预防感染和加强营养、积极体育锻炼等提高机体抵抗力的措施。

3. 病情监测指导

指出急性肾炎临床症状消失后，可能仍然存在微量蛋白尿和镜下血尿等，完全康复可能需要 1~2 年，要定期随访，监测病情。

二、慢性肾小球肾炎患者的护理

慢性肾小球肾炎（chronic glomerulonephritis，CGN），简称慢性肾炎，是一组由多种病因引起的，病情缓慢进展的，以蛋白尿、血尿、水肿、高血压和肾功能损害为主要表现的原发于肾小球的疾病，最终可发展至尿毒症，多数预后较差。青、中年男性居多，疾病表现多样化，个体差异较大。

（一）病因和发病机制

病因尚不明确，大多数病例与急性肾炎无关，仅少数患者由急性肾炎发展而来。一般认为本病初期为免疫反应，大多有免疫复合物沉积，通过激活补体、中性粒细胞等引起一系列炎症反应而发病，后期有非免疫非炎症因素的参与，如肾小球高灌注、高压力、高滤过，导致肾小球硬化，疾病过程中，高血压、高血脂、蛋白尿等会增加肾脏损伤。

慢性肾炎早期可有各原发性肾小球疾病的一些病理变化，持续发展至晚期，各病理类型的特点消失，代之以程度不等的肾小球硬化、玻璃样变，肾小球囊腔粘连和新月体形成或囊腔消失，少数完整的肾小球代偿性增大，系膜基质明显增加，病变肾小球的小管萎缩、基膜增厚，代偿性增粗、增大所致。最终转化为肾小球硬化、肾小管萎缩、肾间质纤维化、肾体积缩小，成为硬化性肾小球肾炎。

（二）护理评估

1. 健康史

评估发病前的健康状况，有无急性肾炎既往史，询问近期有无呼吸道感染、皮肤感染等病史，了解有无劳累、高血压、脱水、使用肾毒性药物等相关因素。

2. 临床表现

多数起病隐匿，可有相当长的一段无症状的尿异常期，临床表现差异较大。

3. 症状

（1）蛋白尿

必有的症状，一般为轻、中度蛋白尿（尿中蛋白质 1~3g/d）；偶有大量蛋白尿，表现为肾病综合征。

（2）血尿

大多为镜下血尿，也可出现肉眼血尿。

（3）水肿

多为晨起眼睑、颜面水肿，下午或劳累后出现下肢轻、中度水肿，早期可无，晚期持续存在。主要由低蛋白血症、球管失衡所致，晚期肾小球滤过率下降为主要原因，继发性醛固酮增多和心功能不全可加重水肿。

（4）高血压

部分患者以高血压为突出表现，血压持续在 (160~180) / (90~110) mmHg，眼底检查有视网膜动脉细窄、迂曲，甚至出现眼底出血、视盘水肿。持续血压增高使肾功能恶化较快，预后较差。高血压与水钠潴留、肾素和血管紧张素增加有关。

（5）肾功能损害

早期肾功能可能正常，随着病情发展逐渐出现夜尿增多、肾功能减退，最后发展为慢性肾衰竭而出现相应的临床表现。进展快慢主要取决于肾炎的病理类型，感染、劳累、妊娠、肾毒性药物、预防接种以及高蛋白质、高脂肪或高磷饮食可促使肾功能急剧恶化。

（6）全身症状

表现为头昏、乏力、食欲不振、精神差、失眠、健忘。

4. 体征

可有面色苍白、不同程度的水肿，以及心脏损害体征。

5. 并发症

①心脏并发症：心脏扩大、心律失常，严重时出现心力衰竭。②感染：泌尿道、呼吸道及皮肤感染。

6. 心理状态

由于病程呈慢性过程及最终可出现慢性肾衰竭，易出现焦虑、悲观、恐惧等心理。

（三）辅助检查

1. 尿液检查

多数尿蛋白检查（+~+++），尿蛋白质浓度 1~3g/24h，镜下可见多形性红细胞、红细胞管型，尿比重多在 1.020 以下，晚期固定在 1.010。

2. 血液检查

轻至中度贫血，血沉加快，低蛋白血症，免疫复合物阳性等。

3. 肾功能检查

晚期血肌酐、血尿素氮增高，内生肌酐清除率明显下降。

4. B超检查

晚期双肾缩小，肾皮质变薄，结构紊乱。

（四）治疗要点

治疗原则：防止或延缓肾功能进行性恶化、改善和缓解临床症状，防治严重并发症。

1. 饮食治疗

优质低蛋白质、低磷饮食，以减轻肾小球毛细血管高灌注、高压力和高滤过状态，延缓肾小球硬化和肾功能减退；有明显水肿和高血压时，限制钠盐和水的摄入。

2. 控制高血压

控制病情进展和延缓肾衰竭的重要措施，主要的降压措施包括休息、限制钠盐摄入和使用降压药，降压药首选血管紧张素转换酶抑制剂（ACEI）如卡托普利、贝那普利等，或血管紧张素 II 受体阻滞剂（ARB）如氯沙坦等，或钙拮抗剂氨氯地平等，或 β 受体阻滞剂阿替洛尔等。当尿中蛋白质超过 1.0 g/d 时，血压应控制在 125/75mmHg 以下；当尿中蛋白质低于 1.0g/d 时，血压应控制在 130/80mmHg 以下。

3. 抗血小板药物

血液处于高凝状态或尿 FDP 增加者，可用抗凝血、抗血小板聚集药，如低分子肝素、双嘧达莫、阿司匹林等。

4. 糖皮质激素和细胞毒药物

不主张积极应用，仅试用于肾功能损害较轻、尿蛋白明显而无禁忌证者，如无效即逐步减量停用。

三、主要护理问题

1. 体液过多

与肾小球滤过率降低、水钠潴留有关。

2. 营养失调（低于机体需要量）

与慢性病程致消耗过多、限制蛋白质摄入和肠道吸收障碍有关。

3. 焦虑

与病程长和治疗效果差有关。

4. 知识缺乏

缺乏慢性肾炎防治知识。

5. 潜在并发症

慢性肾衰竭等。

四、护理措施

（一）一般护理

①病情重及伴有血尿、心力衰竭、明显水肿或并发感染者，应卧床休息；当水肿不明显、尿中蛋白质较少、无严重高血压时，应劳逸结合、适当活动，但应避免体力活动。②制定合理的饮食计划，肾功能减退时，蛋白质摄入量为 $0.6\sim0.8g/$ （kg·d），60%以上为优质蛋白质，如牛奶、鸡蛋、瘦肉等；保证热量供给，一般为 $126\sim147kJ/$ （kg·d），以免引起负氮平衡，由脂肪和糖类供给；限制水和钠盐的摄入，按照"量出为入"的原则控制液体摄入量，严重水肿伴少尿者摄水量控制在前一天尿量加 500mL，尿量超过 1000mL/d 的轻度水肿患者不必过分限水的摄入，根据水肿和血压升高程度调整氯化钠（包括天然食物中存在的）摄入量，轻度水肿、高血压时，氯化钠的摄入量小于 3g/d；水肿严重、血压明显升高时，氯化钠的摄入量小于 2g/d；水肿极为明显、血压极高，氯化钠的摄入量小于 1g/d；烹调时可用糖、醋调味，限制摄入含钠量高的食物，禁食咸肉、咸菜、海产品等；同时应增加维生素的摄入。

（二）心理护理

加强与患者交流，进行心理疏导，争取家属配合，使患者消除和较轻焦虑情绪，以良好的心态面对现实，安心休息，积极配合治疗与护理。

（三）水肿护理

①保持皮肤清洁，床铺、衣裤干燥平整、柔软，穿着宽松、柔软的棉或丝质衣服，勿穿紧身衣服，以免水肿皮肤损伤。②卧床者经常变换体位，协助年老体弱者翻身，用软垫支撑受压部位和适当予以按摩，以免压疮。③抬高水肿肢体，以增加静脉回流减轻水肿，眼睑、面部水肿者，应高枕卧位；阴囊水肿者，可用吊带托起。④避免皮肤损伤，慎用热水袋，以免烫伤皮肤。⑤严重水肿者应避免肌内注射，宜用静脉途径保证药物准确、及时地输入，静脉穿刺后，用无菌干棉球按压穿刺部位至无液体外渗为止。

（四）用药护理

遵医嘱用药，观察药物的疗效及不良反应。①利尿剂：注意观察有无电解质紊乱（低血钾、低氯性碱中毒等）、高凝血症、高脂血症、耳毒性等副作用。②血管紧张素转换酶抑制剂：注意血压变化、有无持续性干咳及高血钾等。③血小板解聚药：注意有无出血倾向等。④糖皮质激素：注意观察有无水钠潴留、高血压、动脉粥样硬化、糖尿病、精神兴奋性增高、消化道出血、骨质疏松、继发感染、类肾上腺皮质功能亢进症（满月脸、水牛背、多毛、向心性肥胖）等不良反应。⑤环磷酰胺等免疫抑制剂：注意观察有无出血性膀胱炎、骨髓抑制、消化道症状、肝功能损害、脱发等。

（五）病情观察

①观察血压严重程度及变化，有无高血压脑病的征象。②观察水肿的变化情况，有无胸闷、呼吸困难和腹胀征象，定期测量体重、腹围，准确记录24h液体出入量。③监测尿量和肾功能，如血肌酐、血肌酐升高和尿量明显减少，警惕肾衰竭。④观察有无心脏损害的征象，如心悸、脉率增快、交替脉、心律失常，有无严重呼吸困难、夜间不能平卧、烦躁不安等心力衰竭症状及有无呼吸道、泌尿道、皮肤等部位感染的

征象。

五、健康教育

(一)避免加重肾损害

讲解影响病情进展的因素，指出避免加重肾损害的因素，如注意劳逸结合，活动以不感到疲劳为宜，低蛋白质饮食和保证热量供给，积极防治呼吸道和泌尿道感染，避免应用肾毒性药物等。

(二)用药指导

坚持按医嘱用药，介绍各类降压药的疗效、不良反应及使用注意事项，尤其是应用糖皮质激素时，不能随意减药或停用，以免病情反跳。

(三)自我监测病情并定期随访

指导相关的家庭护理知识，如合理饮食、血压的测量、水肿的观察等，发现异常及时就诊，定时检查尿常规、肾功能和门诊随访。

第三节　泌尿系统常用诊疗技术及护理

一、肾穿刺术的护理

肾穿刺术（经皮肾穿刺活组织检查术）是一种应用特殊的肾穿刺针，经皮进行肾脏穿刺以获取肾脏组织，进行病理检查的有创性检查技术，是常用的诊断肾脏疾病的重要辅助检查方法。肾穿刺术创伤小、操作简单、成功率高（可达90％以上），对明确肾脏病的诊断、病理类型和指导治疗、判断预后具有重要价值。

(一)适应证与禁忌证

1. 适应证

原发性肾小球疾病，原发性肾病综合征，原因不明的肾小球性蛋白尿或肾小球性血尿，原因不明的急性肾衰竭，全身性疾病所致的肾损害，判断肾移植后排斥反应等。

2. 禁忌证

有明显出血倾向或严重贫血或穿刺部位皮肤感染者；固缩肾、孤立肾、多囊肾、肾结核、肾脓肿、肾肿瘤；慢性肾衰竭尿毒症；大量腹水、妊娠、重度高血压、心力衰竭、全身衰竭及精神病、不合作者等。

(二)护理措施

1. 术前准备

(1)用物准备

常规消毒治疗盘，肾脏穿刺包（内含 Turkel 穿刺针），2％利多卡因或1％普鲁卡因、注射器、小剪刀、无菌手套、棉签、胶布、多头腹带、沙袋、甲醛及戊二醛固定液、标本瓶、冰瓶等。

(2)患者准备

①向患者说明穿刺目的、过程和术中注意事项，消除患者恐惧心理，家属签字同意。②指导患者练习深吸气后屏气（每次屏气在30s以上）及床上排尿。③常规进行出血时间、凝血时间、血小板计数、凝血酶原时间、血肌酐、尿素氮、尿常规和尿细菌培养、肾 B 超、肾区 X 线等检查。④查血型并备血。⑤监测生命体征，将血压控制在 150/90mmHg 以下。⑥术前2～3天肌内注射维生素 K，术前禁食8h，术前1h 肌内注射地西泮。

2. 术中配合

①安置患者俯卧位，腹下垫 10cm 厚的硬枕将肾脏顶向背侧和避免穿刺时滑动移位；在 B 超定位下确定穿刺部位，常取右肾下极。②协助术者常规消毒局部皮肤，用 0.2％利多卡因于穿刺点局部麻醉。③穿刺针刺入肾包膜脂肪囊时指导患者吸气末屏气，直接用 Turkel 穿刺针刺入肾脏（3cm 左右）并取出肾组织，完成后患者可恢复正常呼吸。④拔针后，立即局部压迫 5min 后置小沙袋，再用腹带包扎腰腹部，安置

患者俯卧休息。

3. 术后护理

①术后绝对卧床 24h，先俯卧 4~6h，定时测量血压及脉搏，6h 后如无异常，且无持续性腰痛、腹痛、肉眼血尿等，可解除沙袋改为仰卧，如血压、脉搏稳定，术后 24h 可解除腹带，协助患者下床活动，但应避免剧烈动作，以防伤口出血。②密切观察患者表情、尿液颜色等，如出现血尿、呼吸困难、面色苍白、出冷汗等，立即通知医生处理。③鼓励患者多饮水，以尽快排出尿路中的凝血块。④术后连续留尿 3 次，做尿常规检查；术后第 3 天复查肾 B 超，了解穿刺局部有无血肿。⑤术后连续应用抗生素及止血药 3 天，以防止感染及出血；术后 10 天内避免举重物及其他剧烈活动。

二、血液净化疗法的护理

血液净化疗是指以人工的方式清除留存于人体血液内的有害物质（包括内源性或外源性的毒物）、纠正内环境紊乱的各种方法的总称。血液透析和腹膜透析是血液净化技术中最常用的有效方法。

（一）血液透析

血液透析（haemodialysis，HD，简称血透），是将患者血液与透析液同时引入有透析装置的透析器，主要利用弥散对流作用来清除血液中的毒物，利用超滤作用去除体内过多的水分，同时补充身体需要的物质，纠正电解质和酸碱失衡的一种治疗方法。血液透析可替代正常肾脏的部分排泄功能，故称"人工肾"，为治疗肾衰竭的主要手段，但不能代替正常肾脏的内分泌和新陈代谢功能。

进行血液透析的必要条件是建立血管通路，血管通路是血液从体内引出，再返回到体内的通道，也是维持血透患者的生命线。血管通路分为如下两种。①暂时性血管通路（动静脉外瘘）：切开前臂的桡动脉和头静脉并分别插管，动脉套管插入桡动脉、静脉套管插入头静脉，在皮肤外将两者用硅胶管连接成"U"字形，形成动静脉体外分流。主要用于抢救急需透析的危重患者和动静脉内瘘尚未成熟时。②永久性血管通路（动静脉内瘘）：这是目前最常用的一种永久性血管通路，用外科手术将动脉与静脉直接吻合，常为桡动脉与头静脉吻合，动脉血可冲入静脉系统使静脉怒张，待内瘘成熟后（一般 2~6 周）方可使用。主要用于 CRF 患者。

透析的剂量及次数应根据患者肾功能、尿量及心功能等情况进行决定。一般每周 2~3 次，每次 3~5h；透析血流量一般为 250mL/min，透析液流量一般为 500mL/min。

1. 适应证及禁忌证

（1）适应证

①急性肾衰竭：出现下述情况之一者，均须进行血液透析：急性肺水肿；高钾血症，血钾大于 6.0mmoL/L；无尿 2 天或少尿 4 天以上；血肌酐达到或超过 442μmol/L，血尿素氮达到或超过 21.4mmoL/L；内生肌酐清除率小于 1.3mL/min；高分解代谢状态，即血肌酐每天升高 177μmol/L 以上、血尿素氮每天上升 14.3mmoL/L 以上、血钾每天上升 1~2mmoL/L；严重酸中毒，$CO_2CP<13mmoL/L$、$HCO_3^-<15mmoL/L$、pH<7.25。②慢性肾衰竭：内生肌酐清除率低于 10mL/min、血肌酐高于 707μmol/L，应开始透析。当发生重度高血钾、严重代谢性酸中毒、左心衰竭时，应立即透析。③急性药物或毒物中毒：凡相对分子质量小、不与组织蛋白结合的毒物，在体内分布比较均匀、且能通过透析膜析出者，可采取透析治疗，应争取在 8~16h 内进行。

2. 禁忌证

血液透析无绝对禁忌证，相对禁忌证有严重高血压、急性脑血管病、收缩压低于 80mmHg、有严重出血倾向、极度衰竭、垂危患者、70 岁以上体弱者、精神病及不合作者等。

（二）护理措施

1. 术前准备

（1）用物准备

①透析设备：血液透析机、透析器、透析供水系统、透析管道和穿刺针等，均必须进行严格消毒。②透析药品：生理盐水、肝素、5％碳酸氢钠、急救用药、高渗葡萄糖注射液、10％葡萄糖酸钙、地塞米

松、降压药及透析液等。

（2）患者准备

①告知透析的目的、程序以及常会出现的情况，以减少恐惧感，积极配合。②嘱患者排尿，评估生命体征（尤其是血压）及一般状况（呼吸、神志、面色、出血、水肿等）、准确测量并记录体重。③准备血管通路，检查导管有无滑脱、出血、感染等。

2. 术中配合

①协助患者采取坐位或者平卧位。②穿刺血管时要严格无菌操作，穿刺针应距吻合口 3cm 以上，静脉针和动脉针应相距 5cm 以上。每次更换穿刺部位，避免定点穿刺形成假性动脉瘤及血栓。③严密观察患者生命体征的变化；观察血流量，血路压力，透析液流量、温度、浓度等各项指标；准确记录透析时间、脱水量、肝素用量等，注意机器的报警，及时排除故障等。④密切注意有无并发症的发生，如低血压（最常见）、失衡综合征、出血、致热原反应，以及高血压、空气栓塞、变态反应、心律失常、心绞痛、溶血等。⑤妥善处理患者的血液及污染物，以防止病毒性肝炎及艾滋病的传播。

3. 术后护理

①按规定结束透析，缓慢回血，透析针拔除后嘱患者按压 10min，如果是人工血管则按压 30min 以上，以防出血；穿刺处消毒后覆盖无菌纱布，隔天后再取下以防止感染。②透析结束时测量生命体征及体重，注意有无头痛、呕吐、出血倾向、低血压、心力衰竭，注意动、静脉瘘管的血流声，有无渗血，外瘘者要防止滑脱、出血，留血标本做生化检查，了解透析疗效。③透析后 8h 内避免在穿刺部位进行静脉穿刺、侵入性检查、手术、测血压等，严禁热敷，以免引起局部出血。④约定下次透析时间。⑤消毒器械，做好其他善后处理。⑥告知患者透析后，饮食中应适当增加蛋白质摄入，摄入量为 1.1~1.2g/（kg·d）。

（三）腹膜透析

腹膜透析（peritoneal dialysis，PD）简称腹透，是利用人体腹膜作为半透膜，向患者腹腔内注入透析液，利用透析液的高浓度产生渗透作用，将血液中的代谢产物、毒物和多余的水分扩散到透析液中，借助虹吸作用将交换过的透析液排出体外的透析方法。

常用持续性非卧床腹膜透析（CAPD），与血液透析相比，其优点是设备简单、操作容易、安全有效、血流动力学改变不大、对患者的生活影响较小。方法是将 2000mL 腹透液（事先加温至 37℃）与腹透管连接，并将腹透液灌入腹腔，灌入完毕后将塑料透析袋折叠，置于患者腰部；腹透液留置于腹腔内 4~6h 后，将透析袋展开，置低于腹腔的位置，利用虹吸作用将已交换过的透析液从腹腔引入袋内，然后更换另一袋透析液，如此反复，每天交换液体 3~5 次，最后 1 次透析液置于腹腔内过夜，翌日放出。每周透析 7 天，病情允许时，透析时患者可下床活动或室外活动。

1. 适应证及禁忌证

（1）适应证

同血液透析的适应证，但腹膜透析更适用于老年人、糖尿病、低血压、出血倾向、感染、大手术后。

（2）禁忌证

弥漫性腹膜炎、腹膜广泛粘连、腹部大手术后、腹膜有缺陷、腹透管放置部位皮肤有明显感染等。

2. 护理措施

1）术前准备

（1）用物准备

①腹透物品：如腹透管、穿刺插管或手术切开包、Y 型接管、袋装透析液、多头腹带等。②透析液：检查有效期、成分、澄明度，无误后置温箱内加温至 35~37℃备用。

（2）患者准备

①说明腹透的必要性，介绍简单程序，消除患者的恐惧和紧张心理，使其能密切配合。②测体重、脉搏、血压，了解心、肺、肝功能等。③普鲁卡因皮试，清洁处理患者体表毛发，下腹部及会阴部进行术前备皮。④术前禁食，排空小便，以免术中误伤膀胱。

2）术中配合

①安置患者取仰卧位或半卧位，鼓励患者咳嗽、翻身，以增加肠蠕动。②配合医生插管和安装透析装置，保持透析管通畅，防止导管接头滑脱。③调节好透析液的温度，协助灌注透析液，灌注速度不宜过快，每次 1000~2000mL。观察透析液流进腹腔后患者的感觉，有便意属正常现象，如有腹痛，应与医生联系。腹痛的常见原因有透析液的温度、酸碱度不当，渗透压过高，透析液流入或流出的速度过快，腹膜炎等。④准确记录每次透析液进出腹腔的时间及液量，仔细观察流出液的颜色、性质和量，如有混浊，应留标本做细菌培养等检查。

3）术后护理

①透析管出口处局部护理：注意观察局部皮肤有无渗血、渗液、红肿等；每天换敷料 1 次，如有潮湿随时更换。②注意观察引流管通畅情况：如引流不畅或腹膜透析管堵塞，采用改变患者体位、排空膀胱、服用导泻剂或灌肠等方法处理，必要时，遵医嘱自腹膜透析管内注入肝素、尿激酶、生理盐水、透析液等，使堵塞透析管的纤维块溶解，或配合医生在 X 线透视下调整透析管的位置或重新手术置管；避免过度用力牵拉透析管，防止管道扭曲、横折等。③饮食护理：腹透后丢失大量蛋白质，应增加蛋白质摄入量，具体为 1.2~1.3g/（kg·d）。④密切观察有无并发症：如腹膜炎、腹痛、低蛋白血症、高血糖、高血脂、脱水、低血压、腹腔出血、腹膜透析管滑脱等。

（李　雯）

第五章　风湿性疾病患者护理

第一节　类风湿关节炎患者的护理

类风湿关节炎（rheumatoid arthritis，RA）是一种累及周围关节为主的异质性、系统性自身免疫病，特征为对称性、多关节慢性炎性病变，临床表现为受累关节疼痛、肿胀、功能下降，病变呈持续、反复发作的过程。当炎症破坏软骨和骨质时，出现关节畸形和功能障碍，可伴有关节外系统性损害，如浆膜、心、肺及眼等脏器组织损害。

类风湿关节炎呈全球性分布，是造成人类丧失劳动力和致残的主要原因之一。我国患病率为 0.32% ~ 0.36%，可发生在任何年龄，以 35~50 岁为发病高峰；女性高于男性 2~3 倍。

一、病因和发病机制

（一）病因

病因尚不清楚，可能是环境因素（感染）、遗传因素（易感）和免疫系统失调有关。

1. 环境因素

病毒、支原体、细菌等，在某些诱因（潮湿、寒冷、创伤等）的作用下，作为进入易感者体内的抗原，活化 T 细胞和巨噬细胞并释放细胞因子，或者活化 B 细胞产 RA 抗体，感染因子的某些成分和人体自身抗原通过分子模拟导致自身免疫的产生。

2. 遗传倾向

RA 患者中 HLA-DR$_4$（RA 的易感基因）检出率明显升高，流行病学调查显示 RA 的家族及同卵双胎中 RA 的发病率高约 15%，均提示 RA 的发病有一定的遗传倾向。

3. 免疫紊乱

RA 的主要发病机制以活化的 CD+4T 细胞和 MHC-II 型阳性的抗原递呈细胞浸润滑膜关节为特点，细胞因子如 TNF-α、IL-1、IL-6、IL-8 等增多，使滑膜处于慢性炎性状态；TNF-α 进一步破坏关节软骨、骨，造成关节畸形；IL-1 可引起 RA 全身性症状，如低热、乏力；组织的某些特殊成分或体内产生的内源性物质可能作为自身抗原，启动特异性免疫应答，导致相应的关节炎症状；滑膜的巨噬细胞也因抗原而活化，使 B 细胞激活分化为浆细胞，分泌大量免疫球蛋白，进而导致滑膜炎症持续存在；急性期蛋白质合成增多的主要细胞因子，是造成 C 反应蛋白和血沉增高的主要因素。

（二）病理

1. 滑膜炎

RA 的基本病理改变。急性期滑膜炎，表现为渗出性和细胞浸润性；慢性期滑膜炎，滑膜变厚，形成许多绒毛样突起，突向关节腔内或侵入到软骨和软骨下骨质。绒毛又名血管翳，有很强的破坏性，是造成关节破坏、关节畸形、功能障碍的病理基础。

2. 血管炎

可发生在关节外的任何组织，可累及中、小动脉和（或）静脉，管壁有淋巴细胞浸润、纤维素沉着，内膜有增生，而导致血管腔的狭窄或堵塞。

二、护理评估

（一）健康史

评估有无家族遗传背景，询问近期有无细菌、支原体、病毒感染，了解有无过度疲劳、精神创伤、环境潮湿寒冷等诱发因素。

（二）临床表现

1. 关节表现

主要是侵犯小关节，尤其是手关节，如腕、掌指、近端指间关节，其次是足趾、膝、踝、肘、肩等关节。

（1）晨僵：见于95％的RA患者，是指病变的关节在夜间或日间静止不动后出现较长时间（至少1h）的僵硬，如胶黏着样感觉。晨僵的持续时间与关节炎病变程度成正比，为观察疾病活动的指标之一。

（2）关节痛：最早出现的症状，常伴有压痛，具有对称性、持续性、时轻时重的特点，受累关节皮肤有褐色素沉着。最常受累的部位在腕、掌指关节，近端指间关节，其次为足趾、膝、踝、肘、肩等关节。

（3）关节肿：多因关节腔内积液或关节周围软组织炎症引起，病程长者可因滑膜慢性炎症后的肥厚而引起。受累关节均可肿胀、呈对称性，关节炎附近的肌肉萎缩，关节呈现梭形，称为梭状指。

（4）关节畸形：见于较晚期的患者。因滑膜炎的绒毛破坏了软骨和软骨下的骨质结构，造成关节纤维性或骨性强直，加之关节周围的肌腱、韧带损害使关节不能保持在正常位置，出现手指关节半脱位，表现为手指的尺侧偏斜、屈曲畸形、"天鹅颈样畸形"等，关节周围的肌肉萎缩、痉挛使畸形更严重，严重时导致生活不能自理。

（5）功能障碍：关节肿痛和结构破坏，可引起关节活动障碍。根据影响生活的程度分为四级：Ⅰ级，能照常进行日常生活和各项工作；Ⅱ级，可进行一般的日常生活和某种职业工作，但参与其他项目活动受限；Ⅲ级，可进行一般的日常生活，但参与某种职业工作或其他项目活动受限；Ⅳ级，日常生活的自理和参与工作的能力均受限。

（6）特殊关节表现：颈椎可动小关节及周围腱鞘受累，可出现颈痛、活动受限；肩、髋关节受累，有局部疼痛和活动受限；颞颌关节受累，表现为讲话或咀嚼时疼痛加重，严重时张口困难。

2. 关节外表现

（1）类风湿结节：本病特异的皮肤表现，表示病变活动，20％～30％的RA患者出现此种表现。多位于关节隆突处及受压部位的皮下，如前臂伸面，肘鹰嘴突附近，枕、跟腱等处，大小不一，质硬，无压痛，对称性分布。

（2）类风湿血管炎：常见于指甲下或指端出现的小血管炎，少数引起局部组织的缺血性坏死；眼部，可引起巩膜炎，严重者影响视力；侵犯肺部可出现胸膜炎、肺间质性病变；心脏受累可引起心包炎，冠状动脉炎可引起心肌梗死。

（3）其他：30％～40％患者出现干燥综合征；RA伴脾大、中性粒细胞减少、贫血和血小板减少时，称Felty综合征。

3. 心理状态

由于RA病情反复发作、持续恶化，最终严重影响工作和日常生活，患者常出现焦虑、悲观、失望情绪和抑郁、孤独心理，也给家庭带来巨大的精神压力和经济负担。

（三）辅助检查

1. 血液检查

①轻至中度贫血，白细胞及其分类多正常；活动期患者血小板计数增高。②血沉增快、C反应蛋白增高。

2. 自身抗体检查

70％的患者血清中可测得类风湿因子IgM-RF，以及抗核周因子（APF）抗体、抗角蛋白（AKA）抗体、抗聚角蛋白微丝蛋白（AFA）抗体、抗环瓜氨酸肽（CCP）抗体（敏感性和特异性最高的抗体）和免疫复合物、补体。

3. 关节滑液检查

关节滑液增多，滑液中白细胞明显增多，滑液含糖量低于血中含糖量。

4. 关节 X 线检查

对本病的诊断、关节病变的分期、监测病变的演变都很重要，其中以手指及腕关节的 X 线检查价值最大。Ⅰ期：表现为关节周围软组织的肿胀阴影，关节端的骨质疏松。Ⅱ期：关节间隙因软骨的破坏而狭窄。Ⅲ期：关节面出现凿样破坏性改变。Ⅳ期：出现关节半脱位和关节破坏后的纤维性和骨性强直。

5. 类风湿结节活检

典型改变有助于诊断。

（四）治疗要点

目前尚无特效治疗方法和有效的预防措施，治疗目标是减轻关节肿痛和关节外症状，延缓病情进展，防止和减少关节的破坏，保护关节功能，最大限度地提高患者的生活质量。

1. 一般治疗

包括休息（卧床休息仅适用于急性期、发热及内脏受累的患者），急性期关节制动，恢复期关节功能锻炼、物理疗法等。

2. 药物治疗：

（1）非甾体抗炎药（NSAID）具有镇痛消炎作用，是改善关节炎症状的常用药，但不能控制病情，必须与改善病情的抗风湿药同服，并应避免两种以上 NSAID 药物同时服用。常用药物有塞来昔布、美洛昔康、双氯芬酸、吲哚美辛（消炎痛）、布洛芬、萘普生等。

（2）改变病情抗风湿药（DMARD）具有改善和延缓病情进展的作用，可阻止关节结构破坏，但不能彻底消除滑膜炎症反应。常用药物有甲氨蝶呤（MTX）、柳氮磺吡啶、来氟米特、羟氯喹、氯喹、金制剂、青霉胺、硫唑嘌呤、环孢素、肿瘤坏死因子拮抗剂等。

（3）糖皮质激素：有强大的抗炎作用，可迅速缓解关节炎症状，但不能根治本病，停药后症状复发。适用于有关节外症状或关节炎明显而对非甾体抗炎药及慢作用抗风湿药无效的患者。常用泼尼松，长期使用易造成多种不良反应，突然停药可引起症状反跳，故减药过程中应逐渐应用非甾体抗炎药替代。

（4）生物制剂和免疫性治疗：具有抗炎和防止骨破坏作用，制剂有 TNF-α 拮抗剂、IL-1 拮抗剂、CD20 单克隆抗体、细胞毒活化抗原-4 抗体等。口服诱导免疫耐受药、米诺环素类药，与 MTX 联合应用可增加疗效和减少不良反应。

（5）植物药：有雷公藤多苷、青藤碱、白芍总苷等。

3. 外科手术治疗

包括关节置换和滑膜切除手术，前者适用于较晚期有畸形并失去功能的关节，后者仅用于缓解病情。

三、主要护理问题

（1）疼痛（慢性关节痛）与关节炎性反应有关。

（2）生活自理缺陷：与关节功能障碍、关节疼痛有关。

（3）有失用综合征的危险：与关节炎反复发作、疼痛和骨关节破坏有关。

（4）预感性悲哀：与疾病久治不愈、关节可能致残、影响生活质量有关。

四、护理措施

（一）一般护理

①适当休息，避免劳累，注意保暖。急性活动期，保证充足的卧床休息时间，以减轻体力消耗，平躺硬床，限制受累关节活动，必要时可短期用夹板制动，保持关节功能位，保护关节功能；缓解期，鼓励患者下床逐渐增加活动，进行轻微的医疗体操，进行关节功能训练，防止关节僵硬和肌肉萎缩。②加强饮食护理，进食高蛋白质、高热量、易消化、富含钙、铁、锌及维生素的食物，忌食生冷、油腻、辛辣的食物。

（二）心理护理

安排患者与同室病友沟通交流，以增强与疾病抗争的信心，保持良好心理状态，以积极配合药物治疗和进行功能锻炼。对已经发生活动障碍的患者，应给予细致关怀，鼓励患者从事力所能及的活动，预防关节畸形，争取早日融入社会。

（三）对症护理

（1）晨僵：夜间注意受累关节的保暖，晨起后温水浴，或用热水浸泡僵硬的关节，尽快缓解症状；关节局部给予热敷、按摩、红外线、超短波或短波透热疗法，以增加局部血液循环，使肌肉松弛，消除关节僵硬；关节僵硬缓解后，应积极从事力所能及的活动，避免长时间不活动。

（2）关节痛：疼痛明显时，遵医嘱使用消炎镇痛药，辅以按摩、热敷、水疗、红外线等治疗，缓解疼痛；平卧硬床休息，不宜取高枕屈颈和膝部屈曲姿势，必要时使用矫形支架和夹板，维持关节于功能位，避免足下垂、腕下垂等关节畸形，卧床休息时鼓励患者在可以耐受的范围内积极进行主动或被动锻炼，以加强肌肉的力量和耐力，保存关节的活动功能。

（3）关节畸形：及时纠正不良姿势或体位，避免疼痛部位受压，延缓关节畸形发生；鼓励坚持进行力所能及的关节训练，以免关节功能严重减退，鼓励患者尽可能锻炼健康肢体，以增强自理能力。

（4）指导服用免疫抑制剂后脱发的患者戴假发；伴干燥综合征的患者，口干时适当饮水或用人工唾液，眼干时用人工泪液滴眼。

（四）用药护理

观察药物的不良反应并给予相应护理。

（1）非甾体抗炎药：应在饭后服用，同时服用胃黏膜保护剂以减轻胃黏膜损伤。主要不良反应有消化不良、上腹痛、恶心、呕吐、消化道出血等；该类药物可影响肾脏血流灌注、造成肾损害，肾脏受累的患者应慎用。

（2）改变病情抗风湿药：①甲氨蝶呤：不良反应有恶心、口炎、腹泻等胃肠道症状，脱发，肺炎，转氨酶升高，肝纤维化，肾损害和血液学毒性。②羟氯喹和氯喹：不良反应有胃肠道反应，头痛，神经肌肉病变，眼毒性及心脏反应。③金制剂：不良反应有皮疹、口炎，少见的有肾损害和血细胞减少。④青霉胺：不良反应有恶心、呕吐、口腔溃疡、味觉丧失、蛋白尿、血尿、贫血、白细胞和血小板减少，偶见天疱疮、多发性肌炎、药物性狼疮等。⑤其他：硫唑嘌呤、环磷酰胺、环孢素等，不良反应有白细胞减少、胃肠道反应、黏膜溃疡、皮疹、肝功能损害、脱发、出血性膀胱炎等。

（3）肾上腺糖皮质激素：主要副作用有满月脸、水牛背、血压升高、骨质疏松、消化性溃疡等，服药期间应给予低盐、含钾丰富的食物，补充钙和维生素 D3；定期测量血压，注意有无呕血等消化道症状。

（五）病情观察

①关节疼痛、肿胀和活动受限的变化，晨僵、关节畸形的进展或缓解的情况。②注意关节外症状，如胸痛、心前区痛、腹痛、消化道出血、头痛、发热、咳嗽、呼吸困难等，一旦出现，提示病情严重，应及时报告医生处理。

五、健康教育

（1）进行疾病宣教，让患者及家属了解类风湿关节炎是慢性疾病、病情呈发作与缓解的交替过程，部分患者可出现轻重不等的关节畸形和功能受损，为延缓其发生，应在关节软骨尚未受到破坏、关节炎尚有逆转可能时，尽早接受正规治疗。

（2）强调休息和治疗性锻炼两者兼顾的重要性，不宜绝对卧床，坚持每天定时全身和局部相结合的主动活动，如散步、肢体屈伸、提举、手部抓握等活动，防止废用，运动时注意保护关节功能；避免潮湿、寒冷、过度劳累、感染等各种诱因；病情复发时，应及早就医，以免重要脏器受损。

（3）指导患者遵医嘱服药，不要随意减量或停服，出现胃肠道不适、黑便、肝肾功能损害时，应及时就诊；定期复查，进行血常规检查，X 线摄片观察骨破坏的情况，检测免疫指标，以调整用药。

第二节　系统性红斑狼疮患者的护理

系统性红斑狼疮（systemic lupus erythematosus, SLE）是一种累及全身多系统、多器官的慢性自身免疫性疾病，血清中具有以抗核抗体为代表的多种自身抗体。病程迁延，病情缓解和急性发作交替发生，临床主要表现为皮肤、关节、内脏等器官的损害。我国的患病率为1/1000，女性多见，尤其是20~40岁的育龄女性占90%~95%。

一、病因和发病机制

（一）病因

病因不明，可能与下列因素有关。

1. 遗传

SLE的发病有家族聚集倾向，SLE患者第1代亲属中，SLE的患病率8倍于无SLE的家庭。

2. 环境因素

日光、感染、某些化学药品（肼屈嗪、苯妥英钠、普鲁卡因胺、异烟肼、青霉胺、磺胺类药物等）、某些食物（如芹菜、无花果、蘑菇、苜蓿）及烟熏食物等，可诱发SLE。

3. 性激素

女性患病率明显高于男性，在更年期前阶段为9:1、儿童及老人为3:1。

（二）发病机制

至今尚未清楚，可能是在各种外来抗原（病原体、药物等）的作用下，引起人体B细胞活化，易感者因免疫耐受性减弱，B细胞通过交叉反应与模拟外来抗原的自身抗原相结合，紫外线照射使皮肤上皮细胞出现凋亡，新抗原暴露而成为自身抗原，并将抗原递呈给T细胞使之活化，在T细胞活化刺激下，B细胞得以产生大量不同类型的自身抗体，造成大量组织损伤。致病性自身抗体有抗双链DNA抗体（与肾组织直接结合导致损伤）、抗血小板抗体（破坏血小板致血小板减少）、抗红细胞抗体（破坏红细胞引起溶血性贫血）、抗SSS抗体（引起新生儿心脏传导阻滞）、抗磷脂抗体（引起抗磷脂抗体综合征）等。同时致病性免疫复合物增多，沉积在组织造成组织损伤，而T细胞和NK细胞功能失调可导致新抗原不断出现，使自身免疫持续存在。

（三）病理

主要病理变化是炎症反应和血管异常，可出现在身体任何器官，导致局部组织缺血和功能障碍。特征性组织病理改变有如下两种。①苏木紫小体：细胞核受抗体作用变性为嗜酸性团块。②"洋葱皮样"病变，即小动脉周围有显著的向心性纤维增生。

二、护理评估

（一）健康史

评估家族中有无SLE患者，询问有无特殊药物服用史（如肼苯达嗪、普鲁卡因胺等）、光过敏及食物过敏史，了解育龄妇女发病与妊娠、分娩的关系，以及发病前有无感染、紫外线照射、摄入含补骨脂素食物等诱发因素。

（二）临床表现

多数隐匿起病，临床表现复杂多变，部分患者长期处于稳定的亚临床状态或表现为轻症，仅侵犯1~2个器官，但大部分患者的病情由轻渐重，少数可突然由轻症转为重症。阳光照射、感染、妊娠、分娩、药物等为常见诱发因素。

1. 全身症状

活动期患者大多有全身症状，约90%患者在病程中出现各种热型的发热，以低、中度发热多见，尚有疲倦、乏力、体重下降等。

2. 皮肤黏膜

80%患者在病程中出现皮肤损害，常见于皮肤暴露部位，呈对称性，最具特征性的皮疹是双面颊和鼻梁并呈蝶形红斑，为不规则水肿性红斑，病情缓解时，红斑可消退，并留有棕黑色色素沉着。也可表现为颊部丘疹、盘状红斑、指掌部或甲周红斑、指端出血、面部及躯干皮疹，以及皮下结节、口腔溃疡、脱发、雷诺现象等。40%的患者日晒后出现光过敏，甚至诱发SLE的急性发作。

3. 关节与肌肉

80%患者有关节受累，主要表现为关节痛，关节红肿者少见。常见近端指间关节及腕、足部、膝、踝等关节，呈对称性分布，而肘及髋关节较少受累。部分患者出现肌痛和肌无力。

4. 内脏损害：

（1）肾：几乎所有患者的肾组织都有病理变化，有临床表现的约占75%，狼疮肾炎以慢性肾炎和肾病综合征最常见。早期，常见表现为蛋白尿、不同程度水肿和血尿、管型尿；后期，逐渐发展为肾性高血压、肾功能不全；大部分患者经合理治疗后肾损害症状可消失或缓解，少数可发展成肾衰竭，尿毒症是 SLE 的主要死亡原因。

（2）心血管：30%患者有心血管表现，以心包炎最常见，10%患者有心肌损害，表现为气促、心前区不适、心律失常等，严重者可发生心力衰竭导致死亡。其他可发生疣状心内膜炎、感染性心内膜炎、心绞痛，甚至急性心肌梗死。

（3）肺：35%患者有胸水，10%患者可发生狼疮肺炎，表现为发热、干咳、气促等。

（4）消化系统：30%患者有食欲不振、腹痛、呕吐、腹泻、腹水等消化道症状；40%患者血清转氨酶升高，一般无黄疸；少数患者可发生各种急腹症，如胰腺炎、肠坏死、肠梗阻，这些症状往往是 SLE 发作或活动的信号。

（5）神经系统：可出现神经精神狼疮，轻者仅有偏头痛、性格改变、记忆力减退或轻度认知障碍，重者可表现为脑血管意外、昏迷、癫痫持续状态等。出现中枢神经损害常预示病变活动、病情危重，预后不良。

（6）血液系统：活动性 SLE 患者，贫血、白细胞和血小板减少常见，20%的患者有无痛性轻度或中度淋巴结肿大，15%患者有脾肿大。

（7）眼：15%患者有眼底出血、乳头水肿、视网膜渗出等，重者可在数天内致盲。但早期治疗，多数可逆转。

5. 其他

①抗磷脂抗体综合征：出现在 SLE 活动期，表现为动脉和（或）静脉血栓形成，习惯性自发性流产，血小板减少，血清出现抗磷脂抗体。②干燥综合征：30%患者有继发性干燥综合征，表现为唾液腺和泪腺功能不全。

6. 心理状态

SLE 常反复发作，多数患者正处于育龄期，妊娠、流产可使本病病情恶化，对未婚或无子女的育龄女性可造成巨大的心理压力，患者常表现为退缩、抑郁、暴躁、易怒、焦虑、恐惧等心理反应；又可因明显的皮损、脱发等影响自我形象，而表现出郁闷、焦虑或悲观厌世，不愿参与社会活动。

（三）辅助检查

1. 一般检查

血常规检查有正细胞正色素性贫血，少数有溶血性贫血，约50%患者白细胞减少；尿液检查可有蛋白尿、血尿、管型尿；血液检查有血小板减少、血沉加快、肝肾功能异常等。

2. 自身抗体检查

自身抗体是 SLE 诊断的标记、疾病活动性的指标。①抗核抗体（ANA）：筛选结缔组织病的主要试验。几乎见于所有的 SLE 患者，但特异性低，阳性不能作为 SLE 与其他结缔组织病的鉴别。②抗双链 DNA 抗体（抗 dsDNA 抗体）：特异性高达95%，敏感性约为70%，出现在 SLE 的活动期，对确诊 SLE 和判断狼疮活动性参考价值较大。③抗 Sm 抗体：特异性高达99%，但敏感性仅25%，在 SLE 非活动期亦可为阳性，可作为回顾性诊断的重要根据。④其他抗体：如抗 RNP 抗体、抗 SSA 抗体、抗 SSB 抗体和抗 rRNP 抗体等均可呈阳性，少数患者类风湿因子（RF）也可呈阳性；自身抗体检查结果需结合临床表现综合分析。

3. 补体检测

总补体（CH50）、C3、C4 等低下，尤其 C3 下降表示 SLE 处于活动期，阳性率约为80%，特异性较高。

4. 狼疮带试验

阳性率约为 50%，阳性代表 SLE 处于活动期。

5. 肾活检

对狼疮肾炎的诊断、治疗和预后估计均有价值。

6. 影像学检查

头颅 MRI、CT 检查有助于脑梗死或出血性病变的发现；高分辨率 CT 有助于早期诊断肺间质性病变；超声心动图检查有助于心包积液、心肌病变、心瓣膜病变和肺动脉高压等的早期诊断。

（四）治疗要点

治疗原则：活动期且病情严重者，给予强有力的药物控制病情；病情缓解后，进行维持性治疗。

1. 一般治疗

活动期应卧床休息，慢性期或病情稳定的患者可适当活动或工作，应注意劳逸结合，避免劳累；及早发现并治疗感染；避免使用可能诱发狼疮的药物，如避孕药等；避免强阳光暴晒和紫外线照射。

2. 药物治疗：

（1）糖皮质激素：主要治疗用药。一般选用泼尼松、泼尼松龙或甲泼尼龙，仅在鞘内注射时用地塞米松。一般患者，先试用大剂量泼尼松或泼尼松龙，$1mg/（kg·d）$，晨起顿服，连续服用 8 周，然后逐渐减量，每 1~2 周减 10%，减至小剂量时（$0.5mg/（kg·d）$）维持，如病情允许，泼尼松以小于 $10mg/d$ 维持。对于急性暴发性危重 SLE，如急性肾衰竭、狼疮脑病癫痫发作或明显精神症状、严重溶血等，采用激素冲击疗法，甲泼尼龙 500~1000mg，溶于 5% 葡萄糖溶液 250mL 中，缓慢静脉滴注，1 次/天，连用 3 天，然后再用大剂量泼尼松口服。

（2）免疫抑制剂：主要用于活动较严重的 SLE，与大剂量激素联合应用，可更好地控制 SLE 活动，减少 SLE 暴发，并减少激素用量。以环磷酰胺（CTX）最常用，其他药物有硫唑嘌呤、环孢素、吗替麦考酚酯、羟氯喹、雷公藤总苷等。

（3）丙种球蛋白：适用于某些病情严重和（或）并发全身严重感染者，用法为 $0.4g/（kg·d）$，静脉滴注，连用 3~5 天为 1 个疗程。

3. 其他治疗

①发热、关节肌肉痛：常用非甾体抗炎药，有肾炎者慎用。②盘状红斑狼疮：使用抗疟药如氯喹。③应用血浆置换、造血干细胞移植和生物制剂（如抗 CD_{20} 单抗、CTLA4）等。

三、主要护理问题

1. 皮肤完整性受损

与疾病所致的血管炎性病变有关。

2. 口腔黏膜改变

与疾病本身、使用糖皮质激素和免疫抑制剂有关。

3. 疼痛（关节痛）与自身免疫反应有关。

4. 预感性悲哀

与病情迁延不愈、预后不良有关。

5. 知识缺乏

缺乏 SLE 防治知识。

6. 潜在并发症

慢性肾衰竭等。

四、护理措施

（一）一般护理

①保持病室环境安静、整洁，温度适宜。病床应安排在没有阳光直射的地方。②急性活动期，以卧床休息为主；病情缓解后，可正常学习、工作，但应避免过度劳累。③给予高热量、高维生素、高蛋白质饮食，少量多餐；忌食芹菜、香菜、无花果，以及蘑菇、烟熏食物、无鳞鱼、干咸海产品等，以免诱发或加重病情；避免咖啡、浓茶、辣椒等辛辣刺激性食物，以减少口腔黏膜损伤和疼痛。

（二）心理护理

主动关心患者，耐心进行心理疏导，介绍治疗成功病例与之交流沟通，鼓励家属给予心理支持，以缓解其心理障碍，积极配合治疗。

（三）对症护理：

（1）皮肤黏膜护理：①指导患者户外活动时避免日光照射，因为紫外线照射可使皮肤的 DNA 转化为具有很强抗原性的胸腺嘧啶二聚体，从而增强免疫反应。外出时用遮阳伞或太阳帽，穿长袖衣裤，戴保护性墨镜，面部可涂氯喹冷霜以减少光过敏。②保持皮肤清洁卫生，皮肤损害处可用温水清洗，忌用碱性肥皂、化妆品或其他化学用品，如染发烫发剂、化妆品、洁面护肤品、肥皂等。③皮疹或红斑处涂抹含糖皮质激素的乳膏或软膏，局部感染时使用抗生素并做无菌清创换药处理，以保持皮肤完整，防止损伤。④保持口腔清洁，晨起、睡前和餐后用消毒液漱口，为预防长期应用糖皮质激素或免疫抑制剂引起的口腔真菌或细菌感染，用 4% 碳酸氢钠溶液或 1%～4% 克霉唑溶液或口腔杀菌漱口液漱口；真菌感染时，口含制霉菌素；口腔溃疡伴发细菌感染时，用中药冰硼散、锡类散等涂敷，或用口腔溃疡药膜局部贴敷，促进口腔溃疡愈合。

（2）关节疼痛护理：帮助患者采取舒适体位卧床休息，减少活动，保持关节功能位，配合按摩肌肉、活动关节，指导患者听音乐、聊天以分散其注意力，必要时遵医嘱使用止痛消炎药，同时做好生活护理，以减轻疼痛和焦虑。如关节有红肿，叮嘱患者切勿热敷疼痛的关节，以免加重病损。

（3）肾损害护理：适当卧床休息；给予高热量、高维生素、高钙、低蛋白质、低磷、低钠饮食；避免使用肾毒性药物。

（4）雷诺现象：避免精神紧张和过度劳累，注意保暖，停止吸烟，以减少病变小血管痉挛。

（四）用药护理

指导患者严格按医嘱用药，切勿随意减量、停药，以免造成严重后果。告知患者药物常见不良反应的防治措施。①糖皮质激素：宜在饭后服用，同时服用保护胃黏膜的药物，服药期间定期测量血压，观察血糖、尿糖变化，做好皮肤、口腔黏膜护理，给予低盐、高蛋白质、含钾含钙丰富的食物，补充钙剂和维生素 D_3，注意安全，防止骨折。为防止病情"反跳"，告知患者应按医嘱服药，不可自行停药或减量过快。②免疫抑制剂：服药过程中要仔细观察皮肤、口腔黏膜情况，及时处理口腔黏膜溃疡和皮疹，定期做血常规、尿常规检查，定期复查肝、肾功能，观察尿液颜色改变，及早发现出血性膀胱炎。③羟氯喹等药物：可引起视网膜退行性变，服药期间要定期检查眼底。④雷公藤、环孢素等：主要副作用是肾功能减退、高血压、多毛症，应定期监测血压和肾功能。

（五）病情观察

①动态观察皮肤的温度和颜色，检查有无结节、红斑，以及时发现有无血栓性血管炎或坏死性血管炎的发生。②严格记录 24h 液体出入量（尤其是尿量），观察有无水肿、少尿、高血压、氮质血症等肾功能不全表现。③监测体温、呼吸、血压、脉搏等，观察有无心力衰竭、心律失常表现，必要时进行心电监护。④观察有无神经系统症状，以早期发现蛛网膜下腔出血或脑血栓形成；观察有无行为异常、忧郁、淡漠或过度兴奋、幻觉、强迫观念或偏执等精神症状。

五、健康教育

（1）介绍本病的有关知识，阐明本病并非不治之症，及时用药和坚持有效治疗，病情可以得到长期缓解，病情稳定后可正常参加社会活动和日常工作，鼓励患者以积极、开朗的情绪，以乐观的态度积极配合治疗。

（2）教育患者避免各种诱发因素，注意生活规律，劳逸结合，保持个人卫生，防止呼吸道及其他部位感染；尽量避免日光暴晒，做好皮损部位的防护；避免使用诱发 SLE 的药物及富含补骨脂的食物，避免做有创伤的手术等；指导育龄妇女避孕。

（3）详细介绍常用药物名称、剂量、用法和不良反应，指导患者坚持按医嘱服药，不随意改变药物剂量或突然停药，以免影响疗效和加重药物不良反应。

（4）指出本病有缓解和发作交替出现的特点，因此要定期监测血压、尿常规项目、肾功能等，若症状复发应及时就诊。

（李　雯）

第六章　神经内科患者的护理

第一节　神经系统疾病病人护理常规

（1）昏迷患者应保持呼吸道通畅。昏迷、禁食、鼻饲及生活不能自理的患者做口腔护理每日 2 次。保持大小便通畅。

（2）蛛网膜下腔出血患者，绝对卧床休息 4~6 周，避免一切引起颅内压波动的因素；脑出血患者视病情轻重决定卧床休息时间，一般为 2~3 周；脑梗死患者鼓励早期下床活动。癫痫、偏瘫、意识不清、头晕乏力和有精神症状的患者，加床栏并适当约束，以防坠床。

（3）瘫痪及长期卧床患者，保持床单位清洁、干燥、平整。注意翻身，防止发生压疮。瘫痪肢体保持功能位置，定时进行按摩、被动运动，鼓励自主运动，帮助语言、智力训练。

（4）根据病情及医嘱要求正确给予饮食指导。

（5）做好心理护理，积极开展各种综合治疗康复措施，辅助肢体功能训练和语言智力训练，帮助患者回归社会。

（6）病情观察：

①定时观察生命体征、神志、瞳孔并记录，观察有无头痛、恶心、呕吐等症状，有异常及时报告医生处理。

②气管插管和气管切开的患者及时吸痰，定时气管内滴药或气道灌洗，必要时予雾化吸入，及时吸痰，防止痰块堵管引起窒息。

③3d 内未解大便或大便次数增多者，通知医生给予处理，保持大小便通畅。

（7）观察药物的疗效与副作用。

（8）预防并发症：

①卧床患者做好预防压疮及坠积性肺炎的护理。给予气垫床，保持床单位清洁干燥，定时翻身拍背，注意保暖，防止烫伤。

②昏迷、禁食、鼻饲患者每日行口腔护理 2 次以上，预防口腔感染。

③眼睑闭合不全者，注意保护角膜，给予四环素眼膏及无菌湿纱布覆盖。

④留置导尿管者，保持引流通畅，每天会阴抹洗 2 次，及时更换引流袋，注意无菌操作，预防泌尿系感染。

（9）特殊护理：

①做好特殊检查、治疗的配合与护理：留置脑室、脑血肿引流管或腰大池引流管者，避免脱管，注意保持通畅，观察引流液的性质及引流量。

②腰椎穿刺术后嘱患者去枕平卧 4~6h。DSA 术后绝对卧床 24h，术侧肢体制动 12h，手术部位拔鞘后沙袋加压 4~6h。

（10）准备好抢救器械和药品，及时配合抢救。

第二节　神经系统解剖生理概要

神经系统分为中枢神经系统（脑和脊髓）和周围神经系统（脑神经和脊神经）。神经系统在人体的功能调节活动中起主导作用，能对来自内、外环境传递的各种信息做出适当的反应，可直接或间接地调节体内各器官、组织和细胞的活动，使之相互联系成为统一的有机整体；又可通过对各种生理过程的调节，使机体随时适应外界环境的变化；此外，还参与人类的意识、学习、记忆和综合等高级神经活动，为人类与其他动物的根本区别。

一、中枢神经系统

（一）脑

1. 大脑

主要由两侧大脑半球组成，半球表面为大脑皮质，分为额叶、顶叶、颞叶、枕叶、岛叶和边缘叶等。主要功能是调控高级思维活动、情绪、行为、记忆、语言，躯体运动与躯体感觉，视、听、味觉，内脏感觉与内脏活动等。

2. 间脑

连接大脑与脑干，分为丘脑、底丘脑、上丘脑和下丘脑四个部分，第三脑室位于间脑中间，经室间孔与侧脑室相通，经导水管与第四脑室相通。丘脑是皮质下最高感觉中枢，调节内脏活动的皮质下高级中枢，主要调节内脏活动，如体温、饮食、体重、水盐代谢、睡眠和觉醒、内分泌生殖功能、情绪反应等。

3. 脑干

由中脑、脑桥和延髓组成，内部结构由神经核、长纤维束和网状结构组成，是生命中枢（包括呼吸中枢、血管运动中枢等）所在部位，同时参与中枢神经系统的重要功能，包括维持意识觉醒状态和觉醒睡眠节律交替，控制运动和感觉功能，调节内脏活动。

4. 小脑

位于颅后窝内，在天幕下、脑桥和延髓背侧，分为前庭小脑、脊髓小脑、大脑小脑三部分，通过 3 对小脑脚与大脑皮质、脑干、脊髓、网状结构相联系，调节肌张力和协调随意运动，维持身体平衡，保证自主运动功能精良。

（二）脊髓

位于椎管内，上端在枕骨大孔水平与延髓相连，下端平齐第 1 腰椎体下缘或第 2 腰椎体水平。脊髓有 2 处膨大，即颈膨大和腰膨大，分别是支配上肢和下肢的各对脊神经的发出部位；有 31 个节段，横切面上可见中央管、灰质、白质，灰质主要由神经细胞组成，白质包含多种神经纤维。脊髓的主要功能是感觉和运动的传导、支配内脏活动和反射活动，是四肢和躯干的初级反射中枢。

二、周围神经系统

（一）脑神经

共 12 对，用罗马数字按次序命名，依次为嗅神经、视神经、动眼神经、滑车神经、三叉神经、展神经、面神经、听神经、舌咽神经、迷走神经、副神经、舌下神经，第 Ⅰ、Ⅱ 对脑神经由大脑直接发出，其余 10 对均与脑干相连。脑神经内含感觉和运动纤维，部分脑神经（第 Ⅲ、Ⅶ、Ⅸ、Ⅹ 对脑神经）还含有副交感神经纤维；第 Ⅰ、Ⅱ、Ⅷ 对脑神经为感觉神经，第 Ⅲ、Ⅳ、Ⅵ、Ⅺ、Ⅻ 对脑神经为运动神经，第 Ⅴ、Ⅶ、Ⅸ、Ⅹ 对脑神经为混合神经。

（二）脊神经

共 31 对，包括：颈神经 8 对、胸神经 12 对、腰神经 5 对、骶神经 5 对及尾神经 1 对，由脊神经前根、后根在椎间孔处合并而成，脊髓与脊柱不等长，脊髓节段的位置高于同序数的椎骨，但脊神经依然自相应的椎间孔引出。每条脊神经都是混合神经，包括躯体感觉纤维、运动纤维和内脏感觉纤维、运动纤维四种纤维成分。

（三）自主神经

也称内脏运动神经，属神经系统的一个组成部分，分交感神经和副交感神经，其功能互相拮抗又互相统一，主要调节内脏、心血管的运动和腺体的分泌，以维持机体内环境的平衡。交感神经分布比副交感神经广泛，除头颈部、胸腔和腹腔脏器外，遍及全身血管、腺体、竖毛肌等；而大部分血管、汗腺、竖毛肌及肾上腺髓质，均无副交感神经分布。

三、神经系统的传导功能

神经系统感受器不断接受机体内、外环境刺激，转换为神经冲动经感觉神经元传向中枢，综合分析后，再经运动神经元传至效应器，使机体做出相应的反应。神经系统的传导功能主要由两大系统完成。①感觉传导系统：分为痛觉、温度觉和粗触觉传导通路，深感觉和精细触觉传导通路，视觉传导通路三部分。②运动传导通路：包括锥体系（皮质核束支配头面颈部和内脏肌肉活动、皮质脊髓束支配躯干和四肢肌的运动）和锥体外系（调节肌张力、协调肌肉活动、维持和调节身体姿势、进行习惯性和节律性动作等）。

四、脑和脊髓的血液供应

（一）脑的血液供应

主要来自颈内动脉系统和椎动脉系统。颈内动脉系统，主要通过颈内动脉、大脑前动脉、大脑中动脉，供应大脑半球前 3/5 部分的血液；椎动脉系统，主要通过两侧椎动脉、基底动脉、小脑上动脉、小脑下前动脉、小脑下后动脉和大脑后动脉，供应大脑半球后 2/5 部分、丘脑后半部、脑干和小脑的血液。两侧大脑前动脉之间借助前交通动脉、大脑中动脉和后动脉之间依靠后交通动脉相通，组成脑底动脉环（Willis 动脉环），对两侧大脑半球血液供应的调节、平衡和代偿起到极为重要的作用。

（二）脊髓的血液供应

主要来自脊髓前动脉、脊髓后动脉和根动脉。脊髓前动脉和后动脉源于椎动脉颅内部分，行于脊髓前后，承担全部脊髓的血液供应；根动脉源于肋间动脉、腰动脉、髂腰动脉和骶外侧动脉的分支，沿脊神经根经椎间孔进入椎管后分为根前动脉和根后动脉，分别与脊髓前动脉和后动脉吻合，构成脊髓冠状动脉环，以保证脊髓丰富的血液供应。

第三节　神经系统常见症状及体征

一、概述

神经系统由脑、脊髓及附于脑和脊髓的神经组成，分为中枢神经系统和周围神经系统。中枢神经系统包括脑和脊髓，可以分析、综合机体内外环境传来的信息，并使机体做出适当的反应；周围神经系统包括脑神经、脊神经及内脏神经，可以接受信息，传递神经冲动。它们相互配合，完成机体的统一整体活动，以保持机体内环境的稳定及机体与外环境相适应。

神经系统疾病主要指由血管病变、感染、中毒、外伤、肿瘤、变性、自身免疫、先天发育异常、遗传、营养缺陷和代谢障碍等致病因素引起的脑、脊髓、周围神经和骨骼肌病变。临床主要表现为感觉、运动、意识及反射障碍。神经系统疾病病情复杂、发病率高、复发率高、致残率高、病死率高，严重影响患者的身心健康和生活质量。神经系统疾病常见症状及体征包括头痛、意识障碍、言语障碍、感觉障碍和瘫痪。

二、神经系统常见症状和体征的护理

（一）头痛

头痛是指从眉部以上至下枕部之间（包括额部、顶部、颞部和枕部）的疼痛。颅内的血管、神经和脑膜以及颅外的骨膜、血管、头皮、颈肌、韧带等结构受挤压、牵拉、移位、炎症，血管的扩张与痉挛，肌肉的紧张性收缩等均可引起头痛。此外，全身性疾病和神经症也可以引起头痛。

1. 导致头痛的常见病因有：

（1）颅内病变

①感染：如脑膜炎、脑炎、脑脓肿等。

②血管病变：如脑出血、蛛网膜下腔出血、脑梗死、脑血管畸形、高血压脑病、脑供血不足等。

③占位性病变：如脑肿瘤、颅内白血病细胞浸润、颅内囊虫病等。

④颅脑外伤：如脑震荡、颅内血肿、脑挫伤等。

（2）颅外病变：如颅骨骨折、颅骨肿瘤、颈部病变、神经痛、青光眼、中耳炎、鼻窦炎、牙髓炎等。

（3）全身性疾病

①急性感染，如肺炎、流感等。

②心血管疾病，如高血压病、心力衰竭等。

③中毒，如一氧化碳、有机磷农药等。

④神经征，如神经衰弱及癔症性头痛。

⑤其他，如尿毒症、低血糖、中暑、肺性脑病等。

2. 护理评估

（1）健康史：评估时应详细询问头痛的部位、性质和程度，头痛的规律如起病的缓急、发作的频率、诱发因素、伴随症状；同时注意询问患者的情绪、睡眠、职业情况，以及服药史、头部外伤史、中毒史和家族史。

（2）身体状况

①偏头痛：由颅内外血管舒缩功能障碍引起，常为单侧或双侧颞部搏动性头痛，可反复发作，伴恶心、呕吐。典型偏头痛在头痛前可有视物模糊、闪光暗点等视觉先兆，在暗处休息、睡眠后或服用止痛药后可缓解。患者常有家族史。

②高颅压性头痛：头痛常为持续性的整个头部胀痛，阵发性加剧，伴有喷射状呕吐及视力障碍。

③低颅压性头痛：头痛与体位有明显关系，立位时出现或加重，卧位时减轻或消失，头痛多在变换体位后 15~30min 内出现。

④颅外局部因素所致头痛：a. 眼源性头痛。常位于眼眶周围及前额，眼部疾病治愈后，头痛也将会得到缓解。b. 耳源性头痛。多表现为单侧颞部持续性或搏动性头痛，常伴有乳突的压痛。c. 鼻源性头痛。由鼻窦炎症引起前额头痛，多伴有发热、鼻腔脓性分泌物等。

⑤全身因素所致头痛：常常有原发疾病的表现。

⑥神经痛：多呈电击样或刺痛等神经痛表现。

3. 护理诊断

（1）疼痛：头痛与颅内外血管舒缩功能障碍或脑部器质性病变等因素有关。

（2）焦虑与反复头痛有关。

4. 护理目标

能了解并尽量避免加重头痛的因素，头痛发作次数减少或程度减轻，焦虑感减轻。

5. 护理措施

1）一般护理

头痛剧烈的患者需卧床休息，保持环境安静、舒适、光线柔和。避免刺激性食物及饮料（如咖啡、浓茶等），给予易消化、清淡的食物，保持大便通畅，戒烟、酒；避免诱因，告知患者可引起或加重疼痛的因素，如情绪紧张、饥饿、失眠、噪声、强光和气候的变化，对器质性病变所致的头痛应积极检查，尽早治疗。

2）病情观察与对症护理

（1）病情观察：观察患者的生命体征、意识状态、瞳孔变化、头部外伤情况，若出现头痛伴有呕吐、视力降低、神志变化、肢体抽搐或瘫痪等表现，要及时与医生联系，并配合救治。

（2）对症护理：运用精神放松、听轻音乐等方式缓解疼痛，也可运用热敷、冷敷，理疗皮肤按摩、加压等皮肤刺激疗法缓解疼痛。①脑血管扩张性头痛采用头部冷敷以收缩血管。②脑出血者，采取头部降温以减少脑组织耗氧、减轻脑水肿，保护脑细胞；而脑梗死患者，头部禁用冷敷以免影响脑的血液供应。③肌肉紧张性头痛进行热敷及按摩以缓解肌肉痉挛。④压迫颞额部动脉或颈总动脉，可减轻血管性头痛。⑤采取去枕平卧位，可减轻低压性头痛。⑥高颅压性头痛患者应卧床休息，遵医嘱快速静脉滴注甘露醇等脱水剂，通过渗透性利尿降低颅内压。

（3）用药护理：指导患者遵医嘱正确服药。告知止痛药物的作用与不良反应，让患者了解止痛药可致依赖及成瘾的特点，如大量使用止痛剂、滥用麦角胺、咖啡因可致药物依赖。

（4）心理护理：指导患者转移注意力、缓慢深呼吸，听轻音乐、引导式想象。尽量避免情绪紧张、用力动作、避免失眠、减少噪声等，以免诱发或加重头痛。

6. 护理评价

患者能否说出诱发或加重头痛的因素，是否能运用有效的方法减轻头痛，焦虑感有无减轻。

（二）意识障碍

意识是指机体对自身和周围环境的刺激做出应答反应的能力，意识障碍是指人对外界环境刺激缺乏反应的一种精神状态。凡导致脑干网状结构上行激活系统或广泛的大脑皮质损害的各种原因，均能引起意识障碍。

1. 导致意识障碍常见的病因有

（1）颅脑疾病：如脑血管疾病、颅脑感染、颅内占位性病变、颅脑损伤、癫痫等。

（2）全身感染性疾病：如败血症、肺炎、中毒性细菌性痢疾等。

（3）内分泌与代谢障碍：如甲状腺危象、糖尿病性昏迷、尿毒症等。

（4）心血管疾病：如高血压脑病、重度休克、心律失常等。

（5）中毒性疾病：如安眠药、有机磷农药、一氧化碳中毒等。

2. 护理评估

1）健康史：评估时详细询问患者的发病方式及过程；既往健康状况，有无高血压、心脏病、内分泌及代谢疾病、癫痫病史，有无受凉、感染、外伤或急性中毒等诱因。

2）身体状况：临床上可通过与患者交谈，患者回答的内容及对言语刺激的反应，对疼痛刺激的反应，瞳孔对光反射、吞咽反射、角膜反射，这些反射来判断有无意识障碍及程度。意识障碍包括嗜睡、意识模糊、昏睡、昏迷，昏迷又分为浅昏迷、中度昏迷和深昏迷。

另外国际通用 Glasgow 昏迷评定量表也可较为准确地评价患者有无意识障碍及程度。睁眼反应、言语反应、运动反应三项评分总分 15 分，最低 3 分。15 分表示正常，8～13 分出现意识障碍，≤7 分为昏迷，≤3 分为深昏迷。

3）特殊类型的意识障碍：有去皮质综合征、睁眼昏迷、闭锁综合征等特殊类型的意识障碍。

（1）去皮质综合征：去皮质意识障碍或称为无皮质状态，见于缺氧性脑病，其次为皮质损害较广泛的脑血管病及脑外伤。患者对外界的刺激不能产生有意识的反应，对言语、疼痛刺激无反应，患者能无意识地睁、闭眼，眼球能活动，瞳孔对光反射、角膜反射恢复，肌张力增高，病理反射阳性。可出现大小便失禁，存在觉醒与睡眠周期，身体姿势为上肢屈曲，下肢伸直性强直，与去大脑强直的区别为后者四肢均为伸直性强直。

（2）睁眼昏迷：引起睁眼昏迷病因有药物或酒精中毒，一氧化碳中毒，严重颅脑外伤，脑血管疾病，脑炎，脑脂肪栓塞，自缢、溺水等严重缺血缺氧性脑病。中华医学会急诊医学分会意识障碍研究专业组确定的诊断标准是：①认知功能丧失，无意识活动，不能执行指令；②保持自主呼吸和血压；③有睡眠—醒觉周期；④不能理解和表达语言；⑤能自动睁眼或刺激下睁眼；⑥可有无目的的眼球跟踪运动下丘脑功能及脑干功能基本保存。睁眼昏迷不是完全不可逆的，应积极给予治疗。治疗一般从两方面着手，即促醒与维持功能，促醒国内外推崇高压氧治疗。药物治疗主要是增加脑血流量，促进中枢神经细胞代谢，活化神经细胞。康复护理是维持患者生存的关键，加强护理，保证营养，尽可能早期采用吞咽进食，可促进康复。

3）闭锁综合征：又称为去传出状态，是由脑桥腹侧部病变引起，如脑血管病、肿瘤等。患者神志清醒并具有感知能力，但只能以睁闭眼或眼球的上下活动与周围建立联系，不能言语、不能吞咽、四肢无自主运动。

3. 护理诊断

意识障碍与脑组织受损、功能障碍有关。

4. 护理目标

患者意识障碍无加重，患者不发生误吸、窒息、外伤、感染、压疮等各种并发症。

5. 护理措施

（1）观察病情：严密监测并记录生命体征及意识、瞳孔变化；观察有无恶心、呕吐及呕吐物的性状与量，观察有无消化道出血和脑疝发生，观察有无呼吸道及泌尿道感染的表现。

（2）保持呼吸道通畅：平卧时头偏向一侧，取下活动义齿；及时清除口鼻分泌物和吸痰；肩下垫高，使颈部伸展，防止舌根后坠阻塞呼吸道；备好吸痰器，以便及时吸痰，必要时做好气管切开和使用呼吸机的准备工作。

（3）生活护理

①饮食：意识障碍的患者应保证足够的营养，补充足够的水分，防止便秘。鼻饲者应定时喂食，喂食前后抬高床头防止食物反流。

②大小便护理：了解患者的排便次数、大便性状及排便难易程度，对大小便失禁患者，保持会阴部及肛周干燥清洁。

③防止受伤：谵妄躁动者加床栏，防止坠床和自伤、伤人；有幻觉的患者，要防止走失和伤人毁物；昏迷患者慎用热水袋，防止烫伤。

（4）心理护理：护士要关心、体贴患者，多与患者家属沟通，解释患者病情进展情况，解除家属焦虑、紧张的情绪。

（5）意识恢复训练：如意识模糊的患者，纠正其概念错误、定向错误、辨色错误、计算错误，提供其熟悉的物品（如照片等），帮助患者恢复记忆力。对嗜睡患者避免各种精神刺激，协助指导患者尽可能地运用残存功能进行自我照顾。

6. 护理评价

患者意识障碍程度是否减轻，是否出现各种并发症。

（三）言语障碍

言语障碍可分为失语症和构音障碍。失语症指由于脑损害所致的语言交流能力障碍。构音障碍指由于神经肌肉的器质性病变造成发音器官的肌无力及运动不协调所致的语言障碍。

1. 护理评估

1）健康史：患者是否意识清楚，体检时配合度如何，有无定向力、注意力、记忆力和计算力等问题。了解患者语言障碍的类型、程度。

2）身体状况

（1）失语症：失语症是由于大脑皮质与语言功能有关的区域受损害所致。

失语症分为以下几种类型：①Broca 失语，又称为运动性失语或表达性失语，口语表达障碍为其突出的临床特点。患者不能说话，或者只能讲一两个简单的字，且不流畅，常用错词；对别人的语言能理解，对书写的词语、句子也能理解，但读出来有困难。②Wemicke 失语，又称为感觉性失语或听觉性失语。口语理解严重障碍为其突出特点。患者发音清晰，语言流畅，但内容不正常；无听力障碍，却不能理解别人和自己所说的话，严重时说出的话，别人完全听不懂。③传导性失语，复述障碍为其最大特点。患者口语清晰，且听理解正常，但不能复述出在自发谈话时较易说出的词、句子或以错语复述，多为语音错语，自发谈话常因找词困难并有较多的语音错语，出现犹豫、中断。④命名性失语，又称为遗忘性失语。患者常常"忘记"物体名称，但可说该物件的用途及如何使用，当别人提示物件的名称时，他能辨别是否正确。⑤失写，失写系书写不能。患者无手部肌肉瘫痪，但不能书写或者写出的句子常有遗漏错误，却仍具有抄写能力。⑥失读，患者尽管无失明，但由于对视觉性符号丧失认识能力，故不识文字、词句、图画。⑦完全性失语，又称为混合性失语，其特点为所有语言功能均有明显障碍。常伴有偏瘫、偏身感觉障碍。

（2）构音障碍：患者具有语言交流必备的语言形成及接受能力，听理解、阅读和书写正常，只是由于发音器官神经肌肉病变导致运动不能或不协调，使语言形成障碍，表现为发音困难、语音不清、单调及语速异常等。

2. 护理诊断

语言沟通障碍与失语、构音困难有关。

3. 护理目标

患者及其家属对沟通障碍表示理解，能配合言语训练，患者语言功能逐渐恢复或者能采取有效的沟通方式表达自己。

4. 护理措施

(1) 指导有效沟通：鼓励患者大声说话并可以采取任何辅助方式表达自己的需要，可借助卡片、笔、本、图片、表情或手势等提供简单而有效的双向沟通方式。

(2) 语言康复训练：脑卒中所致失语症的患者，制订个体化的全面语言康复计划，可以在专业语言治疗师指导下，协助患者进行床旁训练。遵循由易到难的原则。语言康复训练要循序渐进地进行，切忌复杂、多样化，避免产生疲劳感、注意力不集中、厌烦或失望情绪。

(3) 心理护理：关心、体贴、尊重患者，避免挫伤其自尊心的言行。当患者进行尝试和获得成功时给予肯定和表扬。鼓励患者家属、朋友多与患者交谈，营造和谐的亲情氛围和轻松、安静的语言交流环境。

5. 护理评价

患者及其家属对沟通障碍能否表示理解，能否配合言语训练，患者语言功能是否逐渐恢复或者是否能采取有效的沟通方式表达自己。

(四) 感觉障碍

感觉障碍是指机体对各种形式刺激（痛、温度、触、压、位置、振动等）的感知缺失、减退或异常的综合征。

1. 护理评估

1) 健康史：评估时询问引起感觉障碍的原因，在无任何刺激的情况下是否有麻木感、冷热感、潮湿感、针刺感、震动感、自发性疼痛等。

2) 身体状况

(1) 感觉障碍的性质：根据病变的性质，感觉障碍分为抑制性症状和刺激性症状两类。①抑制性症状：a. 感觉缺失或感觉减退；b. 分离性感觉障碍是在同一部位仅有某种感觉障碍，而其他感觉保存。②刺激性症状：a. 感觉过敏是轻微刺激引起强烈的感觉；b. 感觉过度是轻微刺激引起强烈难以耐受的感觉；c. 感觉异常是没有外界任何刺激而出现的感觉；d. 感觉倒错是指热觉刺激引起冷觉感，非疼痛刺激而出现的疼痛感觉。

(2) 感觉障碍的类型：不同部位的损害产生不同类型的感觉障碍，典型的感觉障碍类型具有特殊的定位诊断价值。①末梢型感觉障碍：四肢远端袜套或手套样痛觉，温度觉、触觉减退，见于多发性周围神经病。②后根型感觉障碍：表现为节段性带状分布的浅、深感觉缺失或减退，常伴有相应节段的根性疼痛，如椎间盘脱出。③节段型感觉障碍：脊髓病变产生受累节段的感觉缺失或感觉分离。若脊髓横贯性损害，病变平面以下全部感觉缺失；脊髓中央部病变损害，引起病变节段支配区的感觉分离，即痛觉和温度觉消失而触觉、深感觉存在。④传导束型感觉障碍：感觉传导束损害时引起受损以下部位的感觉障碍，如内囊病变，对侧偏身感觉缺失或减退；脊髓半侧损害，病变平面以下感觉分离，即同侧深感觉丧失，对侧痛、温觉丧失。⑤交叉型感觉障碍：一侧脑桥病变时，常出现病变同侧面部和对侧肢体的感觉缺失。⑥皮质型感觉障碍：病变损害大脑皮质感觉中枢的某一部分，出现单肢感觉缺失（对侧的上肢或下肢分布的感觉）。皮质型感觉障碍的特点为精细性感觉障碍（形体觉、定位觉、图形觉、两点辨别觉）。

2. 护理诊断

(1) 感知觉紊乱：与脑、脊髓病变及周围神经受损有关。

(2) 有受伤的危险：与患者浅感觉障碍有关，对机械性或温度性伤害缺乏保护反应；或者与患者有深感觉功能障碍致平衡能力下降，有可能意外摔伤有关。

3. 护理目标

患者能适应感觉障碍的状态，感觉障碍减轻或逐渐消失。

4. 护理措施

(1) 生活护理：衣服、床褥宜轻软、平整，床上不可有锐器，避免身体被刺伤。注意避免烫伤、冻伤，肢体保暖需用热水袋时，应外包毛巾，水温不宜超过 50℃。对感觉过敏的患者，尽量减少不必要的刺激，每天用温水擦洗感觉障碍的部位，以促进血液循环和感觉恢复。

（2）功能训练：指导患者做知觉训练，对肢体进行拍打、按摩、理疗、针灸以及被动运动等。被动运动关节时反复适度挤压关节，牵拉肌肉、韧带，让患者注视患肢并仔细体会其位置、方向及运动感觉，让患者闭目寻找患肢的不同位置，促进患者的本体感觉恢复；用砂纸、毛线刺激触觉；用冷水、温水刺激温度觉，用针尖刺激痛觉等。

（3）心理护理：关心、体贴患者；多与患者沟通，取得患者信任，使其正确面对疾病，积极配合治疗和训练。耐心听取患者对感觉异常的叙述，进行必要的解释，消除患者焦虑、烦躁的情绪。

（4）病情观察：注意生命体征变化。观察患者的精神状况、合作程度等，以判断患者感知情况。评定感觉障碍的分布范围，观察患者躯体活动能力及皮肤受压情况，预防压疮等并发症的发生。

5. 护理评价

患者配合康复训练，感觉障碍减轻；日常生活能力增强，无烫伤、冻伤和其他损伤。

（五）运动障碍

运动是指骨骼肌的活动，包括随意运动、不随意运动和共济运动。运动系统由下运动神经元、上运动神经元（锥体系统）、锥体外系统和小脑系统组成。人类要完成精细而协调的复杂运动，需要整个运动系统的互相配合、互相协调。当运动系统中任何部位受损，都可引起人体运动功能的异常，即运动障碍。

运动障碍指自主运动的能力发生障碍，动作不连贯、不能完成，或完全不能随意运动，包括瘫痪、不随意运动和共济失调。

1. 护理评估

1）健康史：评估时注意询问既往有无神经系统的感染、外伤、中毒、肿瘤及血管病变史；了解相关的家族史。

2）身体状况

（1）瘫痪：瘫痪是指肌力（肌肉收缩所产生的力量，是人体维持姿势和完成动作即一切生理活动所必须）的减弱或丧失。①瘫痪的性质：分为上运动神经元瘫痪和下运动神经元瘫痪。上运动神经元瘫痪也称为中枢性瘫痪或痉挛性瘫痪，主要由脑（大脑皮质、内囊、脑干）和脊髓疾病引起。下运动神经元瘫痪也称为周围性瘫痪或松弛性瘫痪，主要由脊髓前角细胞、前根、神经丛及周围神经疾病引起。②瘫痪的程度：肌力常用来判断是否瘫痪及瘫痪的程度。③瘫痪的类型：根据神经系统损害的部位不同，瘫痪可分为单瘫、偏瘫、交叉瘫、截瘫及四肢瘫等。A. 单瘫：一个肢体或肌群的瘫痪称为单瘫。病变部位在大脑皮质运动区、脊髓前角细胞、周围神经和肌肉等。B. 偏瘫：一侧上、下肢及面部瘫痪称为偏瘫。病变多在对侧大脑半球。C. 交叉瘫：病变同侧面部周围性瘫痪和对侧上、下肢的中枢性瘫痪，称为交叉瘫。由一侧脑干损害引起。D. 截瘫：双下肢瘫痪称截瘫，常伴有传导束型感觉障碍及大、小便障碍。多由脊髓的胸、腰段横贯性病变引起。E. 四肢瘫：四肢均瘫痪称为四肢瘫。可见于双侧大脑及脑干病变、颈髓病变及多发性周围神经病变。

（2）肌张力：肌张力是指静息状态下肌肉的紧张度。正常肌肉均具有一定的张力。肌张力改变有两种：①肌张力减低。表现为肌肉松弛，肢体被动运动阻力小，关节运动范围大。常见于下运动神经元病变，也可见于小脑病变及后索病变。②肌张力增高。表现为肌肉变硬，肢体被动运动时阻力增高。见于锥体束损害或锥体外系统损害。

（3）不随意运动：不随意运动是不受主观意志支配的、无目的的面、舌、肢体、躯干等骨骼肌的运动。主要见于锥体外系病变。包括震颤、舞蹈样动作、手足徐动、扭转痉挛、投掷运动等。

（4）共济失调：是指由本体感觉、前庭迷路、小脑系统损害所引起的机体维持平衡异常和协调不良所产生的临床综合征。临床常见的共济失调可分为3种类型：小脑性共济失调、大脑性共济失调和脊髓性共济失调。

2. 护理诊断

（1）躯体活动障碍：与大脑、小脑、脊髓病变及神经肌肉受损、肢体瘫痪或协调能力异常有关。

（2）有废用综合征的危险：与肢体瘫痪、长期卧床有关。

（3）有皮肤完整性受损的危险：与长期卧床有关。

3. 护理目标

患者能适应进食、穿衣、洗漱或如厕等生活自理缺陷的状态；患者能配合运动训练、生活自理能力逐渐增强；无受伤、压疮、肢体挛缩或畸形等并发症。

4. 护理措施

1）一般护理：根据患者自理能力缺陷的程度，向患者提供生活照顾和帮助，如洗漱、进食、如厕、穿脱衣服、坐轮椅等；保持床单整洁、干燥；对突出易受压的部位，用气圈或气垫保护，并给予按摩，预防压疮；指导患者保持口腔清洁，早晚间用温水全身擦洗，促进患肢血液循环；指导患者学会使用便器，保持大小便通畅和会阴部清洁。

2）安全指导：运动障碍的患者要防止跌倒，确保安全。床铺要有保护性床栏；走廊、厕所要装扶手；地面要保持平整干燥，防湿防滑，去除门槛；呼叫器和经常使用的物品应置于床头患者可及处；患者最好穿防滑软橡胶底鞋，穿棉布、宽松衣服；防止烫伤；步态不稳者选用三角手杖等合适的辅助工具，并有人陪伴，防止受伤。

3）更换体位：协助、指导患者经常更换体位，偏瘫、截瘫患者一般每2~3h翻身1次。保持瘫痪肢体于功能位，准备数个大小不同的软枕以支持不同的体位。

4）功能锻炼：观察患者瘫痪肢体的肌力恢复情况，向患者及其家属说明肢体功能锻炼的重要性。与患者及其家属共同讨论并制订功能锻炼计划，尽早对瘫痪肢体进行被动运动，坚持肢体功能的康复训练：

（1）肢体康复训练：康复训练的目的是防止长期卧床引起的并发症，最大限度地恢复患者的活动能力，尽快做到生活自理，恢复从事社会活动的能力。康复训练的原则是：被动与主动相结合，床上与床下相结合，肢体功能与其他功能锻炼相结合，实效性与安全性相结合，活动量由小到大，时间由短到长，合理适度，循序渐进。

（2）康复训练方法：只要不妨碍治疗，康复训练开展得越早，功能康复的可能性就越大，预后也就越好。一般认为，缺血性脑卒中患者只要意识清醒，生命体征平稳，病情不再发展后48h即可进行；多数脑出血康复可在病后10~14d开始；其他疾病所致运动障碍的康复应尽早进行：①床上训练主要采取仰卧位进行各关节和肌肉的活动（伸手、抬腿、大小关节伸屈、转动、拉物等）及床上翻身，然后开始练习缓慢抬头，有力后可做仰卧起坐动作，利用健肢主动运动，协助患肢进行功能锻炼。②训练使用轮椅训练，教会不能行走或借助助行器行走的患者使用轮椅。③当患者能坐稳后，进行的精细动作训练即可进行屈伸、抓握、捻动、使用勺筷、翻书报、扣纽扣、系鞋带等训练。④行走训练是在能稳坐30~60min后，开始训练站立。待患者坐稳、站稳后，训练下蹲及迈步练习，借助于助行器进行行走训练。

根据病情需要，指导患者合理选用针灸、理疗、按摩等辅助治疗，以促进运动功能的恢复，防止肢体挛缩和失用性萎缩。

5）心理护理：关心、尊重患者，鼓励患者表达自己的感受，避免任何伤害患者自尊的言行。正确对待康复训练过程中患者所出现的畏难、悲观情绪和急于求成心理等现象，鼓励患者克服困难。帮助患者摆脱对照顾者的依赖心理，增强自我照顾能力与自信心。

6）病情观察：观察患者运动障碍的动态变化；评估患者生活自理能力缺陷的程度；观察有无皮肤受损、发热等并发症的发生。

5. 护理评价

患者是否能适应运动障碍的状态，情绪是否稳定。是否能配合运动训练，日常生活自理能力是否逐渐增强。有无发生受伤、压疮、肢体挛缩或畸形等并发症。

第四节　三叉神经痛患者的护理

三叉神经痛是一种原因未明的在三叉神经分布区内出现的短暂的反复发作的难以忍受的剧烈疼痛。分为原发性三叉神经痛和继发性三叉神经痛，以前者多见，多发于中老年人，女性多于男性。三叉神经痛具有突发突止、周期发作的特点，可以缓解，但极少自愈。

一、病因和发病机制

(一) 原发性三叉神经痛

病因未明，可能是三叉神经根被邻近小团的异常血管压迫引起，造成纤维挤压、脱髓鞘性变，伪突触形成而发生"短路"，轻微触觉刺激即通过"短路"传入中枢，中枢的传出冲动也可通过"短路"成为传入冲动，很快达到一定"总和"而引起一阵剧烈疼痛。

(二) 继发性三叉神经痛

可由脑桥小脑角占位病变压迫三叉神经，多发性硬化导致三叉神经脱髓鞘而产生异位冲动或伪突触传递，颅底肿瘤损害三叉神经感觉根，周围分支、脑干阻塞累及三叉神经髓内感觉传导通路而引起。

二、护理评估

(一) 健康史

评估有无引起三叉神经痛的原发病，如脑血管病、多发性硬化症、颅内占位性病变等病史，询问每次发作前是否有洗脸、刷牙、剃须、说话、咀嚼、吞咽等诱发因素。

(二) 临床表现

1. 症状特征

①三叉神经痛发作常无预兆，骤然发作，呈闪电样、电灼样、针刺样、刀割样或撕裂样的剧烈跳痛，可伴有面部发红、皮肤温度增高、结膜充血和流泪，严重者伴有面部肌肉反射性抽动，口角牵向一侧，称"痛性抽搐"；疼痛多局限于一侧三叉神经分布区内，以第2支、第3支受累多见，且可长期固定。②疼痛以面颊、上颌、下颌或舌部最明显，轻触上唇外侧、鼻翼、颊部、口角、舌等处即可诱发，这些部位称之为"触发点"或"扳机点"，甚至洗脸、刷牙、说话、咀嚼、呵欠等都可诱发，以致患者不敢说话、恐惧进食。③疼痛发作严重时，患者常以手掌或毛巾紧按病侧面部或用力揉擦面部，以减轻疼痛，久之面部皮肤粗糙、增厚、眉毛脱落。④发作时间由数秒到1~2min，间歇期完全正常。病情大多呈逐渐加重趋势，发作次数由少到多，发作持续时间由短到长，间歇期越来越短；部分患者疼痛发作可呈周期性。⑤原发性三叉神经痛，神经系统多无阳性体征；继发性三叉神经痛，常伴有其他脑神经或脑干受损的症状和体征。

2. 心理状态

由于发作时疼痛剧烈难忍，多数患者因害怕发作而紧张、恐惧不安或表现为精神抑郁、情绪低落。

(三) 辅助检查

(1) 血常规检查和脑脊液检查多无明显改变。

(2) 影像学检查颅底X线、头颅CT、MRI检查，有助于查明继发性三叉神经痛的原发病因，如鼻咽癌、颅内占位性病变等。

(四) 治疗要点

1. 药物治疗

首选的治疗方法。①卡马西平：首选的止痛药物，可抑制三叉神经的病理性神经反射，开始时每次0.1g，2次/天，之后每天增加0.1g，必要时可增至每次0.4g，3次/天，疼痛控制后逐渐减量维持在每次0.2g，3~4次/天。②苯妥英钠每次0.1g，3次/天。以上药物疗效不佳时，可试用氯硝西泮、巴氯芬等。

2. 神经阻滞疗法

药物治疗无效时，可选用无水乙醇或甘油进行三叉神经周围支或半月神经节封闭，或射频热凝治疗，阻断其神经传导而止痛，但易复发。

3. 手术治疗

对顽固病例，可施行三叉神经感觉终末支或半月神经节内感觉支切断术或三叉神经微血管减压术。

三、主要护理问题

(1) 疼痛（三叉神经分布区疼痛）与三叉神经损害有关。

（2）焦虑：与疼痛发作剧烈和疼痛反复发作有关。

四、护理措施

（一）一般护理

①提供安静、舒适的环境，建立良好的生活规律，保证患者充分休息，以利于减轻疼痛。②选择质软、易咀嚼的清淡食物，多食新鲜蔬菜、水果，避免坚硬、粗糙的食物，必要时给予营养丰富的流质或半流质饮食。

（二）心理护理

关心、体谅、安慰患者，做好解释工作，使患者了解疾病过程、治疗及预后，以正确对待疾病，树立信心，去除不良心理；鼓励患者适当参加娱乐活动（如看电视、听轻音乐、跳交谊舞等）、进行指导式想象、气功疗法，以利于患者松弛身心、转移注意力、减轻疼痛和消除紧张情绪。

（三）对症护理

①告知患者洗脸、刷牙、剃须、咀嚼时动作要轻柔，以减少对"扳机点"的刺激，防止疼痛发作。②气候寒冷时，应做好面部保暖，外出时戴口罩，避免面部受寒冷刺激而诱发疼痛发作。

（四）用药护理

叮嘱患者按医嘱从小剂量开始服用卡马西平，逐渐增量，疼痛控制后逐渐减量，以预防或减轻药物副作用。用药过程中注意观察有无眩晕、嗜睡、恶心、步态不稳、皮疹、白细胞减少等不良反应，轻者多在数天后消失，重者应停药，告知医生给予及时处理。

（五）病情观察

主要观察三叉神经痛疼痛的程度、发作的频率及治疗效果，以及发作的诱发因素。

五、健康教育

（1）宣传三叉神经痛疾病的有关知识，指导患者减轻疼痛的方法，如洗脸、刷牙、剃须、咀嚼时动作要轻柔，食物应柔软，保持乐观的心态，避免各种诱发因素。

（2）指导患者必须按医嘱服用卡马西平，不可随意停、换药物，服药期间不要独自外出，不能开车或登高作业，以免发生意外，并应每周做血常规检查1次，以及时发现骨髓抑制的不良反应。

（3）告知继发性三叉神经痛患者，明确诊断后应积极治疗原发病。

第五节　面神经炎患者的护理

面神经炎又称特发性面神经麻痹或称贝耳麻痹，是茎乳孔内面神经的急性非化脓性炎症，其临床特点是患侧面部表情肌发生周围性瘫痪。在颅神经疾病中，本病较常见。任何年龄均可发病，20～40岁多见，男性略多。本病的病因与发病机制尚未完全阐明。可能由于一侧面部较长时间受寒（如冷风吹袭）和病毒感染导致面神经发生间质性神经炎；面神经管内的骨膜水肿，也可压迫面神经，导致其功能障碍。面神经为第Ⅶ对脑神经，是人体在骨管内走行的最长的神经，有长达3.5cm的面神经管位于颞骨内。面神经是一个混合神经，以支配面部表情肌运动为主，还有支配舌前2/3味觉的纤维，同时支配泪腺分泌、镫骨肌收缩等。

【护理评估】

（一）健康史

询问有无面部受凉、吹冷风和病毒感染病史。发病前有无面部疼痛等表现。

（二）身心状况

1. 症状和体征

（1）多数急性发病，发病后数小时或1～3d内症状最明显。

（2）患者常在清晨起床时发现眼裂闭合不全、口角歪斜，或清晨洗漱时发现患侧口角漏水。主要症状为患侧面部表情肌瘫痪：患侧额纹消失，不能皱额蹙眉；眼裂扩大，眼裂不能闭合或闭合不完全；患侧鼻唇沟变浅，口角下垂，口角歪向健侧（露齿时更加明显）；不能吹口哨，不能鼓腮；进食时，食物残渣常滞留于患侧齿颊的间隙内，并常有唾液自该侧淌下。面部肌肉运动时，因健侧面部肌肉的收缩牵引，上述体征更为明显。

（3）病初可有患侧下颌角或耳后部疼痛，少数患者可有乳突和茎乳孔附近压痛。如面神经味觉纤维受累，则发生舌前味觉障碍，泪点随下睑外翻则可致泪液外溢。

（4）一般起病 1~2 周后开始恢复，1~2 个月内明显好转。大约 75% 的患者在几周内基本恢复正常，罕有不能恢复者。

2. 并发症

面神经麻痹恢复不完全，可产生瘫痪面部肌肉的挛缩、痉挛或联带运动。联带运动表现为瞬目时患侧上唇轻微颤动，露齿时患侧眼裂不自主闭合，试图闭目时患侧额肌收缩，进食咀嚼时患侧流泪或者颞部皮肤潮红、发热、出汗等。

3. 心理、社会状况

患者因面部肌肉瘫痪、口角歪斜，尤其是在说话时面部肌肉抽搐加剧，感到自我形象受损，因而心理负担过重，出现烦躁、焦虑等不良情绪反应，不愿与人交往，外出时心理压力更大。

4. 辅助检查

面神经传导检查是判断早期（起病后 5~7d）完全瘫痪者预后的一项有用检查方法。如患侧的诱发肌电动作电位的 M 波波幅为对侧正常值的 30% 或 30% 以上者，则在 2 个月内可望完全恢复；如为 10%~29% 者则需 2~8 个月恢复，且可有并发症发生；如仅为 10% 以下者则需 8 个月至一年才能恢复，且常伴有面肌痉挛等并发症；如起病后 10d 内出现失神经电位，恢复时间通常需要 3 个月。

【主要护理诊断/医护合作性问题】

（1）自我形象紊乱：与面神经病变导致口角歪斜有关。

（2）疼痛：与面神经病变累及膝状神经节有关。

【护理措施】

（一）一般护理

1. 休息与活动

急性期注意休息，注意防风、防寒，尤其注意保护患侧耳后茎乳孔周围部位。外出时戴口罩、系围巾，或采用其他方式进行防护。

2. 饮食护理

饮食清淡、易消化，避免粗糙、干硬、刺激性食物，味觉障碍者注意食物的温度，防止烫伤口腔黏膜。饭后及时漱口，清除口腔患侧滞留食物，保持口腔清洁。

（二）病情观察

重点观察面部肌肉瘫痪的性质、范围及变化情况，观察有无并发症。

（三）对症护理

1. 面肌锻炼

鼓励患者尽早进行面部肌肉功能训练，指导患者对镜子练习皱眉、举额、闭眼、鼓腮、吹口哨等动作，并辅以按摩、推拿、理疗、针灸等治疗。

2. 眼部护理

患者因患侧眼睑不能闭合或闭合不全，易受外界刺激而导致角膜溃疡，故应以眼罩、眼镜遮挡患侧眼，并点眼药水、涂眼药膏，以防止角膜炎症与溃疡。

（四）心理护理

患者口角歪斜、形象改变，容易产生紧张、焦虑、恐惧的心理，有的担心疗效不好留下后遗症，有的因面容改变而羞于见人。护士应根据患者不同的心理特征，耐心做好解释和安慰工作，告诉患者疾病的自然病程、治疗手段及预后，缓解其紧张情绪，使其身心处于最佳状态接受治疗及护理，以提高治疗效果。同时，促进患者与社会的交往，指导患者采取积极的应对措施，对受损的自我形象进行恰当修饰，如外出戴口罩、围巾或进行其他修饰，以消除自卑感，增强自信心。

（五）治疗指导

1. 治疗要点

（1）急性期治疗：主要应用糖皮质激素，泼尼松口服或地塞米松静脉滴注，亦可用维生素 B1、B12 肌内注射，并可辅以理疗。

（2）恢复期治疗：主要是面肌的功能训练，病后 2~3 个月恢复较差的患者可行面神经减压手术，发病一年以上仍未恢复者可考虑行面部整形手术及面-舌下神经及面-副神经吻合术。

2. 用药护理

应用糖皮质激素时，应指导患者遵医嘱用药，观察用药疗效，注意有无药物不良反应，如低血钾、糖尿病、诱发和加重胃及十二指肠溃疡等。

【健康教育】

1. 预防指导

防止受凉、感冒，注意保暖。

2. 康复指导

指导患者康复训练及自我护理方法，鼓励患者每天进行面肌功能训练。

3. 用药指导

遵医嘱服药，注意不良反应。

第六节　急性脱髓鞘性多发性神经病患者的护理

急性脱髓鞘性多发性神经病（acute inflammatory demyelinating polyneuropathy，AIDP）又称吉兰巴雷（Guillain-Barré）综合征（GBS），是一种与感染、疫苗接种有关的急性或亚急性多发性脊神经根受累的自身免疫性疾病。临床以急性、对称性、弛缓性肢体瘫痪及脑脊液蛋白细胞分离现象为特征。儿童和青壮年多见，男性略高于女性，夏秋季节发病率高。预后良好，约25％的患者有不同程度的后遗症，病死率约为5％，主要死于呼吸肌麻痹。

一、病因和发病机制

（一）病因

确切病因尚未完全阐明，但众多证据提示与感染、疫苗接种等有关，多数患者起病前有感染史，如上呼吸道感染、胃肠道感染、带状疱疹、水痘等。妊娠、外科手术和免疫接种可能是本病的诱发因素。

（二）发病机制

目前认为 AIDP 是免疫介导的迟发性自身免疫疾病，感染是启动免疫反应的首要因素，病原体中的某些组分与周围神经髓鞘组分相似，机体免疫系统发生错误识别，产生自身免疫性 T 细胞和自身抗体，对周围神经髓鞘组分发生免疫应答，引起周围神经脱髓鞘和神经根炎症反应，主要影响脊神经根、脊神经和脑神经，并可累及脊髓、脑干、大脑、小脑等中枢神经系统。

二、护理评估

（一）健康史

评估发病前 1~4 周有无发热、腹痛、腹泻等肠道感染史或发热、咳嗽、咽痛等上呼吸道感染表现，询问有无慢性乙型病毒性肝炎史，了解近期有无免疫接种史等。

（二）临床表现

起病呈急性或亚急性，病前 1~4 周有胃肠道或呼吸道感染史或疫苗接种史。

1. 运动障碍

①肢体瘫痪：为首发症状，表现为四肢对称性弛缓性瘫痪，先从双下肢开始而后累及两上肢，并在 1~2 天内迅速加重，下肢重于上肢，近端重于远端；严重者瘫痪平面迅速上升，可累及脑神经（Landry 上升性麻痹）。②躯干肌瘫痪：肋间肌、膈肌麻痹，可出现胸闷、气短、胸式和腹式呼吸运动减弱，严重者可导致呼吸衰竭，急性呼吸衰竭是本病的主要死因。③脑神经瘫痪：以两侧面神经瘫痪最常见，也可发生延髓麻痹，出现吞咽困难、饮水呛咳、构音障碍等，而眼肌、舌咽肌瘫痪少见，此外，三叉神经、动眼神经、展神经也可受累。

2. 感觉障碍

较常见，一般较轻。可先于瘫痪出现或与瘫痪同时出现。表现为肢体末端感觉异常，如麻木、刺痛、烧灼感和蚁走感，呈手套袜套样感觉障碍。部分患者伴有肌肉痛，以双侧腓肠肌为甚。

3. 自主神经功能紊乱

以心脏损害最常见，也最严重，表现为心律失常、体位性低血压、高血压、多汗、皮肤潮红、手足肿胀、营养障碍、肺功能受损、暂时性尿潴留、麻痹性肠梗阻等。

4. 并发症

包括急性呼吸衰竭、心律失常、肺部感染。

5. 心理状态

因发病突然、病情凶险、进展迅速，患者易产生焦虑不安、紧张和恐惧心理。

（三）辅助检查

1. 脑脊液检查

最重要的特征性的脑脊液改变是脑脊液中蛋白质浓度升高而细胞数正常，即蛋白-细胞分离现象。此改变在发病 2~3 周后最明显。

2. 电生理检查

运动神经和感觉神经传导速度明显减慢，远端动作电位潜伏期延长，F 波潜伏期延长或 F 波缺如。

3. 腓肠神经活检

神经脱髓鞘和炎性细胞浸润。

（四）治疗要点

1. 辅助呼吸

呼吸肌麻痹是 GBS 的主要危险，早期正确使用呼吸机是抢救呼吸麻痹最有效的措施，应及时开通气道（气管插管或气管切开），保持呼吸道通畅，及时使用呼吸机辅助呼吸，并注意预防呼吸道感染。

2. 病因治疗

消除血液中的免疫活性细胞、细胞因子和抗体等，以减轻神经损害。①血浆置换疗法：在发病后 2 周内进行，每次 40mL/kg 或按 1~1.5 倍血浆容量计算；严重感染、心律失常、心功能不全等患者禁用。②免疫球蛋白静脉滴注：成人剂量为 0.4g/（kg·d），连用 5 天，可获得与血浆置换疗法相近的效果，应尽早使用或在出现呼吸肌麻痹前使用。③糖皮质激素：无条件采用上述两种治疗方法时，可试用泼尼松龙或地塞米松治疗。

3. 对症治疗和预防并发症

①大剂量 B 族维生素、维生素 C 和三磷腺苷、胞磷胆碱、辅酶 Q10 等，有助于神经髓鞘的形成。②纠正心律失常、维持正常血压等。③预防坠积性肺炎、肺不张、窒息、脓毒血症、压疮、尿潴留、便秘等。

三、主要护理问题

1. 低效性呼吸型态

与呼吸肌麻痹有关。

采取侧卧位或半卧位

2. 躯体移动障碍

与脊神经受累有关。

3. 吞咽障碍

与延髓性麻痹损害有关。

4. 清理呼吸道无效

与呼吸肌麻痹、咳嗽无力和并发肺部感染有关。

5. 恐惧

与病情进展迅速、四肢瘫痪和呼吸困难有关。

四、护理措施

（一）一般护理

①保持病室通风良好，环境温度适宜，定期紫外线消毒，减少探视，严格执行无菌操作，防止交互感染；安置患者利于呼吸的体位卧床休息，及时清除呼吸道分泌物，保持呼吸道通畅，必要时给氧。②给予高热量、高蛋白质、高维生素的易消化的食物，多食新鲜蔬菜和水果，保证进食安全，维持良好的营养状态。

（二）心理护理

主动关心患者，帮助患者尽快适应环境，告知经过积极治疗和护理，绝大多数患者可以完全康复，提供正向效果的信息，鼓励患者正确面对现实，以增强治疗的信心；指导自我心理调节的方法，努力保持情绪稳定。

（三）对症护理

①肢体瘫痪护理：保持瘫痪肢体功能位，手下垂和足下垂的患者采用 T 形板固定，定时翻身、按摩患肢，病情稳定后，及时进行肢体的被动和主动运动，促进瘫痪肢体功能恢复。②咽肌瘫痪护理：选择适合患者吞咽且营养丰富的食物，有吞咽困难、进食呛咳者，鼻饲流质或静脉高营养，注意维持水、电解质及酸碱平衡；发现误吸时立即急救；指导吞咽功能训练，促进吞咽功能恢复。③排便护理：尿潴留时，下腹部加压和按摩，必要时留置尿管；便秘时，给予缓泻剂，必要时肥皂水灌肠。④皮肤黏膜护理：保持口腔清洁，每天口腔护理 2~3 次；保持皮肤清洁，定时用温水进行全身擦拭，定时翻身、按摩，防止发生压疮，慎用热水袋，防止烫伤。

（四）特殊治疗护理

①呼吸肌麻痹护理：配合气管插管或气管切开术，做好气道开放的护理，确保痰液稀释排出，防止肺炎、肺不张、肺脓肿等并发症；根据血气分析检查结果，随时调整呼吸机各项指标，改善通气。②血浆置换疗法护理：严密观察有无枸橼酸盐毒性反应、一过性低血压或心律失常、心肌梗死、溶血反应、血栓形成、重度感染及出血等，发现异常立即停止，并与医生联系和配合处理。

（五）病情观察

注意呼吸频率、节律和深度的变化，有无肺部啰音，观察痰液性状及排痰情况；观察心律、心率、脉搏和血压的变化，特别应注意有无严重心律失常的发生；注意观察肢体活动能力、皮肤感觉情况、吞咽功能和意识状态等病情变化。

五、健康教育

（1）指导恢复期患者及早进行肢体功能锻炼，坚持肢体被动和主动运动，加强日常生活能力训练，争取早日完全康复。

（2）告知积极摄取高蛋白质、高热量、富含维生素的易消化食物，多吃新鲜蔬菜、水果、豆类、谷类、蛋、肝及瘦肉等，有利于疾病康复。

（3）注意保暖，避免受凉、雨淋、疲劳和创伤等诱发因素，以防复发。

第七节　急性脊髓炎患者护理

急性脊髓炎是指急性非特异性的横贯性脊髓炎症，又称急性横贯性脊髓炎。多在感染后或疫苗接种后发病。临床特征为病变水平以下出现运动障碍、各种感觉缺失和自主神经功能障碍。若病变迅速上升侵犯高位颈髓或延髓，称为上升性脊髓炎；若脊髓内有两个以上散在病灶，称为播散性脊髓炎。本病一年四季均可有发病，但以冬末春初或秋末冬初较为常见，多见于青壮年，无性别差异。

急性脊髓炎的病因未明。目前认为本病可能是病毒感染或疫苗接种引起的自身免疫性疾病，外伤、过度疲劳是本病的诱发因素。脊髓缺血和病毒感染后，抗病毒抗体所形成的免疫复合物在脊髓血管内沉积也可能是本病的发病原因。本病可累及脊髓的任何节段，以胸髓 3~5 节段（$T_{3~5}$）最多见，可能与此段脊髓血供较差有关，其次为颈髓和腰髓，骶髓少见。

【护理评估】

（一）健康史

询问起病前有无上呼吸道感染、腹泻等病毒感染症状，有无疫苗接种史，有无受凉、疲劳、外伤等发病的诱因。

（二）身心状况

1. 症状和体征

（1）受凉、疲劳、外伤等为其诱因，起病前 1~2 周多有上呼吸道感染、胃肠道感染等症状，或有疫苗接种史。

（2）起病急，以双下肢麻木、无力为首发症状，由于脊髓肿胀和脊膜受累，病变相应部位有背痛，病变节段有束带感，多在 2~3d 发展至高峰，出现脊髓横贯性损害的表现。典型表现为病变水平以下肢体运动障碍、感觉障碍和括约肌功能障碍，严重者出现脊髓休克。

①运动障碍：以胸髓受损所致的截瘫最常见，颈髓受损则出现四肢瘫，并可伴有呼吸肌麻痹。严重者早期即出现脊髓休克，病变水平以下肢体呈弛缓性瘫痪，肌张力减退、腱反射消失、无病理反射，休克期持续 2~4 周或更长，如合并肺炎、尿路感染或压疮等并发症则可持续数月。休克期之后进入恢复期，出现痉挛性瘫痪，肌张力逐渐增高，腱反射亢进，出现病理反射，与此同时，肢体肌力也由远端开始逐渐恢复，恢复过程一般常需数周至数月之久。

②感觉障碍：病变节段以下所有感觉缺失，可出现明显的感觉障碍界限，在感觉消失水平上缘可有感觉过敏区或束带样感觉异常。随病情的恢复，感觉障碍平面逐步下降，直至恢复正常，但较运动功能恢复慢。

③自主神经功能障碍：早期表现为尿潴留，无膀胱充盈感，呈无张力性神经源性膀胱，膀胱充盈过度可出现充盈性尿失禁；随着脊髓功能恢复，膀胱容量缩小，尿液充盈到 300~400mL 时自主排尿，称为反射性神经源性膀胱。此外，常可出现大便失禁或便秘，损害平面以下可出现无汗或少汗、皮肤脱屑和水肿、指甲松脆和角化过度等表现。

（3）上升性脊髓炎起病急骤、发展迅速，发病后数小时或 1~2d 内脊髓损害平面迅速上升，波及颈髓和延髓，出现吞咽困难、构音障碍、呼吸肌麻痹，甚至死亡。

2. 并发症

由于瘫痪和自主神经功能障碍，容易引起压疮、肺部感染、尿路感染、呼吸循环衰竭等并发症。

3. 心理、社会状况

由于发病急，患者迅速出现截瘫或四肢瘫甚至呼吸肌麻痹，因而容易出现紧张、恐惧心理。同时，由于恢复时间较长，生活不能自理，不能正常工作，以及预后不良所致的肢体与关节挛缩，均易使患者产生焦虑、抑郁、悲观等不良情绪反应。

4. 辅助检查

（1）血常规检查急性期白细胞计数正常或稍高。

（2）脑脊液检查脑脊液压力正常，白细胞计数特别是淋巴细胞计数增高，少数脊髓水肿严重者，蛛网膜下腔可部分梗阻，蛋白含量明显增高（可达 2g/L 以上）。

（3）脊髓造影或磁共振成像可见病变部位脊髓增粗及异常信号等改变。

【主要护理诊断/医护合作性问题】

（1）躯体移动障碍：与脊髓病变致瘫痪有关。

（2）感知改变：与脊髓病变致感觉缺失有关。

（3）尿潴留与尿失禁：与脊髓损伤致自主神经功能障碍有关。

（4）低效性呼吸型态：与高位截瘫致呼吸肌麻痹有关。

（5）生活自理缺陷：与急性脊髓病变致肢体瘫痪有关。

（6）潜在并发症：压疮、肺炎、尿路感染。

【护理措施】

（一）一般护理

1. 环境与休息

保持床单清洁、干燥。护理操作时动作轻柔，注意保暖，使用热水袋时注意防止烫伤。

2. 饮食护理

饮食给予高蛋白、高维生素易消化的食物，多食蔬菜、水果，多饮水，以刺激肠蠕动，减轻便秘及肠胀气。进餐困难者协助进餐，高位脊髓炎吞咽困难者给予鼻饲。

3. 口腔护理

进食后可用漱口液漱口或进行口腔护理，以保持口腔湿润和舒适，防止口腔感染。

（二）病情观察

观察运动障碍和感觉障碍的部位、性质、范围和发展变化情况，观察感觉障碍平面是否上升，有无上升性脊髓炎的发生，观察有无呼吸困难、吞咽困难和饮水呛咳等表现，观察有无压疮、肺炎、尿路感染等并发症。

（三）心理护理

护士要善于观察患者的心理反应，关心、体贴、尊重患者，多与他们交谈，倾听他们的感受，帮助他们了解本病的治疗、护理及预后的相关知识，增强患者战胜疾病的信心。

（四）对症护理

1. 排尿异常护理

观察患者的排尿方式、次数、颜色与尿量，检查膀胱是否充盈，判断有无尿潴留或尿失禁。尿潴留者可给予膀胱区按摩、热敷或针灸、穴位封闭治疗，并进行自主排尿训练，以促进膀胱收缩；尿失禁者要保持床单干燥、整洁，勤换、勤洗，保护会阴部和臀部皮肤免受尿液刺激，必要时体外接尿或留置导尿管。

2. 感知改变护理

保持床单清洁、干燥，避免对感觉障碍部位的机械刺激，慎用热水袋，必须使用时水温不超过 50°C，以防止烫伤。用温水擦洗感觉障碍部位，每日2~3次，以促进血液循环和促进感觉恢复。如为感觉过敏则避免不必要的刺激。

3. 防止关节挛缩护理

保持关节处于功能位置，每天给予肢体按摩，防止关节变形及肌肉萎缩。向患者及家属讲解功能锻炼的重要性，指导和协助患者及家属进行主动和（或）被动运动，逐渐增加运动量，恢复期鼓励患者最大限度地参与日常生活活动，以达到最大程度的生活自理。

4. 呼吸道护理

采取侧卧位或半卧位，注意保暖，避免受凉，给予患者翻身、拍背，鼓励患者咳嗽、咳痰，必要时吸痰，以维持呼吸道通畅。

（五）治疗指导

1. 治疗要点

（1）急性期：主要是用糖皮质激素治疗，可减轻脊髓水肿，控制病情发展。常采用大量甲基泼尼松龙短程冲击疗法，以后逐渐减量、停药。也可用维生素B1、B12肌内注射，以帮助神经功能的修复，还可选用适当抗生素预防感染。

（2）恢复期：恢复期的主要是理疗、针灸、按摩等康复治疗措施，以促进肌力的恢复。

2. 用药护理

药物治疗以糖皮质激素为主，在用药过程中，注意观察疗效和不良反应。大剂量使用激素时，注意有无消化道出血倾向，观察大便颜色，必要时做大便隐血试验。长期应用者主要观察有无库欣综合征、糖尿病、高血压、低钾血症等不良反应。

【健康教育】

1. 饮食指导

给予高蛋白、高维生素易消化的食物，保证足够的营养摄入，保持大便通畅。

2. 用药指导

遵医嘱按时、按量服药，注意药物的不良反应。

3. 康复指导

加强肢体功能训练和日常生活训练，鼓励患者做力所能及的家务和工作。

第八节　帕金森病患者的护理

帕金森病又称震颤麻痹，是一种中老年常见的神经系统变性疾病。临床以静止性震颤、肌强直、运动减少和姿势步态异常为主要特征，起病缓慢，呈慢性进行性发展。好发于50~60岁男性。

高血压、脑动脉硬化、脑炎、外伤、中毒、代谢障碍、基底核附近肿瘤或服用吩噻嗪类药物（氟桂利嗪、氯丙嗪、利舍平等），可引起震颤、肌强直等症状，称帕金森综合征。

一、病因和发病机制

（一）病因

目前认为是多因素共同作用的结果：

1. 年龄老化加速

中老年人纹状体中多巴胺含量显著减少，D1和D2受体随年龄增高逐年下降，患病时纹状体多巴胺递质减少已超过80%，生理性老化不可能降到此水平，提示年龄老化加速才会发病。

2. 环境因素

研究发现，环境中存在的与1-甲基-4-苯基-1、2、3、6-四氢吡啶（MPTP）分子结构类似的工业毒素和农业毒素与帕金森病发生有关，长期接触杀虫剂、除草剂或某些工业化学品是发病的危险因素。

3. 遗传因素

约 10% 的患者有家族史，为常染色体显性遗传或隐性遗传，提示遗传因素参与发病。

（二）发病机制

正常人纹状体中多巴胺（由黑质生成并输入纹状体）和乙酰胆碱两种神经递质处于动态平衡，前者是抑制性递质，后者是兴奋性递质。当黑质严重破坏、多巴胺生成减少，导致输入纹状体中的多巴胺不足、抑制性作用减弱，乙酰胆碱的兴奋性相对增强，出现帕金森病症状。主要病理改变是黑质多巴胺（DA）能神经元变性和路易小体形成。

二、护理评估

（一）健康史

评估家族中是否有患同种疾病者，询问是否长期接触分子结构类似 MPTP 的工业毒素和农业毒素；了解有无高血压、脑动脉硬化、脑炎、外伤、肿瘤及服用吩噻嗪类药物等帕金森综合征的原发因素。

（二）临床表现

1. 静止性震颤

最常见的首发症状。始于一侧上肢远端，逐渐扩展到两侧上、下肢，呈现有规律的拇指对掌和手指屈曲的不自主震颤，类似搓丸样动作。震颤在静止状态时出现、情绪激动时加重、运动时减轻、入睡后完全停止，称为静止性震颤。疾病后期，震颤可累及下颌、口唇、面和四肢。70 岁以上发病者可无震颤。

2. 肌强直

多从一侧上肢或下肢近端开始，逐渐蔓延至远端、对侧和全身肌肉，屈肌和伸肌的肌张力均增高。具体有如下几种表现。①"铅管样肌强直"：被动运动关节时，出现类似弯曲软铅管的感觉。②"齿轮样肌强直"：同时合并有震颤时，被动运动关节时有类似转动齿轮的感觉。③言语障碍：表现为吐字不清、语音变低、言语断续，系构音肌强直所致。

3. 运动减少

随意运动减少、运动幅度减小、运动徐缓。手指很难完成精细动作，不能独立刷牙、剪指甲、系鞋带和穿脱鞋袜。出现：①"写字过小症"：书写困难，字迹不正，字越写越小。②"面具脸"：面肌运动减少，表情呆板、瞬目动作减少。

4. 姿势步态异常

①"屈曲体姿"：由于颈肌、躯干肌强直，呈现出头部前倾、躯干俯屈，前臂内收、肘关节屈曲、腕关节伸直，手指内收、拇趾对掌、指间关节伸直，髋和膝关节屈曲的特殊姿势。②"慌张步态"：行走时起步困难、迈步后步距小、往前冲、越走越快、不能立刻停步。

5. 其他表现

有流涎、吞咽困难、顽固性便秘、夜间多汗、排尿不畅和直立位低血压等自主神经功能紊乱，可并发肺炎和压疮，晚期可发生痴呆。

6. 心理状态

由于动作迟钝、语言断续，影响人际交往，患者常有孤独、自卑、无助、无望等心理问题。

（三）辅助检查

1. 脑脊液检查

多巴胺及其代谢产物高香草酸含量降低。

2. CT 检查

显示不同程度的脑萎缩病变。

3. 基因检测

可能发现基因突变。

（四）治疗要点

目前无特效疗法，药物治疗仅可减轻症状、减少并发症，必要时辅以手术治疗，以增强患者自理能力、延长生命。

1. 多巴胺替代药物

最重要的治疗方法。左旋多巴可透过血脑屏障进入脑内，经多巴脱羧酶作用转化成多巴胺，补充脑内多巴胺的不足而发挥治疗作用，应及早使用。常用复方多巴制剂帕金宁（左旋多巴加α-卡比多巴）或美多巴（左旋多巴加苄丝肼）或森纳梅脱（左旋多巴加卡比多巴）。

2. 多巴胺受体激动剂

能直接激动纹状体，早期使用可延迟使用左旋多巴及减少左旋多巴用量，中、晚期应用可改善症状和减少多巴胺替代药物的用量，减少副作用。常用制剂为有溴隐亭、培高利特等。

3. 抗胆碱药

协助维持纹状体的递质平衡，适用于早期轻症患者和作为左旋多巴的辅助药物。常用盐酸苯海索（安坦），或选用甲磺酸苯扎托品、丙环定等。

4. 手术疗法

适应于症状限于一侧或一侧较重的病例，年龄在60岁以下，药物治疗无效或副作用严重而不能耐受药物治疗者。采用定向手术，破坏丘脑腹外侧核后部以控制对侧肢体震颤，破坏丘脑腹外侧核前部可制止对侧肌强直。

5. 康复治疗

进行肢体运动、语言、进食等训练，有助于提高生活质量，减少并发症。

三、主要护理问题

1. 躯体移动障碍

与黑质病变、锥体外系功能障碍有关。

2. 语言沟通障碍

与构音肌强直有关。

3. 自尊紊乱

与自体形象改变和生活依赖他人有关。

4. 营养失调（低于机体需要量）

与吞咽困难、摄食减少和肌强直、震颤致机体消耗量增加有关。

四、护理措施

（一）一般护理

1. 休息与活动

病初，仅有震颤而无运动障碍时，应鼓励患者积极参与各种有益的社交活动，坚持体育锻炼；当出现某些运动功能障碍时，有计划地安排患者从事力所能及的家务劳动，日常生活活动尽可能自己完成；晚期患者，常卧床不起，应安置舒适体位，定时协助关节被动运动并鼓励患者主动活动关节，配合按摩肌肉，防止关节挛缩和肌肉萎缩。

2. 饮食护理

①提供高热量、高维生素、高纤维素、低盐、低脂、适量优质蛋白质饮食（蛋白质不宜过多，以免降低左旋多巴类药物的疗效），根据病情变化，及时调整和补充各种营养素。②给予易咀嚼、易消化、无刺

激的细软食物或半流质饮食，如稀粥、面片、蒸蛋等，对出现呛咳的患者，为了预防误吸、窒息或吸入性肺炎，应给予鼻饲，必要时由静脉补充营养。③进食时安置患者取坐位或半坐位，从少量食物开始，进食时不催促、不打扰，注意合适的食物温度，以防进食时烫伤，使用不易打碎的餐具，不能持筷者改用汤勺。④观察患者营养状况改善和体重变化的情况。

（二）心理护理

关爱患者，加强沟通，倾听患者的意愿，鼓励患者积极自我评价，尽量维持其原有的兴趣与爱好、帮助培养和寻找新的爱好，提供正面信息，避免批评性意见。安排家人和亲友探视，鼓励患者与其他病友接触和交往，创造良好的亲情和人际关系氛围，以获得社会支持、减轻心理压力。

（三）生活护理

①床边配备呼叫器，鼓励患者自我护理，必要时协助洗漱、进食、沐浴、料理大小便。②指导穿着柔软、宽松的棉质衣服，不穿系鞋带的鞋，鼓励患者独立更衣、修饰，必要时提供帮助。③保持皮肤清洁卫生，鼓励勤洗澡，有困难时协助其完成，洗澡用具放在容易拿到的地方，并提供安全保护措施。④提供高度适中的座厕或便桶，周围设置扶手，手纸放在伸手可及处，鼓励患者尽量独立使用便器；对顽固性便秘患者，提供富含纤维素的食物和新鲜蔬菜、水果，鼓励多饮水，适量服用蜂蜜，指导养成定时排便习惯，每天按摩腹部，必要时提供缓泻剂（液状石蜡、番泻叶等）或开塞露塞肛、灌肠、人工协助排便等。⑤对排尿困难者，给予腹部热敷、按摩，必要时导尿。

（四）用药护理

①左旋多巴（复方）制剂：主要不良反应有恶心、呕吐、厌食、不自主运动、体位性低血压及幻觉、妄想等精神症状，指导在进食时服药或减小剂量，以减轻消化道症状；如出现幻觉、妄想等精神症状，长期服药后出现运动障碍（舞蹈样、手足抽搐样、不自主运动等异动症）或症状波动（如"剂末恶化"即疗效减退，"开关现象"即每天症状波动于突然多动不安与运动不能之间）时，应报告医生并按医嘱处理。须告知患者服用左旋多巴制剂时，不能服用维生素 B_6、利舍平、氯丙嗪等药物，以免影响左旋多巴的疗效和导致直立性低血压。②多巴胺受体激动剂：主要观察有无恶心、呕吐、头晕、乏力、皮肤瘙痒、便秘、幻觉、直立性低血压等副作用。③抗胆碱能药：主要观察有无口干、瞳孔扩大、少汗、便秘、排尿困难等副作用。

（五）康复护理

①制定运动锻炼计划，鼓励患者尽量参与各种形式的活动，如散步、打太极拳、做床边体操等，运动时保持身体和各关节的活动强度与最大的活动范围，每周至少 3 次，每次至少 30min。②功能锻炼环境：地面要平整防滑，地毯无皱褶，环境中无障碍物，并应配备沙发、座椅、床护栏、手杖、走道扶手等必要的辅助设施。③功能障碍训练：起坐困难的患者，指导反复练习起坐动作；起步困难或步行时突然僵住不能动的患者，指导患者行走时眼睛注视前方，不要注视地面，尽量跨大步，尽量抬脚，双臂尽量摆动，协助患者行走时不要强行拉着患者走；不能行走的患者，每天协助其进行全关节运动及伸展运动，按摩四肢肌肉。④运动锻炼过程中，活动与休息要交替进行。

（六）病情观察

重点观察震颤、肌强直及其发展情况，吞咽困难及其程度，每天的进食量及体重变化情况，有无肺炎、压疮等并发症出现，发现异常应及时报告医生做相应的处理。

五、健康教育

（1）指出本病无特效治疗方法，服用多巴胺替代药物可缓解症状，必须按医嘱坚持正确用药、终身服药，并定期随访和复查肝、肾功能，监测血压变化。

（2）指导患者坚持参加适量的力所能及的活动和体育锻炼，加强日常生活活动、平衡功能及语言功能等康复训练，活动时尽量保持最大限度的全关节活动，以增强自理能力和预防继发性关节僵硬。

（3）注意安全，外出时随身携带有患者姓名、住址和联系电话的"安全卡"。

第九节　中枢神经系统脱髓鞘疾病的护理

中枢神经系统脱髓鞘疾病是一组脑和脊髓以神经髓鞘脱失为主，神经细胞及其轴突为特征的疾病，包括遗传性和获得性两大类。中枢神经系统的髓鞘是由少突胶质细胞的片状突起包绕髓神经纤维轴突而形成的脂质细胞膜，它具有保护轴索、帮助传导神经冲动和绝缘等作用。遗传性脱髓鞘疾病主要指脑白质营养不良，是由于髓鞘形成缺陷而引起神经髓鞘磷脂代谢紊乱。获得性中枢神经系统脱髓鞘疾病又可分为原发性免疫介导的炎性脱髓鞘病和继发于其他疾病的脱髓鞘病。

一、多发性硬化

（一）概述

多发性硬化（MS）是以中枢神经系统白质炎性脱髓鞘病变为主要特点的自身免疫疾病。

本病好发于北半球的温带和寒带地区，多发于青壮年，女性稍多，与西方国家相比我国急性多发性硬化较多。

病因目前尚不完全清楚，目前认为可能与免疫反应、病毒感染、遗传因素及环境因素等有关。

常用检查项目有脑脊液检查、电生理检查、头 CT 检查、头 MRI 检查。

在急性期首选皮质甾体治疗，进展型多发性硬化可使用免疫抑制剂。缓解期为预防复发和治疗残留症状，可采用 β-干扰素疗法和免疫球蛋白输注。出现运动障碍、尿便异常、精神障碍等症状时对症治疗。

多数患者呈缓解-复发病程，在数月或数年内死亡；部分患者复发次数不多或在首次发作后完全缓解，预后较好；个别患者病情发展快，初次发病即死亡。

（二）临床表现

（1）年龄和性别起病年龄多在 20~40 岁，10 岁以下和 50 岁以上患者少见，男女患病之比约为 1：2。

（2）起病形式以亚急性起病多见，急性和隐匿起病仅见于少数病例。

（3）临床特征绝大多数患者在临床上表现为空间和时间多发性。空间多发性是指病变部位的多发，时间多发性是指缓解-复发的病程。少数病例在整个病程中呈现单病灶征象。单相病程多见于以脊髓征象起病的缓慢进展型多发性硬化和临床少见的病势凶险的急性多发性硬化。

（4）临床症状和体征由于多发性硬化患者大脑、脑干、小脑、脊髓可同时或相继受累，故其临床症状和体征多种多样。多发性硬化的体征常多于症状，例如主诉一侧下肢无力、麻木刺痛的患者，查体时往往可见双侧皮质脊髓束或后索受累的体征。

（三）护理诊断

1. 生活自理缺陷

与肢体无力、共济失调或视觉、触觉障碍等有关。

2. 尿潴留/尿失禁

与膀胱反射功能障碍有关。

3. 排便异常

与自主神经功能障碍有关。

4. 有感染的危险

与免疫功能低下、机体抵抗力降低有关。

5. 预感性悲哀

与疾病多次缓解复发、神经功能缺损有关。

6. 知识缺乏

缺乏本病的相关知识。

（四）护理措施

1. 一般护理

（1）环境：病室环境安静舒适，光线明暗适宜，物品摆放合理，呼叫器置于伸手可及处，餐具、便器、纸巾等可随时取用；床铺设有护栏、床挡；地面平整无障碍物，防湿、防滑；走廊、卫生间等设置扶手；必要时配备轮椅等辅助器具。

（2）活动与休息：协助患者取舒适体位，自行变换体位困难者给予定时翻身，并注意保暖，肢体运动障碍的患者，应保持肢体的功能位，指导患者进行主动运动或被动运动。活动时注意劳逸结合，避免活动过度。

（3）生活护理：鼓励患者做力所能及的事情，协助患者洗漱、进食、穿脱衣物和如厕，做好安全防护。感觉障碍的患者，避免高温和过冷刺激，止烫伤、冻伤的发生。

（4）饮食护理：保证患者每日的热量摄入，给予高蛋白、低糖、低脂，易消化吸收的清淡食物。食物富含纤维素，以促进肠蠕动，达到预防或缓解便秘的作用。吞咽障碍的患者可给予半流食或流食，必要时给予鼻饲饮食或肠外高营养，并做好相关护理。

2. 用药护理

指导患者了解常用药物及用法、不良反应及注意事项等。

（1）皮质甾体：急性发作时的首选药物，目的是抗感染和免疫调节，常用药物有甲泼尼龙和泼尼松。大剂量短程疗法时，监测血钾、血钠、血钙，防止电解质紊乱，长期应用不能预防复发，且不良反应严重。

（2）β-干扰素：具有免疫调节作用。常见不良反应为流感样症状，部分药物可出现注射部位红肿及疼痛，严重时出现肝功能损害、变态反应等。注意观察注射部位有无红肿、疼痛等不良反应。

（3）免疫球蛋白：降低复发率。常见的不良反应有发热、面红，偶有肾衰竭、无菌性脑膜炎等不良反应发生。

（4）免疫抑制剂：多用于继发进展型多发性硬化，主要不良反应有白细胞减少、胃肠道反应、皮疹等。

3. 心理护理

因疾病反复发作，且进行性加重，患者易出现焦虑、抑郁、恐惧等心理障碍，护士应加强与患者沟通，了解其心理状态，取得信赖，帮助患者树立战胜疾病的信心。

4. 对症护理

（1）感染：患者出现高热、肺炎等并发症时，严密监测病情变化，采取降温措施，注意休息，保证足够的热量和液体摄入，必要时吸氧。

（2）排泄功能：保持患者大小便通畅。便秘患者，指导其进食富含纤维素的食物，适量增加饮水量，顺时针按摩腹部，促进肠蠕动，必要时遵医嘱给予缓泻剂或灌肠。评估患者有无排尿异常，尿失禁患者可遵医嘱给予留置导尿，尿潴留患者可采用听流水声、按摩腹部、热敷等方法促进排尿，若效果不佳，可遵医嘱给予留置导尿，观察并记录尿液的颜色、性质和量，严格无菌操作，加强会阴护理，预防感染。

（3）压力性损伤：做好皮肤护理，保持皮肤清洁干燥，定时协助更换体位，加强患者的全身营养状态。

（4）视力障碍：提供安静、方便的病室环境，灯光强度适宜，减少眼部刺激，生活用品放置于随手可及处。

5. 照顾者指导

与家属做好沟通，因患者的病情反复发作，容易出现焦虑、抑郁、厌世等情绪，家属应配合医务人员，共同给予关爱和支持。

6. 预防复发

(1) 避免感冒、疲劳、手术、感染、体温升高、拔牙等诱因。

(2) 遵医嘱正确用药，定期复诊。

(3) 生活规律、适当进行体育锻炼，注意营养均衡，增强抵抗力。

(4) 女性患者首次发作后 2 年内避免妊娠。

7. 循证护理

由于多发性硬化的主要临床特点呈时间上的多发性和空间上的多发性，临床中尚没有行之有效的方法可以治愈。多发性硬化的护理与康复治疗是神经科护理研究的重点。通过对多发性硬化患者的护理与康复治疗进行研究，结果表明多发性硬化患者在系统性的整体护理下可以大大提高生活质量及独立能力。将一般护理、心理护理与健康教育相结合，对患者的功能障碍给予及时、积极的康复治疗，可以减轻患者疾病导致的痛苦并增强康复效果，提高其生存质量。护士是与患者及其家庭的直接接触者，在患者及其家庭、医生及相关医疗工作者之间起着至关重要的纽带作用。多发性硬化的护理需要通过患者及其家庭和护士之间的合作，来提高患者自我护理的能力。

二、视神经脊髓炎

(一) 概述

视神经脊髓炎 (NMO) 是一种视神经和脊髓同时或相继受累的急性或亚急性起病的炎性脱髓鞘疾病。

本病在我国多见，男女均可发病，女性稍多，多见于 20~40 岁，一般急性或亚急性起病。

病因及发病机制目前尚不完全清楚，可能是多发性硬化的一种临床亚型或临床上的一个阶段。

常用检查项目有脑脊液检查、诱发电位、MRI 检查等。

首选皮质甾体治疗，大剂量冲击疗法，再改为口服逐渐减量至停药。皮质甾体治疗无效时，可用血浆置换来改善症状。出现运动、感觉和自主神经功能障碍时对症治疗。

多因连续发作而加剧，预后与脊髓炎的严重程度及并发症有关。

(二) 临床表现

起病前可有上呼吸道或消化道的感染史，少数患者有低热、头痛、咽痛、周身不适等前驱症状，同时或相继出现视神经损害及脊髓损害。在短时间内连续出现较严重的视神经炎和脊髓炎预示为单相病程，也可有缓解-复发，多数复发病程间隔期为 5 个月左右。

1. 视神经症候

为视神经炎及球后视神经炎，双眼同时或先后受累。急性起病时，受累侧眼数小时或数日内视力部分或完全丧失，伴眼球胀痛。视神经炎眼底检查可见早期有视神经盘水肿，晚期有视神经萎缩；球后视神经炎眼底检查可见早期眼底正常，晚期视神经萎缩。大部分患者视力可在数日或数周后有显著恢复。

2. 脊髓症候

以横惯性脊髓损害较为多见，包括有脊髓相应病变平面以下传导束型深浅感觉、运动障碍及膀胱直肠功能障碍，神经根性疼痛、痛性痉挛，Lhermitte 征，高颈段受累者可出现呼吸肌麻痹症候。

3. 脑干症候

(1) 顽固性呃逆、恶心、呕吐等延髓颈髓交界区受累症状，此表现在 NMO 中相对特异，有些病例为唯一首发表现。

(2) 间脑病变可出现嗜睡、困倦、低钠血症等。

(三) 护理诊断

1. 生活自理缺陷

与视力丧失或截瘫等有关。

2. 感知改变

与视觉和视神经损伤有关。

3. 有受伤害的危险

与短时间内失明或截瘫有关。

4. 知识缺乏

缺乏本病的相关知识。

（四）护理措施

1. 一般护理

（1）环境：病室环境安静，光线明暗适宜，床铺设有床挡，地面无障碍物，去除门槛。床单位清洁、干燥、无渣屑，生活必需品置于伸手可及处。

（2）生活护理：满足患者的基本需要，协助患者清洁卫生，预防感染。卧床的患者给予气垫床保护皮肤，指导或协助患者取舒适体位，保持肢体功能位，定时更换体位，防止压力性损伤的发生。协助患者被动运动，防止肌肉萎缩。视力部分或全部丧失时做好眼部保护，防止并发症。

（3）饮食护理：给予高蛋白、高维生素、易消化吸收的饮食，多食蔬菜、水果及富含纤维素的食物，保证热量与水分的摄入，预防便秘的发生。

（4）病情观察：急性起病时视力可在数小时或数日内丧失，注意评估患者的视力变化，有无疼痛、视神经盘水肿、视神经萎缩。出现截瘫时，病变平面是否上升，有无尿潴留、尿失禁等自主神经症状。

2. 用药护理

指导患者了解常用药物、用法、不良反应及注意事项等。首选药物为大剂量皮质甾体，如甲泼尼龙或地塞米松冲击疗法，使用时严密观察不良反应，如继发感染，血压、血糖尿糖的变化等。口服给药时，按时服用，不能擅自减量、加量，甚至停药，防止"反跳现象"的发生。

3. 心理护理

因视力部分或全部丧失，可出现焦虑、急躁等情绪，告知患者本病多数患者视力在数日或数周后可恢复，要积极配合治疗；出现运动、感觉及自主神经功能损害时，应稳定患者的情绪，帮助患者树立战胜疾病的信心。

4. 康复护理

（1）急性期康复：保持良好的肢体功能位置，协助被动运动和按摩，促进血液循环，防止关节畸形和肌肉萎缩，定时更换体位，预防压力性损伤的发生。

（2）恢复期康复：根据患者的病情，制订恢复期康复计划，由易入难，循序渐进，如翻身训练、坐起训练、转移训练、站立训练、步行训练等。

5. 预防复发

遵医嘱正确用药，定期门诊复查，预防各类诱发因素的发生，适量运动，如出现病情变化及时就诊。

三、急性播散性脑脊髓炎

（一）概述

急性播散性脑脊髓炎（ADEM）是一种广泛累及中枢神经系统白质的急性炎症性脱髓鞘疾病，通常发生在感染、出疹或疫苗接种后，故又被称为感染后、出疹后、疫苗接种后脑脊髓炎，主要病理特点为多灶性或弥漫性脱髓鞘。急性出血性白质脑炎（AHLE）被认为是急性播散性脑脊髓炎的暴发型，起病急骤，病情凶险，死亡率较高。

本病好发于儿童及青壮年，散发病例多见，四季均可发病，男女发病率差异不大。

发病机制尚不清楚，可能与感染、疫苗接种或某些药物所引起的免疫反应有关。

常用检查项目有血常规、血沉、脑脊液、脑电图、肌电图 CT 检查、MRI 检查等。

急性播散性脑脊髓炎的治疗早期使用肾上腺皮质甾体，抑制炎症脱髓鞘，减轻脑和脊髓的充血和水肿，保护血-脑脊液屏障。无效者考虑使用血浆置换和免疫球蛋白。部分治疗效果不明显的患者使用免疫抑制剂。

急性播散性脊髓炎预后大多数患者可明显恢复，预后与发病诱因及病情的严重程度有关，部分患者遗留有功能障碍。急性出血性白质脑炎死亡率高。

（二）临床表现

ADEM多发生在病毒感染后的2天到4周，少数发生在疫苗接种后，部分患者病前无诱因。临床上患者表现为多灶性神经功能异常，提示中枢神经系统广泛受累，可出现单侧或双侧锥体束征，急性偏瘫，共济失调，脑神经麻痹，视神经炎，癫痫，脊髓受累，偏身感觉障碍，言语障碍，并且多伴有意识障碍；发热和脑膜刺激征亦常见。

（三）护理诊断

1. 急性意识障碍

与大脑功能受损有关。

2. 体温过高

与感染、免疫反应等有关。

3. 低效性呼吸型态

与呼吸肌麻痹有关。

4. 有皮肤完整性受损的危险

与脊髓受累所致瘫痪有关。

5. 躯体活动障碍

与脊髓受累所致瘫痪有关。

（四）护理措施

1. 一般护理

（1）生活护理：急性期指导患者卧床休息，保持病室安静。满足患者的生理需要，做好各项清洁卫生工作，如皮肤的护理、头发的护理、口腔护理、会阴护理等。

（2）饮食护理：给予高蛋白、高维生素，易消化吸收的食物，保证水分的摄入。患者不能经口进食时，给予肠外营养或留置胃管，并做好相关护理工作。

（3）病情观察：密切观察患者的意识、瞳孔及生命体征变化并详细记录。出现病情变化时及时报告医生，并配合抢救。

2. 发热的护理

（1）针对病因进行药物治疗。

（2）物理降温：给予乙醇、温水擦浴等，局部使用冰帽、冰袋、冰槽等降温，小心谨慎，防止冻伤发生。

（3）适量增加液体摄入。

（4）注意保暖。

（5）监测体温。

3. 用药护理

（1）使用肾上腺皮质甾体药物时，早期、足量、短程、合理使用，注意观察用药效果及不良反应。

（2）使用免疫抑制剂时易出现白细胞减少、胃肠道反应、肝肾功能损害等不良反应。用药期间需严密观察，监测血常规及肝肾功能。

（3）保持水、电解质及酸碱平衡。

4. 心理护理

及时了解患者的心理状况，关心体贴患者，树立信心，取得患者的信任与配合。

5. 安全护理

（1）意识障碍或躯体移动障碍的患者给予床挡保护。

（2）患者出现痫性发作时要尽快控制发作，遵医嘱正确用药，保持呼吸道通畅，维持生命功能，预防外伤及其他并发症的发生。

6. 呼吸肌麻痹的护理

给予持续吸氧。保持呼吸道通畅，勤翻身、叩背，及时清理口鼻分泌物，鼓励患者深呼吸及有效咳嗽。出现呼吸困难、动脉血氧饱和度下降或血气分析指标改变时要及时报告医生，必要时遵医嘱给予机械通气，根据患者的病情实施面罩吸氧、气管插管、气管切开等措施。

7. 循证护理

急性脊髓炎发病急，病变水平以下的运动、感觉神经功能障碍，多伴有多种并发症。尤其以颈段性和上升性脊髓炎危害更严重，威胁青壮年的健康和生存质量。通过对 29 例急性脊髓炎患者的病情进行有针对性地观察并积极采取预见性的护理措施，能使并发症的发生明显降低，并提高抢救成功率。结论证明进行针对性地观察病情及采取预见性的护理措施在积极预防并发症，降低致残率、病死率，提高疗效，减轻疾病所致痛苦等方面有着至关重要的作用。

（牛绍迁）

第十节　脑血管疾病患者的护理

脑血管疾病（cerebral vascular disease，CVD）是指各种血管源性脑病变引起的脑功能障碍，脑卒中（stroke）是指急性脑循环障碍迅速导致的局限性脑功能缺损和弥漫性脑功能缺损的临床事件。脑血管疾病是神经系统常见病和多发病，是人类三大主要致死病因之一。我国流行病学资料结果显示：脑血管疾病年发病率为（185~219）/100000，患病率为（349~719）/100000，死亡率为（116~185）/100000，该死亡率约占所有疾病死亡率的 10%，50%~70%的存活者遗留瘫痪、失语等严重残疾，给家庭和社会带来沉重负担；男性多于女性，男女之比为（1.3~1.7）：1，发病率、患病率和死亡率随年龄增长而增加。

一、脑血管疾病的分类

（一）按病程发展

分为短暂脑缺血发作、进展性卒中和完全性卒中。

（二）按病理改变

分为缺血性卒中和出血性卒中，前者又称脑梗死，包括脑血栓形成和脑栓塞，脑神经功能缺失不足 24h 者称为短暂性脑缺血发作，后者包括脑出血和蛛网膜下腔出血。

二、脑血管疾病的常见病因

（一）血管壁病变

动脉粥样硬化（最常见）、动脉炎（风湿性、结核性、梅毒性动脉炎等）、先天性血管病变（先天性脑动脉瘤、脑动静脉畸形等）、外伤、颅脑手术、穿刺和插入导管所致的血管损伤等。

（二）血流动力学改变

高血压、低血压、心功能障碍、心律失常等。

（三）血液成分改变和血液流变学异常

高脂血症、高血糖、红细胞增多症、白血病等，导致血液黏滞度增高或血小板减少性紫癜、血友病、弥散性血管内凝血及妊娠、围产期等导致的凝血机制异常。

（四）其他

各种栓子（空气、脂肪、肿瘤栓子等）引起的脑栓塞，或颈椎病、脑血管痉挛、供应脑部血管受压等影响脑部血供。

三、脑血管疾病的危险因素

（一）可干预因素

如高血压（脑卒中最重要的独立危险因素）、心脏病、糖尿病、短暂性脑缺血发作（缺血性脑卒中最重要的独立危险因素）、吸烟、酗酒、高脂血症、高同型半胱氨酸血症，体力活动减少、摄入高盐及高动物油饮食、超重、滥用药物、口服避孕药、眼底动脉粥样硬化、无症状性颈动脉杂音、抗磷脂抗体综合征、摄入外源性雌激素等，对这些因素给予积极有效的干预，可降低脑卒中的发病率。

（二）不可干预的危险因素

高龄、性别、种族、气候和脑卒中家族史等均是无法干预的。

四、脑血管疾病的预防

分为以下三级预防：

（一）一级预防

脑血管病发病前的预防，是最关键的预防环节，预防措施包括改变不健康的生活方式、控制危险因素，如合理膳食、适度运动、平衡心态、戒烟限酒及防治高血压、糖尿病、心脏病等，达到不发生脑血管病或推迟发生脑血管病的目的。

（二）二级预防

主要针对已发生过脑卒中或短暂性脑缺血发作的患者，采取积极措施预防或降低再次发生脑卒中的危险、减轻残疾程度，防止短暂性脑缺血发作发展成完全性脑卒中。

（三）三级预防

脑卒中发病后的预防，通过积极治疗将神经功能损伤降至最低、预防并发症、减少残疾，提高生活质量，预防复发。

｜短暂性脑缺血发作患者的护理

短暂性脑缺血发作（transient ischemic attack，TIA）是指局限性脑缺血导致突发短暂性、可逆性神经功能障碍，好发于 50~70 岁的中老年男性。TIA 是公认的缺血性脑卒中最重要的独立危险因素。

一、病因和发病机制

TIA 的病因尚未完全明了，相关的发病因素有如下几种：①微栓塞和脑血管痉挛：颈内动脉狭窄处附壁血栓及动脉粥样硬化斑块脱落形成的微栓子反复在同一血管分支形成微栓塞，反射性刺激致小动脉痉挛，导致脑部区域性缺血而反复出现刻板样雷同症状；栓塞血管内皮细胞受到刺激可分泌大量链激酶，使小栓子溶解，血管再通，临床症状缓解。②血流动力学改变：低血压、心律失常、脑缺血综合征、颈椎病导致椎动脉受压等，使脑血流量减少，可引起 TIA。③血液成分改变：真性红细胞增多症、血小板增多症、白血病、异常蛋白血症、高凝状态和镰状细胞贫血等，均可引起 TIA。

二、护理评估

（一）健康史

评估有无动脉粥样硬化、高血压、冠心病、心瓣膜病、心律失常、糖尿病、颈椎病等病史；询问发病前有无血压明显升高或急性血压过低、急剧头部转动和颈部伸屈、严重失水等血流动力学改变等诱发因素；了解既往有无 TIA 发作史。

（二）临床表现

突然发病，迅速出现脑部局限性神经功能缺失，历时数分钟到数小时，最长持续 24h 即完全缓解，不留后遗症，可反复发作，每次发作症状相似。

1. 颈内动脉系统 TIA

发作持续时间短，但易发生脑梗死。最常见的症状是对侧单肢无力，短暂的单眼失明，是颈内动脉分支眼动脉缺血的特征性症状；发生在优势半球可出现失语症，还可有对侧感觉异常或减退等表现。

2. 椎-基底动脉系统 TIA

发作持续时间长，但进展至脑梗死的机会少。最常见的症状是眩晕伴视野缺损、复视而不伴耳鸣，交叉性感觉障碍或交叉性瘫痪是最典型的表现，还可发生言语不清、共济失调、视物模糊、声音嘶哑、呃逆、呕吐等症状，偶有意识障碍。

3. 心理状态

因突然起病，迅速出现肢体麻木、偏瘫、偏盲、眩晕等神经症状，患者易产生紧张、恐惧等心理反应；部分患者由于反复发作但未产生严重后果，而疏忽大意。

(三) 辅助检查

1. 实验室检查

血脂和血糖增高，血液黏稠度及血小板聚集性增加。

2. 影像学检查

心脏超声检查、彩色经颅多普勒（TCD）脑血流检查、数字减影血管造影（DSA）、颈椎摄片等，可发现心脏病变、脑动脉狭窄、粥样斑块、血流速度改变及颈椎增生、椎动脉受压等。

(四) 治疗要点

治疗目的：消除病因，减少和预防复发，保护脑功能，防止缺血性脑卒中。

1. 病因治疗

包括治疗动脉粥样硬化，控制高血压，治疗心脏病、糖尿病、高脂血症、颈椎病等，消除微栓子来源和纠正血流动力学障碍，以去除脑卒中的危险因素。

2. 药物治疗

①抗血小板聚集药：常用阿司匹林 50~150mg/d，也可选用双嘧达莫、氯吡格雷。②抗凝药物：肝素 100mg 加入生理盐水 500mL 静脉滴注，或华法林。③钙通道阻滞剂：扩张血管防止脑血管痉挛和抑制血小板聚集，保护脑功能，可选用尼莫地平，每次 20~40mg，3 次/天。④其他：中药川芎、丹参、红花，低分子右旋糖酐等，可活血化瘀，改善微循环。

3. 手术治疗

颈内动脉粥样硬化斑块导致血管中度至重度狭窄时，可行颈动脉内膜切除术、血管成形术和血管内置支架术治疗。

三、主要护理问题

1. 恐惧

与 TIA 突然发病有关。

2. 有受伤的危险

与 TIA 发作导致神经系统功能受损有关。

3. 潜在并发症

缺血性脑卒中等。

四、护理措施

(一) 一般护理

①发作时应卧床休息，枕头不宜过高，以免影响头部血液供应，频繁发作者，应避免重体力活动。②给予低盐、低脂肪、低胆固醇、富含蛋白质和维生素的饮食，少食多餐，避免暴饮暴食和饥饿，忌烟酒及辛辣刺激性食物。③对有跌倒发作史的患者，应注意安全保护，在如厕、淋浴、外出时应有人陪伴。

(二) 用药护理

观察和预防药物不良反应，如应用抗凝药物时，需密切观察有无出血倾向，定期监测出、凝血时间和凝血酶原时间。阿司匹林，宜在饭后服用，以减少消化道刺激，并注意观察有无上消化道出血征象；氯吡格雷，应注意观察有无皮疹和消化道刺激症状。

（三）病情观察

①观察 TIA 发作的频率、每次发作的持续时间，以及神经系统症状的严重程度，特别应注意有无发作加重的表现，警惕发生脑卒中。②观察伴随疾病如高血压、糖尿病、心脏病等的病情变化，应特别注意血压的变化情况。

五、健康教育

（1）讲解 TIA 的疾病知识，指导患者寻找和消除自身的危险因素，积极治疗相关疾病，改变不良生活方式，注意生活起居规律，保持情绪稳定，适当体育活动，戒烟限酒，合理饮食，避免重体力劳动和剧烈运动，扭头和仰头动作不宜过急，动作幅度不要过大，防止诱发 TIA 和跌倒。

（2）强调坚持按医嘱用药，不可随意停药或换药，定期门诊复查；发现肢体麻木、无力、眩晕、复视或突然跌倒等，应及时就医。

‖ 脑血栓形成患者的护理

脑血栓形成（cerebral thrombosis，CT）是指脑动脉因粥样硬化导致管腔狭窄、闭塞和血栓形成，引起脑局部血流减少或供血中断，脑组织缺血、缺氧发生软化、坏死，而出现的局灶性神经系统症状和体征。脑血栓形成是脑梗死最常见的类型，也是最常见的脑血管疾病，好发于 50 岁以上的中老年人，男性多于女性。

一、病因和发病机制

1. 病因

最常见的基本病因是脑动脉粥样硬化。常伴高血压、糖尿病和高脂血症，与动脉粥样硬化相互影响，加速动脉粥样硬化的进程，动脉粥样硬化性脑血栓形成多见于中老年人。也可由各种动脉炎及红细胞增多症、血小板增多症、弥散性血管内凝血等引起，动脉炎引起的脑血栓形成以中青年多见。约 1/4 的患者发病前有 TIA 病史。

2. 发病机制

在脑动脉血管壁病变的基础上，于睡眠、失水、心力衰竭、心律失常等情况时，出现血流缓慢、血压下降，胆固醇容易沉积在内膜下层，引起血管壁脂肪透明变性、纤维增生、动脉变硬迁进、管壁厚薄不匀，血小板、纤维素等有形成分黏附、沉积于血管壁形成血栓；血栓增大导致血管管腔狭窄、最终完全闭塞，使供血区的脑组织发生缺血性损伤、坏死、软化。脑动脉粥样硬化主要发生在直径 $500\mu m$ 以上的脑动脉，血栓形成常见于颈内动脉和大脑中动脉，其次见于椎基底动脉系统，以动脉分叉处多见。

二、护理评估

（一）健康史

评估有无动脉粥样硬化、高血压、高脂血症、糖尿病、TIA 或动脉炎、弥散性血管内凝血等病史，询问发病前有无失水、大出血、心力衰竭、心律失常、血压下降、血流缓慢、血液黏稠度增加、血管痉挛等诱发因素。

（二）临床表现

常在安静或睡眠中发病，部分患者有 TIA 前驱症状，如头昏、头痛、肢体麻木、无力等。局灶性体征多在发病后 1~2 天达到高峰，一般无意识障碍。

1. 神经系统表现：

（1）颈内动脉系统血栓形成

①颈内动脉血栓形成：病侧单眼一过性黑矇或 Horner 综合征，对侧偏瘫、偏身感觉障碍，主侧大脑半球损伤时可伴失语。②大脑中动脉血栓形成：病灶对侧偏瘫、偏身感觉障碍、同向偏盲，主侧大脑半球损

伤时可伴失语，有轻度意识障碍。③大脑前动脉血栓形成：病变对侧肢体瘫痪，下肢重于上肢，伴感觉障碍，一般无失语。

（2）椎-基底动脉系统血栓形成

①椎基底动脉血栓形成：表现为眩晕、复视、眼球震颤、共济失调、吞咽困难、构音障碍、交叉性瘫痪或四肢瘫痪等，可迅速死亡。②小脑后下动脉血栓形成：表现为突然眩晕、恶心呕吐、构音障碍、饮水呛咳；病侧咽反射消失、共济失调、出现 Horner 综合征和面部痛温觉消失；病灶对侧偏身痛温觉障碍。

2. 临床类型

①完全性卒中：发生缺血性卒中后，神经功能缺失症状较严重、较完全，进展较迅速，常于 6h 内达高峰。②进展性卒中：发生缺血性卒中后，神经功能缺失症状较轻微，但呈渐进性加重，在 48h 内仍然不断进展，直至出现较严重的神经功能缺损。③可逆性缺血性神经功能缺失：发生缺血性卒中后，神经功能缺失症状较轻，但持续存在，可在 3 周内恢复。

3. 并发症

压疮、坠积性肺炎、泌尿道感染、血栓性静脉炎等。

4. 心理状态

因运动和感觉障碍、生活自理能力下降、担心预后，患者心理压力很大，易出现焦虑、急躁、自卑、沮丧、悲哀等不良心理反应。

（三）辅助检查

1. 头颅 CT 和 MRI 检查

①CT 扫描：发病 24h 内无异常发现，24h 后可见低密度梗死区。②MRI 检查：数小时内可清晰显示早期缺血性梗死和动脉管壁病变。

2. 脑血管造影

可显示血栓形成部位、血管狭窄程度及侧支循环情况。

3. 脑脊液检查

多正常，梗死区域大时脑脊液压力可增高。

4. 其他检查

血糖测定、心电图检查、血液流变学检查、血脂测定等，有助于查明病因。

（四）治疗要点

1. 急性期治疗：

（1）建立卒中单元（stroke unit，SU）有利于为急性期早期溶栓及脑保护抢救治疗赢得时间，使患者得到及时、规范的治疗，降低病死率和致残率。

（2）超早期溶栓：发病后 3~6h 内进行溶栓治疗，以恢复梗死区血流灌注，减轻神经元损伤，挽救缺血半暗带。常用尿激酶、重组组织型纤溶酶原激活剂（rt-PA）静脉溶栓，须监测出、凝血时间及凝血酶原时间等，并发症有继发性出血、再灌注损伤、再闭塞等；或可在 DSA 直视下，应用尿激酶或 rt-PA 进行选择性介入动脉溶栓。

（3）抗凝治疗：进展性脑梗死患者可选择应用抗凝治疗，预防血栓扩展和新的血栓发生，常用肝素、低分子肝素和华法林，出血性梗死或高血压者禁用抗凝治疗。

（4）降纤治疗：通过降解血中纤维蛋白原、增强纤溶系统活性而抑制血栓形成，常用药物有巴曲酶、降纤酶、蚓激酶等。

（5）抗血小板凝集治疗：常用阿司匹林，早期应用可降低死亡率和复发率，但不能与溶栓治疗同时使用。也可选用噻氯匹定、氯吡格雷。

（6）防治脑水肿：脑水肿可加重脑组织的缺血、缺氧，导致脑组织坏死，应尽早防治。发病 2~5 天为脑水肿高峰期，应进行降低颅内压治疗。常用 20％甘露醇快速静脉滴注，也可使用呋塞米、10％白蛋白等，必要时可施行脑室引流和开颅减压术。

（7）调控血压：血压应维持在比病前稍高的水平，除非血压过高，一般急性期不使用降压药，以防血压过低导致脑血流量不足，加重脑梗死。血压低者可加强补液或给予适量药物以升高血压；血压超过 220/120mmHg 时，可缓慢降压。

（8）脑保护治疗：可采用自由基清除剂（如过氧化物歧化酶、维生素 C、维生素 E 等）、阿片受体阻断剂（如纳洛酮）、钙离子通道拮抗剂、镁离子、头部亚低温等治疗措施，以降低脑细胞代谢速度、减轻缺血性脑损伤。

（9）高压氧治疗：如呼吸道无明显分泌物，呼吸、血压正常，无抽搐，宜尽早高压氧治疗，以利于神经组织的再生和神经功能的恢复。

（10）其他治疗：①脑代谢活化剂：胞磷胆碱、吡拉西坦、γ-氨酪酸、心脑通、脑通等，宜在脑卒中第 2~4 周使用。②中药治疗：可用丹参、川芎、红花等活血化瘀、通筋活络。③手术治疗：小脑梗死，通过抽吸梗死小脑组织和后颅窝减压术可挽救生命；对大面积梗死有脑水肿、占位效应和脑疝征象者，可行开颅减压术。④控制感染，调控血糖，纠正心律失常，预防肺栓塞和深静脉血栓形成，维持水、电解质平衡，控制癫痫发作等。

2. 恢复期治疗

目的是促进神经功能的恢复，应尽早进行体能和技能训练，以降低致残率，增进神经功能恢复，提高生活质量。

三、主要护理问题

1. 躯体移动障碍

与瘫痪或平衡能力降低有关。

2. 语言沟通障碍

与语言中枢受损有关。

3. 吞咽障碍

与椎-基底动脉系统血栓形成引起舌咽、迷走神经损伤及意识障碍有关。

4. 潜在并发症

颅内压增高等。

四、护理措施

（一）一般护理

①安置患者平卧位，安静休息，以保证脑部血液供应；头部禁用冷敷，避免血管收缩或痉挛加重脑缺血；协助卧床者完成日常生活如穿衣、洗漱、大小便等，保持衣服、床单清洁干燥，定时翻身，保护受压部位，避免压疮，有意识障碍和躁动不安的患者，床边加护栏以防坠床；恢复期鼓励患者尽量完成生活自理，以增进自我照顾能力和信心。②给予低盐、低脂肪、低热量、高蛋白质饮食，鼓励自行进食，如有吞咽困难或呛咳，可给予糊状半流质饮食，小口缓慢喂食，进食后取坐位 30~60min，以防食物分流；必要时给予鼻饲流质饮食。

（二）心理护理

多与患者沟通，尊重理解患者，给予精神支持，鼓励患者正确对待疾病，消除不良情绪或心理，树立克服困难战胜疾病的信心。

（三）用药护理

①溶栓、抗凝药物：严格执行用药剂量，监测凝血时间和凝血酶原时间，观察有无出血倾向。②低分子右旋糖酐：应注意观察有无变态反应，如发热、皮疹等。③甘露醇：使用时间过长易出现肾损害及水、电解质紊乱，应密切监测尿常规和肾功能。④阿司匹林：宜饭后服用，注意观察有无胃肠道反应、黑便等。⑤钙离子通道拮抗剂：静脉滴注时应控制滴速，需密切监测血压变化，并应注意观察头部胀痛、颜面潮红、

血压降低等不良反应。

（四）康复护理

早期开始和持之以恒的功能训练有利于病变的康复，在病情稳定、心功能良好、无出血倾向时应尽早进行，一般在发病1周后开始。患者卧床休息时，肢体摆放的位置应保持关节于功能位，防止关节变形；运动的强度应适宜，被动与主动相结合，循序渐进，持之以恒；注意加强主观性训练，即由大脑发出指令让肢体执行各种活动，对失语者要进行语言功能恢复训练，注意语言训练与肢体训练相结合。

（五）病情观察

密切观察意识状态、生命体征的变化，病后2~5天密切注意脑水肿和颅内高压的表现，发现症状加重及时报告医生处理。

五、健康教育

（1）向患者和家属介绍本病的病因、临床表现、治疗及预防知识，指导患者积极治疗脑血栓形成的危险因素，如高血脂、高血压、高血糖及 TIA 等。

（2）帮助患者消除恐惧心理，指导患者养成良好的生活习惯，坚持适量的体力活动，以增强心血管功能和改善脑血液循环；进食低脂肪、低胆固醇、维生素丰富的饮食，忌烟酒及辛辣食物，避免暴饮暴食。

（3）强调按医嘱坚持用药，告知患者药物的作用、不良反应及用药注意事项，不可随意更改药物或停药，教会患者自我护理和功能锻炼的方法，指出定期复查的重要性。

‖脑栓塞患者的护理

脑栓塞是指各种栓子随血流进入脑动脉使血管腔发生急性闭塞，引起相应供血区的脑组织缺血、坏死及脑功能障碍。可发生于任何年龄，以青壮年多见。

一、病因和发病机制

（一）病因

①心源性脑栓塞：最常见，占60％~75％，主要由风湿性心瓣膜病二尖瓣狭窄合并心房颤动时附壁血栓脱落引起，也可由亚急性感染性心内膜炎赘生物脱落、心肌梗死或心肌病附壁血栓脱落引起。②非心源性脑栓塞：见于动脉粥样硬化斑块脱落、肺静脉血栓、血凝块、骨折时脂肪栓、手术时气栓、败血症或肺部感染的脓栓、恶性肿瘤的癌栓、寄生虫虫卵栓子、异物栓子等。③来源不明脑栓塞：约占30％。

（二）发病机制

脑栓塞常发生于颈内动脉系统，尤以大脑中动脉多见；椎基底动脉系统少见。栓子随血流进入脑循环突然堵塞动脉，侧支循环难以迅速建立，引起相应供血区的脑组织急性缺血梗死，缺氧导致血管痉挛，可扩大脑缺血的范围；局部缺氧酸中毒进一步导致血管继发损伤、麻痹扩张，血液自病变血管渗漏进入原缺血梗死区，形成出血性梗死，脑栓塞合并出血性梗死的发生率约为30％。脑栓塞多为多灶性、完全性栓塞，且可反复发生，带菌栓子可伴发脑脓肿。

二、护理评估

（一）健康史

评估有无心脏疾病（尤其是风心病）和心脏手术、血管介入治疗史，询问有无严重细菌感染及肿瘤、长骨骨折、减压病等病史，了解发病前有无用力排便、提取重物、体育运动等诱发因素。

（二）临床表现

脑栓塞是起病最快的急性脑血管病，在活动中突发局灶性神经体征而无先兆，瞬间即达高峰，呈完全性脑卒中。

1. 颈内动脉系统栓塞

约占4/5，有短暂轻度的意识障碍，偏瘫和偏身感觉障碍，失语或局限性癫痫发作。

2. 椎-基底动脉系统栓塞

约占 1/5，表现为眩晕、复视、交叉瘫或四肢瘫、共济失调、饮水呛咳、吞咽困难、构音障碍等症状；如进入基底动脉主干，可突然昏迷、全身抽搐，发生脑疝而死亡。

3. 其他部位栓塞

部分患者可伴有肾、脾、肠、肢体、视网膜等部位栓塞。

4. 心理状态

因骤然发病和出现明显神经功能障碍，患者常出现紧张、焦虑、恐惧等心理反应。

（三）辅助检查

1. 头部 CT 和 MRI 检查

可见低密度梗死灶，对确诊有决定性意义。

2. 脑脊液检查

大多正常，出血性梗死时有红细胞增多。

（四）治疗要点

1. 原发病治疗

目的是根除栓子来源，防止复发。如心源性栓塞，积极治疗原发心脏病；感染性栓塞，积极抗感染；脂肪栓塞，应用 5％碳酸氢钠等脂溶剂；气体栓塞，患者取头低、左侧卧位，并给予高压氧疗等。

2. 其他治疗

参见"脑血栓形成患者的护理"。

Ⅳ 脑出血患者的护理

脑出血（intracerebral hemorrhage，ICH）是指非损伤性原发性脑实质内出血。病死率高，致残率高。常发生于 50~70 岁中老年人，男性多于女性，冬春季易发。

一、病因和发病机制

（一）病因

高血压是最常见的病因，其他病因有血液病（如白血病、再生障碍性贫血、血小板减少性紫癜、血友病等）、脑淀粉样血管病、脑动脉瘤、脑血管畸形、脑动脉炎、Moyamoya 病、原发性或转移性脑肿瘤、梗死后脑出血及抗凝或溶栓治疗等。情绪激动、用力活动、便秘等导致血压骤然升高，是脑出血最常见的诱因。

（二）发病机制

高血压性脑出血最常见的部位是基底节区、内囊附近多见（约 70％），此处的豆纹动脉从大脑中动脉呈直角发出，受压力较高的血流冲击易发生血管破裂；其他部位依次为大脑中动脉深穿支豆纹动脉（42％）、基底动脉脑桥支（16％）、大脑后动脉丘脑支（15％）、小脑上动脉支（12％）及顶枕叶、颞叶白质分支（10％）。由于脑内动脉壁结构薄弱，肌层和外膜结缔组织较少、无外弹力层，易破裂出血；长期高血压使脑内细小动脉发生玻璃样变和纤维素性坏死，弹性减弱，在血流冲击下，血管壁病变会导致微小动脉瘤形成，当血压骤然升高时，微小动脉瘤破裂而发生脑出血。脑血管突然破裂，血液外溢形成血肿，造成脑组织受压、推移、水肿、软化、坏死等损伤，继而引起脑水肿、颅内压增高和脑疝，是导致脑出血死亡的主要原因。

二、护理评估

（一）健康史

评估有无高血压史，以及有无动脉粥样硬化、颅内动脉瘤、脑血管畸形、脑动脉炎、脑瘤等病史，了解发病前有无情绪激动、酗酒、用力活动及排便、紧张脑力活动等诱发因素。

（二）临床表现

脑出血大多在白天、活动和情绪激动时突然起病，少数可有头昏、头痛、肢麻和口齿不清等前驱症状。

1. 全脑表现

剧烈头痛，常伴呕吐、重者呕吐咖啡色胃内容物；呼吸深沉带有鼾音，重者呈潮式呼吸或不规则呼吸，血压明显升高，脉搏缓慢有力；颜面潮红或苍白，大汗淋漓，大小便失禁；迅速出现意识模糊、昏迷。

2. 局灶表现：

（1）基底节区出血：包括壳核、丘脑和尾状核出血，其中壳核和丘脑出血是高血压性脑出血最常见的类型，易损及内囊而称内囊出血。①"凝视病灶"状：头、眼转向出血病灶侧。②"三偏"症状群：病灶对侧偏瘫，表现为病灶对侧中枢性面瘫（鼻唇沟变浅，鼓腮时漏气，口角低垂）和肢体瘫痪（开始时，上下肢肌张力低下、腱反射减弱或消失、病理反射阴性，数日后发展为典型的上运动神经元性瘫痪，出现肌张力增高、腱反射亢进、病理反射阳性），病灶对侧偏身感觉缺失（针刺病灶对侧肢体、面部时无反应或反应较另一侧为迟钝）和病灶对侧同向偏盲。③其他：累及优势半球时，伴失语；累及丘脑，伴持续高热、消化道出血等；尾状核出血，有脑膜刺激征，常无明显的偏瘫和意识障碍；出血量大时，可引起脑疝而死亡。

（2）脑叶出血（皮质下出血）出现头痛、呕吐、失语症、视野异常、脑膜刺激征及癫痫样发作，昏迷较少见，预后较好。①顶叶出血：最多见，可有偏身感觉障碍、空间构象障碍。②额叶出血：引起单瘫、运动性失语等。③颞叶出血：主要表现为感觉性失语、命名性失语和精神症状。④枕叶出血：出现对侧同向偏盲。

（3）脑桥出血：①大量出血（10mL以上）：患者于数秒至数分钟内陷入深昏迷，表现为四肢瘫痪和去大脑强直发作、两侧瞳孔缩小呈"针尖样"固定于正中位（脑桥出血的特征性表现）、呕吐咖啡样胃内容物、中枢性高热、中枢性呼吸衰竭等，通常在48h内死亡。②小量出血：表现为交叉性瘫痪或共济失调性轻偏瘫，两眼向病灶侧凝视或眼肌麻痹，无意识障碍，可较好恢复。

（4）小脑出血：起病急骤，数分钟内出现头痛、眩晕、呕吐和平衡障碍等，但无肢体瘫痪；大量出血可在12~24h内陷入深昏迷和脑干受压征象，晚期瞳孔散大、中枢性呼吸障碍，可引起枕大孔疝（又称小脑扁桃体疝）而死亡。

（5）脑室出血：最严重的脑出血类型。患者很快陷入深昏迷，四肢弛缓性瘫痪及去大脑强直发作、频繁呕吐咖啡样胃内容物、瞳孔缩小呈针尖样、呼吸不规则、血压不稳定等，病情危重，多迅速死亡。

3. 并发症和后遗症

常并发便秘、坠积性肺炎、泌尿道感染、消化道出血等；病后可遗留瘫痪、排便功能障碍、痴呆等。

4. 心理状态

患者苏醒后，面对肢体运动障碍、感觉障碍和感到生命威胁，常表现出焦虑、恐惧和沮丧、绝望心理；失语者常有焦躁情绪。

（三）辅助检查

1. 影像学检查

①CT检查：脑出血的首选检查方法，可显示圆形或卵圆形的边界清楚的均匀的高密度血肿，并可确定血肿部位、大小、形态，判断是否破入脑室、血肿周围水肿带和占位效应，以及进行动态观察。②MRI检查：可发现CT不能确定的脑干出血。③DSA：可检出脑动脉瘤、脑动静脉畸形、Moyamoya病和血管炎等。

2. 脑脊液检查

压力增高呈均匀血性，对诊断脑出血有意义。重症脑出血不宜腰穿，以免诱发脑疝和促进死亡。

（四）治疗要点

急性期治疗原则：防止再出血；控制脑水肿、降低颅内压；维持生命功能和防治并发症。

1. 一般治疗

①卧床休息 2~4 周，保持肢体于功能位，保持安静，减少搬动。②严密观察生命体征，注意瞳孔和意识变化。③保持呼吸道通畅，及时清理呼吸道分泌物，必要时给氧，维持动脉血氧饱和度在 90％以上。④意识障碍或消化道出血者禁食 24~48h，静脉补充营养，保证营养供给，而后对不能进食者，给予鼻饲。⑤保持大便通畅，必要时给予缓泻剂。

2. 内科治疗：

（1）调控高血压：脑出血急性期慎用降压药，维持舒张压在 100mmHg 水平。急性期过后可常规应用降压药控制血压，血压调控应个体化，降压不宜过快过低，以防止造成脑的低灌注，加重脑损害。

（2）控制脑水肿防止脑疝：脑出血后 48h 水肿达高峰，脑水肿可使颅内压增高和导致脑疝，是脑出血的主要死亡原因，应积极控制，常用 20％甘露醇 250mL 快速静脉滴注，每 4~6h 一次；呋塞米（速尿）20~40mg 静脉注射，二者交替使用；或 10％血浆白蛋白静脉滴注，1 次/天。同时可采用亚低温治疗，以减轻脑水肿，促进神经功能恢复。

（3）止血治疗：疾病早期（3h 以内）可给予抗纤溶药 6 氨基己酸、氨甲环酸等，同时进行凝血功能监测以指导止血治疗。

（4）防治并发症：注意维持水、电解质平衡和营养的均衡，预防感染和有效抗感染，中枢性高热采取物理降温和局部亚低温治疗，上消化道出血用冰盐水胃内灌洗、制酸止血药等。

3. 外科治疗

可挽救重症患者的生命和促进神经功能恢复。手术宜在发病后 6~24h 内进行，预后直接与术前意识障碍程度有关，昏迷患者通常手术效果不佳。大脑半球出血量在 30mL 以上和小脑出血量在 10mL 以上者，可考虑做钻孔微创血肿清除术、去骨瓣减压术、开颅血肿清除术等。

4. 康复治疗

病情稳定后宜及早进行康复治疗，对神经功能恢复和提高生活质量有益。

三、主要护理问题

1. 急性意识障碍

与脑出血、脑水肿损害大脑皮质、皮质下结构及脑干网状上行激活结构有关。

2. 躯体移动障碍

与脑出血形成血肿损害皮质脊髓束和锥体外系导致运动传导通路受损有关。

3. 感知改变

与脑叶出血损害感觉中枢及内囊、脑桥出血损害感觉传导束有关。

4. 语言沟通障碍

与内囊出血累及优势半球大脑皮质，脑叶出血损害言语功能区，或内囊出血、脑桥出血损害双侧皮质核束和锥体外系有关。

5. 生活自理缺陷

与脑出血致偏瘫、共济失调有关。

6. 潜在并发症

脑疝、坠积性肺炎、泌尿道感染、消化道出血等。

四、护理措施

（一）一般护理

①急性期绝对卧床休息，发病 48h 内避免不必要的搬动，床头抬高 15°~30°以利于脑部静脉回流，减轻脑水肿；侧卧位，利于呼吸道分泌物流出和防止呕吐物反流；头部放置冰袋或冰帽，可减轻脑细胞耗氧量。②禁食 24~48h，而后因意识障碍、消化道出血等不能进食者，给予鼻饲流质饮食，以保证营养的

供给。

（二）心理护理

患者清醒后，热情地关爱患者，介绍康复的意义、目标和方法，告知患者病情已开始进入康复阶段，经过积极治疗、护理和持之以恒的功能锻炼，偏瘫的功能障碍可以逐渐改善，以消除患者不良的心理反应，鼓励患者保持心态平稳，鼓起生活勇气，树立康复信心，切忌紧张焦虑和情绪激动，以免导致病情反复。

（三）对症护理

①保持呼吸道通畅：定时翻身拍背，及时清除口鼻咽部分泌物和痰液，以防误吸。②大小便护理：及时清理大小便，保持会阴部清洁；留置导尿管者用1∶5000呋喃西林液冲洗膀胱，预防泌尿系统感染；便秘者，应用缓泻剂，避免用力排便导致颅内压升高。③保护瘫痪和感觉障碍的肢体：安置瘫痪肢体于功能位，进行关节肌肉按摩，鼓励被动和主动运动，防止失用性肌肉萎缩；保护皮肤，进行各项护理操作时，动作应轻柔，避免烫伤、冻伤、刺伤、碰伤和摔伤，保持皮肤的完整性，每2h翻身1次，以免局部皮肤长期受压，预防发生压疮。④高热护理：给予物理降温，如头部放置冰袋或冰帽，并按医嘱给予药物降温，当退热出汗后，及时擦干汗液和更换汗湿的衣裤。

（四）并发症的护理：

（1）脑疝：去除诱发脑疝的危险因素，发生脑疝时立即配合医生急救：给氧；头部放置冰袋或冰帽，防止加重脑水肿；迅速建立静脉通路，快速静脉滴注20％甘露醇或静脉推注50％高渗葡萄糖等，以降低颅内压；及时清除呼吸道分泌物，保持呼吸道通畅。

（2）呼吸道感染：对意识障碍、咳嗽反射减弱的患者应勤吸痰、勤翻身、勤拍背，做好口腔护理，对吞咽困难的患者应选择合适的食物，采取正确的进食方式，以防误吸；保持病室清洁和空气流通，定时消毒，限制探视，以防交互感染；注意观察体温、呼吸变化，若出现发热、咳嗽伴黄脓痰，应考虑肺部感染，应报告医生及时处理。

（3）泌尿道感染：勤洗会阴部，勤换内裤及床单位，多进水、勤排尿，卧床的女性患者每天2次会阴冲洗，以减少尿路感染机会；对留置导尿管的患者，严格无菌操作、做好导尿护理，避免院内感染；观察患者尿液和体温等变化，及时发现尿路感染。

（4）上消化道出血：避免上消化道出血的诱发因素，一旦出现上消化道出血，准确、及时地执行医嘱，控制出血和纠正休克。

（五）用药护理

①甘露醇：低温下易出现结晶，用药前应仔细检查，如有结晶需加温溶解后再用；甘露醇不能与电解质溶液等混用，以免发生沉淀；甘露醇需快速静脉滴注，20％甘露醇250mL须在30min内滴完。用药过程中，注意观察有无肾衰竭、心力衰竭表现，监测水、电解质变化，如用药后4h尿量少于200mL，应暂停使用和报告医生处理。②呋塞米：要注意血清电解质变化。③降压治疗：密切观察血压变化，防止血压降得过快、过低，应根据血压变化，按医嘱进行相应的用药调整。④硫酸镁：注意观察呼吸、循环情况及昏迷程度，硫酸镁不可漏出血管外，以免发生组织坏死，静脉推注不能过快，以免导致一过性头晕、头痛和视物模糊等。⑤6-氨基己酸（EACA）：观察有无消化道反应、体位性低血压等，该药排泄快，使用时应持续给药，以保持血液有效浓度。

（六）病情观察

①观察生命体征、意识、瞳孔等情况，及时判断有无病情加重及并发症的发生。②观察有无脑疝的先兆表现，如烦躁不安、频繁呕吐、意识障碍加重、两侧瞳孔不等大、血压进行性升高、脉搏增快、呼吸不规则等，同时寻找和消除可能引起颅内压增高的因素。③观察有无上消化道出血的征象，如呕血、黑便等，每次鼻饲前抽吸胃内容物，以及时发现上消化道出血。

五、健康教育

（1）介绍本病的基本知识，告知患者脑出血有再出血的危险，应避免情绪激动、便秘等诱因，保持生活规律、充足睡眠、情绪稳定、心态乐观、注意劳逸结合；积极治疗高血压、糖尿病、心脏病等原发病。

（2）给予饮食指导，强调饮食应以清淡为主，多吃蔬菜水果，戒烟忌酒。

（3）教育患者持之以恒地坚持康复训练，尽量做到日常生活自理，康复训练时应注意克服急于求成的心理，引导家属以乐观的态度接受患者躯体和精神方面的改变。

（4）教会患者和家属自我护理的方法和注意事项，并叮嘱再次出现脑出血的先兆症状时应及时就医。

Ⅴ 蛛网膜下腔出血患者的护理

蛛网膜下腔出血（subarachnoid hemorrhage，SAH）是指脑底部动脉瘤或脑动静脉畸形破裂后，血液直接流入蛛网膜下腔，表现为突发剧烈头痛及呕吐、脑膜刺激征阳性和均匀血性脑脊液"三主征"。占急性脑卒中的10％、出血性脑卒中的20％。蛛网膜下腔出血大多能治愈，但可反复发作，开展手术治疗后死亡率已下降，但脑动脉瘤破裂、意识障碍进行性加重、血压增高、有神经系统定位体征者预后较差。

一、病因和发病机制

（一）病因

最常见的病因是粟粒样动脉瘤（75％），多发生于40~60岁，男女发病率相近；其次为动静脉畸形（10％），常在10~40岁发病，男性发生率为女性的2倍。此外，可见于梭形动脉瘤、脑底异常血管网（Moyamoya病）、感染性心内膜炎播散至脑动脉引起的"霉菌性"动脉瘤，以及颅内肿瘤、垂体卒中、脑血管炎、血液病、凝血障碍疾病、颅内静脉系统血栓和抗凝治疗并发症等；尚有10％SAH为原因不明者。

（二）发病机制

①脑底部的粟粒样动脉瘤，存在动脉壁弹力层和中膜发育异常或缺陷；脑动静脉畸形的血管壁薄弱，处于破裂临界状态，在重体力劳动、情绪激动、血压突然升高、用力排便、酗酒等诱发因素存在时，可致脑血管破裂。②动脉炎、脑动脉病变、脑肿瘤侵蚀等，可直接导致病变血管破裂出血。③血液流入蛛网膜下腔刺激痛觉敏感结构可引起头痛，颅内容物增加使颅内压增高可加剧头痛，甚至可引起脑疝；血液及其分解产物直接刺激引起丘脑下部功能紊乱，出现发热、血糖升高、急性心肌缺血和心律失常等，血液释放的血管活性物质引起脑动脉痉挛，严重者可致脑梗死。④动脉瘤出血常限于蛛网膜下腔，不引起局灶性脑损害，动静脉畸形破裂常见局灶性异常，并与脑实质定位一致。

二、护理评估

（一）健康史

评估有无动脉硬化、高血压等病史，有无SAH家族及脑动脉病变史；询问发病前有无突然用力、情绪激动、酗酒等诱发因素；了解过去有无类似发作及诊治情况。

（二）临床表现

SAH常在明显诱因（如剧烈运动、重体力劳动、情绪激动、用力排便、咳嗽、饮酒等）下急骤发病，少数患者有头痛、头晕、视物模糊等前驱症状。

1. 典型表现

①头痛：以突发劈裂样剧烈头痛为首发和最常见的突出症状，伴有面色苍白、全身冷汗，继之呕吐。②意识障碍：常见为短暂的意识障碍，伴有抽搐发作，少数患者有头昏、眩晕等；严重者突然昏迷并可在短期内死亡。③脑膜刺激征：重要和特征性的体征，包括颈强、Kernig征、Brudzinski征，多在发病后30min内出现。

2. 局灶性神经症状

具有定位意义。如大脑前动脉瘤可出现精神症状；大脑中动脉瘤可出现偏瘫、偏身感觉障碍和痫性发作；椎基底动脉瘤可出现面瘫等脑神经瘫痪；动静脉畸形常见痫性发作，可伴轻偏瘫、失语或视野缺损等。

3. 老年SAH

临床表现不典型，起病较缓慢，头痛、脑膜刺激征不明显，而意识障碍及精神症状较重，易漏诊或误诊。

4. 并发症

①再出血：主要的急性并发症，20％的动脉瘤患者可在病后 10～14 天发生再出血，表现为病情稳定后再次突发剧烈头痛、呕吐、痫性发作、昏迷、去大脑强直发作、脑膜刺激征加重、血性脑脊液等，死亡率增加 1 倍。②脑血管痉挛：发生在病后 10～14 天，表现为意识障碍和偏瘫等，是 SAH 死亡和伤残的重要原因。③脑积水：发生于发病当日或数周后，出现进行性嗜睡、近记忆受损、展神经瘫痪、下肢腱反射亢进等，重者可因发生脑疝而死亡。

5. 心理状态

突然起病，剧烈头痛，病情急重等，常使患者产生紧张、恐惧心理。

（三）辅助检查

1. 脑脊液检查

外观呈均匀血性，压力增高。

2. 眼底检查

可见玻璃体下片状出血。

3. 影像学检查

①CT 检查：首选的检查方法，可显示血管破裂处附近的脑池或脑裂内有凝血块。②数字减影血管造影（DSA）：可明确动脉瘤和动静脉畸形的位置，显示供血动脉、侧支循环和血管痉挛情况。

（四）治疗要点

治疗原则：控制继续出血，防治继发性脑血管痉挛，去除病因和预防复发。

1. 内科治疗

①一般处理：病房保持安静、舒适和光线柔和，绝对卧床休息 4～6 周，避免引起颅内压增高的诱因，如用力排便、咳嗽、喷嚏和情绪激动等，以免发生动脉瘤再破裂；注意营养支持；避免使用损伤血小板功能的药物。②对症处理：高血压时缓慢降压至 160/100mmHg，头痛时用镇静止痛药，保持大便通畅用缓泻剂，防治心律失常，保证正常血容量和足够的脑灌注等。③降低颅内压：可用 20％甘露醇、呋塞米、10％血浆白蛋白脱水，有脑疝趋势者行颞下减压术和脑室引流，以挽救患者生命。④预防再出血：应用抗纤溶药氨甲苯酸、6-氨基己酸、氨甲环酸、巴曲酶、维生素 K3 等；预防应用抗癫痫药，以防止痫性发作增加动脉瘤破裂的风险。⑤预防迟发性血管痉挛：应用钙离子通道拮抗剂如尼莫地平，可扩张血管，解除血管痉挛。⑥放脑脊液疗法：腰穿缓慢放出血性脑脊液，可缓解头痛、减少出血、降低脑积水发生率、降低颅内压，应注意此疗法存在诱发脑疝、颅内感染和再出血的风险。

2. 外科治疗

①动脉瘤：采用动脉瘤颈夹闭术，动脉瘤切除术等。②动静脉畸形：可直接切除，或行供血动脉结扎术、血管内介入栓塞或 γ 刀治疗等。

三、主要护理问题

1. 疼痛（头痛）

与脑血管破裂、脑动脉痉挛、颅内压增高有关。

2. 恐惧

与突然发病及担心再出血和损伤性检查治疗有关。

3. 潜在并发症

再出血、脑血管痉挛、脑疝等。

四、护理措施

（一）一般护理

保持环境安静，绝对卧床休息 4～6 周，头部抬高 15°～30°，严格限制探视，避免搬动或过早离床活动，以防止再出血。给予高热量、富含维生素、易消化的饮食，多食蔬菜、水果，以保持大便通畅，戒除烟酒，避免辛辣刺激性食物，不能进食者，鼻饲流质，以保证营养供给。

（二）心理护理

关心患者，耐心解释病情，给予心理支持，指导患者采用放松技术，如缓慢深呼吸、听轻音乐、全身肌肉放松等，以缓解紧张、焦虑心理。

（三）预防再出血护理

保持情绪稳定，避免各种刺激，避免头部过度活动，防止咳嗽、打喷嚏。对剧烈头痛和烦躁不安者，使用止痛剂、镇静剂，避免用力排便，以预防加重出血和再出血。

（四）用药护理

①氨甲苯酸：有促进血栓形成的副作用，应注意观察有无发生静脉血栓、动脉血栓、脑血栓、心肌梗死等。②尼莫地平：注意观察有无头痛、头晕、血压下降等不良反应。③镇静止痛药：应注意患者的呼吸和意识状态。

（五）病情观察

密切观察意识状态、生命体征和瞳孔的变化，注意有无病情恶化或脑血管痉挛、脑积水和再出血等并发症征象，发现异常及时报告医生处理。

五、健康教育

（1）介绍本病的有关知识，告知首次蛛网膜下腔出血后1个月内，再出血的危险性最大，2周内再发率最高，必须绝对卧床休息4~6周，保持情绪稳定，避免用力活动、情绪激动等，多吃含高纤维素的食物，养成良好的排便习惯，以预防便秘诱发再出血。

（2）告知患者应尽早做脑血管造影，明确病变性质和部位后，及时手术治疗，以预防复发。

（3）出院后，如在病情稳定或好转情况下突然出现剧烈头痛、呕吐、抽搐、昏迷等，应及时就医；指导育龄妇女在病后1~2年内应避免妊娠及分娩。

第十一节　癫痫患者的护理

癫痫是指慢性反复发作性短暂脑功能失调综合征，以脑神经元异常放电引起的反复痫性发作为特征，可表现为运动、感觉、意识、精神、行为和自主神经等功能异常。癫痫是可治性疾病，大多预后良好。癫痫是神经系统仅次于脑卒中的第2大常见疾病，我国约有600万以上患者，每年新发患者（65~70）万人，青少年多见，首次发作在20岁之前者占60%~80%。

一、病因和发病机制

（一）病因

1. 特发性癫痫及癫痫综合征

有遗传倾向，无其他病因；某一特殊年龄段起病，具有特征性临床表现和脑电图表现，有明确的诊断标准。

2. 症状性癫痫和癫痫综合征

中枢神经系统病变引起，包括脑结构异常或影响脑功能的各种因素，如染色体异常、先天性畸形、围产期损伤、颅脑外伤、中枢神经系统感染、中毒、脑肿瘤、脑血管疾病、代谢遗传性疾病、变性疾病等。

3. 隐源性癫痫

临床为症状性癫痫，但未找到明确病因，可能在特殊年龄阶段起病，但无特定的临床表现和脑电图特征。

4. 状态关联性癫痫发作

发作与特殊状态有关，如高热、缺氧、内分泌改变、电解质紊乱、药物过量、长期饮酒戒断、睡眠剥夺、过度饮水等，去除有关状态后不再发作，一般不诊断为癫痫。

（二）诱因

包括缺乏睡眠、疲劳、饥饿、便秘、饮酒、电解质失调、光刺激、感情冲动等，部分女患者仅在月经期或妊娠早期发作。

（三）发病机制

癫痫发作是异常神经元集合体高度同步化电活动的结果。发作的病理基础是癫痫病理灶，即与痫性放电和癫痫发作直接或间接相关的脑组织病变或结构异常；直接导致发作的是致痫灶，即脑电图上出现的一个或数个最明显的痫性放电部位；神经递质与突触传递影响神经元兴奋性是发作的重要环节，抑制性神经递质 γ-氨基丁酸（GABA）和兴奋性神经递质谷氨酸异常，可导致癫痫发作。

二、护理评估

（一）健康史

评估有无癫痫家族史，有无脑部病变或外伤史，有无一氧化碳、铅、汞、妊娠中毒及营养代谢障碍疾病存在；询问有无睡眠不足、疲乏、饥饿、饮酒、便秘、感情冲动、过度换气、过度饮水等诱发因素，是否在某种特定条件下（如闪光、音乐、下棋、刷牙）发作，女性患者应注意癫痫发作与月经的关系；了解首次癫痫发作的年龄。

（二）临床表

1. 部分性发作（局灶性发作）

最常见的临床类型，一般无意识障碍，脑电图改变提示异常放电源于一侧脑部。

（1）单纯部分性发作：持续时间较短，不超过 1min，无意识障碍。①部分运动性发作：以发作性一侧面部（口角、眼睑）或肢体远端（大拇指或足趾）节律性抽动为特征，如抽搐自一侧肢体逐渐扩展至半身，称 Jackson 发作。②部分感觉（体觉或特殊感觉）性发作：表现为口角、舌、手指或足趾麻木感或针刺感，或表现为视觉性、听觉性、嗅觉性、味觉性和眩晕性感觉异常。③自主神经性发作：表现为苍白、潮红、多汗、竖毛、瞳孔散大、呕吐、腹鸣、烦渴、欲排尿等。④精神性发作，表现为记忆扭曲、情感异常、幻觉或错觉等。

（2）复杂部分性发作（颞叶发作、精神运动性发作）

特征为部分性发作伴意识障碍，常表现为意识障碍伴自动症或运动症状。

（3）部分性发作继发泛化

单纯部分性发作发展为复杂部分性发作，单纯或复杂部分性发作泛化为全面性强直-阵挛发作。

2. 全面性发作

特征为发作时伴有意识障碍，或以意识障碍为首发症状，脑电图改变提示双侧大脑半球受累。

（1）全面性强直阵挛发作（大发作）以全身肌肉强直和阵挛，伴意识丧失及自主神经功能障碍为特征，大多发作前无先兆，或在发作前有短暂含糊不清的先兆，如胸腹部气血上涌、局部轻微抽动、无名恐惧或梦境感等。发作过程分三期。①强直期：突然意识丧失，伴一声尖叫后跌倒在地；全身骨骼肌强直性收缩，颈部和躯干先前屈后转为角弓反张、上肢上举后旋转为内收前旋、下肢由屈曲转为伸直及足内翻；呼吸肌强直收缩导致呼吸暂停、面色由苍白或充血转为青紫，眼球上翻。持续 10~30s 后，肢端出现细微震颤、幅度增大并延及全身，进入阵挛期。②阵挛期：全身肌肉一张一弛地交替性抽动，阵挛频率由快变慢、松弛期逐渐延长，最后一次强烈阵挛后抽搐突然终止，所有肌肉松弛，但意识、呼吸、瞳孔均未恢复。本期持续约 1min。上述二期均可发生舌咬伤，伴心率增快、血压升高、瞳孔散大及对光反射消失等自主神经症状，Babinski 征阳性。③痉挛后期：抽搐停止，自口鼻喷出泡沫或血沫，括约肌松弛发生尿失禁，进入昏睡状态，生命体征逐渐恢复正常、神志逐渐清醒，清醒后常感头痛、全身酸痛和疲乏，对发作过程全无记忆，个别患者在完全清醒前可有自动症、暴怒、惊恐等变化。自发作开始至意识恢复历时 5~10min。

（2）失神发作：①典型失神发作（小发作）：儿童期起病、青春期前停止。特征为突发短暂的意识丧失和正在进行的动作中断，两眼瞪视不动、呼之不应、手中持物坠落，一般不会跌倒，持续 5~10s，清醒后继续原先的活动，事后对发作全无记忆。②非典型失神发作：意识障碍及神志恢复均较典型者缓慢，肌张力改变明显。

（3）强直性发作：多见于弥漫性脑损害患儿，在睡眠中发作。表现为全身或部分肌肉强烈持续的强直性收缩、角弓反张，无阵挛期，头、眼、肢体固定在某一位置，有短暂意识丧失及面部青紫、呼吸暂停、瞳孔散大等。

（4）阵挛性发作：仅见于婴幼儿。特征是阵挛性抽搐伴意识丧失，肢体抽动的幅度、频率和分布多变，无强直期，持续一至数分钟。

（5）肌阵挛发作：特征是突发短促的震颤样肌收缩，累及双侧肌群，表现为全身闪电样抖动，或表现为面部或某一肢体或个别肌群肌肉跳动，在刚入睡或清晨欲醒时发作较频繁；一般无意识障碍。

（6）失张力发作：表现为部分或全身肌张力突然降低，出现垂头、张口、肢体下垂、持物坠落或跌倒，持续数秒至1min，发作后立即清醒并站起。

3. 癫痫持续状态（癫痫状态）

这是指癫痫连续发作期间意识尚未完全恢复又频繁再发，或癫痫发作持续30min以上不能自行停止。任何类型癫痫均可出现，通常是指全面性强直阵挛发作持续状态。常见诱因有突然停用抗癫痫药、感染、精神因素、过度疲劳、孕产和饮酒等，常伴高热、脱水和酸中毒，继而发生多脏器功能衰竭，致残率和死亡率很高。

4. 心理状态

癫痫发作影响正常生活与工作、发作表现有碍自身形象，自尊心受到严重打击，患者常有自卑、孤独离群的异常心态。

（三）辅助检查

1. 脑电图检查

发作期特异性的脑电图改变对本病诊断有重要价值，有助于分型、估计预后及手术前定位。间歇期可采用24h磁带记录监测。

2. 影像学检查

头颅X线、脑血管造影、头颅CT及MRI等检查，有助于发现继发性癫痫的病因。

3. 实验室检查

血常规、血糖、血寄生虫等检查，可了解有无贫血、低血糖、寄生虫病等继发性癫痫的病因。

（四）治疗要点

1. 抗癫痫药物治疗原则

①确定是否用药：1年中有2次以上发作，脑电图显示癫痫放电者需用抗癫痫药。②正确选择药物：根据发作类型、患者年龄、全身状况、经济情况和药物耐受性、治疗反应等，选择和调整药物。当一种药物使用足够剂量和时间后仍然无效，可考虑换药。换药时需有一定的重叠时间，增加第二种药物控制并稳定一段时间后，可试行将第一种药物逐渐减量至停用，如减量过程中再出现发作，应考虑联合用药。③尽量单药治疗，必要时可联合用药。④注意药物用法。⑤坚持个体化治疗原则，注意长期监控药物的疗效和毒副作用，及时调整剂量以达到最佳疗效和避免不良反应。⑥严密观察不良反应。⑦坚持长期规律治疗，部分患者需终生服药。⑧掌握停药时机和方法：能否停药和何时停药，要根据癫痫类型、病因、发作已控制的时间、难易度及试停药反应等决定；停药过程应根据病情，通常需经1~2年逐渐减量至停用。停药过程中病情有反复时，应恢复原剂量继续服用。

2. 常用抗癫痫药

①苯妥英钠：对全身性强直阵挛发作和部分性发作有效，可加重失神发作和肌阵挛发作。②卡马西平：部分性发作的首选药物，对复杂部分性发作的疗效优于其他抗癫痫药，但可加重失神发作和肌阵挛发作。③丙戊酸钠：广谱抗癫痫药，是全面性发作，尤其是全身性强直阵挛发作合并典型失神发作的首选药物。④苯巴比妥：小儿癫痫的首选药物，对全身性强直阵挛发作疗效较好，也用于单纯及复杂部分性发作。

⑤扑痫酮：适用于全身性强直阵挛发作，以及部分性发作。⑥乙琥胺：仅用于单纯失神发作和肌阵挛发作。⑦氯硝西泮：辅助用药。⑧新型抗癫痫药：有托吡酯、拉莫三嗪、加巴喷丁、菲氨酯和氨己烯酸等，根据临床需要选用。

　　3. 全面性强直-阵挛发作时的现场处理

　　①迅速将患者就地平放，避免摔伤；将患者的头部放低、偏向一侧，使唾液和呼吸道分泌物由口角流出，解松领扣和裤带，以保持呼吸道通畅；摘下眼镜、假牙，将手边的柔软物垫在患者头下，移去患者身边的危险物品，以免碰撞受伤。②尽快将压舌板或筷子、纱布、手帕、小布卷等置于患者口腔的一侧上、下臼齿之间，以防咬伤舌和颊部。③抽搐发作时，切不可用力按压肢体，以免造成骨折、肌肉撕裂及关节脱位等。④发作缓解后，安置患者休息，给予抗癫痫药物预防再次发作。此阶段，患者可能有短期的意识模糊，禁忌用口表测量体温。

　　4. 癫痫持续状态的救治

　　首选地西泮立即缓慢静脉注射控制发作，成人每次 10~20mg，儿童一次静脉注射量为 0.3~0.5mg/kg，速度不超过 2mg/min，必要时可在 15~30min 内重复给药；也可用地西泮 100~200mg 溶于 5％葡萄糖溶液或生理盐水中，于 12h 内缓慢静脉滴注；也可选用 10％水合氯醛保留灌肠，或氯硝西泮或异戊巴比妥钠静脉注射，或利多卡因静脉滴注等。

　　5. 手术治疗

　　适用于难治性且已精确定位的颞叶癫痫，采取前颞叶切除手术。

三、主要护理问题

　　1. 有受伤的危险

　　与癫痫发作时肌肉抽搐、意识障碍有关。

　　2. 有窒息的危险

　　与癫痫发作时喉头痉挛、气道分泌物增多、意识障碍有关。

　　3. 自我形象紊乱

　　与癫痫发作时的窘迫形象有关。

　　4. 知识缺乏

　　缺乏癫痫相关的防治知识。

　　5. 潜在并发症

　　脑水肿，酸中毒，水、电解质紊乱等。

四、护理措施

　　(一) 一般护理

　　生活规律，保证充足睡眠，避免过度活动，注意劳逸结合，禁忌游泳，以免发生意外。给予营养丰富、清淡易消化的饮食，多吃新鲜蔬菜和水果，注意饮食规律，避免过饥过饱，避免辛辣刺激性食物和饮料，禁忌烟酒。

　　(二) 心理护理

　　同情和理解患者，鼓励患者说出心理感受，帮助患者正确面对现实，指导自我心理调节，维持良好的心态；鼓励家属、亲友向患者表达关爱的情感，解除患者的精神负担，增强其自信心；指导患者积极主动地参与各种社交活动、承担力所能及的社会工作，在与社会接触、交往中体现自身的价值。

　　(三) 癫痫持续状态救治的护理配合

　　①迅速建立静脉通路，按医嘱给予地西泮立即缓慢静脉注射，用药过程中密切观察呼吸、心律、血压的变化，如出现呼吸变浅、昏迷加深、血压下降，立即报告医生并暂停注射。②保持病室环境安静，使光线稍暗，避免外界各种刺激；床旁加床挡，关节、骨突处用棉垫保护，以免受伤。③设专人护理，严密观

察生命体征、意识、瞳孔等变化，监测血清电解质和酸碱平衡情况，及时发现并处理高热、周围循环衰竭、脑水肿等严重并发症。④连续抽搐者，按医嘱快速静滴脱水剂、给氧，以防缺氧导致脑水肿。⑤保持呼吸道通畅。⑥24h 以上不能经口进食者，给予少量多次鼻饲流质饮食。⑦发作控制后，按医嘱给予长效抗癫痫药过渡和维持。

（四）用药护理

服药前做血、尿常规和肝肾功能检查，服药期间定期抽血做血常规检查和生化检查；测定血药浓度，以防抗癫痫药过量。常用抗癫痫药物的副作用如下。①苯妥英钠：胃肠道反应、牙龈增生、共济失调、粒细胞减少等。②卡马西平：眩晕、共济失调、白细胞减少、骨髓抑制等。③丙戊酸钠：食欲不振、恶心呕吐、血小板减少、肝损害等。

（五）病情观察

癫痫发作时，严密观察生命体征及神志、瞳孔变化，有无心率加快、血压升高、呼吸减慢或暂停、瞳孔散大等；观察发作的类型，记录发作持续时间与频率、发作停止后意识恢复的时间，以及意识恢复过程中有无自动症、头痛、疲乏及肌肉酸痛等表现。

五、健康教育

（1）告知患者疾病相关知识，指导患者养成良好的生活习惯，注意劳逸结合，避免过度疲劳、睡眠不足、情感冲动等诱发因素；食物应清淡、富营养，避免辛、辣、咸，不宜进食过饱，多吃蔬菜、水果，戒除烟酒。

（2）强调按医嘱坚持长期用药的重要性，不可自行停药、间断用药或不规则用药，以免诱发癫痫持续状态；告知用药疗程一般为 4~5 年或需终生服药，停药需在医生指导下缓慢和逐渐减量；介绍用药期间注意有无药物的不良反应，出现异常应及时就医。

（3）禁止从事带有危险性的活动，如攀高、游泳、驾驶、带电作业等，以免发作时危及生命；平时应随身携带"安全卡"，注明姓名、地址、病史、联系电话等，以备突然发作时能得到及时有效的处理。

第十二节　肝豆状核变性患者的护理

一、概述

肝豆状核变性（HLD），又称 Wilson 病，是一种遗传性铜代谢障碍所致的肝硬化和以基底核为主的脑部变性疾病。儿童、青少年期起病，也可有少数推迟到成年发病，欧美国家较为罕见，我国较多见。

常用检查项目有血清铜蓝蛋白及铜氧化酶测定，肝功能检查，头 CT 和 MRI。

治疗：控制铜摄入，药物控制铜的吸收（例如锌剂、四硫铜酸铵等），促进铜的排泄（例如 D-青霉胺、三乙基四胺等），手术治疗。

预后：早期发现，早期治疗，一般较少影响生存质量及生存期。少数病例死于急性肝功能衰竭及晚期并发感染。

二、临床表现

（一）神经和精神症状

神经症状以锥体外系损害为突出表现，以舞蹈样动作、手足徐动和肌张力障碍为主，并有面部怪容、张口流涎、吞咽困难、构音障碍、运动迟缓、震颤、肌强直等。震颤可以表现为静止或姿势性的，但不像帕金森病的震颤那样缓慢而有节律性。疾病进展还可有广泛的神经系统损害，出现小脑性共济失调、病理征、腱反射亢进、假性延髓性麻痹、癫痫发作，以及大脑皮质、下丘脑损害体征。精神症状表现为注意力和记忆力减退、智能障碍、反应迟钝、情绪不稳，常伴有强笑、傻笑，也可伴有冲动行为或人格改变。

（二）肝脏异常

肝脏受累时一部分病例发生急性、亚急性或慢性肝炎，大部分病例肝脏损害症状隐匿、进展缓慢，就诊时才发现肝硬化、脾大甚至腹腔积液。重症肝损害可发生急性肝功能衰竭，死亡率高。脾大可引起溶血性贫血和血小板减少。

（三）角膜 K-F 环

角膜色素环是本病的重要体征，出现率达 95％以上。K-F 环位于巩膜与角膜交界处，呈绿褐色或暗棕色，宽约 1.3mm，是铜在后弹力膜沉积而成。

（四）其他

肾脏受损时可出现肾功能改变如肾性糖尿、微量蛋白尿和氨基酸尿。钙、磷代谢异常易引起骨折、骨质疏松。铜在皮下的沉积可致皮肤色素沉着、变黑。

三、护理诊断

1. 有受伤害的危险

与肢体活动障碍，精神、智能障碍有关。

2. 营养失调

低于机体需要量，与疾病所致吞咽困难及不自主运动导致机体消耗量增加有关。

3. 知识缺乏

缺乏疾病知识。

4. 有个人尊严受损的危险

与疾病所致个人形象改变有关。

四、护理措施

（一）一般护理

（1）选择安静、整洁的病室。病室内、走廊及卫生间设置扶手，方便患者扶住行走；病室地面清洁、平坦；日常生活用品放置在患者触手可及的位置；患者下床活动时，专人陪伴，确保患者安全。疾病早期，未影响患者正常生活，如患者正在上学，应指导家属与学校相互沟通，随时监测患者生活状态及是否出现病情变化。出现严重肝功能损害表现时，指导患者卧床休息，选择舒适、安静的病房。出现神经及精神症状时，应专人护理，佩戴腕带，必要时在家属的同意下使用约束带，保证患者安全，满足患者生活需要。

（2）限制铜的摄入，选择低铜或不含铜的食物，避免进食贝类，动物内脏、巧克力等含铜量较高的食物，避免使用铜质餐具。指导患者进食低铜、低脂、高热量、高蛋白质、高维生素、易于消化的食物，如水果、蔬菜、面条等。

（3）保持床单位整洁，干净无渣屑，保持患者皮肤完整。指导患者避免情绪过度紧张，鼓励其参加适当的运动，如散步。

（二）病情观察及护理

（1）监测患者尿铜及血清电解质的变化，如有异常，应及时通知医生，遵照医嘱给予对症处置。

（2）监测患者是否出现肝损害表现，如黄疸、肝脾增大、腹腔积液甚至意识障碍；是否有眼部变化，如 K-F 环（铜在角膜弹力层沉积产生的角膜色素环）。

（3）观察患者是否出现牙龈出血、皮下出血甚至鼻腔及消化道出血等，如出现病情变化，应及时通知医生。

（4）患者多是青少年起病，病因多为遗传，因此可能在一个家族中会有多人患病，患者容易产生很大压力，出现自卑心理，与人沟通减少等。护士应担当倾听者的角色，耐心听取患者的倾诉，同时在此过程中，了解患者的心理变化，发现患者的心理问题，给予有针对性的心理支持。向患者讲解疾病相关知识，帮助患者树立战胜疾病的信心。

（三）用药指导

指导患者严格遵医嘱长期服用药物，观察用药后不良反应，及时告知医生，予以处置。

1）常用抑制铜吸收药物：锌剂，减少铜在肠道中的吸收，可增加尿铜和粪铜的排泄量，不良反应常出现消化道症状，例如恶心、呕吐等，出现以上症状，应及时告知医生。

2）常促进铜排泄药物。

（1）D-青霉胺，是首选药物。应用此药前先进行青霉素皮试，皮试结果为阴性方可使用D-青霉胺。当出现发热、皮疹等过敏症状时，要及时告知医生，遵医嘱停药。服用D-青霉胺，可以出现消化道症状、皮肤变脆容易破损等，长期服用时可出现免疫系统症状，如狼疮综合征、再生障碍性贫血、肾病综合征等。长期服用D-青霉胺患者，医生建议同时服用维生素B_6，防止继发视神经炎。

（2）二硫丁二钠，不良反应较轻，可出现鼻腔或牙龈出血。

（四）循证护理

肝豆状核变性患者多为青少年起病，多数患者为学生，每天忙于学习，因此，不但对疾病了解较少，而且对疾病的重视程度低，饮食和生活多不规律，以上都会严重影响疾病的康复。通过对患者的护理，相关学者总结体会得出：健康宣教、用药指导、饮食护理、心理支持同等重要。多位学者通过大量的临床研究及实验，充分证明了对肝豆状核变性患者进行全面护理，对提高患者生活质量，确保治疗效果有很大的益处。

第十三节　重症肌无力患者的护理

重症肌无力是乙酰胆碱受体抗体介导的、细胞免疫依赖的以及补体参与的一种神经-肌肉接头（NMJ）处传递障碍的自身免疫性疾病，病变主要累及NMJ突触后膜上的乙酰胆碱受体（AchR）。临床特征为部分或全部骨骼肌易于疲劳，呈波动性肌无力，有活动后加重、休息后减轻和晨轻暮重等特点。本病任何年龄组均可发病，女性多于男性，40岁前女性患病率为男性的2~3倍；10%~35%的患者有胸腺瘤，患胸腺瘤者主要是50~60岁的中老年患者，以男性居多。

目前认为MG与遗传、免疫异常有关。MG患者中，约70%有胸腺肥大、淋巴滤泡增生；10%~35%合并胸腺瘤，相当数量患者合并其他自身免疫性疾病；80%~90%的患者血清中乙酰胆碱受体抗体（AchR-Ab）水平增高。切除胸腺后肌无力症状缓解。感染、精神创伤、过度劳累、妊娠、分娩等因素可诱发、加重病情，甚至诱发MG危象。

【护理评估】

（一）健康史

详细询问患者是否同时患有甲状腺功能亢进症、系统性红斑狼疮、类风湿性关节炎等自身免疫性疾病，有无感染、精神创伤、过度疲劳、妊娠、分娩等诱发因素。

（二）身心状况

1. 临床表现

本病起病隐袭，受累肌肉的肌无力症状均有晨起时较轻、活动后加重、休息后不同程度缓解的特点，并呈现规律的"晨轻暮重"波动性变化，这是本病的特征性表现。

多数患者眼外肌最先受累，首发症状为眼外肌不同程度的无力，表现为眼睑下垂、复视，眼球运动受限甚至固定，但瞳孔括约肌一般不受累，双侧眼外肌受累时，双眼症状多不对称。

随着病程进展，其他骨骼肌逐渐受累并出现相应症状。面肌受累可出现表情缺乏、皱纹减少、闭目无力；咀嚼肌和咽喉肌受累，则咀嚼、进食和咽下困难，饮水呛咳，说话无力而带鼻音；胸锁乳突肌和斜方肌受累，出现转头和耸肩无力；四肢肌肉受累常以近端为重，表现为上肢抬举困难，骑车或上坡时下肢乏力，易跌倒，但较少单独出现；心肌受累常引起突然死亡；呼吸肌、膈肌受累可出现咳嗽无力、呼吸困难，重症可因呼吸肌麻痹或继发吸入性肺炎而死亡。一般来说，平滑肌和膀胱括约肌均不受累。

2. 临床分型

根据受累骨骼肌的解剖部位及受累程度，临床常采用Osserman分型法分型，以便于临床治疗分期和预后判断。

Ⅰ型：眼肌型（15%~20%），仅眼外肌受累，出现上睑下垂和复视。此型预后良好，但对药物治疗的敏感性较差。

ⅡA 型：轻度全身型（30％），四肢肌肉轻度受累，可合并眼肌受累，无咀嚼、吞咽及构音困难，生活能自理。进展缓慢，无危象，对药物敏感。

ⅡB 型：中度全身型（25％），四肢肌群中度受累，伴眼外肌受累，并有咀嚼、吞咽、构音困难，生活自理有一定困难，但无危象，药物敏感性欠佳。

Ⅲ 型：重度急进型（15％），发病急，进展快，多于发病后数周或数月内出现延髓性麻痹、呼吸肌麻痹，常有眼外肌受累，生活不能自理，病死率高。

Ⅳ 型：迟发重症型（10％），多在发病 2 年内逐渐由 Ⅰ、ⅡA、ⅡB 型发展到延髓性麻痹和呼吸肌麻痹。常合并胸腺瘤，预后较差。

3. MG 危象

mg 危象是指患者急骤发生延髓肌和呼吸肌严重无力，以致不能维持气体交换功能所致的严重呼吸衰竭状态，是本病致死的主要原因。肺部感染或手术（如胸腺切除术）可诱发危象，情绪波动和系统性疾病可加重症状。根据危象发生的原因，可分为三类：

（1）肌无力危象：最常见，因抗胆碱酯酶药物不足而引起，表现为不能吞咽、咳嗽，呼吸困难甚至停止。

（2）胆碱能危象：因抗胆碱酯酶药物过量所致，表现为呼吸肌无力加重，并出现瞳孔缩小、全身出汗、肌肉震颤、肠鸣音亢进等表现。

（3）反拗危象：可因感染、电解质紊乱、患者对抗胆碱酯酶药物不敏感所致，表现为对药物的反应时好时坏、波动不定。

4. 辅助检查

（1）血、尿和脑脊液常规检查均正常：胸部 CT 可发现胸腺瘤，常见于年龄大于 40 岁的患者。

（2）电生理检查：用 3Hz 或 5Hz 的电流重复刺激尺神经或面神经，记录远端诱发电位，动作电位波幅递减 10％以上，有助于诊断。

（3）AChR-Ab 检测：滴度增高对 MG 的诊断具有支持意义，阳性率为 85％～90％，抗体滴度与临床症状不一致。

（4）疲劳试验：令患者进行受累肌肉的重复性收缩试验，如让患者连续睁闭眼、连续咀嚼或连续两臂平举等，若肌无力症状明显加重，则为试验阳性。

（5）依酚氯铵试验：静脉注射依酚氯铵 5～10mg，肌无力症状迅速缓解为阳性，持续 10min 左右又恢复原状。

（6）新斯的明试验肌内注射新斯的明 0.5～1.0mg，比较注射前后 30min 受累骨骼肌的肌力。若注射 20min 后肌无力显著改善，可明确诊断。

5. 心理、社会状况

患者因肌肉无力影响日常生活和活动，严重者甚至因呼吸衰竭和 MG 危象导致死亡，因此患者易产生紧张、焦虑、恐惧等情绪。

【主要护理诊断/医护合作性问题】

（1）营养失调（低于机体需要量）与肌无力导致的吞咽困难有关。

（2）自理能力缺陷：与全身肌无力、不能活动有关。

（3）潜在并发症：重症肌无力危象。

（4）焦虑：与肌无力反复发作，患者担心预后有关。

【护理措施】

（一）一般护理

1. 休息与活动

轻症者适当休息，病情进行性加重者须卧床休息。鼓励患者做力所能及的事情，尽可能地自理生活，必要时协助其完成日常生活，满足患者的合理需要。

2. 饮食护理

进食高热量、高蛋白、高维生素和富含钾、钙的食物，避免干硬和粗糙食物。将患者置于舒适的进餐体位，将饭菜摆在患者方便进餐的位置，以减少体力消耗，重症患者应协助进食。咀嚼无力者宜进软食；进食呛咳、吞咽困难、气管插管或气管切开者应尽早给予鼻饲饮食；必要时遵医嘱静脉补充足够营养。经常评估患者的饮食及营养状况，包括每天的进食量。

3. 日常生活护理

协助生活自理，满足患者的合理需要。向患者及其家属解释本病的病因、临床表现，争取患者和家属的配合，尤其应鼓励家属关心爱护患者，协助其完成日常生活活动。

（二）心理护理

主动向患者介绍病室环境，消除其陌生感。保持环境安静，以使患者得到充分休息。了解患者的心理状况，耐心向患者解释病情，消除其心理紧张和顾虑，给予其生活上的护理，使患者保持最佳状态，树立战胜疾病的信心，从而能提高治疗效果。

（三）治疗指导

1. 治疗要点

（1）抗胆碱酯酶药物：此类药物是治疗 MG 的基本药物，通过抑制胆碱酯酶的活性，使释放至突触间的 Ach 有效时间延长而发挥作用。常用药物有溴化新斯的明、溴吡斯的明、安贝氯铵。药物的剂量因人而异，给药的时间和次数因病情而定。

（2）糖皮质激素：主要是通过抑制 AchR 抗体而发挥作用。常用药物为泼尼松、地塞米松。目前主张大剂量（1000mg/d）静滴甲基泼尼松龙，连续 5d，继而静滴地塞米松，然后用泼尼松口服。用药剂量、间隔时间及疗程次数等，均应根据患者的具体情况做个体化处理。

（3）免疫抑制剂：若激素治疗半年无改善，可考虑选用硫唑嘌呤或环磷酰胺治疗。

（4）免疫球蛋白：可用于各种类型危象的治疗。

（5）血浆置换：可用血浆代用品或正常人血浆置换 MG 患者的血浆，以除去患者血浆中的抗体。一般作用仅维持 1 周左右，需重复进行，且费用昂贵。

（6）胸腺切除或放射治疗：胸腺增生者手术切除效果较好，对合并胸腺瘤者有一定疗效。年轻女性、病程短、进展快的患者为手术适应证，因年龄较大或其他原因不宜手术治疗者，可行胸腺放射治疗。

（7）危象处理：无论是哪种类型的危象均应早诊断，并积极抢救。其处理的基本原则如下：

①应尽快改善呼吸功能，呼吸困难者及时行人工呼吸，自主呼吸骤停者立即气管切开、应用呼吸机辅助呼吸。

②及时吸痰，雾化吸入，保持呼吸道通畅，积极防治呼吸道感染。

③使用大剂量糖皮质激素、免疫球蛋白，并进行血浆置换。

④合理使用抗胆碱酯酶药物，发生肌无力危象者应加大抗胆碱酯酶药物的剂量。发生胆碱能危象者，停用抗胆碱酯酶药物，待药物排出后重新调整剂量，或改用糖皮质激素类药物治疗。发生反拗危象者，暂停抗胆碱酯酶药物，用输液维持，或改用其他方法治疗。

2. 用药护理

（1）抗胆碱酯酶药物：遵医嘱按时按量给药。从小剂量开始，逐渐增量，以维持进食等能力的最佳效果，用药间隔尽可能延长；剂量不足时，应缓慢加量，以防胆碱能危象的发生。有咀嚼困难、吞咽无力的患者，应在餐前 30min 给药；晨起行走困难者，可在起床前服药。注意观察药物疗效，监测有无腹痛、呕吐、出汗、流涎等毒蕈碱样不良反应。

（2）肾上腺皮质激素：在治疗早期，部分患者仍可出现呼吸肌麻痹，故应注意观察病情变化尤其是呼吸的变化；同时给予高蛋白、低糖、含钾丰富的饮食；长期服药者，应注意有无消化道出血、骨质疏松、股骨头坏死等并发症。

（四）重症肌无力危象护理

1. 避免诱因

避免感染、外伤、过度紧张等诱因，以免诱发肌无力危象。进行深呼吸和咳嗽训练，适当做呼吸操，但应避免过度疲劳。

2. 准备急救物品

备好药物（新斯的明）、气管插管包、气管切开包、呼吸机等物品。

3. 密切观察病情

密切观察患者生命体征，尤其注意呼吸频率、节律等变化，以便及时发现肌无力危象。若肌无力突然加重，特别是肋间肌、膈肌和咽喉肌无力，可致肺通气明显减少，出现呼吸困难、发绀、气道分泌物增多、咳嗽无力，造成缺氧、窒息而死亡。故一旦出现上述情况，应立即通知医师，配合抢救。

4. 保持呼吸道通畅

遵医嘱吸氧，抬高患者床头，及时吸痰，清除呼吸道分泌物，必要时配合气管切开或人工呼吸机辅助呼吸。禁止饮食，通过鼻饲提供营养，以免发生窒息。

5. 遵医嘱给药

遵医嘱给新斯的明、呼吸兴奋剂等药物，以抢救肌无力危象，注意观察疗效和不良反应。

【健康教育】

1. 预防指导

指导患者预防受凉、感冒，避免感染、创伤等各种诱发和加重因素，保持生活规律，情绪稳定，适当休息，注意保暖，育龄妇女避免妊娠和人工流产。

2. 用药指导

告知患者所用药物的作用机制、不良反应和服药注意事项，嘱患者按时按量服药，避免使用可能加重肌无力的药物，如利多卡因、链霉素、卡那霉素、庆大霉素、普萘洛尔和磺胺类药物等。

3. 用眼指导

眼睑下垂、复视影响日常生活时，可指导患者左右眼交替戴眼罩，以防双眼疲劳。

4. 就医指导

外出时随身携带诊断卡和急救药物，诊断卡上注明姓名、年龄、住址、诊断及目前所用药物的名称、剂量，以便急救时参考。

（钟洁平）

第七章　精神疾病护理

第一节　精神疾病护理重点

一、做好心理护理

由于精神病人的发病有诸多的社会心理因素，病人在患病后也常常被人误解，受人歧视，常常得不到社会和家庭的理解，有许多内心冲突，造成精神痛苦，并因此而出现负性情绪，如紧张、焦虑、恐惧、忧伤、愤怒等，所以在精神科需要对病人进行心理护理工作，且心理护理工作十分重要。这样可以使病人心情愉快，坚持治疗可使病人树立战胜疾病的信心，勇于面对现实。

在精神疾病的恢复期，精神病人往往面临着诸多现实问题，如升学问题、就业问题、工作分配问题、婚姻问题，并经常担心复发问题、遗传问题，有时病人甚至陷入深深痛苦之中，如不加强心理护理及时发现问题，往往会重新加重病人的心理负担，影响康复。

（一）精神病人常见的心理问题

1. 心境不良，情绪不稳定

精神病人常常会心境不佳，这样就表现为看什么也不顺眼，干什么事都心烦，在这种心境下就会出现情绪的不稳定，如焦虑、易激惹，常常为小事而大发脾气，有时还无明显原因发火、生气。男性病人为一点点小事而吵吵闹闹，女性病人则表现为情绪低落易哭泣。护士在护理过程中，应当及时而敏锐地观察到病人的不良情绪，从而帮助病人解除。

2. 感知觉异常

精神病人常常可以出现各种感知觉异常，尤其是在时间的感知上，有的病人感到度日如年，有的病人则感到时间飞逝；讨厌艳丽的颜色、较大的声音，甚至因此而出现孤独、无聊和不安、思维紊乱或幻觉，护士在心理护理的过程中，对病人出现的各种异常感觉，应给予同情，从心理上给予帮助和支持，并报告医生，给予必要处理。

3. 顾虑及疑虑

精神病人常常有许多消极自我暗示，表现为疑心、不必要顾虑及疑虑。对别人存在着疑心，有时甚至曲解正常的意思，看到别人谈论、咳嗽、吐痰也认为在讲自己坏话，是冲着自己来的，与自己有关，护士在进行心理护理过程中，应通过与病人交谈，从其他病人处了解和发现病人的疑虑和顾虑，并努力解除。

4. 焦虑及恐惧情绪

精神病人一方面由于在精神疾病本身的症状可以有焦虑及恐惧情绪，另外可出于对疾病的担心而出现紧张及恐惧。所以在心理护理过程中护士应设法解除病人的心理负担，促使病人处于一个乐观、健康向上的状态，发挥自己的主观能动性，最终战胜疾病。

5. 孤独自怜心理

许多精神病人进入封闭式病房后常常有孤独感。他们与熟悉的亲朋好友分开，进入一个陌生的环境中，周围都是不知根底的陌生人，故产生强烈的孤独感，常常陷入无能为力的境地并感到自己可怜，从而自信心下降到了极低点。护士在进行心理护理的过程中，要了解病人的这种心态，在病人刚住院时帮助病人介绍环境及病室中病人情况，在适当的时候可委托康复期的病人相伴左右，给予帮助。这样能够改变病人的消极心理，激发病人的主观能动性，改善其不良心境，促进疾病康复。

（二）心理护理目的

1. 满足病人的心理需要

精神病人低层次的需要往往相当突出，而高层次的需要严重受挫。病人的需要层次可分为：生理需要、安全需要、爱和归属感、自尊和自我价值感、自我实现 5 个方面，其中生理需要和安全需要属于低层次需要，其余均属于高级需要。精神病人往往自我实现的需要被压抑，自尊及自我价值感受挫，爱和归属感迫切，安全需要突出，因此他们迫切希望自己的各种需要获得满足，从而摆脱受挫感。所以在心理护理中，护士应注意满足病人的心理需要，减轻病人的受挫感，减少负性情绪发生。

2. 将消极情绪转变为积极情绪

精神病人一方面由于在疾病本身的症状中有消极情绪，另一方面在病前往往有诸多生活失败体验，病后在现实生活中面临诸多的困境，因而具有较多的消极情绪，这种负性情绪明显影响疾病的康复。所以护士在心理护理过程中可以采取解释、说明、诱导、暗示的方法促进病人的情绪转化，使病人发挥主观能动性，促进病情恢复。

3. 给病人精神上的支持

许多精神病人在发病前面临着一系列严重的生活事件，并且精神病人普遍存在着人际关系缺陷，这使病人没有足够的勇气和力量来面对生活中的困境。在心理护理过程中，护士应通过护患关系的建立给病人以强有力的社会支持和精神支持，使病人增强信心，增强对生活的热爱，焕发同疾病做斗争的勇气，促进身体尽快恢复健康。

4. 正确认识现实

许多精神病人生活中面临各种不如意，常常陷入无尽的苦恼之中不能解脱，最后导致其不敢面对现实，逃避现实。这往往无助于问题的解决反而出现自责心理。在心理护理过程中，护士通过及时发现病人的各种心理问题引导病人正确地面对现实、面对疾病，正确认识及对待自己，鼓励病人放下包袱，去现实生活中解决各种问题。

5. 改善性格

许多精神病人有性格方面的缺陷并因此导致各种病态行为。在心理护理过程中，护士应帮助病人分析其发病的原因、总结发病规律，认识其性格中的缺陷并鼓励病人在今后的生活中改善性格缺陷，发挥性格中的优势，促进自己的身体健康。

6. 健康教育

精神科护士在心理护理过程中应进行心理卫生健康教育，尤其是对精神病人共性的心理问题可以采用心理保健知识讲座的方式组织病人学习、座谈讨论，达到自我教育、相互启发、鼓舞斗志从而战胜疾病的目的。

二、确保病人安全

由于精神病人思维紊乱、心理状态失常导致认知、情感、行为、意志等精神活动具有明显障碍，病人的思维常常脱离现实，不能正确理解和处理客观事物，对疾病无自知力，常失去理智，出现冲动、伤人、自杀、自伤行为、外走、破坏、毁物等异常行为。特别是还有部分精神病人，表面上好像非常安静。但在疾病支配下可突然发生意外，使人防不胜防。所以安全护理是精神科护理中最重要的组成部分，只有保证了安全，才能使其他各项工作如治疗与护理顺利地进行。此外，由于精神病人没有自我保护能力，对自己身体的不适缺乏明确主诉，比如精神病人因服用大剂量抗精神病药物，一方面可引起锥体外系反应，导致病人肌张力增高或运动不能，使病人容易晕倒或跌倒，另一方面药物的副作用还可以引起病人吞咽困难，易导致噎食。由于上述原因，精神科护士一定要有高度的责任感和同情心，做好安全护理，密切监护病情，减少各种意外伤害，减轻病人痛苦，顺利地进行治疗。

（一）病房设施与设备

精神病人的周围环境必须是安全及无害的，耐用而不易损坏，且危险性低。

1. 病区的设置

整个病区应当包括以下房间：主任办公室、医生办公室、护士长办公室、护士办公室、处置室、急救室、治疗室、病室、专护病房、游艺室、餐厅、洗漱室、厕所、浴室、仓库、会客室、更衣室、值班室。

（1）病房外面设置

主任办公室、医生办公室、护士长办公室、仓库、会客室、更衣室、值班室应当放在病房外面，一方面可防止病人干扰，有利于办公，另一方面有利于接待病人家属。

（2）护办室安置

护办室应临近会客室，两室之间最好有一间观察室相连，以便在家属探视病人时观察病人的病情变化，以及时处理探视时的意外事件。

2. 病室环境

（1）病室布置

病室布置应简单而整齐，床距至少 1m 以上，床位不能过分拥挤，要便于抢救及治疗。床头桌、脸盆要摆放整齐。每间病房视大小可安排 4~8 张床，一般来讲，普通病房不宜床位过少。一方面是因病房里易发生意外，另一方面不利于病人的人际交往，导致病人淡漠退缩。

（2）卫生要求

病房内要经常保持整洁，每日应湿式扫床，床上物品要定期更换，病人弄脏后要随时更换。

（3）温度及湿度

病室光线要充足、明亮、宽敞通风，保持室内空气新鲜，室内温度一般在 18~20℃ 为宜，相对湿度一般为 50%~60% 为宜。

3. 病室内安全设施及物品要求

（1）病室内墙壁应光滑、不宜有钉子、铁丝等任何尖硬物品露出。不宜有拉绳，防止病人用作自杀或他杀的工具。

（2）电路应安装在墙内，插座及开关应统一安装在护办室内并上锁，勿使病人触及电源开关。病室内暖气不应暴露在外，应为隐蔽式或加防护罩，防止病人烫伤或撞伤。各种管道，如水管、暖气管及下水管不宜暴露在外面或较低处，应尽量安置在较高位置或墙壁内，或用木板包好。

（3）病房内门窗应当安全、牢固、实用，窗户插销应设在室外，避免病人开窗出走，窗户应设有窗栏，百叶钢窗，既美观又安全。专护病房的门应当向外开放，防止病人顶住门，护士进不去而发生意外。床最好为木制的，病床加固，床栏宜圆平，防止病人拆毁、撞头及伤人。病房内的各种设施一旦损坏要及时维修，修理用的工具在维修后应及时收拾，不能遗留在病房内，尤其是钉、锤、梯子等，防止病人用其自杀、自伤、伤人及外走。如果门窗玻璃被打碎，护士应立即清扫干净，要带出病房，不能倒在病房内的垃圾箱中，防止病人捡拾收藏。

（4）病房内饭桌、椅、床头桌，应以病人不能举起为宜，如饭桌可以和椅相连，床头桌可以与床相连，椅子腿和床腿可以用铁链相连。

（5）病房内所用餐具、药杯、牙缸、洗脸盆均应用塑料制品，一方面不易摔碎，另一方面不宜伤人。病人洗脸用毛巾应用小方巾。饮用开水温度要适宜，要放在保温桶内，以防烫伤。各种医疗器械、餐具、清扫用具在用完后放置在指定的安全地点，确保病人安全。

（6）各类危险品应当严加保管，如剪刀、指甲刀、针线、火柴、约束带定位放置，专人负责，严格交班，用完后应放回原处，病人所用物品应当严格保管，除牙具外，其他物品一律不允许带入病房。

（二）加强责任心

病人的各种意外伤害，如自伤、自杀或伤害他人、外走的原因一种是突然发生冲动，而另一种则是有周密安排和计划的。病人往往寻找护士忙乱和护士较少时行动，如晨晚间护理时，午间及夜间护士稀少时。所以护士在班上一定要加强责任心，坚守岗位，仔细观察，及时发现意外先兆，事先加以防范，一旦发生意外，应冷静处置，不能慌乱，以减少病人伤害为目的。

（三）执行安全护理规章制度

1. 危险品的检查与收缴

有损病人健康，可被病人用作自杀、自伤、外走、伤人的工具及物品均属于危险品，如刀、剪、镜、玻璃、火柴、绳带类等，这些危险品不能留在病人的身边或被带入病房中。

对于危险品应在病人入院时、请假出院返院时、外出活动返回、探视返回时进行检查，应当严格把关，严防病人带进危险品，并在此前向病人家属做好宣传工作，争取家属的配合和谅解。

护士在病房内要定期检查危险品，每周全面检查一次，每天整理病人床单位时要随时检查。

2. 医疗、生活物品的管理

病房内安全带应有固定数目，药品、器械、被服有专人管理，如有遗失应及时查找，每日各班护士必须重点清理固定的药品、器械、被服、约束带，并重点交班，护办室尽量不让病人进入，尤其是无人时防止丢失医疗器械及药品，护士从护办室出来应及时锁门。

3. 病房管理

病房门锁应在出入时锁好，开锁时应提高警惕，防止病人冲门，病房钥匙要妥善保管，防止丢失，一旦丢失应认真查找，防止病人拿到钥匙时外走。

护士应加强巡视病房，每隔 15min 巡视一次，病人在集体活动时应有专人陪伴，交接班时清点病人人数，并交清人数。接班护士也应清点人数。

病人吸烟应有固定场所及时间，打火机由护士保管，不能交给病人，严禁病人私藏火柴及打火机，严禁病人在床上吸烟，防止病人不慎引着被褥，烧伤病人。

4. 重点病人观察

重点病人包括有自杀、自伤、冲动伤人、毁物、外走企图和行为者，如新入院病人、意识障碍病人、生活不能自理病人、精神症状活跃、拒绝治疗病人。对重点病人应重点监护、专人护理，限制活动范围，外出有人陪同。具体做到如下几点：

（1）对病人的危险行为应制止，如爬树、上房、追逐、奔跑。

（2）严防病人搜寻用物打架斗殴。

（3）对不安心住院者应耐心劝解、疏导。

（4）对具有强烈自杀企图及行为的病人，应监视服药，严防藏药自杀。

（5）年老、体弱、行为不便、意识障碍、生活不能自理者，缺乏防护能力，要加强护理，防止各种伤害发生。

（6）病人出现冲动攻击行为，应果断处理，并用诱导办法说服病人分散其注意力，或组织人力从背后或侧面阻止病人冲动攻击行为。

三、执行医嘱

由于精神病人没有自知力，常常否认有病，因此，治疗不合作，拒绝服药；有幻觉、妄想的病人常把各种治疗及服药看成是害自己，故将药品吐掉；个别精神病人有消极抑郁情绪，往往藏药自杀；病人服药后如有不适也拒绝治疗等等诸如此类的现象时有发生。所以在精神科，由于精神病人的特殊性，要保证医嘱准确地执行，也需要护士花费一定的心血。

（1）按床位顺序，治疗室护士将药物摆好后，由护办室护士与治疗室护士查对，防止发生差错。

（2）服药前准备好开水、饮水碗、压舌板、开口器等。

（3）不论是打针还是发药，应核对姓名、床号、认清病人的面貌后再执行医嘱，由于精神病人服药剂量大，一旦发生差错则后果严重。

（4）在发药时应维持好秩序，可先易后难，先发给服药合作者，最后发给拒服药者，对不合作者应耐心劝导，做好解释说服工作，发药速度不可过快，防止忙中出错，对危重病人中不能自理者应耐心喂药，也可改用其他途径用药，肌内注射或静脉注射，或鼻饲给药。

（5）在病人服药后应注意检查口腔，是否服下，重点检查口腔、舌下及颊部，如已咽下，方可让病人离开，防止弃药及藏药。

（6）注意观察病人服药后的副反应，如果有，及时报告医生，给予处置。

四、照料病人饮食营养

由于精神病人有诸多的饮食问题，如具有被害妄想的病人，害怕饭里有毒而拒食；兴奋躁动的病人往往由于注意力不集中，易受周围微小刺激的影响而不能安心进食；幻嗅的病人由于嗅到饭中有异味而拒绝进食；违拗病人拒绝进食；情绪低落的病人感到自己不配活在世上而拒绝进食；痴呆、生活不能自理者不能自己进食；低级意向亢进的病人暴饮暴食；意向倒错的病人乱吃脏东西；木僵病人因不语不动而不能进食；服用抗精神病药物发生吞咽困难者易发生噎食。

因此精神科护士还应照料病人的饮食，这是一项极其重要的工作，如果饮食不正常不仅影响病人的健康，而且影响治疗的正常进行。如病人长期饮食差，身体虚弱，则对抗精神病药物不能耐受，使药物加不上去或副作用较大。

在对一般的精神病人饮食护理中，病人只要吃普通的饭菜就可以，不需要特殊饮食，主要保持病人有足够的摄入量，注意营养搭配即可。在病人进餐时一方面要注意病人进餐时的卫生，另一方面对重点病人进行进餐护理。

（1）对具有被害妄想的病人担心饭里有毒而拒绝进食者，可让其与其他病人一起进餐，不能让其单独进餐。可以先让别的病人吃，再让有被害妄想的病人吃，以解除病人疑虑。

（2）兴奋躁动的病人，还应在其稍安静时，单独让病人进食，由于这类病人体力消耗过大，要注意补充足够的营养和水分，以防病人脱水。

（3）具有幻觉症状的病人，"嗅"到或"尝"到饭中有异味而不敢进食，要针对症状，对病人进行诱导，尽量说服及劝解，最终达到帮助病人进餐的目的。

（4）对于违拗的病人，可将饭菜放在病人床头柜上，仔细观察，病人往往在人离去后自动进食。

（5）对于情绪低落、自责自罪的病人，可以将饭菜搅拌在一起，告诉病人这是剩饭剩菜，如果不吃，则罪过更大，是浪费，使病人能够接受进食。

（6）对于痴呆、老年病人、生活不能自理者，要督促进食，如有困难则给予喂食。

（7）对暴饮暴食者，应给予限制其饮食，定时定量，防止过量饮食。

（8）对意向倒错的病人注意观察，防止病人拣拾脏东西，吃脏东西。

（9）对长期应用抗精神病药物引起吞咽困难者，在进食时应专有护士护理照料，给予软食，或将米饭和馒头用菜汤泡软后，让病人进食，并嘱病人细嚼慢咽。

五、保证病人睡眠

精神病人由于兴奋、抑郁、幻觉、妄想等精神症状的影响，加上各种客观因素的影响，如室温不适宜、不良噪声刺激，往往引起睡眠障碍，如睡眠颠倒、嗜睡、入睡困难、早醒、中间易醒，这样往往给身体健康带来不良影响，并引起病人不良情绪，如焦虑、烦躁、苦闷，甚至导致各种意外的情况发生，影响疾病的痊愈。

护士在对精神疾病护理过程中，应观察病人的睡眠情况，保证病人睡眠是一项重要的工作。

护士首先要观察精神病人有无睡眠障碍，是哪种睡眠障碍，分析导致睡眠障碍的原因，并给予恰当的护理。

（一）精神病人睡眠障碍的原因

1. 精神症状的影响

各种精神症状，如兴奋躁动、紧张、焦虑、幻觉、妄想等均可导致病人的睡眠障碍。如有被害妄想的病人担心有人害自己和家人而焦虑不安及不能入睡；具有幻听的病人，因为幻听到病人议论自己，讲自己坏话而生气难以入睡；抑郁症病人常常早醒，情绪低落；老年痴呆病人常出现白天睡觉晚上不睡觉的睡眠规律颠倒。如果观察病人病情加重，则应注意病人睡眠情况，如发现有异常，应报告医生及时处置。

2. 心理因素

尤其是恢复期病人在梦醒之后回到现实中，面对家庭、婚姻、生活中的压力，往往产生各种各样的思想顾虑，也是夜不能寐。

3. 药物影响

一些病人，由于服用抗精神病药物，出现不良反应，静坐不能，则导致躺不下，坐不稳而影响睡眠。

（二）睡眠障碍的观察

护士在护理工作中，如果发现病人具有睡眠障碍的症状，要观察病人的病情有无波动，精神症状尤其是幻觉妄想是否加重，是否是因抗精神病药物所致的静坐不能引起的睡眠障碍，是否由于躯体疾病所致，是否有心理因素的影响。护士应记录病人每日睡眠时间，分析睡眠障碍的规律及原因，然后报告医生给予对症处理。

六、注意病人的清洁卫生

精神病人由于疾病的结果，常常生活不能自理，不知料理个人卫生，不知洗漱，甚至大小便都不能自理，所以精神科护士将承担大量的生活护理任务，其工作主要有以下几个方面：

(1) 督促病人起床后洗漱、梳头、饭前便后洗手、睡眠前洗漱、洗脚等。女病人睡前清洗外阴。

(2) 督促病人养成良好的卫生习惯，如不随地吐痰，不往病房地上扔杂物，督促病人起床后叠被、扫床、整理床单位，整理及擦床头柜。

(3) 督促病人洗澡，在洗澡时应有护士督促病人洗头发、打肥皂。洗澡后更换衣裤，督促及帮助病人清洗内衣，如发现有体虱、头虱则应灭虱，督促病人理发及剃须、剪指甲。

(4) 督促病人及时缝补及更换旧衣裤，保持衣着、鞋袜的清洁、整齐。

(5) 组织病人打扫病室的环境卫生。

第二节　老年精神病人的护理

从广义上讲，老年性精神障碍是指在老年期（60 岁以上）可以见到的各类精神疾病的总称，包括那些在老年期之前就已经发病而一直持续至老年期的各类精神疾病，如精神分裂症、双相情感性精神障碍、偏执性精神障碍、早老性痴呆以及麻痹性痴呆、脑动脉硬化性痴呆。而狭义的老年性精神障碍指老年期起病的功能性精神疾病（比较少见），以及因衰老引起的脑器质性疾病所致的各种进行性老年性痴呆（较多见），如阿尔茨海默病（Alzheimer 病）、血管性痴呆、皮克病、亨廷顿病等。

一、老年人的生理、心理及精神疾病特点

(一) 老年人的生理特点

老年期是个体进入退化衰老的过程，首先是生理功能的衰退，表现在以下各个方面：

1. 神经系统

神经系统的改变常继发于脑供血不足及老年骨质增生所致神经功能异常。大脑的重量从 30 岁到 70 岁约降低 5%，到 80 岁降低 10%，到 90 岁降低 20%；脑神经细胞减少 10%～17%，有些老年人甚至减少 25%～30%；不仅如此，老年人的大脑还会出现老年斑，部分脑组织还会发生变性。老年人易疲劳，记忆力减退；睡眠欠佳，理解现实生活缺乏感情色彩；智能方面全面或部分地衰退，有时行为不能自控；随着年龄的增长，触觉的敏感性降低，视力下降，听力衰减，嗅觉、痛觉、味觉阈值上升。脑电图、诱发电位、脑循环等均有一些改变。神经系统的衰老退化是发生精神方面异常的病理基础。

2. 消化系统

消化功能减退，胃酸及各种消化酶减少；消化器官的黏膜及肌肉萎缩，肝脏的解毒功能下降，腹肌萎缩，胃肠松弛无力，排便过程延缓，多有便秘。肠功能减退，常有慢性肠功能紊乱或过敏性结肠炎发生。

3. 循环系统、呼吸系统

心脏萎缩，心脏体积和重量均可减少，心内膜增厚和硬化，瓣膜逐渐变硬、增厚，冠状动脉的内膜也增厚，管腔狭窄。肺组织弹性降低，肺泡大，胸廓前后径增大，活动度受限，以致肺总容量和肺活量减少。故临床上可有不同程度的心肺功能不全。

4. 泌尿系统

肾脏逐渐萎缩，肾小球的数量减少，其滤过作用和肾小管功能均减退。膀胱壁萎缩，男性常有前列腺肥大。

5. 皮肤的改变

皮脂腺、汗腺功能减退，汗腺功能差，可影响体温调节，皮肤干燥、弹性减少，富于皱纹。而且抵抗创伤的能力显著下降。

6. 其他方面的改变

肌肉萎缩，关节韧带松弛、运动功能减退、步履缓慢不稳；牙齿脱落、骨质脱钙变得弯曲脆弱而易发生骨折。

老年人除记忆力减退外，智能也是减退的，主要表现为感知——空间关系的认知能力、抽象理解力和分类试验中的成绩下降。随着年龄的增长，老年人的个性也会发生改变，自控能力减弱，说话重复唠叨、固执、刻板、情绪易激惹等。老年人对心理应激的耐受性低，在遇到精神压力时会出现焦虑和抑郁。

(二) 老年人的心理特点

随着年龄的增长、生理上的衰老，兼之退休、丧偶、孤独，经济困难等变故，可引起老年人心理改变和心理问题。

1. 老年人的心理改变

(1) 衰老感：认为年老体衰、不中用、无能为力，留在世上给子女添麻烦，从而出现消极情绪。老年人对衰老过程缺乏精神准备时可产生空虚感。

(2) 失落感：离退休在家，虽然繁重工作被摆脱，但离开几十年所从事的工作产生不适应和失落感，有时感到被抛弃。

(3) 孤独感：随着社会发展，家庭结构发生变化，核心家庭所占比率增加，老年人大多单独居住，感到寂寞和无依无靠。配偶去世后，孤独感将更加明显。

(4) 怀旧感：老年人有着较长的人生旅程，对工作和生活有极深的印象，虽然时过境迁，却依然记忆犹新，在晚年生活中易触景生情。联想到过去的工作环境，如今已是无可奈何，不免凄凉、伤感。怀旧是为了从中得到某种慰藉，如遭到非议，可能引发心理危机。

(5) 自卑感：退休后突然与工作断绝，不仅感到自己的原有角色改变了，而且看到别人按时上班，联想到自己失去上班的资格，在社会上变得无足轻重，不免产生自卑心理，常伴发焦虑和忧伤，担心自己身体不健康，思前虑后，不易解脱。

(6) 依赖性强：老年人的组织器官发生退行性变化，生理功能衰退，行动缓慢、自理能力下降，对许多事常常心有余而力不足，需要得到他人的帮助，一旦患病，依赖性加强。

2. 心理卫生问题

(1) 家庭矛盾：无论是老夫妻之间，还是父母与子女之间，老人与婿媳之间的矛盾，均可使家庭不和睦，带来不良情绪，直接危害老年人的心理健康。

(2) 情绪应激：老年期是人生的丧失期，如丧失工作、丧偶、丧失其他亲人、丧失健康等，造成老年人情感更加压抑和低沉。

(3) 抑郁和自杀：由于上述老年人的心理改变，加上罹患躯体疾病，容易情绪低落，如缺乏及时干预，可致自杀。

(4) 孤独：对老年人来说，这是较常见也是最令人担忧的心理问题，也是影响老年人身心健康的主要原因。

(5) 记忆障碍：这种神经系统自然衰老的现象，除了使老年人苦恼不安外，严重的记忆障碍和逐渐发展的智能障碍又是老年性痴呆的特征。

(6) 疑病倾向：老年人因发生查无实据的躯体症状，如肢体疼痛、感觉异常、内感不适，而产生疑病症状。

(7) 猜疑加重：老年人视、听不灵，易引起猜疑和误解或曲解别人的意思，对他人的好言劝慰将信将疑。当看到亲属或好友在低声谈话时，会认为在议论与自己有关的问题，甚至猜疑别人在说坏话。有的老人害怕吃错药而拒绝服药。

(8) 睡眠障碍：睡眠障碍也是老年人较常见的心理问题。

(9) 性格改变：老年人大脑结构的退行性改变会给老年人带来性格方面的改变，如有的老年人表现得过分拘谨、保守、固执、不合群，与外界脱离，有的老年人容易产生焦虑、抑郁、多疑、疑病、孤独，被遗弃感和对死亡的恐惧感，当然这些性格的改变不是每个老年人都必然发生的。

（10）适应能力改变：适应能力不强的病人主要表现为对自己情绪变化的原因采取回避的态度，避免面对现实，自我解脱；一些老年人则表现为情绪不稳，易激动，动辄大怒；一些老年人则变得爱抱怨、不满足，总是不平衡及自我贬低。

（三）老年人的精神疾病特点

（1）老年病人由于生理方面的改变，常存在老年人特有的一些疾病如动脉硬化、缺血性心脏病、肺气肿、骨质疏松、前列腺肥大等，生活自理多有困难。

（2）在精神疾病过程中，易并发与原发病无关的疾病，如褥疮、坠积性肺炎、泌尿系感染及外伤、骨折等。

（3）老年病人多无积极求治的要求，更难同医护人员配合，且性格改变也较多，因此在检查、治疗和护理工作比较困难。

（4）老年病人的躯体疾病可使临床症状复杂化或掩盖某些精神症状，在护理中也应引起注意。

（5）老年病人体质差，抵抗力低，一旦发生合并症，易演变为重症，且症状有非典型和多变的特点。

（6）老年病人对药物的耐受性较年轻人差，易产生药物副反应。

（7）老年病人在兴奋躁动后易发生衰竭，情绪抑郁时常会自杀，护理中应特别注意，另外老年病人多因合并症而死亡。

（8）病程呈慢性化倾向，非短期内治疗护理所能奏效。

二、老年精神病人的护理内容

由于老年人生理和心理变化，老年期疾病的护理与中青年人的护理有所不同，老年期精神障碍更应着重于生活上的照料及安全护理，防止发生并发症和意外，另外心理护理对疾病的恢复也有重要意义。

（一）老年痴呆病人的护理

痴呆属于慢性脑器质性病变，在老年精神障碍中较常见。病人主要表现为记忆力减退，尤以近记忆障碍为明显，例如病人外出时忘记行走路线，甚至刚刚离开自己的床位就找不到原来的床位，叫不出熟人的名字，严重者忘记自己的姓名年龄等；抽象思维、判断力障碍，例如不能做简单的计算，分不出亲属关系等；性格改变和社会功能明显障碍，如自私、不负责任、对人冷漠、情绪不稳、易发脾气、道德观念薄弱、不注意卫生、贪心等；晚期丧失生活自理能力和工作能力，对外界事物失去认识和反应，最后导致身体衰竭，发生并发症而死亡。

1. 一般护理

（1）生活护理

1）给病人提供一个舒适、洁净、安全的环境。老年人居住的病房应当舒适、安全、简洁，病房内阳光应当充足，通风良好，空气新鲜，温度以 22~25℃，湿度以 50%~60% 为宜。地面要防滑，不宜铺地毯。病人的床铺高度要适宜，以老年人坐在床沿脚能够到地为宜。最好用木板床，不要用软床，但床垫应当够厚、柔软，被褥要经常保持清洁、平整、干燥，病房与卫生间的距离不要太远，卫生间地面要保持干燥、防滑。

2）老年精神病人因精神症状支配可出现拒食、少食、贪食或随地拣食脏物等，护士应注意观察病人的饮食情况。食用高蛋白质、高维生素及低碳水化合物、低矿物质、低胆固醇食物。因许多老年人无齿或装有义齿，所以他们的食物必须便于咀嚼和吞咽。另因老年人的吞咽功能比较差，加之服用抗精神病药物，护士必须注意食物的软硬度以便于吞咽，并协助病人进食，防止噎食或窒息。根据病人的情况可分别给予正常饮食或粥类半流食或肉汁、蛋汤、鱼汤、牛奶等全流质饮食。对无法进食者可用胃管进食或用高价静脉营养或全胃肠道外营养法提供基本营养，预防衰竭恶病质的发生。不知饥饱、贪食的老年病人，应在护士的照顾下进食，必要时可控制饮食。同时还要保证病人有足够的饮水。

3）老年人因胃肠蠕动慢常有便秘，加之服用抗精神病药物，便秘更为常见。对此应让病人多吃水果、蔬菜，多饮水，多运动，还可吃一些麸片或菜汁，并鼓励病人进行有规律的锻炼，养成定时大便的习惯，如 3d 无大便，可用大便软化剂或轻泻剂，护士要注意观察病人排便，及时发现便秘。如果已经发生便秘，护士可以鼓励老年病人喝些蜂蜜水或用手掌按顺时针方向轻轻按摩，这样有利于肠蠕动。精神药物的副作用也会导致尿潴留，男性病人如果有前列腺肥大，则尿潴留的现象会更加严重。如发生尿潴留，在排除躯体疾病后，应诱导排尿，如听流水声、温水洗会阴、下腹部放热水袋、按摩膀胱或针刺关元、中极穴，同时给予语言暗示鼓励，如无效则导尿。

4）许多病人有大小便失禁，应训练病人定时大小便，减轻病人的焦虑。另一方面要及时更换尿湿的被褥和衣裤。

5）个人卫生的护理应注意：老年人的皮肤对压迫比较敏感，如果病人大小便失禁，应保持皮肤干燥清洁，防止皮肤褥疮和溃疡的发生。定时按摩，促进外周血循环，定时翻身也是很重要的。由于老年人的汗腺和皮脂腺分泌不旺盛，每日淋浴对其皮肤反而有害，浴水中稍加些油脂可保护皮肤。要督促病人清洁口腔以防牙病和口臭，对不能自理的病人，护士要帮助病人刷牙或清洁义齿。定期督促或协助病人洗澡更衣、理发、刮胡须。由于老年人头发比较干燥，容易损坏，所以洗头不能太勤。老年人的指、趾甲通常又硬又脆难于护理，在剪前应先用温水浸泡，然后用较钝的剪刀修剪，以避免损伤。

6）病人如有视觉、空间的失认现象，为防止其辨别不出病房与卫生间等，可在门扇上涂以醒目的色彩标志。

（2）药物治疗护理

1）护士在执行医嘱时，如发现问题或疑有问题时应查清或询问医生，不应盲目执行或擅自更改。

2）发药过程中要严格核对。对拒服药的病人，要耐心解释或留待发完他人的药物后处理，并且吃药后要检查口腔，防止吐药或藏药。确实难以服药者，可给予鼻饲。

3）细心观察病人用药后的疗效和副作用。

4）老年精神病人常见的副反应是直立性低血压，即当病人在改变体位时，在淋浴或天气闷热、潮湿使血管扩张时，病人突然出现面色苍白、跌倒、出冷汗、血压下降等症状。此时应及时将病人就地平卧，取头低脚高位，呈30°，注意保暖，报告医生进一步处理。

5）吞咽困难、便秘、尿潴留等副反应在生活护理中已叙述。

（3）预防感染

由于痴呆病人生活自理能力差或不能自理，不知冷暖，大小便失禁，卧床较多或终日卧床，饮食失调等因素，常导致抵抗力差，病人易发生各种感染。常见的有呼吸系统感染如坠积性肺炎和吸入性肺炎、褥疮的形成以及泌尿系感染。

1）多关心病人的衣着，随天气增减衣服，防止中暑和受凉。

2）喂食时耐心缓慢，防止呛咳吸入食物和水分，避免吸入性肺炎。

3）对长期卧床者要定期翻身拍背，至少2h翻身一次，局部按摩，及时清理大小便，勤换衣服、被褥，保持床铺平整，防止褥疮发生。

4）督促或协助病人到室外活动，接触阳光、呼吸新鲜空气，以增强抗病能力。

（4）心理护理

1）对刚入院的病人，应不厌其烦地向病人介绍住院环境，使其尽快适应新环境，以减少恐惧和不安全等心理因素。

2）熟悉病人的病情，观察他们的心理变化、生活习惯、兴趣和爱好。尽量满足病人的一些要求。

3）护士应主动介绍自己，多与病人接触、交谈，与其建立良好的护患关系，使病人有安全感。另外要关怀和体谅病人，态度要和蔼，工作要耐心，并要爱护和尊重，不要伤害其自尊心，使其在心理上放松。

4）如果老年病人变得自私、狭隘、以自我为中心、好挑剔，护士应理解病人的处境，开导病人面对现实，适应目前的状况。另外还应抽出时间来陪伴老年病人，多与其聊天，并可以与其一起回忆他们值得骄傲的过去，这样往往会增加老年人的幸福感，使老年病人心情愉快，精神状况因而好转。

2. 主要护理目标

一般来说对于痴呆病人护理重点应放在保障病人的基本人权，积极防止涉险，帮助其自理日常生活，而不要一切都代办。观察要点应放在观察病人远记忆力、近记忆力及定向力障碍的程度；观察病人情感表现、行为及人格的改变；有无幻觉、妄想；有无失语、失认、运用不能；有无言语障碍、麻痹、痉挛等神经症状。

（1）走失

老年痴呆病人因记忆力及定向力障碍在外出时易迷路而走失，在护理中应做到：

1）应限制病人独自外出，外出时最好有专人陪伴。

2）不要过分限制病人的活动，应在一定范围内让病人自由活动。

3）安排有趣而简单易行的工娱活动，有条件时可实行作业疗法，以减少病人擅自外出的机会。

4）对有走失可能的病人，可在其衣内放入记有病人姓名、联系人姓名、地址、电话的名牌。

（2）生活难以自理或不能自理

痴呆病人因动作缓慢、行动困难、智能障碍，多有日常生活困难，在护理中应做到：

1）为防止病人找不到厕所或自己的房间，应在厕所和房门上涂以醒目的色彩标志。

2）为防止病人解大小便于裤内或其他物品内，应定时提醒病人如厕或给其便器。及时放置并每 3~4h 更换尿布 1 次。

3）病人因记忆障碍可能不经他人同意就随便穿别人衣服或用别人的物品，或忘记放置物品的地方自称被盗而喧闹，对于可能发生的这些麻烦应预先告诉同病房病人使他们谅解。

4）房间里尽量避免放置病人不熟悉的物品或改变房间布局，以防病人辨认房间困难。

5）病人往往把物品与脏物、垃圾包在一起，事后又忘记，造成环境脏乱、病人找不到自己需要的东西。如强行制止，可能促发病人被害体验或兴奋冲动，护士应耐心帮助病人将身边的常用物品整理安放在固定位置，清理周围环境中的危险物品和不必要物品。

6）经常与病人交流感情并给予肌肤接触，会使病人感到身心舒畅，可能会唤起病人的清洁卫生习惯。

7）在指导或帮助病人进行清洁卫生时，应理解病人自己动手的困难，考虑到病人的自尊和害羞心理。

8）根据季节的变化及气候的冷暖而增减衣服。

9）对不同程度的痴呆病人应提供不同程度的生活护理。

10）除帮助料理日常生活外，还要对病人进行生活能力的训练，如把衣服依顺序先后排列，引导病人把物品放置在固定位置，让病人反复练习；每天教他们看日历和时间，帮助他们建立有规律的生活程序，不断强化他们时间观念和养成有规律的生活习惯。

11）初期病人会因担忧其渐进的智力下降而感到不安，应经常给予精神上的鼓励和开导，帮助他们设置记事本，把每日应做和做过的事、物品的放置地点、人物姓名等记下来，反复查阅，强化记忆。

（3）食欲及饮食行为的调节，病人的饮食在一般护理中已有叙述，在此重点强调：

1）将营养、口味、病人的食欲三者调节好。避免进餐不足及超量进餐。

2）食物应富含营养，易于消化。

3）进餐一般以集体就餐为主，使病人通过相互交流增进食欲。进餐环境应舒适安静。

4）对过量进食者，应单独就餐，也可加以阻止。

5）对徘徊不安或兴奋拒食者，给予劝慰或喂食。

6）对咀嚼或吞咽困难者，喂食应耐心，食物的温度和喂食速度应适中。

7）注意液体入量，每日 3~4 次定时给水，以保证足够的水分摄入。

（4）睡眠障碍的护理

对于老年病人，睡眠障碍是一个常见症状，包括失眠、嗜睡、睡眠规律颠倒。护士应寻找病人睡眠障碍的原因，尽量消除。

1）环境变化可引起病人失眠。应为病人创造一个舒适、安静的睡眠环境，睡眠时室内光线要暗，要空气流通，温度适宜，保持周围环境安静，并且床铺要整洁、柔软、舒服，污湿的衣物及时更换。

2）因幻觉、妄想、兴奋躁动引起的失眠，应及时报告医生进行处理，以免影响他人休息。

3）确因躯体不适难以入睡者，可报告医生进行药物处理，并给予合适体位，如合并心肺疾病者可采用上身抬高 15° 的靠背卧位。

4）因饥饿难以入睡或睡中醒来者，可给少量点心或温热饮料。

5）应为嗜睡者安排一些有益的活动，防止病人白天多睡而夜间失眠。

6）对于睡眠规律颠倒者，应尽可能在白天采取各种办法让病人保持清醒，如看电视、与同病房病友或医护人员对话、散步等，并向家属了解病人入院前的情况以作护理上的参考。

（5）意外事件

包括用水用火不当造成危险、兴奋冲动伤人毁物、吞食异物、跌伤、不遵守病房秩序等异常行为。为防止这些意外应密切巡视病房，细致观察病人动态，尤其是病人夜间睡眠不好时，更应注意。

1）如病人有翻越床栏或坠床可能时，可将床垫放到地板上。

2）病室内严禁放置危险物品，每天要检查清理。

3）对兴奋躁动、伤人毁物者应予以隔离，必要时加以保护性约束，并加强巡视。

4）原则上应禁止抽烟，对烟瘾大者，应在规定地点、时间抽烟，并在监护下进行，以免失火。

5）对步态不稳者，到室外活动、上厕所、洗澡时应陪伴。

6）对有异食行为者，应严加看护，防止拣食异物，造成危险。一旦发生，立即报告医生，及时处理。

7）对合并高血压、冠心病、肺部疾病的病人，应密切观察血压、呼吸、心率，防止出现严重合并症或早期发现严重合并症。

（二）抑郁病人的护理

1. 一般护理

（1）将老年病人安置于重症病房内，给予专护。床位宜安排在护士易于观察的地方，夜间不让病人蒙头睡觉，以观察病情动态。

（2）及时观察病情变化。大部分想自杀的老年病人在言语、情感、行为表现中都会有所流露，所以护士应密切观察病情变化，从中发现问题并及时采取措施。由于抑郁病人睡眠差，常易早醒，而在早晨又是抑郁最严重的时刻，因此清晨最易发生自杀事件，应加强对病人的巡视。

（3）进行安全检查。对抑郁老年病人应经常检查其身上及床单位有无存留危险物品，对有严重自杀行为者应不离视线，病人外出或上厕所时有专人陪伴，每次发药时应检查口腔，确认病人服药后方可离去，防止病人藏药自杀。

（4）保证病人睡眠。为病人创造一个舒适的睡眠环境。睡眠时室内光线要暗淡，空气流通、温度适宜，保持周围环境安静。护士应密切巡视病人睡眠情况，对各种因病态原因不能入睡者，可根据医嘱进行药物处理。

（5）适当安排工娱疗活动，分散病人对疾病的注意力，提高生活兴趣，以利于康复。

2. 主要护理目标

（1）焦虑的护理

老年抑郁病人，多伴有不同程度的焦虑症状。对此，护士应耐心与病人交谈，了解焦虑产生的原因，有针对性地进行劝解、安慰和帮助，以免病人产生不安全感和无助感。对于焦虑症状严重、劝解无效的病人，必要时应借助于药物的帮助。鼓励病人参加工娱活动和放松训练，以分散其注意力。一旦病人产生无用、无望和无助感后，多出现自杀意念和行为，护理中应引起特别重视，以防发生意外。

（2）消极状态的护理

1）对有严重自杀言行的病人，应安排在靠近护士办公室或易于观察的房间，使病人不离开护士的视野。

2）病情较轻者，可安置其和一些性情开朗、认识能力较好的病人同住。

3）房内禁放危险物品，严防病人将绳索、小刀、剪刀、破玻璃、碎铁片、铁丝等危险物品带入室内；病人外出归来或探视完毕后，都要认真进行检查。

4）对蒙头而卧的病人，应劝其将头露于被外，以便观察。

5）发药时要注意防止病人抢服药物。

6）病人服药后要认真检查，防止藏药，防积存药物后一次吞服自杀。

7）经常检查病人活动的场所及病房，发现危险物品及时清理；发现设施损坏及时检修，以杜绝隐患。

8）对有自杀史的病人尤应引起重视，以防再次自杀。

9）对多次自杀未遂的病人，突然主诉心情愉快、又说又笑，病情突然"好转"者，绝不能掉以轻心，他们是想转移护士的注意力，以达到自杀的目的。

10）对口头上讲过要死而未见行动者，也要加强防范，积极干预，因为这可能是病人寻求帮助的信号。

11）对有消极言行的病人，态度应和蔼、亲切、热情，生活上多关心、照顾，多做心理疏导工作。

12）在用腋表或肛表测体温时，应防止咬吞体温计。

（3）拒食的护理

1）对于精神运动性抑制导致难以进食者，可喂食、协助进食，确无法进食者，鼻饲饮食以确保足够的营养。

2）对自责自罪，认为自己不配吃饭的病人，可试将饭菜混合在一起，使其误认为是他人的剩饭菜而主动进食。

3）对情绪低落，以拒食达到自杀目的者，应耐心劝说进食，无效后鼻饲。

4）对疑病妄想所致拒食者，以耐心劝说、鼓励为主。

（4）躯体化症状的护理

病人以消化道症状最多见，如食欲不振、腹胀、便秘或含混的上腹部不适感。另外，乏力、头部不适、心悸和胸闷等也较为常见。护士应表示理解、同情和关心，鼓励病人战胜疾病。有时躯体症状完全掩盖了抑郁情绪，表现为"隐匿性抑郁"的形式，护理中也应引起注意。

（三）神经衰弱综合征的护理

神经衰弱综合征是一组脑功能失调的疾病的总称，绝大多数病例为神经症病人，慢性脑器质性综合征的病人也可出现神经衰弱综合征。

1. 躯体不适的护理

病人多有躯体不适主诉，有时同时患有某些躯体疾病，病人过分关注自身的健康，可引起焦虑情绪，担心病治不好。在护理中应针对这一特点，充分说理，耐心解释，使其消除疑虑，鼓励其树立战胜疾病的信心，并督促病人参加各项放松治疗，如生物反馈、气功、太极拳及体育锻炼等。

2. 内心冲突的护理

（1）老年人面临退休或已经退休，在社会、工作、家庭中的角色发生变化，经济来源也相对减少，病人对此感到不满和苦恼。护理中应使病人认识到这是人生中的必然规律，是新旧交替的规律，以增强其忍耐能力和对环境变化及角色变化的适应能力。

（2）老年人多有衰老感、失落感、孤独感、怀旧感及自卑感。在护理中应抓住这些心理特点，使病人认识到本人与环境变化的必然性，从心理上接纳自己、接纳现实，鼓励本人树立重新开始新生活的勇气和信心。

（四）老年精神病人的康复护理

康复护理的目的是减轻、推迟以及制止精神及躯体衰老，恢复日常生活能力。康复护理的内容是综合运用护理技术、作业疗法、文娱治疗、音乐治疗、医疗体育、物理治疗、语言矫治、心理康复等康复医疗措施。一般需注意下述各点：

（1）积极治疗躯体疾病

老年精神病人常同时患多种躯体疾病，有的病情复杂、病程长，应进行积极治疗，因为较好的生活功能是精神康复的前提。

（2）保持乐观的情绪

情绪的波动与生理器官的功能密切相关，乐观的情绪对维护和促进精神康复起着积极的作用，故在康复护理中应加强心理护理。

（3）积极进行康复活动

老年病人往往因种种原因缺乏积极求治的愿望，护理中应鼓励病人参加康复活动和锻炼，帮助病人认识康复训练的重要性，增强治愈的信心，并为病人选择合适的训练项目，务使病人在活动中得到愉快和满足。

（4）训练速度

老年精神病人随着躯体生理功能的变化，精神活动也会有相应的改变，表现为易疲劳、耐受性减退。故在康复训练中应防止负担过重，以免影响健康和康复。

（5）培养和发展兴趣爱好

如旅游、垂钓、养花、饲鸟、集邮、打牌、观看电影或戏剧、欣赏音乐、阅读、写字、绘画等。兴趣与爱好不仅可丰富生活内容，激发自信心，而且对大脑是一种积极的休整，并可协调、平衡神经系统的活动，延迟和减缓衰老过程。

（6）培养生活自理能力

不应使病人完全依赖他人的照顾，应做到护理服务与指导教育相结合。

（7）饮食护理

饮食宜清淡、低盐、多纤维素，多吃蔬菜和水果，戒除烟酒等不良嗜好，勿盲目服用各类"补剂"及"补品"。

（8）老年康复医疗护理工作是一项长期的任务，应贯穿于疾病治疗护理的全过程。

第三节　慢性精神病人的护理

一、慢性精神病人的范围

慢性精神病是相对于急性精神病来说的，是依照疾病病程的不同来划分的。依照病程来划分急性及慢性疾病，对于各种躯体疾病是适宜的，但是对于精神疾病来说就有一定的困难，因为精神疾病涉及其是否出现精神残疾。因此除病程外，还应注意其是否有慢性精神病的表现形式和临床特征。

目前慢性精神病包括以下几种：

1. 慢性精神分裂症

精神分裂症是最常见的一种慢性精神疾病。由于精神分裂症具有病程迁延、易复发的特点，所以病情往往呈缓慢地进行性发展，最终表现为衰退，导致病人学习、生活、工作能力全面丧失，社会功能也全面丧失。有学者通过对老年期精神分裂症及老年前期精神分裂症的对比研究，发现老年前期精神分裂症慢性起病较多，以阴性症状为主者较多，几乎有近1/3的病人经过几年病程后可出现精神分裂症后抑郁、精神症状残留，显著多于老年期发病者。

2. 慢性情感性精神障碍

只有少数情感性精神障碍最终成为慢性精神病。这类病人多于中年以后发病，以抑郁症最为多见。

3. 偏执性精神障碍

几乎所有的偏执性精神障碍均呈迁延不愈，虽然在不涉及妄想的前提下，大部分病人的社会功能保持完好，但其妄想症状则固定不变，延续终生，几乎无痊愈之说。

4. 精神发育迟滞

精神发育迟滞多发生在幼年，主要表现为智力低下和社会适应能力差。这种精神疾病一旦发生就终生不愈，属于慢性精神疾病。

5. 慢性脑器质性精神障碍

慢性脑器质性精神障碍多是大脑的退行性病变及脑动脉硬化、脑梗死所致的大脑器质性损害，主要表现为痴呆、人格改变、社会功能丧失。一旦患上此种精神疾病，病人将不可痊愈。这类疾病是阿尔茨海默病、皮克病、脑动脉硬化性精神障碍、血管性痴呆等。

6. 人格障碍及其他精神障碍

人格障碍的发病多起于童年，一旦患病则持续终生。这种病表现为人格显著地偏离正常，但并无精神衰退，只是妨碍病人的人际交往。如不出现违法犯罪行为或在社会上出现过激行为，很容易忽视此病。

此外还有其他一些精神疾病也属于慢性精神障碍，如慢性酒精中毒性精神障碍也属于慢性精神病，此病经过多年的病情发展，也常常出现遗忘、痴呆及人格改变。

二、慢性精神病人的临床特点及护理特点

（一）慢性精神病人的临床特点

慢性精神病人的急性期症状已经基本消失，但多有一些残留的精神症状，如一些片段的孤立的妄想、幻觉，人格方面改变，并可以有智能、记忆方面受损，有些病人还表现为严重的社会性退缩，其人际交往能力、社会、生活、学习能力明显受损。

1. 精神残疾

精神残疾是指精神病人病情持续 1 年以上未痊愈，从而影响其社交能力，并在家庭、社会应尽的职能上出现不同程度的紊乱和障碍。精神残疾最常见的病种首先是精神分裂症，约占精神残疾总数的 70%。按照《精神残疾标准规定》，精神残疾包括以下几种疾病：①脑器质性、躯体疾病伴发的精神障碍。②中毒性精神障碍；包括药物依赖及酒精依赖。③精神分裂症。④情感性、偏执性、应激性、分裂情感性、周期性精神障碍形成的残疾。从上可以看出，一些慢性精神疾病如人格障碍并不属于精神残疾。许多慢性精神病人由于长期患病遗留有不同程度的精神缺陷，表现为智力障碍、形形色色的行为异常，这些异常表现使他们在工作、学习、生活及社交中出现缺陷，尤其是出院后重返社会时，不容易一下子进入角色。这些精神缺陷均属于精神残疾的范畴，主要表现为以下几点：

（1）生活不能自理

慢性精神病病人个人生活能力下降，不讲个人卫生，不注意衣服整洁，甚至大小便不出屋子，不能保持居住环境的清洁，不能与自己的亲属共同挑起家庭的担子。缺乏意志要求与欲望指向，生活被动，需督促照顾。

（2）社交能力差

病人无论是家庭中还是家庭以外的人际交往均有问题，病人不会与人交往，深居简出，独来独往，主动回避与他人见面及谈话，不参与各种社交活动或集体活动，即使勉强参加集体活动，与其他人也无话可谈。不关心国家大事及家庭内部事务，对外界事务无兴趣，对未来无任何打算。

（3）家庭功能缺陷

不能完成自己在家庭中所担负的各种角色。在家庭生活中不能起常人应起的作用，不愿意与家人一起吃饭，不能承担各种家务劳动，不愿参与家庭中对各种事务的决定。夫妻间感情减退，性生活出现问题，对子女关心减退。

（4）职业及社会功能缺陷

慢性精神病人表现为不能胜任工作及学习任务，工作及劳动效率明显下降。对工作、学习兴趣降低。

2. 智力残疾

慢性精神病人随着病情的迁延不愈，往往出现明显的智力低下，可以导致社会功能衰退。

智力残疾依照病人的智商和社会适应能力来分级。各级智力残疾主要有以下表现：

（1）一级智力残疾（极重度）

病人的智商在 20~25 及以下，其社会适应能力极差，生活不能自理，需他人的照料。运动及感觉功能极差。

（2）二级智力残疾（重度）

病人的智商多为 26~39，其社会适应能力差，通过训练其生活能力也很难达到自理。在生活上需要别人的协助和照料。言语及运动能力差，与人交往能力也差。

（3）三级智力残疾（中度）

病人的智商多为 40~55，其社会适应能力略差，生活部分能自理，可以做简单的家务劳动，阅读及计算能力很差，能以简单的方式与周围人进行交往。

（4）四级智力残疾（轻度）

病人的智商多为 56~75，其社会适应能力可，但低于一般人的社会适应水平，生活能自理，可以承担一般的家务劳动。经过教育，可以获得一定的阅读与计算能力，能较为恰当地与人交往。

3. 各类型慢性精神病人临床特点

（1）慢性精神分裂症病人

1）阴性症状：慢性精神病人思维贫乏，很少与周围的人语言交流，整日沉湎于自己的内向性思维中。有时有言语异常。病人意志缺乏，常独处，不与周围人交往，社会行为退缩，情感迟钝。

2）行为障碍：活动过少，缺乏与周围有效的交谈，动作缓慢或活动进度慢，行为怪异。少数病人可以出现不寻常的性行为，有时难以控制。有难以自制的行为和自杀企图。有的病人可以出现刻板行为。一些意志活动减退的病人，甚至终日卧床，生活不能自理，现实隔绝。

3）智能障碍：有许多学者发现慢性精神分裂症病人可能有某些智能障碍。其主要表现为运用智力解决实际问题困难。这些慢性精神分裂症病人智能多在中等以下水平。

（2）慢性情感性精神障碍病人

约有20%的情感性精神障碍者表现为迁延不愈。但这些慢性病人病情较轻，无明显的间歇期。这类病人多见于病情反复发作者或中年以后病人。此外，一些隐匿性抑郁的病人多呈慢性，这些病人的抑郁症状往往被诸多的躯体症状所掩盖，表现为多处躯体不适。由于无明显抑郁主诉，所以常常误诊为躯体疾病，因而久治不愈。

（3）偏执性精神障碍

以牢固而系统的妄想为主要表现。主要表现为夸大、被害妄想，病程冗长，经久不愈，但病人的人格保持完整，在不涉及妄想的前提下，病人表现正常。

（4）精神发育迟滞

精神发育迟滞多发生在18岁以前，病人主要表现为智力低下及社会适应不良。

（5）慢性脑器质性精神障碍

慢性脑器质性精神障碍均有一定的器质性疾病的基础，这种脑损害相对急性脑损害而言，病灶多弥散，因此预后往往不佳。病人主要有以下表现：

1）遗忘：一般情况下，以近记忆首先损害，病人对周围刚刚发生的事情不能记忆，或表现为迅速遗忘，但病人意识清晰，人格常常保持完整。一些病人在记忆障碍的基础上可以表现为虚构、错构等症状。

2）痴呆：以智力和记忆障碍为突出表现。如长期记忆损害，病人不能回忆过去已掌握的知识；短期记忆损害，不能学习新知识，以至于工作效率明显减退，思维迟缓，注意力不集中，遇到不能胜任的工作及学习时，感到疲劳、沮丧和焦虑，甚至可以出现消极行为。有时病人还表现为丢三落四、外出迷失方向。病人的思维、概括推理能力逐步减退，思维内容缺乏，联想减少，有时甚至可以出现片段的被害及被盗妄想。

3）人格改变：一些病人还表现出一些人格方面的改变，如平常性格温和者变得易怒，常常因为一些小事而大发脾气；性格活泼者变得少言寡语。甚至一些慢性精神病人出现抑制能力减弱，伦理道德观念减退，发生偷窃、性放荡或愚蠢性犯罪行为或者出现幼稚、愚蠢性欣快，哭笑无常，日常生活不能自理。这种人格改变常缓慢发生，是原有个性特征突出化或改变。

4）幻觉妄想状态：以持续或反复出现的幻觉及妄想为突出表现。

5）心境障碍：表现为持续抑郁或高涨的心境，或者表现为情绪不稳定、抑郁、容易激惹或焦虑，有时甚至出现消极自杀行为。

6）紧张综合征：表现为木僵或兴奋。

三、慢性精神病人的康复训练护理

（一）生活护理

由于有一部分慢性精神病人生活不能自理，因此需要对其生活进行照顾。对于生活懒散的病人，护士应督促其自己料理日常生活。

1. 个人卫生自理

尽量让病人自己料理生活，护士及家属可给予督促。督促病人早晨洗脸刷牙，饭前便后洗手，梳理头发，睡前洗脚，不随地吐痰，保持衣着整洁，督促其每周洗澡，更换衣服、床单、被套，督促其理发及修剪指甲。

2. 环境卫生督促

督促慢性精神病人整理环境卫生及内务，让病人整理自己的床单位，起床后叠被整床，擦净床头柜，督促病人将自己放在床头柜中的东西摆放整齐。

3. 饮食护理

慢性精神病人的饮食护理原则是保证病人有足够的营养素摄入量，并注意营养搭配。慢性精神病人常常出现饮食异常，有的病人表现为暴饮暴食，不知饥饱，或吞咽速度快，甚至不咀嚼就吞咽，对此要督促病人细嚼慢咽，定量供给食品，防止过饱造成胃肠道损伤或噎食。有的病人则表现为拒绝进食，病人没有食欲或怀疑饭菜中有毒而拒绝进食，此时护士应督促病人进食，如实在有进食困难应给予鼻饲。兴奋躁动的病人，护士可诱导病人在其稍安静时单独进食，注意这类病人体力消耗较大，要注意补充足够的营养和水分，以防止病人脱水。老年病人及长期服用抗精神病药物的病人，其因药物副作用而吞咽困难，这类病人应在护士和家属的照料下进食，要求病人细嚼慢咽，不能大口吞咽，必要时帮助病人把馒头掰碎放在粥或汤中泡软再食用，或给予病人半流质饮食。对有异食症状的病人如吃土、墙皮、树根者，则注意加强护理，不让病人有接触这些异食的机会。

4. 睡眠障碍

护士要注意观察慢性精神病人有无睡眠障碍，其表现形式是什么，是入睡困难、中间易醒、还是早醒，睡眠节律的紊乱。导致慢性精神病人睡眠障碍的原因无外乎以下几个方面：①受精神症状支配，如兴奋躁动、紧张、焦虑、幻觉妄想。有被害妄想的病人常常担心自己或家人遭到迫害而焦虑不安，难以入睡。②抑郁症病人常常有早醒。③病人面临家庭、婚姻、生活、工作中压力产生各种各样的思想顾虑而不能入睡。④老年痴呆的病人出现睡眠规律颠倒，如白天睡觉，晚上不睡的情况。护士一旦发现病人有睡眠障碍，要观察病人是否有病情波动，幻觉妄想是否加重，是否有药物副作用或躯体疾病，是否有心理因素的影响，并记录病人的每日睡眠时间，分析其睡眠障碍的原因及规律，再给予相应的处理。

对慢性精神病人的睡眠障碍可以从以下几个方面进行护理：

（1）给病人营造一个安静、舒适的睡眠环境，病房中温度及湿度要适宜，光线柔和，空气新鲜，周围无噪声干扰。

（2）对病人进行健康教育，让病人了解睡眠的生理功能和意义，帮助病人养成良好的睡眠习惯，制订合理的作息时间表，早晨按时起床，要为病人多安排一些活动，如看书、读报、听音乐、看电视、劳动、打扫卫生，使生活充实而富有意义，晚上按时服药，看电视不要太晚，保证每天有 8h 睡眠。

（3）培养良好的生活方式，睡觉前不看刺激性强的电视节目，不做剧烈运动，保持病人情绪的稳定，使之能够正常睡眠。

（4）如果病人的睡眠障碍是由于精神症状所致，要报告医生，积极控制病人的精神症状，及时调整药量。一般情况下，随着精神症状的控制，病人的睡眠会有所好转。如果经过治疗，病人的睡眠仍不能改善，可暂时应用一些安定类药物，但不能长期应用，防止形成药物依赖。

（5）对因受心理因素影响而失眠的病人，要做好心理护理，应针对病人的心理问题进行疏导，帮助病人正确认识自己，正确面对现实，调整好心态，树立战胜疾病的信心。

（二）安全护理

精神病人受到精神症状支配，随时可以出现危险行为，如可发生自杀、自伤、伤人毁物和出走。这些危险性行为不仅可以危及病人的生命，危及工作人员及病人家属的安全，而且还会影响社会治安。所以在对慢性精神病人的护理过程中要密切注意观察病人的精神状态变化，严防危险行为和意外事件发生。

1. 防范危险行为的发生

（1）对于受被害妄想、自罪妄想、幻听等精神症状支配有自伤观念或行为的病人，要积极给予精神症状的治疗。护士和家属要加强对精神病人的监管，将各种危险物品清除，并检查病人身体及周围环境中有无危险物品，看管好病人，避免发生意外。

（2）对抑郁症病人在护理上要严防自杀，注意观察病人的情绪变化，如果发现病人有烦躁不安、睡眠不佳、行为反常或有安排"后事"迹象时，应当引起注意。对于这样的病人，一方面要安慰病人，在另一方面则要有人陪伴病人或者将病人置于护士的视线之内。

（3）有些慢性精神病人表现为容易激惹，常常为一点点小事而大发脾气，甚至出现冲动、伤人毁物，此时护士应及时将这类病人与其他病人隔离开，护士也要防止与其发生冲突，在病人情绪激动时要尽可能地转移病人的注意力，缓和周围紧张的气氛，然后尽快报告医生，给予病人及时而有效的处置。

（4）对于不愿意暴露思维内容的病人，因无法了解病人的真实情况，发生意外事件的危险就比较大，这时可以通过病人的表情、情感的流露、行为举止来判断病情的变化，并采取相应的护理措施。

（5）护士在与慢性精神病人进行接触时，也应具有保护自己的意识，要有随时防止意外事件发生的警惕性，尽量诱导病人，防止与病人发生冲突，处理问题时要机智灵活。接触病人时不应站在病人的正前方，要选择具有迂回余地的位置，防止在病人冲动时自己受到伤害。

2. 安全护理要点

（1）病人居住的环境中不能有危险物品：精神病房内不得带入刀、剪、利器以及玻璃类的危险品。病人的皮带、鞋带应由护士保管，病人的洗脸毛巾应使用短的毛巾或方巾。每周对病人的床单位要进行 1 次安全检查。如果病人在家中，则慢性精神病人居住的房间内的物品、家具摆放应符合简单、安全的原则，家属要将危险物品收藏好，不让病人轻易拿到，防止发生意外。

（2）保管好精神药物：每次服药后应检查病人是否服下，防止病人藏药后积攒到一起，一次性吞服，以达到自杀目的。在家中的病人，从医院取回的药物应由家属保管，不能交给病人自己，服药时由家属负责按时、按量给病人服用。

（3）注意观察病情变化：护士应密切注意病人的病情变化，一旦发现病人有失眠、烦躁不安、情绪反常或有自杀倾向时，要关心、安慰病人，稳定病人的情绪，限制病人的活动范围，并随时有人陪伴。如果病人的妄想涉及其他病人或周围亲朋好友，则涉及的对象应尽量避免与病人接触，防止受到病人伤害。

（4）护士及家属应以最大的同情心理解、关心、爱护病人，与病人建立友好的关系，经常与病人沟通，及时掌握病人的思想动态，并采取相应的护理措施，把病人的危险行为消灭在萌芽状态。

（三）生活技能训练

慢性精神病人由于长期住院，社会功能往往丧失，终日呆坐一处，不与社会及周围人交往，故应让病人进行生活技能的训练。这些生活技能的训练，需要护士督促。

首先要帮助病人建立一个切实可行的生活作息表，将其一日生活安排好，安排他们每天应做的事情，使其生活节奏紧凑，生活内容更加丰富。督促生活懒散的病人晨起后洗脸、刷牙、漱口，饭前便后洗手，不随地吐痰，保持个人卫生，及时梳洗整理头发，男病人要督促其刮胡子，每周洗澡，及时更换衣裤、床单、被套、枕套，按时剪指甲。每天晚上睡觉前洗脚。应教会和督促病人按照气候、季节的变化更换衣服，按照不同的场合选择衣服。要求病人协助护士整理好自己的床单位，督促病人做一些力所能及的劳动，如打扫院子及室内卫生，每日擦桌子及窗台。

鼓励病人与其他病友交往，以扩大其人际交流面。当病人有了微小的进步或改善后，立即给予表扬。鼓励其向医生及护士表达自己内心的愿望，鼓励其参加各种娱乐活动，使病人活跃起来。训练病人掌握好时间，有效地利用时间完成当日活动计划。鼓励其看书、读报、看电视，以增加信息量，使其注意力和兴趣更加接近现实，更加趋于正常化。护士事先应制定好行为实施的方案及计划，如果病人能够按照要求进行，则给予口头表扬及物质的强化，不能完成者，则不予强化。这样经过一段时间后，退缩的病人往往较前相对活跃。

教会病人善于控制情绪，使其在复杂多变的环境中保持情绪稳定，教会病人怎样用目光与人进行思想及情感交流，学会如何交朋友，并通过语言来表达情感，学会参加社会活动。这些对于慢性精神病人特别是慢性精神分裂症病人来说，往往要花费较大力气，这时就需要护士采用模仿、示范的方法，结合分析、讲解、模拟等方式进行，让病人从中学习，学会正确的表达方式。

此外还应对慢性精神病人的智能活动进行训练，如教会病人怎样看报、怎样合理理财，怎样规划和落实自己的生活计划，解决自己面临的各种感到困难的问题。这种训练，护士应根据病人智力活动下降的程度列出层次，制订详细矫正计划，有针对性地反复训练。通过不断地帮助和鼓励，往往会取得良好效果。

（四）职业技能训练

职业技能训练是减少精神残疾的一个重要内容，其训练的目的就是让精神病人恢复其职业能力，重返社会。而在医院内对病人进行职业技能训练的主要方法就是工娱治疗。在医院内容易开展的工疗主要有园艺及手工品。一般来讲，通过这样的治疗可以大大地提高慢性精神病人的自我处置能力，使他们能够较为灵活自如地处置其在日常生活中遇到的问题，能够像正常人那样正常地工作及学习，并能保持经济上的独立，提高社会适应能力，保持工作能力，适应出院后的职业岗位。

护士应依据病人病前的工作能力，帮助病人在职业训练中调整其心态，应对这种有规律的生活，对病人的不适应行为及在工作中所遇到的压力给予及时处理，缓解职业技能训练过程中的种种矛盾。有条件的医院，应根据病人的病前职业、兴趣爱好，目前的疾病状态，选择适合病人的职业技能训练。在训练过程中，对病人的每一点进步都应及时给予鼓励。

对于正在接受学校教育的慢性精神病人，还应当进行学习能力的训练，首先应要求病人掌握时间，做事情有时间概念，如按时起床、按时上课及活动，按时读报。其次训练病人无论是学习理论知识还是学习劳动技能都要坐得住，听得进，积极参加讨论，培养自信心。对于慢性精神分裂症病人则较难进行学习技能训练。这类病人的训练应从较低标准开始，如让病人先学习简单的劳动技能，一旦病人熟练掌握后再增加难度，像上台阶一样慢慢提高，此时，护士及家属的期望值不要太高，也不能操之过急，对于病人的每一点进步都要给予肯定与表扬。

（五）社会角色训练

许多慢性精神病人由疾病造成社会功能缺陷，不能完成自己的社会角色，这样往往导致病人社交及人际关系技能障碍，在医院中通常可以用情景设置或心理剧来完成这方面的训练。由医生设置一个情景，这些情景在现实生活中在社会交往方面需要解决的问题相关，病人通过扮演其中的角色，使自己能胜任其正确社会角色。在扮演过程中首先需要得到护士协助，护士可以给病人以鼓励，让其在扮演过程中尽量处理好各种现实问题，对于病人处理较好的地方要给予鼓励，对其处理不好之处应指出不足，通过这一类的训练，使病人能够对现实生活中的各种问题，甚至对于同一个问题采用不同的方法来进行较为灵活的处理。这样可以使病人回归社会后能够承担各种社会角色，减少精神残疾的发生。

护士应主动帮助病人找出或制订人际交往的具体目标。在角色扮演的过程中要鼓励病人树立信心，明确努力的方向，协助病人设计一些应对技巧，并观看病人的角色扮演，提出扮演过程中的不足，有时向病人示范人际关系处理的技巧，帮助病人，使训练生动活泼。对于病人角色扮演过程中处理较好的部分，应不断地给予鼓励。

人际交往的训练是一个较高标准的康复训练，目的是要求病人如同常人那样在社会人群中生活交往。因此在引导病人进行康复训练的同时要深刻地认识到，慢性精神病人的内部世界如自身的价值感、期望值、对他人的态度、社会的要求和外部环境都发生了不少变化，因此病人一旦重返社会，一下子进入角色并不容易，会对许多角色产生适应不良，对这一类病人需要教会其各种社交技巧，以便回归社会后重新适应环境，养成习惯，真正重返社会。可以从简单的社交训练入手，如教给病人怎样主动与朋友、亲属、同学打招呼，怎样称呼对方。与对方交谈先从问候入手，把自己放在关心对方的角度上，问候语会多一些，然后寻找话题作进一步交谈。已经出院的慢性精神病人，可在家属的帮助下进行社交训练，如家属可教会病人如何利用公共设施，约亲属、朋友看电影、去公园或参观，适当地增进人际关系，循序渐进地提高病人的社交技能。每次训练都要对病人社会交往的完成情况进行认真的分析和总结，共同制订一个阶段的训练目标，如此反复进行，病人的社会交往能力一定会提高。

（六）行为矫正——消退不良行为，建立优良行为

慢性精神病人存在着许多行为问题，如行为退缩、情感淡漠、活动减少、生活疏懒、仪表不整、表达问题不适切，甚至不能完全自理生活。还有一些病人表现为病理性意志行为增强，如长期处于行为紊乱中，有冲动攻击行为，低级意向亢进，进食脏物，乱捡垃圾等。为了减少病人的这种行为，应对病人进行行为矫正。护士由于长期与病人接触，对病人异常行为能够及时观察及矫正，因此可以监视和纠正病人的不良行为。对于病人出现的良好行为要给予及时的鼓励和奖励，这对于其不良行为的消退有积极的意义。

1. 通过处罚清除病人的不良行为

该种行为矫正正是基于这样一个理论：当一个不良的行为出现后，采用惩罚的方法常会减弱该行为的再出现。这样可以阻止病人不良行为继续。慢性精神分裂症病人有较多的不良行为，如不讲卫生、衣着不整齐、怪异行为，对这些行为，应分步逐渐消退。在行为矫正时，要告诉病人什么是不良行为，一旦出现立即给予1次惩罚。惩罚的方式可以是电刺激，也可以是取消病人的1次探视，或取消病人希望得到的东西如香烟、糖果等。

2. 通过奖励使病人建立优良的行为

这种优良行为的建立是基于操作条件反射的理论，即一种行为得到奖赏后，那么这种行为在以后可以持续或反复出现。这种方法对于慢性精神病淡漠退缩者有效。这类病人往往对任何事物都不感兴趣，对周围人不关心，对自己不卫生的生活习惯不在意。病人如果出现主动洗脸、刷牙、更衣或整理床单位时，应给予直接的鼓励，这样往往可以使病人的优良行为固定下来。对病人的奖励可以是给予其喜爱的实物、货币，也可以是微笑、点头、表扬。

四、慢性精神病人工娱治疗护理

工娱治疗对防止缓解精神病人残疾，增强其职业功能有显著的作用。工娱治疗的对象主要是病情部分缓解、稳定、具有一定劳动能力的精神病人，因此这一类病人多为精神分裂症病人。此外，轻、中度精神发育迟滞的病人也应采取工娱治疗。

我国的工疗，现在主要包含着两个部分，一是工疗站，这个机构多设在精神病医院；再一个则是福利工厂，这一机构多设在社会上。工疗站一般收治病情不够稳定，社会功能特别是职业功能还不太好的病人。而病情稳定、劳动生产能力良好的病人可进入福利工厂。

工疗之所以能够对慢性精神病人有治疗作用，是因为工疗能够转移病人的病态注意力，从而减轻或消除病人的精神症状。慢性精神病人在参加工疗时，尤其是进行一些感兴趣的劳动时，把注意力都集中于劳动之中，这时病人由于思维或感知障碍而产生的胡思乱想、猜疑、幻听或者是自言自语可暂时减轻或缓解，甚至可以起到安定病人情绪的作用；并且通过劳动，病人能增加自信，消除自卑心理。此外工娱治疗，尤其是劳动还可以促进病人恢复正常的人际交往，防止精神病人因长期脱离社会、脱离正常交往而产生社会功能衰退，通过劳动病人可以对工作能力及人际交往再学习，为病人恢复劳动技能、参加工作、重返社会打下基础。此外劳动还可以增强病人的体质及耐受性，促进新陈代谢，调整食欲，改善睡眠。

让病人根据其病情从事劳逸结合、有节奏的工作，这对精神康复有许多好处。病人学习劳动技能应采用先简后繁，逐步掌握的方法，为今后的工作能力恢复打下基础。在开始进行工娱治疗时，时间可短一些，以后随着工娱治疗的进展，每日的工疗时间可适当延长，工作任务的量、复杂性及工作品种也可适当地增加和改变，并尽可能地满足慢性精神病人的兴趣与爱好。注意针对不同文化层次及职业的病人其所规定的工疗内容也应有所不同，如同为女性，有职业与无职业者其工疗内容也应有所不同。

在精神科护士对病人实施工娱治疗时，首先要了解病人的社会功能在哪一方面有缺损。应着重了解病人在以下几方面是否有缺陷：①能否胜任职业工作及学习任务，工作及学习效率是否下降。②能否与自己的亲属一起担负起家庭生活这副重担。③能否与周围人进行有效的人际交往活动。有无不与人交往、深居简出、独来独往的情况。④病人的意志要求及欲望是否缺乏，生活是否被动，个人生活料理情况如何。针对病人的上述问题，应有的放矢地在工娱治疗中予以纠正，每个人应有不同的训练侧重点。对此工疗护士应做到心中有数。对于病人在工娱治疗过程中所表现的每一点进步，哪怕是微不足道的进步，护士都应给予鼓励，使病人这种良好的、适应性的行为固定下来，使工娱治疗的效果得以巩固。

第四节　脑血管病所致精神障碍的护理

脑血管病所致精神障碍是指由脑血管病影响脑部血液供应引起的精神障碍。脑血管病主要是指在血管壁病变的基础上，发生血液成分或血流动力学的改变，造成缺血或出血性疾病。

一、高血压病伴发精神障碍

高血压病所致精神障碍是指在患高血压病的同时伴随出现的精神障碍。

（一）临床表现

1. 高血压病时的精神症状

（1）神经衰弱综合征；

（2）情绪障碍主要表现为焦虑及抑郁症状；

（3）幻觉妄想状态。

2. 高血压脑病和高血压危象时精神障碍

（1）意识障碍；

（2）假性脑瘤样综合征。

（二）治疗

（1）心理治疗；

（2）调整生活；

（3）药物治疗。

（三）护理

1. 一般护理

对于原发高血压正确的护理异常重要，应使血压控制于正常范围，这样既可减轻原发病因，又可降低对精神因素的易感性。首先要保持规律的生活，保持睡眠的充足，戒烟戒酒，进低胆固醇、低盐饮食，控制体重不超重，适当参加文体活动如太极拳等。严重高血压病人，尤其是舒张压在 16kPa（120mmHg）以上时宜卧床休息。有充血性心衰者应绝对卧床休息。根据病人的病情，每日测血压 2~4 次，必要时坐卧位、双上肢比较并做好记录。护士应密切观察病人的病情变化，特别注意病人有无剧烈头痛、眩晕、呕吐、抽搐、昏迷等神经精神症状，注意有无呼吸困难、哮喘、端坐呼吸、咳嗽、咳泡沫样血痰、肺水肿等心功能不全症状，病人如果有高血压危象应及时通知医生，并配合医生抢救处置。

2. 常见的护理诊断及护理

（1）神经衰弱综合征

高血压病初期病人多仅有血压升高，没有任何自觉症状。部分病人出现神经衰弱综合征，表现为头部不适、情绪易激惹、自主神经症状如心跳加快或心前区不适感、睡眠障碍，此时应以心理护理为主，可减轻病人不必要的焦虑、悲观情绪。同时配合小量镇静催眠药物改善病人睡眠状况、提高病人注意力和记忆力，可收到良好效果。

（2）焦虑、抑郁状态

在初期神经衰弱阶段，病人过分地注意自己的病情或对卒中发作感到恐惧、焦虑，因而表现为焦虑不安甚至产生死亡恐惧或疑病观念。在高血压病中期阶段伴随血管痉挛、血压升高，可出现明显发作性焦虑和抑郁同时伴兴奋躁动。此时，一方面要进行心理护理，注意观察病人的情绪变化，及时疏导并注意病人安全，防止自杀及自伤行为。同时可遵医嘱给病人适当用抗抑郁药和镇静剂如多塞平、阿米替林、马普替林、丙米嗪或氯普噻嗪（泰尔登），或应用地西泮类药物如阿普唑仑、艾司唑仑等。

（3）幻觉、妄想状态

高血压病中期某些病人可出现幻觉、妄想状态，症状出现以前常先有头痛、失眠等神经衰弱症状，继而出现焦虑、紧张、恐惧，然后出现幻听、被害妄想及疑病观念。幻觉和妄想内容常常相互联系，但妄想缺乏系统性。护士应亲切和蔼地对待病人，关心照顾病人的生活，满足其需要，密切观察病人幻觉的先兆、幻觉内容、出现的时间及持续时间的长短，多组织病人参加工娱活动，转移其注意力，防止病人沉浸在幻觉及妄想状态之中。在病人妄想的活跃期，护士应尽量不涉及病人的妄想内容，防止病人将护士纳入其妄想内容中，而加重妄想。注意病人的安全护理，防止病人在幻觉、妄想的状态支配下发生意外。可选用氟哌啶醇、甲硫哒嗪、奋乃静、氯丙嗪等。上述各药用量应慎重，注意以小量开始，缓慢加药，症状控制后即应减药或停药，不宜长期使用。应密切注意锥体外系反应的出现，要将可能出现的药物反应知病人，以避免药物反应出现时加重病人情绪障碍。

（4）意识障碍

高血压危象或高血压脑病均可出现意识障碍。这类症状常常突然发作，以夜间为重。发作前数天可有头痛、失眠、情绪不稳等前驱症状，继而出现程度不同的意识障碍，表现为朦胧状态、谵妄状态或精神错乱状态，此时可伴有恐惧性幻觉或片段的妄想，甚至自伤、伤人。精神运动性兴奋、冲动行为、定向力丧失，意识障碍时深时浅，是本病的特点。有时可与周围环境保持部分联系，发作可持续数日或数周，恢复后常有遗忘。此时需加强生活护理，防止出现摔伤、撞伤、伤人及被伤，需尽量与周围病人隔离开，必要时可给予保护性约束，予抗精神病药物氟哌啶醇等控制症状，防止衰竭及高血压危象、脑卒中发作。

3. 心理护理

对早期病人有着重要意义。因为部分病人具有明显的疑病倾向，表现敏感，常常过多地顾忌自己的疾病。这时给予恰当及时的心理护理，常能使病人自身感觉及情绪大为好转，血压也因此趋向稳定或稍降低。心理护理主要是耐心向病人解释其所患疾病的本质，消除不必要的顾虑、恐惧及悲观情绪，指导他们调整生活，包括：①病人日常的事尽量让其自己做，如穿衣、洗脸、刷牙等，不使其丧失生活信心。②调动病人积极性，做自己喜欢做的事。护士可委托病人做某些事，并反复叮嘱，加深某印象。切不可因其一时遗忘而责备病人，否则会使其记忆力迅速减退。③让病人保持分担责任意识，在病房分担一点责任，如扫地、开门窗等，可充实病人生活内容。

4. 药物治疗护理

对高血压病伴发精神障碍的治疗应以治疗原发高血压为主。高血压病早期时，虽然血压增高，但不稳定，不一定使用降压药物，必要时可适当口服镇静剂及血管扩张药物。如血压超过正常范围，持续不降，则应根据高血压病的临床分期选择适当的降压药物，同时控制精神症状。在用降压药时需加强对体温、脉搏、呼吸、血压的观察，尤其要注意血压的波动，警惕血压突然升高导致各种意外。并应注意治疗精神障碍时可能出现的副反应，密切观察，及时对症处理。对于卒中发作遗留的瘫痪、失语等可以施行针灸及坚持恢复功能的训练。失语导致病人与周围环境交流联系的障碍，引起病人孤独、隔阂等心理反应，故应早期进行失语纠正和语言训练。护理时可先通过病人损害最轻的交流渠道与其建立起感情上的联系，使其对训练有兴趣容易接受。训练时可通过图片、手势、眼神及认字卡片、短句卡片等由浅至深不断地强化，指导并训练其大胆地发声。早期开始训练者较晚期可收到明显效果。

二、脑动脉硬化性精神障碍

脑动脉硬化性精神障碍是由于脑动脉粥样硬化时脑组织供血不足导致大脑广泛而散在的缺血性病变，从而产生精神障碍。

（一）临床表现

1. 精神症状

（1）神经衰弱综合征；

（2）情感障碍；

（3）性格改变；

（4）幻觉妄想状态；

（5）意识障碍；

（6）痴呆状态；

（7）认知功能损害。

2. 神经系统的症状和体征

（1）一般躯体症状；

（2）非定位性神经病理体征；

（3）神经系统局灶体征。

（二）治疗

1. 饮食治疗

以维持正常体重。

2. 药物治疗

（1）降低胆固醇、保护血管；

（2）扩张血管；

（3）改善精神症状；

（4）对症治疗；

（5）改善脑代谢。

（三）护理

1. 一般护理

应嘱病人合理饮食，总热量不过高，预防肥胖；体重超过正常标准者应限制糖类的摄入，经常食用低胆固醇及维生素丰富的食物及含碘食物，尽可能以植物油如豆油、玉米油等为食用油。忌烟酒、咖啡、浓茶及其他刺激性食物，进食勿过饱，同时嘱病人注意劳逸结合或适当参加体力劳动及体育活动，以增强体质，并增强纤溶酶的活性，减少血栓形成。尽量避免病人的激动和烦躁，保证病人足够的休息和睡眠，必要时酌情选用镇静剂。注意观察病人的体温、脉搏、呼吸变化，注意预防病人呼吸道感染，加强皮肤护理，预防褥疮的发生。

2. 常见的护理诊断及护理

（1）神经衰弱综合征

本病的早期表现与神经衰弱类似，其特点在于多数病人均能自述病史。临床表现为头晕及眩晕为主的头部不适感，并伴有头响及耳鸣、睡眠障碍、易疲劳及注意力难以集中。此时应适当应用安定类抗焦虑药以稳定情绪，解除精神紧张，帮助其睡眠。要理解病人的性格特征以及住院期间的心理状态，保持良好的医患关系，语言要温和，工作耐心细致，既要掌握原则，又要避免简单粗暴。

（2）情感障碍

早期病人表现为控制情感能力减弱，易伤感、激惹、无故地焦虑、抑郁，可以出现自杀行为或类躁狂状态，疾病逐渐发展可出现情感脆弱、淡漠或强制哭笑，晚期情感淡漠，对周围无动于衷。对有自杀倾向的病人要加强护理，严防自杀，可作以下几点：①加强心理护理，帮助病人树立乐观主义精神，增强战胜疾病的信心；②随时收捡病室内危险物，严防病人将绳索、小刀、剪刀、碎玻璃等危险物品带入病室，家属探视后注意检查物品；③给病人服药时要防止病人将药片夹在指缝间或齿颊间、舌下等处，服药后应伸手检查，杜绝私藏蓄积药物自杀；④办公室、治疗室、急救室、更衣室、涮洗室及食堂等处应随时关锁，防止病人入内窃取自杀工具；⑤对有严重自杀企图的病人，应重点护理，以时刻不离开护士的监护为原则，对蒙头而卧的病人应劝其将头露出被外以便于观察；⑥病区内损坏物品、维修后的工具，应清点后如数带走，以杜绝隐患。对类躁狂状态的病人应加以隔离，以免病人间互相干扰，加重其兴奋性。对有明显冲动攻击行为者，应适当给予保护性约束，待兴奋控制后，弄清兴奋诱因，多加劝慰，不要简单、粗暴，并鼓励其参加工娱活动以转移其注意力，但要控制在适当范围活动。

（3）妄想状态

整个病程中有些病人可以出现夸大妄想、被害妄想、嫉妒妄想、疑病妄想，也可以出现关系妄想、罪恶、被窃妄想。出现上述幻觉妄想症状的病人可出现冲动伤人，临床上应加强护理：①严格执行危险物品管理制度，随时收捡杂物，以防病人用作伤人凶器；②对严重伤人的病人可根据医嘱给予保护或安置在单独隔离室内，加强巡视；③病房内设施要坚固，不能轻易拆卸、毁坏；④病人突然冲动、手持凶器伤人时，要有一定的防护措施，应由多人前后逼近，并和颜悦色加以规劝，动作要迅速、灵活，趁其不备，夺下凶器。

（4）痴呆

尽量让病人生活自理，不能包办代替。此时护理应采取缓慢、循序渐进的方式，护士发出的指令应简单明了，可先让病人不断复述或用有提示作用的物品加上注释给病人看，耐心地帮助病人领会、记忆，亦可采用示范的方法告诉病人该怎样做，做什么，不可急于求成。

（5）意识障碍

对意识障碍病人护理时需防止其因意识不清而发生坠床、撞伤、抓伤等意外而加重病情甚至危及生命。在护理过程中宜采取保护性约束的方法来保护病人。一方面要做到正确使用保护用具；另一方面保护方式要得体得法，要和蔼可亲，严肃认真，以免病人产生敌对情绪。待精神症状好转后，及时解除保护并做好思想工作。约束用具要严加保管，认真交接班。

3. 心理护理

本病病人半数有较长时间的神经衰弱综合征阶段，且症状时有波动。可向病人讲解有关的医学知识，包括病因、临床表现、病程、诊断和治疗，让病人对本病有充分了解，从而消除不利因素的影响。这样也有利于消除其疑病心理，减轻焦虑和烦躁，打破恶性循环。进行心理护理可使病人主动配合，充分发挥治疗作用。森田疗法主张顺其自然，放弃个人主观意图，顺从其客观的自然状态，这对本病的神经衰弱症状及情感障碍可收到较好效果。

4. 药物治疗护理

（1）在使用降低胆固醇、保护血管及扩张血管药物时的护理

使用大量维生素 C、亚油酸丸，中药何首乌、地巴唑、芦丁等药物可以改善脑部血液循环，增加脑组织供氧量。此时需密切关注血压变化及血脂、尿蛋白、尿糖等变化，及时检查眼底、脑血流图、CT 等，尽量避免卒中及其他躯体并发症。

（2）改善精神症状药物应用时护理

对于兴奋躁动、幻觉妄想症者，可用抗精神病药物。因病人多为老年人，脑储备能力普遍降低，体内解毒过程减弱，对药物增强了敏感性，有时甚至使用小剂量的抗精神病药物即可产生严重药物反应。故用药时比一般人更应谨慎，从小剂量开始，缓慢增量。同时注意加强病人的饮食、睡眠、情绪状况及日常行为活动方面的护理。出现药物反应如锥体外系反应时应及时减量。部分病人用药后出现直立性低血压，易摔伤，故护理时要严密观察，嘱病人改变体位时如起床、大便后应缓慢站起。做好可能出现的严重并发症如粒细胞缺乏症、恶性综合征等主要症状先兆的观察工作。有时药物会增强病人焦虑抑郁状态，故同时做好防自杀护理。用药后在药物作用下，病人早晨多不能按时起床，正常起居习惯被打乱，此时应予调整，设法消除失眠因素。鼓励病人白天少卧床，多活动，睡前避免情绪激动。症状好转后应及时减量，不宜服药过久，以避免出现迟发性运动障碍。

（3）应用其他药物时的护理

如伴有高血压病时，应给予降压药。此时需注意监测病人的血压变化，不宜使收缩压低于 20～21.3kPa（150～160mmHg），防止脑血栓形成。

三、血管性痴呆

血管性痴呆是由于脑血管障碍引起的痴呆。过去曾用名为脑动脉硬化性痴呆、多发梗死性痴呆。

（一）临床表现

（1）早期表现主要包括神经系统及精神两方面症状；

（2）痴呆；

（3）随着痴呆的进展，部分病人可出现感知障碍和思维障碍，产生各种妄想；

（4）不同梗死部位可出现不同的局灶性体征。

（二）治疗

1. 治疗原则

改善脑血流，预防脑梗死，促进大脑代谢，达到阻止恶化、改善或缓解精神症状的目的。

2. 药物治疗

（1）改善认知功能：可改善老年人的记忆功能，并可提高动脉血氧饱和度。①哈伯因（石杉碱甲）：

为胆碱酯酶抑制剂，是一种较为安全、有效、改善记忆功能的药物。常用量 200~400μg/d，分 2~3 次服用。②弟哥静：为 3 种双氯麦角碱硫酸盐等量混合制剂，能促进脑细胞的代谢，改善脑血流量。经临床观察对焦虑、抑郁、警觉性及记忆、智力的恢复有一定的改善作用。老年人常用量 3~6mg/d，分 2~3 次服用。③甲氯芬酯：能促进脑细胞功能，减少脑组织中脂褐素的含量，改善老年人的认知功能。老年人常用量 300~900mg/d，分 3 次服用。主要副作用有失眠及胃部不适。

（2）扩张血管；

（3）治疗精神症状；

（4）治疗躯体疾病。

3. 心理治疗

应鼓励病人振作精神，正确面对挫折，不要把内心不良情绪发泄到他人身上，克服个性弱点，保持良好心态，消除焦虑、抑郁情绪。

（三）护理

1. 一般护理

护理时应嘱其调整饮食，戒酒、戒烟，防止过度肥胖。督促其体育锻炼，多参加户外活动及社会活动，不断地培养兴趣爱好，丰富生活内容，防止孤独、闭塞的生活方式。适当让病人会客或外出，但需护士陪同。有人认为痴呆病人最好静养，实际上这是非常错误的。见见熟人、知己，说说知心话，会刺激大脑的反应，极有助于恢复痴呆者的感觉功能。尽量坚持学习，进行脑力劳动，进行记忆力的训练，并保持积极向上的乐观情绪，这些都对大脑功能有促进作用，使痴呆得以延缓。

2. 常见护理诊断及护理

（1）神经衰弱综合征

应指导病人做必要的生活调整，劳逸结合，调整好脑力劳动与体力劳动的关系，使工作有张有弛。失眠者可用适量催眠药，为防止服药后出现耐药性或习惯性，以及抑制异相睡眠的弊端，可几种催眠药交替、间断使用，以改善睡眠。减轻失眠的一些继发症状，增加病人治愈疾病的信心。当食欲不振、胃肠功能紊乱时，要加强饮食护理，提高饮食质量，督促饮食，以增强抵抗力，预防并发症。

（2）局限性神经系统症状

此种症状突出的有：假性延髓性麻痹、构音障碍、吞咽困难、中枢性面肌麻痹，不同程度的偏瘫、失语、失用、失认、癫痫大发作及尿失禁等。对偏瘫病人护理时要全心全意、热情谨慎、耐心细致。早期进行肢体被动运动可防止肢体萎缩和关节固定；肢体按摩应从远端的关节开始，开始时病人可能因疼痛而拒绝接受，应鼓励、疏导并稍加强制，注意活动量从短时间小活动量开始，逐步增加。恢复期鼓励尽早自主运动或进行站立和平衡训练，及时给予鼓励、支持，这样运动功能恢复较好。对二便失禁者，因尿失禁与病人注意力兴奋点有关，只要病人不是完全性痴呆，可采用定时引导排便的方法，使二便有规律。癫痫大发作时护理应慎重，除应进行一般护理如：①避免诱发因素。②注意病人发作前的先兆表现。③加强安全护理，检查病人口中有无松动牙齿和义齿并及时处理，眼镜也应取下等。④良好的生活护理，即让病人有良好的生活规律和饮食习惯。⑤大发作护理。在大发作时让病人于原地平卧，用压舌板或毛巾置舌下磨牙之间，用手托下颌，可防咬破唇舌及下颌脱位，在平肩胛 5~8 胸椎及腰 3~4 腰椎间各置一薄枕，防止椎骨压缩性骨折。迅速松解衣领和裤带，观察抽搐时间，后将其头转向一侧，以防口涎被吸入气管。注意呼吸状况，必要时行人工呼吸及吸氧，注射呼吸中枢兴奋剂。

（3）痴呆

记忆障碍的纠正应采取缓慢、循序渐进的方式。护士发出的指令应简单明了，可先让病人不断复述，或用有提示作用的物品加上注释给病人看，耐心帮助病人领会和记忆。也可采取示范的方法告诉病人该做什么，不可急于求成。有些痴呆病人有贪吃的症状，病人饱胀的感觉迟钝，吃的欲望十分强烈，甚至拣脏东西吃。这时护士要定时给予喂饭，饭后让病人做些有趣的事，分散病人注意力。

3. 心理护理

本病初期有多种躯体不适感，出现痴呆症状时其自知力存在，病人知道自己记忆力下降，因而产生焦虑或抑郁情绪。故可通过个别与集体相结合的心理护理使病人正确认识和对待疾病，耐心细致地了解致病的前因后果，消除精神顾虑，增强治愈的信心，以期达到 3 个转变：①思想认识上由消极转变为积极。②情绪由悲观转为乐观。③行动上由被动转为主动。

4. 躯体疾病的护理

脑血管性痴呆可同时存在高血压病、高脂血症、糖尿病、青光眼及前列腺肥大等。护理时首先应安排病人在舒适、安静、阳光充足的环境休息，耐心周到地护理，合理安排文体活动。针对高血压病护理已于前述，对合并青光眼的病人护理应做到以下几点：①急性发作时，督促病人卧床休息，进半流食。②保持环境安静，避免情绪激动。③注意大便通畅，戒烟酒，饮茶每日不超过 1 杯，适当限制进水量。④间歇缓解期亦应减轻视力疲劳，不能持续阅读太久。糖尿病病人护理应严格叮嘱饮食，不可多食或少食，应做好心理护理，说明饮食治疗的重要性，以取得其配合。对不稳定型糖尿病病人，应经常注意其有无恶心、呕吐、呼气酮味、呼吸深大等糖尿病昏迷前驱征象，对接受胰岛素或口服抗糖尿病药物治疗的病人，应注意观察有无低血糖征象，如有异常应予适当处置。嘱病人经常漱口，防止口炎及牙龈炎。注意皮肤清洁，防止继发感染和褥疮。对前列腺肥大症的病人，除药物治疗外，可给予病人热疗（射频、微波等），督促病人防感冒，切忌饮酒，勤排尿，以免发生急性尿潴留。

（李日照）

第八章　精神疾病治疗过程中护理

第一节　精神科药物副作用的护理

一、精神药物副作用的影响因素

病人的个体差异对精神药物的耐受性不同，产生的副作用也各异，如年龄、性别、躯体状况、既往用药情况等。一般来说老年人较青年人易出现副作用，儿童较成年人易出现副作用，女性较男性易出现副作用；体质衰弱、有脑器质性病变以及新病人也易发生副作用。

不同的精神药物及给药途径，其副作用的发生也有所不同。如注射给药可在较短时间内出现副作用；在某些情况下，如更换精神药物，骤增服药剂量，联合用药，骤然撤药等，均易导致副作用的发生。

二、出现常见精神药物副作用病人的护理

（一）护理原则

1. 基础护理

应用精神药物后可出现某些副作用，表现为进食困难，出现药源性抑郁、拒绝进食或严重副作用后生活不能自理。对此，护士要按时按量，按病情需要给病人以适宜饮食，保证病人营养和水分的摄入，必要时应给予鼻饲或输液；要协助病人做好个人卫生，督促一般病人做好晨晚间护理，对卧床病人及体弱者要重点护理，要保证病人每周定时洗澡、更衣，定期理发，修剪指（趾）甲，保持清洁。

2. 心理护理

心理护理对于出现精神药物副作用的病人甚为重要。如何帮助病人从烦躁、不安、消极或抑郁等情绪中摆脱出来，以积极的态度接受治疗，是心理护理的重要方面。对于副作用应当向病人作合理的解释，让病人了解药物治疗的目的，使病人能安心配合治疗。

3. 确保病人安全

对于年老体弱、行动困难及意识障碍的病人，更要加强服药安全护理措施，发药时可送药到口，亲眼看病人服下，防止病人吐药、藏药或丢药。应严格防止病人积存药物 1 次顿服，造成意外事故。在药物治疗期间，每日测体温、脉搏、呼吸、血压 1 次，询问大小便情况。如果病人的血压低于 90/50mmHg（12/6.67kPa）或高于 140/90mmHg（18.67/12kPa）；脉搏低于 50/min 或高于 120/min；呼吸低于 12/min 或高于 24/min；便秘 3d 以上者应及时报告医生给予处置。病人在服用药物或注射药物后，应观察药物所致的副作用及毒性反应，并详细记录，随时通知医生，及时处置。如肌内注射抗精神病药物时，应深部注射并经常更换部位，如果注射部位出现红、肿、硬结时，应给予热敷处理。肌内注射或静脉注射后，应劝病人卧床半小时，防止直立性低血压的发生。

4. 仔细记录病情，及时报告医生，准确执行医嘱

护士应将每日观察到的病人的不适或主诉及异常情况详尽记录，及时报告医生，并准确执行医嘱。

（二）便秘和尿潴留病人的护理

服用精神药物后，由于抗胆碱能或自主神经副作用，病人容易出现便秘、尿潴留。此症状常见于老年人、前列腺肥大者或多种抗胆碱药合用的病人，如三环抗抑郁药与抗精神病药物、抗帕金森综合征药合用，虽不严重，但由于精神病人躯体主诉少，常使病人烦躁不安，加重病情，影响治疗，所以应给予重视，加强护理，保持病人大小便通畅。

对于便秘病人，要鼓励其多活动，适量多饮水，多吃蔬菜、水果，对于生活不能自理者尤应注意其排便情况，一般可常规给予通便灵或果导片口服，若 3d 无大便者可给予开塞露纳肛或灌肠，防止麻痹性肠梗阻的发生。

对于尿潴留病人，早期应注意多观察有无排尿困难或尿频不适，要做好解释工作，缓解病人紧张不安的情绪，可给予针刺足三里、暗示疗法，以诱导排尿。必要时可按医嘱给予导尿。

（三）麻痹性肠梗阻病人的护理

如果发现病人出现麻痹性肠梗阻，应停用精神药物，病人取半卧位；如果已经发生休克，则应平卧。予禁食、输液、胃肠减压，记出入量。观察病人腹痛、腹胀情况，有无胃、肠型及蠕动波，观察病人腹部压痛及反跳痛、肌紧张情况，观察病人呕吐性质、排气、排便情况。注意病人血压、体温、脉搏、呼吸的变化。如果病人结肠阻塞是因为粪便梗阻，可以用温肥皂水和中药灌肠；腹部膨胀的病人给予肛管排气，同时腹部热敷，促进肠蠕动，减轻腹胀。为了防止肠道感染可遵医嘱给予病人抗生素。如果经过上述治疗与护理，病人排气及排便，提示肠梗阻解除，可按医嘱给病人免胀气流食。

（四）出现药源性精神副作用病人的护理

精神药物本身也可引起某些精神症状，应与病人自身症状加以鉴别，常见以下几种：

1. 精神运动性兴奋

高效价药物或原有轻度脑器质性损害病人较易出现，表现为焦虑不安、激动、凶狠、敌意、极度兴奋和冲动攻击行为，常为一过性，多见于治疗初期，应减药或暂缓加药，注意观察，必要时给予保护性约束并及时给予心理疏导，缓解其紧张、烦躁，稳定情绪，防止冲动伤人及意外情况的发生。

2. 意识障碍

1%~3%病人出现不同程度的意识障碍：由意识模糊或梦幻样状态到谵妄状态，严重者可致昏睡甚至昏迷；主要表现为定向力障碍、错觉、幻觉的出现、兴奋、躁动不安、刻板动作或冲动行为、生活不能自理，可伴有震颤、大汗、扩瞳、脉速及构音不清等躯体症状，应与药物所致的恶性综合征早期相鉴别。药源性意识障碍多见于以下几种情况：①用药早期的午后和晚间症状明显；②大剂量用药或在药物骤停、剧增或更换时；③联合用药，特别是与抗精神病药物三环类抗抑郁药及抗胆碱能药合用时；④老年人或有脑器质性疾病或躯体疾病病人。其原因可能与药物的中枢性抗胆碱能作用有关，此时应及时减药或停药，给予液体输入促进药物代谢；病人行为紊乱或出现冲动攻击行为时应注意保护病人，观察生命体征变化。

3. 药源性抑郁状态

临床主要表现为焦虑、烦躁、消极悲观、情绪不稳、自责自罪甚至自伤、自杀。应及时减药、停药或给予抗抑郁药，加强观察及时给予心理疏导以防止发生意外。其发生与药物引起的严重锥体外系反应或其他躯体不适有关。

4. 紧张综合征

临床主要表现为木僵、缄默、违拗、蜡样屈曲，严重者吞咽困难、生活不能自理，可伴有神经系统体征如腱反射亢进、膝踝阵挛、震颤等，往往与用药量偏大有关，应及时调整药量或加用抗帕金森综合征药，在生活上要给予特殊照顾，可给予半流食或流食，防止摔伤或烫伤等意外发生。

（五）直立性低血压病人的护理

直立性低血压是吩噻嗪类药物常见的副作用，三环类抗抑郁药亦可发生，发生率估计约4%，肌内注射0.5h，口服1h即可出现降压反应，如不及时发现、护理抢救，将导致不良后果。年老体弱，基础血压偏低及敏感的病人，治疗初期，骤增药量阶段或注射给药病人较多见。应提醒病人在改变体位起床或站立时动作要缓慢；当感觉眩晕、心悸、乏力或眼前发黑时，要立刻坐下或躺下；在潮湿或闷热天气，进行淋浴时，血管易扩张，要注意预防跌倒。

病人出现直立性低血压时可突然跌倒，面色苍白、出冷汗、脉速、血压可低于10.67/6.6kPa，甚至测不出。应立即让病人就地平卧，置头低足高位（足抬高30°），及时测量血压、脉搏、呼吸，观察瞳孔大小，立即报告医生，准备抢救，重者可给予间羟胺、去甲肾上腺素，对抗吩噻嗪的α-受体拮抗作用。肾上腺素因有α-受体激动作用使血液流向外周及脾，从而加剧低血压，故属禁忌。待病人苏醒后，抬回病房卧床休息，症状未缓解之前护士不能离开病人，应继续观察治疗护理，并做好交班记录。

预防直立性低血压最好的办法是服药后卧床半小时，站立时宜慢，不要突然改变体位；对于初期服药病人应在每日服药后 1h 测血压以观察血压变化，调整药量或可减少其发生的概率。

（六）黄疸病人的护理

黄疸系因吩噻嗪类药物变态反应所致肝脏病变，与剂量无明显关系，与药物种类有关，其中以氯丙嗪较多见，常在治疗头 4~8 周出现，早期可出现恶心、呕吐、腹部胀满、厌食或低热等症状，早期应注意观察病人进食情况、巩膜有无黄染，定期检查肝功能。观察所见要及时交班，并报告医生。黄疸可引起皮肤瘙痒，要保持清洁卫生，保护皮肤。可对病人的顾虑进行早期心理疏导，消除其紧张、恐惧等，积极配合治疗及护理。

（七）皮炎病人的护理

皮炎是精神药物引起的变态反应所致，常见以下几种：

1. 药疹

多在颜面、躯干、四肢出现斑丘疹、多形性红斑或荨麻疹，以治疗第 1~4 周出现得较多，停药消失，再用可再出现。此时应多注意观察病人有无瘙痒的动作，对缺乏主诉的病人更应细致观察，帮助病人更衣、洗澡时可发现，应引起足够重视。检查皮疹发生的部位和形状，记录交班并继续观察皮疹发展的情况，及时报告医生处理。

2. 接触性皮炎

与药物或器皿接触的部位出现红、肿、灼热和水疱。目前较少见，应避免再次接触，并记录在病历上。及时报告医生，并给予对症处理。

3. 光过敏又称日光性皮炎

表现为皮肤暴露部位日晒后出现红斑、红肿或丘疹，界限分明。应避免直接暴晒，尽量在树荫下或背光处活动，并向病人解释清楚。

4. 剥脱性皮炎

多为药疹的严重阶段，应停用各种精神药物。绝对卧床，每 2~4h 翻身 1 次，预防褥疮及坠积性肺炎。应将病人安置在单间病房，采取保护性隔离措施，要保持病室环境清洁、空气清新、定期消毒空气，要勤换衣服和被服，保持干燥、清洁，病人的衣服和被服要经高压灭菌消毒处理，方可使用，以防合并感染。要加强基础护理，保护皮肤和黏膜的清洁。对有渗出的创面、皲裂的皮肤以及脱屑后的皮肤，要严格执行无菌操作技术处理创面，以防感染。要加强饮食护理，增加病人的抵抗力。如病人持续高热，预示病情加重，有发生败血症的可能，要严密观察，按高热护理。当病人难以忍受皮肤瘙痒时，要解释劝慰其不可搔抓，以免损伤皮肤，并设法转移其注意力，争取合作，配合治疗。密切观察病人病情变化，每 4h 测体温、脉搏、呼吸 1 次，如果发现病人意识不清、呼吸困难、尿少时应报告医生。给病人高蛋白、高维生素饮食，多饮水，口腔黏膜溃烂者给予鼻饲，禁止用刺激性和异性蛋白质饮食，并记录 24h 出入量。剃去病人的头发、腋毛、阴毛。注意口腔及五官护理，眼有分泌物或充血时可以用生理盐水冲洗，每日 2 次，并 2~4h 滴眼药 1 次，口腔用复方硼砂溶液含漱。必要时可遵医嘱静脉滴注皮质激素，滴速宜缓慢，以维持血内浓度，并注意钾的补充。

（八）粒细胞缺乏症病人的护理

目前粒细胞缺乏症是一种严重的并发症，病死率可高达 40%。因此严密监测粒细胞数目及加强基础护理是治疗的关键。

1. 采取严格的消毒隔离措施

有条件的可住进层流病房，无条件者可在病房安装换气扇，通风 10min 后紫外线照射 30min，3 次/d。地面用来苏水擦，床单、被套、休养服均高压灭菌后方能使用。

2. 高热的护理

应鼓励病人多饮水，可采用冰帽、枕下及腋下放置冰袋等物理降温措施，以尽量降低机体因高热致白细胞的增高。

3. 口腔、黏膜护理

饮食宜半流质，食后用棉签除去食物残渣，禁止用牙签剔牙，每天都要注意观察病人口腔黏膜有无充血、糜烂、溃疡，注意口腔清洁卫生，用 2% 硼酸水漱口，每日 4 ~ 6 次。有真菌感染时，用生理盐水 500mL 加庆大霉素 16 万 U 加制霉菌素 250 万 U 漱口，4/d。大便干燥时采用清洁灌肠。紫外线消毒时用床单盖住病人全身，并特别注意保护眼睛，防止电光性结膜炎。

4. 皮肤护理

保持床单清洁、干燥，及时更换汗湿的衣服，每日至少 2 次温水擦浴，睡软床，2h 翻身 1 次，防止褥疮。静脉输液时尽量做到一针见血，防止多次扎针后引起不必要的感染，静脉和肌内注射后应严格消毒针眼。

5. 医护人员出入病房时

穿隔离衣、戴口罩，操作时注意无菌，尽量将治疗集中做，以减少进出病房次数，禁止探视，保持病房清洁。

6. 输入血液或白细胞悬液时

应 2 人严格查对血型、血量、血质，以防输错。严格检查血袋的包装有无破损或血袋有无渗血现象。查对无误后方可按常规输血法输入。

7. 加强心理护理

由于病人不能外出且处于隔离状态，环境相对较狭小、生活单调，再加上精神药物的作用，因此应加强与病人的沟通，鼓励病人增强战胜疾病的信心，对于治疗中出现的情绪不稳以及抑郁自杀倾向者，应及时进行心理疏导，并报告医生，防止意外事件的发生。

（九）恶性综合征病人的护理

恶性综合征多为应用抗精神病药物所致，临床多表现为高热、震颤、肌张力增高，伴有意识障碍、吞咽困难等，死亡率较高，给护理工作带来一定难度。但只要做到及时观察生命体征变化，加强基础护理并详细记录，病人就可以转危为安。

（1）专人护理，安排单间，室内通风、保持清洁，使病人安静地休息。

（2）加强基础护理，密切观察病人的体温、脉搏、呼吸、血压、瞳孔等生命体征的变化，预防感染及其他并发症。

（3）保持静脉通道通畅，以备抢救时及时给药，同时准备好各种抢救药品及器材，记录出入量，做好各项护理记录。

（4）呼吸急促时给予持续低流量吸氧，必要时吸痰，保持呼吸道通畅，防止舌后坠而发生窒息。

（5）持续高热使耗氧量增加，尤其是脑细胞缺氧可使病情加重，可进行物理降温，用冰袋冷敷头部、腋窝、腹股沟，或 35% ~ 50% 的乙醇擦浴。

（6）由于病人意识障碍，重者深昏迷；轻者谵妄、躁动、不安，应做好床边护理，必要时给予间断保护性约束，防止坠床、自伤等意外情况发生。观察病人的表情变化、眼神及情感反应，多对病人进行鼓励及心理治疗，以利于病人意识恢复。

（7）长期卧床应预防褥疮及吸入性肺炎的发生：①每 2 ~ 3h 为病人翻身、拍背 1 次，避免推、拖、拉等生硬动作，防止皮肤擦伤，骨隆突处垫充气的气圈、海绵垫等。②促进局部血液循环，常用温水擦浴，作局部按摩等。经常查看受压部位有无红肿、破损等。③避免皮肤受刺激，床铺保持平整、清洁干燥，做到无皱褶、无渣屑；保持皮肤干燥、衣被整洁，尿垫要及时更换，清洗干净，涂油保护皮肤，使用便盆时，协助病人抬高臀部，防止皮肤擦伤。

（十）锂盐的副作用及中毒反应

碳酸锂为治疗躁狂症的特效药，治疗期间容易出现各种不良反应。当血清锂浓度上升到 1. 4mmol/L 以上时，体内易积蓄过多锂，出现锂中毒。锂盐的副作用与中毒反应之间并无截然分界线，严重的副作用可能就是锂中毒的先兆。监测血清锂浓度可预防。锂盐的副作用常见的有：

1. 消化系统

病人常出现上腹部不适、恶心、呕吐、厌食、稀便，一般不需特殊处理；饭后服药，可减少副作用。但如果出现频繁呕吐和腹泻则可能已转入锂盐中毒，应适量减药或停药，或用温盐水服药以促进锂盐排泄，防止蓄积过多致中毒。日量超过 1. 5g 以上应同时服氯化钠 0. 5g。

2. 神经系统

早期可出现疲乏、无力、嗜睡、手细颤或下颌、下肢震颤，一般不必处理，有时也可出现轻度意识障碍。如出现中、重度意识障碍并伴有构音困难、共济失调、反射亢进、锥体束征等神经症状时可能预示锂中毒。锂中毒主要表现为急性器质性脑综合征，病情进一步发展可出现昏迷、血压下降、心律失常、肺部感染、少尿或无尿。一般情况下中毒程度与血清锂水平呈正相关，血锂浓度 1. 5～2. 0mmol/L 为轻度中毒，2. 0～2. 5mmol/L 为中度中毒，2. 5～3. 0mmol/L 为重度中毒，3. 0mmol/L 以上可危及生命。此时应立即减药或停药，静脉滴注生理盐水、碳酸氢钠、氨茶碱和甘露醇以有利于锂的排出，其机制可能与钠在近曲小管与锂竞争性重吸收，促使潴留的锂排出有关。病情危重时应采用血液透析，必要时反复使用，使血清锂保持在 1. 0mmol/L 以下，但不能在血锂恢复正常时停止用药抢救，因为临床症状往往较血锂下降为慢，注意反跳的出现。老年人肾清除率下降，容易积蓄中毒，注意观察。

3. 心血管系统

心电图改变以 T 波低平较多见，发生率约 20%，是一种良性可逆性改变，停药可以恢复，给予硝苯地平等药物可缓解。治疗量一般不会引起低血压，心律失常更少见，有报道可引起 I 度房室传导阻滞和窦房结功能障碍。

4. 造血系统

一般可引起白细胞增高，以嗜中性白细胞增高为主。可能因单核细胞生成过多的粒细胞刺激因子所致，但应与临床并发的感染性疾病鉴别。

5. 代谢与内分泌

可使体重增加 4～16kg，发生率约为 10%～15%，偶见颜面、下肢和胫骨前水肿，一般不需特殊处理，但应除外其他原因所致的水肿。

锂盐长期治疗可引起甲状腺功能低下（约 5%），少数病人可出现甲状腺功能正常或低甲型甲状腺肿。

6. 泌尿系统

锂盐治疗可引起明显多尿、烦渴症状。70%～80%病人常出现此类副反应，应注意饮水，可给予生津止渴的中药以解除（如沙参、麦冬、玉竹、天花粉、葛根各 15g 煎服，每日 1 次）。

7. 皮肤

可引起脱发、痤疮样皮疹，也可使银屑病病人症状加重。

（十一）出现锥体外系反应病人的护理

锥体外系反应为抗精神病药物最常见的副作用，其发生率与用药的种类（效价高者较多）、剂量、年龄（老年人易出现）、疗程及病人个体因素有关。国内资料报道吩噻嗪类中哌嗪类的奋乃静发生率约 40%～50%，三氟拉嗪及氟奋乃静 50%～60%，氯丙嗪约 25%～30%。发生时间最早可在用药后 2h 后出现（如注射氟哌啶醇），但多数口服药物在用药 3～5 周内发生。目前常用药中氯氮平的锥体外系反应较轻。临床护理中要注意多观察，及时报告，及时对病人进行解释及心理疏导，合理用药，避免由于锥体外系反应引起病人中断治疗或不配合治疗甚至消极、抑郁的发生，加强生活护理，注意饮食变化。

锥体外系反应常见的有 5 种不同表现形式：

1. 药源性帕金森综合征

主要有以下 4 个特征：①运动不能。②肌张力增强。③震颤。④自主神经功能紊乱。一般在用药后数周至数月发生。但也可发生较早，特别是一开始就用大剂量或对药物敏感的病人。其发生机制可能系药物引起多巴胺功能缺乏，导致 DA-Ach 平衡失调。治疗除可补充多巴胺外，也可通过对抗 Ach 的途径即采用阻滞毒蕈碱受体的抗胆碱能药如苯海索等，使二者达到平衡。护理上要注意观察并及时报告医生以调整用药，对于锥体外系反应严重的病人应加强生活照顾，合理解释病情。

2. 静坐不能

表现为不可控制的烦躁不安、反复走动或原地踏步，发生较药源性帕金森反应早，而晚于急性肌张力障碍，普萘洛尔治疗有效。应注意与精神症状区别，对病人早期进行心理疏导，缓解焦虑情绪，及时减药或加用抗副反应的药物。

3. 急性肌张力障碍

为个别肌群持续痉挛，以面、颈、舌、唇肌较多见，表现为各种奇怪动作或姿势，常见的有口、眼歪斜、斜颈、动眼危象（眼球向上凝视）、角弓反张、扭转性痉挛等，多在治疗 1 周内或第一次用药后产生，常见于肌注氟哌啶醇后。应注意与癔症、脑炎、癫痫相鉴别。护理上应及时报告医生，注意保护病人，给予对抗药如肌注东莨菪碱或口服苯海索等均有效或减药、停药。缓解后应及时进行心理疏导，合理解释；饮食及起居方面应给予照顾，吞咽障碍病人可给予半流质饮食防止噎食，对于言语障碍病人不能嘲笑，应多进行交流。

4. 迟发性运动障碍

是由于长期（通常 1 年以上）大量服用抗精神病药物引起的一种锥体外系副作用，多见于服药 1~2 年以上，最早 3~6 个月，以老年及脑器质性病变病人多见，临床特点为不自主的，有节律的刻板式运动，以氟奋乃静、三氟拉嗪、氟哌啶醇较易引起。其原因可能是黑质—纹状体—多巴胺功能相对增高所致。临床常见以下 4 种表现形式：

（1）口—舌—颊三联征（BLM 综合征）：表现为口唇及舌重复地、不可控制地运动，如吸吮、舔舌、咀嚼、鼓腮等，严重时构音不清，影响进食。应加强饮食护理，宜半流质饮食或流质饮食，防止噎食的发生。

（2）肢体不自主：无目的抽动，如搓丸样动作、指划样动作、上肢抛球样动作、双手反复高举或两腿不停地跳跃。

（3）肌张力低下——麻痹型：如腰不能直起、凸腹、颈软不能抬头、行走时迈不开步，提不起腿，足跟拖地而行。

（4）全身躯干运动不协调：呈古怪姿势，如角弓反张、全身左右摆动、前后扭动或前弯后倾。

对于迟发性运动障碍的治疗，无较好的办法。早期可减药、停药或换锥体外系反应小的药物，停用一切抗胆碱能药如苯海索，可给予异丙嗪、普萘洛尔（心得安）及抗焦虑药或多巴胺耗竭药利舍平，多巴胺阻滞剂小量氟哌啶醇等。护理上应注意早期发现，早报告，生活中要特殊照顾，不能歧视或嘲笑病人，注意保护病人，对于影响睡眠的病人应及时调整药物，有消极观念的应及时报告，重点护理。

5. 兔唇综合征

系一种口周震颤，类似兔的咀嚼运动。可能是一种局部的不典型帕金森综合征，停药可消失，抗震颤麻痹药可能有效。

（十二）抗精神病药物所致癫痫大发作病人的护理

对于这类病人应停药或换用其他抗精神病药物。

1. 癫痫大发作时的护理

让病人就地卧倒，使病人头偏向一侧，将已经准备好的纱布压舌板或就地取得的软物（衣角、被角、毛巾等）置于病人上下磨牙之间，以防病人咬伤舌头，松解病人衣领、裤带，取下假牙，适当约束病人四肢。保持呼吸道通畅，用吸痰器清除口腔及气管内分泌物，病人如果出现呼吸困难、发绀时则给病人吸氧。抽搐停止后，在病人的恢复过程中可能出现精神异常或昏迷状态，此时应注意保持环境安静，加强巡视，必要时上护架。如果在病人进食时出现抽搐，应及时清除病人口腔中食物，防止其噎食。病人污染的衣裤要及时更换，并做好口腔护理。

护士应熟悉抗癫痫药物的种类、作用、剂量等知识，观察抗癫痫药物的副作用并及时通知医生。详细记录癫痫发作的详细经过，如抽搐部位、次数、持续时间、意识及瞳孔的变化和面色、呼吸、大小便情况。

2. 癫痫持续状态的护理

如果病人连续多次抽搐，间隔时间短，意识不清则按昏迷护理常规由专人护理。24h 内不能进食者，按医嘱鼻饲。但注意应少量多次，以防胃内充盈，发作时食物反流吸入气管。测量体温时严禁用口表。

第二节　精神药物治疗与护理

一、抗精神病药物治疗与护理

精神疾病的药物治疗是指通过药物来改善精神病人病态的行为、思维或情感。在精神疾病的药物治疗过程中应采用有效的剂量，充足的疗程。

抗精神病药物是适应整个精神疾病范围内应用的药物，主要用于治疗精神分裂症及其他精神病性障碍。该类药物在治疗范围内不影响人的意识和智力，能有效地控制精神病人的精神运动性兴奋、幻觉妄想、敌对情绪、思维障碍和奇特行为等精神症状，还可以改善活动低下和社会退缩等精神分裂症阴性症状。

（一）分类

按化学结构进行分类，可以分为以下几类：

1. 吩噻嗪类

其代表性药物是氯丙嗪、硫利达嗪（甲硫哒嗪）、奋乃静、三氟拉嗪。

（1）氯丙嗪：具有较强的镇静作用，可以较好地控制兴奋躁动、情绪激动、易激惹及敌对情绪，对幻觉妄想、淡漠、退缩的作用较微弱。在中小剂量时不产生明显的锥体外系反应，但对心血管系统有反应，可以引起心动过速、直立性低血压等，也可以引起自主神经反应如口干、便秘和腹胀。

（2）硫利达嗪（甲硫哒嗪）：锥体外系反应较轻，心血管副作用与氯丙嗪相似，有镇静催眠作用，中度控制幻觉、妄想等作用，适合于老年、儿童、体弱及女性病人，可以在门诊治疗时使用。

（3）奋乃静：镇静作用弱，抗幻觉及妄想作用强，具有较强的锥体外系反应和较弱的心血管反应。

（4）三氟拉嗪：该药物镇静作用弱但抗幻觉及妄想作用强，同时具有较强的锥体外系反应和较弱的心血管反应。

2. 噻吨类（硫杂蒽类）

其代表性药物是氯普噻吨（泰尔登）。具有中度的镇静和抗幻觉、妄想作用，有较好的催眠和抗焦虑作用，也有一定程度的抗抑郁作用，适用于伴有抑郁、焦虑的精神分裂症、更年期精神障碍和神经症等。

3. 丁酰苯类

其代表性药物是氟哌啶醇，既有镇静作用，又有抗幻觉、妄想作用，但该类药物极易导致锥体外系反应。其心血管反应小。

4. 二苯氧氮平类

其代表性药物是氯氮平，该药物的特点是有很强的控制兴奋躁动及幻觉、妄想作用，并有较好的催眠效果，不产生或很少产生锥体外系反应。

5. 苯酰胺类

其代表性药物是舒必利，具有很好的抗抑郁作用和抗幻觉妄想作用，安全性大，锥体外系反应极轻，心血管反应也很小。

（二）主要用途

（1）控制急性精神分裂症、躁狂症和脑器质性精神障碍病人的紊乱性症状。

（2）预防或延缓慢性精神分裂症复发的维持治疗。

（3）用于长期住院精神分裂症病人活动症状的维持治疗。

（4）精神科以外用药，如恶心、呕吐、呃逆、瘙痒、慢性疼痛病人的止痛。低剂量可作为抗焦虑用药。注意在此用途中适应证选择应恰当。

（三）适应证

（1）原发性精神病如精神分裂症、精神分裂样精神障碍、分裂情感性精神障碍、偏执性精神障碍、急性应激障碍、躁狂发作、精神病性重症抑郁发作、更年期精神障碍。镇静作用多在肌注 1h 发生。急性期治疗 4~8 周，多数病人为 6 周。

（2）继发性精神障碍如脑肿瘤、药物中毒、癫痫。

（3）严重兴奋躁动或暴力行为如谵妄、痴呆有关兴奋躁动、幻觉妄想状态、情感变化及行为障碍。

（4）运动障碍，如 Huntington 舞蹈症的精神病性症状和运动障碍，Tourette 综合征抽动症。

（5）其他运动障碍如伴有显著焦虑和激越症状的抑郁症，小剂量抗精神病药物治疗焦虑症（氟哌啶醇 0.5mg，每日 2~3 次），控制边缘性人格障碍病人的行为冲动。

（6）各种器质性精神障碍、脑动脉硬化精神障碍、感染中毒性精神障碍、症状性精神障碍。

（四）禁忌证

（1）严重过敏史。

（2）药物中毒。

（3）严重心脏功能异常如严重心力衰竭、重症高血压。

（4）器质性或原发性抽搐高危状态，各种原因引起的中枢神经抑制和昏迷。

（5）闭角型青光眼或前列腺肥大。

（6）迟发性运动障碍。

（7）原因不明的急性感染及发热。

（8）血液病尤其是造血功能不良者。

（9）老年人、儿童、孕妇慎用。

（五）剂量

正确的剂量是充分控制病人的精神病性症状和行为的最小的剂量。

低剂量抗精神病药物在许多病人中是有效的，只有在治疗无效时才应用提高剂量，并且应尽量减少剂量。虽然某些抗精神病药物血浆半衰期相对较短，每天 1 次的给药方法仍是可行的。因为药物必须在中枢部位作用，在治疗初期为了减少病人药物副作用，可采取一日剂量分次服用。长效制剂量可根据每次注射量和注射间隔来调整。

（六）抗精神病药物常见副作用及处理

1. 神经系统副作用

（1）锥体外系副作用：几乎各种抗精神病药物均可引起锥体外系反应。其发生率以吩噻嗪类的三氟拉嗪最高（占 60%），以下依次为氟奋乃静、奋乃静、氯丙嗪（占 30%），而以硫利达嗪（甲硫哒嗪）最低，丁酰苯类发生率较高，噻吨类（硫杂蒽类）、苯甲酰胺类、二苯氮卓类反应较轻。

①药源性帕金森综合征：多在应用抗精神病药物后数天或数周，大多数病人在治疗 2 周后出现，发生率为 15%~40%。主要有三大症状，震颤、肌张力增高、运动不能主要给予抗胆碱药物治疗，抗组胺药物治疗，及金刚烷胺治疗。

②静坐不能：有 20%~45% 病人出现，多发生在服药后 1~2 周，也有病人在服药后数月发生，各种抗精神病药物均可引起，以大剂量服用者较多见，以氯丙嗪发生率最高，其次为奋乃静。病人感到心神不宁、坐立不安，主诉"两脚无处放"、"非走不可"、"躺不下"、"心里发痒"，表现为坐卧不宁、站站坐坐，在室内或院子中来回走动，严重者伴有焦虑、烦躁、易激惹，甚至有抑郁和消极情绪。可给予抗胆碱药物、β-肾上腺素能受体阻滞剂、苯二氮䓬类药物治疗。

③急性肌张力障碍：这是抗精神病药物中锥体外系反应最常见的早期症状。其中吩噻嗪类、丁酰苯类、噻吨类（硫杂蒽类）、苯酰胺类药物均可发生。一般认为氟奋乃静、三氟拉嗪、氟哌啶醇等药物更易诱发，其发生率以氟奋乃静葵酸酯最高（25%），其次为氟哌啶醇（16%），硫利达嗪（甲硫哒嗪）和氯氮平很少发生。此症状常在治疗开始的第一周出现。主要表现为发作性、持续性肌肉痉挛及异常姿势如躯体的扭转痉挛（身体向一侧扭转过去）、角弓反张（头部向后仰）、动眼危象（两眼向上翻或两眼上吊），同时病人

感觉极其难受和紧张，有时全身大汗淋漓，伴有焦虑、烦躁及恐惧情绪。症状持续时间为几秒或几小时，且反复出现。

可给予抗胆碱能药物、抗组胺药物及苯二氮卓类药物治疗。

如经上述药物处理无效，可考虑换用其他抗精神病药物。

④迟发性运动障碍：往往发生在抗精神病药物较长时期治疗之后，其发生率为 15%~20%。脑器质性损害、抗胆碱能药物是促发危险因素。各种抗精神病药物都能引起迟发性运动障碍，其表现为面部、四肢、躯干部呈现各种不自主、有节律的异常运动。

上述症状在病人注意时可以暂时控制，注意力分散后又重现，在紧张、兴奋时症状加重，睡眠时可暂时消失。

治疗上应早期发现，早期处理。

一旦确诊，应及时停用抗精神病药物，但不可骤停。换用锥体外系反应轻的药物，如甲硫哒嗪、氯氮平、舒必利等。停用各种抗胆碱能药物，如苯海索、东莨菪碱等。

利舍平治疗：常用剂量 0.25~1mg，3 次/d。

异丙嗪治疗：每次 25~50mg，3 次/d；或 50mg 肌内注射，1 次/d，连用 2~4 周。

维生素 E：每次 100~200mg，3 次/d。

溴隐亭：剂量在 7.5mg/d 以下，可试用。

对慢性精神分裂症病人，用药应给予最低的有效剂量，切忌大剂量或多种药物合用。

停用或换用抗精神病药物时，应逐渐减量，不可骤然停药。

对老年病人，尤其是女性和伴有器质性病变者避免大剂量，可选用锥体外系反应轻微的药物。

对长期用药的病人应密切观察以发现早期征象。

合理地给予病人抗震颤麻痹药。

（2）镇静与嗜睡：有些抗精神病药物具有较强的镇静嗜睡作用，如氯氮平、氯丙嗪等药物。有些抗精神病药物尤其是高效价者如氟哌啶醇等镇静作用较轻。

治疗措施：减少用量。

（3）癫痫：有些病人在应用抗精神病药物过程中突然出现全身抽搐发作，这是因为抗精神病药物降低了抽搐的阈值，其中以低效价的抗精神病药物如氯丙嗪或氯氮平较为多见。

治疗措施：

①如果仅有一次癫痫发作，一般不必停用抗精神病药物，但要合用抗癫痫药物。如果全身性强直阵挛发作则首选苯妥英钠或卡马西平，无效时换用丙戊酸钠或苯巴比妥。如果是失神发作可选用丙戊酸钠或氯硝西泮。如果是部分发作也可选用苯妥英钠或卡马西平、苯巴比妥。

②癫痫持续状态的处理：其处理原则是及时终止惊厥发作和控制并发症。

地西泮：以 10mg 缓慢静脉注射，注射速度不超过 1~2mg/min，可以每隔 15~20min 重复应用，总量不超过 30mg。或可应用地西泮 20mg 加入 5% 葡萄糖盐水中缓慢静脉点滴，每天最高剂量不超过 120mg。

巴比妥类药物：以苯巴比妥钠和异戊巴比妥钠效果良好。但因其对呼吸中枢有抑制作用并影响循环系统，应用时应当谨慎。可以异戊巴比妥钠 0.5g 溶于 20mL 生理盐水中缓慢静脉注射。苯巴比妥钠作用时间长，常用作维持治疗。每次 0.2~0.4g，每日 2~4 次肌注。

氯硝西泮：1~4mg 静脉注射，但本品对心脏及呼吸的抑制要比安定强。

苯妥英钠：用 0.25~0.5g，溶于 5% 葡萄糖溶液 20~40mL，在 6~10min 内缓慢静脉注射。不宜注射过快，如果注射过快可导致房室传导阻滞、血管性虚脱、心动过缓、呼吸抑制。

（4）恶性综合征：这是抗精神病药物最严重的副作用，虽然少见，但由于致死率高达 20%~50%，应给予足够的重视。其发生率为 1%~1.4%，一般在治疗后 1 周内发生，最快的在 45min 内出现，最迟发生在 65d 之后。

①临床表现

高热：体温可达 39~41℃。

锥体外系反应：开始可以表现为静坐不能、震颤、肌张力增高，以后则可发展为肌强直、运动不能、吞咽困难。

意识障碍：可表现为从嗜睡到昏迷。

自主神经紊乱症状：表现为流涎、大汗、心律不齐、尿失禁或尿少、呼吸加快、发绀与呼吸困难、血压不稳定。

并发症：吸入性肺炎、脱水、肾功能衰竭、肺功能不全、急性心功能衰竭、呼吸衰竭、弥散性血管内凝血。病人可由于肺炎或循环衰竭而死亡。

②实验室检查

血常规检查：白细胞明显增多。

血清肌酸磷酸肌酶及其同工酶检查：血清肌酸磷酸肌酶增高，其同工酶、谷草转氨酶、谷丙转氨酶、乳酸脱氢酶增高。

其他生化检查：血清尿素氮增高，血钾偏低、血沉加快，蛋白尿及糖尿。脑脊液检查无特异性发现。

脑电图检查：可出现弥漫性异常。

③治疗

支持疗法：停用抗精神病药物，注意纠正电解质及酸碱平衡紊乱，给氧、物理降温，预防感染。大量补液，促进药物排泄，每日液量为 2500~3000mL，必要时给予甘露醇、呋塞米利尿以加快排泄。

药物治疗：丹曲林（硝苯呋海因）：这是一种抗痉挛药物，通过影响肌肉的收缩而使之松弛来缓解肌肉强直，口服每次 100mg，4/d，治疗 1~5d，静脉注射可给予 1~5mg/kg，每 6h1 次。

溴隐亭：为多巴胺受体激动剂，剂量 5~30mg/d，分次口服。

地西泮可使病人肌肉松弛。口服或肌注，或 20mg 加入 5% 葡萄糖盐水 500mL 中，20~30min，缓慢静点。地西泮类药物一天最大剂量可用至 120mg。

加强护理：密切观察病人的体温、脉搏、呼吸、血压，注意观察病人的意识状态，防止褥疮，注意入量及排泄情况，并给予及时记录。

（5）周围神经副作用

①周期性瘫痪：多见于长期服用抗精神病药物者，以周期性发作的迟缓性瘫痪为特点，常为对称性迟缓性瘫痪，自下肢开始逐步向上发展并累及上肢，近端肌肉较远端为重，肌力由轻度无力到完全松弛性瘫痪。有的病人可表现为肢体酸痛、感觉异常等。神经系统检查无感觉障碍，腱反射减弱或消失。血清钾浓度降低，但降低程度与瘫痪程度不相等。心电图可见 T 波低平、倒置，出现 U 波。多在 2~3d 内恢复。

治疗：对于低血钾的病人可给予 10% 氯化钾溶液 10~20mL 口服，3 次/d，重症病例可给予氯化钾 2~3g，加入 5% 葡萄糖盐水溶液或 0.9% 氯化钠溶液 1000~1500mL，缓慢静脉滴注。在治疗过程中，应注意观察血清钾及心电图变化。病人应食用富钾食物如橘子、榨菜等，对病人瘫痪的肢体应给予被动运动、按摩、理疗，从而促进肢体功能恢复。

②桡、腓神经麻痹：多见于服用氯丙嗪、三氟拉嗪和氯丙嗪穴位注射时。桡神经麻痹的表现为垂腕；高位损伤时不能伸肘、伸腕和伸指，可有前臂背面、手背桡侧感觉减退。腓神经麻痹呈典型的垂足症状。

治疗：立即停服抗精神病药物，给予理疗、针灸、电刺激以及维生素 B1、B12 治疗。

（6）其他副作用

①肌无力综合征：在抗精神病药物治疗过程中，少数病人产生肌无力综合征，酷似重症肌无力。

治疗：减药或停药换用其他抗精神病药物。

②高血压脑病：在应用单胺氧化酶抑制剂时若进食含酪胺的饮食或与麻黄素、肾上腺素联合应用时使病人血压骤然升高可导致高血压脑病，出现头痛、癫痫样发作、意识障碍或伴有偏瘫、失语等脑部局灶性症状，可有眼底视网膜动脉痉挛、视盘水肿、出血、渗出，脑脊液压力增高。

治疗：立即降压，可用酚妥拉明 5~10mg 加于 10% 葡萄糖溶液 200~250mL 中静脉滴注；或氯丙嗪 25~50mg 加于 5% 葡萄糖溶液 20~40mL 中静脉注射。利舍平 1~2mg 肌内注射每天 1~2 次，必要时应用脱水剂，消除脑水肿。

2. 心血管系统副作用

（1）直立性低血压：多发生在抗精神病药物治疗初期，尤以注射给药时发生率最高，剂量如果增加过快亦容易引起。

①表现：在病人变换体位如坐起或站起时出现眩晕、眼花、心率加快、面色苍白、血压下降，可导致病人晕倒、摔伤，诱发心肌梗死、脑血管意外。低血压严重时可发生休克症状。

②治疗：出现直立性低血压时将病人放平，取平卧位或头低位即可恢复。对于严重低血压及反复低血压反应者要考虑减药或更换影响血压较小的药物如氟哌啶醇等。严重病例尤其是出现休克的应立即选用有效的升压药物如去甲肾上腺素 1~2mg，加入 5% 葡萄糖溶液 200~500mL 中，静脉滴注，禁用肾上腺素，因为吩噻嗪类抗精神病药物具有中枢性肾上腺素能阻滞作用，肾上腺素会导致升压作用逆转，加重低血压反应。

（2）心电图改变：抗精神病药物中以硫利达嗪、氯氮平、氯丙嗪常见。心电图改变往往发生在抗精神病药物治疗剂量时，主要是 T 波改变，ST 段压低，出现窦性心动过速、窦性心动过缓、窦性心律不齐、期前收缩、房室传导阻滞。

治疗：对症处理，减药或停药。在处理后，大多数可以恢复。应注意在大剂量用药时如病人心电图持续明显异常应警惕因心脏复极时间延长，心脏传导功能障碍，可导致心室颤动而猝死。

（3）下肢静脉血栓：应用氯丙嗪、氯氮平等抗精神病药物治疗可致下肢静脉血栓形成。

①表现：行走困难，腹股沟疼痛，下肢呈高张性水肿，表浅静脉充盈，腹股沟卵圆窝压痛；患肢无外伤及感染病灶。

②治疗：停用抗精神病药物，抬高患肢，局部热敷及红外线照射或给予低分子右旋糖酐静脉滴注。

3. 消化系统副作用

（1）胃肠道副作用：胃肠道反应多在服用抗精神病药物的初期出现，多数病人随着治疗时间的延长胃肠道反应可以自行消失。胃肠道反应是由于药物的抗胆碱能作用所致。

①表现：口干、恶心、呕吐、食欲不振、上腹部饱满、腹泻、便秘和麻痹性肠梗阻。

②治疗

口干的治疗：可应用环茴三硫（戊硫酮、舒雅乐）每次 25mg，3 次/d，症状可以明显改善。轻症病人可以不用处置，因随着时间推移，对药物耐受，口干的副作用可以明显减轻。

便秘的治疗：注意病人的饮食，多让病人吃富含纤维素的蔬菜和水果，鼓励病人经常活动，促进肠蠕动增加。应使病人养成定时排便的习惯。如 2~3d 未解大便且病人有便意时可给予开塞露纳肛或给予中药通便灵 2 粒晚上睡前服用。

（2）对肝脏的副作用：肝脏的副作用主要是药源性肝病。住院精神病人肝损害可达 20% 以上。肝损害多见于吩噻嗪类药物中的氯丙嗪、奋乃静、氟奋乃静、三氟拉嗪、硫利达嗪；噻吨类中的氯普噻吨（泰尔登）、珠氯噻醇；丁酰苯类中的氟哌啶醇；二苯氮卓类中的氯氮平；苯酰胺类中的舒必利等。

①表现：肝功能损害多于服药后 4 周发生，大部分病人在临床上无明显的症状和体征，仅有 1/3 的病人可以出现胃肠道症状、1/3 的病人有肝肿大。肝功能检查中以谷丙转氨酶升高为著，因此病人在服用抗精神病药物前后应进行肝功能检查。如果在服用抗精神病药物后谷丙转氨酶多次检测有明显升高提示有药源性肝病的可能性。

②治疗：如果肝损害轻，可减少药物用量，不用停药。如果肝损害严重则停药换用其他抗精神病药物。

休息及加强营养，给予病人高蛋白、高糖和低脂饮食，供给充足的热量；补充多种维生素，可应用复合维生素 B、B_1、C、K，以促进消化功能，促进肝细胞恢复。

葡萄糖通常用 10% 葡萄糖溶液 1000~1500mL，加维生素 C0. 5~1g，静脉滴注，1 次/d。

促进解毒，改善肝细胞功能，可给予联苯双酯每次 25mg，3 次/d，降酶效果明显或应用水飞蓟（益肝灵）2 片，3 次/d，口服，降酶效果也好；葡醛内酯（肝泰乐）每次口服 50~100mg，3 次/d，肌注或静注 100~200mg，1 次/d，具有解毒作用，可减轻病人的疲乏。

肾上腺皮质激素其作用是抑制炎症反应及免疫过程，改善病人的一般状况，减轻黄疸，增加肝内糖原、蛋白和血浆蛋白。病人如果为过敏性肝损害如伴有皮疹、药物热者可用琥珀酸氢化可的松 200~300mg 加于 10% 葡萄糖溶液 500mL 中静脉滴注，1 次/d，1 周后根据肝功能情况逐渐减量。或用泼尼松（强的松）口服，每日 20~30mg，症状好转后逐渐减量。

（3）麻痹性肠梗阻：这是抗精神病药物所致的严重副作用，是由于抗精神病药物抑制肠蠕动使肠壁呈现弛张状态，肠腔内容物不能向下运行，排便、排气受阻，肠内压力增高，肠管末梢循环衰竭引起的麻痹性肠梗阻，如果未得到及时地纠正和处理，则可导致病人休克、死亡。

①表现：腹胀不适，频繁呕吐，吐出物为大量胃液、十二指肠液、胆汁，甚至呕吐出带臭味的肠内容物；停止排便和排气。全身症状有脱水、疲乏、嗜睡、心律失常。腹部检查：全腹胀满、肠鸣音减低或消失。X 线腹部平片示胃、小肠、结肠有胀气，程度大致相同。

②治疗：停用抗精神病药物，纠正水、电解质和酸碱平衡失调，胃肠减压，控制感染。注意补充体液，防止脱水。

使用抗生素，可选用针对革兰阴性杆菌的药物，如庆大霉素 8 万 U，2/d，肌内注射或应用阿米卡星 0.4g，每日 2~3 次肌注。

4. 造血系统副作用

（1）白细胞减少症：周围血白细胞低于 4.0×10^9/L 称为白细胞减少症。多发生在药物治疗的头 2 个月内。抗精神病药物中氯氮平、氯丙嗪、三氟拉嗪均可引起白细胞减少症。

①表现：病人可以表现为乏力、倦怠、头昏、低热等全身症状，有时病人还可以出现轻重不等的继发性感染症状如咽炎、支气管炎、肺炎、泌尿系感染等。实验室检查周围血中白细胞计数多在（2.0~4.0）×10^9/L，淋巴细胞相对增高，胞质内有中毒颗粒及退行性变。

②治疗：密切观察，如果白细胞低于 3.5×10^9/L，应停药。

刺激白细胞生成药物如可口服维生素 B4，10~20mg，3 次/d；利血生 10~20mg，3 次/d；鲨肝醇 25~50mg，3 次/d，核苷酸 100~200mg，3 次/d，上述药物可选用 1~2 种应用。

预防感染应用青霉素 80 万~320 万 U/d，分为 2~4 次肌内注射，或可应用其他抗生素预防感染。

加强口腔护理，预防呼吸道感染。

（2）粒细胞减少症：粒细胞绝对数低于 2000×10^6/L，称为粒细胞减少症。如果低于 1000×10^6/L 则称为粒细胞缺乏症。抗精神病药物中以氯氮平最常见，发生率已下降为 0.06%。常于治疗开始的最初 2~3 个月内出现，预后严重，病死率为 20%，常死于继发感染性疾患。

①表现：起病急骤，可表现为畏寒、高热、乏力、倦怠、咽痛、全身酸痛；由于粒细胞减少，机体抵抗力低下，可发生严重感染如咽炎、扁桃体炎、肺炎、皮肤感染等。

②实验室检查：周围血白细胞在 2.0×10^9/L 以下，粒细胞低于 500×10^6/L，中性粒细胞通常在 10%~20% 以下，甚至完全消失，淋巴细胞相对增多，有时单核细胞稍增多，红细胞、血小板可正常。

③治疗：立即停药。

应用抗生素预防和控制感染。可根据抗生素的实际疗效和细菌培养结果及时调换敏感抗生素。

促进白细胞增生药物的使用，可给予维生素 B4，10~20mg，3 次/d；鲨肝醇 25~50mg，3 次/d；利血生 200~300mg，3 次/d。

输入新鲜血液，可以少量多次地输入新鲜血液或者输入中性粒细胞。由于中性粒细胞的寿命较短，一般可每天输入 1 次，每次输入（1~2）×10^{10} 个粒细胞，连续输 4~6d。输注白细胞可以发生寒战、发热、肌痛和呼吸困难等免疫反应，此时可放慢速度或应用抗过敏药物。

应用肾上腺皮质激素。可先给予地塞米松静脉滴注 20mg/d，3~5d 后可改为口服泼尼松（强的松），每次 10mg，3 次/d，服药 1 周病情稳定后逐渐减药或停药。

加强护理，注意营养，防止交叉感染，发热病人不宜用药物退热，应采用物理降温。

（3）血小板减少性紫癜：氯丙嗪、氟奋乃静、三氟拉嗪、硫利达嗪可抑制骨髓引起血小板减少。

①表现：主要表现为身体各部位出血，如皮肤、黏膜出现散在出血斑及出血点，可出现鼻出血、牙龈出血、口腔黏膜血疱、呕血、便血、血尿、月经过多甚至有内脏出血及颅内出血。这是导致病人死亡的主要原因。有些病人还可伴有发热、寒战、瘙痒、嗜睡等症状。

②实验室检查：血小板在 50×10^9/L，计数低于 20×10^9/L 时有自发性出血，束臂实验阳性，出血时间延长，血块收缩不良，毛细血管脆性试验阳性。

③治疗：有严重出血倾向者，应停止应用抗精神病药物，预防外伤性出血。

肾上腺皮质激素的应用，可减少血管通透性，抑制抗体产生，对于控制出血有明显作用，可应用泼尼松（强的松）10mg，每日 2~3 次，或应用促肾上腺皮质激素 25~50U，加入 5% 葡萄糖液 1000mL 中，静脉滴注，1 次/d。

必要时输入新鲜血液和浓缩血小板。

（4）再生障碍性贫血：抗精神病药物导致的再生障碍性贫血罕见，其中吩噻嗪类药物氯丙嗪、奋乃静曾有报道。

①表现

贫血：病人表现为头晕、耳鸣、心悸、乏力、气促等症状，严重者可发生晕厥及心力衰竭。

出血：表现为黏膜、皮肤、眼底、鼻腔、牙龈及内脏出血，严重的病例可表现为内脏和颅内出血，并因此而导致死亡。

感染：病人在口腔、扁桃体、上呼吸道、肺部、皮肤、泌尿系发生感染并出现不规则低热或高热。

②实验室检查：全血细胞减少，属于正细胞性贫血。白细胞则主要是粒细胞减少，血小板显著减少，出血时间延长，血液收缩不良。

③治疗：立即停用抗精神病药物。

加强护理，预防和治疗感染，防止出血，给予保护性隔离。可给予足量有效抗生素防治感染；输入新鲜血液或浓缩血小板悬液，从而起到良好的止血效果。

应用肾上腺皮质激素，对浅表性出血有效，可给予泼尼松 20~30mg/d，分次服。

雄激素的应用：雄激素是慢性再生障碍性贫血的首选药物。可应用以下药物：丙酸睾酮 50~100mg/d，肌注；或司坦唑醇（康力龙）2~4mg，3 次/d。或羟甲烯龙（康复龙）50~100mg/d，分次口服；或去甲基睾丸酮 10mg，3 次/d。1 个疗程至少 6 个月以上。长期用药的副作用为毛发增多、痤疮、声音粗哑、水肿、女性闭经及男性化、肝损害等。治疗有效的病例，首先出现网织红细胞的增多，继之血红蛋白、白细胞回升，血小板上升最慢。

其他药物的应用：可应用士的宁或 654-2、左旋咪唑、碳酸锂等。

（5）溶血性贫血：抗精神病药物中氯丙嗪可造成病人溶血性贫血。

①表现：贫血，轻重不等的黄疸，肝脾肿大、血红蛋白尿，少数病人还可伴有血小板减少性紫癜或出现出血症状。

②实验室检查：血红蛋白及红细胞计数下降，血清胆红素增高，轻度或中度黄疸，网织红细胞通常增高为 5%~15%，尿血红蛋白阳性及含铁血黄素阳性，尿胆原含量增加，抗人球蛋白试验阳性。

③治疗：立即停用抗精神病药物；对症治疗，当出现高血钾、代谢性酸中毒、肾功能受损时给予相应处理；适当补液及应用低分子右旋糖酐，应用碳酸氢钠碱化尿液；可在短期内大量使用肾上腺皮质激素；输血应慎重，尤其是对自身免疫性溶血性贫血患者输血可带来严重后果。

5. 代谢和内分泌系统副作用

（1）肥胖症：抗精神病药物尤其是吩噻嗪类药物可以使病人体重增加。服用药物时间越长，肥胖者的比例就越高。停药后体重会逐渐下降。抗精神病药物导致病人肥胖的原因可能是药物作用于下丘脑，影响机体代谢调节过程使病人热量摄入过多；另外抗精神病药物过度镇静的副作用使病人运动明显不足，也导致体内脂肪增多。

（2）男性乳房肥大及女性溢乳：男性乳房肥大与服药剂量及时间长短有关。抗精神病药物导致男性病人乳房增大是由于药物作用于下丘脑，阻滞多巴胺受体，使催乳素抑制因子释放受阻、催乳素分泌增加所致。女性溢乳的发生率为 5%~57%，常见于在抗精神病药物氯丙嗪、氯氮平、舒必利治疗过程中。

表现：男性乳房增大多为双侧，外形类似少女乳房，扪之有触痛，个别病人有泌乳现象。一般在停药后可自行消失；也可以在治疗早期出现，以后随着治疗的继续进行而自行消失。女性溢乳者表现为乳房胀痛、乳汁分泌，有的病人仅有溢乳而无其他自觉症状。

6. 生殖系统副作用

（1）性功能障碍

①表现：性欲减退、射精障碍，异常勃起。

②治疗：抗精神病药物引起的性功能障碍往往是一过性的、可逆的，减少剂量或停药后可以缓解或恢

复。如果因病情需要不能减药或停药时可应用美舒郁 25~50mg，睡前口服。

（2）月经异常：抗精神病药物可以影响视丘下部功能，引起黄体激素浓度改变。改变多表现为雌激素、黄体酮周期性缺乏，使月经周期中缺乏浓度的高峰所致的月经改变。常见于氯丙嗪、甲硫哒嗪、三氟拉嗪、奋乃静、氟奋乃静等药物。

表现：闭经。有的病人还可以出现月经提前或延迟、经血的增多或减少；有的病人还可以出现乳房肿胀和溢乳（尤其在月经期间分泌量增多）。

7. 对皮肤的副作用

（1）皮疹

①表现：这是一种过敏性反应，较多见于吩噻嗪类药物氯丙嗪，发生率约为 5.5%。常见以下类型：

麻疹样或猩红热样皮疹：皮疹常遍布全身且多在躯干部，面部较少。其形态类似于麻疹或猩红热样皮疹，有时虽然皮疹明显，但缺乏全身症状。

固定性药疹：服用抗精神病药物以后在一定的部位出现过敏性皮疹，再用此药仍在原部出现。皮疹好发部位在皮肤黏膜交界处如口周、外阴、肛门周围，也可见于四肢和躯干。皮疹以红斑和大疱较为多见，红斑多呈圆形，略有水肿，突出于皮肤表面，边界清晰，治愈后遗留有暗褐色色素沉着斑。有时皮疹表面可以有大疱，易于破裂，自觉瘙痒。

荨麻疹：皮疹突然发生，表现为大小不等的局限性风疹块，突出于皮肤表面，有剧烈瘙痒、灼热感，可泛发全身或局限于某一部位，消退迅速，不遗留痕迹，一日可以反复出现及消退多次，皮肤划痕征阳性。

大疱性红斑：好发于口、眼、外阴及肛门处，皮疹为多形性红斑损害，合并有水疱且水疱极易破裂，破后露出红色弥漫性糜烂面，干燥后结成浆痂。常伴有高热、倦怠、关节痛、头痛，皮肤可以出现瘙痒和疼痛。

表皮大疱松解坏死性皮炎：这是过敏性皮炎中最严重的一种类型，如果抢救不及时常可威胁生命。

剥脱性皮炎：也是较为严重的一种过敏性皮炎，多发生在服药后 1 个月内，病死率高，约占 30%，以氯丙嗪引起者较为多见。

实验室检查可以发现血白细胞显著增高。有时有中性粒细胞减少、嗜酸性粒细胞增多，肝肾功能异常。

②治疗：如果病人皮疹较轻可给予抗过敏药物及维生素 B、C，局部可应用止痒药物如炉甘石洗剂。如果抗精神病药物不停用，经上述处理 5~7d 就可以消退；如果症状严重，则应停用抗精神病药物或换用其他抗精神病药物，并给予输液、利尿以促进药物排泄，酌情应用糖皮质激素。

如果病人是重症大疱性红斑、大疱性表皮坏死松解性皮炎、剥脱性皮炎，应及时采取以下措施：

及时停用抗精神病药物。

加强护理，给病人高蛋白、高糖、高维生素的流质饮食；保持病房内空气流通，保持室温，预防褥疮，保持大便通畅。

糖皮质激素的应用，开始可以应用氢化可的松 300~400mg/d，加入 5%~10% 葡萄糖溶液 1000~1500mL 中，静脉点滴，病情如果缓解则逐渐减少剂量或改为口服泼尼松 10mg，3 次/d。

抗生素的应用，用以预防及控制感染。如果已有感染可根据药物敏感实验选用敏感抗生素。

维持水和电解质平衡，对于失水的病人应及时而恰当地补液。

保护肝脏，可以应用维生素及保肝药物来保护肝脏。

局部用药，病人身上出现皮疹后可选用湿敷或有止痒作用的洗剂如炉甘石洗剂治疗；如果出现了水疱糜烂处，可外用氧化锌油，渗出部位可用高锰酸钾水浸泡，以消毒花生油清洗或以消毒凡士林油纱布贴敷。

（2）日光性皮炎：暴晒于阳光下而引起的皮肤炎症。抗精神病药物氯丙嗪、奋乃静、三氟拉嗪等都是光敏性物质，均可引起日光性皮炎。

①表现：光敏性皮炎是在数小时至数日后达到高峰，皮损的部位局限于曝光区如脸、耳、颈部、手足背和前臂的外侧面。皮损为红斑、水肿，伴有皮肤瘙痒和色素沉着。多次照射后可以出现慢性改变、苔藓化皮炎或者在暴露于日光处出现色素沉着。

②治疗：抗过敏药物的使用，可给予异丙嗪，因氯苯那敏本身也具有光敏感作用，使用时应注意；可给病人应用维生素 B_{12}、维生素 C 等药物，可阻抑或减弱光敏作用；重症病人可应用糖皮质激素；局部用

药，如果病人已经出现皮疹，可应用可的松软膏来减轻过敏反应。预防光敏性皮炎可应用10%氧化锌软膏或2.5%~5%单宁酸、6%水杨酸甲酯软膏等外用。这些均属于避光制剂，可以防止光线向表皮穿透。

③预防：凡使用抗精神病药物的病人应尽量停止日晒，在户外可以到树荫下活动。

（3）皮肤色素沉着

①表现：长期应用抗精神病药物可以引起皮肤色素沉着。这种皮肤色素沉着主要是在日晒下形成的。暴露部位的皮肤有大小不等、边界明显或模糊不清呈黄褐色或暗褐色的色素沉着。

②治疗：应尽量避免日晒，轻症病人可在局部应用脱色软膏如硝酸铋、甘油软膏。预防色素沉着可使用避光性药物如可应用3%~5%对苯二酚霜，3%~10%二氧化肽霜。

8. 眼部副作用

（1）视物模糊：抗精神病药物的抗胆碱能副作用可以引起病人视物模糊。这种视力障碍通常是暂时性的，停药后即可恢复。

（2）诱发青光眼：抗精神病药物具有散大瞳孔的作用。这样在散瞳情况下可以将虹膜根部挤向房角引起房角关闭，阻止房水排出从而导致眼压上升。病人可以表现为眼痛、视力减退、虹视、患侧偏头痛、鼻根、眼眶酸痛、恶心、呕吐、脉搏加速等。

如果病人出现眼压升高，应停用抗精神病药物并应用药物控制眼压。可以同时使用以下几种药物：0.5%~1%毒扁豆碱滴眼液，每10min滴1次，共3次。同时用2%毛果芸香碱滴眼液，每5~10min滴1次，以后再根据病情决定用药时间。必要时应到眼科就诊。

（3）眼部色素沉着：长期应用抗精神病药物治疗的病人结膜和巩膜可以有弥漫性色素沉着，睑结膜交界处有黑线，巩膜有小片状色素。出现眼部色素沉着与光敏性有关。眼部色素沉着并不影响视力，也不影响治疗。

9. 精神方面副作用

（1）抑郁状态：许多抗精神病药物可以引起抑郁状态，其中以氯丙嗪、氟哌啶醇、奋乃静、三氟拉嗪常见。长效抗精神病药物以氟奋乃静癸酸酯较易引起。抑郁状态多发生在服用抗精神病药物治疗的第4~8周。对于由抗精神病药物引起的抑郁应早期发现，尽快处理，严防自杀。

（2）焦虑状态：一些抗精神病药物如氟哌啶醇、奋乃静、三氟拉嗪、氟奋乃静及长效抗精神病药物可以引起焦虑。这多是由于抗精神病药物的锥体外系副作用即静坐不能所引起的情绪改变。可用减少抗精神病药物剂量或加用苯海索等药物的方法来改善。

（3）躁狂状态：具有振奋作用的抗精神病药物导致病人出现躁狂作用如兴奋、话多、少眠、活动增加及情感高涨等。可经减药或停药后在2周内恢复，少数病人可以持续数周。

（4）精神运动性兴奋：抗精神病药物哌嗪类和丁酰苯类药物在治疗初期可以出现精神运动性兴奋，表现为言语行为紊乱、激动不安、冲动行为等。有的病人往往伴有严重锥体外系反应。此类病人应立即减少抗精神病药物用量，其精神运动性兴奋可望减轻。应注意水电解质、酸碱平衡，可应用5%~10%葡萄糖溶液500~1000mL，5%葡萄糖盐水溶液500mL静脉滴注，以加速药物排出。

（5）药源性木僵：在使用抗精神病药物的早期常常出现药源性木僵，尤其是在用药1个月内常见。病人表现为肌张力增高、肌肉僵直、缄默不语、呆滞、刻板样动作、违拗，严重者可出现蜡样屈曲。病人往往还伴有严重的锥体外系反应。药源性木僵多发生在抗精神病药物剂量过大时，有时在剂量不大时也可以发生，这是由于病人敏感性个体差异所致。

治疗：应减药或停药或加用抗胆碱能药物。经过这些处理症状经1~4周逐渐恢复。如果症状无好转，可用电休克治疗。

（6）意识障碍：抗精神病药物可以引起病人的意识障碍，最多见的为药物性谵妄，以氯氮平引起居多，表现为意识朦胧、定向障碍、兴奋、躁动、言语不连贯、攻击行为，并伴有丰富幻视、幻听。还有的病人可出现昏迷。

治疗：减药或停用抗精神病药物。经减药或停药处理1~7d内意识障碍可以缓解。

（七）抗精神病药物中毒的抢救与治疗

1. 催吐和洗胃

不论服药多长时间均应积极洗胃。这样不仅可以减少毒物吸收而且可将胃液送检以便确诊及针对性抢救。

2. 利尿与透析

利尿可加速毒物排泄，血液透析不仅可以促进毒物排泄，而且还可以纠正电解质紊乱。

3. 维持生命体征及纠正水、电解质、酸碱平衡的紊乱

应使病人保持正常的呼吸、心跳、血压并维持水、电解质和酸碱平衡。这是因为在抗精神病药物中毒时往往有血钾的变化，所以尤其要注意是否有血清钾的变化，并给予及时纠正。

4. 意识障碍的处理

如果没有呼吸及循环衰竭时不必应用中枢兴奋剂尤其是戊四氮、贝美格、印防己毒素等。因为这一类药物常常可以诱发癫痫而加重脑水肿，从而使意识障碍的程度加深。如果中枢抑制危及呼吸及循环功能时可应用咖啡因、尼可刹米、哌甲酯等中枢兴奋剂肌注或静脉点滴。

5. 低血压的处理

对低血压应及时而积极处理，防止其影响或损害其他脏器功能，威胁病人的生命。首先补充血容量的不足。如果估计血容量已经充足，血压还不回升可再使用升压药物。可应用 α-肾上腺素能激动剂如去甲肾上腺素、间羟胺、多巴胺等。禁止使用兼具有 α 和 β-受体激动作用的药物或单为 β-受体激动剂如肾上腺素、异丙肾上腺素，这样不仅不能升高血压，反而使血压更加下降。这是由其 β-受体兴奋作用引起的。

6. 心律失常的处理

抗精神病药物中毒常常可以出现心律失常。对此类病人应给予心电监护，按心律失常的不同类型来处置。

7. 脑水肿的处理

抗精神病药物中毒，常常可以导致病人出现脑水肿，这是由于脑缺氧、缺血或静脉补液过多所致，所以在抢救过程中，还可应用甘露醇脱水降颅压，或通过使用利尿剂，通过渗透利尿来减轻脑水肿。

8. 抽搐的处理

一些病人在抗精神病药物中毒时常常会出现抽搐。对此可应用地西泮 10~20mg 静脉注射或氯硝西泮 1~4mg 肌内注射。

(八) 抗精神病药物治疗的护理常规

1. 服用抗精神病药物的病人

每日午后测体温、脉搏 1 次并记录，有头晕、跌倒史的病人每天早晨测血压 1 次。

2. 发药时

应由 2 名护士共同完成，护士不应离开药车，防止病人自己取药、抢药或者吃错药。发药时不要叫床号、人名，因为精神病人有时思维较乱，不知道自己是几床。对拒服药者要耐心说服，防止病人打翻药盘或者出现伤人行为。

3. 在病人服药时

护士要精力集中，认准病人。一名护士将药物亲手交给病人，另一名护士督促病人把药物服下，并检查病人口腔，防止病人吐药或藏药，防止病人将藏药一次吞服，造成意外事故。

4. 如果护士或病人对药物有疑问

应认真对待，应重新核查医嘱，在确实无误时方可让病人服下。

5. 注意观察病情

尤其是注意病人服药后各种反应，并给予相应护理。如果发现病人有急性中毒迹象，应立即报告医生，备好急救器材及药品，配合医生进行抢救。

6. 对服药病人的饮食、大小便、睡眠情况进行观察

在抗精神病药物治疗期间应给予病人充足的营养，否则身体虚弱，对抗精神病药物不能耐受。应照顾进食差的病人的饮食，对拒食病人应给予鼻饲。抗精神病药物具有抗胆碱作用，因此常常导致病人便秘；再加之精神病人缺乏主诉，严重时可导致麻痹性肠梗阻，所以护士应观察病人大便情况，如病人 3d 无大便则应给予果导片或通便灵口服或者用温肥皂水灌肠排便。

7. 服用抗精神病药物的病人

在进行户外活动时应防止日晒，不做剧烈的活动。恢复期精神病人应选择适当的时机参加工娱活动。

8. 如果病人有以下变化时，应报告医生及时处置

（1）全身皮疹及红斑。

（2）黄疸、恶心、呕吐。

（3）发热、口腔黏膜溃疡、咽喉肿胀、吞咽困难、颌下淋巴结肿大。

（4）直立时虚脱、血压下降、面色苍白、四肢湿冷。

（5）肾功能不全，如少尿、无尿、眼睑及下肢水肿、血压升高、恶心、呕吐、腹泻、便秘。

（6）锥体外系副作用如双手震颤、手抖、静坐不能、扭转痉挛等。

（7）癫痫发作。

（九）抗精神病药物中毒抢救护理常规

（1）按精神科一般护理常规护理。

（2）按内科一般护理常规护理。

（3）按一般急性中毒护理常规护理。

（4）昏迷者按昏迷护理常规护理。

（5）反复洗胃与催吐，如果病人意识清楚可让病人服 1∶5000 高锰酸钾溶液 500mL 后催吐，反复进行。如果病人意识不清则插入胃管用洗胃液及时彻底洗胃，直至引流液及灌注液颜色相同为止。

（6）导泻与吸附，洗胃后可从胃管内注入硫酸钠 20~30g，活性炭 20~50g（溶于 200~500mL 水中）。禁止用硫酸镁导泻。

（7）准备该类药物中毒的急救药物和器械。

（8）建立静脉通道，并保持通畅，维持液体出入量平衡，根据病情调整输液速度，防止发生肺水肿。

（9）保持呼吸道通畅，及时清除口鼻及上呼吸道内分泌物，防止舌后坠，取下活动假牙。给予氧气吸入，并保持氧气管的通畅。

（10）卧床休息，去枕保持头低位，尽量少搬动病人头部，避免发生直立性低血压。

（11）密切观察生命体征及病情变化，如仔细观察病人的体温、脉搏、呼吸、血压、意识、瞳孔、尿量、末梢循环变化。发现异常应及时报告医生处理并做好记录。

（12）记录 24h 出入量。

（13）注意保暖，做好口腔、皮肤、会阴部的护理，定时翻身，防止褥疮的发生。

（14）病人抢救脱险或症状缓解后可密切观察 2~3d，以防发生"回跳"现象。

二、抗抑郁药的治疗与护理

抗抑郁药是一类主要用于治疗精神抑郁性障碍的药物，它能消除抑郁症病人的恶劣心境，并防止其复发。

（一）抗抑郁药分类

1. 三环类抗抑郁药（TCA）

（1）抗抑郁作用：效果确实，尤其是对有良好的病前人格和精神运动性迟滞的抑郁症效果好。除了可用于抑郁症的治疗外，对某些神经征如惊恐和强迫障碍也有疗效。

（2）心血管反应：三环抗抑郁药具有较多的心血管副作用，主要为窦性心动过速、直立性低血压。即使是常规剂量对心脏也具有直接影响，心电图表现为心律失常、传导阻滞，并可由此发生猝死。

（3）抗胆碱作用：可以使病人发生意识模糊、记忆力减退，使老年病人发生谵妄。

（4）镇静作用：有些三环抗抑郁药如阿米替林镇静作用较强，常可于晚上一次性给药以改善睡眠。

2. 四环抗抑郁药

代表性药物为马普替林。

（1）抗抑郁作用效果确实。

（2）抗胆碱作用少。

（3）具有明显的镇静作用。

（4）心血管副作用较三环抗抑郁药轻。

3. 选择性 5-羟色胺再摄取抑制剂（SSRI）

此类药物现在已经有 5~6 个品种如氟西汀、氟伏沙明、帕罗西汀、舍曲林、西酞普兰。具有以下特点：

（1）抗抑郁作用。

（2）激活作用，尤其是对伴有焦虑的抑郁症有作用。

（3）镇静作用，可治疗抑郁症病人的躯体主诉和睡眠障碍，往往在药物治疗 2 周后起效。

（4）抗强迫作用，在治疗强迫症时往往需要较大的剂量，疗程也要很长。

（5）抗惊恐作用。

（6）心血管副作用小，没有三环类抗抑郁药那种影响心律和心脏传导的作用。少见直立性低血压。

（7）引起恶心及胃肠道运动的障碍，因为胃肠道有广泛的 5-羟色胺神经分布。

（8）自主神经系统副作用小，如口干、出汗、视力模糊较三环抗抑郁药轻。

（9）锥体外系副作用少。

（10）头痛、睡眠障碍、震颤、性功能减退多见。

4. 单胺氧化酶抑制剂（MAOI）

由于单胺氧化酶抑制剂如苯乙肼等的副作用，尤其是肝细胞毒性、高血压危象较为严重，所以现在已很少应用。新型单胺氧化酶抑制剂吗氯贝胺一改单胺氧化酶抑制剂副作用多的缺点，可望在临床上受到青睐。吗氯贝胺具有以下作用：

（1）抗抑郁作用尤其是治疗非典型的抑郁症效果较好。非典型抑郁症是指伴有焦虑、慢性疼痛、自主神经症状的抑郁症。

（2）抗惊恐和抗恐惧作用。

（3）副作用少，一般只有轻度的头痛和呕吐，不会引起高血压。

5. 其他类型抗抑郁药

（1）美舒郁（每素玉）：为广谱抗抑郁药。本药由于无抗胆碱能作用，因此可以给青光眼病人服用，老年病人也具有很好耐受性。

（2）文拉法辛（博乐欣）：为抑制 5-HT 及 NE 回吸收药物，因无抗胆碱能副作用，而少有镇静、口干、便秘、尿潴留等副作用。

（二）常用抗抑郁药物

1. 三环抗抑郁药（TCA）

（1）丙米嗪：常用剂量 100~300mg/d。

（2）氯米帕明：常用剂量 100~300mg/d。

（3）阿米替林：常用剂量 100~300mg/d。

（4）多塞平：常用剂量 100~300mg/d。

2. 单胺氧化酶抑制剂（MAOD）

吗氯贝胺：常用剂量 100~600mg/d。

3. 新型抗抑郁药（SSRI）

（1）氟西汀：常用剂量 20~60mg/d。

（2）舍曲林：常用剂量 50~200mg/d。

（3）西酞普兰。

4. 其他新型抗抑郁药

（1）米安舍林：常用剂量 30~150mg/d。

（2）文拉法辛：常用剂量 75~375mg/d。

（三）治疗方法

从小剂量开始，2~3 周逐渐增大到最大剂量，每隔 2~3d 增加 25mg。

（四）适应证

（1）抑郁症。

（2）强迫症。

（3）惊恐性障碍。

（4）精神分裂症伴发抑郁。

（5）进食障碍中贪食症、厌食症。

（6）酒精依赖。

（7）其他

①以情绪障碍为主的人格障碍；

②家庭暴力行为；

③月经期心境恶劣；

④外伤后行为改变；

⑤慢性疼痛。

（五）抗抑郁药常见副作用的处理

1. 三环类抗抑郁药及四环类抗抑郁药的副作用及处理

（1）神经系统副作用

①意识障碍：主要表现为药物性谵妄及错乱状态，其发生与机体状况如老年动脉硬化、心血管疾病、酒精中毒、器质性病变有关。对此应减少药量或换用其他类型的抗抑郁药。

②抽搐：三环及四环类抗抑郁药可降低抽搐阈值，引起癫痫发作。如果病人仅有 1 次发作可不做处置；如果发作频繁则减药或停药；如果抽搐持续发作则给予地西泮 10~20mg 肌内注射或静脉注射。

③锥体外系反应：服用三环及四环类抗抑郁药的病人常可出现锥体外系反应，表现为肌肉强直、静坐不能，如果症状轻可以应用异丙嗪治疗，不能应用抗胆碱药物如苯海索，因为其与抗抑郁药均具有抗胆碱作用，可诱发、加重病人抗胆碱的副作用。如症状严重则应减药或换用其他类型的抗抑郁药。

④自主神经系统副作用

口干：病人在口干时可嘱其多饮茶水但不能大口大口地喝，因为口干只是药物反应，并不是真正口渴，应含在口中慢咽。也可以口含酸梅等刺激口涎分泌。另外还可以应用滋阴清热的中药如用中药麦冬、枸杞子等泡茶慢咽，对于口干也有一定的治疗效果。

便秘：这也是服用抗抑郁药物常见的副作用，严重时往往会导致麻痹性肠梗阻，老年人尤易出现。可嘱病人食用多纤维素的食物，进行适当的运动。可以应用缓泻剂，其中中药通便灵具有良好疗效，可给予通便灵 2 粒，睡前 1 次口服。

头晕：多在服用抗抑郁药物初期出现，在 1 周左右消失。如果病人头晕较为严重可适当减量或夜间给药。

低血压：在服用抗抑郁药物初期尤其多见，多发生在夜间上厕所时。对此可让病人在改变体位如坐起、站立时动作缓慢，站立时应两足交替支撑体重，防止跌倒。老年人药物剂量应减少。

排尿困难：多见于男性病人尤其是前列腺肥大者。如果病人出现排尿困难可给予腹部湿敷或理疗，必要时可应用抗胆碱酯酶药物如新斯的明，甚至导尿。

青光眼：抗抑郁药尤其是三环及四环类药物可以引起或加重青光眼，所以青光眼病人应慎用，闭角型青光眼禁用。

体重增加：这是由三环或四环类药物作用于丘脑下部引起，可通过适当地控制饮食和适当运动来减轻这一不良反应。

水肿：由于三环及四环类抗抑郁药物造成细胞膜的通透性变化而产生电解质平衡改变所致。如果水肿严重，可应用利尿剂。

（2）心血管系统的副作用：三环及四环类抗抑郁药除了具有抗胆碱能作用，对心脏也具有直接的毒性作用，主要表现为以下几个方面：

①减弱心肌收缩力，减少心输出量。

②复极障碍：常见于 T 波倒置或平坦、ST 段下降和 Q-T 间期延长。

③心律失常：服用三环或四环类抗抑郁药的病人在服药早期可有窦性心动过速，一般不需要特殊处理。病人感到心慌难受时可服用普萘洛尔（心得安）10mg，3 次/d。病人还可进一步发展成为阵发性室上性心动过速、心房扑动或心房颤动，少数病人出现心室颤动。对这些病人应给予及时处置，在室性心律失常时应用利多卡因治疗。

④传导阻滞：服用三环或四环类抗抑郁药物后少数病人可以出现不完全性传导阻滞到完全性传导阻滞并可因此导致心脏停搏。因此在使用三环或四环类抗抑郁药时应经常进行心电图监护，如果有严重的心律失常出现则应减药、停药或换药。

（3）其他方面副作用

①皮肤：光敏性皮炎。轻度的可加用抗过敏药物；如果严重则减药或停药或换用其他类型抗抑郁药物，除了给予抗过敏药物外，还应给予糖皮质激素口服。

②肝脏损害：如果损害轻则给予保肝降酶药物。如果肝脏损害严重则减药或停药，换用其他类型的抗抑郁药。

③血液系统改变：粒细胞减少症。如果严重则应停药或换用其他抗抑郁药物。

2. 单胺氧化酶抑制剂常见副作用及处置

（1）肝脏损害：这是单胺氧化酶抑制剂最严重的副作用，可以引起病人死亡。新的可逆性单胺氧化酶抑制剂已无此弊。

（2）高血压危象：单胺氧化酶抑制剂可导致病人出现高血压危象，主要表现为突然头痛、血压升高、皮肤潮红、出汗、抽搐、昏迷，严重时脑出血。为了防止高血压危象，用药时应注意以下几点：①一般不应与三环抗抑郁药物合用。如果已应用了三环抗抑郁药，换用吗氯贝胺等单胺氧化酶抑制剂应在停用三环抗抑郁药物 10~14d 后。②服用单胺氧化酶抑制剂时不能进食含酪胺高的食物如乳酪、酵母、鸡肝、腌青鱼、蚕豆等。如果病人出现高血压危象可应用短效的 α-肾上腺素能阻滞剂如酚妥拉明 50mg，静脉注射，或氯丙嗪 50mg 肌注。

（3）失眠、多梦、夜惊：可通过白天服药解决该副作用，该类药物不宜晚上服用。

（4）自主神经功能紊乱，如口干、便秘、性功能障碍、视力模糊、走路不稳、震颤、低血压等。可根据情况给予相应处置。

3. 选择性 5-羟色胺再摄取抑制剂（SSRI）的副作用

该类型的药物对 5-羟色胺以外的其他受体几乎没有明显的影响，因而避免了许多不良反应。由于没有对胆碱能系统的拮抗作用故无口干、便秘等副作用，也不会招致青光眼发作；由于其不影响组胺系统，不会引起嗜睡和肥胖；不降低抽搐阈值，不会促发癫痫；由于没有心脏毒性，可以放心地应用于心脏病人。

其副作用主要为激动了 5-羟色胺Ⅲ受体而出现的恶心、呕吐、食欲不振；激动了 5-羟色胺Ⅱ受体而使性欲受到抑制。由于选择性 5-羟色胺再摄取抑制剂副反应较为轻微，一般不需要进行特殊处理。

（六）抗抑郁药物中毒的抢救

1. 三环抗抑郁药

中毒致中枢神经系统抑制和心脏功能受损，还可以导致抽搐、血压降低等。抢救三环抗抑郁药物中毒应采取以下措施：

（1）清除毒物，促进排泄。

①洗胃：及时采用温生理盐水或高锰酸钾溶液洗胃。

②吸附：洗胃后给予充分的活性炭吸附，可重复使用，一般每4~6h 1 次，每 100g 活性炭可吸附此类药物约 4g。

③导泻：在吸附后采用导泻剂。

（2）毒扁豆碱的使用：由于三环类抗抑郁药的毒性主要与其中枢性或周围性抗胆碱能作用有关，而毒扁豆碱是胆碱能药物，可以通过血脑屏障，对三环抗抑郁药中毒具有良好拮抗作用。一般用量为 1~4mg，肌内或静脉注射。如果在注射 10~20min 内症状没有改善，可反复用药维持。在维持时应注意：因为该药的半衰期为 1~2h，故不可用药间隔时间太长。如果病人昏迷、抽搐发作，室性心律失常时，禁用毒扁豆碱。

（3）控制心律失常：对三环抗抑郁药中毒的病人应进行心电监护。如果病人有心律不齐则可给予毒扁豆碱治疗，该药对控制心律不齐有效。如果病人有室性心律失常可应用利多卡因静脉点滴，还可以使用 10%葡萄糖溶液 500mL 内加入 10%氯化钾 10mL 和胰岛素 8U，静脉滴注，对心肌具有很好的保护作用及康复作用。避免使用奎尼丁、普鲁卡因胺及丙吡胺等药物。

（4）控制抽搐：三环类抗抑郁药非常容易引起抽搐。频繁的抽搐可加重病人意识障碍，加重心脏负担，必须及时控制。可给予苯妥英钠或地西泮或氯硝西泮，肌内或静脉注射。有时还可以同时合并应用脱水药以减轻脑水肿，增加抗癫痫药物的治疗效果。

2. 单胺氧化酶药物中毒的抢救与治疗

单胺氧化酶抑制剂中毒的早期表现主要有中枢神经系统兴奋、高热、心动过速、血压升高、呼吸加快、恶心、呕吐、瞳孔散大、眼震。宜采用以下抢救治疗措施：

（1）排除毒物，促进排泄

①洗胃。

②利用活性炭吸附药物。

③输液及加强利尿，酸化尿液（可于液体中加入大量维生素 C），这样可以加速此类药物的排泄。

（2）高热处理：应用物理降温及药物降温。

（3）防止高血压危象发生：应用甘露醇 250mL，每 6h 快速静脉点滴，以脱水降颅压，并防止高血压危象的发生。

（4）控制抽搐：可应用苯妥英钠或地西泮或应用氯硝西泮肌内或静脉注射，控制癫痫发作。如果抽搐频繁还应并用脱水药物以减轻脑水肿、增加抗癫痫药物的治疗效果。

（5）透析疗法：适用于中毒症状较为严重的病人。

（七）抗抑郁药急性中毒护理常规

（1）按精神科一般护理常规护理。

（2）按内科一般护理常规护理。

（3）按急性中毒常规护理。

（4）如果病人昏迷则按昏迷护理常规护理。

（5）立即给病人洗胃，可用 1∶5000 高锰酸钾溶液或生理盐水 500mL 注入，诱吐或洗胃机抽出，反复洗至胃液清亮为止。洗胃后用活性炭 20~30g，调成糊浆灌入胃内。

（6）迅速建立静脉通道输入液体，加强药物排泄。输液过程中应注意保持输液管的通畅并根据病情调整输液速度。可根据医嘱应用呋塞米或渗透性利尿剂如 20%甘露醇 250~500mL，静脉滴注。

（7）准备该类药物中毒的急救药物或器械。

（8）吸氧，并保持氧气的通畅，保持呼吸道通畅，随时清理呼吸道异物。

（9）密切观察中毒病人生命体征的变化，尤其要注意有无心血管毒性反应及神经系统毒性反应的发生。如果发现病人的生命体征有变化或心律不齐、病人兴奋躁动、抽搐发作时，应及时报告医生尽快处置，并做好记录及相应的护理。

（10）记录 24h 出入量。

（11）注意保暖，在有抽搐或痉挛发作时保护好病人四肢关节，放好牙垫，防止舌咬伤并根据医嘱给予病人安定类药物控制抽搐发作。

三、抗焦虑药物治疗与护理

抗焦虑药物主要是用于消除或减轻紧张、焦虑、惊恐，具有稳定情绪和镇静催眠作用，主要分为苯二氮䓬类、β-受体阻滞剂丁螺环酮等。

（一）抗焦虑药物的分类

（1）苯二氮卓类（BZD）

长效 BZD：氯氮卓（利眠宁）；地西泮（安定）；氟西泮（氟安定）；硝西泮（硝基安定）；氯硝西泮（氯硝西泮）。

中效 BZD：替马西泮（羟基安定）；劳拉西泮（氯羟安定）（罗拉）；艾司唑仑（舒乐安定）；阿普唑仑（佳静安定）。

短效 BZD：三唑仑。

（2）β-受体阻滞剂：普萘洛尔（心得安）。

（3）四环类：苯佐他明（太息定）。

（4）Azaspirone 类：丁螺环酮。

（二）用药原则

（1）掌握好适应证和禁忌证。

（2）合理选用药物。

（3）严格掌握药物剂量和疗程：开始剂量要小，隔 3~4d 或数个月后增加一些剂量，达到满意治疗效果为止。

（4）预防药物依赖和戒断综合征。

（三）适应证

1. 焦虑

广泛性焦虑症、其他各种原因（躯体疾病）引起焦虑、各种精神障碍伴随焦虑不安、紧张。

2. 惊恐障碍

惊恐发作。

3. 失眠

内科疾患、各类精神障碍、抑郁症、疼痛、应用兴奋剂引起的睡眠障碍。

4. 抗惊厥和抗癫痫

多种病因引起的惊厥如高热惊厥、兴奋剂中毒引起的惊厥、破伤风惊厥。

5. 情感性障碍

阿普唑仑具有抗抑郁治疗作用，氯硝西泮控制躁狂发作。

6. 脱毒治疗

脱毒治疗时间短，作用迅速，身体康复快，戒断反应轻，副反应少，病人乐于接受，方法简便易于推广。

7. 其他

麻醉前诱导。

（四）禁忌证

无绝对禁忌证。

（1）严重意识障碍、呼吸抑制禁用。

（2）老年、儿童，肝、肾功能衰竭，药物滥用者，中枢神经系统有退行性变者应慎用。

（五）剂量和疗程

1. 丁螺环酮

没有镇静、催眠、抗惊厥、肌肉松弛作用。剂量：开始剂量5mg，3次/d，根据病情逐渐加量，有效剂量可达30~45mg，老年人应适当减量。

2. β-受体阻滞剂

如普萘洛尔，开始剂量可用10mg，3次/d，根据病情逐渐加量，有效剂量可达30mg，3次/d，心动过缓的病人慎用。

（六）抗焦虑药物的副作用

常见的副作用有：困倦、眩晕、无力、嗜睡、便秘，大剂量可发生震颤、视力模糊、兴奋不安、失眠、共济失调、皮疹等。长期服药突然停药可以出现戒断反应如震颤、兴奋、失眠、痉挛发作等。副作用一般不用给予处理，严重者尤其是出现急性中毒的症状则应按中毒处置。长期应用苯二氮䓬类药物的病人不能骤然停药，停药时应逐渐减量，防止药物戒断反应的发生。

（七）抗焦虑药物中毒的抢救及治疗

1. 洗胃

对水溶性氯氮卓中毒效果佳。由于地西泮与蛋白质结合较为牢固、脂溶性高，洗胃效果差。洗胃后用硫酸钠导泻。

2. 输液并以渗透性利尿剂强制利尿

能加速药物的排泄。但安定类药物中毒的利尿效果差。

3. 支持疗法

低血压时给予补液，可以用升压药物静脉点滴，必要时可应用强心药物。呼吸抑制时给予中枢性呼吸兴奋剂，给氧、人工呼吸，抢救治疗过程中一定要注意保持呼吸道通畅。

4. 急性症状解除后

还应治疗观察2~3d，以防病情反跳。

四、应用抗躁狂药物治疗与护理

（一）分类

抗躁狂药物分类：

锂盐：碳酸锂。

抗癫痫药物：卡马西平，丙戊酸钠。

苯二氮䓬类药物：氯硝西泮，劳拉西泮。

钙离子通道拮抗剂：维拉帕米（异搏定），硝苯地平（心痛定），尼莫地平。

其他：可乐定，普萘洛尔（心得安）。

（二）适应证

1. 锂盐

治疗躁狂发作，预防躁狂和抑郁反复发作，治疗抑郁发作。

2. 卡马西平

适应证：急性躁狂发作，抑郁发作，躁狂病人维持治疗。

3. 丙戊酸盐

急性躁狂，情感障碍及分裂情感障碍预防性治疗，快速循环型情感障碍治疗。

（三）禁忌证

锂盐对心肾具有一定的毒副作用，对有心脏病、肾脏病、内分泌系统疾病及限盐饮食的病人可列为禁忌。中枢神经系统器质性疾病如癫痫、急性颅内感染或脱水病人亦应禁用。

年老体弱者、孕妇（尤其是在妊娠头 3 个月内禁用）、哺乳期妇女及 12 岁以下儿童为相对禁忌证。

（四）碳酸锂治疗过程中常见的副作用及处置

1. 对肾脏的副作用

锂对肾脏的毒性作用大多是可逆的，肾脏损害只有个别报道。最常见的为肾源性尿崩症，病人表现为多尿，引起电解质失平衡及脱水。

对于这类情况应及时给病人补充水分或改为一日 1 次服药。因有报道，一日 1 次给药较一日多次给药对尿量的影响小。

其预防措施为：在用药前最好进行有关的检查；询问本人及家族中的肾病史及与肾脏有关的疾病如糖尿病、高血压、曾使用的肾脏损害的药物；用药前应常规检查尿常规、电解质。在碳酸锂的治疗过程中必要时复查肾脏功能，如进行血肌酐、血尿素氮测定。

2. 甲状腺损害

进行锂治疗的病人约有 20% 有甲状腺功能低下。另外由于锂盐对钙代谢的影响可能引致甲状旁腺功能亢进，从而引起各种神经精神症状包括情感障碍症状、精神病性症状、谵妄、痴呆、抽搐。用药前应详细了解甲状腺的病史，包括家族史及与甲状腺有关的其他内分泌病史。对于引起甲状腺功能低下者应定期检查甲状腺功能，包括 T3、T4 及 TSH 的检查，如果病人仅为轻度甲状腺功能低下，在相应治疗的同时继续给予锂治疗；对于甲状旁腺功能亢进者，血清钙值过高时必须中止治疗。轻度升高则可在监测甲状旁腺激素及血清钙情况下继续应用锂盐治疗。

3. 神经系统反应

锂盐治疗可以引起多种神经系统反应。

（1）双手震颤：约有一半的人在使用碳酸锂后可以出现此症状，频率约每秒 10 次。使用普萘洛尔（心得安）10~20mg，3 次/d，口服，大部分病人可以有好转。

（2）共济失调及意向性震颤：这是锂中毒的症状，出现该症状应减量或停药。

4. 心脏反应

（1）T 波低平或倒置：服用碳酸锂的病人，有 20%~30% 出现 T 波低平或倒置。这种心电图的改变一般情况下是良性的，但需密切观察。如果病人自觉症状较为严重可应用扩血管药物改善心肌供血及供氧。

（2）传导阻滞：碳酸锂可抑制窦房结的传导功能，如果病人出现了房室传导阻滞应停用碳酸锂治疗。既往曾有房室传导阻滞者应慎用碳酸锂治疗。在碳酸锂治疗前应详细了解病人是否有心脏病史，并进行心电图检查；在碳酸锂治疗中，应定期进行心电图检查。

5. 体重增加

这是在碳酸锂治疗过程中常见的副反应，一般不用特殊处理。有人认为这与多次而摄入大量的含糖饮料有关，也有人认为这与锂对糖代谢的影响有关。

6. 皮疹

用碳酸锂治疗者常会出现皮疹，主要表现为痤疮样皮疹或银屑病样皮疹。有些女病人可有轻度脱皮，一般不需要停药。

7. 胃肠道反应

服用碳酸锂早期最多见的副作用是胃肠道刺激症状，如恶心、呕吐、腹痛、腹泻。这种症状有时随着治疗的进行逐渐消失。有时出现这种症状也预示着碳酸锂达到治疗剂量。如果胃肠道症状严重到几乎不能进食时则应减药或进食咸菜及输入生理盐水，加速碳酸锂的排泄。

8. 对血象的影响

血白细胞升高最常见，有时可以达到正常参考值的 5 倍以上。这种白细胞的增高一般是良性的，轻度升高可不做处置，如果严重升高则应减少碳酸锂的量并观察。

（五）碳酸锂中毒的抢救与治疗

1. 碳酸锂中毒的原因

（1）自杀或误服过量的碳酸锂。

（2）在碳酸锂治疗过程中钠的摄入减少，长期服用利尿药物使肾脏清除率下降，液体摄入不足或排泄过多。

（3）在碳酸锂的使用过程中，剂量调节不当，临床上观察不细致，以致病人出现中毒症状才发现。

（4）在碳酸锂治疗过程中未进行血锂浓度监测。

2. 碳酸锂中毒的临床表现

（1）中毒前先兆症状：一般在病人出现严重中毒反应之前可出现先兆症状，如疲乏无力、精神迟钝、倦怠、嗜睡、食欲不振、恶心、呕吐、腹泻。

（2）肌肉及运动障碍：肌肉抽搐、共济失调、构音障碍、双手震颤。双手震颤逐渐加剧，由细微震颤变为粗大震颤，有时有下颌震颤。以后还可以出现肌张力增高、腱反射亢进、吞咽困难、构音不清、肌痉挛。

（3）肾脏损害：可以出现少尿、无尿、血尿、蛋白尿。

（4）心脏方面损害：碳酸锂中毒时，可以出现心脏方面损害，如 T 波平坦或倒置、心律不齐、P-R 间期延长。

（5）类白血病样反应：碳酸锂中毒的病人可以有类白血病样反应，如发热、血白细胞增高。白细胞增高可高达（30~50）×10^9/L。

（6）神经精神症状：锂中毒者可以出现一系列神经精神症状，如表现为不同程度的意识障碍、意识恍惚或模糊、昏睡，甚至昏迷。

3. 锂中毒的分度

（1）轻度锂中毒：血锂浓度在 1.5~2.0mmol/L；主要表现为口干、呕吐、腹痛、眩晕、共济失调、发音不清、眼球震颤、兴奋或昏睡、肌张力减退。

（2）中重度锂中毒：血锂浓度在 2.0~2.5mmol/L。主要表现为持续性恶心、呕吐、食欲丧失、视力模糊、肌肉颤动、肢体阵挛、腱反射亢进、抽搐发作、谵妄、晕厥、脑电图异常、木僵、昏迷、循环衰竭。

（3）重度中毒：血锂浓度超过 2.5mmol/L。主要表现为全身性持续抽搐，少尿（肾功能衰竭），严重者可死亡。

4. 锂中毒的救治

（1）一旦确诊为碳酸锂中毒应立即停药并进行血锂浓度、电解质、肾功能及心电图的检查。

（2）催吐、洗胃、导泻、吸附：如果病人为一次大量误服而中毒，应立即催吐、洗胃，尤其是在服药 1~2h 后被发现者则更应积极洗胃，并可适当使用导泻药，服用活性炭。

（3）促进锂盐的排泄：锂盐的排出与钠盐的摄入有关。促使锂盐尽快排泄可每天静滴生理盐水 1000~2000mL，并给予渗透性利尿剂，如甘露醇、山梨醇以加强利尿。注意保持水、电解质的平衡。

（4）碱化尿液：应用碳酸氢钠，促进肾脏对锂盐的排泄。

（5）血液透析：如果中毒病人血锂超过 4mmol/L 时应持续血液透析，直至血浓度降至 1.5mmol/L 以下或临床症状基本好转为止。

（六）碳酸锂治疗的护理

（1）熟悉和掌握碳酸锂中毒症状及预防措施，以便及时发现碳酸锂中毒的先兆症状，并报告医生及时处置。

（2）在治疗过程中应对病人进食进行护理，督促病人进食，如果病人出现食欲不振及恶心、呕吐给病人易消化的流质饮食，如病人不能进食应详细交班并报告医生及时处置。

（3）在病人进行碳酸锂治疗时，应予含盐饮食。可让病人口袋中放上一包榨菜，有恶心时随时食用；鼓励病人多饮水。

（七）碳酸锂中毒的护理

1. 清除毒物

如果病人为误服中毒则应及时采用洗胃、催吐、导泻、服活性炭吸附及灌肠等方法来清除毒物。并给予补液、利尿促进毒物的排除。

2. 对症处理

（1）呼吸困难或发绀者可给予氧气吸入。

（2）烦躁不安或抽搐、痉挛发作者，按医嘱给予镇静、抗痉挛药物，并加床挡防止病人坠床；躁动较剧烈者，则予以约束。

（3）卧床休息，按一般内科护理常规护理；病人昏迷，则按昏迷常规进行护理。

（4）注意观察生命体征及水、电解质平衡情况，如有异常，则应报告医生，及时处置。按医生的医嘱合理安排输液顺序及速度；密切注意病情变化，注意呼吸衰竭、循环衰竭、急性肺水肿、脑水肿、急性肾功能衰竭的出现。

（5）病人口腔有分泌物或痰液时，应随时抽吸。注意保温，预防感冒。

（6）备好吸痰器及呼吸中枢兴奋剂、升压药物、强心药物、脱水剂、解毒剂等急救药品。

第三节 工娱治疗的组织与护理

工娱治疗是安排病人参加某些工作、劳动、娱乐和体育活动以促进病情恢复的一种治疗方法。所谓工疗是指劳动疗法、工作疗法、职业和作业疗法，是通过安排病人参加某些劳动，促进病情恢复的一种治疗方法；娱疗是指文娱疗法、体育疗法，是将文体活动及艺术形式的活动作为促进精神病病人恢复的一项措施。工娱治疗是精神疾病的重要疗法，是开展综合性康复医疗的重要组成部分。

人类的机体总是不断地接受客观环境影响和刺激，这些影响和刺激经过大脑和整个神经系统的整合作用，随时都做出相应的反应，以适应环境的变化。精神疾病是机体在内外各种致病因素的作用下，大脑功能紊乱，不能适应环境变化，从而导致精神活动发生不同程度障碍的结果。因此使机体和环境重新获得统一是治疗精神疾病的基础。工娱治疗能转变病人对病态体验的注意力，减少或消除精神症状，改善情绪，使幻觉妄想的产生机会减少，焦虑、抑郁或恐惧情绪减轻，使病态行为得以纠正，保持机体的完整统一，并与外界环境保持密切的联系。提高适应外界环境的能力，促进精神疾病的痊愈，防止精神衰退。工娱治疗是精神疾病的一种重要治疗方法，它可丰富病人的文化生活，调动病人的主观能动性，从而使病人安心住院，培养其生产和社会适应能力，减少出院后的复发，增强体质。提高防御能力，促使疾病的康复。

工作疗法对病人具有以下作用：

（1）能够调动病人全身心地投入劳动中，并在劳动中享受乐趣，使其发挥想象力及创造力，恢复病前的思维功能，使之顺利地完成各种劳动。

（2）在工作治疗过程可以增强病人的体质，使病人活动量明显增加、睡眠及饮食改善，消除病人的淡漠退缩，促进新陈代谢，这样可以提高机体的代谢及防御能力。

（3）工作疗法可以使抗精神病药物的疗效提高并弥补其不足之处，是恢复期精神病人重返社会的必由之路。

娱乐治疗对病人具有以下作用：

（1）病人在进行娱乐活动时可以摆脱精神症状的控制，能够使正常的情感、思维及行为得到正确的表达。这样往往可以使精神症状消退。

（2）娱乐活动可以减轻病人的敌意和攻击性。有助于减轻病情。

（3）娱乐治疗可促进病人的人际关系发展，推动病人与其他人的合作。

（4）娱乐治疗能唤起病人的愉快感和满足感，激发或稳定病人的情绪。

工作疗法的种类：

1. 镇静性工疗

让兴奋的病人从事节奏较快及劳动强度大的工作与劳动，使病人尽可能地将其体能释放出来，使病人的兴奋性降低，安静下来。这样的工作有平整土地、拖地、清扫院落、搬运物品。

2. 振奋性工疗

主要用于情绪抑郁及情感淡漠的病人。振奋性工作可以唤起病人的注意力，激发病人对周围事物的兴趣，活跃其情绪。这样的工作有为积木漆色、做各种毛绒玩具、拼图、包装及糊纸盒、贴标签等。

3. 一般性工疗

让慢性衰退和痴呆病人进行这种工疗活动，可以使其淡漠退缩有所消除，这种工作简单易行，不需要耗费较大的精力。在进行这种工作时需要护士耐心细致，必要时给病人示范，使病人的生活自理能力及简单的劳动技能不断提高，防止其精神发生衰退。这样的工作有打扫病房内外的环境卫生、为果树及花木浇水、扫雪、倒垃圾等。

娱乐疗法主要是各种文娱体育活动，如歌咏、舞蹈、扭秧歌、阅读、美术、书法、乐器演奏、音乐欣赏、棋类比赛、联欢会、打扑克等。

一、工娱治疗适应证

（一）工作疗法适应证

（1）急性期精神分裂症病人不宜参加工疗，经药物治疗后病人情绪稳定，妄想消除或减轻，即可参加工娱治疗。

（2）急性期过后的躁狂症病人以及一般的轻躁狂病人可参加工疗。尤其应参加镇静性工疗。

（3）抑郁症病人可参加工疗，其目的是改善病人的负性情绪，增加其生活的信心和勇气。

（4）各类神经症病人，除了癔症发作期病人不宜进行工疗外，其他病人均可参加工疗。

（二）娱疗的适应证

各种精神病人均可进行娱乐治疗，尤其是慢性精神病人及神经症病人。在娱疗过程中护士还应有意识地对病人进行社交技能的训练。

二、工娱疗法的组织

凡是有一定规模的医院均应建立全院性的工娱疗室，其优点在于可以集中人力、物力及各种专门设备，使参加文娱治疗的病人得到系统而适当的治疗，同时可培养一些专业人员集中精力研究及提高文娱治疗的质量。

全院性工娱疗室的规模应根据医院的性质及床位数而定。治疗性医院可小些，人员配备也应依以上情况及开展的项目而定，一般应由1名护士长、若干名护士或具有一定条件的人员组成。如有专门受过训练的医生和专业人员参加更为理想。参加人员除具备精神疾病专业知识外，还应具有一定的组织能力和技术能力，有广泛的兴趣，并且是文体爱好者。

三、工娱治疗的护理

工娱治疗分为工作疗法与娱疗疗法，护理方法也不尽相同。

（一）工作疗法的护理

医生应根据病人的病情，下达参加工作疗法的医嘱，填写工作疗法申请单。申请单上须注明病人的姓名、性别、年龄、职业、兴趣、爱好、技术特长等，重点介绍病人的病情，包括诊断、主要精神症状、躯体情况、治疗情况、有无伤人、自伤和逃跑行为等，并注明参加工疗治疗的项目。

当护士接到病人的工疗治疗单后，应亲临病区，阅读病人的病历并与病人做1次深入细致的治疗前谈话。这样一方面可以直接接触病人，掌握其病情，还可以把工作的意义、方法，达到的目的、注意事项等做一指导，取得病人的合作。

负责工疗治疗的护士一定要具备良好的政治素质、职业素质，对待病人要有高度的责任心，热爱本职工作。切不可把工疗活动区（室）当作安排老、弱、病、残者的集中地。

住院病人每天应由工疗区护士按规定接送参加工疗活动，在交接过程中，医护人员要认真清点病人人数，以防病人走失或逃跑。

在工疗活动中，工疗护士要时刻注意病人的精神状态变化，如有异常，则立即停止劳动，以防意外发生。工疗护士应认真管理好工具和器材，以防破坏、丢失；每天治疗结束时，要清点工具数目，以防意外。

对不愿意参加工疗或参加工疗不持久、经常解释劝导无效者，不要勉强行事。凡服用氯丙嗪等抗精神病药物量较大者，劳动时间不宜过长，不要在阳光下进行。体力较差的儿童、老年人等活动量也要相应减少，工疗时间应相应缩短。

由于有些病人经常处于孤独、退缩状态，对外界环境常常缺乏兴趣，因此工疗护士应以极大耐心采取多种方式去鼓励他们，并做好观察、记录。工疗护士在组织病人参加各项活动中，要定期按要求填写记录单，其内容包括病人在治疗中的表现如参加工疗时的态度、主动性、持久性、创造性、速度、质量，与工疗护士的接触情况及精神症状变化情况等。

当做完1个疗程或根据情况变化终止治疗时，工疗护士在观察记录的基础上书写工疗治疗总结。其内容包括病人参加工疗活动以来精神状态的变化、体质情况、体重、饮食、睡眠等，学会了哪些劳动和生活技能，工疗效果判定等。

（二）娱乐疗法的护理

娱乐疗法专职护士要根据病人的病情、治疗需要来选择具体疗法。对不同姓名、年龄、体力、职业、爱好、生活习惯和文化程度有所区别，不要千篇一律。娱乐活动场所一定要布置得舒适、优美，活动起来给病人以舒畅、快乐、自如的感觉。各个活动室要由有特长的护士担任，要制定活动的规章制度，护士要按要求组织病人进行各种娱乐活动。在活动中要注意观察病人的病情和活动的心理状态。如病人表现情绪不稳，有特殊行为企图时，应及时采取相应的措施，并通知该病人的经治医生，终止娱乐治疗。

组织娱疗活动时，要根据病情、疾病种类不同有所区别。如有的病人行为退缩、孤僻、脱离现实生活，应增加其与环境的接触，可安排集体游戏等活动，以激发他们的兴趣；对躁动不安、有妄想、幻觉等症状的病人，组织收听轻音乐、看喜剧光盘，使其稳定情绪、缓解病情；躁狂症的病人兴奋、情绪高涨、精力旺盛，可安排较平静而有规律、不过于刺激的活动；抑郁症病人情绪低落、自罪自责，多参加娱乐活动，能激发其兴趣，要投其所好，以利于疾病恢复为宜；精神发育迟滞和痴呆病人，因智力低下，工作和学习能力受影响，要根据智力情况来决定，一般可在鼓励、教育下接受娱疗，如听故事、学唱歌等。

娱疗活动可安排在室内或室外进行，但必须注意安全。娱疗活动要坚持经常进行，根据病人的具体情况，选择适当的内容培训精神病人的社交行为技能，如根据爱好、特长，组织他们唱歌比赛等。要妥善保管好娱疗的用品，尤其是录音机、收音机及各种音乐器材，结束时要及时清点物品，并检查各种开关是否关闭。娱疗护士应做好活动记录、效果评价、并及时反馈给医生，为临床提供可靠的资料。

第四节　电抽搐护理

电抽搐治疗又称电休克治疗，是用一定量的电流通过脑部，引起中枢神经系统癫痫样放电产生全身性抽搐发作的一种治疗方法，主要适用于重症精神病，如精神分裂症紧张型、躁狂症、抑郁症、木僵病人等。但大部分病人对此治疗不理解，感到害怕，忧心忡忡，故做好病人电休克治疗前后的心理护理尤为重要。

大部分病人对于电休克治疗都有一种恐惧感，害怕会被电死，认为电是最可怕的东西，会使记忆力下降，人会被电"傻"，会影响今后的正常生活和工作，因此出现逃避治疗甚至大吵大闹或采取暴力行为来抗拒治疗。有的病人在治疗前从其他病人处了解到电休克治疗后会出现一系列不适症状，如恶心、呕吐、全身不适等，因此拒绝治疗。

对于新入院病人要做好心理护理，使病人了解电休克治疗的一般原理，帮助其消除恐惧感，这是进行电休克治疗取得较好疗效的关键。与病人交谈时，应态度和蔼，要尊重病人，耐心听取病人的意见，了解病人的真实想法及对治疗的看法，针对不同的心理，有的放矢地给予及时有效的心理护理。另外病人入院后要有一个安静、舒适、整洁的环境，使病人有一种安全感，无孤独感；要用实际病例鼓励病人，增强病人对治疗的信心和勇气，消除疑虑心理。对于治疗后产生的副作用，应及时主动地安慰、鼓励病人，可让病人多参加工娱治疗活动，证明其治疗后并不"傻"，还能正常生活。有些害怕电休克治疗的病人，有时会出现逃跑、自伤、自杀、冲动伤人等现象，对此护理上应密切观察病人的言谈举止、行为等变化，以了解病人的心理障碍，发现情绪异常及时给予劝慰、保证等，避免意外发生。

一、适应证

（1）精神分裂症紧张型或伴有自责自罪、拒食、严重自杀企图，或过度兴奋及紧张性木僵。

（2）情感性精神障碍（躁狂症、抑郁症）、应激性精神障碍。

（3）精神分裂症各型（以阳性症状为主）其他治疗无效者。

（4）更年期抑郁症、老年期抑郁症、反应性抑郁症、内源性抑郁症，其中以内源性抑郁症疗效较好。

二、禁忌证

（1）年龄在50岁以上，14岁以下者。

（2）营养状态极差或合并水、电解质紊乱者。

（3）体温在37.5℃以上者，脉搏在120/min以上或低于50/min者，血压高于150/100mmHg（20.0/13.3kPa）或低于90/60mmHg（12.0/6.67kPa）者。

（4）全身急性感染性疾病或严重肝、肾疾病等。

（5）心血管疾病，如冠心病、高血压、心律失常、主动脉瘤等。

（6）脑器质性疾病，如脑肿瘤、脑出血性疾病，脑炎、癫痫等。

（7）骨骼疾病，如骨折、骨质疏松等。

（8）应用利舍平时，因易引起呼吸抑制。

（9）妊娠期。

三、治疗前准备

（一）治疗环境及药品器械准备

（1）治疗室应安静、整洁、宽敞。

（2）治疗室设有专用治疗台或木板1块（长90cm，宽60cm）及扁枕1个。备有氧气及急救药品，检查仪器性能是否良好。

（3）急救用品

①急救用物：简易人工呼吸器、给氧设备、压舌板（裹上纱布）、小毛巾、约束带、皮肤消毒剂、导电液（0.9%生理盐水或冻胶）、注射器、棉签、小砂轮。

②急救药品尼可刹米、肾上腺素、50%葡萄糖注射液等。

（4）按医嘱准备好治疗前用药治疗前禁食8h，治疗前半小时常规肌注阿托品0.5~1.0mg。

（5）按医嘱调节电流频率及电量掌握准确的治疗时间。

（二）病人准备

（1）向病人做好解释，消除其恐惧心理，求得病人合作。

（2）病人需要做治疗前各项辅助检查，如各种常规检查（肝功能、尿、血常规、胸透、心电图及脑超声波检查），排除躯体器质性疾病。

（3）病人在治疗前停服抗精神病药物1次，禁食、水8h。治疗前半小时常规注射阿托品0.5~1.0mg以减少分泌物及呕吐，避免吸入性肺炎、窒息、喉肌痉挛的发生。

（4）治疗前半小时测体温、脉搏、呼吸、血压，并记录在治疗单上。体温超过37.5℃（口温）或脉搏在120/min以上者，应报告医生再作处理。

（5）治疗前嘱病人排空大小便，取下假牙、眼镜、发卡等一切金属类物品，解开纽扣及裤带。

四、治疗中护理

（1）病人放松，仰卧于病床，四肢自然伸直，枕部和背部胸椎中段放置1个沙袋或枕头，防止痉挛发作时发生胸椎压缩性骨折。病人颈部垫1个小纱垫以固定头部，使托下颌时易着力，同时防止在抽搐发作时颈部过度后屈。

（2）用纱布或用卷起的毛巾包裹的压舌板放在病人上下磨牙之间，嘱病人咬紧，以防止舌咬伤。护士用手固定病人头部，手指及手掌紧托下颌，避免抽搐发作时病人下颌脱位、牙齿损伤及唇舌咬伤。

（3）另2名护士分别站在病人两侧，固定病人的肩、肘、膝关节。适度保护病人的肩、肘、髋、膝关节及两臂和腿，不可用力过度，防止抽搐发作时，病人因肢体过度伸展而导致骨折、脱位及肌肉损伤；防止因强行按压保护而出现骨折。施行治疗者站在病人头顶侧。

（4）将涂有导电胶或生理盐水的电极置于病人颞部两侧或者前额中部、右颞。所需电量一般交流电休克机为80~120V，通电时间为0.3~0.6s，直流电休克机为80~110mA，1~3s，如通电后未出现抽搐发作而病人意识清醒，可重复施行1次。此时可稍微增加电压或时间。如不成功，可再重复施行1次。每次治疗，通电一般不宜超过3次，但要注意抽搐延迟发作。

（5）有效的发作表现为病人意识丧失、全身抽搐发作，前后历时40~50s。引起全身抽搐发作，才是1次有效治疗。

（6）抽搐停止而呼吸尚未恢复之时，可将病人头部侧转，以利唾液外流，防止呼吸道阻塞。同时辅以人口呼吸，直至病人恢复自主呼吸、口唇颜色恢复正常。一般历时数分钟即清醒或直接入睡。

五、治疗后护理

（1）在治疗后病人应卧床休息，专人守护；病人意识未完全恢复时，要施行暂时性保护，专人护理，防止意外发生。病人出现躁动不安，则给予保护性约束，以防跌伤；冬天注意保暖。

（2）注意观察病人的病情变化，如有无咬伤、骨折、发热、呕吐，如果病人有异常变化包括头、背部及肢体疼痛，呕吐或其他不适，应立即报告医生，给予及时处置。

（3）观察病人有无再次自然发作，如有则应报告医生给予及时处置。

（4）待病人意识完全恢复后，取出齿间压舌板，擦干净头上的导电胶或盐水、口边唾液，方可下床活动及进食。

（5）污染的床单及衣服要及时更换。

（6）门诊治疗的病人意识清醒后方可交给家属带走。

（7）认真填写好电抽搐治疗护理单。

六、注意事项

（1）部分病人在清醒前出现朦胧状态，有躁动不安现象，应予保护，防止跌伤。

（2）电抽搐治疗一般每周2~3次，8~10次为1个疗程。

（3）治疗后有时出现记忆力减退及头痛、头晕，多可逐渐减轻。

（4）电抽搐治疗时神经细胞有一定的损害，也有一定危险，应严格掌握适应证。

附：无抽搐电休克治疗护理

无抽搐电休克治疗是一种改良的电休克治疗方法，适用范围广，对病人损害小，安全性高，病人无恐惧感，无并发症，现已被多数国家定为标准电抽搐疗法。

一、治疗前准备

（一）病人准备

（1）禁食、水，在治疗前8h禁食、水。因无抽搐电休克在治疗时先对病人进行基础麻醉，故必须禁食水，否则将导致病人呕吐、误吸而产生不良后果。可将进行治疗的病人集中在一室管理，于零点后禁食、水，直到治疗结束后1h。护士必须耐心说服病人禁食、水，一旦病人未禁，应立即停止当日治疗。

（2）在治疗前1h测体温、脉搏、呼吸、血压，并详细记录。如有异常，应及时报告医生。

（二）治疗环境及药物器械准备

（1）应在专门的治疗室内进行。治疗室应安静、整洁、宽敞，利于抢救及操作，有专门治疗用床及麻醉设备，备有氧气和急救药品，机器性能良好。人工呼吸器及给氧设备完好。

（2）急救药品准备尼可刹米、肾上腺素、50%葡萄糖注射液等。

二、治疗中护理

（1）病人仰卧于治疗床上，除去假牙、眼镜、发卡，松开领带及裤带，消除口鼻分泌物。

（2）护士严格执行查对制度。在严格无菌操作下打开静脉通道，要求一针见血，严防药液外漏给病人造成损伤。依次静脉给药，首先用 20~30cm 长塑料管头皮针作静脉穿刺，用已备好的 25% 葡萄糖 40mL 连接头皮管，先静脉注射 10mL 证明液路通畅无问题后，即可按顺序注射硫酸阿托品、硫喷妥钠、氯化琥珀胆碱，剂量由医生决定。

（3）经静脉给药，通电治疗后，应立即将病人颈下垫起使头后仰，清理病人呼吸道，行活瓣气囊人工呼吸（伴有氧气吸入）。自主呼吸恢复后拔出静脉输液针头，将病人由治疗室用担架车送入空气流通的观察室，由指定的护士进行治疗后监护。

三、治疗后护理

（1）防止坠床与跌伤。病人在意识障碍的过程中容易坠床、跌伤，加之病人应用肌肉松弛剂，更因无力下床而坠床、跌伤。对此护士应对病人监护一段时间。

（2）在病人意识恢复 1.5h 后应备好饮食，在护士的密切观察下进食。饮食差的病人，一定要重点观察，保证其午、晚 2 餐全量摄入，防止下一次治疗受到影响。

（3）注意观察静脉注射部位，如果出现瘀斑按医嘱给予外敷。

第五节　森田疗法的护理

一、森田疗法治疗规范

（一）第一期治疗要求

（1）严禁讲话、看书报、看电视、听广播、吸烟、会客。

（2）除吃饭、洗漱、上厕所、写日记外只准卧床，不能起床。

（3）每天写日记 1 次，时间不超过 1h，日记应详细、具体，记叙自己在一天中的想法及思想、情绪变化和卧床体会，字迹要工整清楚。

（二）第二期治疗要求

（1）不准讲话，不准看书报、电视、听音乐、吸烟。

（2）不能放任自己，随便休息，应努力发现身边的事，并动手去做。制订合理作息时间表，按作息时间表来执行。

（三）第三期治疗要求

（1）不准聊天、看电视、听音乐。

（2）不准放任自己随便休息。

（3）不准谈论病情。

（四）第四期治疗要求

此期接近正常人的日常生活安排。此期可以参加一般的劳动，去社会环境中去适应自己，认识自己，可以看书、看报、看电视及其他娱乐活动如郊游。仍坚持写日记，写自己的感受。早上按时起床、晨练。

二、森田疗法实施前准备

（1）在进行森田疗法之前，应向病人介绍森田疗法的基本过程及要求。

（2）治疗环境：病房要求安静、光线暗淡、门窗挂布帘，病人不得向外观察，按一般病床单位配备，除用餐、洗漱用具，病人不得携带其他物品。

三、森田疗法实施过程中的护理

（一）卧床期

按要求保证病人卧床，注意巡视病房。每日由护士送水、送饭，护理过程中不得与病人交谈或安慰病人。

（二）轻工作期

（1）为病人安排每日劳动的项目，选择没有社会价值的劳动。

（2）督促、指导并检查病人治疗计划完成的情况。

（3）对治疗过程中出现的异常现象应做好护理记录。

（三）普通工作期

（1）为病人安排好每日劳动的项目、体育活动，选择一些适宜的书让病人阅读。

（2）指导、检查病人的劳动，根据病人具体情况，酌情选择轻、重体力劳动。及时洗澡、更衣，注意个人卫生。

（3）要求病人在劳动中注意安全，记录病人的劳动强度及时间。

以上3期，病人不应与社会环境交往。

（四）社会活动训练期

（1）为病人订出接近日常生活的活动。

（2）与病人共同完成某些具体活动。

（3）检查病人每日活动的完成质量。

第六节　脑立体定向手术的护理

精神病人的脑立体定向手术多为脑部双侧扣带回及单侧杏仁核多靶点毁损手术。这种手术毁损组织少，但往往累及脑深部重要结构，所以要求较高的护理质量。除了进行神经外科的护理外，还要做好心理护理，这样可以使病人有一个良好的心理状态，能够积极主动地配合治疗，从而取得良好的疗效。

一、手术前准备

（1）手术前3d常规测体温、脉搏、呼吸、血压，3次/d。观察病人的精神症状及心理状态，详细记录，重点交班。

（2）向病人及家属进行宣教，说明手术治疗的特点及有关注意事项，消除病人及家属对手术的顾虑，争取病人合作。对于兴奋吵闹、不合作的病人，可采取必要的防范措施。

（3）手术前1d督促及协助病人进行术前准备，如洗头、剃头，作碘试验，普鲁卡因、青霉素过敏试验，做有关常规检查。

（4）手术前日晚服镇静安眠药，术前6~8h禁食、水，术前1h肌注阿托品0.5mg、苯巴比妥钠1.0g。

二、手术前心理护理

在手术前，护士要及时掌握病人的心理状态，解除病人对手术的顾虑，消除其紧张及不安情绪，增强战胜疾病的信心，从而保证手术的顺利进行。在手术前，病人常处于以下心理状态：

（一）恐惧及紧张

在手术前，病人常常会害怕手术，拒绝进手术室，部分病人担心术后留有后遗症。对此护士应多宣传手术特点，要告诉病人，这是一个小手术，创伤很小，医生对这种手术的把握性很大。护士应多给病人安慰、疏导，耐心解释手术的必要性，使病人获得心理平衡，树立信心，配合手术治疗。

（二）焦虑烦躁

一些病人急躁及焦虑心理突出。对这类病人护士应耐心细致地做好心理护理工作，诱导病人，使其心理状态趋于平和，保持良好心理状态。对暴躁、冲动、多疑病人，在护理过程中应注意温和、亲切、细心，并加强安全防护措施。

（三）情绪低落

有些病人随着病情迁延不愈而出现悲观失望情绪，表现为情绪低落、消极，感到活着没意思。这种情绪状态很难适应手术及配合手术治疗。对这些病人，护士应多接触，从各方面加以照顾，关心、体贴、同情病人，用一些治愈的病例来鼓励病人，从而提高病人治愈的信心。

（四）盲目乐观

有些病人对该治疗的性质认识不足，对手术效果也估计不足。对此类病人，护士应详细介绍手术可能出现的并发症，如偏瘫、失语、颅内血肿等，使病人对手术治疗有一个充分的认识，有充分思想准备，并给予重视，防止病人在出现并发症后，从盲目乐观陷入失望，不能自拔，严重地影响治疗效果。

三、手术中护理

（1）在手术过程中应密切观察病人的生命体征。

（2）在手术中，对病人应施行保护性约束，防止在手术过程中由于靶点位置不准而造成病人的肢体瘫痪。

（3）在射频热凝前应行电刺激，观察病人肢体活动情况。

四、手术后护理

（1）病人手术后应住在监护病房内，应有专人护理，并准备好各种急救药品及抢救器材。

（2）术后取平卧位，头偏向一侧，抬高床头 15～30cm，及时清除口腔分泌物，保持呼吸道通畅。

（3）密切观察病人的生命体征。在术后 24～48h 内，应严密观察病人的意识状态、瞳孔变化、体温、脉搏、呼吸、血压和肢体运动情况，详细记录并交接班。

（4）持续低流量吸氧。

（5）加强基础护理。手术后，病人可以出现暂时性尿失禁、呃逆、恶心、呕吐等现象，应在 2～4h 更换 1 次体位，并可用 50%红花酒精按摩受压部位。及时更换病人尿湿的床单，保持皮肤的清洁干燥，防止出现褥疮及感染。

（6）颅压升高处置，一旦病人出现颅内高压的症状，应遵医嘱给予快速静脉滴注甘露醇等脱水剂，必要时再次手术清除血肿。

（7）癫痫发作的处置。对有癫痫发作的病人应当加床栏、安全带等保护性措施，防止病人坠床。病人抽搐时应在两侧磨牙之间放上牙垫，防止咬伤舌尖。可肌内注射或静脉注射地西泮 10～20mg，立即报告医生及时处理，重点交班。

（8）发热病人处置，对于体温升高超过 38.5℃以上者，应及时给予降温对症处理措施。

（9）嗜睡、懒散的处置，有的病人在手术后出现嗜睡及淡漠、退缩、生活懒散、主动性下降。对这类病人，护士应注意主动调节病人周围环境的气氛，激发病人的情感和兴趣，树立信心，鼓励病人适当参加活动，协助病人正常生活。

（10）偏瘫病人的处置，有些病人在手术以后可以出现肢体的偏瘫，对这类病人护士要做好生活护理，尽早进行功能锻炼，每天活动肢体 3～4 次，同时给予针灸与按摩，搀扶病人下床活动，促其康复。

（11）语言障碍病人的处置，有的病人在术后可以出现语言障碍，对这类病人护士应及时指导病人进行语言功能训练，促进语言功能早日恢复。

（李日照）

第五篇　老年护理

第一章　老年人的日常生活护理

第一节　日常生活护理要点

一、关注老年人的主动性

由于机体老化和慢性病增多，部分老年人无法独立完成日常生活活动，需要他人提供部分或完全性的协助。老年人因此会对照顾者或护士产生过度依赖心理。在制订护理计划时要对老年人进行生活能力的全面评估，鼓励老年人最大限度地发挥机体残存功能，促使其能够独立完成日常生活活动，提升自理能力。总之，护理服务既要满足老年人的生理需求，也要充分调动老年人个体的主动参与性，不断提升自理能力，回归家庭，回归社会，满足其生理和心理需求。

二、关注老年人的独特性

个性是指每个人所具有的独特的生活行为和社会关系，以及与经历有关的自我意识。个体由于独特的人生经历和生活史，其思维方式和价值观存在差异。老年人有丰富的社会阅历，为社会、国家贡献了毕生精力，为家庭也作出了很大贡献或牺牲，导致部分老年人从生活经验而来的自我意识很强烈，一旦受到有意无意地侵害，其自尊心将会受到损伤。所以对老年人个性的关注，一定要了解其人格特征并维护其尊严。

三、生活环境的调整与安排

（一）室内环境

注意室内采光、温度、湿度、通风等方面，让老年人感到安全与舒适。老年人的房间最好朝阳面，最大限度地利用自然光线，这样既增加室内的空间感，也会使老年人心情舒畅。居室要宽敞明亮，光线不足或照明度差，容易引起磕碰甚至跌倒等不良事件。为了保证老年人起夜的安全，设置灯的开关控制离床头近一点，方便老年人操作。室内温度以 22～24℃ 为宜；湿度以 50%～60% 为佳。楼梯要设置扶手，台阶不宜过高，不超过 15cm；居室要经常通风换气，保证空气新鲜，特别是老年人有大小便失禁时或在室内排便时，更应注意及时清理和开窗通风。

（二）室内设施

老年人居室内的布置应尽量简洁，有床、柜、桌、椅即可。家具的转角处尽量使用弧形，避免碰伤老年人。床的高度要合理，以老年人坐在床边双脚足底全部着地，且膝关节呈直角为宜，一般是从床褥至地面 50cm。用同样方法确定老年人座椅的适宜高度。老年人的床上方应设有呼唤铃和床头灯，床的两边最好安置能活动的护栏。室内应有冷暖设备，并注意这些设备的安全使用。夏季使用空调时避免温度过低及冷风直接吹在身上。冬季取暖时要考虑到各种取暖设备的优缺点并及时应对问题：嗅觉功能减退的老年人使用煤炉或煤气炉存在煤气中毒的隐患；热水袋易引起感觉迟钝老年人的烫伤；长期使用电热毯易引起脱水；有暖气的房间比较舒适，但易造成空气干燥，增加患呼吸道疾病的概率，可使用加湿器缓解。

（三）厕所、浴室与厨房

是老年人容易发生意外的场所，因此设计上一定要充分考虑安全。厕所不宜离卧室太远，卧室和厕所之间的地面最好不要有台阶和障碍物，应设扶手及夜间照明设备以防摔倒。老年人身体的平衡感有不同程度下降，浴室周围也应设置扶手，地面须铺防滑砖。如使用浴盆，底部应放置橡皮垫，旁边有扶手或放置浴板，以免老年人发生意外。不能站立的老年人可使用淋浴椅，沐浴时间不宜过长，浴室温度不宜太高，应保持在 24~26℃，水温 40℃左右即可，浴室内要有排风设备以便将蒸汽排出，防止因湿度过高而影响老年人呼吸。厨房水池与操作台的高度应与老年人的身高匹配，地面应注意防滑。厨房中设备应简单，易操作，如煤气开关尽可能设有醒目的"开"和"关"标志，以便安全操作。

四、老年人安全的保护

（一）针对相关心理进行

最常见的危及老年人安全的两种心理状态：一是不服老，二是不愿麻烦别人。尤其是个人生活上的事情。例如，有的老年人明知自己无法独立上厕所，但坚持拒绝别人帮助，结果难以走回卧室甚至发生跌倒等意外；有的老年人坚持自己沐浴，结果发生烫伤或跌倒等情况。对有此类心理的老年人，要多做健康指导，使其充分了解自身的能力和健康状况，根据个人情况完成力所能及的、安全的自我照料。

（二）其他防护措施

1. 防坠床

经评估有坠床风险的老年人应加强守护或巡视。如果发现老年人靠近床边缘时，要及时协助老年人移向床中央；意识障碍、身材高大或睡眠中翻身幅度较大的老年人应加床挡；护士和家人要做好观察和照顾，杜绝老年人坠床的发生。

2. 防止交叉感染

老年人免疫功能低下，抵抗力减弱，应注意预防感染。在流感盛行或特殊时期，不宜过多参加公共活动，患者之间尽量避免互相串门，尤其患呼吸道感染或发热的老年人更应注意。

3. 注意用电安全

老年人因电器使用不当，极易发生意外。要多向老年人讲解用电安全知识，及时更新、检修和维护；强调不要在取暖设备旁放置易燃物品；购置新型电器时要考虑操作的方便性；记忆力减退的老年人，应选择有明显标志或具有声音提醒功能的电器，以免因遗忘而发生意外。

第二节　交流和沟通

一、语言交流和沟通

（一）老年人的语言表达

口头沟通对于性格外向的老年人而言，是维护社交互动和抒发情感的好途径。随着年龄增长，参与社会活动减少，老年人对外沟通交流的机会减少，使得老年人可能变得比较退缩与内向，从而影响其语言表达能力，甚至可能会感到孤独和沮丧。对此，最好的解决方法是为老年人提供更多的交流平台及自我表达的机会，并予以正向鼓励。

（二）电话随访

电话是现代社会使用较为普遍的沟通工具。电话可消除时空距离，有效跟踪了解老年人的现况，目前有些心理咨询、心理治疗或持续性跟踪均可采用电话随访形式。电话随访时应注意避开用餐和睡眠时间，护理人员最好能与老年人建立常态的电话问候时间表，这样可提高电话交流的有效性，增进互信。

当电话访问一些特殊人群时，如失语症、听力障碍或定向力混乱等，需要采用有效的方法并保持足够的耐心。例如，请失语症老年人以其特殊的语言重复听到的内容，或敲打电话听筒以表示接收到信息；不断提醒自己放慢语速并尽可能咬字清楚；听力障碍的老年人，应鼓励其安装扩音设备，可放大音量以便于清晰听懂，其效果较助听器为佳。

二、非语言交流和沟通

非语言沟通是以人体语言（非语言行为）作为载体，即通过人的目光、表情、动作和空间距离等进行人与人之间的信息交流。日常生活中，人们所采用的沟通方式有 60%~70% 为非语言沟通。它有多功能、多渠道（通过身体、声音和环境进行传送和接收）、无意识、真实性等特点，有辅助语义、强化感情的作用。护理人员应当掌握老年人短时记忆力差、注意力下降、容易分心等特点，掌握必要的沟通交流技巧以达到与老年人的有效沟通。

在探讨非语言沟通的各种方式前，必须明确以下原则：老年人可能会较依赖非语言交流，但并不意味着其心理认知状态退回到孩童阶段。所以，要避免拍抚头部等让老年人感觉不适和难以接受的动作；要尊重和了解老年人的社会文化背景及个性，以免影响沟通效果。

（一）触摸

是与老年人非语言交流中的一种重要形式。人都有被触摸或去触摸他人的需求，触摸可表达触摸者对老年人的关爱，而触摸他人或事物则可帮助老年人了解周围环境，肯定其存在价值。已有研究表明，触摸是老年人与外界沟通的最佳途径，如用餐时给器质性脑病变的老年人持续简短的触摸，能有效提高对营养素的摄取；若能及时轻拍躁动或受惊吓老年人的肩膀，可传达关怀与陪伴、降低社会隔离与增进交流的效果。然而，触摸并不是万能的，使用不当，可能会加重躁动甚至有损老年人的尊严等。因此，要掌握以下注意事项。

1. 维护老年人的尊严及了解其社会文化背景

如涉及老年人的隐私的检查时，应事先告知并得到老年人的允许，且应注意不同社会文化背景对触摸礼仪的禁忌，严防触怒老年人。

2. 触摸应渐进性进行，并持续观察老年人的反应

如进行社交会谈时，双方从 90~120cm 距离渐渐拉近彼此；从单手相握到两手合握；在触摸过程中要注意观察老年人面部表情及被触摸的部位是松弛（接受且舒适）或是紧绷（不舒适），身体姿势是退缩性地向后靠或者是接受性的前倾，都可为进一步措施的采取提供依据。

3. 确定适宜的触摸位置

老年人最易接受的触摸部位是手，其他依次为：手臂、肩膀、背部。头部一般不宜触摸。

4. 确定老年人知道触摸者的存在

老年人因视力、听力的减退或丧失，常容易被惊吓，所以应有前期交流和让其感知，绝不要突然从背后或暗侧进行触摸，以免使老年人受到惊吓。

5. 注意保护老年人的皮肤

老年人皮下脂肪变薄，弹性降低，可适当涂抹乳液，避免在触摸过程中使用拉扯或摩擦造成损伤。

（二）身体姿势

恰当的身体姿势可以适时有效地辅助表达。若老年人无法用言语表达清楚时，可鼓励他们使用手势等身体语言，以利于有效沟通。对于使用轮椅的老年人，护理人员不要利用轮椅支撑身体或俯身来进行沟通，而应当适时坐或蹲在轮椅旁边，尽量维持双方眼睛于同一水平，以平等的姿态进行沟通与交流。日常生活中能有效地强化沟通效果的身体姿势有：挥手问好或再见；伸手指认自己或他人；模仿或加大动作以指出日常活动，如喝水、刷牙、洗手、梳头、吃饭等；将手臂放于老年人肘下，或让老年人的手轻钩治疗者手腕部，协助其察觉我们要他同行的方位，等等。

（三）倾听

护理人员耐心倾听老年人的诉说，不仅能在一定程度上减轻老年人的心理负担，消除焦虑、紧张等不良情绪，而且还有助于双方良好关系的建立与发展。倾听时应注意：

（1）倾听时姿势自然、距离适当，保持目光接触。

（2）多数老年人喜欢回忆往事，护理人员要聚精会神耐心倾听，避免如东张西望、看表、看手机等分散注意力的动作。

（3）不要随意打断老年人的讲话。

（4）倾身向前表示对老年人的话题有兴趣，但是不要让对方有身体领域被侵犯的不适感。

（5）可适当地夸大面部表情以传达欢乐、惊喜、关怀、担心等情绪，并注意观察老年人的反应以调整干预措施，力求达到最佳效果。

与老年人沟通是一门艺术，同时由于老年群体的特点，也有一定的特殊性。无论是语言沟通还是非语言沟通，均是为了达到双方能够更好地相互理解，促进护理人员和老年人和谐相处的目的。

第三节　老年人的家庭护理

随着老龄化社会的到来，家庭护理的优势将更加突出，老年人由于各项功能的衰退，容易患各种慢性疾病，如糖尿病、心脑血管疾病等，这些慢性疾病多数不能完全治愈，急性发作需住院治疗，病情相对稳定后在家中疗养。老年家庭护理主要是针对老年人的身体状况及患病特点，在家中为老年人提供相应的预防性照顾和健康教育。

一、家庭护理的必要性和可行性

（一）老年家庭护理的必要性

1. 老年人常患多种慢性病

老年人随着年龄的增大，户外活动逐渐减少，体质逐渐衰退，视力、记忆力及对外界变化的应变能力也逐渐减退；老年人大多数都患有慢性疾病，这些慢性疾病多数不能完全治愈，致使相当一部分的老年人生活不能自理，或者需要在家里长期治疗。因此，要维持老年人的健康和疾病的康复，家庭护理是非常重要的，而且，慢性疾病急性期需住院治疗，但不可能长期在医院治疗，大多数时间还需在家中继续进行康复治疗，就需要家庭的照护。

2. 传统观念的影响

中国人对家庭非常重视，一般老年人都不愿离开家庭去养老机构，希望能在家中和家人生活在一起。

3. 医疗机构不足

我国人口众多，老年人口的数量又非常庞大，对医疗及养老机构的需求很大，但目前医疗水平相对滞后，很难满足老年人对医疗保健服务的需求。

4. 经济因素

我国经济还不发达，老年人的经济条件还很有限，看病难、吃药难的情况还时有发生。

（二）老年家庭护理的可行性

1. 传统习惯

我国家庭历来就有照顾老人和赡养老人的优良传统，家庭护理就是发扬我们民族尊老、爱老、敬老的精神，这种精神对促进家庭和社会的和谐，促进精神文明建设是非常重要的。

2. 熟悉的生活环境

家庭护理是老年人比较容易接受的保健活动之一。老年人离退休后，家庭成为他们主要的生活场所，家庭的生活环境是他们熟悉和习惯的，而且和家人生活在一起也比较融洽，这样就避免了到陌生环境中所引起的孤独和焦虑等不良心理反应等情况。

3. 家庭护理对老年人的照顾极为有利

家庭护理要求照顾的内容很多，照顾者要对老年人的脾气习性、兴趣爱好有较深的了解，这样照顾起来也比较周到；护士应熟悉患者的各方面情况，为患者创造舒适安全的休养环境，指导老年人合理的膳食，利用简便的医疗器械，对各种不同的疾病进行特殊护理，同时可以对老年人及家属进行健康教育，充分发挥家庭护理的优越性。

二、家庭护理的原则

老年人最关心的问题是健康，因此，家庭护理就要从促进老年人健康为出发点，在做家庭护理时应注意以下原则：

（一）全方位、多视角原则

老年人的健康不仅包括躯体健康，还包括心理与社会等多个方面，每个方面又有很多层次。所以，照顾老人也要兼顾多层次多方面的特点。

（二）持之以恒的原则

老年人的慢性疾病都是长期积累下来的，有功能性的，也有器质性的，都需要长期的护理。因此，家庭护理就要做好长期护理的准备，应持之以恒给予老年人适当的照顾。

（三）个体性和普遍性相结合的原则

护理的服务对象应是全体老年人，包括生病的老年人，也包括健康的老年人；护理的内容不仅包括治疗和护理，还有预防与康复护理。因为老年人的家庭环境、健康水平、文明程度等具体情况都不相同，所以护理工作也要因人而异、因时而异，具体问题具体分析和处理。

（四）调动老年人的主动性

在老年人的护理过程中，一定要充分调动老年人自己的主观能动性，主动配合、自我训练、自我康复。他们自己能完成的日常活动，就让他们自己完成，部分能完成的护理人员应协助其完成，避免患者对护理人员过分依赖。

三、家庭护理的内容

（一）老年家庭护理的内容

（1）综合评估老人的健康和功能状态，以确定老人所需要的服务项目。

（2）提供治疗、药疗及生活上的护理等。

（3）根据老人的活动能力调整家居环境，使之更适合老人的生活起居；提供日常生活自理的辅助性工具，如助行器、淋浴椅等提高老人的日常生活自理能力。

（4）协调安排供餐、购物及家居清洁等服务。

（5）改进家居安全，配备急诊呼叫系统、安装烟火探测装置等。

（6）对老人和家属做保健与护理指导。

（7）对长期照顾生活不能自理的老年人的亲属要给予心理、技术、经济上的支持，必要时安排老人短期入住养护机构，以使其主要照顾者得到一定的休息。

（二）老年家庭护理的注意事项

1. 尊重老年人

老年人为国家的建设和家庭做出了自己的贡献，理应受到下一代的尊敬和热爱，尊敬老人能给老人心理带来安慰，也体现了护理的职业道德，所以护理老人时要使老人有亲切感、安全感、舒适感、信任感，像对自己的长辈一样敬重老人，在尊敬与体谅的环境中做好护理工作。

2. 观察病情的变化

老年人的病情和身体状况容易发生突然变化，并且先兆往往不明显，患者又不能清晰说出自己的症状，因此对老人的一般主诉都不能疏忽，要及时倾听老人主诉，注意观察病情，对任何异常变化和新出现的症状都要及时发现。

3. 细心、耐心对待患者

由于老年人听力减退、记忆力减退、语言表达不清晰、理解力下降，常常不能确切回答问题。因此，与老人交谈时一定要耐心、细致、体贴。进行生活护理时要动作轻柔，使老年人感到舒适。进行技术服务时要稳、准、快、好。

4. 重视预防，减轻患者痛苦

护理老人要从整体考虑，及时发现危害因素，预防并发症的出现。如在了解病情的同时，还要了解其精神状态、卫生习惯、睡眠质量、营养状况、居住环境、活动能力等，发现可能的问题，及时采取相应的护理措施；老年人的许多疾病是不能完全治愈的，所以护理工作中应尽最大努力减轻患者痛苦，如对癌症晚期和其他疾病终末期的老年人，不仅要使用药物和其他疗法缓解患者痛苦，还要注意心理护理，给予患者精神上的支持和安慰。

5. 心理安慰

老年人由于外界环境的改变和生理上老化的变化，在思想、情绪、人际关系及生活习惯等方面产生不能迅速适应这些改变的心理变化，护理人员应理解和同情老年人，采取有效措施，尽力减轻老年人的痛苦。

6. 防止并发症

护理老人时要积极采取防护措施，如对久卧的老年人要协助他们勤翻身、勤按摩、勤擦洗。老人如厕外出要有人搀扶、防止老人坠床等。

四、对家庭照料者的帮助与指导

家庭照料者是指家庭中对老年人进行护理照顾的家属、子女、保姆等，不包括专业护士在内。如果家庭护理由家庭照料者负担，则护士必须给家庭照料者以支持、帮助和指导。

照料者在长期照料老人的过程中会感受到体力疲乏、情绪抑郁、睡眠不好、身心疲惫，健康状况会很快下降，还会面对社会和经济等方面的巨大压力。因此，为了提高家庭护理质量，减少或避免照料不当的发生，照料者应正确进行自我调节，维持良好的心态，这样才能有效长期承担起照顾老人的重任。对照料者应进行评估并从以下几个方面进行调解：

（1）研究减少老年人依赖性措施，以减轻照料者的护理工作量。

（2）协调照料者与家庭其他成员间的关系与分工。指导照料者必要时寻求社会支持机构的帮助。社会支持的来源除家人、亲戚外，还有社会服务机构、日间托老所、老人福利院、老人康复院等。使照料者获得一定时间、一定程度的松弛和休息，心理上也能得到平衡。

（3）指导照料者进行有益于身心健康的文体活动。照料老人虽然需花很多时间，但照料者也应考虑自己的需求，忙里偷闲，适当抽出一定的时间做一些自己喜欢的事情，与亲友一起出去活动或者做一些运动来缓解身心压力，促进健康。

（4）对照料者的情绪变化进行相应的指导。照料者有时会感到沮丧、生气、恐惧、愤恨等情绪波动，要让他们能正确理解自己的情绪波动，可以将自己的内心感受向信赖的朋友倾诉，必要时可以看心理医生。

（5）及时发现并纠正照料不当。对老年人的照料不当有两种情况：虐待与疏忽。虐待包括躯体和精神上的虐待，如将老年人长时间捆绑于椅子上或床上，对老年人动作粗野，甚至动手打老年人，向老年人高声喊叫、呵斥，威胁老年人，或不理老人以及把老年人当小孩看待。忽视也包括躯体和精神两个方面，身体的忽视包括：不能满足老年人的正常生理需要，如不能给予充足的营养、不能提供安全的居住环境及安排好洗浴和排便用具等；延误医疗保健方面的需要，如不能定期进行健康检查、不能及时发现老年人生病或虽已发现生病而未及时进行诊治等。精神的忽视包括对老年人的存在的忽视、剥夺老年人应有的权利与选择等。

照料不当的发生，大多数是由于照料者身体与精神等方面压力过大过久，而出现了应激反应，或者由于照料者缺乏卫生保健知识而引起的。因此，对照料者应进行相关的卫生保健知识的培训，还应以同情和关怀的态度，采取合适的措施，减轻其压力，来达到纠正照料不当的目的。

（白晓玲）

第二章　老年人安全用药与护理

第一节　老年人药物代谢与药效学特点

一、老年人药物代谢特点

药物代谢动力学，简称药动学，是研究机体对药物处置的科学，即研究药物在体内的吸收、分布、代谢和排泄过程及药物浓度随时间变化规律的科学。老年药动学改变的特点：药物代谢动力学过程减慢，绝大多数药物的被动转运吸收不变而主动转运吸收减少，药物代谢能力减弱，药物排泄功能下降，血药浓度增高。具体体现如下。

（一）药物的吸收

药物的吸收是指药物从给药部位转运至血液的过程。药物常经口服、胃肠道吸收后进入血液循环，至靶器官发挥效应。老年人胃肠道功能退化，药物代谢动力延缓，多数药物的被动转运吸收不变，主动转运吸收减少，从而影响药物作用的快慢和强弱。老年人胃肠道对药物吸收的影响因素如下。

1. 胃酸分泌减少

老年人胃黏膜萎缩及胃壁细胞功能下降导致胃酸分泌减少，70 岁老年人胃酸可减少 20 %~25 %，以致胃液 pH 值升高，影响药物离子化程度。例如，弱酸性药物阿司匹林于正常胃酸环境下不易解离，吸收良好；当胃酸减少时，离子化程度提高，在胃中吸收减少。

2. 胃排空速度减慢

多数药物经小肠吸收，由于老年人胃排空速度减慢，延长药物到达小肠的时间，因此，药物的吸收延缓，到达有效血药浓度的时间推迟，特别对在小肠远端吸收的药物或肠溶片影响较大。

3. 肠蠕动减慢

老年人活动减少，肠蠕动减慢，因此肠内容物在肠道内停留时间延长，药物的吸收增加。但胃排空延迟、胆汁和消化酶分泌减少等因素却可延缓药物的吸收。

4. 胃肠道和肝血流减少

老年人心排出量减少，造成胃肠及肝血流量较正常成人减少 40%~50%，药物首过效应减弱，故对主要经肝脏氧化灭活的药物，如普萘洛尔的消除减慢，以致此类药物的血药浓度升高。

（二）药物的分布

药物的分布是指药物吸收入人体循环后向各组织器官及体液转运的过程。药物的分布不仅与药物的储存、蓄积及清除有关，而且影响药物疗效。影响药物在体内分布的主要因素如下：

1. 机体组成成分的改变

①老年人细胞内液减少，体液总量下降，故地高辛、吗啡等水溶性药物血药浓度增加。②老年人脂肪组织增加，故脂溶性药物，如利多卡因分布容积增大，药物作用持久，易在体内蓄积出现中毒反应。③老年人血浆白蛋白减少，血液中与之结合率高的药物的游离型成分增加，进入细胞产生的药物效应增强，易引发不良反应，如抗凝药物华法林与血浆白蛋白结合减少，血药浓度增高，毒性增大，故应减少使用剂量。

2. 药物与血浆蛋白的结合能力改变

药物与血浆蛋白的结合能力影响药物的分布。老年人由于脏器功能衰退，常伴多种疾病，须同服几种药物，因不同药物与血浆蛋白竞争结合，改变其他游离型药物的作用强度和持续时间。如保泰松和水杨酸可取代甲苯磺丁脲与蛋白结合，使甲苯磺丁脲于常用剂量，便可因游离型药物浓度增高而引发低血糖。

3. 药物与组织的结合能力改变

老年人因心排量降低及血流灌注减少，影响药物到达组织器官的浓度。

（三）药物的代谢

药物的代谢是指药物在体内发生化学变化，又称生物转化。肝脏是药物代谢或生物转化的主要器官，老年人的血流量和细胞量明显减少，肝脏微粒体酶系统的活性也随之下降，肝脏代谢速度只有年轻人的65%，药物的血浆半衰期延长，以致一些主要经肝脏代谢的药物发生蓄积，从而影响药物的代谢。同时，药物的代谢还受吸烟、饮酒、饮食等多因素影响。研究证实，利多卡因、普萘洛尔和异戊巴比妥易在老年人体内蓄积。

（四）药物的排泄

药物的排泄是指药物在老年人体内经吸收、分布、代谢后，最终以药物原或代谢物形式通过排泄或分泌器官排出体外的过程。肾脏是大多数药物排泄的重要器官。老年人肾功能减退表现为肾脏体积减小、血流量减少、肾小球滤过率降低、肾小管的主动分泌及重吸收功能降低，导致主要经肾脏排泄的药物在体内蓄积，血药浓度增高。

二、老年人药效学特点

药物效应动力学，简称药效学，是研究药物对机体作用及作用机制的科学。药效学改变是指机体效应器官对药物的反应随机体老化发生的改变，其特点为：对多种药物的敏感性增高、作用增强，对少数药物的敏感性降低，药物耐受性下降，药物不良反应发生率升高，用药依从性降低。老年人药效学改变如下。

（一）老化对药物效应的影响

1. 心血管系统药物

老年人心血管系统压力感受器敏感度下降，致血压调节功能不全，水、电解质平衡调节力下降，降压药敏感性增强，故多数降压药，如 β 受体阻断药可引起体位性低血压。

2. 中枢神经系统药物

老年人脑细胞数量和脑血流量减少、高级神经功能衰退，故其对镇静催眠药、抗精神病药和抗抑郁药等中枢神经系统药物敏感性增强。例如，巴比妥类药物易造成老年人精神错乱和共济失调，因此须加强观察，如有不良反应及早采取措施。

3. 内分泌系统药物

老年人对激素类药物的敏感性增强。例如，对胰岛素耐受性降低，应用降糖药易引起低血糖反应；用糖皮质激素易发生骨质疏松，消化道溃疡，出血及穿孔。

4. 其他

老年人对利尿剂，如呋噻咪的敏感性下降；对支气管扩张剂如沙丁胺醇、抗凝药物如法华林的敏感性增强。

（二）药物耐受性降低

1. 多药合用

单一用药或少数药物合用的耐受性较多药合用好，如利尿药、镇静药、催眠药分服耐受性较好，能更好地发挥预期疗效。但若同时合用，则难以耐受，且易引起直立性低血压。

2. 易引起缺氧的药物

老年人呼吸系统、循环系统功能退化，应尽量避免使用此类药物。如哌替啶对呼吸有抑制作用，患慢性阻塞性肺气肿、支气管哮喘、肺源性心脏病等的老年人禁用，未合并上述疾病者慎用。

3. 排泄慢或易引起电解质失调的药物

老年人由于肾脏调节和酸碱代偿能力较差，导致机体对排泄慢或易引起电解质紊乱药物的耐受性下降，故使用剂量宜小，间隔时间宜长，并应注意检查药物的肌酐清除率。

4. 对肝脏有损害的药物

老年人肝功能下降，对损害肝脏的药物如利舍平耐受力下降，需慎用。

5. 胰岛素和葡萄糖

由于老年人大脑耐受低血糖的能力较差，易发生低血糖昏迷，故使用胰岛素时应注意及早发现低血糖症状，并及时纠正。一旦发生昏迷亦应及时查验血糖以明确诊断，准确用药。

第二节　老年人常用药物的不良反应及原因

药物不良反应（adverse drug reaction，ADR）是指在常规剂量下，由于药物或药物相互作用，与防治目的无关的不利反应。老年人因机体退化，药物代谢动力学和药效学改变，故 ADR 发生率增高。

一、药物不良反应种类

（一）副作用

指应用治疗剂量时出现的与治疗目的无关的反应。例如，氨茶碱在治疗支气管哮喘时，能兴奋中枢神经引起失眠；异丙嗪在治疗过敏时易引起嗜睡；长期使用氨茶碱等，可导致精神不安、焦虑或失眠。

（二）毒性作用

指药物引起的机体功能异常或病理改变。60~69 岁老年人肾脏排泄毒物功能较 25 岁成年人下降 20％，70~79 岁老年人则下降 40％~50％。毒性作用可引起各系统损伤，反应程度与用药时间、药物剂量密切相关。消化系统毒性反应最常见，如应用铁剂、氨茶碱等可引起恶心、呕吐、腹痛等；应用阿司匹林、吲哚美辛、呋塞米等可诱发十二指肠溃疡，出血甚至穿孔。

（三）变态反应

指机体对某种药物的特殊反应，常见表现为皮疹、发热、血管神经性水肿、哮喘，严重者可过敏性休克等。如应用青霉素、普鲁卡因、破伤风抗毒素等可引起过敏反应。

（四）继发反应

指治疗作用后出现的不良反应，也称为治疗矛盾。例如，长期使用广谱抗生素后导致菌群失调，可引起肠炎或继发性感染。

（五）特异性体质反应

指受遗传体质影响，用药后发生与药理作用完全无关的反应，如服用磺胺类药物发生溶血、使用异烟肼引起周围神经炎等。

（六）成瘾性

指长期应用某些药物后对其产生依赖性。长期服用巴比妥类、麻醉药品等可产生身体及精神依赖，若停药则出现戒断反应。

二、老年人常用药物的不良反应

老年人由于各器官组织结构与功能出现退行性改变，故服用某些药物引起毒性反应的危险增加，且程度和后果较重，但因与原发疾病不易鉴别，故需注意。

（一）氨基糖苷类抗生素

主要用于革兰阴性细菌感染，如链霉素、庆大霉素。此类药物不良反应主要是耳毒性和肾毒性，可致听力下降、耳聋、蛋白尿、血尿等。老年人使用时更易发生，故应慎用。

（二）催眠、抗焦虑药物

多为苯二氮 类制剂，用药剂量与不良反应程度正相关。常规剂量可致轻度头晕、乏力、口干、腹泻、便秘及视力模糊等；大剂量可致精神错乱、意识障碍，甚至导致昏迷、呼吸抑制。老年人对地西泮等中枢神经系统药物敏感性较强，药物半衰期长，故应用剂量应为成年人的 1/2。

（三）强心剂

多用洋地黄类制剂，如毛花苷 C、地高辛等。洋地黄类药物常见的不良反应为消化道症状（食欲缺乏、恶心呕吐）、黄绿视、视力障碍及各种心律失常（室性期前收缩、二联律较常见，或心室率低于 60 次/min 或突然增至 120 次/min 以上）。研究显示，老年人服用地高辛的半衰期平均为 70h，约是中青年（30～40h）的两倍，故使用时需监测血药浓度。

（四）硝酸甘油

适用于心绞痛发作时，舌下含服，药物在 2～3min 迅速生效。使用不当可引起血压下降、心动过速、皮肤潮红、血管搏动性头痛等。

（五）降压药

氢氯噻嗪、β 受体阻滞剂、血管紧张素转换酶抑制剂（ACEI）、钙拮抗剂等为临床常用降压药物。上述药物的适用情况及不良反应有：①氢氯噻嗪属利尿剂，适用于轻、中度高血压，主要不良反应为低血压、电解质紊乱和肾功能损害。②普萘洛尔、阿替洛尔属于 β 受体阻滞剂，适用于轻、中度高血压或伴心律失常、心绞痛者，不良反应是易诱发心动过缓、心衰或心衰加重。③卡托普利、依那普利属于血管紧张素转换酶抑制剂，不良反应主要是头晕头痛、皮疹、干咳、高血钾。④硝苯地平为钙拮抗剂，适用于老年期高血压及伴有心绞痛者，长期应用可致水钠潴留，不良反应为面部潮红、头痛、头晕。⑤氯沙坦属于血管紧张素 Ⅱ 受体拮抗剂，适用于各级各型高血压、顽固性高血压，不良反应有头晕、头痛、乏力、腹泻等。

（六）利尿药

常用利尿药有呋塞米、氢氯噻嗪及保钾利尿剂（螺内酯及氨苯蝶啶）。呋塞米、氢氯噻嗪可引起高尿酸血症，大量或长期使用易发生低血钾、低血容量，造成全身重要脏器供血不足。当心衰患者血钾低时慎用氢氯噻嗪与洋地黄类药物，以免诱发洋地黄中毒。氢氯噻嗪可致血糖、血脂升高，长期应用应注意监测相应指标。

（七）降糖药

服用降糖药如氯磺丙脲易发生低血糖，须重视预防。长期注射胰岛素易导致注射部位红肿、硬结。

（八）糖皮质激素

老年人易发生消化道溃疡、出血、穿孔及骨质疏松。

（九）中药

近年来，中药制剂尤其是针剂发生不良反应的病例时有出现，应引起重视。

三、老年人药物不良反应发生的原因

据统计，61～70 岁老年人的 ADR 发生率为 15.17%，71～79 岁为 18.13%，80 岁以上为 24.10%。老年人 ADR 发生率高的原因有：

（一）机体老化

老年人脑细胞、脑血流量明显减少，脏器功能退化，免疫功能下降，视力、听力、理解力、记忆力、阅读能力、吞咽能力、认知能力下降，手足活动能力受限，故其对药物的品种、剂量、服用时间等难以牢记，易出现用药安全问题。尤其是患复合慢性病需要服多种药物者，更易发生漏服、重服、误服等不良事件。

（二）药动学和药效学改变

由于老年人药物代谢及排泄能力下降，药物易于体内蓄积，加上机体内环境稳定性减退，对药物的敏感性增强，提高了 ADR 发生率。例如，利尿药易发生电解质紊乱；镇静药易引起中枢神经过度抑制。

（三）同时接受多种药物治疗

老年人患复合性疾病者较多，多药共用现象常见，因此难免出现药物的相互作用。现已证实老年人 ADR 发生率与用药种类呈正相关。据统计，同时使用 5 种以下、6～10 种、15～20 种药物，ADR 发生率分别为 6%～8%、40%、70%～80%。

（四）其他

作息是否规律、饮食习惯、时间与所服药物是否冲突，自理能力、社会支持、经济条件、心理因素等，均会影响老年人用药。擅自服用、滥用非处方药，如滋补药、保健药、抗衰老药和维生素等，以及用药的频次和剂量不当，易引起药物不良反应。

（白晓玲）

第三章 老年患者的康复护理

第一节 老年康复护理概述

老年人是身体功能障碍和致残性疾病的高发群体，往往在住院治疗后仍需要专业的康复训练，以促进身体恢复。

老年人因器官功能减退，认知、感知觉及肢体活动能力减弱或受到急慢性疾病的影响，容易发生意外，导致肢体残疾、生活自理能力下降，严重影响生活质量，并加速老化甚至死亡。通过对身体功能障碍或残疾的老年人实施积极正确的康复护理，可最大限度地保存老年人的日常独立生活能力，因此，康复护理是老年人照护的重要组成部分。

一、老年康复护理的内容

（一）评价患者的残疾情况

不同程度的伤、病原因可能会给患者带来不同程度的身体功能和心理方面的功能障碍，患者经过康复治疗以后，其功能和能力会在一定程度上得到改善和恢复。康复护士要对患者进行残存功能、康复后残疾程度的变化和功能恢复情况进行不同阶段的评价，并提供给康复治疗小组；同时制订自己的护理内容和计划，协助并指导患者完成康复功能训练。

（二）预防继发性残疾和并发症的发生

预防或减少残疾的发生和二次残疾的发生是康复护理工作的一项重要内容。患者残疾后由于长期卧床容易产生压疮、关节挛缩、呼吸系统功能障碍、泌尿系统功能障碍及失用性综合征等并发症。通过康复护理，如为长期卧床的患者设计摆放残损体位、定时翻身，指导患者进行功能训练，帮助患者早期离床运动等措施可以减少继发性残疾和并发症的发生。

（三）功能训练的护理

康复护士要学习并掌握综合治疗计划的各种有关的功能训练技术与方法，以配合康复医生、康复治疗师对患者进行康复功能评定和残存功能的强化训练，如坐、站、走等，使病房康复护理工作成为康复治疗的重要内容之一。

（四）指导患者自主做日常生活活动能力的训练

日常生活活动能力（ADL）是康复训练的重要内容之一，是由康复治疗师实施的。由于各训练项目都有一定的时间限制，只靠康复治疗师有限的时间训练，患者不再自主练习，是很难在短时间内实现康复目的的。因此，康复护理人员就承担了指导和协助患者在病房内尽快熟练地将训练所获得的内容，具体应用和体现在日常生活活动当中的任务。

（五）心理护理

心理护理是康复护理的重要内容之一，是全面康复的枢纽。由于突发的伤、残，甚至造成残障的事实，会给患者以极大的心理打击和心理创伤，由此带来患者的心理问题或心理障碍，成为其实现康复目标的最大阻碍。因此，心理护理就成为康复护理所特有的护理内容。

（六）指导使用辅助器具及训练

康复治疗中利用矫形器、步行器、自助器或安装假肢是康复治疗的需要，康复护士要熟悉和掌握其性能、使用方法以及注意事项等，正确指导患者使用辅助器具，利用辅助器具进行功能训练和日常生活活动能力的训练。

（七）营养护理

营养护理指及时对伤、残、病、老年慢性病患者的营养状况进行评估，确认患者营养方面的健康问题，判断造成营养缺乏的不同原因、类型，结合康复功能训练中的营养需求，制订适合的营养护理计划。如合理有效的营养成分补充，指导与协助患者进食，恢复或维持患者良好的营养状态，以保障康复患者的营养，不因营养方面的问题而影响康复功能的训练与恢复。

二、老年病康复的原则

（一）尽早评估

对老年人的日常生活活动功能，语言功能，心、肺、肾等功能进行评估，以判断老年人的健康问题，继而确定预期目标与康复措施，为康复活动提供可靠依据。

（二）循序渐进

病情稳定后，尽早开始被动和主动运动，循序渐进，逐步提高训练强度，不断增加活动量，以求早日康复或达到生活自理，减少残疾。

（三）由浅入深

老年患者的运动量必须由小到大，逐步增加，千万不可急躁。运动方式要由易到难，由简到繁。要及时根据患者的反应调整运动方式和运动量，以适应患者的病情变化。区别对待，因人而异。

（四）持之以恒

康复训练要持之以恒，长期不懈。运动疗法必须坚持经常性，才能取得良好效果，至少坚持到病愈后。

三、老年病康复的层次

随着疾病发生情况的不同以及残疾轻重程度的区别，老年疾病的康复内容和任务应从浅层至深层逐步深入，从个体到家庭和周围环境逐步扩展，使患者得到全面的康复。总体而言，老年康复可分为以下几个层次：

（一）预防致残性损伤和疾病

这一层次属预防性康复，使可能致残的伤病（如股骨颈骨折、脑卒中等）不至于发生，主要的手段是养成和坚持合理的生活方式，采取行为矫正防治法以及安全防护措施。

（二）控制原发疾病和功能障碍的发展

这一层次属早期治疗和早期康复，应尽量稳定病情，不使其发展至出现功能障碍，或对早期出现的功能障碍通过康复使其改善或得到控制，不再继续发展。

（三）预防并发症和继发的功能障碍

这一层次属早期及中期康复医疗护理，且要贯彻到康复的全过程，以预防并发症和继发的功能障碍。老年患者易出现的并发症和继发的功能障碍主要有：心理性依赖、身体衰弱、厌食、褥疮、尿失禁、静脉血栓形成、精神错乱、抑郁、关节肌肉痉挛和肺炎等，如果能在早期及中期康复医疗护理中采取妥善措施，这些继发的功能障碍或残疾大多数是可以避免的。

（四）恢复功能性活动的能力

这一层次属康复功能训练，也是康复治疗的重点。应根据患者的功能障碍，开展各种功能性训练和运动治疗，辅以作业治疗、物理治疗、语言治疗、心理治疗等。有些伤病者还要装配假肢或矫形器、辅助器材，才能促进功能的改善和恢复。

（五）训练患者使其适应周围环境

这一层次属康复调试训练（即调整和适应性训练），是在改善和恢复功能的基础上，以重返社会为目标，进一步做躯体和心理上的适应性训练，或学习新的技能，使其能适应外环境的要求（包括家庭环境和社会环境），例如家居生活、社交生活和社区活动。

（六）调整和改变周围的环境条件

这一层次属社会康复，对患者周围的环境做必要的调整性改变，使之适应于患者的功能状况，以利于重返社会。不少老年疾病可导致永久性功能缺陷和残疾，使他们无法在通常的条件下适应环境。因此，只能对周围环境做出改变。例如社区交通及公共场所的无障碍通行，居室的出入门户要拓宽以便使轮椅能通过等。

（七）教育患者、家人和公众正确对待老龄、残疾和老年人

这一层次属康复教育和宣传，是巩固和扩大功能训练成果的必要环节。教育和宣传是为了改变人们态度上的障碍。这种观点和态度上的障碍在老年康复方面表现为所谓的"老龄偏见"，例如对老年疾病、老年残疾持"不可避免论"，对老年疾病、老年残疾的防治和康复研究持"消极态度"，认为"多此一举"；认为老年人"无所作为"是"合乎情理"的。应该通过教育和宣传，用科学和事实纠正各种老龄偏见，才有可能促进老年康复的发展，使老年患者、残疾者融入社会。

四、老年疾病康复治疗的策略

（一）问题和对策

1. 肌力较差

65 岁老年人的肌力一般只相当于青年全盛时期最大肌力的 60%。肌力较差的对策是在康复运动中不做或少做力量性练习，此外，在运动过程中应安排多次休息。

2. 心、肺、脑血液循环功能差

30 岁以后，肺活量以每年 24.4mL 的幅度逐渐下降；运动时最大耗氧量以 1% 的幅度逐年下降；脑血流量比青年人降低 17%～36%，脑摄氧量减少 9%。其对策是进行康复运动时，要采用较小的运动强度，避免过度疲劳。

3. 运动时血压反应偏高

尤其是剧烈运动时，血压出现急剧增高的反应。其对策是进行康复训练时，避免剧烈运动和速度快、身体位置急剧转变的运动。

4. 智能减退

老年人记忆力、注意力和学习效率下降。其对策是康复训练方法及重新学习的技能，要从简从易，避免复杂化，要耐心指导；训练和教学要循序渐进，从少到多，从简到繁，从易到难；一项技能学会并经适应一个阶段后，再进一步教另一项新的技能；采用形象教学，电脑辅助训练，便于反复练习。

5. 精神抑郁

情绪不振，对康复缺乏兴趣，信心不足。据统计，老年病患者中 28%～50% 的有精神抑郁。其对策是心理治疗，医护人员及亲友鼓励，康复病友现身说法，采用有趣性、激励性练习；通过多次功能复查评估，显示进步，增强其信心。

（二）充分利用社区卫生服务，促进老年疾病康复

为使散处城乡基层的广大老年患者和残疾人能得到康复治疗，开展老年社区康复服务是一条必由之路。目前，我国十分强调利用社区卫生的政策和架构，推进社区康复。社区康复以社区为基础，具有覆盖面广、应用方便、花钱不多、效果可靠等优点，尤其在促进老年患者或残疾人融入社区生活，提高生活质量方面，社区康复有其独特的优势。

为老年康复提供社区服务是全科医师、社区护士、基层康复员的责任，他们的工作由康复机构作为资源中心予以培训及技术上的支持和指导。老年社区康复服务内容包括在社区范围内提供：残疾或功能障碍的初步评估；康复治疗（以家庭病床或家庭自我康复形式，或在社区康复站进行治疗和功能训练）；康复咨询、教育、辅导；为转诊做进一步诊治；社会康复活动，如社区文化、文娱活动等。

第二节　康复护理基本技术

一、体位与体位转换（转移）训练

体位一般指人的身体位置，在临床上通常指的是根据治疗、护理和康复的需要、所采取并能保持的身体姿势和位置。康复护理治疗时，针对疾病的特点选取合适的体位，有利于功能的康复。

　　体位转换又称体位转移，是指通过一定方式改变身体的姿势或位置的过程，定时变换体位，可促进血液循环，预防压疮、深静脉炎、坠积性肺炎、尿路感染、肌肉萎缩、关节变形和挛缩等并发症的发生。另外，体位转换（转移）能力是进行各项活动的重要条件之一。在康复护理训练过程中，常需要有体位转换的配合，才能达到康复训练的目的，实现康复治疗及康复护理的预期效果。

　　（一）良肢位

　　良肢位是指从康复治疗的角度出发而设计的正确的姿势和体位。适当地安置患者，维持正确的姿势和体位，不仅使患者舒适，还有助于保持肢体的良好功能，防止或对抗痉挛姿势的出现，保护关节及早期诱发分离活动，预防并发症。

　　1. 偏瘫患者良肢位

　　（1）仰卧位：头部置于枕上，患侧肩胛部位略高于躯体的枕头，使肩胛骨前倾，肩关节外展与身体成45°，肘关节伸展，整个上肢置于枕头上。腕关节和手指伸展，掌心向上。患侧臀部和大腿外侧放一支撑枕，髋关节稍向内旋，防止患腿外旋。膝关节稍弯曲（可垫一小枕）；足底避免接触任何支撑物。

　　（2）患侧卧位：患侧在下，健侧在上。患侧肩前伸，前臂后旋，肘、腕关节伸展，掌心向上，手指伸展。患侧下肢在后，髋关节伸展，膝关节微屈。健侧下肢屈曲向前，膝关节屈曲置支撑枕上，注意不要挤压患侧下肢。

　　（3）健侧卧位：健侧在下，患侧在上，枕头不宜过高，胸前垫一软枕。患侧肩前伸，肘、腕、指关节保持伸展，置于胸前枕头上，稍微被动背屈踝关节。健侧下肢自然平放床上，轻度伸髋屈膝。

　　2. 四肢瘫患者良肢位

　　（1）仰卧位：上肢双肩下垫枕，确保不致后缩。双上肢放于身体两侧枕上，肘关节伸展位，腕关节背伸约45°以上功能位。手指自然屈曲，颈髓损伤者可握毛巾卷，以防功能丧失形成"猿手"。下肢双髋关节伸展，两腿间放1~2个软枕保持髋关节轻度外展，踝关节背屈，用小枕垫足，足趾伸展。

　　（2）侧卧位：上肢双肩向前伸呈屈曲位，一侧肩胛骨着床，肘关节屈曲，前臂后旋，上方的前臂放在胸前一枕上，腕关节伸展，手指自然屈曲，躯干后部置一枕支持。下肢髋、膝关节伸展，踝关节自然背屈、足趾伸展；上方髋关节屈曲约20°，膝关节屈曲约60°放于软枕上，踝关节下可垫一软枕，以免踝关节跖屈内翻。

　　3. 截瘫患者良肢位

　　（1）仰卧位：头下垫一薄枕。肩胛、上肢、膝、踝下垫枕，肩放置内收位、中立位或前伸位，伸肘，用毛巾卷将腕关节保持40°背伸位，指稍屈曲，拇指对掌。

　　（2）侧卧位：下方的上肢肩前伸，肘伸展，前臂旋后。上方的上肢肩前伸，稍屈肘，前臂旋前，胸前部和上肢间放一枕。双下肢稍屈髋、屈膝，踝背伸，双下肢间放两枕。背后用长枕靠住，保持侧卧位。

　　（二）坐位训练

　　1. 床上坐位训练

　　（1）初练坐位：患者只要病情允许，应尽早坐起。首次取坐位时，不宜取90°坐位，可用起立平台或靠背架。依次取30°、45°、60°、80°坐位（或平台直立位），如前一体位能坚持30分钟且无明显直立性低血压表现，可过渡到下一体位；如取80°坐位坚持30分钟，则以后取坐位和站位时可不考虑直立性低血压问题。

　　（2）床上最佳坐位：髋关节屈曲近于90°，脊柱伸展。用枕头牢固叠起支持背部，以帮助患者达到直立坐位、头部无须支持，以便患者学会主动控制头的活动。亦可将上肢放在可调节的跨床小桌上，以抵御躯干前屈，如屈力很大，可在肘部下方放一枕，以防肘受压。

　　（3）床边坐位：以偏瘫患者为例，从患侧坐起时，患者将患腿置床边外，膝关节屈曲，开始时护理人员给予帮助，或用健腿将患腿抬至床边。然后健侧上肢向前横过身体，同时旋转躯干，健手在患侧推床支撑上身，摆动健腿到床外，帮助完成床边坐位。从健侧坐起时，先向健侧翻身，健侧上肢屈曲缩至体下，双腿远端垂于床边，头向患侧（上方）侧屈，健侧上肢支撑慢慢坐起。患者由床边坐位躺下，动作程序则与上述相反。

（4）坐位平衡：患者支撑坐在床边，下肢屈曲90°，双足踏地或支撑地板且自然分开，双手放膝上，护理人员协助调整躯干和头至中间位，当感到无须用力时松开双手，患者可保持位置数秒再慢慢侧向一边，然后调整身体回到原位，必要时护理人员予以帮助；静坐平衡完成后，患者双手交叉相握，向各方向做不同摆幅的摆动活动，此时即完成自动坐位平衡；前两轮训练后，患者取静坐位能抵抗外力推拉作用，仍保持体位平衡，则完成坐位三级平衡训练。

2. 身体重心向患侧转换训练

护理人员立于对面，一手伸患侧腋下，协助患侧上肢肩胛带上提，肩关节外展、外旋，肘关节伸展，腕关节背伸，患手支撑床上；另一手置健侧躯干或患侧肩部，调整患者姿势，使患侧躯干伸展，身体重心向患侧转移，达到患侧坐位负重的目的。

（三）站立训练

患者坐直，足尖与膝盖成一直线，双上肢握手伸肘，肩充分前伸，躯干前倾，髋关节尽量屈曲，重心从臀部慢慢移至双足上而站立；患者站起后，松开双手，上肢垂于身体两侧，护理人员逐渐去除支撑，让患者保持站立，站立时不能有髋后缩和膝过伸。在保持静态站立平衡后，让患者将重心移向患侧，同时双手交叉抓握伸向不同方向，并伴有躯干相应摆动，此时完成自动站立平衡训练；患者能进一步抵抗外力，仍保持他动站立平衡，则完成三级站立平衡训练。

（四）体位转换（转移）训练

1. 体位转换（转移）训练方式

根据体位转换过程中主动用力程度可分为以下三种方式：

（1）自动体位转换：患者不需任何外力帮助，可按照自己的意志和生活活动的需要，或者根据治疗、护理、康复的要求，以自己的能力变换体位并保持身体的姿势和位置。

（2）助动体位转换：患者在外力协助下，通过主动努力而完成体位变换的动作，并保持身体的姿势和位置。

（3）被动体位转换：患者完全依赖外力搬动变换体位，并利用支撑物保持身体的姿势和位置。

2. 体位转换（转移）训练要求

（1）根据病情、康复治疗和护理的需要，选择适当的体位及转换的方式、方法和间隔时间，一般2小时体位转换一次。

（2）体位转换前，应向患者及家属说明体位转换的目的和要求，以取得理解和积极配合。

（3）体位转换操作中，应做到动作协调轻稳，不可拖拉，并鼓励患者尽可能发挥自己的残存能力，同时给予必要的协助和指导。对使用导尿管和各种引流管的患者应先固定好导管，以防脱落，并注意保持导管通畅。注意仔细观察患者全身皮肤有无出血点或斑块，局部皮肤有无压红或破溃以及肢体血液循环等情况，发现异常及时处理。

（4）体位转换后，要确保患者舒适、安全，并保持肢体的功能位。必要时使用软枕、海绵垫或其他物体助其支撑。

3. 体位转换（转移）训练方法

体位转换的训练方法很多，如床上翻身法、床上移动法，从卧位到坐位、从坐位到站立位以及从床到轮椅等方法。

（1）床上翻身法

1）一人协助患者翻身法。

①仰卧位到侧卧位：患者仰卧，两手放于腹上（或两手相握并上举），两腿屈曲，先将患者两下肢移向护士一侧床沿，再移动肩和臀部，协助翻身时护士将手扶于患者肩部、膝部，轻轻推患者转向对侧，此方法适用于体重较轻患者。

②仰卧位到俯卧位：以偏瘫患者为例，患者仰卧，健手握住患手于腹部，健腿放置在患侧腿下，呈交叉状。护理人员站在患者患侧，一手扶患侧肩部，另一只手托于下肢腘窝后，同时将患侧下肢稍抬起，缓慢推患者转向健侧卧位。然后将上肢置于头的上方，转运身体到俯卧位。帮助患者将健侧手从腹下方取出，

整理呈功能位。这种体位变换有利于改善患者脑血管功能状态，促进健侧、患侧协调功能的改善，帮助患者被动运动，防止关节挛缩。

③俯卧到仰卧位：以偏瘫患者为例，患者俯卧，健手握住患手上举于头上方，护理人员站于患者健侧，一手扶患侧肩部，另一只手扶于患者髋部，嘱患者抬头缓慢向健侧转运，并尽力举手。护理人员缓慢移动患者肩和髋部，带动患者下肢转运至健侧卧位，再帮助患者转运身体成仰卧位，整理呈功能位。

2）二人协助患者翻身法：患者仰卧，双手置于腹上或身体两侧，两护理人员站立在床的同侧，一人托住患者颈肩部和腰部，另一人托住患者臀部和腘窝后，两人同时抬起患者移向自己，然后分别扶住肩、腰、臀、膝部，轻推患者转向对侧。

（2）床上移动法

当病情允许，而患者仍被限制在床上时，即应进行床上撑起和左右、前后转移训练，以增强患者的肌力，提高平衡和协调能力。

①床上横向移动：患者仰卧，双腿屈曲，双脚平放在床上。护理人员一手将患膝下压，并向床位方向牵拉，另一手扶持患者髋部稍下处，嘱患者抬臀，并向一侧移动。然后患者移动肩部使身体成直线。患者向床头或床尾移动，也可采用此动作。

②床上坐位向前后移动：患者取坐位，双手交叉前伸，在护理人员帮助下，将重心转移到一侧臀部，再到对侧臀部。一侧负重，对侧向前或向后移动，犹如患者用臀部行走。护理人员站在偏瘫侧，把住患者的大转子部位，帮助患者转移重心以促进"行走"动作。

（3）仰卧位与坐位转移法

①仰卧位到平卧位：a. 患者仰卧，双臂肘关节屈曲支撑于床面上；b. 护理人员立于患者侧前方，双手扶托患者双肩并向上牵拉；c. 指导患者利用双肘支撑上部躯干后，逐渐改用双手掌撑住床面支撑身体坐起；d. 调整坐姿，保持舒适。

②平坐位到仰卧位，动作则与上述相反。

（4）椅坐位到站立位转移法

①患者取椅坐位，身体向前倾斜，双脚着地，力量较强的脚稍靠后；②护理人员面向患者站立，双下肢分开于患者双腿两侧，双膝夹紧患者双膝外侧以固定，双手托住患者臀部或拉住腰带，将患者向前向上拉起；③患者双臂抱住护理人员颈部或双手放于护理人员肩胛部，与护理人员一起向前向上用力，完成抬臀、伸腿至站立；④调整重心，双下肢直立承重，维持站立平衡。

（5）床到轮椅转移法

1）站立式转移：①轮椅与床呈30°~40°夹角，刹住车闸，翻起脚踏板；②帮助患者坐于床边，双脚着地，躯干前倾；③护理人员直背屈髋面向患者站立，双下肢分开于患者双腿两侧，双膝夹紧患者双膝外侧并固定，双手抱住患者臀部或拉住腰部皮带，让患者双臂抱住护理人员的颈部，并将头放在护理人员靠近轮椅侧的肩上，护理人员挺直后背并后仰将患者拉起呈站立位；④患者站稳后，护理人员以足为轴慢旋躯干，使患者背部转向轮椅，臀部正对轮椅正面，然后使患者慢慢弯腰，平放坐在轮椅上；⑤帮助患者坐好，翻下脚踏板，患者双脚放于踏板上。站立式转移适用于偏瘫及体位转移时能保持稳定站立的患者。

2）床上垂直转移。

①床到轮椅的转移：a. 轮椅正面垂直紧靠床边，刹住车闸；b. 护理人员帮助患者取床上坐位，背对轮椅，躯干前屈，臀部靠近床沿，一手或双手向后伸抓住轮椅扶手；c. 护理人员站在轮椅一边，一手扶住患者肩胛部，手置于患者大腿根部；d. 患者和护理人员同时用力，患者尽可能将躯体撑起并将臀部向后上方移动，护理人员将患者躯干向后托，使患者的臀部从床上移动到轮椅上；e. 打开车闸，挪动轮椅离床，使患者足跟移至床沿，刹住车闸，双脚放于脚踏板上。

②轮椅到床的转移，按床到轮椅转移步骤相反方向进行。

（6）立位转移法

1）独立行走：①步行前，患者扶持站位，患腿前后摆动，注意骨盆后缩和倾斜，伸髋屈膝，健腿前后摆动，训练患腿负重和平衡能力；②扶持步行时，护理人员站在患者患侧，手握住患侧的手，另一手放在患者腰部，按照正确步行动作与患者一起缓慢向前行走，患者也可在平行杠内练习行走。先在平行杠内练习健肢与患肢交替支持体重、矫正步态，改善行走姿势等，再做独立行走练习。

2）架拐行走。①双拐站立：双拐置于足趾前外侧 15~20cm，双肩下沉，双肘微屈，双手抓握拐杖横把，使上肢支撑力落于横把上。肌力不足者，可取三点位站立，即两拐杖置于足前外方 20~25cm，此时患者的足、左拐杖、右拐杖三点支撑身体。②架拐行走：根据患者的残疾及肌力情况，分别指导练习不同的步态，如迈至步、迈越步、四点步、三点步、两点步。

3）上下楼梯：患者能够熟练地在平地行走后，可试着在坡道上行走，再进行上下楼梯训练。

①上楼梯：a. 偏瘫患者健手轻扶扶栏，护理人员站在患者患侧后方，手扶持健侧腰部，另一手控制患侧膝关节，协助重心转移至患侧，健足上第一个台阶；b. 护理人员协助患者重心向前移动于健侧下肢，一手固定健侧骨盆，另一手从膝关节上方滑至小腿前面，协助患足抬起放在第二个台阶上，患者健足再上台阶时，护理人员一手不动，另一手上移至患侧大腿向下压，并向前拉膝部至足的前方。②下楼梯：a. 偏瘫患者健手轻扶扶栏，护理人员站在患侧，患足先下第一层台阶，护理人员一手置于患膝上方，使其稍向外展，另一手置于健侧骨盆处，用前臂保护患侧腰部，并将其身体重心向前方移动；b. 健足下第二个台阶时，护理人员的手保持原位，另一手继续将骨盆向前推移。

二、日常生活活动能力训练

日常生活活动对于一般人是很容易完成的简单动作，而对于病、伤、残造成的功能障碍者，则是难以完成的复杂动作。通过康复训练及康复护理，使患者尽可能地获得日常生活活动能力，对提高患者生活质量及实现回归社会的目标具有重要的意义。

（一）日常生活活动能力训练原则

（1）根据日常生活活动能力评定结果，制定切实可行的训练计划。

（2）设计的活动项目难度应比患者的能力稍高，并针对患者的生活习惯、活动表现及学习态度灵活应用。

（3）训练应与实际生活相结合，指导和督促患者将训练内容应用于日常生活活动中，如进食活动在中、晚餐训练，更衣活动在早晨或晚间训练。

（4）鼓励患者尽量自己完成所有的训练步骤，必要时护理人员才给予协助。

（5）吸收患者家属成员参与训练，指导家属学会用恰当的方式帮助患者自理生活。

（6）配合其他治疗性锻炼活动，促进体能与运动的协调性，增强活动的技巧性。

（7）考虑使用辅助器之前，应考虑其他使用方法，只有必须使用时，才提供辅助器及其使用技术。

（二）日常生活活动能力训练基本方法

1. 饮食动作训练

饮食是人体摄取营养的必备途径，营养是保证人体健康的重要条件。康复对象常因进食不能自理而直接影响营养的补充，对意识清醒、全身状况稳定的患者进行饮食动作训练，对促进其身体康复、提高生活活动能力具有很重要的意义。

（1）训练方法

1）进食训练：①患者身体靠近餐桌，患侧上肢放在桌子上，手臂正确的位置可以帮助患者进食时保持对称直立的坐姿。②将食物及餐具放在便于使用的位置，必要时碗、盘应用吸盘固定。③进食姿势：用健手握持筷（勺）子，把筷（勺）子放进碗内，拨动筷（勺）子把食物送进口中，咀嚼、吞咽食物。④帮助患者用健手把食物放在患手中，再由患手将食物放于口中，以训练健、患手功能的转换。⑤当患侧上肢恢复一定主动运动时，可用患手进食。⑥丧失抓握能力、协调性差或关节活动受限者，应将食具加以改良，如使用加长加粗的叉、勺或将叉、勺用活套固定于手上。

2）饮水训练：①杯中倒入适量的温水，放于适当的位置；②可用患手持杯，健手帮助以稳定患手，端起后送至嘴边；③缓慢倾斜茶杯，倒少许温水于口中，咽下；④必要时用吸管饮水。

（2）训练注意事项

1）为患者提供良好的进食环境，进食前如有活动的义齿应取下。

2）鼓励患者尽可能自己进食，必要时护理人员才给予帮助。注意观察患者的咀嚼和吞咽能力，防止食物误吸的发生。

2. 穿脱衣服训练

衣物穿脱是日常生活活动中不可缺少的动作。康复对象因功能障碍，造成衣物穿脱困难，只要能保持坐位平衡，有一定的协调性和准确性，就应指导其利用残存的功能进行穿脱衣物训练，以尽快获得独立生活的能力。下面以偏瘫患者为例介绍瘫痪患者穿脱衣服训练。

（1）训练方法

1）穿、脱开身上衣：穿衣时，患者取坐位，健手找到衣领，将衣领朝前平铺在双膝上，患侧袖子垂直于双腿之间。用健手将患肢套进衣袖并拉至肩峰→健侧上肢转到身后，将另一侧衣袖拉到健侧斜上方→穿入健侧上肢→整理并系好扣子。脱衣过程与穿衣相反，健手解开扣子→健手脱患侧至肩下→脱健侧至肩下→两侧自然下滑脱出健手→再脱出患手。

2）穿脱裤子：穿裤时，患者取坐位，健手置于腘窝处将患腿抬起放在健腿上。健手穿患侧裤腿，拉至膝以上→放下患腿，全脚掌着地→穿健侧裤腿，拉至膝上→抬臀或站起来向上拉至腰部→整理系紧腰带。

脱裤时，患者站立位，松开腰带，裤子自然下落→坐下抽出健腿→抽出患腿→健腿从地上挑起裤子→整理好备用。

（2）训练注意事项

1）帮助患者选择大小、松紧、厚薄适宜的衣物，以利于穿脱和穿着舒适。

2）偏瘫患者穿衣服时应先穿患肢后穿健肢；脱衣服时先脱健肢后脱患肢。

3）将患者衣服上的纽扣换成尼龙搭扣或大纽扣，裤带选用松紧带，以便操作。

3. 个人卫生训练

清洁卫生是人不可缺少的需要。全身皮肤和黏膜的清洁，对于调节体温和预防并发症有重要意义。康复对象生活不能自理，大多体现在不能解决个人卫生问题上，这不但对健康不利，而且对个人形象也有一定的影响。因此，当患者能在轮椅上坐位坚持30分钟以上，健侧肢体肌力良好时应尽快进行个人卫生训练。

（1）训练方法

1）洗脸、洗手、剪指甲等训练：①患者坐在洗脸池前，健手打开水龙头放水，调节水温。健手洗脸、洗患手及前臂。洗健手时，患手贴在水池边伸开放置，将毛巾固定在水池边缘，涂过香皂后，健手及前臂在患手或毛巾上擦洗。拧毛巾时，将毛巾套在水龙头上或患侧前臂上，用健手将两端合拢，向一个方向拧干。②打开牙膏盖时，可借助身体将物体固定（如用膝夹住），健手将盖旋开，刷牙的动作由健手完成，必要时可用电动牙刷代替。③清洗义齿或指甲，用带有吸盘的毛刷、指甲锉等，固定在水池边缘。④剪指甲时，可将指甲剪固定在木板上进行操作。

2）洗澡训练：①盆浴时，患者坐在紧靠浴盆的椅子上，脱去衣物，用双手托住患腿放入盆内，再用健手握住盆沿。健腿撑起身体前倾，抬起臀部移至盆内，健腿放入盆内；亦可用一块木板，下面拧两个橡皮柱固定在浴盆一端，患者将臀部移向盆内木板上，健腿放入盆内，再帮助患腿放入盆内。②洗涤时，用健手持毛巾擦洗或将毛巾一端缝上布套，套于患臂上协助擦洗，也可借用长柄海绵球擦洗背部和身体远端。③拧干毛巾时，将其压在腿下或夹在患侧腋下，用健手拧干。④洗毕，出浴盆顺序与前面步骤相反。⑤淋浴时，患者可坐在淋浴凳或椅子上，这样洗澡较容易进行。

（2）训练注意事项

1）根据季节调节浴室温度，一般在24℃±2℃，洗澡水温在40~45℃。

2）训练时护理人员应在旁保护，患者出入浴室应穿防滑拖鞋，洗澡时间不宜过长，以免发生意外。

3）注意观察患者体温、脉搏、血压等全身情况，如有异常及时处理。

（三）日常生活活动能力训练注意事项

（1）训练前做好各项准备。如帮助患者排空大小便，避免训练中排泄物污染训练器具，固定好各种导管，防止训练中脱落等。

（2）训练应由易到难，循序渐进，切忌急躁，可将日常生活活动的动作分解为若干个细小动作，反复练习。并注意保护，以防发生意外。

（3）训练时要提供充足的时间和必要的指导，护理人员要有极大的耐性，对患者的每一个微小进步，都应给予恰当的肯定和赞扬，以增强患者的信心。

（4）训练后要注意观察患者精神状态和身体状况，如是否过度疲劳，有无身体不适，以便及时处理。

三、呼吸训练

（一）呼吸训练方法

1. 腹式呼吸法

（1）患者取坐位或卧位（初学时取半卧位或前倾位易于掌握），两膝半屈式，膝下垫小枕。

（2）一手置胸骨底部感觉横膈活动，一手置上胸部感觉胸部及呼吸肌活动。

（3）用鼻缓慢吸气，尽力挺腹，吸入的气流到达肺底部，腹部手感向上抬起，胸部手原位不动，抑制胸廓运动。

（4）呼气时，用口均匀呼出，上腹部回缩，同时腹部收缩，腹部手感下降，帮助膈肌松弛，胸廓保持最小活动幅度。

（5）放松，重复呼吸，同时配合缩唇呼吸，每分钟呼吸7~8次，每次训练10~20分钟。训练时间可由短而长，逐步增加次数和时间，使患者逐渐适应平稳而缓慢的腹式呼吸。

2. 缩唇呼吸法

（1）患者取坐位或头胸部抬高，双肩后倾，使膈肌活动不受限。

（2）用鼻深吸气，紧闭嘴，默数1、2，并做短暂停顿。

（3）用口呼气，嘴唇缩成吹口哨状，让气流缓慢呼出，默数1、2、3、4。呼气时间至少是吸气的两倍。

（4）深吸慢呼，每日2次，每分钟呼吸7~8次，每次训练10~20分钟。可配合腹式呼吸训练。

3. 吹烛呼吸法

患者取坐位，嘴与烛火高度相当，相距约20cm，由鼻深吸气，闭嘴，然后缩唇缓慢对烛火呼气，使火苗斜动。随训练次数增加，烛火与患者距离可逐渐增加，直至90cm为止。

（二）呼吸训练注意事项

（1）训练前指导患者全身放松，消除紧张，处于轻松状态，降低耗氧量，减缓呼吸速度。

（2）指导患者摄入合理的饮食，给予高蛋白、高热量、高维生素、易消化饮食，避免过冷、过热及产气食物，以防腹胀影响膈肌运动，影响训练效果。

（3）每次训练时应观察患者的反应。如患者在训练时或训练后出现头晕、目眩、胸闷、呼吸困难加重等症状，可适当减少练习次数，如每次练习3次，休息片刻再练，使患者逐步习惯于日常生活中进行腹式呼吸。

（4）在指导患者呼吸训练过程中，同时应指导患者进行全身运动锻炼。全身运动锻炼结合呼吸训练能有效发掘呼吸功能的潜力，提高呼吸运动效率，提高整体活动能力，从而促进康复。

四、排痰训练

（一）体位排痰训练方法

对卧床患者，帮助其适当变换体位，稍抬高或放低上身，稍增减侧卧位的俯仰角度，以找到最佳位置排痰。不同的病变部位采用不同的引流体位，使该病变部位的肺段向主支气管垂直引流。引流频率视痰量多少而定，痰量多可每日引流3~4次，宜餐前进行，痰少则每日上、下午各引流1次，每次引流1个部位，时间由5~10分钟逐渐增至15~30分钟。

1. 胸部叩击

护理人员明确患者病变部位，宜用单层薄布保护胸廓部位，避免叩击引起皮肤发红；衣物不宜过厚，以免降低震荡效果。患者取侧卧位，如体力允许可取坐位。护理人员手指并拢，掌心成杯状，运用腕部力量在引流部位胸壁上双手迅速而有规律地叩击。从肺底到肺尖，由外向内，每一肺叶叩击1~3分钟，嘱患者深呼吸、咳嗽、咳痰。叩击时间宜每日2~3次，每次15~20分钟，餐后2小时或餐前30分钟进行。

2. 胸部震颤

护理人员双手重叠，置引流部位胸壁，嘱患者深呼吸，吸气时，手掌随胸部扩张而抬起，不施任何压力；呼气时，手掌紧贴胸壁，施一定压力，颤摩振动，以震荡患者胸壁，连续做 3~5 次，再叩击，如此重复 2~3 次，再嘱患者咳嗽排痰。

（二）特殊患者排痰方法

痰液黏稠、干结患者，可采用超声雾化疗法和超短波疗法。超声雾化疗法可选用生理盐水或用 α-糜蛋白酶的溶液行超声雾化吸入，以稀释痰液。每日 1 次，每次 20~30 分钟，7~10 次为一疗程。超短波疗法是应用无热量或微热量，每日 1 次，每次 10~15 分钟，15~20 次为一疗程。患者引流完毕漱口，记录排痰量及性质，必要时送检。

（三）排痰训练注意事项

（1）有明显呼吸困难伴发绀者，近 1~2 周内咯血者，患严重高血压、心率加快者，禁止体位引流。

（2）首先明确患者病变部位，选择合适体位和排痰方式。

（3）引流过程中，如有咯血、发绀、呼吸困难、出汗、疲劳等症状，应立即停止引流，给予临床处理。

（4）未经引流的气胸、肋骨骨折、咯血及低血压、肺水肿患者，禁用胸部叩击、震颤。

五、吞咽训练

（一）吞咽训练方法

1. 基础训练

（1）颈部放松：前后左右放松颈部，肩部左右旋转、提肩、沉肩等。

（2）感官刺激。①触觉刺激：用手指、棉签、压舌板等刺激面颊部内外、唇周、整个舌部等。②咽部冷刺激：用冰冻棉棒，轻轻刺激腭、舌根及咽后壁，交替 20 次，然后反复做空吞咽动作，每日 3 次，每次 10 秒，至皮肤微红。③用棉棒蘸不同味道的果汁或菜汁，刺激舌面部，以增加味觉敏感性及食欲。

（3）口腔周围肌肉训练：包括口唇闭锁、下颌开合、舌部运动、腭咽闭食等，如舌肌、咀嚼肌的按摩、张口、伸舌头、舔上下唇和左右口角及硬腭等，每日 3 次，早中晚饭后练习，各 5 分钟。还可进行屏气-发声训练，每日 4~5 次，每次 5~10 秒。

2. 摄食训练

（1）体位选择：一般取半坐卧位或坐位，颈部前倾，严禁水平仰卧及侧卧位进食。不能坐起的患者，可取床头抬高 30°的半坐位，头部前屈，偏瘫侧肩部垫枕，护理人员站在患者健侧喂食。

（2）食物性状：根据病情轻重和病程的发展合理选择食物。一般选择柔软、密度和性状均一，黏度适中，易咀嚼，通过咽部食管易变形的食物，如香蕉、蛋羹等；还应注意食物的色、香、味，易于消化吸收等特征。训练中可逐渐依次过渡为糊状食物、软食、普食。

（3）摄食一口量：所谓摄食一口量是指最适于吞咽的每次入口量，量过少难以诱发吞咽反射，量多易引起食物残留或误咽。一般从 1~4mL 开始，酌情加量。

（4）培养进食习惯：养成定时定量、能坐不躺、能在餐桌旁则不在床上饮食的良好习惯。本着早餐好、中餐饱、晚餐少的原则，适当调整和分配食物。

（二）吞咽训练注意事项

（1）脑卒中存在吞咽障碍的患者，应尽早进行吞咽功能训练。

（2）运动神经元病病人、中度至严重老年痴呆症病人、严重智障者、早产儿、脑外伤后有严重行为问题或神志错乱者不宜行吞咽训练；昏迷状态或意识尚未清醒、对外界刺激迟钝、认知严重障碍、吞咽反射和咳嗽反射消失或明显减弱、处理口水能力低、口部功能严重障碍者暂不宜进食。

（3）吞咽训练体位尤为重要，摄食一口量，一般食团大小约为一茶匙，饮水用汤匙，不用吸管。进食时多做吞咽动作。进食后轻咳数声，并保持原体位 30 分钟以上，防止食道反流造成误咽。

（4）治疗与代偿相结合。吞咽训练需多学科多专业通力合作，综合训练，包括肌力、上肢、排痰等相关进食功能训练；凡与摄食有关的方方面面，如食物调配、餐具（辅助具）选择与使用、口腔卫生以及护理人员照顾监护等都应通盘考虑。

六、膀胱功能训练

膀胱功能训练是针对因神经损伤疾病所致的膀胱尿道功能失调而实施的重要功能训练，目的是恢复膀胱排尿功能，改善排尿症状，减少残余尿量，预防泌尿系统并发症的发生。神经性膀胱功能失调是控制膀胱的中枢或周围神经发生病变而引起的排尿功能障碍，主要表现为尿潴留和尿失禁，如不采取有效的膀胱训练措施，不仅会给患者增加痛苦、加重心理压力，而且会延缓康复进程，降低生存质量，甚至造成严重并发症，以致死亡。

（一）膀胱功能训练方法

1. 尿潴留

膀胱内潴留大量尿液而不能自主排出，称为尿潴留。主要表现为患者下腹胀痛、排尿困难，体检可见耻骨上膨隆、扪及囊样包块、叩诊实音。护理与训练的目的是，促使膀胱排空，减轻患者痛苦。

1）调整体位和姿势

根据病情和残疾状况，尽量协助患者以习惯姿势排尿，如男性患者取站立位，女性患者取蹲姿；能够坐起者可扶助取坐姿；只能卧位者，可摇起床头或助其略抬高上身。

2）激发诱导排尿

采用让患者听流水声，温水冲洗会阴，轻轻敲打耻骨上区，摩擦大腿内侧，捏掐腹股沟等措施，诱导反射排尿。

3）屏气法

病情允许时，让患者取坐位，身体前倾，快速呼吸 3~4 次，做 1 次深吸气，然后屏住呼吸，向下用力做排尿动作，促使尿液排出。

4）手压法

先由指尖对膀胱区进行深部按摩，以增加膀胱张力。再用双手或者单手握拳，由脐部向耻骨方向推压，并改变加压方向，直至尿流停止。

5）间歇性清洁导尿

此法能使膀胱周期性地扩张与排空，维持近似正常的生理状态，降低感染率，促使膀胱功能恢复，目前临床已推广应用。需要长期使用时，应耐心教会家属或患者本人行间歇性自行导尿术。

①具体做法：用一次性导尿管，每隔 4~6 小时导尿 1 次，拔出导尿管后如反复使用，必须清洗消毒，并准确记录导尿时间和尿量。

②操作要点：a. 每次导尿前，让患者试行排尿，一旦开始排尿，需测定残余尿量。两次导尿之间能自主排尿 100mL 以上、残余尿量 300mL 以上时，每 6 小时导尿 1 次；两次导尿之间能自主排尿 200mL 以上、残余尿量 200~300mL 以上时，每 8 小时导尿 1 次；残余尿量 100~200mL 时，每日导尿 1~2 次；当残余尿量少于 100mL 或为膀胱容量 20％ 以下时，即停止导尿。b. 每日液体摄入量应严格限制在 2000mL 以内，即每小时在 100~125mL 并均匀摄入。

6）留置导尿

对无法接受间歇性清洁导尿的患者，如昏迷、泌尿系统疾病手术后、会阴部有损伤时，可留置导尿管持续导尿，但极易引起泌尿系感染，要注意加强对留置导尿的管理，如严格遵守无菌操作原则，尿道口每日消毒 2 次，贮尿袋每日更换 1 次，尿管每周更换 1 次，并及时倾倒尿液，保持引流管通畅，防止尿液逆流。

2. 尿失禁

排尿失去控制而尿液不自主地流出，称为尿失禁。其护理与训练的目的是，帮助患者解除痛苦，恢复膀胱功能，促进膀胱贮尿。

（1）心理护理：尿失禁患者因尿液刺激和尿液异味等问题常感到自卑和忧郁，心理压力大。因此应尊重、关心患者，给予理解和安慰，随时做好帮助和护理。

（2）尿意习惯训练：帮助患者建立规律性排尿习惯，每天规定特定的排尿时间，如餐前 30 分钟、晨起或睡前鼓励患者如厕排尿。一般白天每 3 小时排尿 1 次，夜间 2 次，并根据具体情况适当调整。对体能障碍或年老体弱无法如厕者，应提供便器，定向力差者给予如厕帮助。

（3）盆底肌肉锻炼：指导患者收缩耻骨、尾骨周围肌肉（会阴及肛门括约肌），每次持续 10 秒，重复 10 次，每日 5~10 次，以减少漏尿的发生。

（4）设法接尿：使用外部集尿袋装置，男性用阴茎套型集尿装置，或用长颈尿壶置于外阴接取尿液；女性用固定于阴唇周围的乳胶制品或尿垫，亦可用女式尿壶紧贴外阴接取尿液。

（5）留置导尿：根据病情可给予留置导尿管持续导尿并定时放尿，一般每 3~4 小时放尿 1 次，现多用气囊导尿管，安装封闭式尿袋。应注意加强护理，预防感染。

（6）皮肤护理：保持皮肤清洁干燥，及时用温水清洗会阴部，被服应勤洗勤换，以避免尿液刺激皮肤，去除不良异味，防止感染和压疮的发生。

（二）膀胱功能训练注意事项

（1）导尿操作须严格遵守无菌原则，用物须经消毒灭菌，随时进行尿常规、尿细菌学检查，以防感染。

（2）选择光滑和粗细适宜的导尿管，一般不应超过 14 号，防止因导尿管过粗使括约肌松弛，引起漏尿。

（3）间歇导尿时，操作手法应轻柔、缓慢，并润滑导尿管，以免损伤尿道黏膜。

（4）留置导尿后，应鼓励患者多饮水以利排尿，达到自行冲洗的目的。尿管未阻塞，勿常规膀胱冲洗，防止逆行感染。

（5）训练前应做尿流动力学检查，确认膀胱类型，确保安全，避免因训练方法不当引起膀胱、输尿管反流等并发症。

（6）观察患者，如出现突发性血压升高、皮肤潮红、出汗、头痛等反应，通常是因膀胱压力过高引起自主神经反射亢进所致，应及时导尿。

七、肠道功能训练

肠道功能康复护理与训练的目的是帮助患者建立在规定时间内定期排便的模式，解除或减轻便秘者的痛苦，消除或减少大便给患者造成的难堪，预防并发症的发生，提高患者的生存质量。

（一）肠道功能训练方法

1. 便秘

便秘是指粪便在肠腔内停留过久而致的粪质干燥坚硬，排便节律性消失和排便频率减少。护理与训练的目的是帮助患者建立排便规律。

（1）取得患者合作：向患者说明各种护理和训练的目的及注意事项，使患者能密切配合操作。

（2）调理饮食：向患者介绍饮食种类、数量与排便的关系，指导患者多食蔬菜、水果、粗粮等含膳食纤维多的食物，适当补充双歧杆菌、乳酸菌等有益菌以改善肠道微生态环境。多饮水，每日饮水量在 2000mL 左右。

（3）养成定时排便习惯：指导患者选择适当的排便时间，即使无便意也应定时排便。一般在早餐后最适宜，因这时胃结肠反射最强。

（4）选择排便姿势和便器：根据病情和残疾状况，协助患者尽量以蹲、坐姿排便。如卧位排便时，使用橡皮囊式便盆，能随患者体位变形而密切接触皮肤，且刺激性较小。能坐位排便者，必要时可在厕座上放气垫，两脚踏地坐在便器上，以习惯姿势并借重力协助排便。

（5）手法按摩腹部：患者仰卧位，屈膝放松腹部，用手掌沿升结肠、横结肠、降结肠、乙状结肠方向，即自右下腹—右上腹—左上腹—左下腹做环状按摩。每日早晚各 1 次，或便前按摩，每次约 10 分钟。同时鼓励卧床患者多进行床上活动，如仰卧起坐、平卧抬腿及抬臀等，以增加肠蠕动。

（6）药物软化粪便：根据病情可口服软便剂如液状石蜡 10~15mL，每晚睡前服用 1 次；番泻叶泡水饮，每日 1 次，每次 3g；麻仁丸每次 1 丸，每日 2~3 次等。或使用肛门栓剂如开塞露、甘油栓等，在排便前把药物放入直肠内。

（7）指间刺激法：肛门括约肌痉挛患者，可做指间刺激。方法是：护理人员戴手套用示指蘸润滑剂，将肛门口的大便挖出，把手指放在肛门括约肌处，做360°环状刺激15~30秒，隔15分钟再挖大便。

（8）灌肠法：适用于经上述方法处理后仍无法排便者。可小量不保留灌肠，常用灌肠液有50％甘油、"1、2、3"灌肠液（30％硫酸镁30mL、甘油60mL、温开水90mL）。大量不保留灌肠适用于3~4天未解大便且大便干硬者，常用灌肠液有生理盐水或0.1％~0.2％肥皂液500~1000mL。

2. 大便失禁

大便失禁是指因中枢神经的损伤或病变导致排便不受意识支配，肛门括约肌失去控制能力，大便不由自主地排出。护理与训练原则是帮助患者控制排便。

（1）饮食护理：在无肠道感染的情况下，应减少调味品及粗纤维食品的摄入。

（2）观察排便反应：了解患者排便时间、规律，观察排便前表现，如患者因进食刺激肠蠕动而引起排便，则应在饭后及时给予便盆；如患者排便无规律，则应酌情定时给患者使用便盆，以试行排便，帮助患者重建排便的控制能力。

（3）刺激肛门收缩：对肛门括约肌松弛的患者，可用特殊电极对肛门括约肌进行低频脉冲电刺激，增加括约肌的紧张度；用手指按压弹拨刺激肛门括约肌收缩；有意识做抬臀、缩肛、提肛练习等。

（4）皮肤护理：及时用温水清洗会阴及肛门周围的大便，以免引起皮肤感染。如肛周发红，可涂氧化锌软膏。

（二）肠道功能训练注意事项

（1）做好心理护理工作，尊重患者人格，鼓励患者树立信心，使患者认识到排便训练要有耐心和毅力，需要坚持数周甚至数月，不能因为暂时效果不佳而半途而废。

（2）训练时间应符合患者的生活规律，并根据具体情况适当调整。

（3）避免长期使用缓泻药，以建立良好的排便规律为目的，尽量少用药或不用药。

（白晓玲）

第四章　老年人常见疾病护理

第一节　高血压

高血压是一种以体循环动脉收缩期和（或）舒张期血压持续升高为主要特点的全身性疾病。高血压可分为原发性高血压即高血压病和继发性高血压即症状性高血压两大类。原发性高血压占高血压的90％以上。继发性高血压指的是某些确定的疾病和原因引起的血压升高，约占高血压不到10％

【护理评估】

（一）健康史

1. 起病情况

起病时间、有无明显的前驱症状（早期症状）和并发症，症状持续时间、缓解方式。

2. 病因和危险因素

年龄（随着年龄的增高，老年人的血管弹性降低，血管内膜增厚，管腔狭窄，常伴有动脉粥样硬化，这是老年人收缩期高血压的主要原因）、性别、遗传史、有无脑、肾、心血管疾病病史，有无遵医嘱长期服用降脂、降糖、抗凝等药物。

3. 生活方式与饮食习惯

是否长期高钠低钾膳食（老年人味觉功能减退，同时老年人肾脏排钠能力降低）。钠盐摄入能引起水钠潴留，导致血容量增加，血管平滑肌细胞肿胀，血管腔狭窄，外周血管阻力增大，引起血压升高。超重/肥胖（老年人腹部脂肪容易堆积，形成向心性肥胖，肥胖超重者高血压的患病率比正常体重者高3~4倍）、经常过量饮酒、长期精神紧张、体力活动不足。

（二）身体状况评估

1. 意识状态

有无意识障碍，肢体活动度改变，严重程度。

2. 生命体征监测

T（温度）、P（脉搏）、R（呼吸）、BP（血压）。

3. 临床表现

（1）一般临床表现：有无头晕、眩晕、恶心、呕吐、视力模糊，是否有呼吸困难、疲倦、夜尿等。部分患者无症状，在测血压或普查时发现。长期高血压者，即使血压水平较高也可无明显症状。

（2）靶器官病变

1）心脏疾病：长期高血压，外周阻力升高，心脏细胞肥大，导致左心室向心性肥厚。动脉血管壁的损害，易形成动脉粥样硬化，患者表现出心前区疼痛等心绞痛和心肌梗死的临床表现。

2）脑部疾病：长期高血压导致脑血管缺血和变性，脑动脉粥样硬化，微动脉瘤、脑血栓形成，最终导致脑梗死或脑出血。

3）肾脏疾病：肾动脉粥样硬化，肾小球萎缩和纤维化导致肾功能下降。

4）视网膜病变：初期表现为视网膜小动脉痉挛，以后逐渐出现硬化，严重时发生视网膜出血、渗出及视神经盘水肿。

4. 高血压急症

（1）高血压危象：在高血压病程中，血压显著升高，以收缩压升高为主，收缩压可达260mmHg，舒张压120mmHg以上；出现头痛、烦躁、眩晕、心悸、气急、恶心、呕吐、视力模糊等症状。危象发作时交感神经活动亢进，血中儿茶酚胺升高。

（2）高血压脑病：表现为血压极度升高的同时伴有严重头痛、呕吐、神志改变，轻者可有烦躁、意识模糊，重者可发生抽搐、昏迷。其发生机制可能为过高的血压突破脑血管的自身调节机制导致脑灌注过多，引起脑水肿。

（三）实验室及其他检查

（1）血液检查：测血清血脂、血糖、尿素、肌酐，血清钾、钠等，了解有无伴发心血管病的危险因素。

（2）尿液检查：尿常规，尿白蛋白肌酐比值，24小时尿蛋白，尿电解质。

（3）心电图及动态心电图：可发现收缩期高血压患者有无左心室肥厚、心律失常和伴发心肌缺血的表现。

（4）超声心动图：老年单纯收缩期高血压的左室结构。

（5）其他检查：胸片常规检查，了解心脏大小及肺部情况，有无呼吸系统疾病，有并发症时，配合相关并发症检查。

（四）心理-社会状况

患者是否有焦虑情绪，是否有长期精神压力，对日后生活质量是否担心，是否可以保持乐观的心态，患者是否有自我照顾能力或依赖家人，家人是否支持并督促患者治疗。

【护理目标与评价】

（1）老年患者在治疗后生活质量提高，头晕恶心、呕吐等症状减轻或消失。

（2）老年患者血压控制平稳，有效防治动脉粥样硬化预防、控制或逆转靶器官损害，未出现相关并发症临床表现。

（3）老年患者在家属的帮助下，能按时用药，定时测量血压。

（4）老年患者情绪稳定，能积极配合治疗。

【护理实施】

（一）一般护理

（1）执行入院患者一般护理常规。

（2）按医嘱给予特别护理及分级护理。

（3）病室应保持清洁、整洁、安静、舒适、阳光充足、空气清新，室温在18~22℃为宜，相对湿度为50%~60%。

（4）评估测量患者血压级别，指导患者活动，如患者有明显的头晕、恶心等症状，应卧床休息，床栏加护，防止坠床或自伤。

（5）做好心理护理，避免患者情绪激动，保持心态平和。根据患者不同的性格特点给予指导，训练自我控制的能力，避免各种导致精神紧张的因素。

（6）保持呼吸道通畅。如有恶心、呕吐时，侧卧位或头偏向一侧，及时清除口腔分泌物、呕吐物、必要时行气管切开。

（7）保持口腔、皮肤清洁，预防并发症发生。

（8）注意观察药物反应，根据患者血压情况，遵医嘱调节用药，控制输液速度，防止并发症。

（9）患者起床时动作应缓慢，防止体位性低血压，引起意外。

（二）病情观察

（1）意识改变：意识改变往往提示病情轻重。首先应了解刚发病时的意识状态：清醒、嗜睡、朦胧还是昏迷，再定时观察意识状态的改变。

1）清醒：能够正确理解语言，准确回答问题，按指令做动作，各种深浅反射正常。

2）嗜睡：呼之能应，并能勉强配合检查和回答简单问题，停止刺激即又入睡。

3）朦胧：表现为思维和语言的不连贯，对时间、地点、人物的定向力完全或部分发生障碍，可有幻觉、错觉、躁动不安、谵语和精神错乱。

4）昏迷：意识丧失，是一种严重的意识障碍。可分为浅昏迷、中昏迷及深昏迷。①浅昏迷：随意运动丧失，对周围事物及声、光刺激无反应，对疼痛刺激有反应，但不能唤醒。吞咽反射、咳嗽反射、角膜反射及瞳孔对光反射存在，眼球能运动。②中昏迷：对周围刺激无反应，防御反射、角膜反射减弱，瞳孔对光反射迟钝，眼球无运动。③深昏迷：一切刺激均无反应，全身肌肉松弛，深浅反射、吞咽反射及咳嗽反射均消失。

（2）生命体征变化：血压、脉搏、呼吸、瞳孔、意识，注意有无脑病的前驱症状。

（3）出入量变化：观察尿量及外周血管灌注情况，评估出入量是否平衡。

（4）在糖尿病合并高血压的病理情况下，24 小时动态血压波动曲线多呈非勺型或反勺型分布（血压一天中有两个高峰时间段，清晨 6~8 点为第一个血压高峰；下午 4~6 点为第二个血压高峰）。

（三）用药护理

1. 耐心解释

用药时护士要耐心解释各类药物的作用，不良反应及使用注意事项，指导患者遵医嘱正确用药，切勿自行减量或停药。

2. 不同类用药护理注意事项

（1）利尿剂：如呋塞米片，通过利钠排水、降低细胞外高血容量、减轻外周血管阻力发挥降压作用。注意患者电解质情况，有无心律失常。

（2）β 受体阻滞剂：如酒石酸美托洛尔片，主要通过抑制过度激活的交感神经活性、抑制心肌收缩力、减慢心率发挥作用。密切监测患者心率，防止患者心率过低，引起晕厥。

（3）钙通道阻滞剂：如硝苯地平缓释片，主要通过阻断血管平滑肌细胞上的钙离子通道，发挥扩张血管降低血压的作用。降压起效迅速，降压疗效和降压幅度相对较强，注意血压监测，防止低血压。本类药物注意室温下避光保持。

（4）血管紧张素转换酶抑制剂：如卡托普利片，通过抑制血管紧张素转换酶阻断肾素血管紧张素系统发挥降压作用。降压起效缓慢，逐渐增强，在 3~4 周时达最大作用。观察患者有无刺激性干咳等药物不良反应。

（5）血管紧张素Ⅱ受体拮抗剂：如氯沙坦，通过阻断血管紧张素Ⅱ受体发挥降压作用。降压起效缓慢，但持久而平稳，在 6~8 周时达最大作用。观察患者有无眩晕、头痛，动态监测血钾情况。

（6）α 受体阻滞剂：不作为一般高血压治疗的首选药，适用于高血压伴前列腺增生患者，也用于难治性高血压患者的治疗。

3. 用药指导

对于轻、中型高血压患者，宜从小剂量或一般剂量开始，2~3 周后如血压未能得到满意控制，可增加剂量或换用其他类药，必要时可以用 2 种或 2 种以上药物联合治疗。（只服一种降压药对血压的有效控制率较低。在服用一种降压药效果不佳的情况下，许多患者往往会考虑增大用药的剂量。而增大药物剂量的同时药物的副作用也会加大，而且很多药物的副作用并不亚于高血压本身所带来的危害。不同降压药的作用机制及其达到最高血药浓度的时间是不同的，所以联合使用不同作用机制的降压药可以在不同的时间段起到有效降压的作用，从而延长降压药作用的时间。）尽可能用每日 1 片的长效制剂，便于长期治疗且减少血压波动。坚持定时定量服药，切忌擅自减药或停药。否则会出现停药综合征，即表现为血压反弹迅速升高，心悸、烦躁、多汗、心动过速等。

（四）基础与生活护理

1. 休息

急性期绝对卧床休息或半卧位，减少搬动患者，教会患者缓慢改变体位。

2. 饮食

多食含维生素、蛋白质的食物，避免胆固醇食物；以清淡、无刺激的食物为宜，忌烟酒。适当控制食量和总热量，控制钠盐及动物脂肪的摄入。

高血压患者的饮食方法建议：①三餐：饮食安排应少量多餐，避免过饱。②低盐：每人每天吃盐量应严格控制在 5g，即约一小匙。③高钾：富含钾的食物进入人体可以对抗钠所引起的升压和血管损伤作用；如橙子、香蕉、干豆类、豌豆、菠菜、西红柿等。④果蔬：每天人体需要 B 族维生素、维生素 C，可以通过多吃新鲜蔬菜及水果来满足。⑤补钙：应多吃些富含钙的食品，如黄豆、葵花子、核桃、牛奶、花生等。

3. 生活护理

（1）协助和指导患者完成日常生活，如洗漱、进食、如厕、穿脱衣服等。

（2）保持床单位整洁干燥，对长期卧床患者督促翻身，保持皮肤清洁。

（3）保持大便通畅，避免屏气或用力排便。血压逐渐稳定后，鼓励患者独立完成生活自理活动，以增强患者自我照顾的能力及信心。

（五）专科护理

1. 对症护理

（1）出现头痛、颈部僵直感、恶心等症状，应立即卧床，头部稍抬高，减少搬动，教会患者缓慢改变体位，保持安静，迅速建立静脉通道。

（2）有失眠或精神紧张者，在进行心理护理的同时配以药物治疗或针灸治疗。

2. 合并高血压危象时

（1）密切观察意识及瞳孔变化，定时测生命体征并记录。若出现血压急剧升高、剧烈头痛、恶心、呕吐、烦躁不安、视力模糊、眩晕、惊厥、意识障碍等症状时立即报告医师。

（2）使用硝普钠者，每 72 小时监测一次氰化物浓度。

（3）遵医嘱给予速效降压药，尽快降低血压。

（4）有抽搐、烦躁不安者，遵医嘱给予地西泮（安定）、巴比妥类药物，水含氯醛保留灌肠。

（5）为减轻脑水肿遵医嘱静脉应用脱水剂和利尿剂。

（6）预防体位性低血压，应告诫患者不要突然起床或躺下以防晕厥。

3. 合并主动脉夹层动脉瘤时

（1）胸痛发作时应及时有效止痛。

（2）详细记录疼痛的特征、部位、形式、强度、性质、持续时间等。

（3）指导患者减轻疼痛的方法（如嘱患者放松、深呼吸）。

（4）血压升高时应遵医嘱选用降压药，指导患者按时服药，生活规律，保证充足睡眠，消除紧张心理。

4. 合并脑出血时

（1）监测血压、脉搏、心率、心律、神志等变化。

（2）记出入量，保证出入量平衡。

（3）去除造成血压升高的因素（紧张、焦虑、兴奋、疼痛、劳累等）。

（六）心理护理

高血压患者的心理表现是紧张、易怒、情绪不稳，这些又都是使血压升高的诱因。患者可通过改变自己的行为方式，培养对自然环境和社会的良好适应能力，避免情绪激动及过度紧张、焦虑，遇事要冷静、沉着；当有较大的精神压力时应设法释放，向朋友、亲人倾吐或鼓励参加轻松愉快的业余活动，将精神倾注于音乐或寄情于花卉之中，使自己生活在最佳境界中，从而维持稳定的血压。

（七）康复护理

运动康复护理：鼓励高血压的老年患者多运动，让他们选择自己喜欢的运动方式，如健身、散步、太极拳、气功等，坚持每天运动 1 小时，强度要依据个人的体质维持，稍微有点累可停止运动，除了可以控制血压还可以减肥。建议每周至少进行 3~5 次，每次 30 分钟以上中等强度的有氧运动，最好坚持每天都运动。

【出院指导】

（1）保持心态平和，学会自我调节。

（2）降压药，要在医生指导下服用，做到长期服药不中断、不随便服药；不随便进补，必要时须遵医嘱，还要定期自测血压，定期医院复查血脂。自测血压时要注意：使用经过质检的血压计；使用大小合适的气囊袖带：血压计的袖带宽度应能覆盖上臂长度的 2/3，同时袖带长度需达上臂周径的 2/3；测血压前安静休息 5 分钟；血压计、上臂与心脏处在同一水平；血压计袖带松紧适宜：测量血压时袖带的松紧度应适当，以刚能插入食指为宜，袖带的位置应距肘窝 2～3cm 为宜。

（3）为了降低血压，建议钠盐的摄入量减少至 5g/天，多选用含钾、镁、碘和锌高的食物。因为这类微量元素，有降压和保护心脏和预防动脉粥样硬化的功能。限制吸烟饮酒，注意饮食控制与调节，减少动物脂肪的摄入。控制体重，减少肥胖。

（4）动静结合，改变不良生活方式：保证足够的睡眠时间，在紧张地工作和学习之余，应适当休息，不同性质的工作应交替进行，以免疲劳。提倡午休：血压控制良好且长期午睡的中年患者会有更好的血压控制，尤其是在午餐后午睡达 60 分钟的患者。午睡者的平均 24 小时血压多降了 4mmHg，晚上睡觉时血压最大降低幅度为 2%。

（5）提高患者的社会适应能力，避免各种不良刺激的影响。

（6）如出现血压升高或过低，血压波动大；突然眼花、头晕、恶心呕吐，视物不清，偏瘫，失语，意识障碍，呼吸困难，肢体乏力等即到医院就医。如病情危重，请求救 120 急救中心。

（7）高血压是一种长期需要治疗的疾病，高血压往往没有症状，但对患者脏器的损害是持续存在的。血压的高度与并发症有关而与患者自身的症状不一定相关。因此，必须及早诊断，且要早期治疗。

第二节　冠心病

冠心病（coronary heart disease，CHD）指冠状动脉（冠脉）发生粥样硬化引起管腔狭窄或闭塞，导致心肌缺血缺氧或坏死而引起的心脏病。

冠心病是动脉粥样硬化导致器官病变的最常见类型，也是严重危害人类健康的常见病。本病多发于 40 岁以上成人，男性发病早于女性，经济发达国家发病率较高；近年来发病呈年轻化趋势，已成为威胁人类健康的主要疾病之一。

【护理评估】

（一）病史评估

1. 发病情况

如发病的持续时间，有无诱发因素如饱餐、寒冷刺激，有无明显的前驱症状或并发症状。

2. 病因和危险因素

研究表明，引起本病的原因是多方面的，主要的危险因素为：年龄（多见于 40 岁以上人群，49 岁以后进展较快）、性别（男性大于女性，但女性更年期后发病率明显增加）、血脂异常、高血压（高血压患者患冠心病较血压正常者高 3～4 倍）、吸烟（吸烟可造成动脉壁氧含量不足，促进动脉粥样硬化的形成）、糖尿病和糖耐量异常、肥胖 ［body mass index，简称 BMI，即体质指数，体质指数（BMI）＝体重（kg）/身高^2（m^2），BMI 正常值为 18.5～23.9，大于等于 28 为肥胖。

（二）身体状况评估

1. 体格检查

心前区有无隆起或凹陷、心尖冲动有无移位，强弱有无改变、心脏有无杂音、心界大小、心律、心率是否在正常范围内（正常成人心率 60～100 次/分）、各瓣膜区有无病理性杂音。

2. 生命体征监测

T（体温）、P（脉搏）、R（呼吸）、BP（血压）、疼痛。

3. 临床表现

（1）症状：以发作性胸痛为主要临床表现。

1）部位：主要在胸骨体中、上段之后，或心前区，界限不明确，常放射至左肩、左臂尺侧达无名指和小指；偶有放射至颈、咽或下颌部。

2）性质：胸痛常为压迫感样、憋闷感或紧缩感，也可有烧灼感，偶伴濒死感发作时，患者往往不自觉停止原来的活动，直至症状缓解。

3）诱因：体力劳动、情绪激动、饱餐、寒冷、吸烟、心动过速、休克等。

4）持续时间：疼痛出现后常逐渐加重，持续 3~5 分钟，休息或含服硝酸甘油可逐渐缓解，可数天或数周发作 1 次，亦可一周内发作多次。

（2）体征心绞痛发作时，患者面色苍白、出冷汗、心率增快、血压升高。心尖部听诊可出现"奔马律"。暂时性心尖部收缩期杂音是乳头肌缺血引起二尖瓣关闭不全所致。

4. 评估患者冠心病所属类型

根据临床表现及心电图变化，冠心病可以分为五大型：

（1）隐匿型：患者有冠状动脉硬化，但病变较轻或有较好的侧支循环，或患者痛阈较高因而无疼痛症状。心电图检查可有缺血性 ST 段改变。

（2）心绞痛型：由于心肌负荷的增加引起心肌急剧、短暂的缺血与缺氧的临床综合征。心电图可无变化或暂时 ST 段和 T 波变化。

（3）心肌缺血型：心肌纤维化，心肌的血供长期不足，心肌组织发生营养障碍和萎缩，或大面积心肌梗死后，以致纤维组织增生所致。

（4）心肌梗死型：冠状动脉供血急剧减少或中断，使相应的心肌严重而持久的急性缺血导致心肌坏死。心电图变化较为典型，可出现 ST 段抬高呈弓背向上型，宽而深的 Q 波，T 波倒置。

（5）猝死型：冠状动脉痉挛或栓塞，导致心肌急性缺血，造成局部电生理紊乱，引起严重心律失常，从而致死。

（三）实验室及其他检查

1. 血液检查

血常规、肾功电解质、凝血、心肌酶谱、BNP（心衰标志物）等。

2. 心电图

是发现心肌缺血、心肌损伤，诊断心绞痛、心梗最常用的检查方法。

3. X 线检查

心脏 X 线检查可无异常发现，若伴发缺血性心肌病可见心影增大、肺充血。

4. 放射性核素检查

利用放射性铊显像所示灌注缺损提示心肌供血不足或血供消失，对心肌缺血诊断有一定价值。

5. 冠状动脉造影

选择性冠状动脉造影可使左、右冠状动脉及主要分支得到清楚显影，具有确诊价值，是诊断冠心病的金标准。

6. 其他检查

二维超声心动图可探测到缺血区心室壁的运动异常；多层 CT 对诊断具有重要价值。

（四）心理–社会状况

患者是否有焦虑情绪，是否担心今后工作能力和生活质量，能否保持乐观、平和的心情，正确对待自己的病情。家属能否积极支持和配合，予以理解并设法进行疏导，必要时争取患者工作单位领导和同事的支持。

【护理目标与评价】

（1）老年患者在接受治疗后，主诉疼痛程度减轻或消失。

（2）老年患者在家属的协助下能主动参与制定活动计划并按要求进行活动，如活动后无不适反应，可适当增加活动量。

（3）老年患者能描述预防便秘的措施，未发生便秘。

（4）老年患者的致命性心律失常能被及时发现和处理，减少猝死发生率。

（5）老年患者在家属的帮助下，能自觉避免心力衰竭的因素，不发生心力衰竭。

【护理措施】

（一）一般护理

（1）执行入院患者一般护理常规。

（2）按医嘱给予特别护理及分级护理。

（3）病室应保持清洁、整洁、安静、舒适、阳光充足、空气清新，室温在18~22℃为宜，相对湿度为50%~60%。

（4）评估心功能，心功能分级：

Ⅰ级：患者患有心脏病但体力活动不受限制。平时活动不引起疲乏、心悸、呼吸困难、心绞痛等症状。

Ⅱ级：体力活动轻度受限。休息时无自觉症状，一般的重体力活动可出现上述症状，休息后很快缓解。

Ⅲ级：体力活动明显受限。休息时无症状，轻度日常活动如刷牙、洗脸即引起上述症状，休息较长时间后方可缓解。患者应卧床休息，减少下床活动。

Ⅳ级：不能从事任何体力活动。休息时亦有心衰的症状，体力活动后加重。患者应绝对卧床休息。

（5）做好心理护理，调整心态，减轻精神压力，逐渐改变急躁易怒性格，保持心理平衡。

（6）注意观察药物反应，对输液患者根据病情严格控制滴速。

（二）病情观察

（1）一般状态：观察患者的精神意识状态，尤其注意有无面色苍白、表情痛苦、大汗或神志模糊、反应迟钝甚至晕厥等表现。

（2）生命体征变化：注意监测体温、脉搏、呼吸、血压、疼痛的变化及程度。

（3）心绞痛或心肌梗死急性发作时，患者需绝对卧床，减少心肌耗氧，汇报医生，遵医嘱用药，观察药物疗效及不良反应，注意患者卧床期间防止坠床，做好防范措施。及时评估患者疼痛程度。必要时，做好术前准备，急诊行介入手术治疗。

（三）用药护理

（1）用药时护士要耐心解释各类药物的作用，不良反应及使用注意事项，指导患者遵医嘱正确用药，切勿自行减量或停药。

（2）扩血管药：如硝酸甘油，患者可出现头部胀痛、颜面部发红、血压降低等，护理人员要监测血压变化，控制输液速度。硝酸甘油片开封后"三个月基本就无效了"。硝酸甘油片的物理、化学性质不稳定，有易挥发性，当与空气接触、温度升高、光照等条件下，药效大大降低。保存建议：①没使用就不要开封；②减少每次开药量；③选择阴凉处保存；④不宜贴身携带，易挥发。

（3）降脂药：如阿托伐他汀片、瑞舒伐他汀钙片，具有稳定斑块、抗炎等作用，心脑血管突发事件发生的决定因素取决于动脉血管内粥样硬化斑块的稳定性。他汀类调血脂药的作用机制是抑制羟甲基戊二酸单酰辅酶 A 还原酶，从而抑制内源性胆固醇的合成。由于内源性胆固醇合成关键酶在夜间的活性最强，因此内源性胆固醇的合成高峰在夜间。因此大多数他汀类药物宜晚上服用，这样可以获得最好的降脂效果。

（4）抗凝药：如阿司匹林肠溶片，有助于抑制新的血栓形成，还可以防止没放支架的血管动脉硬化的进一步恶化。阿司匹林对胃肠道有刺激，有慢性胃病、胃溃疡的人慎用，或在医生指导下用药；凝血障碍，延长出血时间，致出血倾向；过敏反应，可引起皮疹、血管神经性水肿和哮喘；大剂量长期应用阿司匹林易发生水杨酸中毒症状，出现头痛、眩晕、恶心、耳鸣、听视力减退，甚至精神失常等。如果未按照医嘱指导服用抗凝药物，可能导致血栓形成，严重者可导致死亡。

（5）止痛药：如酚咖片、盐酸吗啡，注意评估患者的疼痛程度，遵医嘱及时给予止痛药。心肌梗死型患者使用盐酸吗啡止痛时，注意有无呼吸抑制，及时评估效果。

（四）基础与生活护理

1. 休息

隐匿型心绞痛患者或心功能评估小于等于Ⅱ级的患者可适量活动；心肌梗死急性期或心功能评估大于Ⅱ级的患者，不宜强行下床活动，卧床休息为主，减少心肌耗氧量。一旦出现症状，立即停止活动，并及时予以处理，如含服硝酸甘油、麝香保心丸、吸氧等。

2. 饮食

给予低盐低脂饮食，多食蔬菜、水果和粗纤维食物如芹菜、糙米等，避免暴饮暴食，注意少量多餐，戒烟酒。

3. 生活护理

（1）协助和指导患者完成日常生活，如洗漱、进食、如厕、穿脱衣服等。

（2）保持床单位整洁干燥，对伴有心衰症状（呼吸困难、憋闷症状）患者，可适当摇高床头，利于呼吸。

（3）评估排便情况：如排便的次数、性状、颜色及排便的难易程度，平时有无习惯性便秘，是否服用通便药物，指导患者采取通便措施。

（五）专科护理

1. 对症护理

胸痛护理如下：

（1）休息：绝对卧床休息，保持环境安静，限制探视，并告知患者和家属休息可以降低心肌耗氧量和交感神经兴奋性，有利于缓解疼痛，以取得合作。

（2）饮食：起病后4~12小时内予流质饮食，以减轻胃扩张，随后过渡到低盐低脂、低胆固醇清淡饮食，提倡少量多餐。

（3）给氧：鼻导管给氧，氧流量：2~5L/min，以增加心肌氧的供应，减轻缺血和疼痛。

（4）用药：患者胸痛无法缓解时，遵医嘱给予扩血管类药或止痛药，积极做好术前准备工作，必要时急诊行介入手术治疗。

2. 防治并发症

指导患者积极做到全面综合的二级预防，预防相关的心血管事件，调节饮食，改善冠心病相关症状，减少复发。密切心电监测，及时发现心率与心律的变化，监测电解质和酸碱平衡变化，因电解质紊乱或酸碱平衡失调时更易并发心律失常。例如：

（1）低钾血症（血钾<3.5mmol/L）所致心律失常：常见的有窦性心动过速，窦性过期前收缩动，室性心动过速，心房颤动、扑动，严重者可出现尖端扭转型室性心动过速，甚至出现心室颤动导致死亡。

（2）高钾血症（血钾>5.5mmol/L）所致心律失常：常见的有窦性心动过缓、窦性心律不齐、窦性停搏、窦房传导阻滞、房室传导阻滞及室内传导阻滞等，严重时可出现心室颤动导致死亡。

（3）低钙血症（血钙<2.25mmol/L）所致心律失常：心电图常见表现为：①ST段平坦且延长；②T波形态及方向可正常；③Q-T间期延长；④在单纯性低血钙中，对心率、节律及P波和QRS波群多无明显的影响。

（4）高钙血症（血钙>2.75mmol/L）所致心律失常：心电图主要表现为：①ST段明显缩短或消失；②Q-T间期缩短；③严重时T波可呈现倒置，或出现心律失常。

（5）低镁血症（血镁<0.70mmol/）所致心律失常，如房性、室性过期前收缩动，室性或室上性心动过速、心房颤动，甚至出现室性颤动。当血镁低于>0.75mmol/L时，其电生理效应表现为对窦房结有直接变速效应，由于镁可激活钠钾ATP酶，低镁时此酶活性下降，导致细胞内缺钾；同时镁为钙离子拮抗剂，低镁时可增加细胞内钙，从而产生相应的心电图改变。

（6）高镁血症（血镁>1.10mmol/L）可导致明显的窦性心动过缓，甚至可发生Ⅰ度房室传导阻滞及室内传导阻滞，严重镁中毒时发生心脏停搏。

（7）pH低酸中毒时可导致血钾升高，pH高碱中毒时可导致血钾降低。

准备好急救药物和抢救设备如除颤仪、临时起搏器等，随时准备抢救。

（六）心理护理

患者焦虑情绪多来自对生活质量的担心，应予以充分理解并指导患者保持乐观、平和的心情，正确对待自己的病情。告诉家属对患者要积极配合和支持，并创造一个良好的身心修养环境。

（七）康复护理

加强运动康复教育，与患者一起制定个体化运动方案，指导患者出院后的运动康复训练。个人卫生活动、家务劳动等对患者有益。无并发症的患者，根据自身耐受情况，可适当活动。冠心病患者，不宜超强度运动，运动时应量力而行，不能逞强好胜，使体力透支，引起危险。运动时的心率应低于（170-年龄）次/分，或休息3分钟可恢复，不感到疲劳。

【出院指导】

（1）学会自我调节，保持乐观精神状态，树立信心，做好长期与疾病做斗争的准备。

（2）积极治疗相关疾病，如高血压、高血脂、糖尿病等；积极配合调节饮食，以低盐低脂为宜，避免高脂肪、高胆固醇、高钠食物的摄入，控制体重。调整作息，劳逸结合，规律睡眠，戒烟戒酒，适当活动。

（3）环境舒适安全，可根据老年患者自理能力，关心督促和帮助其日常生活。

（4）植入支架后并不意味着高枕无忧，放入支架后要根据医生的指导长期服用抗凝药物，改掉不良的生活习惯，积极治疗病因，避免诱发因素，定期医院复查随访。如果未按照医嘱指导服用抗凝药物，可能导致血栓形成，严重者可导致死亡。

（5）定期到门诊随访。每年至少随访1次，医生评估您的症状和临床心功能状态，给予心电图检查。另外医生还要检测某些并发症（例如心力衰竭、心律失常），检查疾病危险因素控制情况以及改变生活方式和对药物治疗的依从性。

（6）推广微信公众平台，推广普及冠心病二级预防相关知识，可以减少心血管不良事件的发生。微信公众平台适用于能够接收微信的所有心内科患者。今后将继续加强微信公众号的专业化管理，丰富微信推送内容，拓展微信在医疗护理服务中的功能。

第三节　　老年人肺炎

老年人肺炎是指发生于老年人终末气道、肺泡和间质的炎症，是老年人的常见病，其发病率随年龄的增长而升高。因老年肺炎患者肺功能基础差，常合并多种基础疾病，易出现多器官功能损害，病死率高。老年人肺炎的临床表现常不典型，起病急骤，发展迅速，常有受凉淋雨、劳累、病毒感染等诱因，开始可无发热、咳嗽、咳痰、胸痛、寒战等一般肺炎常见症状，而是以恶心、呕吐、食欲不振、腹泻、乏力、意识状态改变等消化系统和神经系统症状出现，因此易于漏诊而延误治疗。

【护理评估】

（一）病史评估

1. 病因和既往史

老年肺炎绝大多数由感染所致，细菌是主要病原体。相关病因主要有：①年龄>65岁：随着年龄的增长，老年人肺脏的结构、功能和横膈位置会发生变化，气道净化能力下降，影响肺的天然防御机制。②合并基础疾病：慢性基础疾病是老年肺炎最重要的危险因素，如合并慢性阻塞性肺疾病（COPD）、糖尿病、充血性心衰、恶性肿瘤、神经系统疾病等。③隐性吸入咽喉部的寄植菌：隐性吸入在老年人尤其是存在中枢神经系统疾病的老年人中很常见，发生原因主要是咽喉功能减退或受抑制，表现为咳嗽和吞咽反射障碍，当进食和睡眠时将咽喉部的寄植菌吸入下气道而导致肺炎发生。④其他：如纤毛黏液系统功能下降、宿主防御功能减退、营养不良、集体居住、近期住院、气管插管或留置胃管、健康状态较差、吸烟和近期手术等。

2. 环境评估

按肺炎患病的环境分成两类：①社区获得性肺炎（community acquired pneumonia，CAP）是指在医院外罹患的感染性肺实质炎症，包括具有明确潜伏期的病原体感染而在入院后平均潜伏期内发病的肺炎。传播途径为吸入飞沫、空气或血源传播，耐药菌普遍。②医院获得性肺炎（hospital acquired pneumonia，HAP）指患者在入院时既不存在、也不处于潜伏期，而在入院 48 小时以后发生的肺部感染，也包括出院后 48 小时内发生的肺炎。其中以呼吸机相关性肺炎最为多见，治疗和预防较困难。除了在医院，在老年护理院生活的人群肺炎易感性亦高，临床特征和病因学分布介入 CAP 和 HAP 之间，可按 HAP 处理。

3. 病原菌评估

社区获得性肺炎（community acquired pneumonia，CAP）中以肺炎链球菌为最主要的致病菌。医院获得性肺炎（hospital acquired pneumonia，HAP）中以革兰阴性杆菌最常见，其中以克雷白杆菌及铜绿假单胞菌最常见，金黄色葡萄球菌、肺炎链球菌和厌氧菌也多见。

（二）身体状况评估

1. 一般评估

评估患者精神状态，有无急性病容，有无面颊绯红、口唇发绀、皮肤黏膜出血、浅表淋巴结肿大等，有无食欲减退、乏力、精神萎靡、恶心、呕吐。

2. 生命体征与意识状况评估

评估有无生命体征异常，如呼吸频率加快和节律异常、心动过速、血压下降、体温升高或下降等；判断患者意识是否清醒，有无烦躁、嗜睡、惊厥和表情淡漠等意识障碍。

3. 咳嗽和吞咽功能评估

评估患者有无咳嗽和吞咽反射障碍。可采用洼田饮水实验量表进行评估。患者端坐，喝下 30mL 温开水，观察喝水所需时间及呛咳情况。

4. 临床表现

起病缓慢，多数患者无高热、咳嗽、咳痰、胸痛等典型呼吸道症状，首发症状常表现为呼吸加快及呼吸困难。与呼吸道症状轻微或缺如相反，老年肺炎患者全身中毒症状常表现明显，主要有食欲减退、乏力、精神萎靡、恶心呕吐、心率增快、心律失常、谵妄、意识模糊、重症血压下降，甚至昏迷。因可能有潜在的器官功能不全，易并发呼吸衰竭、心力衰竭、休克、弥散性血管内凝血（disseminated intravascular coagulation，DIC）、电解质紊乱和酸碱平衡紊乱等严重并发症。体征上可出现脉速、呼吸快，胸部听诊可闻及湿性啰音，或伴有呼吸音减弱及支气管肺泡呼吸音。

5. 日常自理能力评估

采用生活自理能力评估表评估患者生活自理情况，对中、重度依赖患者及时提供日常生活帮助。

（三）实验室及其他检查

1. 炎症标志物

外周血白细胞和中性粒细胞升高不明显，需要借助其他血液炎症指标如 C 反应蛋白、血沉、降钙素原等进行综合判断。

2. 影像学检查

胸部影像异常是诊断肺炎的重要标志。胸部 X 线检查显示片状、斑片状浸润性阴影或间质性改变，伴或不伴胸腔积液。胸部 CT 检查出现新的或进展性肺部浸润影。

3. 痰标本检测

最常见的病原学检查方法是痰涂片镜检及痰培养，具有简便、无创等优点，但由于口咽部存在大量定植菌，经口中咳出的痰标本易受污染，必要时可经人工气道吸引或经纤维支气管镜通过防污染样本毛刷获取标本。

（四）心理-社会状况

老年肺炎患者因病程长而可能引起烦躁或抑郁等负性情绪，应注意评估家属对患者病情和预后的态度，以及家庭的照顾和支持能力。

【护理目标与评价】

（1）能掌握相关疾病的诱因及预防要点。

（2）能掌握有效咳嗽、咳痰的方法，做好痰液性状的观察。

（3）能掌握营养摄入及功能锻炼的相关知识。

（4）用药科学、规范，抗生素按时输注。

（5）口腔护理切实、到位，防止因广谱抗生素应用而导致的二重感染。

（6）无不良事件及相关并发症发生。

（7）做好气道管理及呼吸支持。

【护理措施】

（一）一般护理

1. 环境与休息

保持室内空气新鲜，温度控制在18~25℃为宜。住院早期应卧床休息，如并发休克者取仰卧中凹位，头胸部抬高约20°，下肢抬高约30°，以利于呼吸和静脉血回流。同时给予高流量吸氧，协助患者翻身拍背，必要时予机械吸痰。

2. 饮食护理

提供足够热量、蛋白质和维生素的流质或半流质食物，以补充高热引起的营养物质消耗，饮食宜清淡易消化。鼓励患者多饮水，每日1500~2000mL，以保证足够的摄入量并利于稀释痰液。忌烟酒，少食辛辣刺激性食物，以免产生过度咳嗽。可多食雪梨、百合、银耳等润肺食物。

（二）病情观察

1. 意识与生命体征观察

观察患者精神和意识状态，有无精神萎靡、表情淡漠、烦躁不安、神志模糊等。老年肺炎并发症严重，应严密观察患者的神志、呼吸、血压、心率及心律等变化，有无心率加快、脉搏细速、血压下降、脉压变小、体温不升或高热、呼吸困难等，警惕呼吸衰竭、心力衰竭、休克等并发症的发生，必要时予以心电监护。

2. 血氧饱和度观察

观察有无血氧饱和度的下降、血气分析有无 PaO_2 减低和（或）$PaCO_2$ 升高。

3. 水电解质及出入量的观察

观察有无水电解质紊乱、酸碱失衡及出入量不平衡以及少尿无尿的发生。

4. 痰液的观察

观察痰液的性状、黏稠度，有无特殊的气味。

（三）用药护理

遵医嘱使用抗生素，观察疗效和不良反应。应用头孢唑林钠（先锋 V）可出现发热、皮疹、胃肠道不适等不良反应；喹诺酮类药物（氧氟沙星、环丙沙星）偶见皮疹、恶心等不良反应；氨基糖苷类抗生素有肾、耳毒性，老年人或肾功能减退者应特别注意有无耳鸣、头晕、唇舌发麻等不良反应，患者一旦出现严重不良反应，应及时与医生沟通并做相应处理。

（四）基础与生活护理

1. 做好口腔、会阴护理

鼓励患者经常漱口，口唇疱疹者局部涂抗病毒软膏，防止继发感染。生活不能自理者做好口腔护理。

留置导尿者加强会阴护理，及时留取中段尿培养。

2. 卧床休息，注意保暖

高热患者应卧床休息，以减少氧耗量，缓解头痛、肌肉酸痛等症状。病室应尽可能保持安静并维持适宜的温、湿度。

3. 床头抬高，防止发生误吸

保持呼吸道通畅，床头抬高。鼓励患者自主咳嗽，咳出痰液，并给予祛痰药。经常改变体位、叩背排痰，必要时雾化吸入稀释痰液的药物以利排痰。除非干咳剧烈者，一般不用镇静药和少用止咳剂

4. 做好高热护理

可采用温水擦浴、冰袋冰帽等物理降温措施，以逐渐降温为宜，防虚脱发生。患者大汗时需及时协助擦拭和更换衣裤，避免受凉。必要时遵医嘱使用退烧药，静脉补充因发热而丢失的水分和盐，加快毒素排出和热量散发。控制补液速度，避免速度过快导致急性肺水肿发生。

（五）专科护理

1. 氧疗护理

低流量吸氧流量是 1~2L/min、中流量吸氧流量是 2~4L/min、高流量吸氧流量是 4~6L/min，对急性期患者给予中高流量吸氧，维持 $PaO_2 > 60mmHg$，氧饱和度 > 90％，及时添加湿化水并做好吸氧装置的消毒。

2. 气道护理

指导患者进行有效咳嗽、协助叩背以促进痰液排出。无效者可以采用负压吸引器吸痰。痰液黏稠者可以予以雾化吸入稀释痰液。机械通气患者吸痰严格无菌操作，评估痰液黏稠度，按需湿化。

3. 抗生素使用护理

老年肺炎患者使用抗生素时间一般较长，用药品种多，不良反应发生率高，要重视长期使用广谱抗生素而导致的二重感染，观察患者口腔黏膜有无霉菌生长、有无腹泻发生，及时留取大便培养。

4. 痰液标本采集

痰标本采集方法主要有两种：①自然咳痰法：最常用，留取方法简便。其要点是：患者晨起后首先以清水漱口数次，以减少口腔杂菌污染；之后用力咳出深部第一口痰，并留于加盖的无菌容器中；标本留好后尽快送检，一般不超过 2 小时；若患者无痰，可用高渗盐水（3％~10％）雾化吸入导痰。②经环甲膜穿刺气管吸引或经纤维支气管镜防污染双套管毛刷留取痰标本：可防止咽喉部定植菌污染痰液标本，对肺部感染的病因判断和药物选用有重要价值。

（六）心理护理

关心、安慰患者、认真倾听主诉，耐心细致解释治疗情况及取得的成效，及时采取措施缓解患者不适，使患者能够积极配合治疗。

（七）康复护理

1. 肺功能训练

（1）缩唇呼吸：通过缩唇形成的微弱阻力来延长呼气时间，增加气道压力，延缓气道塌陷。操作要领：闭嘴经鼻吸气，然后通过缩唇（吹口哨样）缓慢呼气，同时收缩腹部。吸气与呼气时间比为 1 : 2 或 1 : 3。缩唇的程度与呼气流量：以能使距口唇 15~20cm 处、与口唇等高水平的蜡烛火焰随气流倾斜又不至于熄灭为宜。

（2）膈式或腹式呼吸：患者可取立位、平卧位或半卧位，两手分别放于前胸部和上腹部。用鼻缓慢吸气时，膈肌最大程度下降，腹肌松弛，腹部凸出，手感到腹部向上抬起。呼气时经口呼出，腹肌收缩，膈肌松弛，膈肌随腹腔内压增加而上抬，推动肺部气体排出，手感到腹部下降，另外，可以在腹部放置小枕头、杂志或书帮助训练腹式呼吸。如果吸气时物体上升，证明是腹式呼吸。缩唇呼吸和腹式呼吸每天训练 3~4 次，每次重复 8~10 次。

第四节　慢性阻塞性肺疾病

慢性阻塞性肺疾病（chronic obstructive pulmonary disease，COPD）是指由于慢性气道阻塞引起肺通气功能障碍的一组疾病。是严重危害老年人健康的常见病、多发病，据预测到2020年COPD将成为全球第三大致死病因，位居疾病经济负担的第5位。在中国，COPD患病率40岁以上人群为8.2%，且男性多于女性，给患者及其家庭、社会带来沉重的经济负担。慢性支气管炎和肺气肿是导致COPD的最常见疾病。

【护理评估】

（一）病史评估

1. 病因和既往史

确切的病因不清楚，目前认为与肺部对香烟、烟雾等有害气体或有害颗粒的异常炎症反应有关。COPD多由慢性支气管炎（简称慢支）和慢性阻塞性肺气肿（简称肺气肿）发展而来。当慢支或肺气肿患者病情严重到一定程度，肺功能检查出现气流受限，并且气流受限不能完全可逆时，则诊断COPD。慢支是指支气管壁的慢性非特异性炎症，其诊断标准是每年咳嗽、咳痰（或伴喘息）至少3个月，并连续2年或更长，除外其他原因引起的慢性咳嗽。肺气肿系指终末细支气管远端气腔出现异常持久的扩张，并伴有肺泡壁和细支气管壁的破坏而无明显肺纤维化。肺气肿典型的临床表现是逐渐加重的呼吸困难和肺气肿体征。

2. 危险因素评估

COPD发病是遗传因素与环境因素共同作用的结果。

（1）遗传因素：某些遗传因素可增加COPD发病的危险性，已知的遗传因素为α1-抗胰蛋白酶（α1-AT）缺乏。蛋白水解酶对组织有损伤、破坏作用，能分解弹力纤维，引起肺气肿病变。抗胰蛋白酶对弹性蛋白等多种蛋白酶有抑制作用，其中α1-抗胰蛋白酶是功能最强的一种。蛋白酶和抗蛋白酶维持平衡是保证肺组织正常结构免受损伤和破坏的主要因素。蛋白酶增多或抗蛋白酶不足均可导致肺气肿。

（2）环境因素：①吸烟和被动吸烟：吸烟是发生COPD最常见的危险因素。吸烟者呼吸道症状、肺功能受损程度以及患病后病死率均明显高于非吸烟者。吸烟时间愈长，吸烟量愈大，患病率愈高，戒烟后可使病情减轻。②职业性粉尘和化学物质：当吸入各种粉尘和其他有害烟雾，浓度过大或接触时间过长可引起COPD的发生。③室内外空气污染：刺激性烟雾、粉尘、大气污染的慢性刺激，常为本病的诱发因素之一。室内生物燃料烹饪和取暖所致的室内空气污染是COPD发生的危险因素之一。④感染：病毒和细菌感染也是COPD急性加重、发生、发展的重要原因之一，儿童期严重的下呼吸道感染与成年后肺功能的下降及呼吸道症状有关。

3. 病原菌评估

病毒、支原体、细菌等感染是慢性支气管炎发生发展的重要原因之一。病毒感染以流感病情、鼻病毒、腺病毒和呼吸道合胞病毒为常见。细菌感染常继发于病毒感染，常见病原体为肺炎链球菌、流感嗜血杆菌、卡他莫拉菌和葡萄球菌等。

（二）实验室及其他检查

1. 肺功能检查

是判断气流受限的主要客观指标，对COPD诊断、严重程度评价、疾病进展、预后及治疗反应等有重要意义。

（1）FEV_1（第一秒用力呼气容积）/FVC（用力肺活量）占预计值的百分数：分别为评价气流受限的敏感指标和评估COPD严重程度的良好指标，吸入支气管舒张药后FEV_1/FVC<70%及FEV_1<80%预计值者，可确定为患者存在不能完全可逆的气流受限。

（2）肺总量（TLC）、功能残气量（FRC）和残气量（RV）增高，肺活量（VC）减低，表明肺过度充气，有参考价值。

（3）一氧化碳弥散量（DL_{CO}）及其肺泡通气量（VA）比值下降，对诊断有参考价值。

2. X 线检查

X 线片改变对 COPD 诊断特异性不高，主要用于确定肺部并发症及其他肺疾病鉴别之用。患者早期胸片可无变化，以后可出现肺纹理增粗、紊乱等非特异性改变，也可出现肺气肿改变。

3. 痰标本检测

痰培养可能检出病原菌。常见病原菌为肺炎链球菌、流感嗜血杆菌、卡他莫拉菌、肺炎克雷白杆菌等。

4. 其他

COPD 并发细菌感染时，外周血白细胞增高，核左移。中性粒细胞增多，血红蛋白、红细胞计数和血细胞比容可增高。血气分析 $PaO_2 < 60mmHg$，伴或不伴有 $PaCO_2 > 50mmHg$，提示呼吸衰竭。如 $pH < 7.30$，$PaO_2 < 50mmHg$，$PaCO_2 > 70mmHg$，提示病情危重。

（三）心理-社会状况

有无焦虑、孤独、失眠及忧郁等，评估家庭成员及社会对患者的照顾能力和支持以及经济状况。

【护理目标与评价】

（1）能掌握相关的诱发因素及预防要点。

（2）能叙述急性发作期的相关临床表现，做好自我观察及评估。

（3）能有效咳嗽、咳痰，腹式呼吸、缩唇式呼吸。

（4）正确使用各类吸入性平喘药物。

（5）能掌握肺康复锻炼的相关知识并有效实施。

（6）掌握家庭氧疗的相关知识和注意事项。

（7）吸烟者自觉配合戒烟。

（8）掌握营养摄入的相关知识。

（9）用药科学、规范，抗生素按时输注，做好糖皮质激素使用副作用观察。

（10）无不良事件及相关并发症发生。

（11）做好气道管理及呼吸支持。

【护理措施】

（一）一般护理

1. 环境与休息

（1）环境：COPD 患者居住的房间室温保持 18~24℃，相对湿度 50%~70% 为宜。房间通风良好、阳光充足，避免或防止粉尘、烟雾及有害气体。

（2）休息与活动：病情较轻者可适当活动，循序渐进增加活动量，以活动后不感到明显的胸闷气急为宜，重症者应卧床休息。

2. 卧位护理

协助患者采取舒适体位。中度以上 COPD 急性加重期患者应卧床休息，对于因呼吸困难不能平卧者采取半卧位或坐位，身体前倾，并使用枕头、靠背架或床边桌等支撑物增加患者舒适度。

3. 饮食护理

应制定高热量、高蛋白质、高维生素的饮食计划。正餐进食量不足时，应安排少量多餐，避免在餐前和进餐时过多饮水。腹胀患者应进软食，避免进食产气食物，如汽水、啤酒、豆类、马铃薯和胡萝卜等；避免易引起便秘的食物，如油煎食物、干果、坚果等。

（二）病情观察

1. 意识及生命体征观察

定期监测动脉血气，密切观察患者有无头痛、烦躁不安、表情淡漠、神志恍惚、精神错乱、嗜睡和昏迷等表现，判断呼吸困难类型并动态评估患者呼吸困难的严重程度。

2. 缺氧的观察

轻度缺氧主要表现为气短加重，伴有喘息、胸闷、咳嗽加剧、痰量增加、痰呈脓性，以及有发热等，也可伴有全身不适症状。中重度缺氧可以出现静息状态下呼吸困难，新出现发绀、外周水肿，咳嗽、咳痰、呼吸困难症状加重，可以出现慢性心力衰竭等比较严重的症状。动脉血气分析对确定低氧血症、高碳酸血症和酸碱失衡，判断呼吸衰竭的类型有重要价值。

3. 电解质及出入量观察

严密观察有无水电紊乱、酸碱失衡，有无出入量不平衡，少尿无尿的发生。

4. 活动耐力观察

早期在劳力时出现气短或呼吸困难，以后逐渐加重，以致在日常活动甚至休息时也感气短。慢支患者如在慢性咳嗽、咳痰基础上出现了逐渐加重的呼吸困难常提示已发生了肺气肿。

5. 痰液观察

患者平时痰液多为白色黏液或浆液性泡沫痰，合并感染时，痰量增多，转为黏液脓性痰，偶有血丝痰。

（三）用药护理

1. 平喘药使用护理

短期按需应用以缓解症状，长期规律应用以减轻症状。

（1）β_2肾上腺素受体激动剂：可通过吸入或口服应用。沙丁胺醇气雾剂，每次 $100 \sim 200 \mu g$（$1 \sim 2$ 喷），定量吸入，疗效持续 $4 \sim 5$ 小时。长效制剂如沙美特罗等，每天仅需吸入 2 次。

（2）抗胆碱能药：异丙托溴铵气雾剂，定量吸入，每次 $40 \sim 80 \mu g$（$2 \sim 4$ 喷），每天 $3 \sim 4$ 次。

（3）茶碱类：茶碱缓（控）释片 0.2g，每 12 小时 1 次；氨茶碱 0.1g，每天 3 次。

教会患者正确吸入平喘药物：打开盖子，均匀摇晃药液；深呼气至不能再呼出时张口将吸入器喷嘴置于口中，双唇包住咬口，以深而慢的方式进行吸气，吸气同时以手指按压喷药；吸气末屏气 $10 \sim 15$ 秒，然后缓慢呼气；休息 3 分钟后可重复使用一次。如吸入药物中含有糖皮质激素，一定要充分漱口。观察患者有无心悸、骨骼肌震颤、低血钾等不良反应。

2. 糖皮质激素使用护理

目前认为 $FEV_1 < 50\%$ 预计值并有并发症或反复加重的 COPD 患者可规律性吸入糖皮质激素治疗，有助于减少急性发作频率，提高生活质量。吸入糖皮质激素药物治疗的全身反应小，少数患者可出现声音嘶哑、咽部不适和口腔念珠菌感染，指导患者吸药后及时用清水充分漱口。口服用药宜在饭后服用，以减少对胃肠道黏膜的刺激。静脉使用糖皮质激素需注意观察有无消化道出血等相关并发症的发生。

3. 镇静止咳药使用护理

止咳药物可选择复方甘草合剂 10mL，每天 3 次；宜放在其他药物之后服用，服用后短时间内勿饮水。高血压、糖尿病、心脏病及消化性溃疡患者慎用。喷托维林是非麻醉性中枢镇咳药，注意观察有无口干、恶心、腹胀等不良反应。对二氧化碳潴留、呼吸道分泌物多的重症患者要慎用镇静类药物，如需使用一定要加强观察是否有呼吸抑制和咳嗽反射减弱情况发生。

4. 抗生素使用护理

COPD 症状加重，特别是痰量增加并呈脓性时应给予抗生素治疗。抗生素的选用需依据患者所在地常见病原菌类型及药敏情况决定，给予 β 内酰胺类抗生素、大环内酯类或喹诺酮类抗生素治疗。β 内酰胺类抗生素包括临床最常用的青霉素与头孢菌素，此类抗生素具有杀菌活性强、毒性低、适应证广及临床疗效好的优点。使用青霉素类药物一定要认真询问患者用药史、本人是否有相关药物过敏史和家族是否有相关药物过敏史，并进行青霉素皮试，皮试时备好青霉素急救盒，一旦发生过敏反应及时救治。大环内酯类抗生素使用时注意观察患者有无腹胀、腹痛、恶心、呕吐及腹泻等消化系统不良反应发生。因其对胃肠道刺激较大，需指导患者放在饭后服用。定期复查肝功能，注意有无肝功能的改变。观察有无药物性皮疹及药物热等变态反应发生。喹诺酮类抗生素药物使用时要注意观察有无恶心、呕吐等胃肠道反应；头痛、头晕、睡眠不良等中枢神经系统反应；大剂量或长期应用该类药物需定期复查肝功能，防止肝功能损坏的发生。

在使用抗生素的过程中，要注意观察药物疗效及有无口腔内真菌感染、腹泻等菌群失调的发生。

5. 祛痰药使用护理

祛痰药物可选择溴己新 8~16mg，每天 3 次；该药物服用偶有恶心、胃部不适，减药或停药后症状可消失。该药物宜在饭后服用，有胃溃疡的患者慎用。盐酸氨溴索 30mg，每天 3 次；桃金娘油 0.3g，每天 3 次；盐酸氨溴索及桃金娘油副作用较少，偶有轻微的胃部不适。

6. 呼吸兴奋剂使用护理

常用药物有尼可刹米、洛贝林等，通过刺激呼吸中枢或外周化学感受器，增加呼吸频率和潮气量，改善通气，以尼可刹米最常用，常规 0.375~0.75g 静注。使用原则：①必须在保持气道通畅的前提下使用，否则会促发呼吸肌疲劳，并进而加重 CO_2 潴留；②脑缺氧、脑水肿未纠正而出现频繁抽搐者慎用；③患者的呼吸肌功能应基本正常；④不可突然停药。呼吸兴奋剂主要用于以中枢抑制为主所致的呼吸衰竭，不宜用于以换气功能障碍为主所致的呼吸衰竭。

（四）基础与生活护理

（1）做好口腔、会阴护理。

（2）评估自理能力、协助生活护理、提高自护能力。

（3）床头抬高、减轻呼吸困难。

（4）加强皮肤护理：保持床单位清洁整齐，督促协助翻身，骨隆突处予以保护。

（五）专科护理

1. 氧疗护理

持续低浓度吸氧，氧疗的指征是 $PaO_2 < 60mmHg$，常用鼻导管或文丘里面罩吸氧。一般吸氧浓度为 25%~35%，应避免吸入氧浓度过高加重 CO_2 潴留。氧疗的目标为 PaO_2 在 60~65mmHg，并且 CO_2 潴留无明显加重。

2. 气道护理

及时清除呼吸道分泌物，保持呼吸道通畅，是改善通气、防止和纠正缺氧与二氧化碳潴留的前提。根据患者的情况选择适合排痰的护理措施，必要时协助医生建立人工气道。

（1）深呼吸和咳嗽：患者取坐位，双肩放松，上体稍前倾，双臂可以支撑在膝上。卧床患者则应抬高床头，双膝屈曲，双肢支撑在床上。护士指导患者进行数次随意的深呼吸（腹式呼吸），吸气终了屏气片刻，然后进行咳嗽、咳痰。

（2）胸部叩击方法：患者取坐位或侧卧位，护士站在患者的后方或侧后方，两手手指并拢拱成杯状，用手腕的力量自下而上，由外向内，力量均匀地叩击胸背部，叩击时发出空而深的叩击音表示叩击手法正确。

（3）机械吸痰：适用于痰液黏稠无力咳出、咳嗽反射减弱或消失及意识不清的患者。可经鼻、气管插管或气管切开处进行负压吸引。

（4）气道的湿化和雾化：适用于痰液黏稠不易咳出者。湿化治疗法是通过湿化装置，将水或溶液蒸发成水蒸气或小液滴，以提高吸入气体的湿度，达到湿润气道黏膜、稀释痰液的目的。雾化治疗又称气溶液吸入疗法，应用特制的气溶液装置将水分和药物形成气溶胶的液体微滴或固体颗粒，被吸入并沉积于呼吸道和肺泡靶器官，达到治疗疾病，改善症状的目的。并且吸入同时也具有一定的湿化稀释气道分泌物的作用。注意事项：①防止窒息：干结的分泌物湿化后膨胀易阻塞支气管，操作后应帮助患者翻身拍背，及时排痰，尤其是体弱、无力咳嗽者。②避免湿化过度：过度湿化可引起黏膜水肿、气道狭窄，呼吸道阻力增加，甚至诱发支气管痉挛；还可导致体内水潴留，加重心脏负荷。因而，湿化时间不宜过长，一般以 10~20 分钟为宜。③控制湿化温度：温度过高可引起呼吸道灼伤；温度过低可诱发哮喘、寒战反应，一般应控制湿化温度在 35~37℃。④防止感染：定期进行吸入装置、病房环境消毒，注意无菌操作，加强口腔护理。

3. 功能训练护理

鼓励 COPD 患者进行腹式呼吸和缩唇呼气，即做缓慢的深吸气动作，胸腹动作要协调，深呼气时要缩唇，以提高呼气相支气管内压，防止小气道过早陷闭，利于肺内气体排出。

（六）并发症的护理

1. 自发性气胸

为肺大疱破裂所致。患者表现为呼吸困难突然加剧并伴有一侧剧烈胸痛。当患者出现原因不明的气急、发绀加剧，亦应警惕气胸的发生。体征为一侧呼吸音显著降低。需予以 X 线检查明确诊断及肺压缩程度，当肺压缩低于 30％，予以卧床休息，持续中流量吸氧。压缩大于 30％，需予以胸腔穿刺抽气。

2. 慢性肺源性心脏病

主要由于患者存在着支气管阻塞和肺实质破坏，从而继发肺气肿及肺纤维化，侵犯肺血管，使肺循环阻力增加，最终导致肺动脉高压及右心室肥厚。功能失代偿期患者出现呼吸衰竭及右心衰竭的相关临床表现。呼吸衰竭患者主要表现为气短、胸闷、心悸、乏力，在 PaO_2 低于 40mmHg 或 SpO_2 低于 75％时，患者可出现明显发绀。严重时由于脑细胞缺氧及水肿，可表现为头痛、烦躁不安，无意识动作，甚至谵妄、抽搐、昏迷等肺心脑病症状，需加强病情观察。右心衰竭时患者主要表现为气急、发绀、心慌、尿少、上腹胀满。体检可见颈静脉怒张、剑突下有明显心尖冲动、心率加速、面部及双下肢凹陷性水肿。肺心病患者一般在感染控制后其心衰症状可缓解，如未缓解，可遵医嘱适当选用小剂量的强心、利尿及血管扩张剂。

（七）心理护理

患者因患病时间长、无法预知病情的发展及预后情况、担忧医疗经费来源，易产生焦虑、抑郁、恐惧、绝望等负面情绪，应根据患者心理特点给予帮助和支持。①正确理解病情，保持良好心态；②加强急性加重期患者的心理疏导；③推荐日常松弛的方法，建议多种渠道参与社交活动，协调家庭、朋友、医患间的和谐关系，以获得更多的理解和支持。④指导患者或家属各种宣泄坏情绪的途径和方法。鼓励患者多与外界交流、沟通，防焦虑、抑郁、失眠等；鼓励患者从事适当的自我照顾，提升个人成就感。

（八）康复护理

制定个体化的训练计划，加强呼吸功能及肢体运动训练。指导患者进行缩唇呼吸、膈式或腹式呼吸、呼吸阻力器的使用等呼吸训练以加强胸、膈呼吸肌的肌力和耐力，改善呼吸功能，以及步行、慢跑、气功等体育锻炼，以逐步提高肺活量和活动耐力。使患者理解康复锻炼的意义，发挥患者的主观能动性。

【出院指导】

1. 疾病指导

本病虽然难以治愈，但如积极参与 COPD 的长期管理可减少急性发作，及时控制症状，延缓疾病进程，提高生活质量。教会患者和家属依据呼吸困难与活动之间的关系，判断呼吸困难的严重程度，以便合理安排工作和生活。指导患者识别使病情恶化的因素，吸烟者戒烟能有效延缓肺功能出现进行性下降。在呼吸道传染病流行期间，尽量避免到人群密集的公共场所。潮湿、大风、严寒气候时避免室外活动，根据气候变化及时增减衣物，避免受凉感冒。指导患者或家属做好吸氧日记、指导患者自我监测病情变化，嘱患者每月或 3 个月到门诊随访 1 次，根据其肺功能和动脉血气等指标判断氧疗的效果，并结合血氧饱和度情况，指导患者调整吸氧流量和时间。

2. 用药指导

注意观察药物疗效和不良反应。①止咳药：喷托维林是非麻醉性中枢镇咳药，不良反应有口干、恶心、腹胀、头痛等。②祛痰药：溴己新偶见恶心、转氨酶增高，消化性溃疡者慎用。盐酸氨溴索是润滑性祛痰药，不良反应较轻。

3. 饮食指导

宜高热量、高蛋白、高维生素、易消化饮食，少食多餐，避免辛辣刺激、产气食物，如汽水、啤酒、豆类、马铃薯和胡萝卜等，避免易引起便秘的食物，如油煎食物、干果、坚果等。

4. 训练指导

（1）腹式呼吸：要领为胸廓保持不动，用腹部的起落显示，即吸气时腹部隆起、呼气时腹部下陷。

注意事项：①训练时用鼻吸气、用嘴呼气；呼吸慢而深；吸气时间短、呼气时间长。②选用何种体位进行呼吸练习，须请示医生根据病情而定。训练时呼吸次数应控制在 8 次/分左右。③每次训练以 5~7 次为宜，休息后再练。

（2）缩唇呼吸：又称噘嘴呼吸。技巧是通过缩唇形成的微弱阻力来延长呼气时间，增加气道压力，延缓气道塌陷。患者闭嘴经鼻吸气，然后通过缩唇缓慢呼气，同时收缩腹部。吸呼时间比为 1：2 或 1：3。缩唇的程度与呼气流量：以能使距口唇 15~20cm 处、与口唇等高水平的蜡烛火焰顺气流倾斜又不至于熄灭为宜。

注意事项：①训练时用鼻吸气，同时关闭嘴；强调缩唇时呼气；吸呼比率为 1：（2~3）；呼吸频率<20 次/分。②训练的重点在于缓慢，即通过延长呼气时间、改善呼吸的深度，使二氧化碳有效地呼出体外。③去除呼吸道分泌物技术：深呼吸和有效咳嗽，有助于气道远端分泌物的排出，保持呼吸道通畅。先是深吸气，然后屏住呼吸数秒，在呼气时咳嗽。具体步骤为深吸气、暂停、放松呼气；重复以上程度；深吸气、腹肌收缩、连续两次咳嗽；结束。可重复多次，直到将痰排出。

（3）居家松弛运动与体能锻炼指导：①松弛运动：松弛运动可以减低患者的肌肉紧张程度，肌肉松弛后减少耗氧量、二氧化碳以及呼吸速率。②体能锻炼：患者长期不活动使肌肉不同程度地萎缩，因此要逐渐恢复活动项目。可开始下床活动，逐渐在家中走动，以后上下楼梯，最后到户外活动。

耐力训练又称有氧训练法：如行走、健身跑、自行车、游泳、划船等。开始进行 5 分钟活动，休息适应后逐渐增加活动时间，当患者能耐受 20 分/次活动后即可增加活动。提高上肢活动能力的训练：可用体操棒作高度超高肩部的各个方向的练习或高过头的上肢套圈练习，还可手持重物（0.5~3kg）作高于肩部的活动，每活动 1~2 分钟，休息 2~3 分钟，每日 2 次。

5. 戒烟控酒指导

戒烟是预防 COPD 的重要措施，吸烟患者戒烟能有效延缓肺功能进行性下降。对吸烟者采取多种宣教措施戒烟。避免或减少有害粉尘、烟雾或气体的吸入。避免过度饮酒。

6. 居家氧疗指导

COPD 患者家庭氧疗的原则：①低流量持续给氧，氧流量在 1.5~2.5L/min，低浓度（<30％）。②长期持续氧疗，即每天>15 小时，对于 COPD 患者，特别是慢性 Ⅱ 型呼吸衰竭伴有肺心病者，必须长期持续氧疗，包括夜间，有利于降低肺动脉压，减轻右心负荷，切不可根据症状自行缩短吸氧时间。

第五节　慢性支气管炎

慢性支气管炎简称慢支，是气管、支气管黏膜及其周围组织的慢性非特异性炎症。是老年人的常见病，临床上以咳嗽、咳痰为主要症状，每年发病累积达 3 个月或以上，连续 2 年或 2 年以上，排除具有咳嗽、咳痰、喘息症状的其他疾病。我国已经进入老龄化社会，在全国庞大的老年人口基数中，慢性支气管炎的患病率始终居高不下，这也与近年来工业发展过快有关，大量的工业废气也加重了慢性呼吸系统疾病的发病率。其病程分为急性加重期和缓解期，如急性加重期不能得到有效控制、反复发作，可发展成阻塞性肺疾病病，甚至肺心病，预后不良。对于老年人来说，长久的疾病困扰给生活带来了极大的负担。

【护理评估】

（一）病史评估

1. 病因和既往史

目前病因尚不清楚，可能是多种因素长期相互作用的结果。相关病因有①有害气体和有害颗粒：如香烟、烟雾、粉尘、刺激性气体（二氧化硫、二氧化氮、氯气、臭氧等）。②感染因素：病毒、支原体、细菌等感染是慢性支气管炎发生发展的重要原因之一，造成气管、支气管黏膜的损伤和慢性炎症。病毒感染以流感病毒、鼻病毒、腺病毒和呼吸道合胞病毒为常见。细菌感染常继发于病毒感染，常见病原体为肺炎链球菌、流感嗜血杆菌、卡他莫拉菌和葡萄球菌等。③其他因素：免疫、年龄和气候等因素均与慢性支气管炎有关。老年人肾上腺皮质功能减退，细胞免疫功能下降，溶菌酶活性降低，从而容易造成呼吸道的反复感染。

2. 发病情况

发病的起始时间，咳嗽、咳痰的持续时间，连续的时间情况。

3. 用药史

既往发病的用药情况，服药的种类和时间，用药后疾病控制的情况。

（二）身体状况评估

1. 一般评估

评估患者精神状态，有无急性病容，有无面颊绯红、口唇发绀、皮肤黏膜出血、食欲减退、乏力、精神萎靡、恶心呕吐等情况。评估患者睡眠、食欲、大小便情况。

2. 生命体征与意识状况评估

评估体温、脉搏、呼吸、血压和疼痛。评估有无生命体征异常，如呼吸频率加快、心率快及节律异常、血压下降、体温升高等；判断患者意识是否清醒，有无烦躁、嗜睡和表情淡漠等意识障碍。

3. 体格检查

早期多无异常体征。急性发作期有异常。听诊：背部或双肺底听到干、湿啰音，痰液咳出后啰音减少或消失，如合并哮喘可闻及哮鸣音。

4. 咳嗽咳痰评估

（1）咳嗽积分表：是一种分栏式评分法，该量表根据咳嗽发生时间分为日间和夜间两部分，每部分均按照不同的严重程度划分为 0~3 分，4 个等级。该评分体系反映了咳嗽频率、强度和对睡眠及日常活动的影响程度

（2）视觉模拟量表：是由一条长度 100mm 的直线构成，0mm 表示从不咳嗽，100mm 表示最严重的咳嗽。先由患者根据自我感觉的咳嗽严重程度在线上相应位置标记，再测出直线起始点至标记点的距离即为评分数值。不仅主观性强，在体现变化方面也很灵敏，因而常用作疗效对比研究的指标。患者完成本量表时不受语言措辞影响，但要求一定的抽象概念理解能力。

（3）痰液的评估：评估痰液的色、质、量，判断病情的严重程度及好转情况。

5. 临床表现

起病缓慢，因老年人免疫力下降等原因，病程长，反复急性发作而病情加重。

（1）咳嗽：一般晨间咳嗽为主，睡眠时有阵咳或排痰。

（2）咳痰：一般为白色黏液和浆液泡沫性痰，偶见痰中带血。清晨排痰较多，起床或体位变动可刺激排痰。

（3）喘息或气急：喘息症状明显者称为喘息性支气管炎，部分可能合并支气管哮喘。若伴有肺气肿，则表现为劳动或活动后气急症状明显加重。

（4）并发症观察：观察有无阻塞性肺气肿、支气管肺炎、支气管扩张症等症状。

（三）实验室及其他检查

1. 炎症标志物

细菌感染时外周血白细胞和中性粒细胞升高，其他血液炎症指标如 C 反应蛋白、血沉、血清降钙素原等可予以综合判断。

2. 影像学检查

胸部 X 线检查早期无异常。反复发作可引起支气管壁增厚，细支气管或肺泡间质炎症细胞浸润或纤维化，表现为肺纹理增粗、紊乱，呈网状或条索状、斑点状阴影，以双下肺野明显。

3. 痰标本检测

最常见的病原学检查方法是痰涂片镜检及痰培养，但由于口咽部存在大量定植菌，经口中咳出的痰标本易受污染，必要时可经人工气道吸引或经纤维支气管镜通过防污染样本毛刷获取标本。

4. 呼吸功能检查

早期无异常。如有小气道阻塞时，最大呼气流速-容量曲线在 75％和 50％肺容量时，流量明显降低。

（四）心理-社会状况

患者因病程长而可能引起焦虑、恐惧、抑郁等负性情绪，应注意评估患者的心理状况，了解家属对患者病情和预后的态度，以及家庭的照顾和支持能力。

【护理目标与评价】

（一）护理目标

（1）患者咳嗽、咳痰、喘息等症状好转。

（2）及时预防及处理相关并发症，无不良事件发生。

（3）患者能够掌握疾病预防及治疗的相关知识。

（4）患者能够掌握自我观察和评估的方法。

（5）患者能够掌握营养摄入及功能锻炼的相关知识。

（6）用药科学、规范，患者按时服药。

（二）护理评价

（1）护士是否让患者正确认识慢性支气管炎的病因、症状及预防要点。

（2）患者是否了解慢性支气管炎的治疗方法及预防要点，并能够积极配合医护人员完成疾病治疗。

（3）患者经过治疗护理，是否能够达到生理、心理、社会的全面健康状态。

【护理措施】

（一）一般护理

1. 环境与休息

保持室内空气新鲜，温度控制在 18~25℃为宜。急性发作期多卧床休息，根据自身情况适当活动，量力而行，可增加耐寒训练，如冷水洗脸、冬泳等，增加肺功能，从而减少发病频率。

2. 饮食护理

提供高热量、高蛋白和高维生素的饮食，以补充高热引起的营养物质消耗，饮食宜清淡易消化。鼓励患者多饮水，每日 1500-2000mL，以保证足够的摄入量并利于稀释痰液。忌烟酒，少食辛辣刺激性食物，少食高糖的食物，以免产生过度咳嗽。

（二）病情观察

1. 意识与生命体征观察

观察患者精神和意识状态、体温、呼吸、血压、心率及心律等变化，有无心率加快、脉搏细速、血压下降、脉压变小、体温不升或高热、呼吸困难等。

2. 咳嗽咳痰的观察

观察咳嗽的严重程度，观察痰液的色、质、量。

3. 并发症的观察

有无呼吸困难、胸闷气急加重、咯血等症状，观察血氧饱和度情况及血气分析结果。

（三）用药护理

1. 抗生素

遵医嘱使用抗生素，观察疗效和不良反应。可选用喹诺酮类、大环内酯类、β 内酰胺类或磺胺类。应用喹诺酮类药物（氧氟沙星、环丙沙星等）偶见皮疹、恶心、头晕、头痛等不良反应；大环内酯类（红霉素、阿奇霉素等）可出现腹痛、腹胀、皮疹、心律失常等不良反应；β 内酰胺类有过敏反应、恶心呕吐等胃肠道反应等；磺胺类药物有皮疹等过敏反应、肝损伤、贫血等不良反应，老年人或肝功能减退者应慎用。患者一旦出现严重不良反应，应及时与医生沟通并做相应处理。

2. 祛痰止咳药

止咳药物可选择复方甘草合剂 10mL，每天 3 次；宜放在其他药物之后服用，服用后短时间内勿饮水，高血压、糖尿病、心脏病及消化性溃疡患者慎用。咳嗽严重者可选择阿橘片，注意观察有无眩晕、嗜睡、表情淡漠、注意力分散、思维减弱、视力减退、呼吸减慢、恶心、呕吐、便秘、排尿困难等不良反应，遵医嘱用量，避免过量，引起急性中毒。喷托维林是非麻醉性中枢止咳药，注意观察有无口干、恶心、腹胀等不良反应。对二氧化碳潴留、呼吸道分泌物多的重症患者要慎用镇静类药物，如需使用一定要加强观察是否有呼吸抑制和咳嗽反射减弱情况发生。祛痰药物可选择溴己新 8~16mg，每天 3 次；该药物服用偶有恶心、胃部不适，减药或停药后症状可消失。该药物宜在饭后服用，有胃溃疡的患者慎用。盐酸氨溴索 30mg，每天 3 次；桃金娘油 0.3g，每天 3 次；盐酸氨溴索及桃金娘油副作用较少，偶有轻微的胃部不适。

3. 平喘药

有气喘者可加用解痉平喘药，如氨茶碱 0.1g，每日 3 次；或用茶碱控释剂；或长效 β_2 肾上腺素受体激动剂如糖皮质激素。

（四）基础与生活护理

（1）鼓励患者经常漱口，保持口腔卫生，防止继发感染。生活不能自理者做好口腔护理。留置导尿者加强会阴护理，及时留取中段尿培养。

（2）评估自理能力、协助生活护理、提高自护能力。

（3）加强皮肤护理，保持床单位清洁整齐，督促协助翻身，骨隆突处予以保护。

（五）专科护理

1. 氧疗护理

对急性期喘息、气急明显的患者根据氧饱和度、血气结果情况给予合适的流量的吸氧，可分为低流量、中流量、高流量吸氧，低流量吸氧流量是 1~2L/min、中流量吸氧流量是 2~4L/min、高流量吸氧流量是 4~6L/min，一般情况下，患者氧饱和度在 90% 以上，氧分压在 70mmHg 以上予低流量吸氧；氧饱和度在 85%~90%，氧分压在 60~70mmHg 予中流量吸氧；氧饱和度低于 85%，氧分压低于 60mmHg 予高流量吸氧，特殊情况还需要结合其他情况具体处理，尽可能维持 $PaO_2 > 60mmHg$，氧饱和度 >90%。注意做好家属和患者的宣教，不随意调节氧流量，不使用明火，做好用氧安全；鼻导管消毒每日 2 次；及时添加湿化水；观察生命体征及血气结果变化；观察鼻腔黏膜的情况，有无破溃。

2. 气道护理

及时评估患者的气道状况，指导患者进行有效咳嗽、协助叩背以促进痰液排出。痰液黏稠、排痰无效的患者可以予以雾化吸入稀释痰液，或采用吸引器辅助吸痰。具体方法：①深呼吸和咳嗽：患者取坐位，双肩放松，上体稍前倾，双臂可以支撑在膝上。卧床患者则应抬高床头，双膝屈曲，双肢支撑在床上。护士指导患者进行数次随意的深呼吸（腹式呼吸），吸气终了屏气片刻，然后进行咳嗽、咳痰。②胸部叩击方法：患者取坐位或侧卧位，护士站在患者的后方或侧后方，两手手指并拢拱成杯状，用手腕的力量自下而上，由外向内，力量均匀地叩击胸背部，叩击时发出空而深的拍击音表示叩击手法正确。

（六）心理护理

关心、安慰患者、认真倾听主诉、耐心致沟通，及时、有效、针对性的健康宣教，增加患者治疗的信心，缓解焦虑、恐惧、抑郁的心理，与家属有效沟通，取得支持。

第六节　原发性支气管肺癌

原发性支气管肺癌简称肺癌，是发病率最高的恶性肿瘤，也是恶性肿瘤死因之首，其新增病例和死亡人数占全球的 1/3 以上。我国恶性肿瘤发病率持续上升，肺癌首当其冲，高居我国癌症死因的第一位。预计到 2025 年，我国肺癌的患病人数将达到 100 万。国家癌症中心 2016 年公布的数据，2015 年我国肺癌新发病人数已上升到 73.3 万，因肺癌死亡的人数达 61 万，肺癌已经成为我国发病率和死亡率第一位的恶性肿瘤。由于人均寿命的延长，多数病例诊断时的年龄大于65岁，诊断时的中位年龄为70岁。随着人口结构的改变，我国已进入老龄化社会，肺癌老年患者的发病率和病死率也逐年增加，肺癌老年患者有基础疾病多，治疗并发症多，预后差的特点。

肺癌按解剖学分类分为中央型肺癌和周围型肺癌，按组织病理学分类分为非小细胞肺癌和小细胞肺癌。临床表现随着原发灶的进展及肿瘤所在部位、肿瘤大小、邻近气管是否受侵犯或压迫、是否存在远处转移、是否有异位内分泌特性等因素的不同，而出现各种不同的临床表现。

【护理评估】

（一）病史评估

1. 病因和既往史

肺癌的病因和发病机制尚未明确，一般认为与下列因素有关。

（1）吸烟：吸烟是肺癌的重要危险因素，烟雾中含有苯并芘、烟碱、亚硝酸及微量砷等致癌物质。研究显示吸烟者比不吸烟者肺癌发病率高10倍以上，且吸烟年龄越小、吸烟时间越长、吸烟量越大，肺癌的发病率越高。被动吸烟和环境吸烟也是肺癌的病因。

（2）空气污染：包括室内小环境和室外大环境污染。室内被动吸烟、室内甲醛、燃料和烹调过程均能产生致癌物。城市中汽车尾气、工业废气等含有苯并芘、甲基胆蒽类环烃化合物等致癌成分。资料显示，城市肺癌发病率较农村明显高。

（3）职业危害：估计约10%的肺癌患者有环境和职业接触史。现已被证明的致癌物质有：铝制品的副产品、砷、石棉、铬化合物、焦炭炉、芥子气、含镍的杂质、氯乙烯、电离辐射。另外长期接触铍、镉、硅、福尔马林等物质也会增加肺癌发病率。

（4）慢性肺部疾病：慢性支气管炎、肺结核、支气管扩张等与肺癌的发生有显著关系。

（5）营养状况：维生素E、维生素B_2的缺乏及不足在肺癌患者中较为突出。食物中长期缺乏维生素A、胡萝卜素和微量元素等的人群易发生肺癌。

（6）遗传因素：遗传因素与肺癌的关系越来越引起重视，许多基因与肺癌易感性有关。家族聚集、遗传易感性以及免疫功能降低，代谢、内分泌功能失调等也可在肺癌的发病中起重要作用。

（二）身体状况评估

1. 一般情况

评估患者精神状态，有无消瘦、食欲下降、乏力、发热、恶病质等情况。评估患者睡眠、心理及大小便情况。做好导管、压力性损伤、跌倒坠床、生活自理能力等相关风险评估。

2. 生命体征及意识状态评估

评估体温、脉搏、呼吸、血压及疼痛。有无生命体征异常，如呼吸频率加快、心率增快及节律异常、血压下降、体温升高等；判断患者有无烦躁、嗜睡、惊厥和表情淡漠等意识障碍。运用长海痛尺评估患者的疼痛程度。

3. 临床症状

肺癌的临床表现比较复杂，取决于肿瘤发生的部位、病理类型、有无转移及有无并发症出现。肺癌早期症状常较轻微，甚至可无任何不适。中央型肺癌症状出现早且重，周围型肺癌症状通常出现晚且较轻，甚至无症状，常在体检时被发现。肺癌的症状可分为：局部症状、全身症状、肺外症状、浸润和转移症状。

（1）局部症状：局部症状是指由肿瘤本身在局部生长时刺激、阻塞、浸润和压迫组织所引起的症状。

1）咳嗽：咳嗽是最常见的症状。典型的表现为阵发性刺激性干咳，一般止咳药常不易控制。对于吸烟或患慢性支气管炎的患者，如咳嗽程度加重，次数变频，咳嗽如呈高音调金属音时，尤其在老年人，要高度警惕肺癌的可能性。

2）痰中带血或咯血：痰中带血或咯血亦是肺癌的常见症状。由于肿瘤组织血供丰富，质地脆，剧咳时血管易破裂而致出血，咳血亦可能由肿瘤局部坏死或血管炎引起。肺癌咯血的特征为间断性或持续性、反复少量的痰中带血丝，或少量咯血，偶因较大血管破裂、大的空洞形成或肿瘤破溃入支气管与肺血管而导致难以控制的大咯血。

3）胸痛：常表现为胸部不规则的隐痛或钝痛。大多数情况下，周围型肺癌侵犯壁层胸膜或胸壁，可引起尖锐而断续的胸膜性疼痛，而恶性胸腔积液患者可呈胸部钝痛。当持续出现尖锐剧烈、不易为药物所控制的胸痛时常提示已有广泛的胸膜或胸壁侵犯。肩部或胸背部持续性疼痛提示肺叶内侧近纵隔部位有肿瘤外侵可能。注意评估胸痛的性质、持续时间、程度。

4）胸闷、气急：多见于中央型肺癌，特别是肺功能较差的患者。

引起呼吸困难的原因主要包括：①肺癌晚期，纵隔淋巴结广泛转移，压迫气管、隆突或主支气管时，可出现气急，甚至窒息症状。②大量胸腔积液时压迫肺组织并使纵隔严重移位，或有心包积液时，也可出现胸闷、气急、呼吸困难，但抽液后症状可缓解。③弥漫性细支气管肺泡癌和支气管播散性腺癌，使呼吸面积减少，气体弥散功能障碍，导致严重的通气/血流比值失调，引起呼吸困难逐渐加重，常伴有发绀。④其他：包括阻塞性肺炎、肺不张、淋巴管炎性肺癌、肿瘤微栓塞、上气道阻塞、自发性气胸以及合并慢性肺疾病如COPD。⑤声音嘶哑：声嘶一般提示直接的纵隔侵犯或累及同侧喉返神经而致左侧声带麻痹。声带麻痹亦可引起程度不同的上气道梗阻。

（2）全身症状

1）发热：肺癌所致的发热原因有两种，一为癌性发热，二为炎性发热。注意评估体温变化情况。癌症发热通常体温不高，在37.5~38℃之间，可以有高热，但是除癌症引起的相关症状外，无其他特殊的症状，不伴有白细胞升高，对抗生素治疗无效，其常见症状是皮肤的发红及出汗，很少出现畏寒。而感染性发热多体温较高，也可以低热，多还可以伴有感染部位的相关的症状，白细胞计数，血沉等指标可以升高，对于抗生素治疗有效，往往表现因为周围血管扩张引起畏寒及发汗，其中革兰阴性杆菌引起的血源性感染往往表现为低血压及心动过速。

2）消瘦和恶病质：肺癌晚期由于感染、疼痛及放化疗等所致食欲减退，肿瘤生长和毒素释放引起机体消耗增加，可引起严重的消瘦、贫血、恶病质。

（3）肺外症状：由于肺癌所产生的某些特殊活性物质（包括激素、抗原、酶等），患者可出现一种或多种肺外症状，常可出现在其他症状之前，并且可随肿瘤的消长而消退或出现，又称副癌综合征。常见表现有：肥大性肺性骨关节病引起的杵状指（趾）和肥大性骨关节病、内分泌异常引起的Cushing综合征和男性乳房发育征等。

（4）外侵和转移症状

1）淋巴结转移：最常见的是纵隔淋巴结和锁骨上淋巴结转移，多在病灶同侧，少数可在对侧，多为较坚硬，单个或多个结节。气管旁或隆突下淋巴结肿大可压迫气道，出现胸闷。气急甚至窒息。压迫食管可出现吞咽困难。

2）胸膜转移：胸膜是肺癌常见的侵犯和转移部位，包括直接侵犯和种植性转移。临床表现因有无胸腔积液及胸腔积液的多少而异。常见的症状有呼吸困难、咳嗽、胸闷与胸痛等，亦可完全无任何症状；查体时可见肋间饱满、肋间增宽、呼吸音减低、语颤减低、叩诊实音、纵隔移位等，恶性胸腔积液的特点为增长速度快，多呈血性。极为罕见的肺癌可发生自发性气胸，其机制为胸膜的直接侵犯和阻塞性肺气肿破裂，多见于鳞癌。

3）上腔静脉综合征（superior vena cava syndrome，SVCS）：肿瘤直接侵犯或纵隔淋巴结转移压迫上腔静脉，或腔内的栓塞，使其狭窄或闭塞，造成血液回流障碍，出现一系列症状和体征，如头痛、颜面部浮肿、颈胸部静脉曲张、压力增高、呼吸困难、咳嗽、胸痛以及吞咽困难，亦常有弯腰时晕厥或眩晕等。若阻塞发展迅速，可出现脑水肿而有头痛、嗜睡、激惹和意识状态的改变。

4）肾脏转移：死于肺癌的患者约35%发现有肾脏转移，亦是肺癌手术切除后1月内死亡患者的最常见转移部位。大多数肾脏转移无临床症状，有时可表现为腰痛及肾功能不全。

5）消化道转移：肝转移可表现为食欲减退、肝区疼痛，有时伴有恶心，血清γ-GT常呈阳性，AKP呈进行性增高，查体时可发现肝脏肿大，质硬、结节感。小细胞肺癌好发胰腺转移，可出现胰腺炎症状或阻塞性黄疸。各种细胞类型的肺癌都可转移到肝脏、胃肠道、肾上腺和腹膜后淋巴结，临床多无症状，常在查体时被发现。

6）骨转移：肺癌骨转移的常见部位有肋骨、椎骨、髂骨、股骨等，但以同侧肋骨和椎骨较多见，表现为局部疼痛并有定点压痛、叩痛。脊柱转移可压迫椎管导致阻塞或压迫症状。关节受累可出现关节腔积液，穿刺可能查到癌细胞。

7) 中枢神经系统症状

①脑、脑膜和脊髓转移：发生率约 10％，其症状可因转移部位不同而异。常见的症状为颅内压增高表现，如头痛、恶心、呕吐以及精神状态的改变等，少见症状有癫痫发作、脑神经受累、偏瘫、共济失调、失语和突然昏厥等。脑膜转移不如脑转移常见，常发生于小细胞肺癌患者中，其症状与脑转移相似。

②脑病和小脑皮质变性：脑病的主要表现为痴呆、精神病和器质性病变，小脑皮质变性表现为急性或亚急性肢体功能障碍，四肢行动困难、动作震颤、发音困难、眩晕等。有报道肿瘤切除后上述症状可获缓解。

8) 心脏受侵和转移：多见于中央型肺癌。肿瘤可通过直接蔓延侵及心脏，亦可以淋巴管逆行播散，阻塞心脏的引流淋巴管引起心包积液，发展较慢者可无症状，或仅有心前区、肋弓下或上腹部疼痛。发展较快者可呈典型的心脏压塞症状，如气急、心悸、颈面部静脉怒张、心界扩大、心音低远、肝肿大、腹水等。

9) 周围神经系统症状：癌肿压迫或侵犯颈交感神经引起 Horner 综合征，其特点为病侧瞳孔缩小，上睑下垂、眼球内陷和颜面部无汗等。压迫或侵犯臂丛神经时引起臂丛神经压迫症，表现为同侧上肢烧灼样放射性疼痛、局部感觉异常和营养性萎缩。肿瘤侵犯膈神经时，可造成膈肌麻痹，出现胸闷、气急。压迫或侵犯喉返神经时，可致声带麻痹出现声音嘶哑。肺尖部肿瘤（肺上沟瘤）侵犯 C8 和 T1 神经、臂丛神经、交感神经节以及邻近的肋骨，引起剧烈肩臂疼痛、感觉异常，一侧臂轻瘫或无力、肌肉萎缩，即所谓 Pancoast 综合征。

（三）实验室及其他检查

1. X 线检查

是发现肺癌的基本方法，通过 X 线检查可以了解肺癌的部位和大小，配合 CT 检查明确病灶。

2. CT 检查

可以发现普通 X 线检查所不能发现的病变，还可显示早期肺门及纵隔淋巴结肿大，识别肿瘤有无侵犯邻近器官。

3. 支气管镜检查

通过支气管镜可直接窥察支气管内膜及管腔的病变情况。可活检肿瘤组织供病理检查，或吸取支气管分泌物做细胞学检查，以明确诊断和判定组织学类型。

4. 细胞学检查

痰细胞学检查是肺癌普查和诊断的一种简便有效的方法，原发性肺癌患者多数在痰液中可找到脱落的癌细胞。注意要保持标本新鲜、及时送检，3 次以上的系列痰标本检查可使中央型肺癌的诊断率提高到 80％，周围型肺癌的诊断率达 50％。

5. 经皮肺穿刺活检术

肺部肿块经多种检查和短期诊断性治疗仍未能明确病变性质，肺癌的可能性又不能除外者，可行经皮肺穿刺活检术。

6. ECT 检查

ECT 骨扫描可以较早地发现骨转移灶。X 线片与骨扫描都有阳性发现，如病灶部成骨反应静止，代谢不活跃，则骨显像为阴性，X 线片为阳性，两者互补，可以提高诊断率。

7. 纵隔镜检查

纵隔镜检查主要用于伴有纵隔淋巴结转移、不适合于外科手术治疗且其他方法又不能获得病理诊断的患者。

8. 其他

如肿瘤标志物检测、基因检测、胸腔镜检查等。

（四）心理-社会状况

老年肺癌患者因病情的反复、进展、舒适度低等众多原因易产生负面情绪。常表现为紧张、焦虑、恐惧、愤怒、绝望等心理特征，应注意评估患者的心理状况，如患者有无积极治疗的信心，有无自杀倾向等，了解家属对患者的照顾和支持能力。

【护理目标与评价】

（一）护理目标

（1）患者咳嗽、咳痰、胸痛等不适症状好转。

（2）能够掌握疾病预防及疾病相关知识。

（3）能够掌握自我观察和评估的方法。

（二）护理评价

（1）护士是否让患者正确认识肺癌的病因、症状及预防要点，认识到它给机体带来的不良影响。

（2）患者是否了解肺癌的治疗方法及康复要点，并能够积极配合医护人员完成疾病的治疗与康复全过程。

（3）患者经过治疗护理，能否保证一定的生活质量。

【护理措施】

（一）一般护理

1. 环境与休息

（1）环境：居住的房间室温保持 18~24℃，相对湿度 50％~70％为宜。房间通风良好、阳光充足，避免或防止粉尘、烟雾及有害气体。

（2）休息与活动：病情较轻者可适当活动，循序渐进增加活动量，以活动后不感到明显的胸闷气急为宜，重症者应卧床休息。

2. 饮食护理

患者饮食宜清淡易消化，食谱宜多样化，合理搭配，少食多餐，进食富含优质蛋白、高热量、高维生素食物，如蛋、鸡肉、豆制品等。避免在餐前和进餐时过多饮水。腹胀患者应进软食，避免进食产气食物，如汽水、啤酒、豆类、地瓜、胡萝卜等；避免易引起便秘的食物，如油煎食物、干果、坚果等。

（二）病情观察

1. 意识及生命体征观察

做好生命体征监测，体温（T）、血压（BP）、脉搏（P）、呼吸（R）、氧饱和度（SpO_2）、疼痛（P）。有无烦躁不安、神志恍惚、谵妄或昏迷等意识状态的改变。

2. 病情进展的观察

肺癌患者病情进展，会出现原发症状以外的症状，如肺外转移症状及肺外症状。

3. 电解质及出入量观察

严密观察有无水电紊乱、酸碱失衡，有无出入量不平衡，少尿无尿的发生。

4. 心理状态观察

观察患者的心理状态，老年患者会因疾病预后不良及疾病增加家庭负担等原因而出现负面心理状态，表现出悲痛、忧愁、压抑感、不配合治疗、自残等。

（三）用药护理

1. 镇痛药使用护理

及时评估运用评估工具评估患者的疼痛情况，可使用长海痛尺评估，遵医嘱按 WHO 提出的癌症患者三级镇痛原则给予镇痛药。注意给药原则：按阶梯给药、按时给药、口服给药、个体化给药、注意具体细节。注意观察用药后不良反应：便秘、恶心、呕吐、排尿困难、呼吸抑制等。

2. 化疗药使用护理

化疗是肺癌的主要治疗方法，90％以上的肺癌需要接受化疗治疗。化疗对小细胞肺癌的疗效无论早期或晚期均较肯定，甚至有约 1％的早期小细胞肺癌通过化疗治愈。化疗也是治疗非小细胞肺癌的主要手段，化疗治疗非小细胞肺癌的肿瘤缓解率为 40％~50％。根据肺癌组织学类型选用相应的化疗方案。化疗会抑制骨髓造血系统，主要是白细胞和血小板的下降，可以应用粒细胞集落刺激因子和血小板刺激因子治疗。

（1）一般护理：用药前 30 分钟予护胃药静滴、止吐药（托烷司琼）静推，降低胃肠道反应。遵医嘱正确输注化疗药，必须双人核对、双签名，更换液体时须戴手套。一般于化疗前一天开始服用地塞米松 2/日，每次 5mg，连用三天降低化疗引起副作用（静脉炎、食欲不振等）。大多数药物经肝脏代谢，增加肝脏负担及毒性，化疗前后需配合使用保肝药物。化疗期间饮食不可太油腻，以色泽鲜亮、清淡、富含优质蛋白为主，如：新鲜的蔬菜水果、瘦肉、清淡的鱼汤等，降低胃肠道负荷。患者应注意休息、不可疲劳、熬夜、防止感冒、发热。化疗引起的血液系统、肝肾功能异常一般需在用药后一星期左右复查血常规及生化。

（2）化疗药外渗的处理：为避免化疗药物外渗，建议选择 PICC 导管或中心静脉导管输注。一旦出现药物外渗，立即停止输液，回抽针头中残余的化疗药物，予生理盐水 2mL 冲洗血管。局部常规消毒后，予利多卡因 5mL 加地塞米松 5mg 局部封闭，每日一次，连续 3 天。24 小时内冰袋局部冷敷，取金黄散用清茶水调成糊状局部外敷，每日 2 次，连续 3 天。抬高患肢。如局部已形成溃疡，应按外科换药处理。更换注射部位，2 周内禁用该静脉。

3. 靶向药使用护理

现随着基因检测的发展，口服靶向药越来越引起重视，靶向药物种类多，如埃克替尼、吉非替尼等。护理上注意观察不良反应：①胃肠道反应：恶心、呕吐、厌食、口腔炎、口渴、腹泻。②皮肤改变：皮疹、瘙痒、皮肤干燥和痤疮，一般见于服药后的第 1 个月内。

（四）基础与生活护理

（1）做好口腔、会阴护理。

（2）评估自理能力、协助生活护理、提高自护能力。

（3）加强皮肤护理：保持床单位清洁整齐，督促协助翻身，骨隆突处予以保护。

（五）专科护理

1. 氧疗护理

根据患者病情及血气结果，选择氧疗方式，观察疗效，注意用氧安全。

2. 功能训练护理

鼓励患者进行腹式呼吸和缩唇呼气，即做缓慢的深吸气动作，胸腹动作要协调，深呼气时要缩唇，以提高呼气相支气管内压，防止小气道过早陷闭，利于肺内气体排出。也可以做有氧运动、散步、打太极拳等，注意量力而行，适可而止。

（六）心理护理

患者因担忧疾病预后、担忧医疗经费来源，易产生焦虑、抑郁、恐惧、绝望等负面情绪，应根据患者心理特点给予帮助和支持。①正确理解病情，保持良好心态；②及时与患者沟通，耐心倾听其诉说，并认真解答其疑惑，语言行动亲切热情；③推荐日常松弛的方法，建议多种渠道参与社交活动，协调家庭、朋友、医患间的和谐关系，以获得更多的理解和支持。④指导患者或家属各种宣泄负面情绪的途径和方法；⑤鼓励患者多与外界交流、沟通，防焦虑、抑郁、失眠等；鼓励患者从事适当的自我照顾，提升个人成就感。

（七）康复护理

制定个体化的训练计划，加强呼吸功能及肢体运动训练。指导患者进行缩唇呼吸、膈式或腹式呼吸、呼吸阻力器的使用等呼吸训练以加强胸、膈呼吸肌的肌力和耐力，改善呼吸功能，以及步行、慢跑、气功等体育锻炼，以逐步提高肺活量和活动耐力。使患者理解康复锻炼的意义，发挥患者的主观能动性。

【出院指导】

1. 心理指导

给予患者心理援助，保持乐观开朗的心情，增强治疗信心，提高生活质量。

2. 用药指导

督促患者按时服药，并告知可能出现的不良反应，做好相关观察。

3. 饮食指导

宜高蛋白、高维生素、易消化饮食，少食多餐，避免辛辣刺激、产气食物，如汽水、啤酒、豆类、马铃薯和胡萝卜等，避免易引起便秘的食物，如油煎食物、干果、坚果等。

4. 作息指导

（1）合理安排休息，注意改善劳动和生活环境，特别是避免粉尘及有害气体的吸入。指导患者戒烟。

（2）避免出入人多拥挤、空气污染的场所。在病毒、细菌性疾病流行的季节，应减少外出。

（3）鼓励患者进行适当的体育锻炼，如散步或慢跑，做上、下楼梯运动等，以增加肺活量，提高机体的抗病防病能力。

5. 定期随访

告知患者及家属随访的重要性，坚持出院后遵医嘱定期到医院复诊。

（孙红梅）

第六篇　康复护理

第一章　康复护理评定

第一节　康复评定概述

一、定义

康复评定是对患者功能状况和潜在能力的判断，也是对患者各方面的资料收集、量化、分析并与正常标准进行比较的过程，是康复医学的重要组成部分。也就是用客观的方法有效和准确地评定残疾者功能障碍的种类、性质、部位、范围、严重程度和预后。具体方法如下：

（1）测量是用公认的标准去确定被测对象某一维度或方面的计量值。

（2）评估是根据一定的要求去确定一种或多种测量结果与价值的方法。

例如：篮球教练去选队员，测得某人身高 2.2m，据篮球队员的标准，估计符合要求，因为此身高符合既定标准，此为通过了评估，但不能依据评估作出最后的决定。

（3）评定是根据测量和评估的结果对对象做出最后判断的行为。

如上例，身高不是篮球队员的唯一标准，要做出最后的判定，还需测定其视力、12min 跑的距离、100m 速度和灵活性等等，当这些测量结果都合格时，才决定录用，这才是最后的决定——评定。

（4）功能是指组织、器官、肢体的特征性活动。

如手的功能是利用工具劳动；足的功能是支撑体重和行走；肺的功能是呼吸；脑的功能是思维等。每项功能特征不同，不能相互取代。当所具有的功能不能正常发挥作用时即称为功能障碍。

（5）能力是指个体的行为能力。

个体行为是指完成日常生活活动和集体生活活动而产生的一切外部活动，并在完成上述活动时精神和肉体上所具备的能力。能力的部分或完全丧失即称为失能。

第二节　康复护理评定的目的及步骤

康复护理评定是护理人员对患者的功能状态及潜在能力的判断，通过相关资料的收集及整理与正常标准进行比较、分析，作出判断并提出相关的护理问题。康复护理评定工作从初期评定开始，至末期评定结束，始终贯穿于康复护理全过程。通过评定，可以了解和掌握患者全身状态，以判断障碍的程度、残存的功能、妨碍恢复的因素和恢复的潜力，为制订和修正康复医疗护理措施提供依据。

一、康复护理评定的目的

康复护理评定的目的主要有以下 7 个方面：

（1）明确康复护理问题：对患者的身体功能、家庭情况、社会环境等情况进行收集分析，掌握其现存的或潜在的护理问题。

（2）确定受损器官水平：对患者身体功能及残存能力进行量化分析，以判定病变器官、组织及全身的功能状态。

（3）对患者身体功能及残存能力进行分析。

（4）为制定康复护理计划提供依据。

（5）作为提供康复护理照顾的基础，对判定康复护理效果提供客观指标。

（6）为残障等级的划分提出标准，为制定回归社会的目标提供依据。

（7）作为康复护理科研的指导资料。

二、康复护理评定类型

（一）根据内容可分为单项评定、个体评定和全面评定

1. 单项评定

如对运动或感觉，手动或步行、心理或语言、皮肤等功能状况评定。

2. 个体评定

主要有日常生活活动能力评定，如 Rarthel 指数和 Kenny 量表。

3. 全面评定

包括个体和社会功能状态评定，如 Pulses 量表、Escrow 量表和 Lres 长期评定系统等。

（二）根据时期及目的不同可分为初期评定、中期评定、末期评定和社区评定

1. 初期评定

初期评定是指在制订康复护理计划和开始实施康复治疗之前所进行的首次评定。其评定内容全面，包括患者功能、能力、社会因素等方面的状况与障碍程度、致残原因、康复潜力及患者对护理的需求，建立患者健康状况的基本资料及康复预后评估资料，这些资料为护理诊断、制订康复计划及康复护理效果评价提供了依据，为护理科研积累了资料。初期评定工作通常在患者入院时进行。

2. 中期评定

中期评定是了解和判断患者经过一段时间的康复治疗和护理后，身体状况及功能改善情况是否有进步以及进步程度的方法。通过将中期评定结果与初期评定结果进行比较，分析变化原因，判断康复护理效果，并以此作为调整近、远期目标和康复护理计划的依据。如已达到近期目标，则可制订新的康复护理目标；如果护理效果不明显，或变化与目标不相符合，提示护理方案或方法不当，需要进行修改。中期评定工作一般在患者康复疗程的中期进行，也可根据患者情况组织多次评定。

3. 末期评定

末期评定是指对经康复治疗与护理后患者总的状况的评估。从而判断患者康复治疗与护理的效果，判断是否达到预期目标，对尚存或潜在的问题提出进一步解决的方法和建议。内容包括患者的日常生活活动能力较入院时提高的程度，生活自理能力和自我护理能力的现状，尚需接受哪些教育和训练，患者目前的心理状态，回归家庭和社会尚存在的问题和困难，回归后的康复护理计划及对存在问题的建议等。末期评定是在康复患者治疗结束即将出院时进行。

4. 社区评定

指康复护士对出院后回归社会的患者所进行的随访追踪评定。这种评定可以了解患者健康状况、功能、和能力状况是否维持原状，进步或退步否，是否需要继续护理指导。社区评定的对象一般是治疗进步缓慢、已不需接受常规康复治疗且又有潜在的护理问题的患者。社区评定的时间不定，内容包括患者 ADL、各种功能恢复情况、各种并发症的预防及预防本身疾病复发的措施。

三、康复护理评定的步骤

（一）康复护理评定的步骤

整体的护理观认为患者的康复包括生理康复、心理康复和社会康复。因此，评定的过程分为 3 个阶段，即收集资料、分析研究和设定目标、制定计划与实施评定按上述 3 个阶段依次循环进行，直至患者康复。

1. 收集资料

患者入院后，护士应立即开始收集患者的情况，收集资料的内容包括主观资料（患者所提供的资料）和客观资料（间接由各种现象或情况中观察测量到的资料）。其内容应包括生理、心理、情绪、社会文化、精神、经济及康复等方面的资料。

（1）患者一般情况：如姓名、性别、年龄、民族、职业、文化程度及宗教信仰等。

（2）患者此次住院主要病症、康复目的及初步医疗情况：如患者入院时情况，包括门诊或急诊、入院方式（步行/平车/轮椅）、主要障碍情况等。

（3）基本生理状态资料：包括生命体征、意识、瞳孔、皮肤、口腔黏膜、四肢及关节活动度、营养状态等，是否带有伤口或引流管。

（4）既往史及药物过敏史。

（5）日常生活活动能力：如每日生活规律及生活自理程度。

（6）认知能力：要对患者的记忆、注意及综合思维等方面进行测评。

（7）交流能力：主要是对患者的言语功能状态进行评定。

（8）精神心理状态：主要是心理测验。

（9）运动功能状态。

（10）感觉功能状态。

（11）排泄功能状况。

（12）吞咽功能状态。

（13）社区环境状况。

（14）社会支持状况。

（15）患者及家属对护理的要求。

2. 分析资料和设定目标

（1）确定问题：通过广泛收集资料，尽量找出患者存在的全部问题。

（2）整理分析资料：在找出全部问题的基础上进行资料的整理，分析各资料之间的关联，判断护理的必要性。

（3）设定护理目标：护理目标应为患者目前所具有的护理问题，且通过护理可以达到期待的结果。明确的护理目标可以引发与评价护理人员对目标实现的动机，提供与决定护理活动的方案，还能作为评定的标准，使患者及护理人员获得成就感和信心。

3. 制定康复护理计划

（1）设定远期目标和近期目标：远期目标是指接受康复治疗和护理的患者最终希望并可能实现的结果，指1个月以上甚至数月之久的目标。近期目标则指比较具体的结果或在某个特定条件下能进行某个活动，指1个月内患者能达到的目标。

（2）制定护理计划：制定计划是评定后解决护理问题的一个决策过程，包括决定护理先后顺序和根据不同的预期目标制定的护理措施。

4. 康复护理评定流程

初期评定→康复护理评定→确定目标→制定护理计划→实施护理方案→中期评定→调整改进护理计划→实施新护理方案→末期评定→确定出院后护理目标→回归社区→社区评定→社区康复护理计划→实施社区康复护理方案→康复。

（二）康复护理评定的注意事项

（1）评定项目既要全面，又要有针对性，根据患者的病情选择适当的评定方法。

（2）评定前要向患者及其家属说明评定的目的和方法，以取得积极配合。

（3）评定的时间要尽量短，动作迅速，不引起患者的疲劳。

（4）为保证评定的准确性，对同一患者的评定要由一人从始至终地进行。

（5）当患者提出疼痛、疲劳时，要变换体位，休息或改日再进行。

（6）检查与测定一般需做三次，然后求出平均值。

（7）健侧与患侧要进行对照。

第三节　康复护理常用的评定方法

一、康复护理评定的内容和方法

（一）康复护理评定的内容

康复护理评定是制定康复护理计划过程中的最基础部分，它包括躯体功能。心理功能、社会功能三方面的评定，康复护士应熟练掌握相应的评定内容及方法，通过评定才能提出有关的护理问题，制定出完整的护理计划，以下是康复护理评定的相关内容。

（1）躯体功能评定、肢体功能评定：含肌力评定、关节功能评定、步态分析、感觉、协调与平衡等功能评定。

（2）精神（心理）功能评定：一般包括情绪评定、残疾后心理状态评定、疼痛的评定、失用症和失认证的评定、痴呆评定、非痴呆性认知障碍（注意力、记忆、思维）的评定、智力测定、性格评定等。

（3）言语功能评定：一般包括失语症评定、构音障碍评定、言语失用评定、言语错乱评定、痴呆性言语评定、言语发育迟缓的评定、听力测定和发音功能的仪器评定等。

（4）认知能力评定：痴呆筛查、记忆功能测验、注意力检测等。

（5）日常生活活动能力（ADL）评定。

（6）皮肤黏膜的评定。

（7）营养状况的评定。

（8）大小便排泄状况的评定（主要针对大小便功能评定内容）。

（9）社区环境评定。

（二）康复护理评定方法

1. 交谈

通过与患者及其家属或患者周围人的直接接触，了解患者功能障碍的发生、持续的时间和发展过程以及对日常生活、工作、学习的影响的有关资料。

2. 观察

除观察患者的全身状况外，重点要观察躯体功能障碍情况，即静态下各种体位，如坐位、立位等以及动态下的状态，如行走、体位转移、生活自理情况。此外，还应从患者的言谈中了解其性格、情绪、智力和社会生活能力等。

3. 身体检查

护士在交谈、观察患者功能状况的过程中，还需对障碍部位的功能作进一步测评，用统一的标准对障碍程度进行量化，其结果便于今后在康复过程中效果评定的对比，也为护理诊断提供了可靠的依据。

4. 填表

填表的方式能迅速收集患者多方面的资料，省时省力提高工作效率。缺点是填表人对表中的项目常难以用文字全面而准确地表达。

（李孝芬）

第二章 康复治疗方法及康复护理

第一节 物理治疗的方法及康复护理

物理疗法（PT）是应用天然及人工物理因素，并通过神经、体液、内分泌等生理调节机制，达到治疗和康复的方法。物理疗法有广义和狭义之分，广义的物理疗法还包括运动疗法、医疗体育、牵引推拿等。狭义的物理疗法是指以其他物理因子如电、光、声、磁、热、力等为主要治疗手段的疗法，也称为理疗。利用日光、温泉、森林、海水、泥沙等自然物理能进行康复的方法，属疗养学范畴。

一、物理疗法

（一）目的

物理疗法是预防和治疗残疾及各种创伤、急慢性病和老年人功能障碍的有效方法，可消除炎症，促进肌肉关节运动，增加血液循环，缓解疼痛挛缩。具有无创、无痛、安全，操作简便，易被患者接受。

（二）分类、适用范围及禁忌证

（1）电疗法

电疗法是运用电能作用于人体治疗疾病的方法。

1）低频电疗法

①直流电药物离子导入疗法。②感应电疗法。③经皮电神经刺激疗法（TENS）。④神经肌肉电刺激疗法（NMES）。⑤功能性电刺激疗法（FES）

2）中频电疗法

①等幅中频电疗法。②调制中频电疗法。③干扰电疗法。

3）超短波疗法。

4）微波疗法。

（2）光疗法

①红外线疗法。②紫外线疗法。③激光疗法。

（3）磁疗法。

（4）超声波疗法。

（5）传导热疗法。

（6）低温冷疗法。

（7）水疗法。

二、物理疗法的康复护理

物理疗法的康复护理是根据物理治疗处方在物理治疗过程中对因病、伤、残造成的功能障碍进行功能促进方面的护理。

（一）康复护理评估

（1）病人的年龄、病情、治疗目的、既往史、目前的生命体征、意识状态、血压、呼吸、出血情况、呕吐。

（2）病、伤、残的功能状态、障碍程度和范围、原因、康复的潜力和家庭支持度。

（3）病人对将进行的物理疗法的认识、情绪状态、心理反应、耐受能力、合作程度、近期重大生活事件、对现实的态度和对家属的态度。

（二）康复护理计划

1. 用物准备

（1）理疗设备：各种直流、低频、中频、高频电治疗仪，光疗、磁疗、超声治疗机，冷、热、水疗设备等性能良好，安装连接准确，摆放整齐。插座开关均应安装漏电保护装置，接地稳妥，治疗前各种设备均应做漏电检查。

（2）其他物品：治疗车内根据不同理疗需要备有弯盘、量杯、水温计、注射器、镊子、血管钳、酒精灯、打火机、纱布、棉签、胶布、卫生纸、塑料围裙、水桶等。

（3）药物：钙、锌、小檗碱、维生素C、溴、氯等各种离子导入药物、石蜡、冰块等。

2. 环境准备

整齐、安全、空气流通、温湿度适宜。必要时遮挡病人，以保护病人自尊。

3. 病人准备

（1）做好心理护理，解除患者的恐惧、疑虑，乐于接受治疗；向患者介绍治疗方法和作用，讲解有关注意事项。

（2）协助老、弱、行动不便者穿脱衣服，上治疗床；选择舒适、持久、便于操作的体位。

（3）治疗前，进行创面、支具、托架、假肢的处置，检查有无义齿、心脏起搏器、人工关节、金属内固定、随身金属物品等。撤除有碍治疗的随身物品及金属饰品。

（三）康复护理实施

（1）按物理治疗计划，选择和执行治疗方案，确定治疗时间和强度。严格掌握理疗仪器的操作方法。

（2）明确各种物理疗法的适应证、禁忌证及注意事项。

（3）在治疗中密切观摩病情，了解病人的感觉和反应。有异常情况及时处理和报告医生。

（4）多种康复治疗配合使用时，应注意配伍禁忌，以免影响疗效或产生副作用。

（5）治疗结束后检查治疗部位避免受伤，之后给予清洁，协助穿好衣服，休息20min，适量饮水，测心率、血压。无不良反应方可离开。

（6）检查、清洁、整理设备和治疗环境。

（四）康复护理评价

（1）临床症状减轻，病人感觉清洁舒适。

（2）操作规范，未发生意外损伤。

（3）护患沟通有效，病人有安全感，愿意配合。

三、运动疗法

运动疗法是根据患者病、伤、残的特点和功能状况，借助治疗器械、手法操作和患者自身的参与，通过主动或被动的运动方式进行训练，以促进患者局部或整体功能康复的治疗方法。

（一）运动疗法分类

运动疗法内容丰富，分类方法很多，如按肌肉收缩的形式分为等张运动、等长运动和等速运动，按用力形式分类为被动运动、主动运动、助力运动、抗阻运动等。

1. 按肌肉收缩的形式分类

（1）等张运动。（2）等长运动。（3）等速运动。

2. 按用力形式分类

（1）主动运动。（2）助力运动。（3）抗阻运动。（4）被动运动。

（二）运动疗法的作用

（1）促进血液循环，改善和维持运动器官的功能；

（2）消耗体内能源，促进新陈代谢，增强心肺功能；

（3）补偿丧失的功能，促进代偿功能的形成和发展；

（4）增强内分泌系统的代谢能力，促进矿物质的吸收；

（5）改善神经系统的反应性和灵敏性，提高神经系统的调整和协调能力。

（三）运动疗法的适应证和禁忌证

1. 适应证

（1）运动系统疾病：骨骼、肌肉疾病导致的运动障碍。如骨折、关节术后、畸形、关节炎、颈肩腰腿痛、骨质疏松、瘢痕形成等。

（2）神经系统疾病：脑血管意外、脑性瘫痪、脑外伤、脊髓灰质炎后遗症、周围神经病变等。

（3）内脏器官疾病：慢性支气管炎、支气管哮喘、肺源性心脏病、冠心病、高血压、消化性溃疡等。

（4）其他疾病：肥胖、神经官能征、糖尿病、艾滋病、戒毒后、肿瘤术后恢复期等。

2. 禁忌证

（1）严重衰弱。（2）脏器功能失代偿期。（3）感染性疾病。（4）发热。（5）剧烈疼痛大出血倾向者。（6）运动中可能发生严重合并症者。

（四）运动处方

在运动治疗前，康复医师通过必要的临床检查和功能评定，根据评定结果，安排合适的运动治疗项目，规定适当的运动量并注明运动中的注意事项，即为运动处方。每个康复医生在制定运动处方时都应具备运动治疗量、治疗项目和治疗的注意事项三个方面。

在治疗中应遵循的原则：个别对待、循序渐进、持之以恒、及时调整、安全监护。

1. 运动治疗项目

（1）耐力性项目。（2）力量性项目。（3）放松性项目。（4）矫正性项目。

2. 运动治疗剂量

是指运动治疗中的总负荷量。运动剂量的大小取决于运动治疗的强度、持续时间和频度三个要素。

（1）运动强度。（2）持续时间。（3）治疗频度。

3. 注意事项

（1）治疗前掌握患者基本情况，进行心血管功能检查等。

（2）了解治疗前的状态，治疗时、治疗后反应。

（3）按照治疗原则进行，避免发生损伤。

（4）根据患者的病情、年龄和对治疗的接受程度，及时调整治疗方案。

四、常用运动疗法的护理

运动疗法的康复护理是根据物理治疗处方在物理治疗过程中对因病、伤、残造成的功能障碍进行功能促进方面的护理。

（一）康复护理评估

（同物理疗法的康复护理评估）

（二）康复护理计划

1. 用物准备

上肢运动治疗器械，包括肩关节练习器、墙壁拉力器、上肢悬吊牵引架、肩梯、肋木、腕屈伸练习器、分指板等；下肢运动治疗器械，包括电动站立斜床、悬吊牵引架、站立架、股四头肌练习器、踝关节屈伸练习器等；还有全身运动治疗器械，如新近出现的多功能计算机运动治疗机；各种绳索、挂钩、滑轮、沙袋、哑铃等。要求治疗设备性能良好，安装连接准确，摆放整齐。插座开关均应安装漏电保护装置，接地稳妥，治疗前各种设备均应做漏电检查。

2. 环境准备

室内外运动场物品摆放整齐、安全、空气流通、温湿度适宜。

3. 病人准备

做好心理护理，解除患者的恐惧、疑虑，乐于接受治疗；向患者介绍治疗方法和作用，讲解有关注意事项。协助老、弱、行动不便者选择舒适、持久、便于训练的体位。

(三) 康复护理实施

1. 促进肌力训练的护理

可促进运动功能的恢复，防止继发性损伤的发生。主要用于各种原因引起的瘫痪、肌萎缩无力、骨折固定后、长期卧床不起、慢性腰痛等。增强肌力训练的常用方法有：

(1) 被动运动：当肌力为 0~1 级时，可由人力或器械进行肌肉的刺激。如推、揉、捏或肌肉电刺激等，用于延缓肌肉萎缩及刺激瘫痪肌肉产生主动运动。

(2) 主动助力运动：分为徒手助力运动和悬吊助力运动。

①徒手助力运动当肌力为 1~2 级时，不借用运动治疗器械，由康复护士帮助，进行主动活动，只给予最低限度的助力，随着肌力的改善，逐渐减少帮助。

②悬吊助力运动利用绳子、滑轮、挂钩等运动器械，将要训练的肢体悬吊，然后在水平面进行主动的免负荷运动。助力大小根据患者肌力而定，适用于肌力 2 级以下者。

(3) 主动运动：当肌力为 2~3 级时，要鼓励患者进行对抗肢体重力的主动运动。主动运动的方法较多，易于操作，对神经、肌肉、关节的康复作用较好。

(4) 抗阻力运动：当肌力为 3~5 级时，应由主动运动逐渐发展到抗阻力运动。常用以下方法：

①渐进抗阻练习法 (PRE)：采用逐渐增加阻力的方法训练，在肌肉工作能力提高时，运动负荷量也随之增加。训练前先测定拟训肌群对抗最大阻力能连续完成 10 次动作的重量 (做第 11 次时已无力完成)，这个量就是此肌群的最大负荷值，称为 10RM 值。按此极限量分 3 组训练，第一组取 1/2 的 10RM 量，练习 10 次，第二组取 3/4 的 10RM 量，第三组取 10RM 全量依次各完成 10 次练习 (负荷量也可由小到大，即 1/2、3/4、全量)，每日练习一次，各组间休息 1min，以调整负荷。以后每周测定 1 次 10RM 量，作为下周训练的基准，使其随肌力的增加而增加。

②短暂最大负荷练习 (BME)：是等张抗阻练习与等长抗阻练习联合应用的肌力训练方法。即在最大负荷下以等张抗阻收缩完成关节运动，并在完成动作时维持等长收缩若干秒钟 (5s 以内为宜)，重复 5~8 次，每日练习 1 次，负荷可每日逐渐增大至能维持为宜。

③等速抗阻练习：是一种较先进的保持恒定运动速度的肌力抗阻训练的方法，等速测试系统主要由操作系统和计算机处理系统组成，可用于四肢肌肉、脊柱的力量测试和训练及康复训练的疗效评定等。

(5) 进行肌力训练护理的注意事项：①根据医嘱选择训练方法。②科学地调节运动量和训练频度，每天练 1~2 次，每次 20~30min。可分组练习，中间休息 1~2min，以训练后第二天无疲劳和疼痛为宜。③促使患者积极参与，坚持练习。④要防止损伤，避免疼痛及心血管不良反应。

2. 关节活动范围训练的护理

关节活动功能训练是维持关节活动范围，促进运动受限关节功能恢复的康复技术。用于关节内外纤维组织挛缩及瘢痕粘连所引起的关节活动范围障碍。

(1) 主动运动：根据患者关节活动受限的方向和程度，设计针对性的动作训练，内容可简可繁，可个人练习或相同患者分组集体练习。常用的有徒手体操和关节操，具有轻度的牵拉作用，可促进血液循环，松解组织粘连，维持和增加关节活动范围。但对重度粘连或挛缩效果稍差。

(2) 主动助力运动：

①器械练习。②悬吊练习。③滑轮练习。

(3) 被动助力运动：

①关节可动范围的活动。②关节松动术。③持续性被动活动。④关节牵引术。

(4) 关节活动范围训练护理的注意事项：

①训练前先评估患者，了解关节活动受限的原因，心肺功能，治疗时可能出现的反应或不适。进行护患沟通，取得患者的理解与配合。

②指导患者尽量保持舒适、放松的体位，训练前可进行热身活动，降低发生运动性损伤的可能性。

③训练应有耐心，要早期多次反复地进行或持续较长的时间。

④被动或助力运动时，应严格掌握运动的强度和频度，避免牵拉已过度活动的关节，注意患者的疼痛反应。

⑤进行关节活动训练时可结合理疗及按摩等辅助治疗。

⑥关节术后或术后不久，关节损伤或炎症早期及制动时间不长，可选择关节持续性被动活动治疗方法，如无条件，则应小心地进行缓慢、平稳、不引起疼痛的训练。

3. 增强肌肉耐力训练的护理

是指能提高身体持续进行某一运动能力的锻炼方法。因耐力训练是全身大肌群参加的一项持续性、周期性的动力训练，需运动、呼吸、心血管、代谢等系统的共同参与，因此必须严格按预备运动、训练运动、整理运动的程序进行。基本训练方法如下：

（1）医疗步行。（2）健身跑。（3）其他。

（4）肌肉耐力训练护理的注意事项：

①训练前要进行必要的体格检查，特别是心血管系统和运动器官的检查，以免发生意外或损伤。

②训练要循序渐进，切忌急于求成，超量训练。

③跑前做好准备活动，跑后做适当放松运动，避免突然开始或突然停止。

4. 平衡训练的护理

是通过运动中身体支持的面，由大逐渐到小的训练。平衡训练的原则是从易到难。首先要求患者学会放松，减少恐惧心理，从最稳定的体位开始训练逐步过渡至最不稳定的体位，从静态平衡进展到动态平衡。训练的方法从卧位→坐位→立位→单足立位→单足跟立位→单足尖立位的平衡训练等。初期先训练静态姿势控制，适应后再施加适量的外力破坏姿势稳定，诱发调整效应，达到动态平衡。适用于神经系统疾病、小脑功能失调、前庭功能损害、肢体缺失、肌肉骨关节系统等疾病所引起的平衡功能障碍。

5. 协调训练的护理

训练包括上肢协调性训练、下肢协调性训练和躯干协调性训练。训练方法从卧位→坐位→站位→步行训练；先做大范围和快速的动作，再做活动范围小、动作缓慢的训练；从简到繁，逐步进行较为复杂的动作，每个动作反复练习3~4次，达到动作的自动化，提高主动运动的控制能力，恢复动作的协调性和精确性，提高动作质量。适用于深部感觉障碍，小脑性、大脑性运动失调等一系列不随意运动所致的协调运动障碍。练习在正常活动范围内进行，切忌过分用力，并注意保护。

（四）康复护理评价

（1）临床症状减轻，病人感觉清洁舒适。

（2）操作规范，未发生意外损伤。

（3）护患沟通有效，病人有安全感，愿意配合。

第二节　作业疗法的康复护理

作业疗法（OT）是针对患者伤残情况，有目的地采取工作劳动、日常生活活动、休闲娱乐、认知活动等一些作业活动，对功能障碍或残疾的患者进行训练与治疗，最大限度地改善和提高其功能水平的一种康复治疗方法。作业疗法是康复治疗的主要措施之一，与物理疗法一起成为康复治疗的两大支柱。

一、目的

通过对患者的日常生活活动、娱乐活动、职业劳动和认知活动的反复训练，以缓解症状，改善躯体和心理功能，提高生存质量，最大限度地恢复正常的家庭和社会生活。

二、分类

（一）按治疗目的分类

1. 功能性作业训练

包括运动功能作业训练、感觉功能作业训练、知觉功能作业训练、认知功能作业训练、改善心理状态作业训练、增强社会交往作业训练。

2. 技能性作业训练

包括日常生活活动能力训练和指导、职业技能训练和指导、休闲活动训练和指导、使用康复辅助用具的训练和指导、改造生活、工作环境的指导、就业咨询和就业前训练。

（二）按作业名称分类

1. 木工作业

主要有拉锯、推刨、钉钉、砂磨木板，可维持和增强上肢肌力，维持和扩大上肢关节活动范围，提高身体耐力和改善协调功能。

2. 黏土作业

通过对各类黏土的调和、造型、着色、烧制等制作活动，可改善手-眼粗大与微细运动协调，增强手的肌力和上肢关节活动范围。

3. 园艺作业

是一种综合性的作业形式，利用植物、园艺活动使病人与大自然紧密接触可强化全身肌力，维持扩大关节活动范围，改善躯体平衡协调，挖土作业可宣泄攻击性，定期修剪花木可培养责任感，促进生活和心理健康。

4. 手工作业

包括皮革工艺、铜板工艺、木雕工艺及其他小手工艺制作。具有提高集中注意力，培养创造性和耐心，缓和紧张情绪的作用。能维持和增强上肢肌力，扩大上肢关节活动范围，改善上肢和手指的灵活性。

5. 缝纫刺绣作业

可直接促进上肢、下肢和躯干功能的恢复，改善手、眼协调和动作的灵活性。

6. 日常生活活动作业

日常生活活动（ADL）是指人在日常生活活动中反复进行的、最必要的基本活动。

另外，还有读书绘画、娱乐休闲、社区活动等作业均能对人的身体、精神、心理、社会各方面起到治疗作用。

三、适应范围

（1）神经科方面脑血管意外、颅脑损伤、脊髓损伤、周围神经病损、老年性认知功能减退等。

（2）骨科方面骨折、手外伤、截肢、腰腿疼痛、关节置换术后、类风湿关节炎、骨关节炎等。

（3）儿科方面脑瘫、发育迟缓、智力落后、学习困难、先天性畸形等。

（4）精神科方面精神分裂恢复期、焦虑症、抑郁症、情绪障碍、器质性精神病等。

四、禁忌证

意识不清、严重认知障碍不能合作者，精神疾病发作期、休克、严重的脏器功能不全者。

五、作业疗法的作用

（1）促进躯体功能的恢复。

（2）促进残余功能最大限度地发挥。

（3）改善精神状态。

（4）提高日常生活活动能力和生活自理程度。

（5）提高职业技能，促进工作能力的恢复。

（6）其他。

六、作业疗法的评定和处方

（一）作业疗法的评定

要制定切合实际的作业疗法，需对患者的身心功能障碍进行综合评定。

（1）患者本人的评估。

（2）作业活动能力的评定。

（3）环境的评定。

（二）作业疗法的处方

（1）治疗目标与项目。

（2）治疗剂量。

（3）治疗时间和频度。

（4）注意事项：根据患者的病情、专长、兴趣、爱好制定作业处方，使其主动参与；作业治疗的过程需由少到多，由易到难，循序渐进；定期评价患者功能状态，及时调整治疗处方；作业治疗应在护士或家属的指导下进行，保证安全，防止发生意外。

七、作业疗法的康复护理

作业疗法的康复护理是在保证基础护理的前提下，根据作业治疗处方配合作业治疗对因病、伤、残造成的功能障碍进行日常生活能力提高的训练，预防并发症，为康复训练创造条件。

（一）康复护理评估

（1）病、伤、残的功能状态、障碍程度和范围、原因、康复的潜力及家庭支持度。

（2）病人对将进行的作业疗法的认识，情绪状态、心理反应、耐受能力、合作程度、近期重大生活事件、对现实的态度和对家属的态度。

（3）病人的年龄、病情、治疗目的、既往史、目前的生命体征、意识状态、心肺功能。

（二）康复护理诊断

对现有和潜在的康复问题和康复过程中的问题从名称、定义、诊断依据、相关因素四方面做出临床判断，作为制定康复护理计划的依据。

（三）康复护理计划

1. 用物准备

根据不同的作业治疗要求准备充分。如改善手功能的手提式楔形箱、螺丝盘、橡皮筋、柱状或圆盘状插件、电子游戏机；木工工具斧、刨、锯、木块、砂磨板；改善平衡的独轮车、木滚球、套圈；塑形作业用的塑料泥、黏土作业用的硅胶土、橡皮泥；各种康复辅助用具及厨卫设施等。要求设备性能良好，安装连接准确，摆放整齐。电器设备插座开关均应安装漏电保护装置，接地稳妥，治疗前各种设备均应做漏电检查。

2. 环境准备

环境整洁、地面防滑、有安全保护装置、备有残疾人专用通道、空气流通、温湿度适宜。

（四）康复护理

（1）做好心理护理，向患者解释治疗的目的及康复作用，介绍治疗的方法、说明所应用治疗方法的感受和反应，解除患者对治疗的顾虑和恐惧等不良心理反应。讲解有关注意事项，以取得合作，乐于接受治疗。

（2）明确各种作业疗法的适应证和禁忌证，全面评估，以便及时发现问题，及时处理，以免造成不必要的痛苦和损伤。

（3）帮助患者做好作业训练前的必要准备，如排空大小便，留置尿管，夹板的固定，支具、托架、假肢的处理，穿大小、松紧、厚度适宜的衣服等。

（4）按作业处方执行治疗方法和治疗剂量。在治疗中密切观摩病情，了解治疗过程中的感觉和反应，如有异常反应及时报告医生。

（5）治疗结束后嘱患者休息20min，并给予适量饮水，测心率、血压，了解治疗后的反应，无不良反应才可护送行动不便的患者回病房。

（6）检查、清洁、整理设备和治疗环境。

（7）随时纠正患者在日常活动中的不良动作，以达到强化训练的目的。

（五）康复护理评价

（1）临床症状减轻，病人感觉舒适。

（2）操作规范，未发生意外损伤。

（3）护患沟通有效，病人有安全感，愿意配合。

第三节　言语障碍的康复护理

言语障碍是指组成言语的听、说、读、写四个主要方面的功能单环节受损或两个以上环节共同受损。通过各种手段对有言语障碍的患者进行针对性治疗，称为言语治疗即言语疗法。其目的主要是通过言语训练来改善患者的言语功能，提高交流能力；对于经过系统训练康复效果仍不理想者，可以借助于替代设备如交流板、交流手册等替代言语交流方式训练，同时加强非言语交流方式训练，如手势语，最大限度地达到恢复患者听、说、读、写能力。

一、目的

提高患者语言理解和表达能力（包括语言、阅读、听觉、手势及书写能力）。

二、分类

包括失语症、构音障碍、儿童语言发育迟缓、发声障碍和口吃等。

三、适应证与禁忌证

凡是有言语障碍的患者都可以接受言语治疗，但由于言语训练是训练者（言语治疗师）与被训练者之间的双向交流，因此，对伴有严重意识障碍、情感障碍、行为障碍、智力障碍、重度痴呆或有精神疾病的患者，以及无训练动机或拒接受治疗者，言语治疗难以实施或难以达到预期的效果。

四、言语障碍的治疗原则

（1）早期进行，抓住时机。

（2）针对性强，及时评定。

（3）难易适度，循序渐进。

（4）形式多样，长期坚持。

五、言语障碍的治疗形式

（1）"一对一"的训练。

（2）自主训练。

（3）小组训练。

（4）家庭训练。

六、言语障碍疗法的康复护理

（一）失语症

失语症的治疗，以提高患者的言语理解或表达能力为主要目的，即提高听力、阅读理解力、言语表达力、言语书写和手势表达能力。

1. 治疗方法

（1）发音器官锻炼：

①咳嗽、清嗓练习：连续咳嗽出声 2~3 次，重复 10 次左右。

②缩唇、鼓腮的颊部练习：一手的拇、食指挤压双颊同时双颊抗阻鼓腮、挤压和缩唇练习，共 20 次。

③舌的练习：舌的前伸、后缩。前伸时要求抵上、下唇，再抵左右颊部；横卷、竖卷舌，在口腔内舌沿牙齿转动，弹舌"的答"作响。每个动作重复 10 次左右。

④叩牙、咬唇练习：作切牙、磨牙、叩牙，左右侧叩牙，各重复 10 次；再下牙咬上唇，上牙咬下唇，各重复 10 次。

⑤吹口哨练习：尽量吹出声响，调整气流发出不同声音。吹口哨要逐渐延长发声时间，每声重复 10 次左右。

（2）发音练习：指出某一语音的发音部位，示教口型，令患者模仿；发出正确语音令患者模仿。从语音检查中查出患者难发的音和容易发错的音，耐心教导矫正，所以宜用个别辅导法。发音训练要先元音后辅音、先张口音后唇音、先单音节后多音节，最后过渡到单词和句子的训练。

（3）命名训练：即说出物品名称训练。以日常生活用小物品或图画逐一提问"这是什么？"患者不懂得回答时，给予正确答案，或用词头音、描述物品的用途加以提示或令其模仿说出该物名称，反复训练。

（4）读字练习：出示简繁不等的常用字词卡片，可引导患者读出该字词的音。

（5）口语练习：即口语表达训练。包括单词、句子和短文训练。纠正错误言语，耐心教导日常用语，可通过问答进行训练。

（6）会话练习：进行日常生活简短对话，训练"听"，"说"能力，给予言语刺激，引起患者反应，在会话过程中注意纠正语音，词汇及语法上的错误。

（7）阅读练习：采用单词、句子、图画匹配的方式，患者阅读单词、句子并找出相对应的图画。还可以读报纸标题或文章小段落，注意纠正错误语音，改善流畅度。

（8）听理解训练：①词语听觉辨认：把 5~10 张图片放在桌面上，随意说出一单词，要求患者从摆放的图片中指出相应的图片。②执行命令：让患者执行治疗者发出的指令。如"张开嘴巴"。③回答是非问题：如问："一个星期有七天，对吗？"

（9）书写练习：从写自己姓名开始，然后是抄写、听写词语和句子，再给出不完整的句子，填写适当的词使句子完整，最后自发书写句子和短文。

2. 实用交流能力的训练

失语症交流促进法。

3. 非言语交流方式的利用和训练

（1）手势训练。

（2）画图训练。

（3）交流图、交流板或交流手册的应用。

（4）电脑交流装置。

（二）构音障碍

1. 治疗方法

（1）松弛疗法：主要是通过呼吸和四肢远端关节的活动，缓解患者的紧张心理，从而间接降低构音器官肌肉的紧张性。包括有：

①下肢放松训练。②躯干放松训练。③上肢放松训练。④肩颈头部放松训练。

（2）呼吸训练：呼吸气流量和呼吸气流的控制是正确发音的基础，也是语调、重音、音节、节奏形成的先决条件。

（3）发音器官控制训练：一般情况下，按呼吸、喉、腭和腭咽区、舌体、舌尖、唇、下颌运动逐个地进行训练。

①本体感觉刺激训练。②舌唇运动训练。

（4）发音训练：待患者发音器官运动功能基本恢复后，可以开始进行发音训练。包括发音启动训练、持续发音训练、音量控制训练和鼻音控制训练。要先元音后辅音、先张口音后唇音、先单音节后多音节，最后过渡到单词和句的训练。

（5）言语清晰度的训练：让患者用不同方式说一句短句，例如，分别以急躁、愤怒、惊讶、高兴的方式说"你要去哪里？"包括发单音及控制言语速度。

（6）言语节奏的训练：

①重音练习。②语调练习。③停顿练习。

2. 交流辅助系统的运用

最简单的有图片板、词板和句子结构板，经过训练，患者可以通过交流板上的内容表达各种意思。在为患者设计交流板时，要对患者的运动机能、智力、言语能力等进行全面的评定，充分利用残余功能来设计。例如，对重度四肢瘫痪者可以利用"眼指示"或"头棒"的控制方法来选择交流板上的内容进行交流。随着患者交流水平的提高，要调整和增加交流板上的内容，最终使患者能使用现代的交流辅助系统以补偿重度构音障碍所造成的言语交流障碍。

（三）言语失用

评定言语失用患者，首先能够从听觉上判断出正确音和错误音，并且确定目标音的位置，其次利用视觉来指导构音器官发音，建立和强化视觉记忆。治疗时可参照以下 8 个步骤逐步进行：

第一步：在视觉（口型）+听觉刺激下与患者同说。

第二步：呈现视觉刺激来复述。

第三步：在听觉刺激下复述。

第四步：在听觉刺激 5s 后再复述。

第五步：利用文字刺激进行朗读。

第六步：除去文字刺激后说出目的词。

第七步：提问后自发回答。

第八步：在有游戏规则的场合下说话。

在临床上还要进行以下治疗：

（1）发声训练。

（2）构音器官训练。

（3）构音训练。

（4）言语方式的变化训练。

（四）言语训练的康复护理

1. 提供良好的言语训练环境

环境尽可能安静、整洁，减少人员进出，避免外界干扰；室内光线、温湿度适宜；安排舒适稳定的桌椅；房间内可有适宜的刺激，如壁画、花草；训练时可以选择个别训练、自主训练、集体训练或者家庭训练，不管何种训练方法，环境都要尽量轻松，激发患者的主动交流积极性，避免分散患者注意力，加重紧张情绪。

2. 将言语训练贯穿于日常生活和护理行为中

护士应熟悉掌握各种治疗技术，根据患者的特点，充分发挥与患者接触最多、时间最长的优势，将言语的康复贯穿在治疗与护理活动中。同时，让患者家属了解言语训练的内容，掌握简单的训练技巧配合护士完成对患者的康复治疗。

3. 掌握患者的情趣变化

当患者情绪低落应缩短治疗时间或选择患者爱好的文娱活动，如下棋、打扑克、收听音乐等，或间断治疗。在患者精神情绪饱满时，可延长治疗时间和增加治疗的项目和难度。当取得一定治疗进展时应予以鼓励，坚定信心，训练中缺点的提示有助于患者自我纠正。言语矫治的内容要适合患者的文化水平及生活情趣，所选用的题材要使患者感到有兴趣，先易后难，循序渐进。

4. 鼓励患者主动训练

患者因为言语肌肉无力或者不协调导致发音不准、吐字不清、语速语调不均匀等情况，训练时要耐心，避免急躁、急功近利，对于微小进步要给予及时鼓励。在训练过程中避免过度疲劳，以免加重症状影响患者训练的信心。

5. 借助非语言交流方式训练

除有意识地训练患者外，在患者与他人交流过程中，还可以指导他们借助手势、面部表情等交流方式进行训练。

6. 注重结合心理护理

言语障碍的康复训练全过程都离不开对患者的心理护理，因为大多数的患者不仅是躯体功能的不健全，心理行为方面的不健全往往也是影响他们康复效果的主要因素。因此，心理护理对此类患者尤其重要。他们的依赖性增加，被动性增强，行为幼稚，要求别人关心自己；主观感觉异常；猜疑心及自卑感加重，喜欢察言观色、自我推断。在临床护理过程中，要针对患者的个体性采取相应的心理护理措施。

第四节　高压氧治疗的护理常规

一、高压氧治疗前的护理

（1）详细了解每位患者的病情，主要检查结果与诊断，做好入舱前的各项医疗辅助检查，如测量血压、脉搏与呼吸及专科的特殊情况等，并做好记录。排除禁忌证后方可入舱，并防止治疗中出现副作用及意外。

（2）协助检验科采血做检查，督促患者进餐（勿过饱）、服药、更衣、排尽大小便。对两便失禁或昏迷病人进舱前应妥善处理，备好便器。

（3）心理准备：由于高压氧治疗是在一个密闭的高压氧舱内进行，病人对此常常有一定的恐惧心理和紧张情绪。应做好宣传解释工作，详细介绍治疗环境和安全性，耐心解释高压氧治疗设备的原理，加压、稳压、减压时的感受和注意事项、出现的不适反应及预防方法，消除恐惧和疑虑等心理状态，并同时发放"病人须知"给患者，争取病人配合治疗。

（4）严守"安全第一，预防为主"的方针，每日重申进舱要求。舱内外严禁吸烟，仔细检查严禁火种（如火柴、打火机、电子产品）及易燃易爆物品（如酒精、油脂、发胶）入舱，防止发生火灾。严禁穿着易产生静电火花的化纤服装（如尼龙、腈纶、的确良等），按要求更换全棉质的病号服入舱。严禁携带塑料制品、保温杯、一次性制品入舱，防止压力变化时损坏。

（5）教会病人预防各种气压伤的知识，对首次治疗的患者，加压前常规给予 1% 呋麻合剂点鼻，特别是教会中耳调压动作的方法及其具体要领。如吞咽法（饮水和吞咽唾液）、咀嚼法（咀嚼糖果）、捏鼻鼓气法（深吸一口气后捏住鼻孔，紧闭双唇，用力做向外呼气的动作，以增加呼吸道内压力，驱使气体进入耳咽管，使鼓膜内外压力平衡）、上、下、左、右活动上下颌关节等方法。以减少中耳气压伤。

（6）教会病人正确连接吸排氧管，正确佩戴面罩（面罩戴正、戴紧、面罩下端应压在下颌上勿包住下颌，使其与面颊部紧贴，下颌与鼻根部勿漏气），正确吸氧（呼吸呈正常速度稍用力，切忌过深、过快呼吸以引起机体不适），正确使用通信联络方法、紧急报警装置。未经许可勿乱动舱内设备。

（7）气管切开后 24h 内不宜进舱，防止渗血与出血，防止皮下气肿与气胸。入舱前向气囊内注入适量的生理盐水，以防气囊内气体随舱内压力的变化而引起气管壁的损伤。多采取侧卧位或平卧位，头偏向一侧，保持呼吸道通畅。对有气胸者，需密闭引流后方可进舱。

（8）气管切开患者确保能自行咳痰，并能耐受 80min 不吸痰方可进入单人纯氧舱治疗。要求敞开气管切口，用特制的半圆形支架覆盖，周围 15cm 内无遮盖物，以防堵塞气管切口造成窒息；痰多者进舱前先吸痰。

（9）瘫痪病人将患肢置于功能位。

（10）躁动者双手被动防护，以防自发拔除各种管道及乱动舱内设备引起危险。

（11）冬天盖好棉被保暖。

（12）纯氧舱患者将头发全部塞入纯棉帽内并适度喷水使其潮湿，固定好防静电装置。

（13）纯氧舱患者入舱前开放各种引流管（胸腔引流管除外）。

（14）检查并备齐舱内抢救药品及器材。检查供排氧系统的供排氧管、三通管和吸氧面罩是否配备齐全，连接是否正确，仔细倾听有无漏气的"咝咝"声，吸排氧阻力是否合适。检查舱内的吸引器及导管连接是否正确。

（15）遇危重患者时，做好进舱抢救与护理的一切准备工作。

二、高压氧治疗中的护理

（一）加压阶段（从升压开始到预定治疗的压力值所需要的时间称升压时间）

（1）开始加压后，通知患者做好升压准备。在整个治疗过程中，舱内外必须保持联系，互通情况，密切配合。

（2）经常询问舱内患者感觉，如有不适，指导患者或陪舱者协助患者做调压动作，如喂水、抬举或移动病人下颌骨，协助其捏鼻鼓气。升压初期鼓膜出现压迫感，如果耳咽管口开张不良，鼓膜内外压差达0.02MPa时，便可产生耳痛，压差达0.06MPa时可使鼓膜破裂。因为气压伤最易在舱压升至0.02～0.06MPa之间出现，所以在此期间加压应缓慢。

（3）密切观察患者的病情，监测各项生命体征的变化。严密观察病情变化。

①高血压病人，随着高浓度氧的吸入，可使血管发生收缩，外周血管阻力增大，导致血压升高，应加强监测及询问有无头晕、头痛等高血压症状。

②对原有肺功能障碍或呼吸浅弱的病人，应严密注意其呼吸频度和幅度的改变。由于加压时随着舱压的升高，呼吸气体密度增加，呼吸阻力也会相应增大，呼吸动作由常压时的被动式转为主动式，增加了呼吸的难度。

③昏迷病人由于不能做调整咽鼓管通气的动作。应注意其面部表情，有无鼻出血等。

（4）保持呼吸道通畅，痰多有吸痰指征时及时吸痰（舱压低时用50～100mL注射器或脚踏式负压吸引器吸痰，舱压达0.03MPa以上时，可使用舱内负压吸引器吸痰）。

（5）病人输液时，由于舱内加压，墨菲氏滴管内气体被压缩，液平面较高，有时甚至看不到液体滴速。因此，加压时宜将墨菲氏滴管内液平面调到较低位，待稳压后再重新调整液平面。

（6）加压期间暂时关闭各种引流管（胸腔引流管除外），待稳压后给予开放。

（二）稳压（吸氧）阶段（维持舱内治疗压力稳定不变称为稳压）

（1）稳压后，指导或陪舱者协助患者戴好面罩或吸氧装置，随时观察吸氧情况，如吸氧不及时做好调整。若面罩佩戴不严，可导致氧气外漏，不但吸氧量不足，影响治疗效果，还会使舱内氧浓度升高，增加治疗的危险。另一方面，不仅增加氮气的吸入量，还会增加减压病发生的可能。此时应指导病人尽量保持安静，正确呼吸，勿过度换气，以导致头晕、头痛及呼吸肌疲劳。对使用有呼吸囊供氧装置的病人，应反复强调严禁拍击或挤压呼吸囊，以防造成肺气压伤。

（2）注意观察病人面部表情：有无面部肌肉抽搐、出冷汗、流涎、面色苍白、烦躁不安等氧中毒的先兆症状。如发生，嘱病人摘掉面罩，改吸空气，如在大舱，必要时医务人员进舱处理或减压出舱后再处理。纯氧舱，应适当输入空气，排出舱内氧气，降低舱内的氧浓度，并逐步减压出舱。

（3）稳压期间，舱压波动范围不应超过0.005MPa，以免舱压忽高忽低引起患者不适。

（4）始终保持呼吸道通畅。尤其是对气管切开患者更应严密观察，以防痰液堵塞，造成窒息（纯氧舱患者进舱前吸痰，勿覆盖气管切开口）。

（5）严密观察病情变化，为诊断和治疗提供线索，并做好治疗记录。

（三）减压阶段（从高压降到常压的过程称减压阶段）

（1）减压时开放各种引流管。

（2）减压时气体膨胀，吸热舱温下降，注意保暖（有条件的开暖空调）。

（3）减压时舱内可能出现雾气，病人出现腹部不适、便意等现象，均属正常，勿紧张。

（4）减压时舱内压力降低，输液瓶内墨菲氏滴管内气体膨胀，致墨菲氏滴管内液平面较低。而瓶内压力高于瓶外，输液速度加快，有使气体进入血管造成气栓的可能。因此，应插入长血浆分离针头（或心内注射针头）至瓶内液平面以上，以保证排气，并夹住原通气管，防止液体从通气管喷射而出。同时调整墨菲氏管内的液平面到较高水平，控制滴速。或使用软包装输液袋。对静脉切开或锁骨下静脉穿刺输液者尤应密切观察，防止气栓症的发生。

（5）严密观察病情变化，如有异常及时报告。特别是如下情况：

①特别要防止支气管痉挛或阻塞。因为肺泡内压力差若达到 10.67～13.33kPa 时，即可发生肺组织撕裂，所以指导病人正常呼吸，不要屏气，不要用力咳嗽，不得挤压呼吸囊，以免造成肺气压伤。一旦发生肺气压伤，应停止减压，迅速重新升压至症状消失，报告医生紧急处理。

②脑缺氧、脑外伤患者有脑水肿，在减压时可出现"反跳"，此时应用激素地塞米松 10mg 静脉注射或脱水剂（甘露醇等）静点，同时缓慢减压。

③有害气体中毒、溺水等肺水肿的患者，在减压时也可"反跳"，此时可用强心剂、利尿剂、激素等治疗。

④手术后患者注意观察伤口情况，若有大量渗血，应采取相应措施后缓慢减压出舱。

⑤应询问患者有无不适，有无皮肤瘙痒及关节疼痛、头痛、腹痛等现象，以防发生减压病。同时做好病程记录。

（四）氧舱内采血、注射药物及吸痰

1. 采血

舱内抽血检验方法与常压下相同，只是静脉血经舱内"高氧效应"后变动脉化，色鲜红，故应防止误抽动脉血。当在舱内采动脉血作血气分析时，抽完血后应把针头插入橡皮塞内，再用胶布把内外套管以及针头与针管连接处缠紧，经传物筒缓慢减压取出。目的是防止气体进入注射器的动脉血内形成气泡，影响检查结果。

2. 注射给药

因为高压氧舱内压力与安瓿瓶内压力不平衡，故开启时可发生两种情况：在升压阶段，当安瓿瓶内压力低于舱内压，开启时玻璃碎片易落入瓶内污染药品；反之，在减压阶段，舱内压低于安瓿内压力时，玻璃易向外飞溅伤人。为防止上述情况发生，10mL 以上的安瓿瓶最好在舱外开启，抽好药液后带入或从递物筒递入舱内；10mL 以下的最好用消毒纱布包裹后再开启，抽取时检查安瓿瓶内有无玻璃碎片，注意要无菌操作。

3. 吸痰

舱内压低于 0.03MPa 时用 50～100mL 的注射器或脚踏式吸引器吸痰，舱内压达 0.03MPa 以上时，可使用舱内负压吸引器吸痰。舱内负压吸引器是利用舱内外压差来达到吸引目的的。加压前负压装置应关闭，以免加压时漏气。舱内负压装置上应有旋塞式调节阀门及负压表。使用时由小到大逐渐打开旋塞，调节到所需的压力，即可吸引。使用时应控制好旋塞，调节好压力。旋塞开得过快过大，负压大时极易损伤鼻咽气管的黏膜组织，旋塞开得太小或负压太小，则不能达到吸引目的。吸引方法与常压下相同。

三、高压氧治疗陪舱护理常规

危重患者在高压氧治疗中，护理程序较多，操作复杂，因此陪舱护理必不可少。

（一）进舱前的准备

（1）全面了解入舱患者的病情，详细记录进舱前的生命体征和专科的特殊情况。

（2）备齐各种医疗仪器、治疗护理用品及药物，准备好抢救记录单，检查有无易燃、易爆品，防止误带入舱中。未配备舱外生命体征监护设备的，可将便携式生命体征监护仪安装干电池带入舱内使用。

（3）检查输液装置是否符合进舱要求，尽量使用软包装输液袋，若使用输液瓶，应将长针头插入输液瓶底部空气中，避免氧舱加压减压时输液瓶内的气压波动出现滴速变化与气栓的发生

（4）检查患者身上各种引流管的流向、安装与连接，妥善固定各种导管。

（5）执行进舱前的医嘱，做好高压氧治疗抢救的一切准备。

（6）对患者做好进舱前的思想工作、宣传工作和注意事项的解释。

（二）治疗中护理

（1）加压开始时协助患者做调压动作，密切观察患者的神志、瞳孔、呼吸、心率和血压变化。

（2）稳压后，协助患者戴好面罩或吸氧装置开始吸氧。观察吸氧情况，随时调整氧流量。

1）昏迷、危重急救、老年呼吸乏力、体质极度瘦弱的患者和儿童佩戴面罩后，可采用供氧呼吸调节器开放式一级供氧。要求面罩与面部尽量紧贴不漏气。

2）气管切开和昏迷患者的吸氧：

①使用特制的吸氧头罩，将头部、颈或（和）胸部一起罩住，尽量密闭不漏气，采用一级供氧方案，亦即为零阻力状态下吸氧。

②将"V"型管接一"L"型连通管直接与气管切开套管口相接，采用供氧呼吸调节器开放式一级供氧。

（3）对于不能配合使用普通面罩吸氧的儿童：

1）可采用婴儿氧罩，方法为：在舱内压力达到治疗压力后，将患儿放入氧气罩内，先用高流量快速给氧法，使氧罩内氧浓度在 6min 内达到 85％以上，然后持续低流量供氧，使氧罩内氧浓度始终保持在 85％以上，吸氧 50min 后待减压出舱。

2）使用特制的吸氧头罩，将头部、颈部一起罩住，使其密闭不漏气，罩的一端与供氧软管相连通，罩的另一端与排气管相连，将呼出的气体排出舱外。供、排氧内均无活瓣，采取直排式供氧。

（4）呼吸道的护理。保持呼吸道通畅是保证高压氧治疗疗效必不可少的条件。重危、昏迷患者应注意以下几点：

1）昏迷患者，应防止舌后坠堵塞呼吸道。患者应取侧卧位或头偏向一侧，以防呕吐物被误吸而致呼吸道阻塞。

2）气管切开患者、咳嗽反射减弱、痰液不能自主排出或呼吸道分泌物增多者，应经常利用舱内负压吸引装置或气动呼吸机吸痰。

3）吸痰时舱内负压吸引负压不宜过大，吸痰时缓慢打开舱内负压吸引装置，一般负压表上不得超过 200mmHg（26.7kPa）。

4）由于舱内吸入高分压氧，呼吸阻力增大，患者呼吸会变慢、变浅而致通气量降低。对此，应随时调整供氧压力和流量，必要时可予以气管插管进行辅助呼吸。

5）对支气管所致痉挛导致严重呼吸困难者，应及时给予解痉药，必要时降低氧压。

6）对抢救因缺氧而致的肺水肿，仅靠负压吸引分泌物不能解决问题，应针对病因采取措施，并适当增加舱压，加大供氧量，必要时予以气管插管辅助呼吸等措施，以保证迅速纠正因缺氧而发生的肺水肿。

7）自主呼吸恢复不满意或呼吸功能衰竭的危重患者，减压时应保持有效的人工辅助呼吸，并适当减慢减压速度，防止肺气压伤的发生。

8）经鼻或口插管患者，不宜入单人纯氧舱治疗，应入多人空气舱治疗。痰多吸痰时需注意选用塑胶吸痰管，配合呼吸，吸气时插入，呼气时暂停，遇到阻力后切勿强行插入，待患者呛咳时迅速抽吸，吸痰动作一定要轻柔、彻底，应间断吸引。

（5）观察患者的生命体征并做好详细记录。注意患者是否有氧中毒的表现。

（6）严密观察静脉输液及所带导管、引流管，严防气栓症与气压伤的发生。

（7）减压时，开放所有引流管，调整墨菲氏滴管的液平面。防止气体进入循环系统，若加压时向套管气囊注入气体，此时应抽出等量气体，以免气囊膨胀压迫气管黏膜。减压时，病情易发生变化，此期间应加强观察。

（三）出舱后的护理

（1）患者安全出舱后，陪舱人员应向有关人员做好交接工作，共同查看患者。

（2）陪舱人员必须完成陪舱记录的书写后方能离岗。

（3）出舱后，应将带入舱内的仪器、用具清洗消毒整理归位。

四、婴幼儿高压氧治疗护理常规

婴幼儿高压氧治疗的护理与成人基本相同，但婴幼儿不能提供主诉，不能配合治疗，不会使用吸氧装置，因此护理上更需要耐心周到，给予更多的关怀与照顾。

（1）首先认真阅读病历，详细了解病情及治疗方案。

（2）与幼儿进行交流和互动，消除其害怕或恐惧心理。

（3）根据年龄、身高、病情恰当选择舱型，新生儿以及不会翻身的婴儿可在婴儿舱治疗。对于 4 个月以上会翻身的婴幼儿、病情欠平稳的患儿应尽量在家属陪伴下进空气加压舱或单人纯氧舱治疗。

（4）在整个治疗过程中仔细观察，防止发生各种意外，保证治疗安全、有效。

（5）减压时患儿哭闹屏气可导致肺气压伤，应暂停减压，待患儿安静后再继续减压。

（6）做好清洁消毒和各种治疗记录。

五、高压氧舱内外的清洁消毒护理常规

（1）治疗环境应保持清洁通风，每天用诗乐氏喷雾消毒，紫外线消毒每周一次。

（2）地面每天用速消净拖地两次。

（3）高压氧舱体每周擦拭两次。

（4）病号服、拖鞋每人一套固定使用，只能在本科范围内穿着，疗程结束后清洗消毒。

（5）舱内无菌操作的消毒用品为碘伏。

（6）舱内每次治疗前后，用诗乐氏消毒剂喷雾消毒，通风换气。

（7）每天治疗结束后用速消净拖地面，抹擦舱内座椅、舱壁及附属设备，舱内用诗乐氏喷雾消毒。每周彻底清洁舱内卫生一次。

（8）提倡使用一人多次性面罩和吸排氧管。每人一份，使用后自己保管。

（9）如仅吸氧面罩个人使用，而吸排氧管公用，则三通管口每次治疗后用诗乐氏喷雾消毒一次，三通管、吸排氧管每周清洗，并用戊二醛或速消净浸泡消毒一次。

（10）预定舱内手术，舱内应按手术室要求严格无菌。

（11）对危重抢救的伤病员，有伤口或气管切开者，入舱前应做彻底的舱内消毒。

（12）凡经确诊为破伤风、气性坏疽等厌氧菌感染者入舱时，应严禁带有伤口的其他人员同时入舱工作或治疗。出舱后应严格按终末隔离技术消毒处理。

①空气消毒：每次 100m^3 体积 12mL 乳酸蒸 30min 后通风，每天一次共三次。

②地板、舱壁、舱内设备用速消净溶液擦拭，每日一次共三次。

③舱室封闭三天后进行卫生清洁，空气培养三次阴性后方可开放使用。

（13）每月进行空气细菌培养一次。

（李孝芬）

第三章 常用康复护理技术

康复护理的对象都存在着不同程度的功能障碍，严重地影响其日常生活活动和就业能力。按照康复的观念，康复护理要考虑如何使患者的功能尽快恢复的问题。随着社会文化经济的发展，人们对康复的认识日益提高，对护理工作也提出了更高的要求，一般的护理技术已远远不能满足康复医学的需要。而与康复医学相对应的康复护理，是对康复对象实施一般护理技术的同时，还采取了适合康复要求的各种专门护理和功能训练技术，以提高患者生活自理能力，减轻残疾的影响，避免并发症和继发性残疾的发生，使患者最大限度地恢复功能，争取早日重返社会。

第一节 常用体位

体位一般指人的身体位置，在临床上通常指的是根据治疗、护理和康复的需要所采取并保持的身体姿势和位置。实施康复护理治疗时，针对疾病的特点选取合适的体位，有利于患者功能的康复。

一、良肢位

良肢位是指从康复治疗的角度出发而设计的一种临时性体位。这种专门的体位有利于预防或对抗痉挛姿势的出现、保护关节及早期诱发肢体的分离活动。

（一）目的及意义

（1）预防关节挛缩、畸形。

（2）预防压疮。

（3）预防并发症和继发性损害的发生。

（4）为进一步康复训练创造条件。

（二）方法

1. 偏瘫患者良肢位

（1）患侧卧位

患侧在下，健侧在上，头部垫枕，患侧肩前伸旋后，避免受压，前臂旋后，肘、腕关节伸展，掌心向上，手指伸展。健侧上肢随意放置。患侧下肢在后，髋关节伸展，膝关节微屈。健侧下肢屈曲向前，膝关节屈曲置于支撑枕上，注意不要挤压患侧下肢。该体位是偏瘫患者的首选体位，主要是可以刺激患侧的本体感受器，强化感觉输入，还可以使健手能自由活动。

（2）健侧卧位

健侧在下，患侧在上，头部垫枕，患侧肩前伸，肘、腕、指关节保持伸展，掌心向下，置于胸前软枕上，上肢向头顶方向上举约100°。健侧上肢自然放置。患侧髋、膝关节屈曲，使膝关节、小腿和足置于另一软枕上，被动背屈踝关节。健侧下肢自然平放于床上，轻度伸髋屈膝，身后可放置一枕头支撑，有利于身体放松。

（3）仰卧位

头部置于枕上，枕头不宜过高，面部朝向患侧，患侧肩胛下垫软枕，使患肩前屈，防止患肩后缩，且肩关节外展45°，肘关节伸展，前臂旋后，整个上肢置于枕头上，腕关节和手指伸展，掌心向上。患侧臀部和大腿外侧放一支撑枕，髋关节稍向内旋，防止患腿外旋；膝关节稍弯曲（可垫一小枕）；踝关节保持中立位。足底避免接触任何支撑物。该体位要少用，一方面可引起压疮，另一方面可激发异常反射活动，诱发或强化痉挛模式。

2. 四肢瘫患者良肢位

（1）仰卧位

上肢：双肩下垫枕，确保不致后缩。双上肢放于身体两侧枕上，肘关节处于伸展位，腕关节背伸约 45°以上功能位。手指自然屈曲，颈髓损伤者可握毛巾卷，以防功能丧失形成"猿手"。下肢：在双髋关节两侧各垫一个软枕，防止髋关节外展，膝关节稍垫起呈轻度屈曲，两腿间放一软枕以防髋关节内收，踝关节保持中立位，足背屈 90°，用小枕垫踝，防止足后跟受压。

（2）侧卧位

上肢：双肩向前伸呈屈曲位，一侧肩胛骨着床，肘关节屈曲，下方前臂旋后，上方前臂放在胸前软枕上，腕关节伸展，手指自然屈曲，躯干后部置软枕支撑。下肢：下方髋、膝关节伸展，踝关节背屈、足趾伸展；上方髋关节屈曲约 20°，膝关节屈曲约 60°放于软枕上，踝关节下可垫一枕，以免踝关节跖屈内翻。

3. 截瘫患者良肢位

（1）仰卧位

主要是保持下肢位置正确。在双髋关节两侧各垫一个软枕，防止髋关节外展、外旋；膝关节稍垫起呈轻度屈曲，两腿间放一软枕以防髋关节内收；踝关节保持中立位；足背屈 90°；脚趾伸展；上肢自然放置。

（2）侧卧位

主要是保持下肢位置正确。双下肢稍屈髋，屈膝，踝背伸，双下肢间放一枕，使上面的腿轻放在枕头上，踝背曲，脚趾伸展；上肢自然放置。

4. 脑瘫儿童卧位姿势管理

卧位姿势是脑瘫患儿一天之中 10h 以上所处的姿势，正确的姿势对抑制患儿的异常姿势、促进正常姿势至关重要。

（1）仰卧位：脑性瘫痪患儿一般不宜长期采用仰卧姿势，特别对于姿势肌紧张亢进的患儿，仰卧姿势易引起角弓反张及头部、躯干及四肢的非对称姿势。家长应设法预防这种姿势，寻找确实的缓解方法。要确保患儿仰卧位时，呈现如下姿势：①头保持在正中位上。②双肩胛带与两侧骨盆带呈水平位。③肩与上肢要在身体前方。④髋关节屈曲位，上半身抬高，使患儿的手和足进入自己的视野。具体方法很多，可将床垫的上、下部分垫高，两侧也垫起，形成一凹窝使患儿卧于中间，还可以使用悬吊床等。

（2）侧卧位：是最佳的卧位姿势。适合于各类型的脑瘫患儿，有利于痉挛的肌肉张力得到改善，也有利于动作的对称。采用侧卧位姿势的孩子可以比较容易地将双手放在身体前面，且可在孩子的前方放置一些带声响或色彩鲜艳的玩具，这样可以诱发孩子主动用手抓握玩具，也使患儿经常受到声音和颜色的刺激。

（3）俯卧位：可以改善患儿头部的控制能力，可在其胸部放上枕头、毛巾卷等，以牵拉髋部屈肌群，促进头颈和脊柱的抗重力伸展，中、重度痉挛型患儿可用卷形物将僵硬的双下肢分开，并使下肢向下牵拉，以对抗屈曲痉挛模式。

（三）护理要点

（1）在进行体位摆放时，要向患者或家属做好解释工作，消除紧张情绪，以取得配合。

（2）在仰卧位时，注意不要将被子直接放在足上，应将被子支撑起来，以免被子压在足上，引起足下垂。

（3）摆放体位时，对患侧上肢一定不能拉、拽，防止出现肩关节半脱位。

（4）偏瘫患者取患侧卧位时，患肩向前拉出，避免受压和后缩。

（5）1~2h 变换一次体位，以维持血液循环，预防压疮发生。

（6）偏瘫患者应以患侧卧位为主，预防痉挛的出现。同时尽量使头部和颈椎保持正常对线。

（7）做好对患者的安全保护。

二、体位转换

体位转换，又称体位转移，是指通过一定方式改变身体的姿势或位置的过程。具备体位转换能力是人类进行各项活动的关键。在康复护理过程中，需要有体位转换的配合，才能达到康复训练的目的，实现康复治疗及康复护理的预期效果。

（一）目的及意义

体位转换对促进全身血液循环、早期预防压疮、尿路感染、坠积性肺炎、肌肉萎缩、深静脉炎、关节变形等并发症和后遗症的发生都非常重要，以及对保障康复治疗、康复护理预期效果的实现具有重要意义。同时，是患者独立完成日常生活活动的必备条件，使生存质量得以提高。

（二）方法

1. 坐位训练

（1）床上坐位训练

①初练坐位：只要患者病情允许，应尽早坐起。首次取坐位时，不宜取90°坐位，可用起立平台或靠背架，依次取30°、45°、60°、80°坐位（或平台直立位），如前一体位能坚持30min且无明显直立性低血压表现，可过渡到下一体位；如取80°坐位坚持30min，则以后取坐位和站位时可不考虑直立性低血压问题

②床上最佳坐位：髋关节屈曲近90°，脊柱伸展。用枕头牢固支持背部，帮助患者达到直立坐位；头部无须支持，使患者学会主动控制头的能力；亦可将上肢放在可调节的跨床小桌上，以抵抗躯干前屈，如屈力很大，可在肘部下方放一枕，以防肘受压。

③床边坐位：以偏瘫患者为例。从患侧坐起时，患者将患腿置于床边外，膝关节屈曲，开始时护理人员给予帮助，或用健腿将患腿抬至床边；然后健侧上肢向前横过身体，同时旋转躯干，健手放在患侧床上支撑上身；使健腿移到床外，完成床边坐位。从健侧坐起时，先向健侧翻身，健侧上肢肘屈曲放至体侧，健腿带动患腿垂于床边，健侧上肢支撑慢慢坐起。患者由床边坐位躺下时，动作程序与上述相反。

④坐位平衡：患者支撑坐在床边，下肢髋、膝、足关节均屈曲90°，双足踏地或放在支撑板上且自然分开；双手放于膝上；护理人员协助调整躯干和头至中立位；当患者能自己控制躯干时护理人员松开双手，患者可由最初的数秒慢慢延长时间，但护理人员要予以保护，这就完成了静态平衡的训练，也叫一级平衡。之后，患者能独立完成身体的重心转移，躯干屈曲、伸展、左右倾斜及旋转运动，并保持坐位平衡，即完成了动态平衡，也叫二级平衡。经前两轮训练后，患者取静坐位时能抵抗外力推拉作用，仍保持体位平衡，则完成坐位他动平衡，也叫三级平衡。

2. 站立训练

患者坐直，足尖与膝盖成一直线，患者握手伸肘，肩充分前伸，躯干前倾，髋关节尽量屈曲，重心从臀部慢慢移至双足上然后站立；患者站起后，不能有膝过伸和髋后缩，让患者将重心移向患侧。当患者能保持站立时，松开双手，双上肢垂于身体两侧，两足分开站立，逐渐缩小两足间距，以减小支撑面，增加难度。这时就达到了静态站立平衡，也叫一级站立平衡。在保持静态站立平衡后，能独立完成身体的重心转移，躯干屈曲、伸展、左右倾斜及旋转运动，并保持站立平衡，即完成了动态站立平衡，也叫二级平衡。当患者在站立位时能抵抗外力，仍保持站立平衡，则完成了他动站立平衡训练，也叫三级站立平衡。

3. 体位转换训练

（1）体位转换训练方式

根据体位转换过程中主动用力程度可分为以下三种方式：

①自动体位转换：指患者不需任何外力帮助，按照自己的意志和生活活动的需要，或根据治疗、护理、康复的要求，以自己的能力变换体位并保持身体的姿势和位置。

②助动体位转换：指患者在外力协助下，通过主动努力而完成体位变换的动作，并保持身体的姿势和位置。

③被动体位转换：指患者完全依赖外力搬动变换体位，并利用支撑物保持身体的姿势和位置。

（2）体位转换训练要求

①根据病情、康复治疗和护理的需要，选择适当的体位及转换的方式、方法和间隔时间，一般每2h体位转换一次。

②体位转换前，应向患者及家属说明体位转换的目的和要求，以取得理解和积极配合。

③体位转换操作中，动作应协调轻稳，不可拖拉，鼓励患者尽可能发挥自己的残存能力，同时给予必要的协助和指导。对使用导尿管及各种引流管的患者，应该先固定好导管，预防脱落，并保持导管通畅。

同时观察患者全身皮肤有无出血点或斑块，局部皮肤有无压红或破溃以及肢体血液循环等情况，发现异常及时处理。

④体位转换后，要确保患者舒适、安全，并保持肢体于功能位。必要时使用软枕、海绵垫或其他辅助器具支撑。

（3）体位转换训练方法体位转换的方法很多，如床上翻身法、床上移动法、从卧位到坐位、从坐位到站立位以及从床到轮椅等方法。

①床上翻身法

A. 一人协助患者翻身法：

a. 仰卧位到侧卧位：患者仰卧，两手放于腹上（或两手 Bobath 相握并上举），两腿屈曲，先将患者双下肢移向护士一侧床沿，再移动肩和臀部，协助翻身时护士将手扶于患者肩部、膝部，轻轻推患者转向对侧。此方法适用于体重较轻的患者。

b. 仰卧位到俯卧位：以偏瘫患者为例。患者仰卧，健手握住患手置于腹部，健腿放置在患侧腿下，呈交叉状，护理人员站在患者患侧，协助患者移到同侧床边，一手扶患侧肩部，另一只手托于下肢腘窝处，同时将患侧下肢稍抬起缓慢推患者转向健侧卧位，然后将上肢置于头的上方，转运身体到俯卧位，整理使其呈功能位。这种体位变换目的是改善患者脑血管功能状态，促进健侧、患侧协调功能的改善，帮助患者被动运动，防止关节挛缩及畸形。

c. 俯卧位到仰卧位：以偏瘫患者为例。患者俯卧，双手 Bobath 相握上举于头上方，护理人员站于患者健侧，一手扶患侧肩部，另一只手扶于患侧髋部，嘱患者抬头缓慢向健侧转运，并尽力举手。护理人员缓慢移动患者肩和髋部，带动患者下肢转运至健侧卧位，再帮助患者转运身体成仰卧位，肢体整理成功能位。

B. 二人协助患者翻身法：患者仰卧。双手置于腹上，两护理人员站立在床的同侧，一人托住患者颈肩部和腰部，另一人托住患者臀部和腘窝处，两人同时抬起患者移向自己，然后分别扶住肩、腰、臀、膝部，轻推患者转向对侧，使身体保持在同一轴线上。

②床上移动法　当患者病情平稳后，就应进行床上翻身起坐及转移训练，以增强患者的肌力，提高患者平衡和协调能力。

A. 床上横向移动：将健腿下肢伸直插入患侧小腿下，一同向健侧移动。抽出健侧下肢并屈髋屈膝，抬起臀部移向健侧，再以头部和臀部为支点，将躯干向健侧移动。向健侧移动较容易。

B. 床上纵向移动：患者取坐位，双手相握前伸，在护理人员帮助下，将重心转移到一侧臀部，对侧臀部向前或向后移动；重心再移到对侧臀部，一侧臀部向前或向后移动，犹如患者用臀部行走。护理人员站在患侧。托住患侧大转子部位，帮助患者转移重心以促进"行走"动作。

③仰卧位与坐位转移法

A. 仰卧位到坐位：

a. 患者仰卧，双臂肘关节屈曲支撑于床面上；

b. 护理人员立于患者侧前方，双手扶托患者双肩并向上牵拉；

c. 指导患者利用双肘支撑上部躯干后，逐渐改用双手掌撑住床面，支撑身体坐起；

d. 调整坐姿，保持舒适。

B. 坐位到仰卧位：动作与上述相反。

④椅坐位到站立位转移法

A. 患者取椅坐位，身体向前倾斜，双脚着地，力量较强的脚稍靠后。

B. 护理人员面向患者站立，双下肢分开于患者双腿两侧，双膝夹紧患者双膝外侧以固定下肢，双手托住患者臀部或提拉腰带。

C. 患者双臂抱住护理人员颈部或双手放于护理人员肩胛部，与护理人员一起向前向上用力，完成抬臀、伸腿至站立。

D. 调整重心，护理人员用自己的膝部顶住患膝，防止"打软"。双下肢直立承重，维持站立平衡。

E. 坐下时，身体前倾，臀部向后，缓慢移动重心，直到完全坐下。

⑤床到轮椅转移法

A. 站立式转移：

a. 轮椅与床呈 30°~40°夹角，刹住车闸，翻起脚踏板。

b. 帮助患者坐于床边。双脚着地，躯干前倾。

c. 护理人员直背屈髋面向患者站立，双下肢分开于患者双膝两侧，夹紧患者双膝外侧并固定，双手托住患者臀部或提拉腰带，让患者双臂抱住护理人员的颈部，并将头放在护理人员靠近轮椅侧的肩上，护理人员挺直后背并后仰将患者拉起呈站立位。

d. 患者站稳后，护理人员以足为轴慢慢旋转躯干，使患者背部转向轮椅，臀部正对轮椅正面，然后慢慢弯腰，平放使其坐到轮椅上。

e. 帮助患者坐好，翻下脚踏板，患者双脚放于踏板上。

站立式转移适用于偏瘫及体位转移时能保持稳定站立的患者。

B. 床到轮椅的垂直转移：

a. 轮椅正面垂直紧靠床边，刹住车闸。

b. 帮助患者取床上坐位，背对轮椅，躯干前屈，臀部靠近床边，一手或双手向后伸抓住轮椅扶手。

c. 护理人员站在轮椅一边，一手扶住患者肩胛部，一手置于患者大腿根部。

d. 患者和护理人员同时用力，患者尽可能将躯体撑起并将臀部向后上方移动，最终患者臀部从床上移动到轮椅上。

e. 打开车闸，挪动轮椅离床，使患者足跟移至床边，刹住车闸，双脚放于脚踏板上。此法适用于截瘫患者。

C. 轮椅到床的垂直转移：按上述相反方向进行。

⑥立位转移法：

A. 独立行走：

a. 步行前，扶持患者站立位，进行患腿前后摆动，注意防止骨盆后缩和倾斜，伸髋屈膝，健腿前后摆动，训练患腿负重和平衡能力。

b. 扶持步行时，护理人员站在患者患侧，一手握住患侧的手，另一手放在患者腰部，按照正确步行动作与患者一起缓慢向前行走。患者也可在平行杠内练习行走。先在平行杠内练习健肢与患肢交替支持体重、矫正步态、改善行走姿势等，再进行独立行走练习。

B. 架拐行走：

a. 双拐站立：将双拐置于足趾前外侧 15~20cm，双肩下沉，双肘微屈，双手抓握拐杖横把，使上肢支撑力落于横把上。肌力不足者，可取三点位站立，即两拐杖置于足前外方 20~25cm，此时患者的足、双拐杖三点支撑身体。

b. 架拐行走：根据患者的残疾及肌力情况，分别指导练习不同的步态，如迈越步、四点步、三点步、两点步。

⑦上下楼梯　患者能够熟练地在平地行走后，可试着在坡道上行走，再进行上下楼梯训练。

A. 上楼梯：

a. 偏瘫患者健手扶栏，护理人员站在患者患侧后方，一手扶持健侧腰部，另一手控制患侧膝关节，协助重心转移至患侧，让患者健足迈上第一个台阶。

b. 护理人员协助患者重心向前移动至健侧下肢，一手固定健侧骨盆，另一手从膝关节上方滑至小腿前面，协助患足放在第二个台阶上。

c. 患者健足再上台阶时，护理人员放于健侧的手不动，另一手上移至患侧大腿向下压，并向前拉膝部至足的前方。

d. 协助重心转移到患侧，让患者再迈上一个台阶。

B. 下楼梯：

a. 偏瘫患者健手扶栏，护理人员站在患侧，患足先下第一层台阶，护理人员一手置于患膝上方，使其稍向外展。

b. 另一手置于健侧骨盆处，用前臂保护患侧腰部，并将其身体重心向前方移动。

c. 健足下第一个台阶时，护理人员的手保持原位，另一手继续将骨盆向前推移。

（三）护理要点

（1）在体位转换时，先向患者讲解目的、意义和必要性，使其了解重要性，并能积极配合。

（2）在体位转换时，动作要轻柔，切忌拉、拽，并尽可能发挥残存的能力进行体位转换，同时给予必要的协助和指导。

（3）偏瘫患者仰卧位不宜时间太长，一方面易出现压疮，另一方面易强化痉挛模式。

（4）做好患者的安全保护，如轮椅转换时，一定要先刹车闸。同时转换后，要使体位稳定、舒适。必要时给予软垫和支具等。

（5）家属或陪护也要掌握转换的要领和安全保护的措施，以便患者强化训练。

第二节　增强肌力与耐力训练技术

一、肌力训练

（一）目的及意义

（1）失用性肌纤维经训练后恢复其形态与功能。

（2）促进神经再生后对变性肌肉的再支配。

（3）发展辅助肌及其他肌肉的代偿功能。

（4）使残存肌纤维代偿性肥大。

（二）方法

1. 训练原则

为达到增强肌力的目的，训练时应遵循以下训练原则：

（1）阻力原则：阻力的施加是增强肌力的重要原则。阻力主要来自于肌肉本身的重量，肌肉在移动过程中所受到的障碍大小，纯粹的外加阻力等。若在无阻力的情况下训练，则达不到增强肌力的目的。

（2）超常负荷原则：即训练时运动必须超过一定的负荷量和保证超过一定的时间，也称超负荷原理。这是与训练强度有关的原则。这一原则认为，在训练中，除非使肌肉的负荷超过日常的活动，否则就不能改善肌力，也即超常负荷可能引发恢复机制。增强肌力需要在一定负荷下做功，所给的负荷应略高于现有的肌力水平或至少相当于使肌肉产生最大强度收缩所需负荷的60%，并持续训练6周，才可取得明显的效果。训练者要满足一定的运动强度、训练的持续时间、运动频率、一定的运动间期和根据肌肉收缩的形式选择相应的训练方法等5个基本条件，才能达到肌力增强的目的。

2. 训练强度

常用最大肌力的比例或相对1RM或10RM的比例为患者选择适度的训练强度。1RM（1次抗阻力运动的最大值）指受试者仅能完成一次全关节活动范围的最大抗阻力重量。训练时，以1RM为基准做等长训练，一日一次，每周测定一次1RM，再逐渐增加运动的负荷量。10RM（10次抗阻运动的最大值）指受试者能连续运动10次时所能对抗的最大阻力。如果超过这个重量就做不了10次，此极限重量可作为基准。每周测定一次10RM，逐渐增加重量。

3. 训练时间

主要包括肌肉收缩时间和运动时间。肌肉收缩时间常用于等长收缩的训练，即训练时，若肌肉收缩时间短，则训练的强度需较大，反之，若需要肌肉收缩时间较长，则训练的强度可以较小。运动时间是指一次训练所需要的时间。

4. 训练频率

指一次训练中肌肉收缩的次数（收缩频率）以及每日、每周、每月的训练次数（训练频率）。肌肉收缩频率是收缩时间加上休息时间除以运动时间。频率越高则训练效果越好，原则上每周3次的肌力增强训练就有较好的训练效果。

5. 训练间期

训练间期长短对训练效果有明显的作用。刚开始进行训练时，有肌力的增加，但未见肌肉横断面积有任何增加，训练 40 天以后，可见肌肉的横断面积随之增加。

6. 个体训练方法

根据肌肉现在的肌力水平，分别采用以下几种运动方法：辅助主动运动、主动运动、抗阻力运动和等长运动。

（1）辅助主动运动指在外力的辅助下通过患者主动收缩肌肉来完成的运动和动作，辅助力量由治疗师、患者的腱肢提供，亦可利用器械、引力或水的浮力来帮助完成。

①适应证：肌力恢复到 2 级时，应开始进行此类运动，以逐步增强肌力。在训练中要随着肌力的恢复不断地改变辅助的方法和辅助量。

②方法：

A. 徒手辅助主动运动：不需要任何器械的帮助，利用治疗师的手法。当肌力为 1 级或 2 级时，治疗师帮助患者进行主动运动。如腘绳肌肌力 2 级时，让患者侧卧位，训练一侧下肢在下方，膝关节屈曲，治疗师面向患者站立，一只手托起上方下肢，让患者主动伸展下肢的膝关节，同时治疗师的另一只手在下方下肢小腿后方稍加辅助力量。随着肌力的改善，随时可以做辅助量的精细调节，不受任何条件的限制，这样效果更好。缺点是治疗师与患者呈 1：1 的训练，比较费时费力。

B. 悬吊辅助主动运动：利用绳索、挂钩、滑轮等简单装置，将运动的肢体悬吊起来，以减轻肢体的自身重量，然后在水平面上进行训练。如训练股四头肌肌力时，患者取侧卧位，患侧在上，可在膝关节垂直方向的上方置一挂钩，另一端用吊带在踝关节处固定，用绳索悬吊，使小腿悬空，让患者完成膝关节的全范围内屈伸运动，此动作宜缓慢、充分，要避免下肢借助惯性做钟摆样动作。训练时治疗师要注意固定膝关节，以防止摇摆，降低训练效果。随着肌力的改善还可以调节挂钩的位置、改变运动面有倾斜度、用手指稍加阻力或用重锤做阻力，以增加训练难度。

C. 滑面上辅助主动运动：在光滑地板面上利用撒滑石粉或小滑车等方法减少肢体与板面之间的摩擦力；反之，也可通过垫毛巾或加大滑板的倾斜度等方法加大摩擦力在板面上做滑动运动。

（2）主动运动指患者主动以肌肉收缩形式完成的运动。运动时既不需要助力，亦不用克服外来阻力。

①方法：训练中应取正确的体位和姿势，将肢体置于抗重力位，防止代偿运动。

②适应证：用于肌力达 3 级以上的患者。另外，运动速度、次数、间歇等要根据患者的实际情况给予适当的指导。

（3）抗阻力主动运动指在肌肉收缩过程中，需克服外来阻力才能完成的运动。

①适应证：适用于肌力已达到 4 级或 5 级，能克服重力和外来阻力完成关节活动范围的患者。

②禁忌证：对于有下列症状的患者应禁止使用抗阻力的运动方法，如肌肉、关节发炎或肿胀；患者训练的时候或训练 24h 后仍感到关节肌肉疼痛；关节不稳定，如有肌腱的断裂或关节周围肌肉肌张力极其低下的患者；有 2 级以上高血压或其他心血管合并证。

③方法：利用徒手、滑车、重锤、弹簧、重物、摩擦力、哑铃等作为运动的阻力，但作用的方向和肌肉收缩和使关节发生运动的方向相反。

A. 徒手抗阻力主动运动：加阻力位置，要根据患者的情况来定。根据训练要求，阻力的部位与姿势应适当变化。加阻力时不可过急，宜缓慢，使运动中的肌肉收缩时间延长，一次动作 2～3s 完成，开始时在轻微阻力下主动运动 10 次，然后加大阻力，使肌肉全力收缩活动 10 次。可做向心性等张收缩，也可做离心性等张收缩及等长运动。

B. 加重物抗阻力主动运动：直接用手拿重物或把重的东西系在身体某部位进行练习。如膝伸展动作时，将沙袋固定在脚踝上进行练习。

C. 重锤与滑车抗阻力主动运动：此方法用重锤做阻力，用滑车改变牵引的方向，牵引方向与肢体应成90°直角，肌肉可发挥最大力量，运动时速度不宜过快，肌肉收缩到极限后应停 2～3s，无论是向心性或离心性收缩，每个动作都要慢慢进行。

④注意事项避免持续的握力训练，防止血压过度增加；增加负荷训练时避免长时间的憋气，否则将加

重心肺功能的负担。在训练中应协调好呼吸，用力要吸气，放松时将气体慢慢呼出；应在治疗师监督下进行负荷较重、危险性较大的训练；训练时的负荷量要缓慢、逐渐地增加。

（4）等长运动肌肉收缩时，没有可见的肌肉缩短或关节运动。等长训练是增强肌力的最有效的方法。

①训练方法：指示患者全力或接近全力收缩肌肉并维持 3~10s，一般保持 6s，重复 3 次，中间休息 2~3min，每日训练一次。适用于肢体在石膏固定中，要求肌肉收缩时不能引起任何关节运动，如股四头肌在伸展位石膏固定的情况下进行等长收缩练习。

②等长运动的优缺点：

A. 优点：训练方法简单，患者易学；在家中容易进行，不需要购买任何器械；常用于术后石膏固定的患者，可在不引起疼痛的情况下立即进行肌力的增强训练，因此常在早期的康复训练中应用。

B. 缺点：由于在训练中需要患者用力憋气更显明，对心血管造成的负担很大；只能在关节活动范围内某一角度进行肌力增强训练，如要在关节活动范围内各个角度增强肌力，需在每个角度范围都进行肌力的加强训练，因此十分费力费时。

③适应证：根据肌力的恢复程度，从 2~5 级肌力的肌肉均可进行等长收缩运动训练。

二、肌肉耐力训练

对患者在进行肌力训练的同时具有部分肌肉耐力训练的作用，但两者在训练方法上有所不同。为了使肌力很快提高，要求在短时间内对抗较重负荷，重复次数较少；而提高耐力则需在较轻负荷下，较长时间内多次重复收缩。在康复训练过程中，常常将肌力和耐力相结合起来进行训练，使肌力和耐力均不同程度地得到提高。在一般情况下耐力训练属于周期性、节律性的运动。如游泳、骑自行车、跑步等都是耐力提高的有效方法之一。对改善心血管的功能具有良好的作用。具体方法可参考第四章第一节物理治疗的方法及康复护理。

三、康复护理

（1）做好思想工作，充分调动患者的积极性。对患者解释训练的目的、意义、方法及作用，得到患者的配合。并要鼓励患者在训练中的主动性及出现的效果，使其提高信心。

（2）在训练中要做到无痛训练。一般指在初期训练时肌肉出现轻微酸痛，属正常反应，但次日即可恢复，如肌力训练使患者的疼痛加重，则应减少运动量。因为疼痛不但增加患者的不适，也很难达到预期的效果。

（3）要严格掌握患者的适应证和禁忌证，并且对年老体弱的患者在进行训练时，要严密观察病情，如有变化，及时处理，防止意外发生。

（4）在训练中要掌握循序渐进的原则。运动量由小到大，程度由易到难，使患者逐渐适应。

（5）患者自行训练时，一定要教会家属掌握正确的方法，并给予指导，防止出现误练等情况发生。

第三节　吞咽障碍的康复护理

吞咽障碍是由于下颌、双唇、舌、软腭、咽喉、食道括约肌或食道功能受损，不能安全有效地把食物由口送到胃内摄取足够营养和水分的进食困难。正常的吞咽活动分为 5 个期，即口腔前期、口腔准备期、口腔期、咽期、食管期。以上任何一个阶段发生障碍都会导致吞咽运动受阻，发生进食困难。

一、目的及意义

（1）改善摄食吞咽的功能。

（2）改变或恢复经口进食的方式，早日拔出鼻饲管、咽造瘘、食管造瘘、胃或空肠造瘘。

（3）预防和减少并发症，如食物误吸导致的肺部感染。

（4）改善病人的营养状态，增强病人康复的信心，有利于其他功能障碍的康复。

二、临床表现及分类

（一）临床表现

（1）有一口食物要分几次才能咽下、流涎、食物流出、张口不能、吞咽延迟、进食呛咳、哽咽、食物反流、食物滞留、进食时呼吸困难或是咽喉部有异物感等进食困难。

（2）吞咽障碍最常见和最大的威胁是吞咽时食物误入气道，称为误咽。误咽食物量较少时，可引起刺激性咳嗽（呛咳），或从鼻腔溢出，导致吸入性肺炎；误咽食物量较多时，则可阻塞气道，引起窒息甚至死亡。

（二）吞咽障碍根据病因分类

（1）精神性吞咽障碍即功能性吞咽障碍，吞咽机制一般正常。患者害怕吞咽，对吞咽表现出一种癔症性反应，或拒绝吃东西等。

（2）病理性吞咽障碍是指吞咽通道的结构出现病理性改变，使食团由口腔送至胃受到阻碍。如肿瘤、水肿、裂孔疝等。

（3）神经源性吞咽障碍是指因神经系统疾病引起的与吞咽功能有关的肌肉无力、不协调、瘫痪或运动不精确造成的吞咽障碍，如脑卒中、脑外伤等。

三、吞咽障碍康复评定

（一）吞咽障碍的评定方法

1. 一般评定

（1）掌握导致吞咽障碍的原发疾病：如脑卒中、脑损伤、重症肌无力等的发生发展过程。

（2）了解一般情况：包括患者主观描述，相关既往史和以前吞咽检查，观察胃管、气管切开情况。目前进食方式及食物类型等。注意有无发热、脱水、营养不良，呼吸情况，病情是否稳定等方面的问题。

（3）意识水平：用 Glasgow 昏迷评价表等来评定意识水平，确认患者的意识水平是否可进行进食训练，是否发生动态变化。

（4）高级脑功能：采用不同量表评定患者语言、认知、行为等情况。

2. 口颜面功能评估

主要包括口腔黏膜、颊部，唇、舌、软腭、喉等运动及其力量和感觉检查。

3. 吞咽障碍评定

（1）唾液吞咽测试是一种评定由吞咽反射诱发吞咽功能的方法。具体方法是患者取坐位，护理人员将手指置于患者喉结及舌骨处，观察 30s 患者吞咽次数和喉结活动度。高龄患者能做 3 次即可。对于因有一定意识障碍而不能遵医嘱完成的患者，可借助口咽部冷刺激的方法来观察其吞咽情况。

（2）饮水试验

①方法：患者取坐位，让患者单次喝下 2~3 茶匙水如无问题，饮温水 30mL，一口咽下，观察饮水时间，有无呛咳等情况。

②分级：

1 级：可一次喝完，无呛咳。

2 级：可两次以上喝完，无呛咳。

3 级：能一次喝完，但有呛咳。

4 级：能两次以上喝完，且有呛咳。

5 级：常常呛住，难以喝完。

③诊断标准：

正常：在 5s 内将水一次喝完，无呛咳。

可疑：饮水时间超过 5s 或 2 次喝完，均无呛咳。

异常：分 1~2 次喝完或难以全部喝完，均出现呛咳。

（3）摄食—吞咽过程评定

观察和评定患者摄食前的意识状态；摄食—吞咽过程中唇、舌、下颌、咀嚼运动，食团运送，喉部运动等情况；吞咽后有无呛咳、食物残留等。此外，还应注意体位、食物性状、一次摄食量、摄食时间、残留物去除法的有效性以及环境等问题。

（4）辅助检查借助影像学检查、内镜等手段检查。其中，吞咽造影检查法（VF）是目前最为可信的吞咽评定检查方法，是诊断吞咽障碍的"黄金标准"。此方法是在 X 线透视下，利用吞咽含钡食物来观察患者吞咽全过程是否有通过困难及吸入发生，并鉴别吞咽障碍是器质性还是功能性。

优点：

①确定吞咽障碍出现的部位、程度和代偿情况，有无误吸等。

②提供选择有效治疗措施的信息（进食姿势治疗和体位治疗）。

③观察治疗效果的依据。

（二）摄食–吞咽障碍的程度评分

1. 口腔期

不能把口腔内的食物送入咽喉，食物从口唇流出，或者只是依靠重力作用送入咽喉—0 分。

不能形成食块流入咽喉，只能把食物形成零碎状流入咽喉—1 分。

不能一次把食物完全送入咽喉，一次吞咽动作后，有部分食物残留在口腔内—2 分

一次吞咽就可完成把食物送入咽喉—3 分。

2. 咽喉期

不能引起咽喉上举、会厌的闭锁及软腭弓闭合，吞咽反射不充分—0 分。

在咽喉凹及梨状窝存有多量的残食—1 分。

少量潴留残食，且反复几次吞咽把残食全部吞咽入咽喉下—2 分。

一次吞咽就可完成把食物送入食管—3 分。

3. 误咽程度

大部分误咽，但无呛咳—0 分。

大部分误咽，但有呛咳—1 分。

小部分误咽，无呛咳—2 分。

小部分误咽，有呛咳—3 分。

无误咽—4 分。

四、吞咽障碍训练方法

（一）基础训练

基础训练是针对与摄食—吞咽活动有关的各个器官进行训练，也称为口、颜面训练或间接训练，可明显增加协调功能，多用于中重度摄食—吞咽障碍患者进行摄食训练前的准备阶段。

1. 颈部放松

前后左右放松颈部，肩部左右旋转，提肩，沉肩等。

2. 感官刺激

（1）触觉刺激：用手指、棉签、压舌板等刺激面颊部内外、唇周、整个舌部等，以增加其敏感度。

（2）咽部冷刺激：用冰冻棉棒，轻轻刺激腭、舌根及咽后壁交替 20 次，然后反复做空吞咽动作，每日 3 次，每次 10s，至皮肤微红。

（3）味觉刺激：用棉棒蘸不同味道的果汁或菜汁，刺激舌面部，以增加味觉敏感性及食欲。

3. 口腔周围肌肉训练

包括口唇闭锁、下颌开合、舌部运动、腭咽闭食等。具体如舌肌、咀嚼肌的按摩，张口，伸舌舔上下唇和左右口角及硬腭等，每日 3 次，早中晚饭后练习，各 5min。还可进行屏气发声训练，每日 4~5 次，每次 5~10s。

4. 吞咽训练

主要是对咽部进行冷刺激与空吞咽训练。通过寒冷刺激能有效地强化吞咽反射，促进吞咽力度。还可让患者充分吸气后憋住，然后慢慢吞咽唾液，再呼气，最后咳嗽。这样可以利用停止呼吸时声门闭锁的原理进行吞咽训练，最后通过咳嗽清除喉头周围残留的食物。

（二）摄食训练

摄食训练是直接训练患者的摄食--吞咽功能，又称为直接训练。经过基础训练后，逐步对患者进行摄食训练，每次进食前后，护理人员须认真做好口腔护理，同时在进食过程中应注意防止误咽，必要时床边备电动吸引器。

1. 体位选择

一般取半卧位或坐位，颈部前倾，严禁水平仰卧及侧卧位进食。不能坐起的患者，可取床头抬高30°的半坐位，头部前屈，偏瘫侧肩部垫枕，护理人员站在患者健侧喂食。

2. 食物性状

根据病情轻重和病程的发展本着先易后难的原则合理选择食物。一般选择柔软、密度和性状均一、黏度适中、不易松散、易咀嚼、通过咽部食管易变形而很少在黏膜上残留的食物，如香蕉、蛋羹等。还应注意食物的色、香、味，温度以及易消化吸收等特征的食物。训练中可逐渐依次过渡为糊状食物、软食、普食。

3. 摄食一口量

所谓摄食一口量是指最适于吞咽的每次入口量，量过少难以诱发吞咽反射，量过多易引起食物残留或误咽。一般从1~4mL开始，酌情加量。进食时调整进食的速度，前一口吞咽完成后再进食下一口，避免两次食物重叠入口的现象，还要选择边缘钝厚匙柄较长，容量为5~10mL的匙为宜。

4. 培养进食习惯

养成定时定量、能坐不躺、能在餐桌旁则不在床上饮食的良好习惯，本着早餐好、中餐饱、晚餐少的原则，适当调整和分配食物。

（三）辅助训练技术

1. 门德尔松手法

门德尔松手法主要用于提升咽喉部，以利于吞咽。具体方法是在患者进行吞咽的同时，康复护理人员（或患者本人对着镜子）用食指及拇指托起环状软骨和甲状软骨，使之上提，直至食物咽下为止。此法强调动作应轻柔，与吞咽动作同步。

2. 声门上吞咽

此法主要利用吸气后停止呼吸时声门闭锁的原理，用于防止食物的误咽。具体方法是患者在进食前，先吸一口气后屏住，然后进食咀嚼后吞咽，吞咽后立即咳嗽两次，接着空吞咽一次，恢复正常呼吸。

3. 呼吸训练

此法主要用以提高摄食—吞咽时对呼吸的控制，有利于排出气道异物，强化声门闭锁，缓解颈部肌肉的过度紧张，改善胸廓活动。具体方法是训练腹式呼吸和缩唇式呼吸，前者是患者在卧位时，将一定重量的物体置于其腹部，使之体会吸气时腹部鼓起，呼气时腹部回缩的感觉；后者是在患者呼气时缩紧口唇呈吹口哨状，缓慢呼气。这种方法可调节呼吸节奏，延长呼气时间，使呼吸平稳。

4. 吞咽与空吞咽交替

此法主要用来防止咽部食物残留。具体方法是在每次摄食一吞咽后进行几次空吞咽，使残留食物完全咽下，然后再摄食，如此反复。这样既有利于刺激诱发吞咽反射，又可去除残留食物。

5. 屏气——发声运动

此法主要用于强化声门闭锁，当上肢着力，胸廓固定时，两侧声带会有力接触。具体方法是患者坐在椅子上，双手支撑椅面边做推压运动边大声发"啊"音，这时随意闭合声带可有效防止误咽。

（四）传统康复疗法

中国传统康复疗法中的推拿按摩、针灸、中药熏蒸等对治疗吞咽障碍有显著的疗效。临床研究表明，用针刺调理髓海的方法治疗中风后吞咽障碍有显著疗效，通过调理髓海，活血通窍，使舌咽自利。主要采用针刺风府、人迎、廉泉、百劳四穴，均以平补平泻手法，得气后即出针，四穴合用能共奏调理髓海、活血通窍之功，从而治疗吞咽障碍。

五、康复护理

（一）气管切开的护理

（1）常规气管切开护理（换药、吸痰、滴稀释痰药物、使用湿敷的纱布盖气管口）。

（2）注意观察痰的颜色和量，保持呼吸通畅，注意痰中有没有食物。

（3）胃管注食物时要充胀气管套内气囊，维持 4h 内，放气休息 0.5h。

（4）胃管注食物后 0.5~1h 内尽量少搬动患者。

（5）气管套内气囊放气前要先排干净上呼吸道的痰和口水。

（二）急性期的康复护理

（1）急性期患者如出现昏迷状态或意识尚未完全清醒，对外界刺激反应迟钝，各种反射减弱，认知功能障碍，应使用鼻饲进食。

（2）吞咽障碍的患者首先应注意口腔卫生及全身状况的改善，膳食供给量要按照体重计算每日热量的需要，给予平衡膳食。对于脱水及营养状况差的患者，应给予静脉补液，营养支持。

（三）食物的选择及进食规则

1. 食物选择的顺序

是磨烂的食物和糊→剁碎的食物→正常的食物和水；饮水时防止呛咳可在水里加增稠剂；对有鼻饲的患者，要早期进行训练，尽快撤销鼻饲。

2. 进食应取坐位或半坐位

食物选择柔软、密度和性状均一、黏度适中、不易松散、易咀嚼的；食团的大小按照一口量的标准；饮水不要用吸管；进食后，注意观察患者食物是否有反流，因反流是吞咽障碍者导致肺部感染的重要因素；进食或摄食训练前后应认真清洁口腔，防止误吸。

（四）心理护理

（1）护理人员要真诚地对待患者，安慰、疏导、鼓励和帮助患者正确认识自己的疾病。

（2）患者此时情感都比较脆弱，护理人员要和蔼可亲，使患者对护理人员产生信任感、依赖感和安全感，树立起战胜疾病的信心。

（3）患者不能经口进食或经口进食有呛咳史后，产生恐惧，心理焦虑、情绪悲观，护理人员要鼓励患者积极配合，消除顾虑，经口进食。

（4）做好家属的思想工作，取得配合。家属的良好情绪能给患者以安慰和支持。反之，也会感染患者。

六、注意事项

（1）对存在吞咽障碍的患者，要尽早进行吞咽功能训练。

（2）运动神经疾病、中度至严重老年痴呆症、严重弱智、早产儿、脑外伤后有严重行为问题或神志不清者不宜进行吞咽训练；昏迷状态或意识尚未清醒、对外界刺激反应迟钝、认知严重障碍、吞咽反射和咳嗽反射消失或明显减弱、处理口水能力低、口部功能严重障碍者应给予鼻饲饮食。

（3）吞咽训练时体位尤为重要，进食后轻咳数声，并保持原体位 30min 以上，防止食管反流造成误咽。

（4）治疗与代偿相结合。吞咽训练需多学科、多专业通力合作，综合训练，包括肌力、上肢、排痰等相关进食功能训练；凡与摄食有关的各个方面，如食物搭配、餐具（辅助具）选择与使用、口腔卫生，以及护理人员的照顾监护等都应全面考虑。

第四节　神经源性膀胱康复训练技术

膀胱为具有伸展性的囊状肌性器官，其功能是贮存尿液和排尿。正常人膀胱内的尿量达到 150~250mL

时，开始有尿意，当尿量达到250~450mL时，才能引起反射性的排尿动作，将膀胱内尿液通过尿道排出体外。排尿是间歇性的，受大脑皮质的控制，即受意识控制。

神经源性膀胱是指调节和控制排尿生理活动的中枢和周围神经系统受到损害而引起的膀胱及尿道功能障碍。

神经源性膀胱主要表现为尿潴留和尿失禁，并可引起泌尿系感染、肾功能不全，甚至造成严重的并发症，以致死亡。如不采取有效的膀胱功能训练，不仅会给患者带来痛苦，加重心理压力，还会延缓康复进程，降低生存质量。因此，神经源性膀胱功能训练是针对因神经损伤所致的膀胱、尿道功能失调而实施的功能训练，其目的是恢复膀胱潴尿功能，改善排尿症状，减少残余尿量，保护肾脏，预防泌尿系统并发症的发生。膀胱护理是对膀胱、尿道功能失调而实施的重要护理。

一、目的及意义

（1）利用各种人为的方法使患者能够定时排空膀胱。

（2）维持膀胱的正常弹性，预防尿路感染或结石等合并症。

（3）重新训练适当的排尿方式，并尽早拔除尿管。

（4）维持病患尊严，尽早独立和正常地生活。

二、神经源性膀胱的临床表现

临床表现有尿频、尿急、尿潴留、尿失禁、尿潴留+尿失禁。

三、膀胱功能评定

通过询问和观察患者现有的排尿功能情况，是否有尿失禁或尿潴留，以判断泌尿系统的功能，制订膀胱护理措施和训练方法。膀胱功能评定有以下主要内容：

1. 排尿量与次数

排尿量和次数有无增多或减少，是否受意识支配，有无排尿困难、排尿疼痛等。如失禁的频次、发生的时间、失禁量、尿液有无浑浊、异味、絮状物等。

2. 辅助排尿情况

有无间歇导尿、留置尿管等。

3. 排尿习惯

患者排尿的体位姿势、间隔时间，如厕能否自理等。

4. 残余尿量测定

残余尿量>150mL，提示膀胱功能差；<80mL，提示膀胱功能满意；残余尿量在80~150mL，提示膀胱功能中等。

5. 辅助检查

常规尿液分析，膀胱镜检查、膀胱造影、B型超声检查等。

6. 器械检查

简易膀胱容量与压力测定方法，可以评估患者的膀胱逼尿肌及括约肌功能。目前，公认的膀胱安全压力上限是40cmH$_2$O（1cmH$_2$O=0.098kPa）。虽然排尿期压力可以允许有短暂的升高，但如果排尿时间延长，膀胱内压力长时间高于40cmH$_2$O，将造成上尿路引流不畅，损害肾功能。所以，膀胱内不超过安全压力时的最大容量被称为安全容量。

四、膀胱功能训练方法

（一）尿潴留

膀胱内潴留大量尿液而不能自主排出，称为尿潴留。尿潴留时膀胱容积可增至3000~4000mL，膀胱高度膨胀，可达脐部水平。患者有下腹部胀痛、排尿困难、焦虑不安、出汗等症状。体检可见耻骨上膨隆，扪及囊样包块，叩诊呈实音。护理与训练的目的是促使膀胱排空，减轻患者痛苦。

1. 调整体位和姿势

根据病情和残疾状况，尽量协助患者以习惯姿势排尿，如男性患者取站立位，女性患者取蹲姿；能够坐起者可扶助其取坐姿；只能卧位者，可摇起床头或助其抬高上身。

2. 激发诱导排尿

采用让患者听流水声，温水冲洗会阴，轻轻敲打耻骨上区，摩擦大腿内侧，牵拉阴毛，捏掐腹股沟等措施，诱导反射排尿。

3. 屏气法

病情允许时，让患者取坐位，身体前倾，快速呼吸 3~4 次，做 1 次深吸气，然后屏住呼吸，向下用力做排尿动作，促使尿液排出。

4. 手压法

先用指尖对膀胱区进行深部按摩，以增加膀胱张力，再用双手或者单手握拳，由脐部向耻骨方向推压，并改变加压方向，直至尿流停止。在膀胱压力高或膀胱膨隆于耻骨上时，不适合此方法，因易造成尿液反流。

5. 间歇性清洁导尿

此法能使膀胱周期性地扩张与排空，维持近似正常的生理状态，降低感染率，促使膀胱功能恢复，目前临床已推广应用。需要长期使用时，应耐心教会家属或患者本人行间歇性清洁导尿术。

（1）具体做法：用一次性导尿管，每隔 4~6/h 导尿 1 次，并准确记录导尿时间和尿量。

（2）操作要点：

①每次导尿前，让患者试着自行排尿，一旦开始排尿，需测定残余尿量。在自主排尿后、膀胱内被导尿排出的尿液即为残余尿量。

在自主排尿后残余尿量 300mL 以上时，每 6h 导尿 1 次；

残余尿量 200~300mL 时，每 8h 导尿 1 次；

残余尿量 100~200mL 时，每日导尿 1~2 次；

当残余尿量少于 100mL 或为膀胱容量 20% 以下时，即停止导尿。

②每次导尿量以不超过患者的最大安全容量为宜，一般每日导尿次数不超过 6 次。

（3）饮水计划：指每个做间歇导尿的患者都要按照饮水计划执行一天的饮水量。

①每日液体摄入量应限制在 2000mL 以内，避免短时间内大量饮水，以防止膀胱过度充盈。

②早、中、晚各 400mL，可在上午 10 点，下午 4 点适当饮水 200mL，或每小时 125mL，每日 1500~2000mL，晚 8 点到次日晨 6 点，不饮水。

6. 留置导尿

对无法接受间歇性清洁导尿的患者，如昏迷、泌尿系统疾病手术后、会阴部有损伤时，可留置导尿管持续导尿，但极易引起泌尿系统感染。要注意加强对留置导尿管的管理，如严格遵守无菌操作原则，尿道口每日消毒 2 次，贮尿袋每日更换 1 次，尿管每周更换 1 次，并及时清倒尿液，保持引流管通畅，防止尿液逆流。如患者病情好转，应尽早拔除尿管。

（二）尿失禁

排尿失去控制而尿液不自主地流出，称为尿失禁。其护理与训练的目的是帮助患者解除痛苦，恢复膀胱功能，促使膀胱贮尿。

1. 尿意习惯训练

帮助患者建立规律性排尿习惯，每天规定特定的排尿时间，如餐前 30min、晨起或睡前鼓励患者如厕排尿。一般白天每 3h 排尿 1 次，夜间 2 次，并根据具体情况适当调整。对体能障碍或年老体弱无法如厕者，应提供便器，定向力差者给予如厕帮助。

2. 盆底肌肉锻炼

指导患者收缩耻骨、尾骨周围肌肉（会阴及肛门括约肌），每次持续 10s，重复 10 次，每日 5~10 次。

这种训练可增加尿道阻力，加强盆底肌肉张力，以减少漏尿的发生。

3. 接尿措施

使用外部集尿器装置，男性用阴茎套型集尿装置，或用长颈尿壶置于外阴接取尿液；女性用固定于阴唇周围的乳胶制品或尿垫，亦可用女式尿壶紧贴外阴接取尿液。

4. 留置导尿

根据病情可给予留置导尿管持续导尿或定时放尿，一般每 3~4h 放尿 1 次，现多用气囊导尿管，安装封闭式尿袋。应注意加强护理，预防感染。

5. 皮肤护理

保持皮肤清洁干燥，及时用温水清洗会阴部，被褥、衣服应勤洗勤换，以避免尿液刺激皮肤，去除不良异味，防止感染和压疮的发生。

五、传统康复疗法

中医学对于膀胱功能障碍的康复有着独到的治疗方法。如对于尿潴留的患者可采取以下方法促进康复。

1. 应用单方验方

如倒换散生大黄 12g，荆芥穗 12g，研末，分 2 次服，每隔 4h 用温开水调服 1 次，每日 2 次。

2. 外敷

食盐 250g 炒热，布包熨脐腹，冷后再炒热敷之。独头蒜 1 个，栀子 3 枚，盐少许，捣烂摊纸上贴脐，良久可通。

3. 针灸推拿

针刺足三里、中极、三阴交、阴陵泉等穴，反复捻转提插，强刺激。虚者可灸关元、气海穴，并采取小腹、膀胱区按摩，但不可强力按压。

4. 中药治疗

尿潴留缓解后可采用药物康复，可辨证选用清湿热、散瘀结、利气机等方药巩固疗效，防止复发。常选用八正散、抵当丸、补中益气汤等。

六、康复护理

（1）心理护理患者因生理、病理变化所致，出现特殊的心理变化，敏感性较强。护理人员要关心，尊重患者，帮助患者接受角色的转变，认识疾病，正确对待疾病。

（2）对于尿失禁的患者心理压力较大，会感到失去自尊，感到自卑和忧郁，希望得到理解与帮助，护士应尊重和理解患者，尽量给予安慰、开导和鼓励，使之树立信心，配合治疗及护理。

（3）对患者进行膀胱功能的评估，针对评估的结果，制定膀胱功能训练计划。

（4）在开始进行膀胱功能训练时，要告知患者坚持膀胱功能训练才是最有效的方法。

（5）在其他训练方法都不能达到建立膀胱正常排尿功能时，使用间歇清洁导尿法。

（6）间歇导尿时操作须严格遵守无菌原则，用物须经消毒灭菌，随时进行尿常规、尿细菌学检查，以防尿路感染。

（7）每次导尿的情况需记录在专用的排尿记录表上。

（8）如遇到血尿、尿痛、尿液浑浊、有沉淀物、下腹部疼痛等情况，应及时报告医生进行处理。

七、膀胱功能训练注意事项

（1）选择光滑和粗细适宜的导尿管，一般不应超过 14 号，防止因导尿管过粗使括约肌松弛，引起漏尿。

（2）间歇导尿时，操作手法应轻柔、缓慢，并润滑导尿管，以免损伤尿道黏膜。

（3）留置导尿后，应鼓励患者多饮水增加尿量。达到自行冲洗的目的。尿管未阻塞，勿常规进行膀胱冲洗，防止逆行感染。

（4）训练前应进行尿流动力学检查，确认膀胱类型，确保安全，避免因训练方法不当引起膀胱输尿管反流等合并证。

（5）观察患者，如出现突发性血压升高、皮肤潮红、出汗、头痛等反应，通常是因膀胱压力过高引起自主神经反射亢进所致。应及时排空膀胱。

第五节　肠道康复护理训练技术

神经源性直肠是指支配肠道的神经组织受损，或参与肠道排便控制的系统及排便机制破坏，导致的直肠功能障碍。主要表现为便秘、大便失禁或大便排空困难。肠道功能康复护理与训练的目的是帮助患者建立一个在规定时间内定时排便的模式，解除或减轻直肠功能障碍患者的痛苦，消除或减少大便失禁给患者造成的难堪，预防并发症的发生，提高患者的生存质量。

一、排便功能评定

通过询问和观察了解患者现有的排便功能情况，是否有便秘和大便失禁等，以判断肠道系统的功能，制订具体的肠道护理措施和训练方法。排便功能评定有以下主要内容：

1. 病史询问

大便次数、量和性状，如大便次数增多或减少，每次耗时多少，每次大便间歇时间是否基本固定，有无栗子样、糊状或水样便等。

2. 肠道评估

了解症状对患者的生活影响的程度。如大便失禁、大便排空困难，自主反射障碍等。

3. 体格检查

确定有无肠鸣音；肛门括约肌的形态；有无肛门皮肤反射；感觉的评估；直肠指检。

4. 辅助排便情况

如有无使用手掌刺激法（仅掐压左手拇指和第一掌骨处即可）、肛门栓剂排便，或服用缓泻药物及灌肠法排便等。

5. 排便习惯

如排便的体位姿势，患者是否能自理等。

二、肠道功能训练方法

（一）便秘

便秘是指粪便在肠腔内停留过久而导致的粪质干燥坚硬，排便节律性消失和排便频率减少。护理与训练的目的是帮助患者建立排便规律。

1. 取得患者合作

对患者说明各种康复护理及训练的目的及注意事项，使患者能密切配合操作。

2. 调理饮食

向患者介绍饮食种类、数量与排便的关系，指导患者多食蔬菜、水果、粗粮等含膳食纤维多的食物，适当补充双歧杆菌、乳酸菌等有益菌以改善肠道微生态环境。多饮水，每日饮水量在 2000mL 左右。

3. 养成定时排便习惯

指导患者选择适当的排便时间，即使无便意也要定时排便。一般在早餐后最适宜，因为此时结肠反射最强。

4. 选择排便姿势和便器

根据病情和残疾状况，协助患者尽量以蹲、坐姿排便。如卧位排便时，使用橡皮囊式便盆。能随患者体位变形而密切接触皮肤，且刺激性较小。

5. 手法按摩腹部

患者取仰卧位，屈膝放松腹部。用手掌沿升结肠、横结肠、降结肠、乙状结肠方向，即自右下腹→右上腹→左上腹→左下腹进行环状按摩。每日早晚各 1 次，或便前按摩，每次约 10min。同时鼓励卧床患者多进行床上活动，如仰卧起坐、平卧抬腿及抬臀等，以增加肠道蠕动。

6. 药物软化粪便

根据病情可口服软便剂如液状石蜡 10~15mL，每晚睡前服用 1 次；番泻叶泡水饮用，每日 3g；麻仁丸每次 1 丸，每日 2~3 次，或使用肛门栓剂如开塞露、甘油栓等，在排便前把药物放入直肠内。

7. 手指刺激法

肛门括约肌痉挛患者，可进行手指刺激。方法是：护理人员戴手套用食指蘸润滑剂，将肛门口的大便挖出，把手指放在肛门括约肌处，做 360°环状刺激 15~30s，隔 15min 后可重复刺激。

8. 灌肠法

适用于经上述方法处理后仍无法排便者。可首先采用小量不保留灌肠，常用灌肠液有 50％甘油、"1、2、3" 灌肠液（50％硫酸镁 30mL、甘油 60mL、温开水 90mL）。大量不保留灌肠用于 3~4 天未解大便且大便干硬者，常用灌肠液有生理盐水或 0.1％~0.2％肥皂液 500~1000mL。

（二）大便失禁

大便失禁是指因中枢神经的损伤或病变导致排便不受意识支配，肛门括约肌失去控制能力，大便不自主地排出。康复护理及训练的目的是帮助患者控制大便。

1. 饮食调理

在无肠道感染的情况下，应减少调味品及粗纤维食品的摄入。

2. 观察排便反应

了解患者排便时间、规律，观察排便前表现，如患者因进食刺激性食物加快肠蠕动而引起排便，则应在饭后及时给予便盆；如患者排便无规律，则应酌情定时给患者使用便盆，以试行排便，帮助患者重建排便的控制能力。

3. 刺激肛门收缩

对肛门括约肌松弛的患者，可用特殊电极对肛门括约肌进行低频脉冲电刺激，增加肛门括约肌的紧张度；用手指按压、弹拨刺激肛门括约肌收缩；有意识地进行抬臀、缩肛、提肛练习等。

4. 皮肤护理

及时用温水清洗会阴及肛门周围的大便，以免引起肛周皮肤感染。如肛周发红，可涂氧化锌软膏。

三、传统康复疗法

中医学对于直肠功能障碍的康复也有着独到的治疗方法。如对于便秘患者可采取针刺方法促进康复。

1. 体针

便秘患者，可取合谷、大肠俞、天枢、支沟、曲池，用泻法以泄热通便；气滞便秘患者，可取天枢、大肠俞、中脘、行门、期门，用泻法；气虚便秘者，可取脾俞、胃俞、大肠俞、足三里、气海、天枢，用补法；冷秘可针刺大肠俞、肾俞、上巨虚，用补法，并灸气海、神阙以温通下焦。

2. 耳针

用探针或火柴头探寻耳穴敏感点，然后将王不留行子置于敏感点上，用手压揉 5min，使患者耳穴局部有酸胀或痛感，再用胶布固定王不留行子，嘱患者每日自行按压 5min，每次保留 3 天，3 天后另择穴位更换王不留行子，15 天为一个疗程。

3. 梅花针

取腰、骶、下腹部，重点叩打骶部，较重刺激，每日 1 次，10 次为一个疗程。

四、肠道康复护理

（1）做好心理护理工作，尊重患者人格，鼓励患者树立信心，使患者认识到排便训练要有耐心和毅力，需要坚持数周甚至数月，不能因为暂时效果不佳半途而废。

（2）训练时间应符合患者的生活规律，并根据具体情况适当调整。

（3）避免长期使用缓泻药，以建立良好的排便规律为目的，尽量少用或不用药。

（4）对患者进行排便训练应按照上述肠道功能训练的方法进行训练。

（5）做好患者个体化的健康教育，协助患者克服心理障碍，养成良好的排便习惯。

（6）密切观察患者的排便情况，预防并发症的出现。如出现肠梗阻、胃胀和腹部膨隆，及时通知医生，进行处理。

（7）保护患者的隐私。需灌肠或排便时，应有单独的环境。

五、注意事项

（1）厕所的马桶旁应设有扶手。

（2）使用开塞露塞肛时，注意塑料瓶剪口要光滑，防止割伤。

（3）在训练中，患者要细心体会，找到属于自己的排便讯号，使排便自然。

（4）如排便训练成功，患者仍要保持饮食的规律性。

第六节　关节活动度训练技术

关节活动范围训练是康复方法之一。目的是恢复或扩大关节活动度。因关节自身损伤，关节周围组织损伤，神经麻痹以及老年退行性病变等，均可引起关节活动受限。训练可分为矫正性措施和预防性措施。常配合其他物理疗法，如按摩、牵引等。一般用被动运动、主动运动、助力运动，和配合器械运动等方法。

一、目的与意义

确保肌肉和构成关节的软组织的柔韧性，维持关节正常的活动范围，防止因关节长期制动而出现挛缩、骨质疏松和心肺功能降低等并发症。

二、关节活动度训练方法

（一）主动运动

根据患者关节活动受限的方向和程度，设计针对性的动作训练，内容可简可繁，可个人练习或相同患者分组集体练习。常用的有徒手体操和关节操，具有轻度的牵拉作用，可促进血液循环，松解组织粘连，维持和增加关节活动范围。但对重度粘连或挛缩效果稍差。

（二）主动助力运动

1. 器械练习

是运用杠杆原理，借器械帮助功能障碍关节进行活动。可针对不同关节的运动选择相应器械，如肋木、体操棒、肩关节练习器、肘关节练习器、踝关节练习器等。可个人练习或分组集体练习。

2. 悬吊练习

训练方法同肌力训练。是去除肢体重力的一种训练。悬吊练习固定方法：一是垂直固定，用于支持肢体；二是轴向固定，使肢体易于活动。

3. 滑轮练习

利用滑轮装置和绳索，用健侧肢体帮助患肢运动等。

（三）被动运动

（1）关节可动范围的活动康复治疗师根据关节运动学原理完成的关节各个方向的被动活动。如肘关节的屈曲和伸展、旋前和旋后。可维持关节活动范围，预防关节挛缩。

（2）关节松动术康复治疗师利用关节的生理运动和附属运动。在关节活动范围内进行的被动运动。是一种针对性很强的手法操作技术。常用手法有牵引、摆动、挤压、滚动和滑动等。可松解组织粘连，维持和增加关节活动范围，缓解疼痛。

（3）持续性被动活动（CPM）是利用机械或电动活动装置，他主要用于四肢关节术后及关节挛缩的治疗。能进行早期、持续性、无痛范围内的被动活动。可消除制动并发症，改善关节活动范围，防止关节挛缩和粘连，缓解疼痛。

（4）关节牵引术应用力学原理通过康复器械，借用适当的重力装置，使关节和软组织在一定的时间内得到持续的牵伸，从而解除肌肉痉挛和改善关节挛缩，以恢复关节功能。

三、关节活动度训练的注意事项

（1）关节术后或炎症早期为了防止关节活动度受限，有条件的可选择关节持续被动运动治疗方法；如条件不具备则要小心地进行缓慢、平稳、不引起疼痛的关节被动运动、助力运动或无阻力的主动运动。

（2）关节制动时间不长或关节术后不久在作关节被动训练时，表现出较大的弹性，而且患肢容易感到明显的关节紧张或疼痛，这说明关节纤维组织挛缩或粘连并不严重，一般可用恢复关节活动度训练方法。

（3）关节损伤或炎症较严重在作被动活动时关节挛缩坚硬而缺乏弹性，运动时疼痛感觉不明显，这显示关节纤维组织挛缩或粘连比较严重，需采用关节功能牵引法再辅之关节主动运动或关节抗阻运动来促使关节活动度逐步增大。

（4）皮肤有瘢痕组织而引起的关节活动度受限者可选择关节活动度训练法结合物理疗法及按摩等辅助治疗。

（5）关节纤维组织挛缩或粘连为缓解和改善关节活动度，须采用牵张挛缩或粘连的纤维组织，关节活动度训练应持续较长时间的反复多次进行，要使训练部位产生紧张感或轻度疼痛感，才显示关节活动度练习的有效性，但是，较强的疼痛感可能使病情加重或造成新的损伤。

第七节　皮肤康复护理

一、压疮的发生及因素

压疮或压力性溃疡是身体局部组织长期受压、血液循环障碍、组织营养缺乏导致皮肤失去正常功能，而引起的组织破坏和坏死。压疮具有发病率高、病程发展快、难以治愈和治愈后易复发的四大特点。久治不愈的压疮还易并发骨髓炎、败血症和低蛋白血症等。这些并发症不仅使治疗更加困难，甚至因此而导致死亡。

（一）压疮的发生原因

1. 压力

长时间持续的机械压力由身体表面传至骨面，压力呈锥形分布，锥底为受压的身体表面，而骨骼上的组织承受最大的压力。因此最重的损伤常见于肌层而非皮肤。主要见于意识不清、感觉障碍或不能主动变换体位的患者。另外，使用石膏、夹板固定或所用支具、轮椅规格不适宜时，也易使局部组织受压。

2. 剪切力和摩擦力

当皮肤保持不动而其下的组织移动时会发生剪切情况，若皮肤在其承重面上移动则会产生摩擦力，最轻的摩擦引起皮肤撕裂，但破损限于表皮和真皮层。剪切力、摩擦力与骶尾部压疮发生率高有关。若床头抬高，则骶尾部组织所受压力比床放平时更大，尽管骶尾部皮肤与床面附着在一起，但身体却滑向床尾，这就会使从下面的肌肉供应给皮肤的动脉受压，使皮肤缺血而引起基底面积广泛的剪切性溃疡。剪切力的常见原因包括痉挛、坐姿不良、卧姿不良、转移不当等。当合并有压力和剪切力时，摩擦力会进一步加重损害。

（二）压疮形成的继发性危险因素

1. 运动

控制身体姿势能力的丧失或减弱是压疮最常见的危险因素。引起运动能力减弱的主要疾病有卒中、关节炎、多发性硬化、脊髓损伤、脑外伤、抑郁、躯体无力和精神错乱，应协助患者达到和保持尽可能高的运动水平，采取有效措施增加身体运动。

2. 营养状况

机体营养状况差、水肿、贫血、极度消瘦、恶病质，以及患有糖尿病、截瘫、持续性植物状态等疾病的患者，由于局部组织血液及氧气供应差，承受压力能力低，极易发生压疮，而且产生压疮后的恢复能力也较差。

3. 年龄

随着年龄增长，有效分配压力的能力被削弱，伴有胶原蛋白合成能力下降. 导致组织弹力降低且僵硬程度增加，这些因素可使组织容易受损而修复能力减低。

4. 潮湿

潮湿是压疮形成的一个重要促进因素，在潮湿的环境下，患者发生压疮的危险会增加 5 倍，若不能有效控制会使皮肤软化，随着表皮组织的软化，张力降低，受压后给予较大摩擦力时皮肤极易破损。如大小便失禁或汗液、分泌物未及时清除，使局部皮肤浸泡于粪、尿、汗和分泌物中，导致皮肤抵抗力及对压力的耐受性降低，容易破损而诱发压疮。

二、压疮的评估与分期

(一) 压疮的危险因素评估

研究表明，应用压疮危险因素评估量表（RAS）是简便的最具预测能力的方法。美国临床研究显示，使用 Braden Scale 对高危患者采取措施后，压疮的发生率下降了 50%~60%。国内，谢晓燕等人在内外科、老人院、ICU 中对 Braden Scale 进行了广泛的信度与效度检验，认为其是信度和效度较好的压疮 RAS。

(二) 分期

根据最新的标准将压疮分为六期：

Ⅰ期：瘀血红润期。为压疮的初期。局部皮肤出现红、肿、热、痛或麻木，短时间不见消退。此期皮肤的完整性未破坏，此时及时去除致病原因，可避免压疮继续发展。

Ⅱ期：炎性浸润期。部分皮肤破损，表现为局部红肿向外浸润、扩大、变硬，皮肤颜色转为紫红色，压之不褪色，表皮常有水疱形成。

Ⅲ期：浅表溃疡。皮肤表皮水疱破溃，受损达到筋膜层，并有皮下组织坏死，但骨头、肌腱、肌肉看不见腐肉。

Ⅳ期：坏死溃疡。全层肌肉受损深达肌层、骨骼，并有大量受累组织坏死。

Ⅴ期：难以分期。只全层伤口，失去全层皮肤组织，溃疡的底部黑痂或痂皮覆盖无法确定其深度，只有黑痂或痂皮充分去除，暴露出创面底部，才能确定真正的深度和分期。

Ⅵ期：可疑深部组织损伤。组织损伤可疑深度：指皮下组织受到压力和剪切力的损害，局部皮肤完整，但可出现颜色改变，如紫色或褐色或导致充血性与周围组织比较，这些受损的软组织可能有疼痛、硬块、糜烂松软、较冷、较热，它需要完成或清创后才能准确分期。

三、压疮预防

绝大多数压疮是可以预防的，预防压疮的关键在于消除诱发因素，因此，要求护士在工作中应做到"六勤"：勤观察、勤翻身、勤按摩、勤擦洗、勤整理、勤更换。交接班时要严格细致地在床边交接局部皮肤情况及护理措施落实情况。

(一) 环境与设施

(1) 保持环境安静、清洁、通风。

(2) 床单位保持整洁，当床单被弄湿，应立即更换，使床单平整，避免起皱。

(3) 使用辅助器具减轻皮肤的压力，如轮椅坐垫、减压床垫及受压皮肤使用泡沫敷料等。

（二）预防措施

1. 评估患者的全身及局部

（1）认真了解容易导致压疮发生的潜在危险因素，如病人的精神状态、大小便控制能力、营养状况以及皮肤的外观、张力和皮肤感觉是否正常等。

（2）对压疮高危病人制订康复护理计划，如使用糜子垫、波浪床及泡沫垫等预防压疮装置。每2h内翻身、检查皮肤一次。

（3）失禁病人要局部预防性使用药膏保护皮肤，如氧化锌等。

（4）协助病人进行体位转移时要有足够人手，避免拖拉病人而产生摩擦。

（5）改善病人营养状况，营养状态不佳者要多进食高蛋白、高碳水化合物食物及富含微量元素、维生素的食物，体重超标者要制订减肥计划。

2. 定时翻身，变换体位

可防止患者同一部位受到长时间持续压力，鼓励和协助患者经常变换体位，一般交替地利用仰卧位、侧卧位、俯卧位。翻身的时间间隔根据病情及受压处皮肤情况而定，一般每2h翻身一次，必要时1h翻身一次。在床头挂翻身记录卡，记录翻身的时间、所采取的体位、局部皮肤情况，并有护士签名。协助患者翻身时，避免拖、推的动作，以防止患者皮肤的擦伤。

3. 保护骨隆突处和支持身体空隙处

对易发生压疮的患者，可使用海绵垫褥（目前大量研究结果证明，高密度的泡沫海绵床垫是一种安全、舒适、费用低却有效的预防用具）、气垫褥、水褥等，或在身体空隙处垫软枕、海绵垫等，使支撑体重的面积增大，以降低骨隆突部位的压强，预防压疮的发生。

4. 正确使用石膏、夹板及绷带固定

使用石膏、夹板、绷带、牵引器等固定的患者，应对其局部状况及指（趾）甲的颜色、温度的变化进行随时观察，认真听取患者的反映，适当调节松紧，衬垫应松软适度、平整。如发现石膏绷带过紧或凹凸不平，立即通知医生，及时修整。

（三）健康教育

（1）对病人及家属做好相关的健康教育，让他们认识到压疮的危害以及预防压疮的重要性。

（2）指导病人定时检查自己的皮肤，例如每日睡前或晨起时全面检查皮肤，如发现皮肤压红或破损应及时处理。

（3）睡前及使用轮椅前，应检查床单、椅面有无异物，及时将异物清扫干净。

（4）病人处于坐位时，髋关节、膝关节及足跟应保持直角，使体重平均分布于两侧臀部，截瘫病人坐轮椅时，应每隔30min抬起臀部减压1次。

（5）贴身衣物应质地柔软合体，无褶皱。

（6）保持皮肤的卫生，定时沐浴，使用温和的沐浴用品，但避免过度搓揉皮肤。

（7）鼓励病人尽量增加活动，以促进血液循环，减少血管栓塞的机会。

四、压疮治疗

（一）全身治疗

（1）改善病人的营养状况是促进创面愈合的重要条件，因此压疮病人应给予高蛋白、高热量、高纤维素饮食，还可按医嘱给予静脉滴注血浆、白蛋白、丙种球蛋白等增强全身抵抗力。

（2）改善心、肺、肾的功能。

（3）积极治疗原发性疾病。

（4）使用敏感抗生素控制感染，防止感染扩散。

（5）尽可能停用一切不利的药物如类固醇、镇静剂等。

（二）局部治疗

局部治疗的原则主要是解除压迫、保护创面、促进愈合。根据压疮的不同时期，选择合适的治疗方法。

1. 清洗伤口

（1）创面的清洗宜用生理盐水。

（2）消毒剂应慎用，因为消毒剂虽然有杀菌效果，但是也对新生的细胞有毒性作用。

（3）清洗伤口最好采用冲洗方式，以减少医用棉球或棉签上的棉絮掉落在伤口基部组织，影响伤口的愈合，若无法采用冲洗方式，必须将棉球或棉签完全浸湿再进行清洗消毒。

（4）局部感染压疮伤口可使用抗菌敷料或负压引流装置，压疮伤口已造成败血症等严重并发症时，应使用全身性抗生素控制感染，抗生素的选择应依据创面的细菌培养和药物敏感试验结果而定。

（5）护士应根据压疮的具体情况确定换药的频率。

2. 清创

有坏死组织的压疮，应先清除坏死组织。切除坏死组织可以缩短伤口的愈合过程。

（1）清洁疮面，除去坏死组织，保持引流通畅，促进愈合，可采用生理盐水或 1∶5000 呋喃西林溶液清洗疮面，再用无菌凡士林纱布及敷料包扎，1~2 天更换敷料 1 次，或用甲硝唑湿敷或用生理盐水清洗创面后涂以磺胺嘧啶银、呋喃西林治疗。

（2）对溃疡较深，引流不畅者，应用 3% 过氧化氢溶液冲洗，以抑制厌氧菌生长。

（3）感染的疮面应定期采集分泌物做细菌培养及药敏试验，每周 1 次，按检查结果用药。

（4）可采用空气隔绝后局部持续吹氧法，此方法是用塑料袋罩住疮面并将四周固定，通过一小孔向袋内吹氧，流量为 5~6L/min，每天 2 次，每次 15min，治疗完毕，疮面用无菌纱布覆盖或暴露均可。若疮面分泌物较多，可在湿化瓶内加 75% 乙醇，使氧气通过湿化瓶时带出一部分乙醇，能抑制细菌生长，减少分泌物，促进疮面愈合

3. 伤口敷料的选择

目前普遍认为，湿润的伤口环境可使上皮细胞增生加快，促进伤口的愈合。选择敷料的原则是保持压疮组织的潮湿环境及周围完好皮肤的干燥。目前用于压疮的敷料有多种。在临床上应根据压疮的具体情况选择换药的敷料。伤口敷料分为内层、中层和外层：

（1）内层敷料直接与压疮伤口接触，应具备吸收伤口渗液、使伤口不过于潮湿的能力，而且保护伤口不受感染，也不会与伤口粘连，如油砂。

（2）中层敷料的主要功能是吸收引流液并缓解外界的摩擦和碰撞，可用棉垫、纱布等。

（3）外层敷料必须使中内层敷料紧密贴合固定，又能符合身体活动的要求而屈伸自如，让病人感到舒适，同时外层敷料还有加压伤口的作用，如绷带。

4. 负压引流

负压引流疗法是近年迅速发展起来的新的创面治疗技术，有助于刺激肉芽组织生长、充分引流、抑制细菌的生长、保持伤口湿润等。由于负压引流是封闭式引流，可减少异味，使病人感觉舒适，同时减少换药次数，减轻护士工作量。负压引流主要用于难愈合性、感染性伤口，不适用于有瘘管、血管暴露的伤口等。负压引流的具体操作步骤：

（1）评估伤口的情况。

（2）清洗伤口，有坏死组织的伤口应先进行清创。

（3）适当剪裁伤口引流用的海绵，尽量做到与创面大小相符，使伤口创面均可接触到海绵。

（4）覆盖透明薄膜，然后于密封的薄膜上剪出一个直径约 1.5cm 的空洞，将负压吸管口对准空洞，并做好固定。

（5）打开负压，调节负压参数，观察并记录引流情况。

（三）传统康复治疗法

中医学认为，压疮发生的原因在于气血运行不畅，肌肤失养，皮肤感染所致。在压疮的治疗与护理方面除了前述的方法外，还可根据压疮严重程度的不同采用不同的疗法。

（1）Ⅰ度可用中草药外敷，如意金黄散加浓茶和醋或香油调敷，每天一次，有促进瘀血消散的作用。

（2）Ⅱ度如皮肤已擦破，未化脓时，可用生理盐水棉球擦净，用如意金黄散调敷。

（3）Ⅲ度疮面及周围皮肤用复方秃毛冬青溶液清洗，洗后外敷生肌玉红膏，以去腐生肌。疮面肉芽生长无分泌物时，改用生肌橡皮膏，隔日一次，可促进肉芽组织和皮肤生长。

（4）Ⅳ度强调支持疗法及全身疗法与局部治疗相结合，内治与外治相结合。对于创面可选择性换药。创面脓性分泌物多，伴有炎症反应时，用复方秃毛冬青溶液清洗后，每天一次，外敷鱼肝油纱布或鸡蛋黄油。坏死组织清除后，有肉芽组织生长时可用白糖胶布或白糖纱布外敷局部，每天一次。肉芽组织生长接近表皮时，局部可采用鸡蛋壳内膜覆盖，隔日一次。有窦道的，可用中药捻引流，窦道口撒生肌散。

（四）手术治疗

Ⅲ期以上压疮通过非手术治疗虽能治愈，但耗时较长。所以对长期非手术治疗不愈合、创面肉芽老化、边缘有瘢痕组织形成、合并有骨关节感染或深部窦道形成者，应采取手术治疗。创口的早期闭合可减少液体和营养物质的流失，改善患者的全身健康状况，并使其早日活动及重返社会。

五、康复护理

压疮发生后，应积极治疗原发疾病，加强营养，加强局部的治疗与护理。

（一）预防为先

对于压疮，预防重于治疗。能够充分地重视预防压疮可以完全避免或减轻其发生的危险性；相反，一旦形成压疮，对于康复科患者来说皮肤抵抗力本身就很弱，在疾病康复进程上增加了很重的负担。预防的方法主要定期给予减压。

1. 定时翻身或变换体位

（1）卧位时，每2h翻身一次或使用脉冲式气垫床或水垫可以延长翻身时间至3h，保持肢体功能位，进行正确的翻身（翻身手法同康复技术章节中的床上翻身法）。

（2）坐位时，每半小时用各种方法给坐骨结节去减压：双上肢有力撑起身体以减压；双上肢无力者通过伸肘将身体支撑起以使臀部离开坐垫时，先倾向一侧使对侧臀部离开垫子20~60s，隔10~20min再同法倾向另一侧减压；坐位时如果是轮椅可调整轮椅靠背，使其压力由原来的垂直作用变换为剪切力，将压力大为降低；也可调整坐的姿势，如降低足托板的高度，因托板过高，屈髋变大，臀重量较大的坐在坐骨结节上，长时间压迫易患压疮。

2. 保持皮肤清洁

保持床铺和坐垫平整、稳定、没有皱褶，可减少皮肤的损伤。皮肤的pH值为4.5~5.5，微弱酸性。护士应协助患者保持皮肤清洁时避免使用肥皂、含酒精的用品，还要注意保持皮肤一定的湿润度。如果皮肤过于干燥，可以使用一些润肤品，防止干裂，尤其是臀裂处；其次护理人员应注重检查皮肤，及时给予处理，避免因其他原因造成皮肤问题而转化为压疮或者是压疮的加重恶化。

3. 减轻骨突出部位受压

可用软枕、海绵等将骨突出部位垫高，特别是后枕部、肩胛部、骶尾部、髋关节、膝关节，以及足跟和内外踝部。

4. 选择良好的床垫和坐垫

床垫的机械性能要好，应具有一定的厚度及弹性，使承重面积尽量增大，并有良好的散热、吸汗、透气性能。坐垫厚约10cm为宜，应使用天然面料，使局部干燥透气。

（二）全身治疗

1. 加强营养

患者营养缺乏不利于压疮的愈合。在组织水平上，持续压力是导致皮肤破损重要的局部因素；由于营养物质的运输和废物的排泄障碍而不能维持代谢，导致细胞分解；同时含有蛋白质、维生素和矿物质的液体通过压疮创面持续丢失。因此，对压疮的患者，除了保证基本营养需外，还要额外补充蛋白质、维生素和矿物质。

2. 贫血的治疗

压疮患者食欲差，从压疮处丢失血清和电解质，感染以及虚弱等因素，使他们往往患有贫血。血红蛋白低可引起低氧血症，导致组织内氧含量下降。

3. 抗生素治疗

如果出现全身感染情况，或压疮局部有蜂窝织炎才给予抗生素治疗。

（三）局部治疗

1. 创面换药

换药和更换敷料是治疗压疮最基本的措施。创面的愈合要求适当的温度、湿度、氧分压及 pH 等。局部不用或少用外用药，重要的是保持创面清洁。可用生理盐水在一定压力下冲洗以清洁创面，促进健康组织生长且不会引起创面损害。每次清洗创面时要更换敷料，并清除掉创口表面物质，如异物、局部残留的药物、残留的敷料、创面渗出物和代谢物。如有坏死组织，则易发生感染且阻碍创面愈合，可用剪除、化学腐蚀或纤溶酶溶解等方法来清除坏死组织，但应避免损伤正常肉芽组织影响上皮组织生长或引起感染扩散。换药次数可根据渗出物的多少改变，保持创面清洁。较理想的敷料应能保护创面与机体相适应，并能提供理想的水合作用，尽管在潮湿环境中创口愈合更快，但过多渗出物能浸泡周围组织，因而应该从创面上吸收渗出物。

2. 控制感染

引起感染的细菌种类较多，其中铜绿假单胞菌（绿脓杆菌）常见且难控制，多数细菌对常用抗生素耐药。控制感染的主要方法就是加强局部换药，创口引流好；可用带抗感染性质的敷料加强换药。同时，根据全身症状和细菌培养结果考虑使用敏感抗生素控制感染。

（四）创口的物理治疗

紫外线可有效地杀灭细菌及促进上皮细胞再生，促进压疮创口愈合，但紫外线不应用于极易受损伤的皮肤或创口周围组织严重水肿的患者。治疗性超声波可通过增强炎性反应期，从而更早进行增生期来加速创口的愈合。3MHz 超声波应用于治疗表浅创口，1MHz 用于组织修复的电刺激通过刺激内源性生物电系统，促进电活动，改善经皮氧分压，增加钙吸收和腺苷三磷酸、蛋白合成及其杀菌作用，刺激慢性创口愈合。可应用低强度直电流、高压脉冲电流和单向脉冲电流进行电刺激。电刺激可应用于常规治疗无效的 Ⅲ 期和 Ⅳ 期压疮以及难治性压疮。需要注意的是，使用物理治疗时慎用外用药，以免与药物发生化学反应损害正常组织。

（五）心理护理

压疮发生后对患者带来不必要的痛苦，长时间的压疮治疗也会浪费许多医疗资源，因此给患者一定的心理安慰和鼓励，让他们能有效地参与或独立地采取预防压疮的措施，避免压疮发生。

第八节　烧伤的康复护理

一、概述

一般指热力，包括热液（水、汤、油等）、蒸气、高温气体、火焰、炽热金属液体或固体（如钢水、钢锭）等所引起的组织损害，主要指皮肤、黏膜，严重者也可伤及皮下和黏膜下组织，如肌肉、骨、关节甚至内脏，并可引起神经、内分泌、呼吸、排泄系统的一系列生理改变。烧伤死亡率高，致残率极高。早期的康复治疗及护理介入对预防患者感染、并发症的发生、促进创面恢复、减轻致残概率起着至关重要的作用。

二、烧伤临床表现

（1）轻度烧伤面积较小，一般无全身表现，仅有局部皮肤潮红、疼痛，无水疱。

（2）中度烧伤面积较大，烧伤可累及表皮和浅表真皮，创面可有水泡、疼痛、红肿、压迫时变白。

（3）重度烧伤面积大，多因火毒炽盛，入于营血，甚至内攻脏腑而出现严重的全身症状。

病程一般分 3 期：

1. 早期（休克期）

往往发生在烧伤后 48h 之内，主要为体液大量渗出和剧烈疼痛引起。表现为全身或局部出现反应性水肿，创面出现水疱、焦痂和大量体液渗出；患者烦躁不安，口渴喜饮，呼吸短促，尿少或恶心呕吐。严重者出现面色苍白，身疲肢冷，淡漠嗜睡，呼吸气微，体温不升，血压下降。

2. 中期（感染期）

烧伤后热毒炽盛，体表大面积创面存在，全身抵抗力下降，表现为寒战，躁动不安，口干唇燥，呼吸浅快，甚则神昏谵语，皮肤发斑，吐血衄血，四肢抽搐，纳呆，腹胀便秘，小便短赤。此时创面出现坏死斑或出血点，脓腐增多，脓液黄稠腥臭或淡黄稀薄，或呈绿色。有焦痂者，焦痂软化潮湿，或痂下积脓。

3. 后期（修复期）

患者形体消瘦，神疲乏力，面白无华，纳谷不香，腹胀便溏，口渴心烦，低热，盗汗，口干少津；舌红无苔，脉细或细弱无力。此期创面基本愈合，深Ⅱ度烧伤愈合后，留有轻度疤痕。Ⅲ度烧伤愈合后产生大量疤痕或畸形愈合。

三、烧伤的治疗

（一）保护烧伤创面、防止和清除外源性污染

轻度烧伤的治疗主要为创面处理。应剃净创面周围毛发、清洁健康皮肤。在处理创面同时应取渗出液送细菌培养。

（二）治疗低血容量性休克

主要为液体疗法：国内通用的补液方案是按烧伤面积和体重计算补液量，即：伤后第一个 24h，每 1％烧伤面积（Ⅱ°、Ⅲ°）每千克体重应补充液体 1.5mL（小儿为 1.8mL，婴儿为 2mL），其中晶体液量和胶体液量之比为 2∶1，另加每日生理需水量 2000mL（小儿按年龄或体重计算），即为补液总量。晶体液首选平衡液、林格液等，并适当补充碳酸氢钠；胶体液首选同型血浆，亦可给全血或血浆代用品，但用量不宜超过 1000mL，Ⅲ°烧伤应输全血，生理需水量多用 5％～10％葡萄糖液。上述总量的一半，应在伤后 8h 内输完。另一半在其后的 16h 输完。伤后第二个 24h 补液量，按第二个 24h 计算量的 1/2，再加每日生理需水量补给。第三个 24h 补液量，视伤员病情变化而定。

成人：

第一个 24h 补液量 = 1.5mL×体重（kg）×烧伤面积（％）+2000

第二个 24h 补液量 = 1.5mL×体重（kg）×烧伤面积（％）/2+2000

（三）防治感染

严重烧伤后，在丧失体表屏障的同时，肠黏膜屏障也发生明显的应激性损害，通透性增加，肠道微生物、内毒素移位，成为创面或全身性感染的主要原因。防治全身性感染的措施包括：

（1）及时、积极地纠正休克。

（2）正确处理创面：深度烧伤创面应及早切痂、削痂和植皮。

（3）合理使用抗生素，感染控制后，应及时停药，以防菌群失调或并发二重感染。

（4）加强支持治疗：平衡水电解质，给予营养支持，尽可能选择肠内营养。

（四）促使创面愈合、降低致残率

（1）切痂，即切除烧伤组织达深筋膜平面。

（2）削痂，削除坏死组织至健康组织平面。

（3）新鲜创面植皮。大面积烧伤者，因供皮区面积不足，可采用大张异体皮开洞嵌植自体皮、自体微粒植皮、网状皮片移植术等方法，尽量覆盖创面、减轻瘢痕性摩擦，降低烧伤致残率。

四、康复护理

(一) 残余创面的护理

特小创面的出现通常有两种原因：一是已愈合的创面，在病人下床活动或在床上翻身时，因摩擦而出现水泡，水泡破溃后即成小创面；二是因早期植皮时，由于自体皮皮源不足，植皮的皮片之间间隙过大，而留下一些小创面。如小创面残留时间长，肉芽组织老化，则不易愈合；如小创面面积较大，对病人体质消耗也较大。我们采用各种方法使创面愈合：

(1) 创面的彻底清创加生物敷料覆盖，尽早封闭创面。还包括修剪高出创面及老化的肉芽组织，用敏感抗生素湿敷，表皮细胞生长因子、福立康（碘制剂）、氯霉素粉创面应用。

(2) 经常清洁创面，及时有效地换药，定时翻身，避免创面受压潮湿和感染。

(3) 水疗或应用 0.01% 高锰酸钾溶液浸浴或淋浴。彻底地清洁正常皮肤、创面和新生表皮。浸浴时间要足够长，一般 1~2h。

(4) 已愈合的创面往往很痒，应注意勿搔抓或在创面上蹭痒，否则易形成皮下瘀血或水泡，再出现创面。所以对愈合后的皮肤要加强护理，每日以温热水擦拭 2~5 次以保持清洁，为减轻皮肤的干燥、发痒及紧绷的感觉，要定期进行涂擦液状石蜡去痂皮，尤其是那些比较厚且开始有松动的痂皮，容易积脓，涂擦液状石蜡的另一作用是增加皮肤的耐磨性。

(二) 后遗症的防治和护理

1. 关节挛缩

是康复期所必须防范的重要工作。我们必须协助患者完成主动或被动运动，以维持正常的关节运动范围，抑制挛缩的发生。良肢位摆放能抗疤痕的挛缩，如挛缩已形成，除了使用夹板、矫形器来处理外，还可以用水疗和超声波来治疗，严重者也可考虑手术。

2. 疤痕

坚持压力治疗是目前公认的防治疤痕增生的有效措施之一，利用压力衣及压力垫直接加压于疤痕上，在颈部、腋下、眼部周围或其他不易直接加压的部位，可使用压力垫配合压力衣使用，使用时间要求 24h 持续加压，脱压力衣时间应短于 40min，并要及时更换变松的弹力套，维持恰当的压力，指导病人正确清洁和使用压力衣。另外可口服抑制疤痕增生的药物和外用疤痕敌软化疤痕，对一些小面积疤痕还可以局部激素注射。

3. 瘙痒烧伤

创面逐渐愈合，患者会感到奇痒无比，尤其是头一年。痒的情形可以局部使用药膏控制或服用中药。痒的情况会随时间的久远而渐渐改善，可以指导患者用温水清洗或用手轻轻拍打，千万不可抓痒，否则会形成另外一种伤害（疤痕增生）。

4. 足下垂

(1) 良肢位的摆放，始终保持患者足部处于能忍受的最大限度背屈或中立位，当患者卧位时，在足底逐渐增加有一定硬度的软垫的厚度，其目的是尽量维持足背屈，定时检查垫子的合适情况，有无松动并随时给予调整。

(2) 鼓励、指导患者早日下床站立活动。

(3) 及早训练病人做足背屈、旋转、内翻及外翻运动。

(三) 心理护理

由于特大面积烧伤引起功能障碍、容貌和器官的缺损、畸形，失去正常的活动、学习能力，患者心情低落，产生孤独、无助、绝望等一系列心理问题，甚至导致行为发生异常。针对这一问题护士应及时给予相应的心理支持，把心理康复作为全面康复的枢纽。

(1) 建立良好的护患关系从患者入院起，护士便以亲切的态度、丰富的烧伤康复护理知识与患者进行交流，取得患者信任，建立良好的护患关系。

(2) 收集信息通过与患者、患者家属交谈了解患者伤前情况、伤后的内心感受；通过患者表情、动作、生理反应，发现患者喜欢什么、害怕什么、最担心的问题是什么；量表测量患者有无焦虑、抑郁。

（3）支持性心理护理首先态度要热情、亲切，对于烦躁、易动怒的患者应耐心说服、安慰；对于抑郁悲观的患者多与其谈心、鼓励，加强安全措施。护士是患者在院内接触最多的非家庭成员，护士的关怀会融化患者最初的自卑与逃避，增强与人交流的信心。其次是权威的解释，向患者说明目前的情况是暂时的，通过康复训练可以像正常人一样工作学习、生活自理，鼓励患者多与其他烧伤患者接触，接收正面影响，从而提高对残疾的承受能力，增强克服残疾在生活、工作、学习上带来的困难，树立自我能及的生活目标。

第九节　日常生活活动能力训练

一、概述

日常生活活动（ADL）是人在独立生活中反复进行的、最必要的基本活动。残疾人活动时有不同程度的困难，为了解他们的困难所造成的原因，我们有必要进行 ADL 能力评定。ADL 能力评定对确定患者的理解能力、制定和修订治疗计划、评定训练效果、安排出院后训练及就业等都很重要。狭义的日常生活活动是指人类为了独立生活每天必须反复进行的最基本的、具有共同性的动作，即进行衣、食、住、行及个人生活等的基本的动作和技巧。广义的 ADL 除了上述以外，还包括与他人的交往，以及在社区内乃至更高层次上的社会活动，评定是通过科学的方法全面而精确地了解患者的日常活动的功能状况，即功能障碍对日常活动的影响，为确定康复目标、制定康复治疗计划、评定康复治疗效果提供依据。它是对患者综合活动能力的评定。因此，ADL 评定是康复评定的一个重要内容。

二、ADL 的评定

（一）评定内容

（1）床上运动

①良肢位的摆放。

②床上体位转换仰卧位与侧卧位或俯卧位之间的相互转换，以及从卧位坐起和躺下。

③床上移动上、下、左、右移动。

（2）轮椅运动和转移

①座椅与轮椅、床与轮椅之间或轮椅与座椅之间的相互转移，以及乘坐轮椅进出厕所或浴室的转移。

②使用轮椅，对轮椅各部件的识别与操纵，轮椅的保养与维修。使用或不使用专门设备的室内、室外行走。

③室内行走，在地板、地毯或水泥地面上行走。

④室外行走，在水泥路、碎石路或泥土路上行走。

（3）上下台阶和楼梯借助助行器行走使用助行架、手杖、腋拐，穿戴支架、矫形器或假肢行走。

（4）公共或私人交通工具的使用骑自行车、摩托车、上下汽车、驾驶汽车等。

（5）更衣包括穿脱内衣、内裤、套头衫、开衫、罩裤、袜，穿脱假肢支具，扣纽扣，拉拉链，系腰带、鞋带，打领带等。

（6）进食主要包括餐具的使用以及咀嚼、吞咽能力等，如持筷夹取食物，用调羹取食物，用刀切开食物，用叉取食物，用吸管、杯或碗饮水、喝汤等。

（7）个人清洁包括洗漱（刷牙、洗脸、漱口、洗发、洗澡、洗手）和修饰（梳头、修指甲、化妆等）。

（8）上厕所包括使用尿壶、便盆或进入厕所大小便及便后会阴部的清洁、衣物的整理、排泄物的冲洗等。

（9）交流方面包括打电话、阅读、书写，使用计算机、录音机，识别环境标记等。

（10）家务劳动方面包括购物、备餐、保管和清洗衣物、清洁家居、照顾孩子，安全使用生活用品、家用电器及安排收支预算等。

（二）评定方法

基本的评定方法包括提问法（即回答问卷）、观察法以及量表评定。

1. 提 问 法

提问法是通过提问的方式来收集资料和进行评定。提问有口头提问和问卷提问两种。无论是口头问答还是答卷都不一定需要面对面地接触。谈话可以在电话中进行，答卷则可以采取邮寄的方式。就某一项活动的提问，其提问内容应从宏观到微观。应尽量让患者本人回答问题。检查者在听取患者的描述时，应注意患者所述是客观存在还是主观意志，回答是否真实、准确。当患者因体力过于虚弱、情绪低落或有认知功能障碍而不能回答问题时，可以请患者的家属或陪护者回答问题。由于在较少的时间内就可以比较全面地了解患者的 ADL 完成情况，因此提问法适用于对患者的残疾状况进行筛查。当评定 ADL 的目的是帮助或指导制订治疗计划时，则不宜使用提问法。尽管如此，在评定 ADL 的总体情况时，提问法仍是经常选择的方法。它不仅节约时间，节约人力，亦节约空间。

2. 观 察 法

观察法是指检查者通过直接观察患者 ADL 实际的完成情况来进行评定的。观察的场所可以是实际环境，也可以是实验室。实际环境指被检查者日常生活中实施各种活动的生活环境，这里所指的环境，不仅仅包括地点，如在家里，还包括所使用的物品，如家中的浴盆、肥皂以及适当的时间等。住院患者的 ADL 观察评定则通常在实验室条件下，即在模拟的家庭或工作环境中进行。需要指出的是，不同的环境会对被检查者 ADL 表现的质量产生很大的影响。实际环境与实验室环境条件下被检查者的 ADL 表现可能有所不同。因此，在评定的过程中应当将环境因素对 ADL 的影响考虑在内，使观察结果更真实、准确。

3. 量 表 法

ADL 提出至今，已出现了大量的评定方法。Barthe 指数评定方法简单，可信度高，灵敏度高，应用广泛。是国际康复医学常用的方法。而且可用于预测治疗结果、住院时间和预后。

三、日常生活活动能力训练原则

（1）根据日常生活活动能力评定结果，制定切实可行的训练计划。

（2）设计的活动项目难度应比患者的能力稍高，并针对患者的生活习惯、活动表现及学习态度灵活应用。

（3）训练应与实际生活相结合，指导和督促患者将训练内容应用于日常生活活动中，如进食活动在中、晚餐时训练，更衣活动在早晨或晚间训练。

（4）鼓励患者尽量自己完成所有的训练步骤，必要时护理人员才给予协助。

（5）患者家庭成员参与训练，指导家属学会用恰当的方式帮助患者自理生活。

（6）配合其他治疗性活动，促进体能与运动的协调性，增强活动的技巧性。

（7）使用辅助器之前，应先考虑其他实用方法，只有必须使用时，才提供辅助器及其使用技术。

四、日常生活活动能力训练方法

（一）饮食动作训练

饮食是人体摄取营养的必要途径，营养是保证人体健康的重要条件。康复患者常因进食不能自理而直接影响营养的补充，因此，对意识清醒、全身状况稳定的患者进行饮食动作训练，对促进其身体康复、提高生活活动能力具有很重要的意义。

1. 训练方法

（1）进食训练：

①患者身体靠近餐桌，患侧上肢放在桌子上，手臂正确的位置可以帮助患者进食时保持对称、直立的坐姿。

②将食物及餐具放在便于使用的位置，必要时碗、盘应用吸盘固定。

③用健手握持筷（勺）子，把筷（勺）子放进碗内，夹取食物，将筷（勺）子把食物送进口中，咀嚼、吞咽食物。

④帮助患者用健手把食物放在患手中，再由患手将食物放于口中．以训练健、患手功能的转换。

⑤当患侧上肢恢复一定主动运动时，可用患手进食。

⑥丧失抓握能力、协调性差或关节活动受限者，应将食具加以改良，如使用加长加粗的叉、勺，或将叉、勺用活套固定于手上。

（2）饮水训练：

①杯中倒入适量的温水，放于适当的位置。

②可用患手持杯，健手帮助以稳定患手，端起后送至嘴边。

③缓慢倾斜杯子，倒少许温水于口中，咽下。

④必要时用吸管饮水。

2. 注意事项

（1）为患者提供良好的进食环境，进食前如有活动的义齿先取下。

（2）鼓励患者尽可能自己进食，必要时才给予帮助。

（3）注意观察患者的咀嚼及吞咽能力，防止发生误吸。

（二）穿脱衣服训练

衣服穿脱是日常生活活动中必需的动作。康复患者因功能障碍，造成衣服穿脱困难，只要患者能保持坐位平衡，有一定的协调性和准确性，就开始指导其利用残存的功能进行穿脱衣服训练，以尽快获得独立生活的能力。下面以偏瘫患者为例介绍瘫痪患者穿脱衣服训练。

1. 训练方法

（1）穿脱开襟上衣：穿衣时，患者取坐位，健手找到衣领，将衣服里子朝下衣领朝向患者平铺在双膝上，患侧袖子垂直于双腿之间。用健手将患肢套进衣袖并拉至肩峰→健侧上肢转到身后→将另一侧衣袖拉到健侧斜上方→健侧上肢穿入衣袖→整理并系好扣子。脱衣过程与穿衣相反，健手解开扣子→健手脱患侧衣服至肩下→脱健侧衣服至肩下→两侧自然下滑脱出健手→再脱出患手。

（2）穿脱套头上衣：穿衣时，患者取坐位。健手将衣服平铺在健侧大腿上，领子放于远端，患侧袖子垂直于双腿之间。健手将患肢套进袖子并拉到肘以上→再穿健侧袖子→健手将套头衫背面举过头顶，套过头部，整理好衣服。脱衣时先将衣服上推至胸部以上→再用健手拉住衣服背部→将衣服经过头退到前面→脱出健手→最后脱出患手。

（3）穿脱裤子：穿裤子时，患者取坐位．健手置于腘窝处将患腿抬起放在健腿上。健手穿患侧裤腿，拉至膝以上→放下患腿→全脚掌着地→穿健侧裤腿。拉至膝上→抬臀或站起向上拉至腰部→整理系紧腰带。脱裤子时，患者取站立位，松开腰带，裤子自然下落→坐下抽出健腿→抽出患腿→健腿从地上挑起裤子→整理好备用。平衡较好的患者取坐位→站位，平衡不好的患者取坐位→卧位穿脱衣裤。

（4）穿脱鞋袜：穿鞋或穿袜子时，患者取坐位，双手交叉将患腿抬起放在健腿上→健手为患足穿鞋或穿袜子→放下患腿→全脚掌着地→身体重心转移至患侧→再将健腿放于患腿上→穿好健足鞋或袜子。脱鞋或脱袜子顺序与穿鞋袜相反。

2. 注意事项

（1）帮助患者选择大小、松紧、厚薄适宜的衣物，以利于穿脱和穿着舒适。

（2）偏瘫患者穿衣服时应先穿患肢，后穿健肢；脱衣服时先脱健肢，后脱患肢。

（3）将患者衣服上的纽扣换成尼龙搭扣或大纽扣，裤带选用松紧带，以便操作。

（4）鞋和袜子应放在患者身边容易拿到的地方，且位置应固定。

（三）床上运动及转移训练

体位转移是指人体从一种姿势转移到另一种姿势的过程，包括卧→坐→站→立→行走，是提高患者自身或在他人的辅助下完成体位转移能力的锻炼方法。床上运动主要包括：床上撑起运动、床上横向运动、床上坐位向前、后移动。转移技术主要包括：从仰卧位到坐位运动、从坐到站的运动、床到椅转移运动等。

（李孝芬）

参考文献

[1]　雷芬芳，胡有权. 护理管理学［M］. 北京：中国医药科技出版社，2012.

[2]　谢晖. 护理管理学［M］. 合肥：安徽科学技术出版社，2010.

[3]　钟金霞，黄慧. 管理学基础［M］. 长沙：湖南大学出版社，2007.

[4]　王洪侠，张小曼. 基础护理学［M］. 南京：南京大学出版社，2014.

[5]　马玉萍. 基础护理学［M］. 北京：人民卫生出版社，2009.

[6]　王卫平. 儿科学（第8版）［M］. 北京：人民卫生出版社，2013.

[7]　王野坪. 儿童护理（第2版）［M］. 北京：高等教育出版社，2009.

[8]　朱念琼. 儿科护理学［M］. 长沙：湖南科学技术出版社，2005.

[9]　葛均波，徐永健. 内科学［M］. 北京：人民卫生出版社，2013.

[10]　尤黎明，吴琼. 内科护理学［M］. 北京：人民卫生出版社，2012.

[11]　雷俊，李兵，丁四清. 内科护理学［M］. 湖南：中南大学出版社，2010.

[12]　化前珍. 老年护理学（第4版）［M］. 北京：人民卫生出版社，2017：117.

[13]　姚蕴伍. 老年疾病护理学［M］. 杭州：浙江大学出版社，2017：130-140.

[14]　励建安. 康复医学［M］. 北京：人民卫生出版社，2014.